临床病理科诊断常规

（2019年版）

陈　杰　主　编
北京医师协会　组织编写

中国健康传媒集团
中国医药科技出版社

内容提要

本书是一本关于临床病理科医师日常工作的指导用书，根据原卫生部《医师定期考核管理办法》的要求，由北京医师协会组织全市临床病理科专家、学科带头人及中青年业务骨干共同编写而成，介绍了临床病理科医师日常工作的基本知识和技能。体例清晰、明确，内容具有基础性、专业性、指导性及可操作等特点，既是临床病理科医师应知应会的基本知识和技能的指导用书，也是北京市临床病理科领域执业医师“定期考核”业务水平的唯一指定用书。本书适合广大执业医师、在校师生参考学习。

图书在版编目（CIP）数据

临床病理科诊断常规 / 陈杰主编 .—2 版 .—北京：中国医药科技出版社，2020.6

（临床医疗护理常规：2019 年版）

ISBN 978-7-5214-1754-8

Ⅰ.①临…　Ⅱ.①陈…　Ⅲ.①病理学—诊断学　Ⅳ.①R446.8

中国版本图书馆 CIP 数据核字（2020）第 062918 号

美术编辑　陈君杞

版式设计　南博文化

出版　**中国健康传媒集团** | 中国医药科技出版社

地址　北京市海淀区文慧园北路甲 22 号

邮编　100082

电话　发行：010-62227427　邮购：010-62236938

网址　www.cmstp.com

规格　$787 \times 1092\text{mm}\ {}^{1}/_{16}$

印张　$46\ {}^{3}/_{4}$

彩插　18

字数　1061 千字

初版　2012 年 10 月第 1 版

版次　2020 年 6 月第 2 版

印次　2020 年 6 月第 1 次印刷

印刷　三河市万龙印装有限公司

经销　全国各地新华书店

书号　ISBN 978-7-5214-1754-8

定价　198.00 元

《临床医疗护理常规（2019 年版）》

编委会

《临床病理科诊断常规（2019年版）》

编委会

主　编　陈　杰（中国医学科学院北京协和医院）

编　委　（按姓氏笔画排序）

丁华野（中国人民解放军总医院第七医学中心）

丁　宜（北京积水潭医院）

王德田（中国医学科学院北京协和医院）

韦立新（中国人民解放军总医院第一医学中心）

牛　云（中日友好医院）

石怀银（中国人民解放军总医院第一医学中心）

卢朝辉（中国医学科学院北京协和医院）

卢德宏（首都医科大学宣武医院）

田玉旺（中国人民解放军总医院第七医学中心）

吕　宁（中国医学科学院肿瘤医院）

吕亚莉（中国人民解放军总医院第一医学中心）

刘从容（北京大学医学部）

刘东戈（卫生部北京医院）

刘红刚（首都医科大学北京同仁医院）

刘爱军（中国人民解放军总医院第一医学中心）

刘跃华（中国医学科学院北京协和医院）

李向红（北京大学肿瘤医院）

沈丹华（北京大学人民医院）

宋　欣（中国人民解放军总医院第一医学中心）
张兵林（中日友好医院）
庞钧译（中国医学科学院北京协和医院）
郑　杰（北京大学医学部）
赵　玲（中日友好医院）
高子芬（北京大学医学部）
高岩（北京大学口腔医院）
郭爱桃（中国人民解放军总医院第一医学中心）
黄啸原（北京积水潭医院）
崔全才（中国医学科学院北京协和医院）
笪冀平（中日友好医院）
梁智勇（中国医学科学院北京协和医院）
曾　渲（中国医学科学院北京协和医院）
谢志刚（北京大学医学部）
滕梁红（首都医科大学宣武医院）
薛丽燕（中国医学科学院肿瘤医院）
薛晓伟（中国医学科学院北京协和医院）

Foreword

序　言

为适应现代医疗卫生事业的发展需要，及时更新医学知识，北京医师协会 2018 年 10 月决定对北京市《临床医疗护理常规（2012 年版）》的内容进行补充修订。北京医师协会与北京地区 52 个专科医师分会组织医学专家和业务骨干，以现代医学理论为指导，致力于促进北京地区医疗质量与患者安全的持续改进和提高。经过有关专科医师分会和专家的共同努力，修编后的《临床医疗护理常规（2019 年版）》内容更加丰富，相关知识、技能更加先进，更加适合于北京地区临床一线医师的需求。《作为北京市各级各类医疗机构医务人员日常医疗护理工作规范，各类专科医师应知应会的基本知识与技能，北京市执业医师定期考核唯一指定用书，《临床医疗护理常规（2019 年版）》必将有效地帮助医疗机构提高工作质量，规范医疗行为，维护医务人员合法权益，推动北京地区临床医疗护理工作的持续改进和提高，为实现健康中国的宏伟目标作出积极的贡献。

在此，也向积极参与《临床医疗护理常规（2019 年版）》修编工作的各位专家和业务骨干表示衷心的感谢。

郭积勇

2019 年 12 月

《临床医疗护理常规（2019年版）》
修编说明

2012 年 3 月北京医师协会受北京市原卫生局委托，组织北京地区 35 个专科医师分会的医学专家和业务骨干，以现代医学理论为指导，结合北京地区临床实践经验，对《临床医疗护理常规（2002 年版）》进行了认真修编，推出了《临床医疗护理常规（2012 年版）》。

《临床医疗护理常规（2012 年版）》是按照北京医师协会已经成立的各专科医师分会所涉及的医疗专业类别进行编写的。推出 7 年来，对提高各级各类医疗机构医疗质量，规范医护人员医疗行为，保障医务人员及患者安全方面发挥了重要作用。

随着我国医疗卫生事业的快速发展，涌现出许多新的医疗技术手段，北京医师协会的专科医师分会也由 2012 年的 35 个发展到目前的 59 个。为了更好地规范医疗服务行为，适应现代医疗卫生工作的需要，借鉴、吸收国内外先进经验，紧跟医学发展步伐，自 2018 年 10 月开始，北京医师协会组织专科医师分会对《临床医疗护理常规（2012 年版）》有关内容进行补充修编，现共计推出 33 个专科的《临床医疗护理常规（2019 年版）》。《临床医疗护理常规（2019 年版）》凝聚着有关专家和业务骨干的心血，是北京地区临床医疗护理工作的一份宝贵财富。

尚需说明：

1. 关于《临床医疗护理常规（2019 年版）》的修编，内科医师分会、康复医学科医师分会、泌尿外科医师分会、烧伤科医师分会、耳鼻咽喉科医师分会认为本专科技术变化不大，未进行修编。原《儿科诊疗常规》分为《儿内科诊疗常规》和《儿外科诊疗常规》两册。由于北京医师协会近期成立了重症专科医师分会和疼痛专科医师分会，故本次修订增加了《重症医学科诊疗常规》和《疼痛科诊疗常规》。全科医学医师分会提前对《全科医学科诊疗常规》进行了修订，已于 2018 年 7 月出版。老年专科医师分会于 2017 年成立后即出版了本专科的《老年医学诊疗常规》。

2. 为进一步完善北京市医师定期考核工作，保证医师定期考核工作取得实效，修编后的《临床医疗护理常规（2019 年版）》旨在积极配合专科医师制度的建设，各专科分册独立程度高、专业性强，为各专科医师提供了应知应会的基本知识和技能。《临床医疗护理常规（2019 年版）》将成为各专科执业临床医师定期考核业务水平测试的重要内容。

3.《临床医疗护理常规（2019 年版）》的修编仍然是一项基础性工作，目的在于为各级医护人员在临床医疗护理工作中提供应参照的基本程序和方法，以利于临床路径工作的开展，促进医学进展的学术探讨和技术改进。

4. 本次修编仍不含中医专业。

北京医师协会

2019 年 10 月

Preface
前　言

《临床病理科诊断常规》是北京医师协会组织编撰的“临床医疗护理常规”丛书之一。自2012年出版第一版以来，作为北京市病理科医师定考的唯一指定用书，在病理科医师的定期考核中起到非常重要的作用，为北京市病理科医师诊断水平的提高及诊断的规范化起到重要的推动作用，正像第一版前言所说的，本书的目的是在大家共识的基础上，为病理从业人员提供一本有用的从业规范，一本可随时参考的业务参考手册。

临床病理学是当今临床实践中非常重要的一门临床学科，在疾病诊断领域被称为“金标准”。随着医学的进展，病理学也越来越多地介入到治疗领域，比如，很多疾病已进入到分子治疗时代，若没有病理学提供分子靶向检测，则分子治疗则无靶可及。在很多方面，没有正确规范的病理诊断，就不会有恰当、及时、准确的治疗。因此说病理学在当今的医疗实践中起着举足轻重的作用是恰当的。

本书在第一版的基础上，根据最新进展，更新疾病的概念、诊断要点等，在内容上尽量做到与时俱进，尽量贴近病理科医师的实际需要。本书共三篇，26章，内容包括病理标本的送检、取材及报告的规范和原则，各系统主要疾病的病理诊断常规和临床病理操作规范等。本书由北京市30余位临床经验丰富的病理学专家领衔并有多位中青年病理医师参与编写，除所列的编委外，很多中青年医师也参与了编写工作，如中国人民解放军总医院第七医学中心病理科的程涓参与了第十一章乳腺疾病的编写，首都医科大学宣武医院病理科朴月善、付永娟参与了第十三章神经系统疾病的编写，中国人民解放军总医院第一医学中心病理科周振鸿参与了第十四章软组织及腹膜后疾病的编写，北京积水潭医院病理科田萌萌、孟淑琴、刘宝岳、宫丽华参与了第十五章骨与关节病变的编写，首都医科大学北京同仁医院病理科金玉兰、李雪、何春燕、朴颖实、何小金、白玉萍、杜江、周全、岳常丽参与了第十六章眼及耳、鼻咽喉疾病的编写，北京协和医院皮肤科王涛参与了第十七章皮肤疾病的编写，北京医院病理科何淑蓉参与了第十九章细胞学诊断原则和第二十五章细胞学技术规范的编写，北京协和医院病理科的常晓燕参与了第二章外检取材方法及规范的编写，这些医师伴随此书成长，均已成为北京市各个病理科的业务骨干，在此对各位编委和上述医师对本书编撰所做出的重大贡献表示衷心的感谢。这种老中青结合的编写队伍使本书既体现了各位专家的丰富经验及当今病理学领域的最新进展，也蕴含着中青年医师的编写热情。本版同第一版一样，力求简明扼要、条理清晰、简便实用，以同整个丛书的编写风格保持一致。

由于时间仓促及编者的经验及水平有限，本书难免存在一些不足或疏漏之处，还望广大病理同仁及广大读者给予批评指正，以便不断改进和完善。

感谢本书的编写秘书北京协和医院病理科游燕、于双妮医师为此书的编写所做的大量协调性工作。

编　者

2019 年 9 月

Contents
目 录

第一篇 取 材

第二篇 诊 断

第三篇　技　术

第一篇

取　材

第一章　病理标本的检查及取材规范

第一节　病理标本的送检原则

一、标本的送检及送检申请单的填写

外科病理标本检查的目的一般是为了明确病变的性质，做出病理诊断以协助临床医师确定治疗措施，估计预后。因为病理医师和患者接触的机会相对较少，因此要求临床医师仔细填写病理检查单，包括年龄、性别、所属科室，详细的与此次疾病有关的病史，如果是女性病人送检的是内膜等标本，要求提供月经史、临床诊断、过往的刮宫史及病理结果、取材部位、送检医师姓名及送检时间；应仔细填写送检标本的来源，对于多份标本，要求分号并详细标记。

标本的来源通常是根据解剖结构来进行。解剖结构固然重要，临床情况也非常重要。任何标本的取材都应当结合临床病史进行。如同是子宫全切除的标本，因子宫肌瘤和因宫颈癌切除的子宫标本的处理完全不同。病理医师通常是通过病理申请单来了解相关病史，它可以帮助我们确认患者和标本类型，提供相关病史，并提醒病理医师防护生物危害，有时临床大夫疏漏或填写不全或病例太复杂，需要更多的临床信息，需要阅读病历或影像学资料，病理医师必须及时与临床医师联系。

为了做出正确诊断，必须严格遵守标本验收、切块制片、观察描述、抄发报告、档案管理等各项规章制度，防止事故和差错，全面地研究各方面有关资料，既要注意切实提高对病理形态的观察能力，又要紧密地结合临床，必要时结合影像学资料甚至查看病人，仔细询问病史，以期做出正确的诊断。

二、送检标本的核对及验收

病理科接受的标本主要为手术切除标本、活检标本及穿刺标本，还接受各种排泄物和体液的细胞学检查。验收标本时应仔细核对标本与同送的申请单上所列标本是否相符，如有不符，应立刻与患者、送检医师或手术室的有关人员联系，及时核对清楚。申请单上各项应填写详细，如有遗漏，应请临床大夫补填。

1.病理科应有专人验收普通活体组织病理学检查（常规活检）申请单和送检的标本。

（1）同时接受同一患者的申请单和标本。

（2）认真核对每例申请单与送检标本及其标志（联号条或其他写明患者姓名、送检单位和送检日期等的标记）是否一致；对于送检的微小标本，必须认真核对送检容器内或滤纸上是否确有组织及其数量。发现疑问时，应立即向送检方提出并在申请单上注明情况。

（3）认真检查标本的标志是否牢附于放置标本的容器上。

（4）认真查阅申请单的各项目是否填写清楚，包括：①患者基本情况［姓名、性别、年龄、送检单位（医院、科室）、床位、门诊号/住院号、送检日期、取材部位、标本数量等；②患者临床情况［病史（症状和体征）、化验/影像学检查结果、手术（包括内镜检查）所见、既往病理学检查情况（包括原病理号和诊断）和临床诊断等］。

（5）在申请单上详细记录患者或患方有关人员的明确地址、邮编及电话号码，以便必要时进行联络，并有助于随访患者。

2.验收标本人员不得对申请单中由临床医师填写的各项内容进行改动。

3.下列情况的申请单和标本不予接收。

（1）申请单与相关标本未同时送达病理科。

（2）申请单中填写的内容与送检标本不符合。

（3）标本上无有关患者姓名、科室等标志。

（4）申请单内填写的字迹潦草不清。

（5）申请单中漏填重要项目。

（6）标本严重自溶、腐败、干涸等。

（7）标本过小，不能或难以制作切片。

（8）其他可能影响病理检查可行性和诊断准确性的情况。

病理科不能接收的申请单和标本一律当即退回，不予存放。

三、申请单和标本的编号、登记

所有标本检查前必须将标本进行编号登记。

1.病理科验收人员应在已验收的申请单上注明验收日期，及时、准确编号，并逐项录入活检标本到登记簿或计算机内。严防病理号的错编、错登。

2.标本的病理号可按年编序，或连续性（不分年度）编序。

3.同一病例同一次的申请单、活检标本登记簿（包括计算机录入）、放置标本的容器、组织的石蜡包埋块（简称蜡块）及其切片等的病理号必须完全一致。

4.病理科应建立验收人员与组织取材人员之间申请单和标本的交接制度。具体交接方法由各医院病理科自行制定。

5. 在病理科内移送标本时，必须确保安全，严防放置标本的容器倾覆、破损和标本的散乱、缺失等。

第二节　病理标本的固定及检查原则

一、送检标本的固定

病理科最好应该设置在离手术室近的地方，以便手术标本能及时送到病理科进行处理。尽量避免用纱布包裹标本，因为会导致标本干涸。标本应及时送到病理科进行处理以最大限度地避免自溶。

送检标本要根据送检目的做不同的处理。常规标本需要在手术室由临床医生用不小于送检组织体积10~15倍的10%的中性福尔马林缓冲液立刻固定。如标本过大，应尽快将标本切开充分固定。这样可以使我们观察到新鲜的病变，另一方面也免于固定不透导致标本自溶。如果有特殊要求者需用特殊的固定液固定。

在固定标本前要注意新鲜标本的留取，以便做进一步的分析如基因分析、电镜分析、原位杂交、RNA分析或留做进一步的科研课题使用。可将需要的组织切成1~2mm^{3}的小块，置于Eppendorf管中，做好标记，经液氮短暂处理后，置于–80℃冰箱保存，同时登记于标本登记簿中。

用适当的固定液对组织进行充分的固定，在标本的处理及切片制备过程中非常重要。组织未经充分的固定或经过不恰当的固定都会影响切片、染色及进一步辅助检查。但是到目前为止还没有一种能满足所有目的的固定剂，也没有一种固定剂是适合所有组织的。根据固定剂的作用机制可以将其大致分为四类。醛类：如甲醛和戊二醛，通过与蛋白的交联发挥作用；氧化剂，如锇酸、高锰酸钾和重铬酸钾，也可与蛋白交联；乙酸、甲醇和乙醇都是蛋白变性剂；第四类固定液是通过不溶性的金属沉淀发挥作用，包括氯化汞和苦味酸。可以根据组织的类型以及后续实验如特殊染色、免疫组织化学、电镜和原位杂交等选择适当的固定液。

福尔马林（透明）：10%的中性福尔马林缓冲液（4%甲醛）是目前大多数病理科采用的标准固定液。它适用于大多数特殊染色及免疫组织化学染色，但要求组织不要固定的时间太短（<30min）或太长（>24~48h）。但由于福尔马林能去除水溶性物质如糖原，所以不适合做电镜组织的固定。经过福尔马林固定的组织收缩现象不明显，如果发生收缩则多半是由于组织本身的原因造成的，如胃肠道的外层平滑肌在固定后相比活体状态可收缩57%，这种现象可通过将标本钉在小木板上加以避免。

戊二醛（透明）：常用的电镜固定液戊二醛是穿透最慢的固定液之一。组织应切成1mm^3的方块，并迅速放入预冷的戊二醛中。戊二醛在使用前需置于4℃冰箱预冷。

乙醇（透明）：乙醇（70%~100%），很少被用作首选固定液，它通常用在保存固定组织中的糖原或一些免疫组织化学实验中。100%的乙醇可用于固定可疑痛风患者的滑膜组织，因为尿酸盐结晶在含有水的固定液如福尔马林固定液中会溶解。乙醇的组织穿透力很慢，而且它容易从组织中吸收水分以致组织变性，从而使组织过硬、皱缩以及细胞变形。酒精还可以溶解脂肪，因此在髓鞘和脂类染色中不能使用。

Carnoy's液（透明）：是一种包含乙醇、三氯甲烷和冰醋酸的固定液，它可以快速固定组织并可以很好地固定糖原、浆细胞和核酸。由于作用迅速，一些实验室采用Carnoy's液固定那些需要快速处理的活检组织。

B5（透明）：含有氯化汞，乙酸钠和福尔马林。可以很好地固定细胞核，对淋巴瘤的诊断很有用，可以常规用于固定淋巴结、脾脏和其他怀疑淋巴组织增生性病变的组织。含汞的固定液沉淀蛋白但与蛋白结合不紧密，因此抗原性保存的很好。这类固定液需要现配现用。

Zenker's乙酸固定液（橙色）：含有氯化汞、乙酸和重铬酸盐钾，是一种很好的固定液，但价格昂贵。常用于肾脏活检标本、骨髓、淋巴结和睾丸活检标本的处理。能够很好地保存横纹，所以在软组织肿瘤可疑有肌源性分化时可以采用该固定液。固定后组织需要在组织学实验室进行特殊的处理（碘处理以去除汞）。过分固定可以使组织变得非常硬，因此不要固定超过24h，可以转移到福尔马林液内固定。

Bouin's液（黄色）：含有苦味酸、福尔马林和乙酸。尤其适用于固定小的活检组织，特别是睾丸活检组织。对于发现小的淋巴结是很有帮助的，因为脂肪被染成黄色，而淋巴结仍是白色。也可以用于需要脱钙的组织的固定。苦味酸与碱性蛋白的氨基酸残基作用形成苦味酸盐结晶。因此，经苦味酸类固定液固定的组织与碱性染料几乎没有什么亲和力，在染色前必须将苦味酸去除。苦味酸穿透组织较好，固定迅速，但也会导致细胞皱缩，固定时间不要超过18h，可将组织转移到乙醇中。苦味酸能导致DNA降解，因此需要做DNA分析的组织不要用该固定液。

恰当的固定方法与选择正确的固定液同等重要。恰当的固定方法要求组织充分暴露及足够的固定时间以便固定液穿透整个组织。对于大多数组织，大于10~15倍组织体积的新鲜固定液固定组织需要12~18h。固定效率因固定液、固定组织以及组织块的厚度不同而有差异。脂肪组织（疏水性）和纤维组织（密度高）经疏水性固定液固定时需要较长的时间。及时尽早固定是非常重要的，组织自溶非常迅速，即使是最好的固定液也只能阻止而不能逆转自溶过程。小组织在送来时常放在大于10~15倍组织体积的固定液中，大组织常常是直接浸泡在固定液中，因此为了保证充分的固定，需要将标本及时切开以使其最大限度地暴露于固定液中。有空腔或含气的组织需要切开，实性组织需要每隔5~10mm做连续书页状切开。为了保留适当的原始状态，可以将这些切除的组织钉在薄木板上浸泡于固定液中。在组织块之间放置一些纸巾或棉花以吸取更多的固定液到组织中，从而有利于固定充分。对于大的漂浮在固定液中的标本需要在其上覆盖一层较厚的脱脂棉。对于大的、平整且较重的标本应将脱脂棉置于容器底部和标本之间。

固定通常在室温下进行，一旦浸泡于固定剂，组织便不能用于冰冻制片，因为会产生冰晶而影响观察。福尔马林固定的速度一般是1mm/h，因此应当保证足够的固定时间。一般来说，取材时切取的组织块的厚度不能超过4mm，含有脂肪或高密度纤维的组织厚度不宜超过3mm。组织与包埋盒四周至少应该有3mm的空间。将体积过大的组织塞满包埋盒常导致组织固定脱水欠佳，以至于影响后续的制片。

二、标本的巨检、组织学取材和记录

对于核验无误的标本，应按照下列程序进行操作：①肉眼检查标本（巨检）；②切取组织块（简称取材）；③将巨检和取材情况记录于活检记录单上（活检记录单印于活检申请单的背面）。不同脏器标本的巨检和取材的技术操作参见相关章节。

1. 巨检和取材必须由病理医师进行，应配备人员负责记录。

2. 巨检和取材过程中，应严防污染工作人员和周围环境。

3. 标本一般应经适当固定后再行取材。已知具有传染性（例如结核病、病毒性肝炎等）的标本，应在不污染环境和（或）不扩散传染的原则下，经必要的初步巨检或切开后，立即置于盛有足量固定液的专用容器内，充分固定后再行常规巨检和取材。

4. 病理医师在对每例标本进行巨检和取材前，应与记录人员认真核对该例标本及其标志与申请单的相关内容是否一致。若对申请单填写的内容和（或）标本有疑问，应尽快与送检方联系，查明原因，确保无误后，再行巨检和取材。必要时，可邀请有关临床医师共同检查标本和取材。对于有疑问的标本，在消除疑问前不得进行巨检和取材，应将有关标本连同其申请单一并暂时妥为保存。

5. 病理医师进行巨检和取材时，记录人员应根据病理申请单内容，向巨检医师报告患者的基本临床情况、手术所见、标本情况（采取部位、数量等）和送检医师的特殊要求等，并如实、清楚地将病理医师的口头描述记录于活检记录单上。必要时，应在活检记录单上（或另附纸）绘简图显示巨检所见和标示取材部位。取材者应核对记录内容。

6. 具有医学学术价值的标本应拍照存档，并酌情妥为保存。

7. 细小标本取材时，可用伊红点染并用软薄纸或纱布妥善包裹。

8. 每例标本取材前、后，应用流水彻底清洗取材台面和所有相关器物，严防检材被无关组织或其他异物污染，严防细小检材被流水冲失。

9. 巨检和取材必须按照本规范的要求进行操作。对于由不同部位或不同病变区域切取的组织块，应在其病理号之后再加编次级号。

10. 巨检者、取材者和记录人员应相互配合、核查，确保所取组织块及其编号标签准确地置入用于脱水的容器（脱水盒等）内。

11. 标本巨检和取材后剩余的组织、器官应置入适当容器内，添加适量10% 中性福尔马林缓冲液并附有相关病理号和患者姓名等标志，然后按取材日期有序地妥善保存。取材剩余的标本一般保存至病理学诊断报告书发出后两周。

12. 病理医师在每批标本巨检和取材后，应与记录人员共同核对取材内容，并在活检记录单、取材工作单上签名和签署日期。

13. 取材后剩余的病理标本属于污染源，应遵照有关规定处理。

14. 巨检和取材医师或记录人员与制片的技术人员应认真办理所取检材、活检申请单/记录单和取材工作单等的交接手续。具体交接方法由各医院病理科自行制定。

第二章　外检取材方法及规范

外检取材是病理诊断的第一步，取材情况直接决定着病理报告的成败。在此章节，我们给出取材方法和规范，希望各级医院和病理医生能有所参考和帮助。

取材资质很重要。在我国各大医院，都是由病理医生自己完成。所以首先要保证病理医生的安全。取材室需要有良好的病理取材设备，通风的环境，完善的取材服装等。取材时桌面上一般只放一把刀，避免划伤。有病毒感染的标本需要先在福尔马林中充分消毒和固定后取材，避免感染。取材垃圾妥善处理，刀片等锐器收集到塑料盒子里统一处理，废液和组织垃圾收集好由医院集体处理。

第一节　取材总则

要想取好材，首先心里要明白取材干什么，取材是为了发报告。报告中需要写什么，我们就要取到这些部位。任何标本拿到手里，没有下刀，心里就想到怎么下刀，取什么位置，取材完标本变成什么样子。没有两个完全相同的标本，任何一个标本都有独特的地方，但取材原则是相同的。再复杂的标本，3个基本问题也能解决：标本中有哪些结构？病变是什么性质？病变范围？

复杂标本，少见标本，在我们外检取材过程中经常碰到。提供下面4个处理步骤，各种标本基本都能妥善取材。第一步，标本定位，依靠临床医生提供的基本信息、解剖部位及取材者的经验，有不明之处先不要切标本，及时与临床医生联系；第二步，切开标本，墨汁标记切缘，暴露病变，检查并按标准取材，取材结束后正确存放标本；第三步，大体描写，有逻辑、真实、简洁，标注取材部位，索引切片；第四步，标本取材，有目的，有选择取块，包括病变、切缘、淋巴结及正常组织等。

第二节　大体标本摄影

大标本，尤其是复杂标本和少见标本，拍照留下影像十分重要。现在拍照多用数码相机，有条件的情况下，我们要求所有的大体标本均拍照。拍照前将标本用水轻轻冲洗，洗去表面的血渍及污物。将标本置于大体翻拍架上，四角灯光要均匀，背景色泽反差鲜明，在标本旁放好比例尺及标本编号。照相机固定于标本上方，使用“近拍”模式，按动快门。标本架最好放在自然光源充足的地方，或将标本架下安装灯箱，以提高背景的亮度。尽量避免使用闪光灯，使局部亮度增高，会反衬背景暗淡，标尺及编号不易看清，而且有可能引起反光。在光源不足的情况下，可通过延长曝光时间来增加亮度，照片的亮度均匀、自然。按照正常解剖关系放置标本，充分显示病变部位的表面及切面情况，特别是与周围正常组织的解剖关系。空腔脏器需先钉板固定，展平后方可照相。对于一些内分泌肿瘤，新鲜标本固定后颜色会发生显著改变，最好能在固定前后均照相，以保留完整资料。

第三节　具体取材规范

本节就常见疾病分系统分部位，以典型病变具体说明取材规范。

一、消化系统

（一）消化道

包括消化道和消化腺两部分。消化道都是空腔脏器，取材原则大致相同。不管标本的大小和形状如何，病理医师首先要做的是辨认标本的方位，然后打开空腔，观察标本，找到病变，订板固定，次日取材。在肿瘤浸润最深处沿长轴切开，判断肿瘤侵犯的深度。肿瘤组织充分取材。不同质地、颜色等区域分别取材。至少1块为全层厚度肿瘤及胃壁组织，以判断肿瘤侵犯的最深层次。切取能够显示肿瘤与邻近黏膜关系的组织（常规1块）。切取远侧和近侧手术切缘各1块，距肿瘤最近处纵向切取。周围脂肪组织找淋巴结全部取材。

早期胃癌是取材难点。常规处理、大体拍照后，可疑病变处及周围1~2cm范围内的组织需全部按顺序取材并进行标记。送包埋的组织面要为同一方向的组织面。取材后需要与原标本等比例打印出大体照片，按照取材顺序在照片上画图。切片阅读时用记号笔在每一张切片上标记出癌的起止点位置，然后画在大体图上，连点成线，勾勒出肿瘤的具体大小。

（二）消化腺

消化腺是实性器官，包括肝、胰腺及唾液腺等。部分肝、唾液腺及胰体尾部切除的手术标本相对容易取材。摆好位置，测量大小。观察表面被膜是否光滑，有无缺损，有无皱缩或隆起；找到切缘（粗糙面）并用墨水标记。垂直于切缘沿最大面切开，并平行于最大面每隔0.5cm书页状切开；测量肿物数量、大小及切缘与肿物之间的最近距离，观察肿物与被膜的关系及肿物颜色、质地等。将标本置于充分的10%中性福尔马林缓冲液中固定过夜。

（三）Whipple术标本的大体检查

胰头部、十二指肠、胆总管远端、Vater壶腹的肿瘤切除时行Whipple术式（胰十二指肠切除术），标本复杂，包含有四个器官—部分胃、十二指肠、胆管及部分胰腺，在此详述取材方法。首先要明白病理报告中都需要包含哪些部分，肿瘤组织学类型与分级，与胆管、胰腺、胰周脂肪、肠壁等结构的关系，各切缘情况及淋巴结是否有转移，这样观察及取材时才能有的放矢。

沿胃大弯及十二指肠乳头对侧打开胃及小肠，测量胃、肠及胰腺的基本尺寸，观察黏膜特别是乳头处有无病变；自胆管切缘打开胆总管达十二指肠乳头，观察胆总管黏膜面是否光滑，测量其周径及厚度。如为胰头癌，垂直于胆总管书页状切开胰腺，每片间隔3mm，观察胰腺切面有无肿瘤及钙化，胰腺小叶是否清晰，肿瘤浸润情况，有无侵犯胆管、肠壁及胰周脂肪组织；如为壶腹癌，锥形切开胆总管，可看到肿瘤侵及的范围及深度；要尽可能同时看到壶腹部肿物与胆总管、肠管及胰腺的关系。将标本置于充足的10%中性福尔马林缓冲液中固定过夜，第二天取材。

取材时要注意4个断端：十二指肠，胰腺，胆总管及胃断端；4组淋巴结：胃大、小弯，肠周及胰周；胰头癌取垂直于胆总管的切面，壶腹癌取平行于胆总管锥形切开的切面；尽量在肠周、胰腺周找到淋巴结并全部取材。

二、呼吸系统

喉和肺是呼吸系统最常见的手术部位。

（一）喉

喉的解剖结构复杂，取材前需要有一定的认识。喉有三个解剖区域，声门上区、声门区、声门下区；有多个黏膜标志，会厌、室带、喉室、声带、声门下黏膜等。喉切除术主要有三种类型：半喉切除术，声门上喉切除术和全喉切除术。

下面以全喉切除标本为例说明。沿后部正中打开喉，用大头钉将其固定在软木板上，使之保持开放状态。在打开、钉板、固定的过程中尽量不要用力触碰黏膜面，以避免喉黏膜向喉腔外生的肿瘤被碰碎。将标本置于充足的10%中性福尔马林缓冲液中固定过夜。标本经充分固定后，第二天取材前首先观察及描述、照相、并用不同颜色的墨汁标记标本的切缘。首先观察送检标本是否为完整的喉全部，上部为会厌，下部为气管环，前方有无舌骨和甲状腺，并测量喉的上下、左右径，会厌软骨、舌骨、甲状软骨大小，下附气管长度及直径，附带甲状腺大小及甲状旁腺大小（如果有一并测量）。

重点观察喉腔内肿物的特征，辨认前联合、室带、喉室和声带等解剖结构，明确肿瘤的部位，是位于声门、声门上区、声门下区还是穿透声门，声门上下区均受累；大体上肿物是位于中线一侧还是穿过中线；大体形态，黏膜异常处距会厌根部及气管断端的距离，是外生型肿物还是内生性（外生肿物的大小，高出黏膜的高度，肿物表面的情况，是比较光滑还是乳头状或菜花状，颜色及有无出血；内生肿物黏膜表面异常区域的面积，表面有无溃疡形成，溃疡深度），浸润的深度（在取材时纵行切开喉部，特别是肿瘤处，仔细观察肿物切面的情况并描述：肿物切面颜色、质地、有无出血及坏死、与周围正常组织的边界以及有无喉外蔓延的存在，骨质有无破坏，甲状腺有无受累），周围相对正常黏膜的情况，特别是相对正常声带的情况。

（二）肺

肺切除术包括肺段切除术（切除被划分在不同肺叶的18个肺段的一段或一段以上），肺叶切除术（切除5个肺叶中的一叶或一叶以上），和肺切除术（切除一侧全肺）。无论什么病变，肺肿瘤、肺炎症还是肺间质病变，都需要沿气道方向打开肺实质，充分暴露病变与气管、支气管及肺膜的关系。如果是肿瘤，观察肿瘤的颜色、质地、有无坏死、有无空洞，与周围肺组织、肺膜和支气管的关系，并测量肿物距支气管断端的距离和距肺膜的最近距离。观察肿瘤以外的肺组织，周围肺组织中有无肿瘤的卫星结节，记录大小及数量、颜色、质地等情况；非肿瘤性肺组织切面的情况，观察有无实变区域，有无出血区域，有无梗死区域等异常情况。取材肿瘤不同质地和颜色的区域，清楚显示肿物与支气管、肺膜的关系。如有卫星结节，一并取材。肿瘤坏死严重或有空洞形成时应尽量取材坏死不严重的周边区域，以便镜下明确组织学类型。如果为支气管腔内生长的肿瘤，应取材显示与支气管壁的关系，侵入肺组织的区域应取材。

取材时最好选取肺部的一个大切面，尽量保持肺切除标本的完整性，如果典型病变区域分别位于不同切面，不必拘泥，因需取材。选择肿瘤距支气管断端最近处，沿支气管长轴取长度约1cm的纵行支气管壁作为支气管断端。肺切除标本中肺门及支气管周围的淋巴结全部取材，小的淋巴结（直径<3mm）原则上每个蜡块中不超过5个，较大的淋巴结应切取切面进行包埋。其他区域淋巴结临床已标注部位送检，依次取材即可。

随着胸腔镜在临床上的应用及进展，弥漫性肺疾病经胸腔镜和开胸肺活检标本越来越多，如果临床怀疑肺间质性疾病，开胸肺活检标本，去除缝钉后沿最大面自切缘向肺膜方向切开，必须全部取材包埋。

三、男性及泌尿生殖系统

（一）肾脏

通过输尿管辨别肾脏方位，输尿管指向肾下极。测量并记录肾的体积，注意外形上的变化及肾与其周围组织的关系，包膜周围组织的多少，包膜的厚度，与皮质是否粘连，观察外表面是否光滑，是否有瘢痕（数目，大小，形状扁平或V形）；打开输尿管，通过肾门对侧和肾盂把肾沿大面切成两半。检查切面的病变，皮质与髓质的颜色及厚度，肾盂和肾盏的变化（大小、有无扩张或结石）。如果有肿瘤，需检查肿瘤的部位、大小、形状、性质及其与肾被膜和肾盂的关系，观察有无出血、坏死，并估计肿瘤是来源于尿路上皮或是肾实质。记录大体上包膜及肾周组织侵犯情况及肾盂、肾盏和肾静脉是否受累。检查输尿管的病变，测量其长度及直径、有无扩张或狭窄、黏膜光滑或粗糙，是否有肿物。取材需包括主要病变，与周围肾实质、肾被膜、肾周脂肪及肾盂的关系，输尿管及血管断端。周围脂肪有淋巴结及肾上腺等均需要取材。

（二）膀胱

膀胱镜下的膀胱肿瘤活检是外检中常见的标本。通常组织不多，全部包埋。每个包埋盒内的组织不要过多，避免漏诊。膀胱全切除术较少见。首先辨清膀胱的方位，定位输尿管，男性全膀胱切除常包括精囊腺、输精管和前列腺。从尿道远端用剪刀通过膀胱前壁呈“Y”型剪开膀胱，尽量避开肿瘤，检查肿物的数目、分布及肿瘤的情况。取材要包括肿瘤主体，侵犯深度，显示肿瘤与膀胱黏膜的关系，双侧输尿管断端及尿道远端断端等。

（三）前列腺

前列腺经细针多点穿刺出的组织是纤细的组织条，观察组织条的颜色、长度及数量，全部取材。经尿道前列腺切除术多是因为缓解良性前列腺增生造成的尿路梗阻症状，标本为破碎的、质地略韧的类圆柱体小块。仔细观察挑选呈黄色及质硬的区域，把组织碎块放入4个包埋盒中；如果仍有剩余，每多出的10g组织要再取1个包埋盒（每个包埋盒大约装2g）。如果收到的组织碎块已按其所在前列腺腺叶加以标记，则每叶都应按照上述方法取材。

前列腺根治性切除术多数的病因是良性前列腺增生和前列腺腺癌。前列腺根治性切除标本的检查，首先要通过精囊腺的连接部位来辨清前列腺的方位，精囊腺位于前列腺的基底部后方。前列腺基底部较平坦、宽阔，而位于远端的尖部较为尖细，前列腺外观呈倒圆锥或栗子状。取近端尿道切缘、输精管切缘，并将远端尿道切缘周围前列腺组织按每5mm一刀与尿道平行书页状切开，全部取材。垂直于尿道书页状切开剩余的前列腺，每2~3mm一刀，大体可以显示肿瘤的切面取材。如果大体不能辨认出癌，那么每隔一个切面都需要取材。大体形态不易辨认癌与非肿瘤性前列腺组织，必须仔细观察切面。肿瘤多发生在前列腺外周，增生性结节多位于尿道周的中央区。

病理报告中需包含肿瘤的性质（包括肿瘤分级，前列腺腺癌的Gleason评分），侵犯前列腺的腺叶范围，前列腺包膜侵犯情况，双侧输精管、精囊腺的受累情况。

远、近端尿道切缘和输精管切缘情况。如有盆腔淋巴结，则要报告其转移情况。

（四）睾丸

把附睾作为标志辨清睾丸的方位，附睾呈“C”字型在后面包绕睾丸。在切开睾丸前，先取精索断端以及精索的三段（近端、中段及远端）的组织薄片，以防止污染。从前面打开鞘膜，部分切开睾丸，称重并测量睾丸及附睾大小，记录精索的长度；若发现睾丸内存在结节或肿物，则记录其大小、颜色、浸润范围、有无出血、坏死、黏液变性及与睾丸实质、白膜、睾丸纵隔及附睾的关系，在新鲜状态下从前面切开睾丸，并用10%中性福尔马林缓冲液固定过夜。在显示肿瘤与白膜、睾丸纵隔、睾丸实质关系的部位取材。

四、女性生殖系统

（一）子宫

子宫切除标本是病理科最常见的标本之一。因良性病变进行的子宫全切标本，比较常见的是子宫肌瘤、子宫肌腺症或子宫脱垂，通常包括完整的宫体和宫颈。因子宫内膜肿瘤进行的子宫全切标本，最常见的是子宫内膜癌，也见于子宫内膜增生及子宫内膜间质肿瘤等。因宫颈癌进行的子宫全切标本，一般会带有部分阴道壁，子宫旁的组织也可能多些。此外可能会包含清扫的淋巴结，由临床医师分组送检。

病理医师接到子宫标本，应首先辨别标本的方位。通常Y字形打开的地方是子宫的前壁，除此之外还有以下方法帮助辨别子宫的前后：

1. 腹膜反折位置，在子宫前壁表面要高于后壁。

2. 如带有附件，输卵管的位置在卵巢之前，而圆韧带根部更在输卵管的前面。

垂直于子宫腔长轴，横行书页状切开子宫体，保留宫颈不切，间隔1~1.5cm，后壁不完全切断，留有少许连接的组织，以保留切片间关系。观察记录宫腔形态和被覆子宫内膜情况，包括宫腔有无受压，子宫内膜厚度、颜色、有无局限性病变等。如有异常，描述其部位、大小、颜色、质地、与肌层关系等情况。注意有时肌层的病变可以挤压子宫腔变形严重，一定要找到被覆黏膜的地方才是宫腔，不要将肌间裂隙（平滑肌瘤时特别容易出现）误认为宫腔。

观察记录宫颈情况，包括有无肥大，宫颈内膜是否光滑，有无糜烂、囊肿、息肉状突起等。如有肉眼所见的明确肿瘤，记录确切部位、大小、累及范围、颜色、质地、边界及与宫颈管壁的关系。注意观察浸润的深度、有无子宫旁组织或血管的侵犯、有无子宫下段或宫体的侵犯。画示意图标明肿瘤大小、累及范围等情况。

观察记录肌壁情况，测量肌壁厚度（常规测量前壁厚度，注意垂直宫腔面测量。当子宫肌腺症后壁很厚时，也需测量后壁厚度）。如有肌瘤，记录肌瘤的个数、位置、大小、颜色、质地、有无出血坏死、边界等情况。如疑诊肌腺症，记录有无蓝紫色微囊、含暗褐色液体的囊、肌壁粗大编织样结构。如有其他异常，如实记录。

宫体：病变取材2~3块。如有肌瘤，注意挑选不同颜色或质地的区域，以肌瘤为主，带上周围宫壁组织。如有怀疑恶性的迹象或其他异常情况，选择体现病变的地方增加取材块数。

子宫内膜：常规取材1块，带部分肌壁。注意尽量取材不受病变影响的区域，此外以近宫底区为好，不要取材子宫下段的内膜。如果内膜有其他病变，寻找肿瘤侵犯最深的地方，全层取材显示侵犯深度，即包括腔内肿瘤和对应浆膜面连续取材，如肌壁较厚可以分块取材。加取子宫下段及双侧宫旁血管。

宫颈：常规取材2处，包埋在1个蜡块。一般取材在6º及12º处，以管腔为中心放射状取材。完整取下后，切除外上方管壁组织，留取带颈管内膜和颈管外口鳞状上皮的楔形组织，2处组织对放成长方形，包埋时成为1个蜡块。如因宫颈病变切除子宫，有肉眼所见的明确肿瘤时，对肿瘤充分取材。不同质地、颜色等区域分别取材。寻找肿瘤侵犯最深的地方，纵行切取整个切面，包括全层取材显示侵犯深度，以及相应阴道断端。可以分块取材，在示意图上标明取材部位。

除了全切子宫外，宫颈标本还包括活检标本、Leep切除标本与锥切标本。子宫颈的活体检查标本包括钳取活检：由妇科阴道镜医生钳取，应在阴道镜检查显示病变最重的区域，和最靠近鳞柱交界区取材。取材应有一定深度，以期能观察到浸润性病变。对于Leep切除及锥形切除的子宫颈标本，应该测量基底宽度及高度，在手术切缘用墨水标记，同时在子宫颈前唇，即12点处平行于颈管纵轴的方向切开宫颈管，小心地将标本铺开钉在硬板上，黏膜面朝上。以颈管为中心放射状纵行切为12片，分别是1º至12º的组织，每片均应有上皮成分，一般厚2~3mm。全部取材。

（二）外阴

外阴手术切除标本包括外阴的局部扩大切除标本、半外阴根治切除标本和全外阴根治切除标本，通常是由于VIN或外阴肿瘤。外阴局部切除标本类似其他部位切除的皮肤标本，呈椭圆形。仔细观察病变部位、大小、颜色、表面以及切面情况，距离内外侧切缘以及底切缘的距离，标本需要手术医师进行定位标记。全外阴根治切除标本呈椭圆形，中央部分有与阴道开口相对应的缺损。一般标本易于定位：阴蒂位于中线上方，大阴唇被覆毛发，位于外周。附带的腹股沟脂肪组织位于标本上方的两侧。手绘示意图或照大体像以辅助说明。

所有肉眼可见的病变都要进行取材，病变小时可以将全部病变取材，病变大时取材要包括不同质地以及病变与周围组织的交界，取材块数至少保证不少于每1cm一块。包括内侧、外侧切缘及底切缘；对侧大体正常的皮肤也要进行取材；阴蒂和尿道口纵切进行取材。

阴道取材方法类似外阴。

（三）输卵管

单独切除输卵管而送检的标本较为少见，通常是由于各种良性囊肿、输卵管积液（积水或积脓）、输卵管妊娠或输卵管绝育等，因输卵管癌切除的标本只占很小的比例。大多数情况下，输卵管标本是伴随卵巢和/或子宫病变一起切除的，观察和取材也与单独切除输卵管标本一致。输卵管有肿瘤时要记录肿瘤的部位（左、右或双侧）、三维尺寸、颜色、质地以及有无出血坏死、浆膜是否受累、伞端是否开放等；对因具有肿瘤高发遗传易感性而进行的双侧输卵管预防性切除的病例，应每隔2~3mm作连续的横断切面，仔细观察有无微小病变。

（四）卵巢

卵巢的病变复杂多样，从良性、交界性到恶性各种各样，大体表现也多种多样，但基本上可以分为囊性、囊实性和实性三种情况，其观察、取材的原则相似。卵巢标本应测量记录卵巢的大小，仔细观察记录皮质表面是否光滑，表面是否有肿瘤附着或乳头状物生长以及包膜有无破裂（对分期和术后是否化疗很重要）。对大体观察异常的卵巢应沿最大切面平行方向至少每隔1cm做一切面。切取时不要对卵巢皮质表面进行修整，以保留表面的生发上皮。

囊性病变要观察记录囊是单房还是多房，是否有小的子囊，囊内液体的性状，囊内壁是否光滑及是否有乳头状突起，囊内有无其他成分，如毛发、牙齿、皮脂样物等。囊周边有否残存的正常卵巢皮质。当囊较大时，囊内压力可能较高，要注意从远离自己的一侧切开，防止液体喷溅污染。实性病变要观察记录实性区的大小、颜色、质地、有无出血坏死、与周边组织的界限是否清楚等。囊实性病变应对囊性区和实性区分别进行观察记录。

（五）胎盘

正常生产的胎盘并不常规送检。送检的胎盘可能因为胎盘本身异常、生产过程异常或者胎儿异常一起送检，有时候，也可能因为母亲有基础疾病而需要观察对胎盘的影响。胎盘标本包括脐带、胎膜和胎盘实质。测量记录胎盘的大小，附脐带长、直径，胎膜的面积。观察记录脐带附着于胎盘的形式，可能为中心、偏心、边缘附着或呈帆状胎盘。如为帆状胎盘，要记录脐带附着处与胎盘边缘的距离。观察有无脐带打结，如有打结，记录其紧密程度，颜色，脐带粗细变化。垂直脐带进行切面，观察脐血管的数量，有无血栓、充血或坏死等情况。检查胎膜的面积是否超过胎盘面积，胎膜的颜色和透明度，是否有黄色或绿色、有无结节等情况。观察胎盘子面的大血管走行方向是否清晰。母面胎盘略呈小叶状，是否清晰、分布均匀，有无分离的小叶，胎盘边缘是否完整，表面有无较多凝血附着。从母面书页状切开

并拉出；也可连同胸腔器官一并取出。

（3）I形切口时：从颈部正中切线，向两侧和上访将颈前皮肤和皮下组织剥离；其余步骤与T形切口者相同。

2.颈部结构的检查

依序为：①舌根、扁桃体、悬雍垂和咽部，②食管，③喉和气管，④甲状腺和甲状旁腺。

七、体腔脏器的取出方法

1.全部脏器整体取出法

（1）在完成腹腔、胸腔、盆腔和颈部剖检后，沿脊柱两侧用刀由头端至骶端划割软组织。

（2）然后离断膈肌，相继钝性分离后腹膜、膀胱、子宫和直肠等的周围软组织。

（3）最后，自舌至直肠肛端将口腔、颈部、胸腔、腹腔和盆腔内的全部器官一次性完整取出。离断直肠肛端前，应先用线结扎直肠（参见盆腔剖检）。

（4）按解剖学系统将各脏器逐一取出。

（5）腹腔器官较多，其常规取出的程序依次是：①脾，②肠和肠系膜，③肝和胆囊，④胃和十二指肠，⑤胰，⑥肾上腺，⑦肾，⑧盆腔内器官。［参见八 体腔脏器的取出和肉眼检查］

2.脏器分组取出法

根据具体病例的需要，将多个器官按照解剖位置关系分组取出。常用的是在膈肌平面离断主动脉与食道或将食道与腹腔器官保留在一起，将颈胸部器官与腹盆腔器官分别或单独取出。

3.各脏器分别取出法

即按解剖学系统将各脏器逐一取出［参见（八）体腔脏器的取出和肉眼检查］。

八、体腔脏器的取出和肉眼检查

1.胸腺

（1）取出：剖开胸腔后便在上纵隔前部发现胸腺，随即于原位剥离取出。

（2）检查：胸腺的脂肪化程度、体积和重量，有无结节、囊肿和肿瘤等。

2.心脏

（1）心脏的常规取出：左手托起心脏，右手持剪相继切断①上、下腔静脉（于进入右心房处），②肺动、静脉（于距肺动脉瓣约2cm处），③主动脉（于距主动脉瓣约5cm处），遂将心脏取出（若有心血管畸形，则应将心脏连肺一并取出）。

（2）右心的剖开：①沿上、下腔静脉断口连线剪（切）开，暴露右心房（如欲避免破坏窦房结，从下腔静脉向上，剖至房室间沟上1cm处，朝向右心耳剪开，保持上腔静脉口完整，上腔静脉至少要保留1cm）；②自上、下腔静脉断口连线中点起，沿右心室外缘（心锐缘）朝向心尖剪（切）开右心室，暴露三尖瓣（用手指检查肺动脉有无血栓或狭窄）；③自心尖沿心室中隔朝向肺动脉口（与室中隔平行距离1cm）剪（切）开右心室前壁，暴露和检查肺动脉瓣。剖开有瓣膜病变的心脏时，应注意避免破坏有病变的瓣膜。

（3）左心的剖开：①将右心房的4个肺静脉断口呈“工”字形或“H”形剪（切）开，暴露左心房（以手指检查二尖瓣是否狭窄）；②沿左心室外缘（心钝缘）朝向心尖剪（切）开左心室，暴露二尖瓣；③自心尖朝向主动脉口（与室中隔平行距离1cm）剪（切）开左心室前壁，暴露和检查主动脉瓣；④继续向上剪开主动脉（避开肺动脉）。剖开有瓣膜病变的心脏时，应注意避免破坏有病变的瓣膜。

（4）心室的短轴切开法：沿心脏短轴（水平平面）从心尖部开始直到紧邻房室瓣瓣叶的下缘处，每隔1cm切一刀，将心室切成片状，再将心房部分按前述方法剖开。此法适用于心肌梗死或心肌病病例，可较好暴露心腔大小、心肌层厚度及梗死的范围。

（5）冠状动脉的剖检：①一般于心脏固定后进行。②沿左、右冠状动脉各主支走行，作间隔为2~3cm多个横切面（与动脉垂直）检查。必要时，可缩短间隔距离。

（6）心脏传导系统的检查与取材：部分猝死病例可能与心脏传导系统病变有关，必要时应对其进行取材检查。

①窦房结的取材（图3-3）：以上腔静脉入口处的右心耳嵴为顶端，以右心房与上腔静脉之间的界沟为中线，切取约2cm见方的组织（其中包括约0.5cm的血管和0.5cm的心房），将这块组织铺平，然后切成6~8块条状组织（每条都包括上腔静脉和右心房组织），断面朝下按相同方向依次包埋制片。

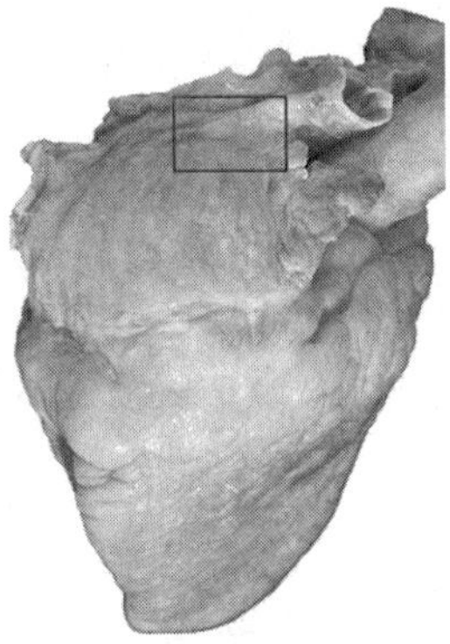

图3-3　窦房结取材示意图

②房室结的取材（图3-4）：右侧暴露右心房与右心室，左侧暴露为左心室和主动脉，从右侧心腔下刀。以冠状窦口为左侧缘、室间隔膜部为右缘，切取高度约2cm的长方形

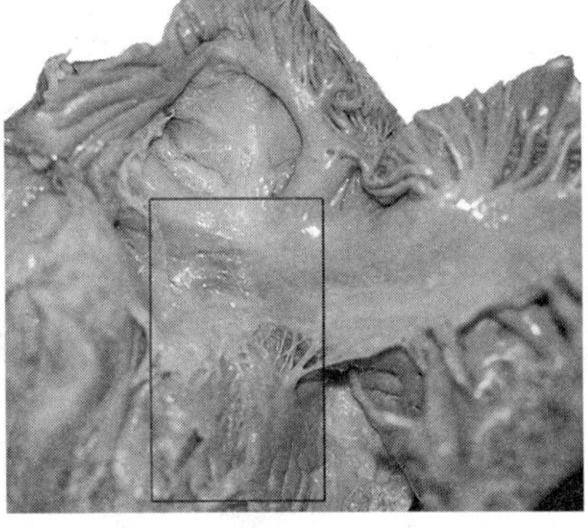

图3-4　房室结取材示意图

组织块，组织块内的三尖瓣环斜向上方，左侧心房组织约1.5cm，右侧心室组织约1.5cm。垂直心内膜面将组织块切成6~10个包括心房和心室两种成分在内的索条状组织，断面朝下按相同方向依次包埋连续制片。

（7）心脏的肉眼检查：①心外膜是否光滑、有无渗出物附着或粘连；脂肪层厚度、浸润心肌程度。心脏的大小（正常时如死者右拳大），重量（正常成人：男性250~270g，女性240~260g），形状（是否呈靴形、梨形、球形等）；心尖形状（圆钝、扩张等）。

②心腔：有无扩张或相对缩小（向心性肥大），心内膜的厚度、色泽、是否光滑、有无破溃和血栓形成等，梳状肌、肉柱情况，有无心室壁瘤形成。

③各组瓣膜：瓣叶数目、厚度、色泽，有无缺损、纤维化、粘连、缩短、钙化和赘生物等，有无畸形、瓣膜联合处融合、瓣膜口狭窄或（和）瓣膜关闭不全；瓣膜口周径（正常成人：三尖瓣口11~12cm、肺动脉瓣口8.5cm、二尖瓣口10.4cm、主动脉瓣口7.7cm）。腱索是否增粗、短缩、消失、伸长、断裂、融合等，乳头肌数目、瘢痕、肥大、伸长等。

④心壁：房、室间隔畸形；左、右心房壁和心室壁的厚度（正常成人：左、右心房壁0.1~0.2cm，右心室壁0.3~0.4cm、左心室壁0.9~1.0cm，心室壁厚度不包括乳头肌），肺动脉瓣游离缘以下2~2.5cm（肺动脉圆锥前壁）处右心室肌壁厚度（慢性肺源性心脏病时测量，正常成人参考值：厚3~4mm）；心肌的色泽、纹理、质地（硬度），有无出血、坏死（梗死）、瘢痕、破裂等。

⑤动脉导管是否闭塞。

⑥冠状动脉：有无迂曲，管腔有无狭窄（程度）、闭塞、粥样硬化斑块、出血、血栓等。

⑦其他异常。

3.主动脉、腔静脉和胸导管的原位剖检

胸、腹腔内脏器取出后，主动脉、腔静脉和胸导管等遗留于原位进行剖检。

（1）主动脉：自主动脉根部的离断端沿前壁下行剪开主动脉及其主要分支，达于髂动脉处。检查：①剪开的管径（周径）：有无狭窄或扩张（正常成人：心脏上部7.4cm，胸腔部分4.5~4.6cm，腹腔部分3.5~4.5cm），有无动脉瘤或夹层动脉瘤形成等。②内膜有无粥样硬化病变（脂纹、斑块、斑块破溃、血栓形成等）。③管壁厚度（增厚或变薄）。

（2）腔静脉：上腔静脉自其下断端沿前壁上行剪开，下腔静脉自髂静脉沿前壁上行剪开，观察管腔是否扩张，内膜是否光滑，管腔内有无血栓形成等。无需常规取材切片。

（3）胸导管：自下而上剪开前壁，观察其内容物性状和管壁情况。无需常规取材切片。[胸导管正常走行：起自乳糜池（位于第1、2腰椎间前方、主动脉右侧），穿过膈肌主动脉裂孔，上行至胸主动脉与奇静脉之间，再上行至第7颈椎前面，向左上通入左锁骨下静脉。

4.喉和气管

（1）取出：①先将食管与气管剥离，暴露气管后壁的软骨环膜部。②剪断喉部后面的软组织，暴露喉腔。③继续沿气管后壁软骨环膜部自上而下地剪开气管、主支气管及其较大分支（达于第三级支气管）。

（2）检查：会厌、声带、喉室和气管、支气管黏膜有无充血、水肿、出血、糜烂、溃疡、分泌物和肿物等；支气管腔有无狭窄、异物等。

5.甲状腺和甲状旁腺

（1）取出：①将甲状腺由喉下部和气管上部剥离。②必要时，在甲状腺周围的脂肪组织中仔细寻找甲状旁腺。③以与甲状腺长径垂直的方向，间隔2~5mm平行切开甲状腺，勿将其底面切断（保持腺体的完整性）。

（2）检查：①甲状腺：体积[正常成人：（1.5~2.5）cm×（3~4）cm×5~7cm]，重量（正常成人：30~70g），形状（对称程度），色泽，质地；切面上，胶质含量，有无结节、囊肿，出血，坏死，瘢痕和肿物等。

②甲状旁腺（必要时检查）：数目，各自的大小（正常成人：每个30~50mg）、色泽和质地，有无结节和肿物。

6.肺

（1）取出：①使气管与食管等周围组织分离，确认左、右肺处于游离状态。②将气管和肺一并拉出胸腔（连同或不连同舌、喉和心脏），在膈肌上方割断食管和胸主动脉等，遂将气管和两侧肺整体取出。③也可将肺拉出胸腔后，割断其左、右主支气管和肺动脉分支，从而将两侧肺分别取出。④肺的切开：用脏器刀（长阔刀）从肺叶的外侧凸缘、沿其长轴并对准肺门方向，由刀根部开始用力下拉刀刃，做出一个肺叶的最大切面；遂将肺内各支气管剪开。

（2）检查：①肺表面（脏层）胸膜：是否光滑；厚度，渗出物，粘连（纤维素性，纤维性）等。

②肺的体积、重量（正常成人：左肺325~480g，右肺360~570g）、颜色、弹性、质地等；有无肺气肿、肺大疱，肺萎陷、肺水肿、实变区和肿物等。

③肺切面：轻压肺组织有无含气泡的血性液体流出及其程度；有无实性病灶、钙化灶、纤维化等；以刀刃轻刮肺切面有无颗粒状物留置在刀刃上。

④肺门、气管和支气管旁有无肿大淋巴结。

⑤肺动脉及其各级分支：有无血栓形成、栓塞及异物等，肺动脉周径（正常成人：8cm）。

⑥支气管：管腔内有无分泌物、异物、阻塞、扩张等；管壁厚度、有无肿物等。

7. 舌

黏膜有无糜烂、溃疡和出血，舌体是否增大、有无肿物等。

8. 食管

（1）取出：①在食管尚与气管相连状态下，沿食管后壁自上而下剪开。②将食管前壁与气管后壁剥离。

（2）检查：①长度（环状软骨至贲门，正常成人：26cm）。②黏膜有无糜烂、溃疡、出血等。③食管下段静脉丛有无曲张及其程度。④管腔有无狭窄、扩张，⑤管壁有无肿物。

9. 胃、十二指肠和排胆试验

（1）排胆试验：在保持肝、胆、胰、胃和十二指肠等固有毗邻关系情况下（腹腔内原位时或全部脏器被一次性取出后），在取出胃和十二指肠以前进行。先由十二指肠下部（Treitz韧带以上）前壁正中处入剪，向上相继割开十二指肠降部和上部（球部），暴露十二指肠乳头（Vater壶腹开口处，位于降部的后内侧壁），手压胆囊即有胆汁流出时，是为排胆试验阳性，直接证明肝外胆道通畅。也可根据十二指肠内容物是否呈现胆汁着色推断胆道通畅情况。

（2）取出：①完成排胆试验后，将与胃相连的大网膜和小网膜割断，以食指伸入幽门环探查（有无狭窄、溃疡、肿物等），进而继续由幽门沿胃大弯上行将胃剪开（达于贲门部）。②分别于贲门部和Treitz韧带处割断胃与食管和十二指肠与空肠的联系，从而将胃和十二指肠一并取出。③对于胃与食管连接处的病变（例如肿物、食管下段静脉曲张、Barrett食管等），应将胃和食管一并取出。

（3）胃的检查：①形状：有无扩张、革囊胃或畸形等。

②胃底至大弯下端的长度（正常成人：25~30cm），大、小弯长度。

③浆膜面。

④内容物含量和性状，必要时取样进行毒物检测。

⑤胃黏膜：皱襞走行、萎缩（分布、程度）、肥大等，厚度、弹性（硬度），有无充血、水肿、出血，有无糜烂、溃疡和瘢痕及其与毗邻结构（肝、胆、胰、网膜等）的关系、穿孔、肿物（大小、形状、颜色、质地，与周围组织的关系等）。

⑥胃大、小弯处有无肿大淋巴结。

⑦其他异常。

（4）十二指肠的检查：①长度（正常成人：30cm），②内容物，③胆道是否通畅（参见上述的排胆试验），④溃疡和瘢痕及其与毗邻结构（肝、胆、胰、网膜等）的关系，⑤肿物，⑥其他异常。

10.肠和肠系膜

（1）取出：①将横结肠和大网膜提起，用两把肠钳（或用两段线绳）夹紧（或紧扎）Treitz韧带处（即十二指肠与空肠交接处）的肠管，再由该两把肠钳（或两段绳扎）之间割断肠管。

②术者以其左手从空肠断端提起（或由助手提起）肠管，用右手持长刃刀（如操小提琴弓样）拉锯式地沿近肠系膜附着处游离小肠。

③由回盲部起，分离大肠与腹膜后软组织的联系，达于乙状结肠与直肠交接处以上4~5cm处，用双线将该处紧扎并在双扎线之间割断肠管，遂将空肠至结肠整段取出。

④直肠仍留于原位，待与盆腔脏器一并取出［参见（五）盆腔剖检］。

⑤将游离肠管置于水槽中，用肠剪沿肠系膜附着线剪开小肠，沿游离结肠带或肠系膜对侧线剪开结肠，检查肠内容物的性状（必要时采取肠内容物进行生物病原学检查或毒物检查），然后，以流水轻轻冲去肠内容物。

⑥阑尾：多面平行横断，近盲端处应予纵切；也可全长纵行剖开。

⑦肠系膜：于根部切断其与后腹壁的连接。

（2）肠管的检查：①长度（正常成人：小肠550~650cm，大肠150~170cm）。

②浆膜面情况。

③肠腔：有无扩张、收缩、狭窄、阻塞、寄生虫、结石、其他异物、肿物等，内容物的量和性状。

④黏膜：有无充血、水肿、出血、糜烂、溃疡、淋巴小结增大、息肉、肿物等，皱襞情况，痔核（直肠下部）。

⑤肠壁：厚度、硬度（弹性），有无扭转、套叠、坏疽、穿孔、瘘管等。

⑥阑尾：长度、直径，有无炎症、结石（粪石）、穿孔、肿物（注意盲端）等。

⑦其他异常。

（3）肠系膜的检查：淋巴结是否增大（质地、粘连、融合等），血管情况等。

11.脾

（1）取出：①剪开大网膜，暴露小网膜囊，检查位于胰体、尾上缘向脾门走行的脾动脉和脾静脉。②左手提脾，右手割断脾门处的血管，将脾摘下。③将脾的膈面（凸面）向上，用脏器刀（长刃刀）沿膈面长轴、自膈面对准脾门方向，做出一个最大切面，然后再作3~4个平行切面。④在局部探查有无副脾。

（2）检查：①体积［正常成人：（3~4）cm×（8~9）cm×（12~14）cm］、重量（正常成人：140~180g）、色泽、质地（是否硬、脆、肉韧感，正常时较柔软。）等。

②包膜：是否光滑、褶皱、破裂，附着物，厚度等。

③切面：色泽，是否可见脾小结（密度、大小等），有无淤血、出血、烟叶样小结、梗死、瘢痕、结节和肿物，用刀轻刮是否有脾髓剥落（正常时不剥落）。

④副脾：数目，体积，位置等。

⑦其他异常。

12.肝和胆囊

（1）取出：①在原位完成排胆试验、胆总管和门静脉等检查后［参见“（三）2”项（腹腔的检查）］，割断肝蒂（即肝十二指肠韧带和位于其中的胆总管、门静脉和肝动脉）。②割断肝镰状韧带、三角韧带和肝静脉与下腔静脉的接合处，遂将肝摘下。③将肝的膈面向上，用脏器刀（长阔刀）沿肝的左右长径、自膈面对准肝门方向，做出第一切面，然后再作若干平行切面（间隔1.5cm）。④胆囊：先用镊子夹起胆囊，将其与肝膈面剥离。

（2）肝的检查：①体积（正常成人：左右径25~30cm、前后径19~21cm、厚6~9cm）、重量（正常成人1300~1500g），形状、色泽（淤胆等）、质地、边缘（钝圆、锐利）等。

②表面：包膜是否光滑、增厚、皱缩、紧张、破裂，有无渗出物、粘连、隆起、结节（数目、大小、色泽等）。

③切面（沿与肝检材长径一致的方向间隔1~2cm做数个平行切面）：有无慢性淤血（槟榔肝）、脂肪肝、纤维化、假小叶、囊肿、脓肿、结节（数量、密度、大小、分布、颜色等）、肿物及其卫星结节（参见本章第四节的“四”项）、出血、坏死/梗死、囊肿，血管和胆管情况等。

④肝门：胆总管、肝总管、门静脉、肝动脉、淋巴结等。［参见本节的“（三）2”项］

⑤肝静脉（肝外）：管腔内有无瘤栓/血栓形成。

⑥其他异常。

（3）胆囊的检查：表面情况；体积，形状，囊壁厚度、硬度（弹性）；胆汁量和性状；有无结石、寄生虫；黏膜是否光滑、有无渗出物和肿物等；胆囊管情况等。

13.胰

（1）取出：①先将胰腺与十二指肠分离，再分离其周围组织，取出胰腺；将取出的胰腺作若干横切面，或是由胰头至胰尾做一纵切面；在切面上，向胰管内插入探针，并沿探针切开胰管。

②必要时：胰腺原位情况下，于胰头处做一横切面，找到胰管断面并将其剪开（可先向其中插入探针，再行剖开），直至十二指肠乳头处，检查胰管与胆总管汇合处（Vater壶腹）。

（2）检查：①胰腺体积（正常成人：3.8cm×4.5cm×18cm）、重量（正常成人：140~180g）、色泽、质地、硬度等。

②胰周：有无出血、大网膜脂肪坏死（钙沉着）等。

③胰管：内容物，管壁情况，有无扩张、结石、肿物等。

④切面：小叶情况，有无肿物、出血、结缔组织增生等，脾静脉（走行于胰体、尾上缘）内有无血栓形成。

⑤其他异常

14.肾上腺

（1）取出：①应在腹腔内原位情况下，未行肝、肾检查之前取出肾上腺。②剪开左侧腰部腹膜，分开左肾上极周围的脂肪组织，细心取出左肾上腺。③将肝向左上方推起，在右肾上级与肝之间细心暴露和取出右肾上腺。④与肾上腺长轴垂直做数个横切面。

（2）检查：①肾上腺的体积、重量（正常成人：两侧共重7.6~8.4g），形状（正常：左呈半月形，右呈三角形或椭圆形）。

②切面：皮质、髓质的厚度、颜色（正常时，皮质呈黄褐色、髓质呈灰红色），皮、髓质分界是否清楚，有无出血、结节、肿瘤等。

③其他异常。

15.肾和输尿管

（1）取出：①钝性分离双侧肾周脂肪囊，然后即可分别将左、右肾提起。②左手握肾（肾门朝下），将肾门的血管和输尿管夹于食指与中指之间，右手持长刃刀从肾外缘朝向肾门等份地切开肾脏，暴露皮质、髓质、肾盂和输尿管上端开口。③剥离肾包膜。④保持两侧肾和输尿管与膀胱的解剖学联系；或是剪断输尿管上端，使肾游离。

（2）肾脏的检查：①体积[正常成人：每个（3~4）cm×（5~6）cm×（11~12）cm]，重量（正常成人：每个120~140g），色泽，质地。

②表面：是否光滑，包膜厚度、是否容易剥离。

③切面：皮、髓质的分界是否清楚，皮质、髓质的厚度、色泽、纹理，有无瘢痕、干酪样坏死、梗死、空洞、囊肿、肿物等。

④肾盂：有无结石、扩张、积水、炎症渗出物（积脓）、肿物等，黏膜情况（充血、出血等）。

⑤肾动脉：有无狭窄、粥样硬化、血栓形成、栓塞等。

⑥肾静脉：有无血栓、瘤栓形成等。

⑦其他异常。

（3）输尿管的检查：有无狭窄、扩张、积脓、积水、结石、肿物等。

16.膀胱和尿道

（1）取出：①分离方法参见“（五）盆腔检查”。②由膀胱顶部朝尿道方向剪开膀胱前壁。

（2）检查：①膀胱腔：尿液的量和性状，有无扩张、结石等。

②膀胱壁的厚度。

③膀胱黏膜：有无充血、出血、渗出物、溃疡、肿物等，皱襞情况（有无梁状膀胱）。

④尿道：有无狭窄、肿物等。

⑤其他异常。

17. 睾丸、附睾和输精管

（1）取出：①先用食指扩大两侧腹股沟管内口。②一只手经阴囊皮肤向上推挤睾丸和附睾，另一只手在盆腔内适当用力向上牵引精索，将睾丸和附睾自阴囊拉出。③割断睾丸与阴囊间的引带，将睾丸和附睾游离。④剪开鞘膜腔。⑤纵行剖开睾丸和附睾。

（2）检查：①鞘膜腔：是否积液。

②睾丸：体积［正常发育期1.6cm×2cm×3cm，成人（2~2.7）cm×（2.5~3.5）cm×（4~5）cm］、重量［正常成人（含附睾）20~27g］、形状、硬度，双侧是否对称，有无萎缩、梗死、肿物等，曲细精管是否可用镊子提起。

③附睾：有无小囊、坏死（干酪样坏死）、增大、肿物等。

④输精管：管壁和内容物情况，管周蔓状静脉丛内有无血栓和寄生虫等。

⑤其他异常。

18. 前列腺

（1）取出：①分离方法参见“（五）盆腔检查”。②于原位，作多个矢状切面（间隔约5mm）。

（2）检查：①体积［正常成人：（1.4~2.3）cm×（2.3~3.4）cm×（3.2~4.7）cm］：是否增大。

②重量（正常成人：51~60岁20g，70~80岁30~40g）。

③有无结节、肿物，是否压迫尿道等。

④其他异常。

19. 子宫、输卵管和卵巢

（1）取出：①分离方法参见“（五）盆腔检查”。②子宫：将子宫与直肠和膀胱分离；从子宫颈朝向子宫底部剪开子宫前壁，再分别朝向左、右子宫角成Y形剪开子宫底部；必要时，在子宫后壁做数个平行的纵切面。③输卵管：自伞端至子宫角做数个横断面（勿完全离断）。④卵巢：从凸面朝向门部做一纵切面。

（2）子宫的检查：①子宫位置、形状、大小［正常：少女（1.8~2.7）cm×（3.4~4.5）cm×（7.8~8.1）cm，妊娠后（3.2~3.6）cm×（5.4~6.1）cm×（8.7~9.4）cm］、重量（正常：少女33~40g，妊娠后102~117g）、硬度。

②子宫内膜：厚度，妊娠现象，有无出血、坏死、息肉、肿物等。

③子宫肌壁：厚度（均匀性、局灶性），有无出血、肿物等。

④子宫颈：大小［正常少女：（1.6~2）cm×2.5cm×（2.9~3.4）cm］，外口形状，前、后唇黏膜情况（糜烂、溃疡、渗出/分泌物、囊肿、息肉、肿物等），子宫颈管。

（3）输卵管的检查：①长度、直径。

②伞端情况。

③浆膜和黏膜面：有无炎症渗出物、粘连、出血、肿物等。

④管腔：有无扩张、积水、积脓、出血、妊娠现象等。

（4）卵巢的检查：大小、形状，有无出血、囊肿、肿瘤、妊娠现象等。

九、头颅、脑和脊髓剖检

1.开颅法

（1）头颅、脑和脊髓的剖检可在体腔脏器一般性检查和取出后进行。

（2）尸体仰面，头部置于木枕上。

（3）切开头皮。切线：由一侧耳后近于耳上极（乳突）起始，横跨头顶达于对侧耳后近于耳上极（乳突）处切开头皮（深至骨膜）。将切开的头皮分别向前、后翻转：向前翻至眉上约1 cm处，向后翻至枕骨隆突处。

（4）锯开颅骨（先划锯线）。①前锯线：由前额中心（距眉弓1~2cm）开始，分别向左、右侧延至乳突处；②后锯线：分别由左、右乳突处起始，斜上延至枕骨粗隆。脑的取出：锯开颅骨后，剪开硬脑膜、大脑镰和小脑天幕，离断颅神经根，将截断刀从枕骨大孔前侧插入孔内，尽量深入椎管，斜行离断脊髓（获取尽量多的颈部脊髓），脑被游离、取出。继而由蝶鞍中取出垂体。将锯下的颅骨复置原位，细心缝合切开的头皮。

（5）检查颅底：剪开下矢状窦、侧窦（有无血栓等）；化脓性中耳炎时，凿开颞骨岩部（检查中耳内有无脓液）。

（6）脑的固定：①于大脑胼胝体内侧切开两个侧脑室。②在基底动脉环下方，穿入线绳。③将脑底向上置于盛有10%福尔马林（约10倍于脑体积）的固定容器内，将脑悬吊于容器内，固定7~10日。

（7）脑的切开：①经四叠体上缘和两侧大脑脚上方斜向切断中脑，将脑干和小脑与大脑分离，再将小脑与脑干分离。

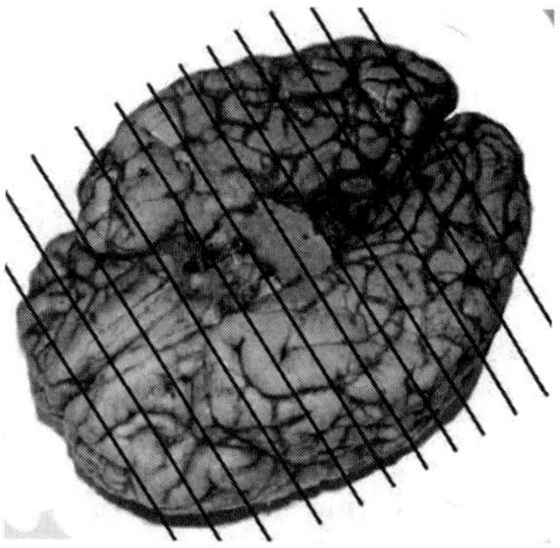

图3-5　大脑冠状面切开标志

②大脑的常规切开（图3–5）：将颅底朝上置于垫板（或台面）上，自额叶至枕叶每间隔约1cm平行切成数个冠状切面，并将每片大脑断面顺序地平放于板（台）面上进行检查。

③大脑的非常规切开（举例）：

A.对于脑底血管或炎性病变的病例，可在大脑作一个或多个水平切面。

B.对于脑中线发生肿瘤的病例，应经大脑中线处做矢状切面，将大脑等分为左、右半球，再分别作额状和水平切面。

C.对于脑膜炎、脑室扩张的病例，可经大脑额极和枕极的连线稍高处，作水平切面检查。

④经小脑蚓部做水平切面或矢状切面，检查小脑实质和第四脑室。

⑤分别沿中脑（平上丘脑或下丘脑）、脑桥（平面神经丘）、延髓（平橄榄核中部）作横切面；疑有脑干出血者，应间隔0.5cm作连续切面。

（8）脊髓的取出（非常规项目，必要时进行）：

①后路取出法：尸体卧姿，自枕骨隆突起沿棘突至骶骨切开背部皮肤。剥离脊椎周围的软组织后，锯开并移去脊柱双侧的椎弓（第一颈椎应保持完整），暴露硬脊膜。

②前路取出法：当颈胸腹部器官被取出以后，进一步解剖分离椎体旁的肌肉及两侧软组织，从下腰部水平开始直至高位胸椎甚至颈椎水平，锯断脊椎侧突（避免锯入过深造成脊髓损伤），暴露硬脊膜。

③剪断硬脊膜外的脊神经，切断马尾。

④将颈脊髓从椎沟内分离，全段脊髓及其外被的硬脊膜一并取出。脊髓经10%福尔马林固定7天后，作若干横切面。

2.检查

（1）头皮和皮下：有无糜烂、出血、血肿、外伤等。

（2）颅骨：完整性（有无骨折、缺损），有无畸形等。

（3）硬脑膜：紧张度，静脉窦内有无血栓形成、炎症等，硬脑膜下有无渗出物、血肿。

（4）蛛网膜下腔：有无出血、渗出物（色泽、性状、分布特点）；脑脊液：含量、性状（清亮、浑浊、脓性、血性等）。

（5）软脑膜：厚度，光泽，有无充血，血管中有无气泡（空气栓塞）。

（6）脑底动脉环：管径（有无动脉瘤形成），内膜有无粥样硬化、血栓形成，管壁完整性（有无破裂）、厚度（增厚或变薄），有无畸形。

（7）脑的体积，重量［正常成人（含蛛网膜和软脑膜）：男性1300~1500g，女性1100~1300g］，脑回宽度，脑沟宽度和深度，实质的硬度，有无软化区域。

（8）脑的双侧是否对称，有无脑疝（扣带回、海马沟回和小脑扁桃体处有无压迹）。

（9）各对颅神经的情况。

（10）脑实质切面的检查（图3-6）：①一般应在固定5~7天后进行。②皮质和白质的厚度、色泽、两者的界限是否清楚。③有无梗死（软化）灶、出血灶、脓肿、干酪样坏死灶（结核球）、瘢痕、囊肿、肿物（部位、大小、色泽、形状等）。④各脑室是否扩张，脉络丛是否正常。

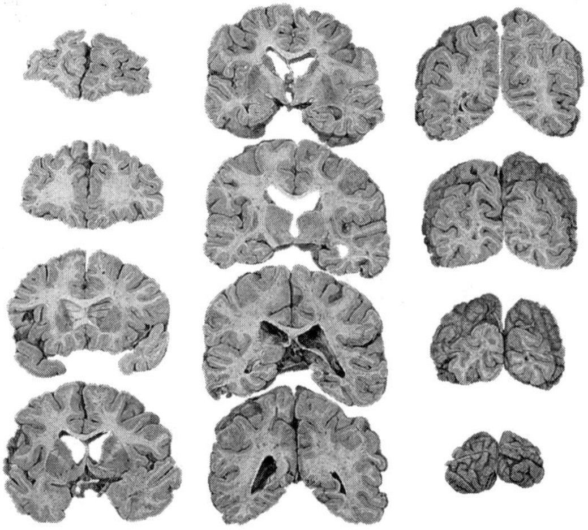

图3-6　大脑冠状面切开检查

（11）垂体：体积、色泽、质地，有无出血、瘢痕、结节、囊肿、肿物等。

（12）小脑和第四脑室：有无小脑扁桃体疝；小脑切面有无出血、肿物，第四脑室有无扩张。

（13）脑干：有无梗死（软化）灶、出血灶、瘢痕、囊肿、肿物（部位、大小、色泽、形状）等。

（14）其他异常。

十、脊柱、椎体和骨髓剖检

1.非常规检查项目

根据尸检病例的特殊需要进行本项剖检。

2.脊柱检查

由上而下进行。注意有无畸形、骨折、炎症、肿物；椎间盘有无脱出。

3.骨髓检查

常规取腰椎椎体一片，也可取髂骨、胸骨及股骨髓腔内容作为检材。

三、寄生虫学检测

1.根据推测的可能性病原体，采集检测样本，通常包括心血、骨髓、肝、脾、肠内容物、肠壁组织等。

2.将检测样本妥为封装，贴牢标签并如实注明尸检号、亡者姓名、样本名称、采集时间、检测要求等。

3.检测结果报告应贴附于有关尸检档案资料中。

第五节　尸检的肉眼观察印象

一、尸检的肉眼观察印象

尸检的肉眼观察印象是主持尸检的专业人员结束尸检操作、对于肉眼检查所见进行综合分析后，提出的关于死者死因的初步印象，不是死因分析的最终结果。关于死者死因的分析，以最终提交的正式尸检报告为准。根据各例尸检的实际情况，有可能无法提出或是延迟提出尸检的肉眼观察印象。

二、病理剖检的肉眼观察印象

一般包括关于亡者生前所患的主要疾病、合并症和伴随疾病，以及各种疾病的相互关系、死亡原因等。

第六节　尸检标本的组织学检查取材

一、常规取材

1.心脏

（1）左、右心各1块，每块各应包括心房、心瓣膜（二尖瓣或三尖瓣）和心室。

（2）必要时，左心室近心尖处1块，左冠状动脉前降支、窦房结和房室结各1块。

（3）心脏病变处：酌情适量取材。

2.主动脉

升主动脉（距主动脉瓣约5cm处）1块。

3. 气管

1块。

4. 肺

各肺叶1块，或左、右下叶各1块；肺门（含肺门淋巴结）1块。

5. 消化管

食管、胃体、胃窦、十二指肠壶腹部、空肠、阑尾、回盲部、乙状结肠、直肠等，各1块。

6. 肝

左、右叶各取一块。

7. 胰腺

1块，或头、体、尾各1块。

8. 脾

1块（包括包膜、白髓、红髓）。

9. 肾

左、右各1块（每块包括皮质，髓质的锥体和肾柱，肾小盏）。

10. 肾上腺

左、右侧各1块（包括包膜、皮质、髓质）。

11. 脑

（1）非脑病变的病例：取顶叶（包括前后中央回）、基底节（包括豆状核、尾状核、丘脑、内囊）、小脑叶各1块。

（2）明显局限性病变的病例：在病变处、病变与毗邻脑组织交界处取材。

（3）弥漫性病变病例：取额叶、顶叶、枕叶、基底节、海马回钩、中脑、脑桥、延髓、小脑、颈髓各1块。

12. 其他

胸腺、胆囊、膀胱、输尿管、前列腺、睾丸、子宫（包括子宫颈、子宫内膜、子宫肌壁）、输卵管、卵巢、甲状腺、垂体、骨髓、椎骨等，视需要各取1块。

二、病变处取材

心、脑以外各器官的病变处取材参见本书相关章节。

第二篇

诊　断

第四章 心脏和血管疾病

第一节 动脉粥样硬化

【概述】

动脉粥样硬化是指脂质沉积于大、中动脉内膜，并伴有平滑肌细胞和胶原纤维增生，逐渐形成斑块，动脉壁因而增厚、变硬，导致动脉管腔狭窄、堵塞，相应器官缺血、梗死。斑块内组织坏死崩解，并与沉积的脂质混成为粥样物质。

【诊断要点】

1. 肉眼病变

发生于大、中动脉。

（1）动脉内膜相继呈现：①脂纹（早期病变，最早出现于儿童期，可消退；帽针头样斑点或宽1~2mm、长1~5cm的条纹，黄色，平滑或稍隆起）。②纤维斑块（隆起于内膜表面，珠白色，较硬）。③粥样斑块（晚期病变；明显隆起于内膜表面、灰黄色，切面的表面为白色纤维帽、深部为黄色粥糜样物质）。

（2）粥样斑块的继发改变：①斑块内出血（可致斑块内血肿，斑块因而突然增大）；②斑块破裂、溃疡形成（可致胆固醇性栓塞）；③血栓形成（加重管腔阻塞，脱落后可致栓塞）；④钙化（致管壁硬脆，易破裂）；⑤动脉瘤形成（真性或夹层性，致破裂、出血）。

（3）主动脉：1）病变严重程度依序为：①腹主动脉，②降主动脉和主动脉弓，③升主动脉。

2）多发生于：后壁及其分支开口处。

3）可继发：①附壁血栓（可继发主动脉系分支栓塞）；②动脉瘤形成（真性动脉瘤和夹层动脉瘤），③主动脉瓣膜病（主动脉根部粥样硬化时）。

（4）冠状动脉：尤其前降支，致心肌缺血、冠状动脉粥样硬化性心脏病（参见本章第二节）。

（5）颈动脉（主要累及颈内动脉起始部）和脑动脉（主要累及基底动脉、脑底动脉环和大脑中动脉）：可致①脑萎缩（因慢性缺血，致痴呆）；②脑梗死（脑软化）；③小动脉瘤（致出血）。

（6）肾动脉：①主要累及肾动脉开口或其近侧端。②可致肾梗死并继发大块瘢痕（动脉粥样硬化性肾固缩）。

（7）四肢动脉：①主要累及下肢动脉。②可致肢端梗死，继发干性坏疽。

（8）肠系膜动脉：可致肠梗死。

2.光镜病变

（1）脂纹：脂纹主要成于泡沫细胞（电镜和免疫组化染色显示来源于巨噬细胞和平滑肌细胞）。

（2）纤维斑块：①表面为纤维帽（成于平滑肌细胞和以胶原纤维为主的细胞外基质）；②深层为平滑肌细胞、泡沫细胞、细胞外脂质和基质成分，可有小的脂质池或坏死核心。

（3）粥样斑块（粥瘤）：①表面为大量胶原纤维构成的纤维帽并趋于透明变性，细胞外基质中散在平滑肌细胞；②深部为大量坏死物质，其中富含细胞外脂质（呈现针状空隙的胆固醇结晶），继发钙化；③底部和边缘可有肉芽组织增生，外周有少量泡沫细胞及淋巴细胞浸润；④病变严重者，斑块底部的中膜平滑肌细胞不同程度的萎缩，致中膜变薄；⑤于斑块处的外膜，可见新生毛细血管、不同程度的结缔组织增生和淋巴细胞浸润。

（4）稳定性斑块（图4–1）：①纤维帽厚；②脂质核心较小（<40%）；③炎细胞少；④不易破裂，多引起稳定性心绞痛。

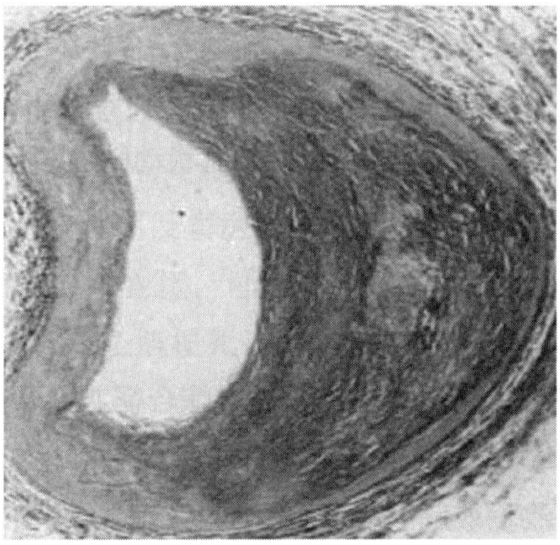

图4–1　冠状动脉粥样硬化斑块—稳定性斑块

（5）不稳定性斑块（图4–2）：①纤维帽薄；②脂质核心较大（>40%）；③炎细胞多；④多为偏心性；⑤易破裂，致严重临床后果，骤然破裂（图4–3）引发急性冠脉综合征（不稳定型心绞痛、心肌梗死、猝死）。

大体标本硝基蓝四唑染色：梗死区不着色。

2.光镜病变

（1）基本病变：①最常为心肌凝固性坏死，周围充血、出血和炎症反应（中性粒细胞浸润等）。②心肌可溶解性坏死（肌浆和胞核消失，残留由心肌细胞膜形成的肉膜管）。③梗死第7天后，坏死灶边缘开始肉芽组织生长，逐渐机化（纤维化）。④梗死6~8周后，形成瘢痕。

（2）动态过程：①梗死后6h内，难以发现病变，梗死边缘心肌纤维可呈波浪状和肌浆不均。②梗死6h后，心肌细胞核固缩、溶解（梗死后5h左右出现，24~48h达高峰，2~3天后核消失）。③心肌细胞坏死：梗死后5h左右显现，强嗜酸性着色；5~6天时明显；2周左右时，部分心肌纤维消失；少部分坏死心肌纤维可存在数月。④中性粒细胞浸润（病理诊断早期心肌梗死的重要、可靠指标）：梗死后6h左右出现，48h达高峰，而后崩解退变；通常于梗死后2周左右消失。⑤巨噬细胞：梗死后第4天开始出现，6周左右达到高峰，数月后消失；梗死后第9天，可见巨噬细胞吞噬色素（含铁血黄素或脂褐素）。⑥淋巴细胞和浆细胞浸润：出现于梗死后第4天，3周后达到高峰，可存在数月。⑦嗜酸性粒细胞（病理诊断早期心肌梗死的非可靠指标）：梗死后7~8天出现，12天左右达高峰；有时梗死后第3周时，尚见大量浸润。⑧纤维母细胞：梗死后第4天左右出现，第10天至3周时最多，第6周左右开始消失。⑨胶原纤维：约于梗死后第9天出现，逐渐增多，终成瘢痕组织，继发透明变性，可钙化；胶原纤维与邻近的心肌纤维或心外膜平行排列。⑩小血管：梗死后3~4天时出现，3~6周时最为丰富，形成血管网，参与肉芽组织的形成。梗死数月后渐少。

三、心肌纤维化（慢性心肌缺血）

【概述】

心肌纤维化是由于中、重度冠状动脉粥样硬化性狭窄所致心肌持续性和（或）反复加重的缺血（相当于缺血性心肌病）而导致的心脏疾病。终致慢性心功能不全。

【诊断要点】

慢性心肌缺血的病理形态学改变无特异性。

1.肉眼病变

①心脏大，各腔扩张。②心壁厚度可正常，可见纤维性纹理、陈旧性梗死（瘢痕）。③内膜厚，可见机化的附壁血栓。④冠状动脉中、重度粥样硬化性狭窄。⑤心包可粘连（因曾经的心肌梗死）。弥漫性心肌细胞萎缩，心内膜下区域可见明显的心肌细胞空泡变性，间质纤维组织增生，并有不规则的替代性瘢痕组织。

2.光镜病变

①心肌细胞广泛性萎缩、空泡变性、溶解消失。②纤维组织增生，可见瘢痕组织。

四、冠状动脉性猝死

【概述】

冠状动脉性猝死病因：①中、重度冠状动脉粥样硬化引发的心肌广泛性梗死，导致患者因严重心律失常（心室纤颤等）短时间内死亡，是心脏性猝死的主因。②有的病例冠状动脉粥样硬化病变较轻，推测与并发冠状动脉痉挛或心肌需氧量急剧增加有关。

临床上：①多发生于40~50岁男性。②诱因：饮酒、劳累、吸烟、运动、情绪激动等。③突然昏倒、尿失禁、突发性呼吸困难等。④可当即死亡、发病1至数小时死亡，或于睡眠中死亡。⑤无其他致死原因。

【诊断要点】

1.冠状动脉常有一支以上的重度粥样硬化病变，可伴有斑块破裂、斑块内出血及血栓形成等。

2.少部分病人冠状动脉病变较轻，可能同时合并有冠状动脉痉挛。

3.心肌可波状弯曲或肌浆不匀，也可无可见病变。

第三节　高血压病

一、高血压分类

高血压概念：成人体循环动脉收缩压≥140mmHg（18.4kPa）和（或）舒张压≥90mmHg（12.0kPa）。

1.症状性（继发性）高血压

①继发于某种疾病（作为该病症状）的高血压。②占高血压患者的5%~10%。③见于肾动脉狭窄、慢性肾小球肾炎、慢性肾盂肾炎、肾上腺嗜铬细胞瘤、妊娠高血压综合征等。

2.高血压病（原发性或特发性高血压）

①原因未明的体循环动脉血压升高。②占高血压患者的90%~95%。③以细小动脉硬化为基本病变的全身性疾病，主要累及心、脑、肾和血管。

二、缓进型高血压病

【概述】

①多见于中、老年人。②通常呈慢性经过（缓进型或良性高血压病）。③排除了症状性（继发性）高血压。④致心、脑、肾等损害。

并发症：①高血压性心脏病（可继发心力衰竭）。②高血压脑病（可致高血压危象），脑出血，多发性微小脑软化（多不致严重后果）。③原发性颗粒性固缩肾（肾功能损害多不明显，晚期可发生尿毒症）。④促进动脉粥样硬化，加重其对于心、脑、肾等的损害。

【诊断要点】

1. 动脉

（1）全身细小动脉硬化（管壁透明变性，图4–5），导致：①管壁增厚、弹性减低、脆性增加（易于扩张、破裂出血），②管腔变小（引发缺血）。

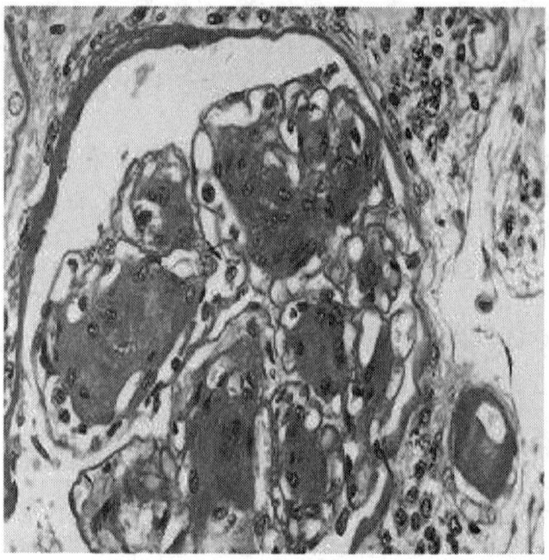

图4–5　肾细小动脉透明变性（右下）

（2）肌性动脉（冠状动脉、脑动脉和肾动脉等）中膜增厚、内弹力膜分裂、内膜增生，致管腔狭窄。

（3）大动脉：促发粥样硬化。

2. 心脏

高血压性心脏病。左心室：①向心性肥大（壁厚1.5~2cm，常>400g，乳头肌和肉柱明显增粗）；②渐因失代偿（肌源性扩张）而离心性肥大。

3. 肾

①肾小球入球小动脉玻璃样变（硬化）、血流减少，致肾单位萎缩、消失，结缔组织增生（并通过肾素机制促进动脉血压升高）。②尚存肾小球和肾小管分别代偿性肥大和扩张。③终致原发性颗粒性固缩肾。

4.脑

①细动脉血栓形成和微动脉瘤形成。②多发性微梗死（微小脑软化，多不致严重后果）。③脑出血：主要的致命性并发症。多为豆纹动脉（大脑中动脉分支）出血，好发于基底节、内囊，可破入侧脑室。

5.视网膜

视网膜动脉（细动脉）硬化、迂曲，可致视网膜视乳头水肿，视网膜渗出、出血。

三、急进型高血压病

【概述】

本病又称恶性高血压病。临床上①多见于中青年。②血压显著升高，尤以舒张压明显（常>130mmHg）。③发展迅速。④原发性，或继发于缓进型高血压病。⑤多较早（常与一年内）肾功能衰竭，可致脑出血、心力衰竭。

【诊断要点】

1.增生性小动脉硬化

内膜增厚，内弹力膜分裂，平滑肌细胞增生，呈洋葱皮状，管腔狭窄。

2.坏死性细动脉炎

内膜、中膜纤维素样坏死。

3.主要累及肾

（1）肉眼病变：肾无固缩（原发性者），表面斑点状出血、微梗死灶。

（2）光镜病变：①急性期，肾小球入球小动脉和肾小球血管丛纤维素样坏死，致微血栓形成、微梗死和破裂出血。②慢性期，肾中、小动脉内膜葱皮状增厚，管腔狭窄，致肾小球缺血性皱缩和硬化，肾小管弥漫萎缩，肾间质弥漫性单个核细胞浸润和纤维化。

附：高血压的临床诊断标准

类别	收缩压（mmHg）	舒张压（mmHg）
正常血压	<120	<80
正常高值	120~139	80~89
高血压	≥140	≥90
1级高血压（轻度）	140~159	90~99
2级高血压（中度）	160~179	100~109
3级高血压（重度）	≥180	≥110
单纯收缩期高血压	≥140	<90

第四节　动脉瘤

【概述】

动脉瘤是动脉壁限局性异常扩张，并非真性肿瘤（图4–6）。可发生于任何口径动脉。最常累及主动脉和脑动脉（动脉粥样硬化时的基底动脉环，高血压时基底节处的豆纹动脉等），可致大出血。

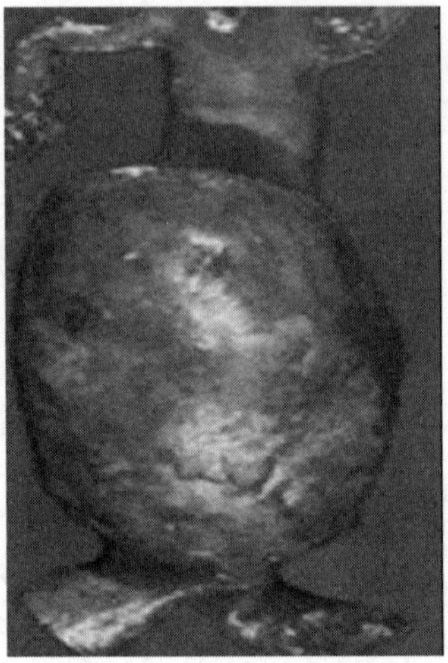

图4–6　腹主动脉瘤

类型：

（1）按病因：①动脉粥样硬化性动脉瘤，②梅毒性动脉瘤，③细菌性动脉瘤，④外伤性动脉瘤，⑤先天性动脉瘤。

（2）按结构：①真性动脉瘤，②假性动脉瘤，③主动脉壁分离（夹层动脉瘤）。

（3）按形状：①囊性动脉瘤，②梭形动脉瘤，③圆柱状动脉瘤，④舟状动脉瘤，⑤蜿蜒状动脉瘤。

【诊断要点】

1.真性动脉瘤

①最常见类型。②“瘤”壁为完整的血管壁（具有内、中、外膜三层结构）

2.假性动脉瘤

①多由外伤所致（外伤性动脉瘤）。②“瘤”壁为机化血肿的包被（表衬内皮细胞）和血管壁的外膜层。③与血管腔相通。

3.主动脉壁分离

旧称夹层动脉瘤。①动脉中膜内出血并致其分离，形成中膜内假性血管腔。②血液经破裂内膜流入主动脉中层；或是动脉中膜坏死并继发外膜滋养血管破裂出血，血液流入主动脉中层。③血管的局限性扩张常不明显。④好发于升主动脉和主动脉弓。

第五节　风湿病和风湿性心脏病

一、风湿病

【概述】

风湿病是累及全身性结缔组织的变态反应性炎症（结缔组织病）。好发于心脏（风湿性心脏病）、关节（风湿性关节炎），其次为皮肤（环形红斑）、皮下组织

（皮下结节）、脑（小舞蹈病等风湿性脑病）和血管（风湿性动脉炎）。与A组乙型溶血性链球菌感染有关（非直接感染所致）。诱因为寒冷、潮湿、病毒感染等。

【临床表现】

1.活动期

①发热（急性期，又称风湿热），②关节痛，③皮疹，④皮下结节，⑤小舞蹈病，⑥血白细胞增多，⑦血沉加快，⑧血清抗链球菌溶血素“O”滴度升高，⑨心电图P-R间期延长等。

2.反复急性发作后

心瓣膜器质性损伤（风湿性心瓣膜病）等。

【诊断要点】

基本病变：胶原纤维的非化脓性炎症性，分为3期（可反复发作，致新旧病变同时存在）。

1.变质渗出期（持续约1个月）

①结缔组织黏液样变性、纤维素样坏死；②白细胞渗出。

2.增生期（肉芽肿期，持续约2~2.5个月）

阿少夫（Aschoff）细胞增生，风湿性肉芽肿（Aschoff小体）形成（风湿病的特征性病变）。

3.纤维化期（愈合期，持续约2~3个月）

风湿性肉芽肿纤维化，形成瘢痕。

二、风湿性心脏病

风湿性心脏病包括：①风湿性心脏炎（心内膜炎，心肌炎和心外膜炎）；②慢性风湿性心脏病（主要是心瓣膜病，参见本章第八节）。

（一）风湿性心内膜炎

【诊断要点】

1.肉眼病变

（1）主要累及心瓣膜（及其附近的心内膜、腱索）：①最常累及二尖瓣；②其次为二尖瓣和主动脉瓣联合受累及；③闭锁缘易受损伤。

（2）早期：疣状心内膜炎（心瓣膜闭锁缘成排白色血栓疣状赘生物，不易脱落）。

（3）晚期（反复急性发作后）：①心瓣膜（和腱索）纤维化，增厚、缩短、、卷曲、硬化、粘连等，致瓣膜口狭窄或/和关闭不全（心瓣膜病）。②左心房后壁常纤维性增厚（McCallum斑）。

2.镜下病变

①瓣膜间质黏液样变性、纤维素样坏死。②坏死灶围以Anitschkow细胞，偶见

风湿性肉芽肿。③赘生物为白色血栓，晚期机化。

（二）风湿性心肌炎

【概述】

风湿性心肌炎病变主要在心肌，可致急性心衰。

【诊断要点】

①心肌间质小动脉周围结缔组织呈现典型的风湿病基本病变。②弥漫性心肌炎（心肌水肿、炎细胞浸润，儿童患者明显）。

（三）风湿性心外膜炎（风湿性心包炎）

【诊断要点】

1. 肉眼病变

心外膜：①多量浆液渗出，形成心包积液；②大量纤维素渗出，形成绒毛心（致心包粘连），纤维素机化可致心包缩窄。

2. 镜下病变

①早期，心外膜结缔组织黏液样变性，纤维素样坏死。②晚期，肉芽组织增生，纤维素渗出物机化，瘢痕组织形成。

第六节　感染性心内膜炎

一、急性感染性心内膜炎

【概述】

急性感染性心内膜炎：①多由强毒力化脓菌（多为金黄色葡萄球菌）败血症所致（继发于他处化脓性炎症）。②多发于正常心瓣膜。③病程急剧，可在数周至数月致死。

结局和并发症：

①急性心瓣膜关闭不全（因瓣膜穿孔或腱索离断）。②脓毒败血症，引发动脉性栓塞（致梗死和多发性小脓肿）。③免疫复合物病（关节炎、指甲下出血、紫癜和肾小球肾炎等）。

【诊断要点】

1. 肉眼病变

①主要侵犯主动脉瓣和二尖瓣。②瓣膜急性化脓性炎症，瓣膜溃烂、破裂或穿孔或/和腱索断离。③形成化脓性大赘生物，松脆、易脱落。④可致瓣膜口狭窄或关闭不全。

2. 光镜病变

①瓣膜溃疡底部组织坏死、大量中性粒细胞浸润和肉芽组织增生；②赘生物内含大量菌落、中性粒细胞/脓细胞和坏死。

【鉴别诊断】

①风湿性心内膜炎；②亚急性感染性心内膜炎。

二、亚急性感染性心内膜炎

【概述】

①常由低毒力菌（最常为草绿色链球菌）菌血症所致。②多发于已有病变的心瓣膜（心瓣膜病）、先天性心脏病或心瓣膜手术后。③病程>6周。

结局和并发症：

①皮肤黏膜和眼底点状出血。②败血症。③脾大。④急性心瓣膜功能不全（因瓣膜穿孔或腱索离断）。⑤慢性心瓣膜病。⑥动脉性栓塞（致梗死）。⑦免疫复合物病（关节炎、紫癜和肾小球肾炎等）。

【诊断要点】

1. 肉眼病变

①瓣膜急性炎症，不同程度增厚，可致瓣膜溃疡、穿孔或/和腱索断离。②形成较大赘生物，易脱落。③可致瓣膜口狭窄或关闭不全。

2. 光镜病变

①瓣膜纤维性增厚及溃疡形成；②溃疡底部肉芽组织增生和淋巴细胞、单核细胞为主的炎性细胞浸润；③赘生物内含菌落、炎细胞和少量坏死。

【鉴别诊断】

①风湿性心内膜炎；②急性感染性心内膜炎。

第七节　梅毒性主动脉炎和梅毒性心脏病

【概述】

①梅毒性主动脉炎发生于第三期梅毒，常于感染梅毒螺旋体15~20 年后发生。②患者多40~55岁，男性居多。③可继发主动脉瘤，因其破裂致死。④可继发主动脉瓣关闭不全（梅毒性心脏病），引发心力衰竭。

【诊断要点】

1. 肉眼病变

（1）梅毒性主动脉炎：①累及升主动脉（包括主动脉瓣）、主动脉弓和胸主动脉；②内膜表面树皮样皱纹；③动脉瘤形成。

常；③动脉粥样硬化所致的主动瓣钙化。其心脏血流动力学变化及其后果：①左心室收缩时，排血受阻（致主动脉区收缩期吹风样杂音；血压因心输出量减少而降低，致冠状动脉缺血），左心室代偿性向心性肥大；②左心室因失代偿而肌源性扩张并左心衰竭，进而致右心衰竭，引发相应的病理和临床变化（参见本节“一、二尖瓣狭窄”）。③左心室高度扩张时，可致二尖瓣相对关闭不全。

【诊断要点】

1. 肉眼病变

（1）主动脉瓣：①瓣膜粘连、厚硬。②瓣膜口狭窄。

（2）典型心脏形态：左心室向心性肥大。

2. 光镜病变

瓣膜高度纤维化和透明变性、钙化。

第九节　原发性心肌病

非由已知疾病（风湿性、冠状动脉粥样硬化性、高血压性、肺源性、先天性等心脏病）引发的心肌病变。包括：①扩张型心肌病；②肥厚型心肌病；③限制型心肌病；④克山病。

一、扩张型心肌病

【概述】

扩张型心肌病或称充血性心肌病。原因不明。发病年龄 20~50 岁，男性较多，多因心力衰竭死亡或心律失常而猝死。

【诊断要点】

1. 肉眼病变

①两侧心室肥大，四个心腔扩张，心尖部变薄，钝圆形；②心脏重量400~750 g；③心内膜纤维化；④附壁血栓。

2. 光镜病变

①心肌肥大、伸长，核大，浓染；②肌浆空泡变性及小灶状液化性肌溶解；③心肌间质纤维化，可见多数小瘢痕。

【鉴别诊断】

克山病心肌病变。

二、肥厚型心肌病

【概述】

约半数肥厚型心肌病患者有家族史，为常染色体显性遗传病。肥厚的心肌壁顺应性降低，致使心室充盈阻力增加，不同程度的心室排空受阻。可引发心绞痛，甚至猝死。

【诊断要点】

1. 肉眼病变

①心脏增大，可>1000g。②左室壁（尤其室间隔）显著增厚。③左室流出道主动脉瓣下方室间隔可呈球形隆起（致流出道梗阻）。④偶可出现动脉圆锥狭窄。

2. 光镜病变

①心肌普遍肥大、排列紊乱（漩涡状或无序交错性排列）。②心肌细胞核畸形、扭曲，核周亮晕（糖原堆积）。③间质纤维化。

三、限制型心肌病

【概述】

限制型心肌病或称心内膜心肌纤维化。临床上心室顺应性降低，舒张期心室充盈受限制及心输出量减少。

【诊断要点】

1. 肉眼病变

①心室内膜纤维性增厚（达2~3mm），灰白色、较硬，心尖部最重，延及三尖瓣、二尖瓣（致关闭不全）。②乳头肌、肉柱可被埋陷在内。③可见附壁血栓。④心腔缩小。

2. 光镜病变

①心内膜纤维化和透明变性，可钙化；②心内膜下心肌萎缩、变性（称为心内膜心肌纤维化）；③附壁血栓。

心内膜弹力纤维增生症、嗜酸性粒细胞性心内膜心肌病属于限制型心肌病。

四、克山病

【概述】

原因不明，流行于我国东北、西北、华北和西南山区。常出现急性或慢性心功能不全。

【诊断要点】

1. 肉眼病变

①心脏增大，两心室扩张，近于球形；②心脏重量可>500g；③心室切面多发性灰黄色片状坏死灶和散在片块或星芒状瘢痕；④心室肉柱间、心耳内附壁血栓。⑤左室病变较重。

2. 光镜病变

①心肌变性、坏死（凝固性、肌溶性），套袖样围绕冠状动脉分支走行分布。②瘢痕形成。③新旧病变共存。④可累及传导系统。

【鉴别诊断】

充血性心肌病。

第十节　心肌炎

包括：①病毒性心肌炎，②细菌性心肌炎，③寄生虫性心肌炎，④变态反应性心肌炎，⑤肉芽肿性心肌炎（含结核病），⑥孤立性心肌炎等。

一、病毒性心肌炎

【概述】

①病原：常为柯萨奇B组病毒，其次为埃可病毒和流行性感冒病毒，以及其他30余种病毒。②常可出现不同程度心律紊乱，可致心力衰竭。

【诊断要点】

1. 肉眼病变

早期病变不明显；晚期有心肌代偿肥大及心腔扩张。

2. 光镜病变

局灶性或弥漫性。①初为心肌变性、坏死，中性粒细胞浸润；②继而淋巴细胞、巨噬细胞和浆细胞浸润，肉芽组织形成；③终致纤维化。

二、细菌性心肌炎

【概述】

常由葡萄球菌、链球菌、肺炎双球菌和脑膜炎双球菌引起。多继发于有关细菌所致的脓毒败血症。白喉杆菌感染咽喉时，细菌的外毒素可引起心肌炎。

【诊断要点】

1. 肉眼病变

心脏表面及切面见多发性小脓肿其周围有充血带。

2. 光镜病变

①心肌坏死液化，多发性小脓肿，含菌落。②可为心肌蜂窝织炎。③白喉性心肌炎：心肌变性坏死，淋巴细胞、单核细胞和少量中性粒细胞浸润。

三、孤立性心肌炎

【概述】

或称特发性心肌炎、Feidler心肌炎。原因不明。多发于20~50岁；可致心腔扩张、心力衰竭。

【诊断要点】

1. 肉眼病变

心肌切面可见大小不等的坏死灶，灰白或灰褐色。

2. 光镜病变

（1）弥漫性间质性心肌炎：

①心肌间质小血管周围多量淋巴细胞、浆细胞浸润，含巨噬细胞；②心肌细胞较少坏死。

（2）特发性巨细胞性心肌炎：心肌不规则局灶性坏死，围以淋巴细胞、浆细胞浸润，含巨噬细胞，混有数量不等的多核巨细胞（异物型或Langhans型）。

第十一节　心包炎

亦称心外膜炎。包括：

1. 急性心包炎

①特发性心包炎，②感染性心包炎（病毒性心包炎、结核性心包炎、化脓性心包炎、真菌性心包炎），③胶原病性心包炎（风湿性心包炎、狼疮性心包炎），④尿毒症性心包炎。

2. 慢性心包炎

可继发于急性心包炎。慢性缩窄性心包炎和慢性非缩窄性心包炎（持续性心包积液，较少心包愈着，一般不妨碍心脏舒缩运动）。

一、化脓性心包炎

【概述】

由化脓菌（葡萄球菌、链球菌、肺炎双球菌）引起。由于直接感染，或继发于败血症或脓毒血症。

【诊断要点】

1.肉眼病变

①心外膜表面被厚层纤维素性脓性渗出物；②心包积脓。③渗出物可机化，心包脏、壁层愈着（可致缩窄性心包炎）。

2.光镜病变

①心外膜充血，纤维素渗出，大量中性粒细胞渗出并退变为脓细胞；②大量纤维素渗出时，称为纤维素性化脓性心包炎。

二、纤维素性心包炎

【概述】

继发于结缔组织病（风湿病、系统性红斑狼疮等）、尿毒症、结核病、心肌梗死等。

【诊断要点】

1.肉眼病变

①心外膜表面被大量纤维素性渗出物，呈绒毛状（绒毛心）；②继发机化，心包脏、壁层黏连（可致缩窄性心包炎）。③伴发浆液性渗出（称为浆液纤维素性心包炎），可有心包积液。

2.光镜病变

①大量纤维蛋白和一些炎细胞渗出；②后期，心外膜表面大量瘢痕形成并透明变性。③继发于结缔组织病者，心外膜结缔组织可发生纤维素样坏死。

三、缩窄性心包炎

【概述】

常为男性，多为21~40岁。多为结核性心包炎，约半数病例原因不明。常因瘢痕形成、钙化，致心包压力持续升高，妨碍心脏舒张期血液充盈。

【诊断要点】

①心包脏、壁层纤维性增厚、透明变性，并形成瘢痕性粘连。②半数病例继发钙化。③心肌受压萎缩。④好发于冠状沟、室间隔和近膈肌部位。

第十二节　先天性心脏病

各类型先天性心脏病的病理诊断主要依靠肉眼观察。

一、房间隔缺损

【概述】

为胚胎发育障碍，致出生后房间隔遗留一个或多个孔洞。临床上常导致血液由左心向右心分流（无紫绀），致右心负荷增加（右心肥大）、肺动脉高压。缺损较大时，严重的肺动脉高压（>左心体循环压力）可致血液由右心向左心分流或左右心双向分流（晚期出现发绀）。

【诊断要点】

1. 第二房间隔缺损（卵圆窝缺损）

较常见。缺损呈月牙形、椭圆形、筛状等。可为全卵圆窝缺损。

2. 第一房间隔缺损（又称部分型房室管畸形）

常伴二尖瓣、三尖瓣和室间隔的缺损。

3. 静脉窦房间隔缺损

分为：①上腔静脉窦型缺损，②下腔静脉窦型缺损，③冠状窦口型缺损。

4. 单心房

房间隔完全缺如或仅残存纤细肌肉条索。分为：①单纯型（不伴室间隔缺损和其他心脏畸形），②合并型（常并发一种以上复杂心血管畸形）。

二、室间隔缺损

【概述】

为胚胎发育障碍，致出生后室间隔遗留孔洞。是常见的非紫绀型心脏病。左右心室间或左室右房间的血流异常交通。（参见本节“一、房间隔缺损”）

【诊断要点】

1. 室间隔膜部膜周缺损

最常见。血液由左向右分流，左、右心房室均肥大、扩张。

2. 室间隔肌性部缺损

少见。亚型：①窦部肌肉缺损，②漏斗部肌肉缺损。③肉柱部肌肉缺损。

三、Fallot四联症

【概述】

室间隔巨大缺损所致的血液右心血量增多和肺动脉狭窄所致的右心排血量减少引发右心室高度肥大、扩张。骑跨的主动脉因接受左右心室血液而扩张、壁厚。肺循环血量因肺动脉狭窄而锐减和主动脉输出的低含氧血液，导致发绀、呼吸困难等（属于发绀型心脏病）。

【诊断要点】

①肺动脉流出道狭窄；②室间隔巨大缺损；③主动脉右移，骑跨于室间隔上方；④右心室高度肥大、扩张。

四、动脉导管未闭

【概述】

动脉导管是胎儿期连接肺动脉和主动脉的一条短的动脉通道，在出生时，导管的直径约为主动脉的一半，以后逐渐闭锁。生理性闭锁时间：一般在出生时，或出生后半年左右，少数可延至出生一年后。临床上①无发绀（因主动脉的血液通过未闭的动脉导管分流到肺动脉）；②左心室肥厚（因回流至左心的血量增多）。

【诊断要点】

①连接于主动脉与肺动脉之间的动脉导管出生后完全性或部分性未闭锁。②可伴发其他心脏畸形（房间隔缺损、室间隔缺损、肺动脉狭窄等）。

五、主动脉狭窄

（一）幼年型主动脉狭窄

【概述】

①并发动脉导管开放时，肺循环中的低含氧血液可经未闭动脉导管进入主动脉远段供应下半身（致青紫、下肢发凉、跛行）。②若出生后动脉导管闭锁，患儿不能存活。

【诊断要点】

①主动脉狭窄处位于动脉导管前方（导管前狭窄），狭窄常较重；②常并发动脉导管开放。

（二）成人型主动脉狭窄

诊断要点①主动脉狭窄处位于动脉导管后方（导管后狭窄），狭窄常较轻，动脉导管常闭锁。②胸主动脉与腹主动脉间存在较大脉压差（前者血压>后者），两者之间形成广泛、明显的侧支循环，发挥代偿适应。

六、大血管移位

（一）纠正型

【概述】

患者血液循环正常，无病症，可健康存活。

【诊断要点】

①主动脉移位于前方，肺动脉移向后侧。②常伴左、右心室相互移位，主动脉和肺动脉仍各自正常地出自左心室和右心室。

（二）非纠正型

【概述】

因大血管移位致右心低氧血注入体循环，左心高氧血注入肺循环。在胎儿期，因存在脐静脉和动脉导管，可存活。出生后，发生发绀型先天性心脏病，通常很快死亡。若患儿的体循环与肺循环间存在异常通路（房间隔缺损、室间隔缺损、动脉导管未闭等），可存活。

【诊断要点】

主动脉与肺动脉互换位置（主动脉出自右心室，肺动脉出自左心室）。

第十三节　心脏肿瘤

心脏原发性肿瘤非常少见。

一、心脏良性肿瘤

（一）心脏黏液瘤

【概述】

约占心脏良性肿瘤的50%。多见于中年（30~50岁）。好发于左心房（占75%~80%）。多为散发性，偶可为家族性。肿瘤致血流受阻、二尖瓣狭窄或关闭不全、动脉性栓塞，可猝死。

【诊断要点】

1. 肉眼病变

①球形、息肉样、分叶状或绒毛状；②切面灰白色、胶胨样，可伴坏死或出血灶，有时钙化。

2. 光镜病变

①于黏液基质中稀疏散在星芒状或梭形瘤细胞（核卵圆或短梭形）。②偶见软骨。③可含腺上皮并呈腺样结构（腺样心脏黏液瘤）。

【鉴别诊断】

①机化血栓；②乳头状纤维弹性瘤。

（二）心脏横纹肌瘤

【概述】

多发生于婴幼儿。约半数病例伴发脑结节性硬化。突向心腔的大肿瘤，可致血流阻塞，引发充血性心力衰竭。

【诊断要点】

1. 肉眼病变

多位于左、右心室的心肌内，常多发，大小不等（直径数mm至数cm），淡褐或稍黄，实性，境界不清。

2. 光镜病变

①瘤细胞大（直径可达80μm），卵圆形或多角形；②核居中，核仁常明显；③胞浆呈空泡状（富含糖原），核周胞浆呈疏网状（致使细胞形似蜘蛛，蜘蛛细胞）。

二、心脏恶性肿瘤

包括①软组织肉瘤（横纹肌肉瘤、恶性血管内皮瘤、纤维肉瘤等）；②恶性淋巴瘤；③恶性间皮瘤；④恶性黑色素瘤等。

三、转移瘤

①常来源于肺癌、乳腺癌、黑色素瘤、肝癌和淋巴瘤等；②亦可见于白血病浸润。

第十四节　血管炎症

一、大动脉炎

（一）梅毒性主动脉炎（参见本章第七节）

（二）缩窄性动脉炎

【概述】

或称特发性主动脉炎、高安（Takayasu）动脉炎。可能与自身免疫性有关。

【诊断要点】

1. 肉眼病变

（1）累及主动脉及其大分支（主要为冠状动脉、无名动脉、左锁骨下动脉、左颈总动脉，也可为腹腔动脉、肠系膜上动脉、肾动脉）。

（2）常呈节段性分布。

（3）累及动脉：①管壁明显增厚、变硬，内膜表面凸凹不平，可呈斑块状隆起，斑块间有纵行或星状皱纹；②管腔狭窄、堵塞（导致无脉症）。

2.镜下病变

累及动脉各层。

（1）外膜：①滋养血管壁增厚，周围有淋巴细胞、浆细胞浸润；②结缔组织增生、透明变性。

（2）中膜：①早期，黏液样变性、纤维素样坏死，继而弹力板破坏，肉芽组织、纤维组织增生，平滑肌细胞增生，淋巴细胞浸润。②晚期，瘢痕形成。

（3）内膜：显著增厚，胶原纤维和蛋白多糖增多，内弹力板断裂或消失。

（4）管腔：血栓形成，继发机化。

【鉴别诊断】

①风湿性动脉炎；②梅毒性动脉炎；③结节性多动脉炎。

（三）巨细胞性动脉炎

【诊断要点】

1.肉眼病变

①累及全身中等动脉，主要侵犯颞动脉。②受累动脉常结节状增粗、变硬，管腔狭窄，可有血栓形成。

2.镜下病变

①动脉中膜平滑肌细胞变性、坏死，弹力纤维破坏，炎细胞浸润；②肉芽肿：成于单核细胞、上皮样细胞、多核巨细胞和淋巴细胞等。

二、血栓闭塞性脉管炎

【概述】

血栓闭塞性脉管炎或称Bürger病，为中等动脉和静脉（尤其下肢血管）的复发性炎症和血栓形成，呈节段性分布。受累动脉先痉挛，进而炎性破坏、变硬。常出现间歇性跛行和肢体坏疽。诱发因素为吸烟及寒冷。

【诊断要点】

（1）早期，较小动脉管壁：①节段性内膜炎，纤维素样坏死，中性粒细胞浸润，可现多核巨细胞；②管腔因血栓形成而闭塞。

（2）较大动脉及其伴行静脉逐渐受累及：①中膜、外膜炎细胞浸润；②管腔血栓形成，继发机化、再通。

三、结节性多动脉炎

【概述】

结节性多动脉炎又称结节性动脉周围炎。为全身中、小动脉壁的坏死性炎症，属于自身免疫性疾病。常同时或先后累及肾、心、肝、消化道、肺和皮肤等处的中、小动脉，也可累及胰、睾丸、骨骼肌和神经系统等。病灶沿动脉走行呈结节状分布。反复发作，逐渐加重。预后差。

【诊断要点】

1. 肉眼病变

①动脉壁节段性灰白色小结节（直径2~4mm）；②好发于动脉分叉处。

2. 镜下病变

①变性坏死期：小动脉内膜和中膜以至全层纤维素样坏死，管腔扩张，血栓形成。②炎性浸润期：大量中性粒细胞、嗜酸性粒细胞浸润管壁全层。③肉芽组织期：坏死的动脉壁被肉芽组织替代，炎症渐轻。④瘢痕期：管腔狭窄、闭塞，偶见钙化。

四、血栓性静脉炎

【概述】

常由局部感染蔓延至静脉。多累及盆腔静脉、髂静脉、股静脉、下腔静脉和门静脉等。

【诊断要点】

静脉壁炎症；管腔内血栓形成（常含菌落），可继发机化和再通。

第十五节　静脉曲张

【概述】

静脉扩张、伸长和迂曲。常发生于下肢静脉、食管静脉、痔静脉和精索静脉。

【诊断要点】

①静脉中膜：肌纤维、弹力纤维先呈代偿性增生，继而萎缩；胶原纤维增多。②部分静脉壁扩张、变薄，呈袋状膨出。③部分静脉壁因结缔组织增生而变厚，致曲张静脉呈不均匀结节状。

第五章　胸膜、肺和纵隔疾病

第一节　胸膜肿瘤

一、良性上皮性间皮瘤

【概述】

良性乳头状间皮瘤常见于腹膜腔，胸膜较罕见。其他良性间皮增生性病变，分别被称作良性多囊性间皮瘤和腺瘤样瘤，在腹膜腔和生殖器官常见，而在胸膜很少见。

【诊断要点】

①良性乳头状间皮瘤肉眼特点：质地软脆、呈粉色、灰色和黄色相混杂。②镜下可见一层或数层立方状间皮被覆的乳头状突起。③良性乳头状间皮瘤只有在各处增生的间皮均为扁平状，且肉眼见病灶局限，才能诊断。具备上述两条的位于胸腔的这类病变是极为罕见的。④多中心或弥漫性高分化乳头状间皮瘤的诊断应极为谨慎，这是因为某些这类病变在后续观察中显示激进的临床过程。

【鉴别诊断】

与恶性上皮性间皮瘤的鉴别在于肿瘤无明显的异型性、境界清楚和病变呈孤立性。

二、恶性间皮瘤

【概述】

恶性间皮瘤常见于中老年人。某些病例有家族聚集现象。典型临床表现为胸痛和胸腔积液。多数病例起初累及一侧胸腔的下半部，但亦可延及整个胸腔。可蔓延到胸膜下肺组织，但是若表现为肺实质内的结节状肿块则更可能是肺癌蔓延至胸膜。恶性间皮瘤可有远隔转移，一般多发生在肿瘤晚期。若初诊表现为肺门和锁骨上淋巴结肿大则倾向于肺癌，而不是恶性间皮瘤。目前间皮瘤无满意的治疗手段，通常作外科切除，有时行扩大的手术切除（包括肺切除、壁层和纵隔胸膜切除、横膈切除）。但总体治疗效果不令人满意。另一方面肿瘤主体切除辅以放疗和全身化疗，有时可获得长期缓解。

预后与分期、病人性别和肿瘤亚型有关。

【诊断要点】

①肉眼的特征性表现为胸膜增厚，并有多发性灰白色境界不清的结节和胸腔积液。表现为孤立性胸膜肿块者相当罕见。②显微镜下上皮性恶性间皮瘤呈乳头状、假腺泡状或形成实性巢索，胞浆丰富、嗜酸性。③恶性间皮瘤的特征为深部组织浸润，明显的细胞异型性，细胞明显成团和坏死。④梭形细胞或肉瘤样间皮瘤主要或全部由梭形细胞构成，这些梭形细胞或肉瘤样肿瘤比由立方细胞构成的上皮性间皮瘤更容易呈结节状、而不呈斑片状、常伴有出血、坏死和囊性变。胸腔积液见于多数病人，但并不是所有病人均有胸腔积液。镜下肿瘤富于细胞成分、构成相互交织的梭形细胞束。核异型性明显，核分裂多见。少数病例有灶状骨和软骨化生。硬化性间皮瘤是梭形细胞恶性间皮瘤的一个亚型。有很丰富的纤维组织沉着。⑤电镜在间皮瘤和转移癌的鉴别诊断中起着至关重要的作用，主要基于间皮瘤细胞顶部表面的微绒毛较腺癌更细长，微绒毛的长度应等于或大于直径的15倍。⑥间皮瘤常产生大量透明质酸，可通过奥辛蓝、胶性铁染色，或免疫组化证实。透明质酸几乎总是呈奥辛蓝染色阳性。在用透明质酸酶消化后转为阴性。若肿瘤细胞浆内出现黏液卡红或PAS阳性的小滴，虽然不能完全除外，但间皮瘤的可能性极小。

【鉴别诊断】

早期病变应与反应性间皮增生相鉴别，后者系肺内炎症和肿瘤性疾病的继发变化。上皮性恶性间皮瘤应与转移癌，特别是肺腺癌相鉴别。

梭形细胞与肥胖的上皮样细胞共同存在的肿瘤，可酷似滑膜肉瘤。梭形细胞间皮瘤角蛋白免疫组化恒定阳性，同时呈波形蛋白阳性，有时平滑肌肌动蛋白（SMA）阳性。

硬化性恶性胸膜间皮瘤主要需与胸膜富于细胞的孤立性纤维性肿瘤相区别，后者中的一部分肿瘤本身就是恶性的。角蛋白、钙网素和WT-1免疫组化阳性是硬化间皮瘤的有力证据，它们在电镜下仍有上皮性分化的遗迹。硬化性间皮瘤尚需与致密的炎症纤维化相区别。

可用于鉴别恶性间皮瘤还是累及胸膜的转移性肺腺癌的免疫组化标志物包括：

（1）存在于两者的标志物：广谱角蛋白、HBME-1（间皮瘤呈厚的细胞膜着色；而转移性肺腺癌仅仅呈薄的细胞膜着色）、EMA、基底膜成分和S-100蛋白。

（2）通常表达于肺腺癌，但不见于间皮瘤的标志物：CEA，CD15，B72.3，Ber-Ep4，Bg8、MOC-31、TTF-1和分泌成分SPA。

（3）通常表达于间皮瘤，但不见于肺腺癌的标志物：钙网素（Calretinin）、WT-I、角蛋白5/6，凝血调节蛋白、波形蛋白。P53过表达见于大约一半与石棉暴露无关的间皮瘤。

三、胸膜孤立性纤维性肿瘤

【概述】

此瘤过去被称作孤立性纤维性间皮瘤，常无症状，偶尔表现为胸疼、咳嗽、呼吸困难和低血糖症状，以及肺性骨关节病，后者在肿瘤切除后迅速缓解。该肿瘤与石棉无关，类似的肿瘤可同时见于腹膜和心包膜。几乎90%的肿瘤可通过外科切除治疗。Briselli等在复习文献后发现12%的病人因胸内广泛累及而引起死亡。预后好的指征是肿瘤有蒂，境界清楚，无核多形性、无核分裂。

【诊断要点】

①肉眼肿瘤境界清楚、质硬、分叶状、灰白到黄白色，常有漩涡和编织样结构，平均直径为6cm。相似于子宫平滑肌瘤。②囊性变极罕见，但孤立性纤维性肿瘤可表现为附壁性结节，位于胸膜衬覆的囊内。80%连于脏层胸膜，亦可连于壁层胸膜，或位于叶间裂，有时位于肺实质内而与胸膜无关。③显微镜下，肿瘤可为良性、交界性和恶性，区别主要根据细胞异型性、核分裂多寡、坏死及肿瘤境界是否清楚等。良性占大多数。④典型的良性病例，成纤维细胞样细胞交错缠绕在一起，伴大量胶原纤维沉积，许多肿瘤呈蟹足肿样。⑤各区细胞丰富程度差别很大，即存在细胞密集区和细胞稀疏区。血管周细胞瘤样结构的区域很常见，部分肿瘤呈明显黏液样特点。⑥在纤维成分为主的肿瘤边缘有时可见立方细胞团，可形成乳头状、管状或实性细胞巢索，这些细胞实际上是陷入肿瘤内的间皮或细支气管肺泡细胞，而不应误认为肿瘤含有双向分化的成分。

【鉴别诊断】

明显硬化型孤立性纤维性肿瘤的鉴别诊断包括纤维斑、纤维瘤病（韧带样瘤）、钙化性和纤维性假瘤。黏液型肿瘤需与低度恶性的黏液纤维肉瘤和低度恶性的纤维黏液瘤相区别。细胞丰富者可被误诊为纤维肉瘤和恶性神经鞘瘤。若认真注意到无核异型性、核分裂稀少或缺乏，便不易混淆。恶性的特点是细胞丰富、具有异型性、细胞分裂活跃和坏死。免疫组化显示肿瘤细胞恒定CD34和BCL-2强阳性，以及CD99、波形蛋白阳性，有时结蛋白阳性。最为特异的是95%以上的孤立性纤维性肿瘤STAT6免疫组化呈细胞核阳性。

第二节　肺疾病

一、非肿瘤性病变

（一）肺活检

【概述】

肺活检的途径包括：支气管黏膜活检、经支气管肺活检、经皮肺活检、胸腔镜肺活检和开胸肺活检等。肺活检对于非肿瘤性疾病的诊断至关重要。

【诊断要点】

病理医生应在作肺活检诊断之前认真了解病史和X线表现，其基本内容包括病变是弥漫性还是局灶性的、是否有肺功能损伤和肺功能损伤的程度、职业和旅行史，这些都是极其重要的，才能做出正确的临床–影像–病理（CRP）诊断。

应了解获取肺组织检材的途径影响着病理诊断：支气管黏膜活检对感染性疾病、结节病和肿瘤性疾病的诊断很有帮助，但对常见的间质性肺疾病诊断意义不大；对间质性肺疾病的诊断应采取开胸肺活检，方可取得理想的材料，较理想的活检应该从2~3处取材，应避免从右中叶和舌叶取活检，因为该处常较其他部位显示更明显的纤维化。重度瘢痕化和蜂窝状区常显示疾病的终末期改变，取活检进行病理诊断的意义不大。

（二）支气管肺隔离症

【概述】

为肺大叶的一部分完全或部分与其他部分隔离，即与支气管树无联系。

【诊断要点】

可分为叶外型和叶内型。

叶外型，隔离肺组织表面有胸膜被覆，呈现为一肺外的结节，可见于任何部位，从胸腔的入口处到横膈，甚至可位于腹腔。大约90%发生于左侧，20%的病人伴有其他先天性畸形，特别是横膈疝。偶尔隔离肺与前肠交通。可见胎儿水肿和羊水过多。隔离肺的动脉起自主动脉或其分支，由一条或几条小动脉构成，静脉回纳入奇静脉系统。

叶内型较易引起症状，特点是位于肺下叶，特别是后基底段。大约60%的病例发生于左侧。隔离段由一条起自主动脉或其分支的大动脉供给，其中75%的动脉起源自横膈上，其余起自横膈下。忽略该事实可使病人因出血死亡。除起源问题外，这些动脉均为弹力型肺动脉，可见异常动脉和肺内动脉间的吻合支。

叶内型隔离肺可分为I、II、III亚型，分型依据是肺动脉和异常的体动脉间重合程度较广泛、轻微或缺乏。静脉血流回纳入肺静脉系统。肉眼上隔离部分可为单一囊性、多囊性区域或实性肿块。显微镜下常为慢性炎症和纤维化，血管阻塞性变化可很明显。隔离肺内无炭末沉着有诊断提示意义。

（三）支气管扩张

【概述】

支气管扩张是指支气管管腔的持续性扩张，常伴有支气管壁的某些成分的破坏和周围肺实质的炎症性破坏。是多种不相关联的疾病所造成的终期改变，可被分为两类：阻塞性和非阻塞性。

阻塞性支气管扩张源于支气管管腔部分或完全阻塞，阻塞的原因包括肿瘤、异物、支气管壁的局灶性炎症、黏稠的黏液分泌（见于囊性纤维化）、外来压迫（如极度肿大的淋巴结）。可发生于肺的任何部位，沿阻塞支气管的走行分布。如阻塞在早期解除，支气管扩张性病变可消退，否则继发性炎症和纤维化将使病变不可逆。

非阻塞性支气管扩张据认为是肺炎反复发作的结果。常见于青年人。在一组典型的病例报告中，69%的病人为20岁以下、常有先前肺部感染的历史，包括肺炎和白喉等。另两种疾病亦常与支气管扩张相伴随，一种为纤毛不能运动综合征，亦称Kartagener综合征，表现为慢性副鼻窦感染、支气管扩张和完全性内脏转位及不育症；另一种为Young综合征，表现为精子缺乏活力所引起的不育，但无电镜下纤毛异常。非阻塞性支气管扩张左侧较右侧常见，可能是由于肺动脉造成的左支气管生理性狭窄引起。下叶更常见。然而左下叶病变总是伴有左上叶舌叶受累，右下叶伴有右中叶和右上叶的胸支受累。中叶综合征是支气管扩张的重要组成部分。

【诊断要点】

根据支气管扩张的形态，支气管扩张可被分为囊性、囊肿性和圆柱状性。受累区常为二级支气管，可为节段性或弥漫性。支气管壁不规则增厚，支气管软骨可发生骨化或位于溃疡面表层。其间肺实质有不同程度的炎症和纤维化，可见支气管周围脓肿。胸膜常增厚。镜下支气管均可见慢性炎症，以淋巴细胞浸润为主，可形成生发中心，特别是在较年青的病人，常见溃疡形成，剩余的上皮为纤毛型上皮，可发生鳞状上皮化生，但鳞状上皮化生并不常见。在晚期病例固有膜内可出现肉芽组织。软骨碎裂或破坏。平滑肌消失或出现灶状增生。黏液腺较其他成分保留的时间长。支气管动脉可见增大变形且管壁增厚。在第4级支气管可出现支气管动脉和肺动脉间吻合支。附近肺实质可表现正常，或呈陈旧性机化性肺炎。在囊性支气管扩张可见多发性由增生的梭形细胞所构成的小实变灶，传统上称作微小瘤（tumorlets），为结节状Kunschitsky型神经内分泌细胞增生，在组织发生上与类癌有关（见后）。

（四）脓肿

【概述】

多数肺脓肿是由于异物吸入和肺癌的继发性感染。远部来源的栓子不会引起单侧肺脓肿，而是引起双侧肺脓肿。致病菌常为厌氧菌。

【诊断要点】

肺脓肿最常见于右下叶、右上叶、左下叶。对于必须仰卧的病人，下叶尖段特别易患肺脓肿。急性脓肿有大量中性粒细胞浸润和肺组织溶解破坏。慢性肺脓肿有厚的纤维组织壁，周围被机化性肺炎组织包绕。未经治疗的肺脓肿可合并脓肿腔内霉菌过度生长，特别是毛霉菌和曲霉菌。脓肿可蔓延到肺的其他部位引起大出血、支气管胸膜瘘、脓胸和脑脓肿。

（五）肺肉芽肿性疾病

结核为常见的肺肉芽肿性病变，其他肉芽肿性病变包括非典型性分枝杆菌病、结节病、Wegener肉芽肿、支气管中心性肉芽肿和过敏性肉芽肿等。

1.非典型性分枝杆菌病

【概述】

日益增多的肺肉芽肿性感染由非典型性或未分类的抗酸杆菌引起。多数病例为免疫不健全宿主，或其他肺疾病患者，包括慢性阻塞性肺疾病、肺结核、尘肺、支气管扩张和肺癌。外科治疗原则与结核相同。

【诊断要点】

仅从显微镜下表现不能将本病与结核区别开，因此需要行细菌培养。细菌在抗酸染色中的形态亦可提示本病，本病的细菌较长，约20 μm，较粗，更像串球状，更弯曲，这些均与结核菌不同。

2.结节病

【概述】

为胸腔内或肺内常见的肉芽肿性病变，形态上与结核很难鉴别。

【诊断要点】

胸腔内结节病表现不同：可为中、重度肺门淋巴结病变而无肺内病变；弥漫性肺病变而无肺门淋巴结受累的X线表现；淋巴结肿大和弥漫性肺病变合并存在：肺间质纤维化；局灶性支气管狭窄伴有远部支气管扩张或肺不张。多数病人伴有肺门淋巴结病变。显微镜下本病的主要特征是非干酪性坏死性肉芽肿，肉芽肿由上皮样细胞构成，也含朗格汉斯巨细胞和淋巴细胞。后者主要为辅助T细胞，多数具有激活的表现。

疾病在形态学表现方面多种多样，给诊断带来困难，例如可表现为肉芽肿玻璃样变或弥漫性间质纤维化。可见几种细胞内和细胞间包涵体，但无一是特异性的。结节病肉芽肿多位于间质内，并且易沿淋巴路分布。常围绕细支气管，但并不围绕大支气管。因此通过经支气管肺活检80%以上的病人可获得诊断。胸膜受累不常见，大约为10%。肉芽肿亦见于血管周围，甚至在肺动脉分支壁内，并可导致肺高压。

3. Wegener肉芽肿

【概述】

典型的系统性Wegener肉芽肿为坏死性血管炎、累及上呼吸道和肺的非化脓性坏死、以及灶性肾小球肾炎组成的三联征。其他血管亦可受累，例如颞动脉和皮肤小血管，可导致肺外肿块。

【诊断要点】

肺的主要形态学变化为液化性和（或）凝固性坏死，大量嗜酸性粒细胞，少量淋巴细胞和浆细胞，以及多核巨细胞，一般不形成境界清楚的肉芽肿，这一点与结核和结节病不同，动静脉白细胞破碎性血管炎。少数情况下这些病变集中于支气管壁。亦可呈以渗出变化为主的化脓型和大量胶原沉着的纤维瘢痕型。少数病例伴弥漫性肺出血。本病可借助于支气管活检诊断或提示。

局限型Wegener肉芽肿病变只局限于肺，临床病程较长。特点为不伴肾小球肾炎。类固醇和细胞毒药物治疗极为有效。肉眼上为双肺多发性结节，部分呈圆形，部分呈梗死状，常位于下叶。显微镜下与典型性者无区别。血管炎是诊断的必备条件。应该清楚认识到的是在普通感染性疾病如结核和霉菌感染，血管也可以有继发性炎症改变。因此为确诊，应寻找远离坏死区和大量炎症浸润区域的血管炎。对于X线下孤立性病变的肉芽肿，诊断Wegener肉芽肿要十分小心。

4. 支气管中心性肉芽肿和过敏性肉芽肿

【概述】

支气管中心性肉芽肿全部或几乎全部的肉芽肿均围绕着支气管和细支气管，导致后者的破坏。多数病人为成年，除病变严重者外无明显症状。病变常为孤立性，X线下表现为实变区或肺不张，而不是散在的结节。

【诊断要点】

受累支气管内含有极黏稠的物质，镜下由黏液、中性粒细胞、嗜酸性粒细胞构成，有时凝集成致密质块，周围有异物巨细胞包绕。与肺肉芽肿性血管炎常伴有肺外表现不同，本病局限于肺。预后一般较好。应该记住的是支气管中心性肉芽肿也可见于Wegener肉芽肿。

发生于哮喘者的支气管中心性肉芽肿常含多数嗜酸性粒细胞，常是过敏性支气管肺曲菌病的结果。见于非哮喘者多数以中性粒细胞为主，过敏因子常不清楚。

5. 过敏性肉芽肿

【概述】

本病少见。又称Churg–Strauss综合征，为与结节性多动脉炎相似的全身性动脉炎，该临床综合征典型表现是病人有哮喘史，多达80%的病人有末梢血嗜酸性粒细胞升高，肺受累几率较高。

【诊断要点】

镜下肺内外病变均见明显的嗜酸性粒细胞浸润。出现灶性坏死，部分有嗜酸性粒细胞浸润，部分不伴嗜酸性粒细胞浸润，围绕坏死灶可见肉芽肿反应，可见嗜酸性血管炎。

漏诊的原因：缺乏血管炎；激素治疗的原因；或者因活检取得太早。

（五）急性肺损伤

急性肺损伤可分为3种临床病理类型，但是各型有重合，且某些病例不能分类。这3种实体包括弥漫肺泡损伤、急性间质性肺炎、阻塞细支气管炎–机化性肺炎。

1. 弥漫性肺泡损伤（DAD）

【概述】

是由于损害因子对终末气道的急性（几天或数周）作用，为急性经过；常为双侧弥漫性，可能由感染性因子，特别是病毒引起，亦可由吸入物（如氧）、药物、摄入煤油和除草剂、休克、败血症、放射损伤和许多其他因子引起。

【诊断要点】

光镜下病理变化与成人呼吸窘迫综合征的改变相同。形态学改变是非特异的，因而不能单以形态改变确定病因。最早期改变有水肿、肺泡内出血和纤维素沉着。随后出现透明膜，于损伤后3~7天最明显，散布于间质的炎症浸润，纤维素血栓形成（不恒定）和肺泡上皮增生，增生的肺泡上皮主要为Ⅱ型肺泡上皮，可出现非典型性和核分裂象、出现胞质内脂滴和胞质内玻璃样Mallory小体。据说由化疗药引起者增生上皮非典型性常见、并且很明显。鳞状上皮化生和细胞明显的异型性、可酷似鳞状细胞癌。也可出现泡沫细胞。在后期的机化期，肺泡腔和间质内出现成纤维细胞增生，伴持续性肺泡上皮增生，附近的细支气管上皮细胞也出现核分裂、再生和鳞状上皮化生，但不是突出的改变。

2. 急性间质性肺炎（AIP）

【概述】

是一种快速进展性间质性肺炎，亦称Hamman–Rich综合征，原因不清。典型病人表现为在流感样症状后出现呼吸困难，多为青年人，预后很差，多数病人起病2个月内死亡。

【诊断要点】

镜下表现与DAD的机化期改变相同，最明显的病变是活跃的间质成纤维细胞增生。

3. 隐源性机化性肺炎（COP）

预后较好。形态学该病的主要特点是气道内出现成纤维细胞栓（Masson小体）。典型的成纤维细胞栓为长形或匐行形，由浸泡在淡染的基质中的梭形或星形成纤维细胞构成。其他病变包括出现泡沫细胞灶，散在的中性粒细胞和肺泡壁增厚。病变于低倍镜下呈斑片状分布是其特点，这是与普通间质性肺炎的重要鉴别点。少数COP病人对激素治疗无反应，预后不良，显微镜下呈肺组织纤维化或重构。

（六）慢性间质性肺炎

慢性间质性肺炎包括下列疾病：普通型间质性肺炎、脱屑性间质性肺炎、淋巴性间质性肺炎、巨细胞性间质性肺炎和非特异性间质性肺炎。

1. 普通型间质性肺炎（UIP）

【概述】

本病起病隐匿进展缓慢，多数病人起病后4~5年死于呼吸衰竭。原因不明或与胶原血管病相伴随，某些病例有家族分布特征，提示了遗传易感性。另一些病人与神经纤维瘤病和肺静脉阻塞疾病相伴随。还有与免疫性疾病伴随者，例如Sjögren综合征、慢性活动性肝炎、Raynaud现象、溃疡性结肠炎和甲状腺疾病。

【诊断要点】

光学显微镜下UIP主要表现为间质性炎症和间质性纤维化。炎症浸润的性质和程度在各部位差别较大，病变呈斑片状分布，伴有结构破坏是UIP区别于其他间质性肺炎的最重要特点。偶尔典型的UIP镜下可伴嗜酸性肺炎区域，而使表现复杂化。在UIP晚期出现不均匀纤维化、平滑肌增生和微囊泡形成。蜂窝肺用于描述肺实质粗糙多孔性改变，可呈局灶性或弥漫性。

【鉴别诊断】

与肺气肿的区别点在于本病有纤维化。

2. 脱屑性间质性肺炎（DIP）

【概述】

X线上在双侧肺底边缘区可见毛玻璃样的不透光区。多数病人为成年，也有儿科病例的报道。病人中发现该病对类固醇治疗反应良好。

【诊断要点】

病理变化包括肺泡腔内充满大单核细胞，相对间质变化较轻。电镜检查证明这些脱屑细胞是巨噬细胞、而不是II型肺泡上皮，虽然在肺泡壁也可以看到II型肺泡上皮增生。无坏死、透明膜和纤维素。

3. 呼吸性细支气管炎伴随的间质性肺病（RBILD）

【概述】

见于重度吸烟者，常被偶然发现，但有时此病可出现明显症状。

【诊断要点】

组织学表现为呼吸性细支气管内大量巨噬细胞聚集，并蔓延至周围肺泡。与DIP不同，巨噬细胞聚集不是弥漫性的，而呈腺泡中心性分布。

4. 淋巴性或淋巴细胞性间质性肺炎（LIP）

【概述】

1/3病人伴有Sjögren综合征。X线表现为实变和血管周围浸润阴影。对类固醇药物治疗反应较差。在无HIV感染的病人提示可能在病因上与EB病毒感染有关。

【诊断要点】

本病在肺间质内淋巴细胞浸润，常混有单核细胞和浆细胞，可出现血清免疫球蛋白异常。

【鉴别诊断】

本病需与滤泡性支气管炎和细支气管炎，以及小细胞性恶性淋巴瘤相鉴别。

5.其他间质性肺炎

包括巨细胞性间质性肺炎（GIP）和非特异性间质性肺炎/纤维化。

（七）其他肺炎

包括机化性肺炎、脂质性肺炎、嗜酸性肺炎、肺孢子菌肺炎、巨细胞包涵体病毒性肺炎和外源性过敏性肺泡炎。

1.嗜酸性肺炎

【概述】

嗜酸性肺炎是指所有类型的肺浸润伴末梢血嗜酸性粒细胞增多，以及肺内嗜酸性粒细胞浸润伴有（或不伴）末梢血嗜酸性粒细胞升高。急性嗜酸性肺炎的特点为一过性肺浸润伴末梢血嗜酸性粒细胞增高，持续不超过1个月，常被称为Löffler综合征。虽然急性起病，多数嗜酸性肺炎病例呈慢性经过。本病是一种女性疾病，发病年龄在20~50岁之间）

临床特点有发热、体重下降、呼吸困难、常有末梢血嗜酸性粒细胞增高和肺浸润病变。X线的特征性表现为浸润性病变分布于肺的周边。嗜酸性肺炎可伴有类风湿关节炎、结节性多动脉炎、恶性淋巴瘤、乳腺癌、肾病综合征、硬皮病、溃疡性结肠炎和对治疗泌尿道感染药物呋喃坦啶过敏。在某些病例病因还与蠕虫、药物、丝虫、恶丝虫、特别是曲霉菌有关。慢性嗜酸性肺炎见于长期哮喘者，还见于过敏性曲菌病。如果嗜酸性肺炎同时伴有坏死性血管炎，则可能有肺外表现。恶丝虫病表现为孤立性或多发性胸膜下梗死，伴含有寄生虫的中央动脉血栓形成。

【诊断要点】

主要的镜下表现为肺泡和间质的嗜酸性粒细胞浸润，亦可见浆细胞和组织细胞，可见到Charcot-Leyden结晶。其他少见病变包括轻度血管炎、含巨细胞的肉芽肿形成，某些机化现象、黏液栓和坏死性细支气管炎。

2.外源性过敏性肺泡炎

【概述】

亦称过敏性肺泡炎，是一种组织对吸入的过敏源的反应，炎症反应集中在肺泡。此病患者具有对这些有机物颗粒的细胞和体液免疫反应。这一实体内还包括农夫肺、枫树剥皮工肺、饲鸽工肺、饲鹦鹉工肺和蘑菇工肺。从空调器和加湿器来的嗜热放线菌可引起急性肺浸润或慢性肉芽肿性病变。典型病例在吸入这些物质几小时后出现发热和呼吸困难。反复暴露于这些物质可导致慢性肺疾患。

【诊断要点】

镜下表现为间质性和肺泡内肺炎，以淋巴细胞浸润为主、肉芽肿形成，由成纤维细胞和其他间叶细胞构成的肺泡内“出芽”状结构，以及纤维化。

【鉴别诊断】

地库搬运工病应与上述病相区别，因为这是一种化学性肺炎，是由于吸入二氧化氮引起的，特点为不出现肉芽肿。

（八）Langerhans细胞肉芽肿病

【概述】

本病亦称组织细胞增生症或嗜酸性肉芽肿，最常见于20~40岁。病变可为孤立性或弥漫性，与吸烟相关，主要位于两肺上叶，病变为结节状，或形成空洞性病变。疾病的晚期可呈特征性的蜂窝肺。大约20%的病人伴肺外表现，主要累及骨和垂体区，自发性气胸是常见的合并症。

【诊断要点】

镜下为胸膜间皮下密集的浸润，包括Langerhans细胞、多数嗜酸性粒细胞和反应性间皮细胞。Langerhans细胞是诊断的必要条件，该细胞胞浆丰富呈嗜酸性、核呈空泡状，具有典型的沟纹状或锯齿状外观。值得注意的是有时反应性增生的间皮亦可有类似的核的改变。常见含铁血黄素沉着和坏死灶。可出现血管炎，愈复期病变镜下表现不再具有诊断性，此时行S-100蛋白、Langerrin和CD1a免疫组化染色很有帮助。这些染色亦可应用于支气管肺泡灌洗液细胞学检查。克隆性分析多数为非克隆性，少数为克隆性。

【鉴别诊断】

本病可能与反应性嗜酸性胸膜炎相混淆，后者是一种对胸膜损伤的非特异性反应，由于增生间皮形态上相似于Langerhans细胞，并与嗜酸性粒细胞混合存在，便易与Langerhans细胞肉芽肿相混淆。与真正嗜酸性肉芽肿不同，反应性嗜酸性胸膜炎在X线检查时无间质性肺病改变，电镜检查也无Birbeck颗粒，但某些病例伴有肺血管的嗜酸性细胞浸润。

（九）Erdheim-Chester病

【概述】

是另一种可累及肺的特发性组织细胞疾病，伴有骨（常表现为骨硬化）和中枢神经系统病变。

【诊断要点】

肺病变为典型的间隔淋巴细胞浸润，特征为泡沫组织细胞、淋巴细胞和Touton

巨细胞浸润。组织细胞恒定，CD68阳性，有时S-100蛋白阳性，但Langerrin和CD1a阴性，缺乏Birbeck颗粒。

（十）肺泡蛋白沉积症

【概述】

肺泡蛋白沉积症由于是免疫缺陷病人弥漫性肺疾病的重要原因而逐渐被认识，随后认识到它是一种对肺泡损伤的反应，而不是一种独立的疾病。偶尔与其他疾病并存，例如诺卡放线菌病、组织胞浆菌病、隐球菌病、曲霉菌病、结核、巨细胞包涵体病和各种血液系统恶性肿瘤，也支持这一论点。治疗是采取全肺灌洗。

【诊断要点及鉴别诊断】

病变呈肺门周围分布，X线上相似于肺水肿。镜下病理变化的主要特点是在肺泡腔内有无定型的嗜酸性（有时嗜碱性）PAS阳性物质沉积，这些物质主要为磷脂，伴有Ⅱ型肺泡上皮增生和脱屑、间质内淋巴细胞聚集和一定程度的纤维化。疾病是由脂蛋白肺泡表面活性物质聚集引起的，或由于肺泡Ⅱ型细胞分泌增多，或由肺泡巨噬细胞异常摄取和加工的结果。

（十一）特发性含铁血黄素沉着症

【概述】

本病典型者发生于青年人，伴咯血和顽固性贫血。

【诊断要点】

X线示肺门周围颗粒状浸润。镜下吞噬含铁血黄素的巨噬细胞在肺泡腔内聚集，伴肺泡上皮增生。不见坏死性血管炎，肉芽肿和淋巴滤泡形成，肺泡基底膜无IgG沉积。

【鉴别诊断】

肺泡基底膜无IgG沉积是与Goodpasture综合征最重要的鉴别点，因为他们在常规切片中非常相像。Goodpasture综合征合并存在着肾小球肾炎、循环中抗肾小球基底膜抗体、肾小球和肺泡基底膜线状IgG沉积。

鉴别诊断还包括继发性肺出血和含铁血黄素沉着性疾病，例如二尖瓣狭窄、结节性多动脉炎、红斑狼疮和其他类型全身性血管炎。

（十二）肺淀粉样变

【概述】

基于分布可分为4类：血管型临床意义不大；结节性支气管型；结节性肺实质型和弥漫性肺泡间隔型。X线上第2型和第3型可为孤立性或多发性，与结核或转移癌近似。弥漫性肺泡间隔型可导致肺功能严重受损、X线检查示肺弥漫性浸润，预后很差。

【诊断要点】

淀粉样物主要由淀粉样轻链蛋白构成，呈刚果红阳性。

（十三）玻璃样变肉芽肿

【概述】

常为双侧多发性病变。未检测到感染性因子，发病机制不清，可能是一种特殊的免疫反应。

【诊断要点】

镜下病变中心部为蟹足状玻璃样变胶原纤维，周围有异物巨细胞反应，总体表现似结节型淀粉样变，但淀粉样物质的特殊染色是阴性。本病坏死区和非坏死性上皮样肉芽肿极罕见，这在鉴别诊断中非常重要。

（十四）肺泡微结石症

【概述】

本病少见，特点是其他均正常的肺泡内出现微结石或钙球。

【诊断要点】

病变为双侧弥漫性，肺泡内出现微结石或钙球。病程奇长，实际上胸部X线检查便可诊断，无须取活检诊断。

二、肺癌

（一）肺癌及癌前病变的病理学分类

鳞状细胞癌前病变及癌
- 异型增生和原位癌
- 鳞状细胞癌

腺细胞癌前病变及腺癌
- 非典型性腺瘤性增生和原位腺癌
- 微小浸润性腺癌
- 浸润性腺癌
- 腺癌亚型

腺鳞癌

大细胞癌

肉瘤样癌

神经内分泌肿瘤和前驱病变
- 神经内分泌细胞增生和微小瘤
- 类癌
- 非典型性类癌

常见类型的肺癌

1.鳞状细胞癌

【概述】

多数鳞状细胞癌发生于男性，多数病例位于段支气管，因而在X线检查时出现肺门或肺门周围肿块，但亦可见于周边，甚至位于胸膜下。鳞状细胞癌总体上在初诊时体积大于其他类型肺癌。大约半数病人有支气管阻塞的症状，如阻塞性肺炎和肺不张。痰液脱落细胞学检查阳性率较其他类型肺癌为高。肿瘤特别容易出现中心坏死和形成空洞。另一方面钙化在鳞状细胞癌极为罕见。少数情况下肿瘤可呈现为支气管内息肉状肿块而支气管外蔓延较轻微。

【诊断要点】

镜下恶性的诊断标准是细胞异型性和浸润，鳞状细胞癌的诊断是基于出现角化和细胞间桥。角化可为单个细胞角化，更常见的是角化珠形成。单个的坏死细胞不应误认为角化细胞。少数低分化的非小细胞癌，表达鳞状细胞分化的免疫组化标志物者，亦应诊断鳞状细胞癌。

鳞状细胞癌可分为角化性和非角化性。角化性鳞状细胞癌是指肿瘤出现角化、角化珠或细胞间桥；非角化性鳞状细胞癌缺乏上述表现（图5-3），必须通过P40或CK5/6免疫组化才能诊断，也才能与不表达鳞状细胞、腺细胞和神经内分泌细胞标志物的大细胞癌区别开来。

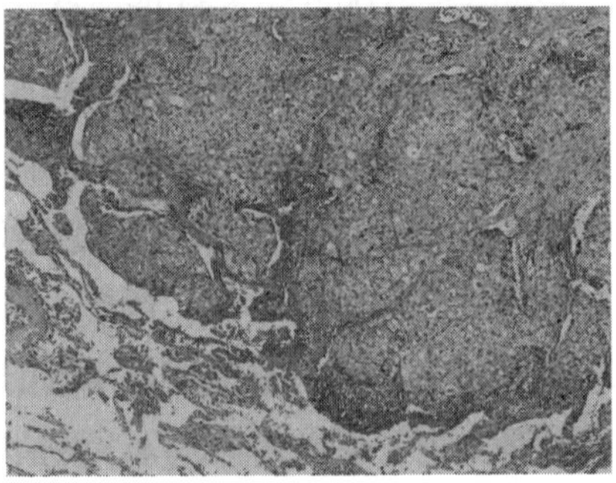

图5-3　肺鳞癌

在典型的鳞状细胞癌中出现少数细胞内黏液仍应诊为鳞状细胞癌，只有当含有明显的腺癌和（或）小细胞癌时才可诊断为混合性癌，并应列出特定的组织学成分。

还可以在鳞状细胞癌中见到肿瘤细胞由于线粒体含量增加而呈嗜酸细胞样变、对角蛋白的异物巨细胞反应、栅栏状排列的肉芽肿、广泛的中性粒细胞和其他炎症细胞浸润（相似于炎症性恶性纤维性组织细胞瘤）和被覆周围肺组织气道的内衬性生长。

除了基底细胞样鳞状细胞癌之外，以前具有某些特殊的形态的其他鳞状细胞癌亚型（包括小细胞亚型、透明细胞亚型、乳头状亚型），不具有预后和分子生物学意义。

基底细胞样鳞状细胞癌有一致的小细胞构成，称小叶状分布，周边栅栏状结构特点。免疫组化表达鳞状细胞标志物。肿瘤可以有角化性和非角化性鳞状细胞癌区域，但基底细胞样亚型的区域必须大于50%。核分裂15-50/10HPF，Ki-67标记率

50%~80%。这类肿瘤临床进展迅速，预后差于其他非小细胞性肺癌。

2. 腺癌

【概述】

腺癌大约占女性肺癌的一半，在男性病人所占比例较低。就绝对数目而言则男性多于女性。流行病学研究显示腺癌越来越常见，而其他类型却不这样。在一些近期报告中腺癌已成为最常见的类型。

【诊断要点】

肉眼上腺癌境界不清，灰黄色。可单发或多发。如分泌大量黏液，可呈胶样。空洞形成极少见。大约65%的肿瘤位于周边，77%的肿瘤累及胸膜，常导致胸膜纤维化和胸膜“皱褶”。有时极少数周边型小腺癌在双层胸膜广泛蔓延，看起来像弥漫性间皮瘤，因此称为假间皮瘤性癌。更为少见的是腺癌可呈支气管内息肉状的较大肿块。

腺癌伴周边性瘢痕或蜂窝肺的比例很高，在附近的气道内可见细支管和肺泡上皮非典型增生。

腺癌可分为：原位腺癌、微小浸润性腺癌、浸润性腺癌（图5-4）、腺癌变异型。原位腺癌为体积小于3cm的孤立病变，无浸润，预后好；微小浸润性腺癌为体积小于3cm的孤立病变，浸润范围最大径不大于5毫米，预后也较好；浸润性腺癌依据所含的主要结构分类，包括以贴壁生长为主、以腺泡结构为主、以乳头状腺癌为主、以微乳头状腺癌为主、以实性生长方式为主（图5-5）；对于浸润性腺癌应分别列出含量在5%以上的所有成分（微乳头状腺癌含量在1%以上也应列出）；腺癌亚型包括黏液性腺癌、胶样癌、高分化胎儿型腺癌和肠型腺癌。

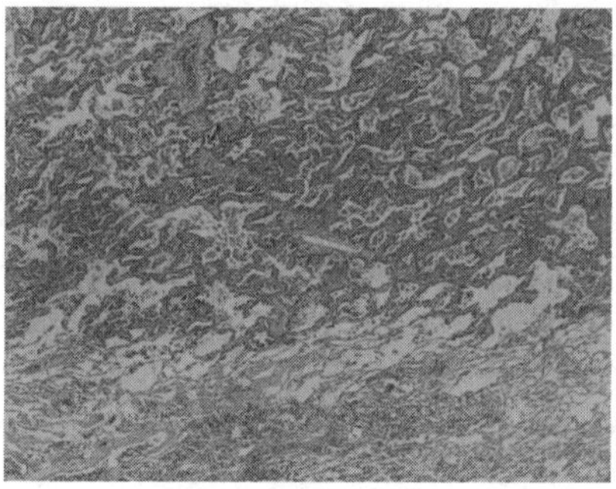

图5-4　肺腺癌

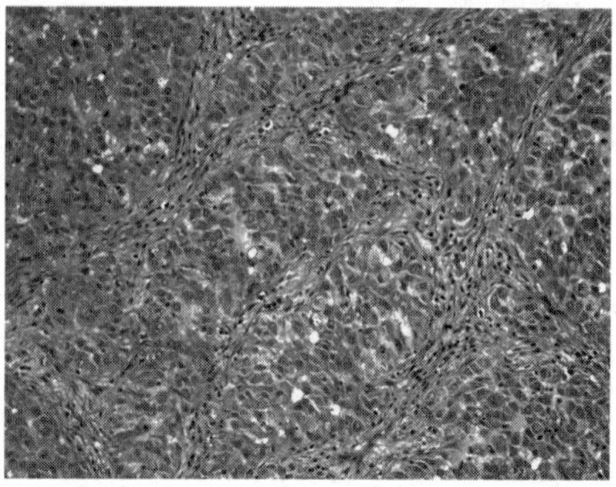

图5-5　肺实性腺癌

电镜可见腺癌含所有支气管上皮类型的细胞，只不过是肿瘤性，这些细胞包括杯状细胞、黏液细胞、非纤毛型细支气管细胞、II型肺泡细胞和Clara细胞。

3. 腺鳞癌

【概述】

同一肿瘤内含有确切的鳞状细胞癌和腺癌分化特点，而且两种成分均大于10%者称为腺鳞癌。腺鳞癌占全部肺癌的比率不足10%。

【诊断要点】

鳞状细胞癌偶见黏液分泌细胞，或腺癌中存在个别鳞状分化灶不应认为腺鳞癌，而应根据其主要成分命名。腺鳞癌多数病例位于周边，常伴有瘢痕形成，提示与腺癌关系更密切。

4. 大细胞癌

【概述】

该型癌为无鳞状细胞和腺细胞结构、细胞学和免疫组化特点的未分化性非小细胞癌。只在仔细取材检查的切除标本中诊断，在细胞学和活检标本不做此诊断。

【诊断要点】

肿瘤细胞体积大。某些大细胞癌伴明显的末梢血嗜酸性粒细胞或中性粒细胞增多，似由肿瘤产生粒细胞集落刺激因子引起。一般大细胞癌肿瘤细胞相对较大而一致，排列成实性的团巢。

5. 淋巴上皮样癌

【概述】

淋巴上皮样癌少见，是一种低分化癌，伴有密集的淋巴细胞浸润，相似于鼻咽部未分化型非角化性癌。肿瘤细胞EBER阳性。

【诊断要点】

肿瘤细胞呈合体状生长，细胞核体积大、空泡状、核仁明显嗜酸性。可见局部鳞状细胞和梭形细胞分化。淋巴上皮样癌的预后较相同临床分期的其他普通非小细胞癌较好。

6. 肉瘤样癌和癌肉瘤

【概述】

本病是一组具有肉瘤样表现的癌。根据是镜下表现的次要区别和观察者在组织发生学方面的偏好，它们被赋予不同的名称。腺癌或鳞状细胞癌含有10%以上的梭形细胞和巨细胞时，或完全由梭形细胞和巨细胞构成时称为多形性癌；当几乎完全由大量瘤巨细胞构成时，被称为巨细胞癌；当几乎完全由梭形细胞构成，但在形态学，电镜和免疫组化仍可鉴定上皮特点时，被称为梭形细胞。当癌瘤与肉瘤成分能分开时使用癌肉瘤。大宗系列研究从形态学、免疫组化、分子生物学技术已明白显示这些其实是同一生物学现象的不同表现，仅仅是肿瘤细胞部分或全部丢失上皮标志物，并获得间叶组织标志物。

【诊断要点】

肉眼上这些肿瘤可呈实质内肿块或支气管内息肉状肿块。肉瘤样癌镜下可出现可辨认的上皮成分，可呈鳞状上皮特点，也可有腺管结构，肉瘤样成分仍然表达某些上皮标志物。癌肉瘤的肉瘤成分可为非特殊性的纤维肉瘤或恶性纤维性组织细胞瘤，或相似于软骨肉瘤，骨肉瘤，横纹肌肉瘤或血管肉瘤。可出现破骨样巨细胞。

支气管镜活检可显示一种或两种成分。该肿瘤预后差。

7.肺母细胞瘤

【概述】

本病是一种特殊类型的癌肉瘤。典型的肺母细胞瘤见于成人，与其他脏器的母细胞瘤不同，与后述的胸膜肺母细胞瘤也不同。

【诊断要点】

常位于肺之周边，单发，境界清楚，体积大。显微镜下特点为出现分化好的小管状腺体和细胞丰富的间质成分，典型者是由未分化的小卵圆或梭形细胞构成。总体表现相似于10~16周龄胚胎肺，与Wilms瘤相近。腺体细胞常显示细胞核下和细胞核上胞质空泡。常见含有丰富嗜酸性胞质的实性细胞团（桑椹体），特别点是这些桑椹体的细胞核常呈透亮的毛玻璃样，据说是由于积存生物素所致。上皮细胞富含糖原。间质成分可显示骨骼肌、软骨和骨分化。

【鉴别诊断】

肺母细胞瘤不应与胸膜肺母细胞瘤相混淆，后者是一种儿童的恶性肿瘤（肉瘤），表现完全不同，形态学也不同于肺母细胞瘤。

（五）神经内分泌肿瘤

此类肿瘤包括微小瘤、类癌、非典型性类癌、小细胞癌和大细胞神经内分泌癌，表达神经内分泌标志，例如CgA、Syn、CD56等。

1.微小瘤

【概述】

在上皮层内（未突破基底膜）神经内分泌细胞数目增多称为弥漫性神经内分泌细胞增生。如果增生的神经内分泌细胞突破基底膜并形成体积不足0.5cm的小结节称为微小瘤，亦称类癌性微小瘤，为与细支气管相关的小梭形细胞结节状增生。常与支气管扩张和其他伴有瘢痕形成的疾病（如叶内隔离肺）相伴随。虽然个别病例可有转移，但微小瘤总体为良性。

【诊断要点】

肺微小瘤细胞在超微结构和免疫组化特点上均相似于周边型类癌，有时可见与典型的周边型类癌伴随。现在区别微小瘤和类癌的体积是0.5cm。

2.类癌

【概述】

类癌占全部肺原发性肿瘤不足5%。包括中心型和周边型。中心型类癌最常见，常为支气管腔内生长缓慢的实性息肉状肿块。由于其部位和富含血管，咯血和远部支气管阻塞所引起的肺感染是常见症状。多数发生于成人，但亦可见于儿童。事实上类癌是儿童原发性肺瘤中最常见的一类。两性发病几乎相等。多数病人在临床水平上无内分泌表现。但有些病人有典型的类癌综合征和尿中5-HIAA升高。某些病例肿瘤分泌5羟色氨酸，而不分泌5羟色胺。还有的病例由于产生ACTH而伴Cushing综合征。亦可伴有其他部位的内分泌肿瘤和I型多发性内分泌腺肿瘤。5%的类癌发生部属淋巴结转移，远部转移虽有报告但很少见，转移到骨的病变表现为成骨性。总体预后良好。周围型类癌预后良好，局部淋巴结转移罕见。多数病例可用有限外科手术治疗。由于肿瘤的多发性，肺叶切除优于楔形切除，不应企图将肿瘤单纯剥出。

【诊断要点】

中心型类癌肉眼上主要在支气管内生长，但也可浸润至支气管壁、周围肺组织，甚至延及胸膜或心脏。某些肿瘤主要在支气管外生长。肿瘤表面被覆支气管黏膜，仅少数形成溃疡。切面灰黄色，有时可见纤维间质分隔，血管丰富。肿瘤常常完全包裹支气管软骨岛。镜下：肿瘤细胞均匀一致、为小细胞，核居中；极少或无分裂象（<2/10HPF），胞浆中等量、呈细颗粒状。可呈实性巢状、缎带状和花边状，亦可呈弥漫性实性片块，少数情况呈假乳头状或真乳头状排列。少数情况下可见小腺管，似菊形团样结构。血管丰富，间质可明显玻璃样变，可呈灶状钙化或骨化。一些骨是包陷进去的支气管软骨的骨化生，肿瘤内或肿瘤周围的淋巴管内可见肿瘤细胞。偶尔类癌中可见内分泌型核多形性，但无坏死或核分裂，该表现本身不足以诊断为非典型性类癌。个别肿瘤细胞的胞质透明。黏液染色常为阴性。除了上述神经内分泌标志外，肺类癌还恒定表达TTF-1，可借此鉴别肺的原发性和转移性类癌。肺类癌通常呈角蛋白$CK7^+/CK20^-$。明显呈巢状结构特点的类癌相似于“副节瘤”，而且常出现S-100阳性的癌巢边缘分布的支持细胞，此种表现更像“副节瘤”。个别类癌含黑色素颗粒称为黑色素性类癌。嗜酸性细胞类癌是中心型类癌的一个亚型、细胞质丰富，嗜酸性颗粒状。电镜下胞浆含丰富线粒体，同时含致密核心分泌颗粒。

【鉴别诊断】

周围型类癌发生于肺的周边，常位于胸膜直下。由于位置原因，肿瘤常无症状而被偶然发现。常为多发性，肉眼上无包膜，灰褐色，解剖上肿瘤与支气管无关。镜下：肿瘤细胞呈梭形，相似于平滑肌细胞，肿瘤常被误诊为平滑肌瘤。细胞排列紊乱、有一定的多形性。间质较多，有时间质含量可极丰富，当肿瘤是多发性时可引起限制性和阻塞性肺疾病。如同中心型类癌，周围型类癌可呈副节瘤样表现，因为可出现S-100阳性的支持细胞。可见淀粉样物质和黑色素，免疫组化可呈降钙素阳性，这些表现提示周围型肺类癌、胸腺类癌和甲状腺髓样癌在组织起源上密切相关。其他免疫组化特点与中心型类癌相似。

3.非典型类癌

【概述】

非典型类癌从总体结构，超微结构和免疫组化特点与类癌相同，但显示核分裂多（2~10/10HPF）、核染色质含量增多和局灶坏死等非典型性表现。

【诊断要点】

如同典型类癌，非典型性类癌表达各种神经内分泌和神经标志。在一组报告中非典型性类癌淋巴结转移率几乎为70%，而典型的类癌仅为约5%。非典型性类癌的5年和10年生存率分别是56%和35%。不良预后指标是女性患者、高临床分期、肿瘤体积大（大于3.5cm）、核分裂象增加、细胞多形性和气道蔓延。

4.小细胞癌

【概述】

小细胞癌占全部肺癌的10%~20%，多数病人为男性，发病中位年龄为60岁，85%以上是吸烟者。将小细胞癌与其他类型肺癌区别开的意义在于其临床行为、全身表现和对化疗反应性的不同。因此现在人们已习惯地将肺癌简单地分为小细胞癌和非小细胞癌两大类。

【诊断要点】

小细胞癌典型者位于中心部，偶尔亦可见于周边部。支气管镜活检常常获得阳性结果，即使在肉眼上无异常的病例也如此。肉眼上肿瘤白色到褐色、质软易碎、坏死广泛。若发生于大支气管，肿瘤可环状和（或）广泛沿着正常黏膜下浸润。后期支气管可完全闭塞。单纯在支气管内生长或以支气管内生长为主的生长方式不常见。镜下小细胞癌应视为单独的组织学类型，而不能认为其为未分化型肺癌。生长方式多为实性巢、亦可为条索状和缎带状、菊形团和假菊形团、或小管状、小导管状。典型的小细胞癌细胞小，圆形或卵圆形，相似于淋巴细胞。核细颗粒状或非常深染，核仁不显眼，分裂象常见，胞浆稀少（图5-6），以致在常规切片中不易看到。某些病例细胞拉长呈纺锤形。核结构模糊不清，该变化首先用以描述细胞学涂片，后来在常规切片中亦可见到。一种非常常见的人工现象，特别是见于小活检标本，表现为细胞拉长、变形、挤压和染色质弥散。如果整个标本都如此，不可能进行诊断。有趣的是即使是在小的支气管活检标本中几乎均可见到典型的小细胞癌结构。取自淋巴结或远部转移灶，或少数原发肿瘤的切除标本，肿瘤细胞常较大，而且具有较多的胞浆。提示某种程度的人为收缩至少部分解释何以呈小细胞表型。继发于坏死的染色质弥散可蔓延至血管壁，呈强嗜苏木精。混合性小细胞癌总的表现为小细胞癌，但含有5%或少于5%的鳞状细胞癌或腺癌成分。

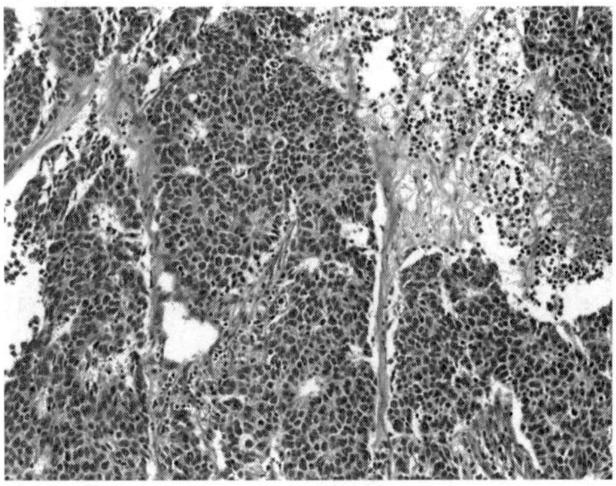

图5-6　肺小细胞癌。HE染色

大约80%的病例至少于某些肿瘤细胞内可见少数致密核心神经分泌颗粒。免疫组化显示神经内分泌标志，如CgA、SYN、CD56（图5–7）。CK常呈点状阳性（图5–8）。85%的小细胞癌呈TTF–1阳性，而肺泡表面活性物质脂蛋白（PE–10）总是阴性。

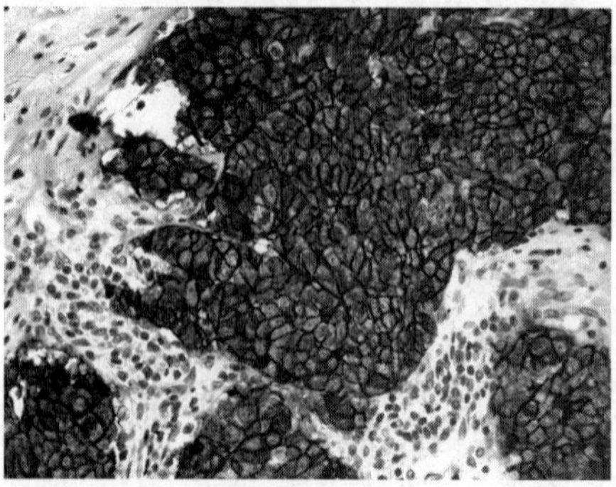

图5–7 肺小细胞癌，CD56免疫组化染色，示细胞质膜着色

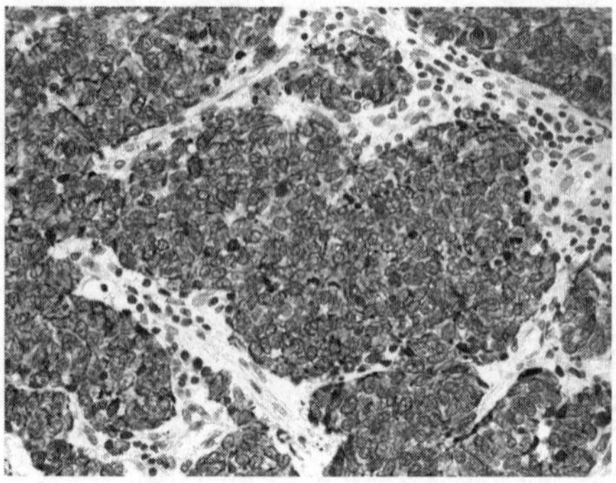

图5–8 肺小细胞癌。AE1/AE3免疫组化染色，示细胞质内点样染色特点

5. 大细胞神经内分泌癌

【概述】

细胞体积较小细胞癌大，较少见。

【诊断要点及鉴别诊断】

细胞体积较小细胞癌大，但不及肺大细胞癌体积大，常呈实性片巢排列。细胞染色质较小细胞癌细腻，常常可见较明显的核仁。表达神经内分泌标志，例如CgA、Syn、CD56等，可与肺大细胞癌鉴别。

三、其他原发性肿瘤

（一）软骨性错构瘤

【概述】

本病多发生于成年人，男性多见。常为孤立性，亦可为多发性。最常见的部位是胸膜下肺实质内，在X线胸片上常呈境界清楚的阴影，临床上无症状。体积常较小，但亦可占据整个肺叶。1/3的病人可见钙化，呈爆米花样特点。肉眼境界清楚、分叶状。切面胶胨状软骨被界限不清的裂隙分割开来。呈息肉状肿块伸入大支气管腔者较少见，可出现支气管阻塞症状。错构瘤通常采取保守治疗：楔形切除或肿瘤剥出术适用于边缘性病变，而支气管内病变行袖套形切除术。Carney发现了一种非家族性综合征：肺错构瘤，胃上皮样平滑肌肉瘤（目前属于胃肠间质瘤）和功能性肾上腺外副节瘤。

【诊断要点】

镜下周边型错构瘤由排列成岛状的软骨、脂肪、平滑肌和衬覆纤毛型或非纤毛型呼吸性上皮的裂隙构成。软骨常有钙化，少数情况下骨化。无炭末沉着。支气管内病变上皮裂隙少见，软骨含量少，脂肪组织含量多。

（二）硬化性肺细胞瘤

【概述】

硬化性血管瘤多数发生于女性成年人，一般无症状，X线为小的孤立性结节。连续拍片病变稳定不变，至多是缓慢生长。本肿瘤通常为良性，局部切除可治愈，但有1例报告有肺门淋巴结转移。

【诊断要点】

肉眼上境界清楚，但无包膜，实性，棕黄色，有时可见出血区。偶尔为囊性。镜下肿瘤为密集排列的多角形细胞，胞质较丰富嗜酸性，排列成实性。柱状肿瘤细胞腺样或乳头状。常见新鲜和陈旧性出血灶，可见黄瘤细胞聚集灶。个别情况下可见明显的肉芽肿反应。免疫组化柱状肿瘤细胞呈EMA、角蛋白阳性，多角形细胞和柱状肿瘤细胞均呈TTF-1阳性。

（三）淋巴管肌瘤病和透明细胞瘤

淋巴管肌瘤病和透明细胞瘤属于血管周上皮样细胞肿瘤（Pecoma）家族。

1.淋巴管肌瘤病

【概述】

淋巴管肌瘤病可弥漫性累及双肺。均发生于女性，一般是在生育期，某些病人同时患有结节性硬化和肾血管平滑肌脂肪瘤。常导致呼吸功能不全、自发性气胸和乳糜性胸水。淋巴管肌瘤病预后不同，某些病人由于肺气肿样改变而至肺功能不全死亡，可能是由弹性纤维变性引起。

【诊断要点】

病理变化在肉眼上早期病例表现酷似肺气肿，较晚期表现为广泛的囊腔形成。其间为灰白色的厚间隔。镜下表现与发生于软组织者相同。增生细胞的许多特点与上皮样血管细胞肿瘤家族相似，肿瘤细胞常具有孕激素受体，而且客观上对孕激素类药物和卵巢切除术反应良好。

2.透明细胞瘤

【概述】

透明细胞瘤、又称糖瘤，肉眼上为圆形和卵圆形小肿瘤，通常见于肺之周边部。多见于成年，也可见于儿童。

【诊断要点】

肉眼上体积较少、边界清楚、红褐色。镜下肿瘤细胞体积大，胞浆透明至嗜酸性，挤满糖原颗粒。某些细胞呈蜘蛛样。没有脂肪出现，不见核分裂。有稀少网连的间质，含有明显的薄壁血管，以及无定型嗜酸性细胞外基质（有时发生钙化）。

免疫组化呈弥漫性HMB-45、Melan A和组织蛋白酶B阳性，S-100蛋白局灶阳性，有时呈神经元特异性烯醇化酶和突触素阳性。电镜下常见在溶酶体样细胞器内含有束膜的糖原颗粒，相似于II型糖原沉积症。可见胞质内纤维，少数细胞含有与黑色素小体相似的致密核心颗粒，少数病例含有分化成熟的黑色素小体。围绕肿瘤细胞可见基板。透明细胞瘤属于血管周上皮样平滑肌细胞肿瘤家族。局部切除可治愈。

（四）淋巴组织肿瘤和瘤样病变

肺可发生各种淋巴组织增生性病变，可为继发性，也可为原发性。包括弥漫性大B细胞性淋巴瘤、黏膜相关淋巴组织淋巴瘤、T/NK细胞恶性淋巴瘤（图5-9）、浆细胞瘤、Hodgkin病、白血病和淋巴瘤样肉芽肿等。

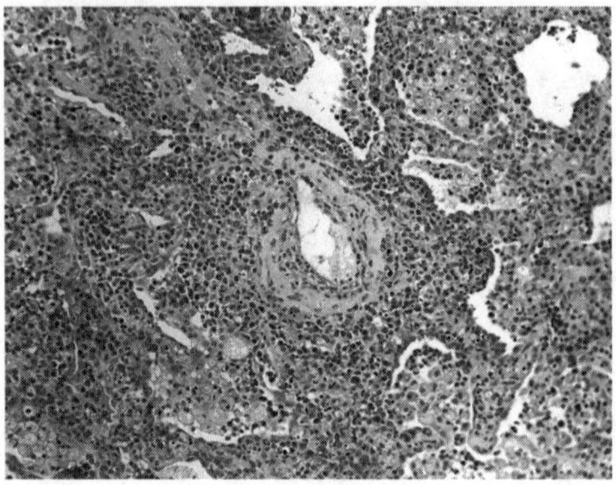

图5-9　肺T/NK细胞恶性淋巴瘤。HE染色；右图为CD3免疫组化染色。本例CD56免疫组化染色也阳性

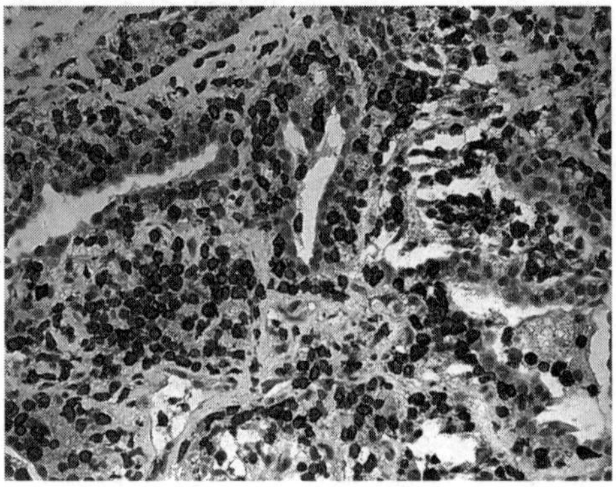

图5-10　肺T/NK细胞恶性淋巴瘤。免疫组化染色CD3阳性。本例CD56免疫组化染色也阳性

淋巴瘤样肉芽肿

【概述】

淋巴瘤样肉芽肿病常见于中年人，病变为双侧境界清楚的圆形肿块，X线上可相似于转移癌。淋巴瘤样肉芽肿病例和类似的非典型性淋巴组织增殖性疾病报告于免疫抑制的器官移植病人、Sjögren综合征和HIV感染病人。形态学和临床过程越来越明显地均支持淋巴瘤样肉芽肿是原发性淋巴组织增生性疾病，或者已经是恶性淋巴瘤，或者具有极大的恶变成淋巴瘤倾向。50%~70%的病例与EBV相伴随。基于免疫组化和原位杂交推测多数淋巴瘤样肉芽肿是伴有明显T细胞反应和血管炎的EBV感染性B细胞增殖。

【诊断要点】

显微镜下特点为多形性细胞浸润，富含浆细胞、免疫母细胞、非典型性大淋巴细胞，有累及肺血管壁和集中在内皮下间隙的倾向。本病无多核巨细胞和Wegener肉芽肿的坏死变化。

（五）胸膜肺母细胞瘤

【概述】

胸膜肺母细胞瘤是一种胚胎发育不良恶性儿科肿瘤，位于肺和/或胸膜。本瘤与肺母细胞瘤无关，后者为成人肿瘤。

【诊断要点】

组织学特点为原始母细胞瘤成分和肉瘤性成分的混合，后者显示横纹肌和软骨分化。某些肿瘤主要呈囊性。上皮成分或缺乏，或以良性表现出现，可能为包裹到肿瘤内的上皮。本肿瘤为高度恶性，特别是那些实性成分较多的肿瘤。

（六）鳞状细胞乳头状瘤

【概述】

鳞状细胞乳头状瘤可发生于大气管，可单独发生，或与气管和喉的类似病变同时发生。与后者相同，据认为是由HPV引起的。

【诊断要点】

与普通鳞状细胞乳头状瘤相同。大约1/3发生于成年的孤立性病变可见鳞状上皮异型增生、原位癌或局灶浸润性鳞状细胞癌。

（七）转移性肿瘤

【概述】

肺是转移性肿瘤常见的部位，有时可为仅有的远部肿瘤蔓延灶。

【诊断要点】

大多数转移灶是多发性、双侧性、边缘清楚和快速生长，特别是由乳腺、胃肠道、肾、肉瘤和黑色素瘤转移而来者更是如此。可为粟粒结节到加农炮弹型，常见于下叶。另一些转移瘤，特别是来源于胃、乳腺、胰和前列腺癌者，肿瘤广泛累及肺血管周围和支气管周围淋巴管（所谓的淋巴管癌病）可导致严重呼吸困难和肺动脉高压。可有间质性肺病的X线表现，有时X线胸片并无异常。

另外转移性肿瘤若呈孤立性结节相似于肺原发性肿瘤，由于肿瘤从肺实质内或淋巴结内侵至大支气管壁，而形成息肉状支气管内肿块，多发生于从乳腺、肾和大肠来的转移瘤。转移瘤可形成中央空洞，这在上呼吸道消化道的鳞状细胞癌、大肠腺癌和平滑肌肉瘤特别常见。

【鉴别诊断】

转移癌与原发性肺癌的区别是困难的，有时是不可能的。多发性病变和广泛淋巴管累及、浸润倾向于转移。在鳞状细胞癌附近的支气管黏膜出现非典型性增生或原位癌，在腺癌周围出现蜂窝肺或肺实质内邻近细支气管出现非典型增生倾向于原发性肺癌。但应当记住许多转移到肺的转移癌，特别是来自大肠和胰腺者可呈鳞片状衬覆肺泡壁，相似于细支气管肺泡癌。转移性腺癌倾向于较原发癌具有更明显的多形性和坏死。

【辅助检查】

对于鉴别诊断免疫组化可提供一些帮助。出现GCDFP-15、乳腺球蛋白、雌激素受体和（或）S-100蛋白支持乳腺癌转移，而不是原发性肺癌。明显前列腺特异性抗原（PSA）阳性和（或）前列腺酸性磷酸酶阳性提示前列腺来源。相反肺泡表面活性物质脂蛋白或蛋白A阳性可见50%的原发性肺腺癌，但不见于转移性肿瘤。应注意区别反应性增生的II型肺泡上皮和肿瘤细胞。角蛋白的阳性特点有助于区别原发性肺腺癌与转移性结直肠癌。特别是肺癌可能为$CK7^+/CD20^-$，而结直肠癌转移则相反，可能为$CK7^-/CD20^+$。此外转移到肺的结直肠癌常呈COX-2免疫组化阳性。TTF-1仅出现于肺和甲状腺。因此肺内肿瘤如果出现TTF-1，若能除外转移性甲状腺癌和陷入的正常肺组织的可能性，有理由相信肿瘤是肺原发癌。该技术也可应用于细胞学标本，达到相同的鉴别目的。

对于肉瘤，某些类型可相似于肺原发癌。某些转移性梭形细胞肉瘤可沿着支气管和血管生长。某些转移性血管肉瘤可伪装成原发性血管肿瘤或弥漫性肺出血。在子宫肿瘤中，高分化平滑肌肉瘤也可相似于平滑肌瘤性错构瘤，子宫内膜间质肉瘤能与肺的原发性血管周细胞瘤、梭形细胞类癌和其他肺原发性肿瘤相混淆。

第三节　纵　隔

一、纵隔解剖结构及常见疾病分类

【概述】

纵隔包括上自胸腔入口，两侧以胸膜腔为界，下至横隔表面，后自脊柱以及前至胸骨的一大组器官及组织，习惯上将其分为上纵隔、前纵隔、中纵隔及后纵隔四个部分。

【诊断要点及鉴别诊断】

纵隔各部分常见肿瘤及肿瘤样病变分类见表5-1。

表5-1　纵隔常见肿瘤及肿瘤样病变分类

上纵隔	胸腺瘤，胸腺囊肿，甲状腺异位及有关病变，副甲状腺异位及有关病变，恶性淋巴瘤，淋巴管瘤
前纵隔	胸腺瘤，胸腺囊肿，生殖细胞源性肿瘤，甲状腺及副甲状腺异位及有关病变，恶性淋巴瘤，副节瘤，淋巴管瘤，血管瘤（良性及恶性），脂肪瘤及其肉瘤
中纵隔	心包疾病，支气管源性囊肿，淋巴管瘤，恶性淋巴瘤
后纵隔	神经纤维瘤，神经精细胞瘤，节神经瘤，神经母细胞瘤，节神经母细胞瘤，神经纤维肉瘤，副节瘤（化感瘤），淋巴管瘤，胃或肠上皮囊肿，脑膜囊肿

二、纵隔囊肿

【概述】

纵隔囊肿是纵隔较常见疾病。

【诊断要点及鉴别诊断】

常见囊肿及其主要鉴别点见表5–2。

表5–2　纵隔囊肿的鉴别诊断要点

囊肿类型	典型部位	内容物	囊壁胆固醇性肉芽肿	上皮类型	单层/多层	囊壁平滑肌	囊壁有软骨
胸腺囊肿	前、上	浆液或浑浊性	+	多种类型	+/+	–	–
囊性甲状腺肿	前、上	类脂质	–/+	甲状腺上皮	+/+	–	–
副甲状腺囊肿	前、上	浆液	–	矮立方	+/–	–	–
支气管囊肿	中	浆液或黏液	–	纤毛柱状	+/–	+	+
肠上皮囊肿	后	黏液	–	柱状或杯状细胞	+/–	+	+
胃上皮囊肿	后	黏液	–	胃上皮	+/–	+	–
囊性淋巴管瘤	前、上	浆液或水性	–	扁平内皮	+/+	–/+	–
囊性畸胎瘤①	前、上	浑浊	+	多种	+/+	+/–	+/–
囊性胸腺瘤②	前、上	浆液或浑浊	–	上皮各型或纤维	+/+	–	–
脑膜囊肿③	后	浆液	–	扁平或纤维性	+/+	–/+	–/+
心包囊肿	中	浆液	–	扁平或间皮	+/–	+/–	+/–

注：①除囊肿外，根据囊壁肿瘤组织的分化状况进行良恶性或分级诊断。

②除囊肿外，囊壁外有明显各型肿瘤性胸腺组织，根据浸润状况及主要细胞成分进行胸腺瘤的分类及良或恶性诊断，囊性胸腺瘤与胸腺囊肿的区别在于后者囊壁为分化很好的上皮，囊外为正常受挤压的胸腺组织.

③脑膜囊肿，大多发生于儿童，常合并有脊柱裂，囊被覆上皮为扁平或矮立方样蛛网膜上皮，也可为纤维性囊壁，囊壁可有平滑肌及软骨等化生。

三、纵隔肿瘤

1.胸腺瘤

【概述】

肿瘤发生于成年人，前上纵隔多见，也可发生在纵隔的其他部位，甚至可见于颈部等异位胸腺组织；大约30%~50%伴有重症肌无力，但重症肌无力病人，胸腺有肿大者不一定是胸腺瘤，可能是胸腺增生。

【诊断要点】

①大体显示为圆形有或无包膜的分叶状肿物。大约80%为有包膜，界限清楚的为良性肿瘤。肿瘤可发生囊性变，故胸腺发生囊性病变无完整上皮衬覆时，要注意

检查囊壁组织，不要轻易诊断为胸腺囊肿；所有胸腺瘤都是肿瘤性上皮成分与非肿瘤性淋巴细胞混合组成。上皮细胞形态多种多样：圆形或卵圆形及梭形或长梭形，核染色质细，结构不清，或粗颗粒，核仁清楚，甚至可见大的嗜酸性核仁。上皮细胞可呈实性巢团、菊形团样或腺样或漩涡状结构等。有时可见典型的或不典型的胸腺小体形成；电镜下上皮细胞有明显张力原纤维及桥粒，表面有长的突起以及基底膜样结构等。免疫组化上有明显上皮表达，较特殊抗体标记是胸腺素（thymosin）。胸腺瘤中淋巴细胞是不成熟的T细胞，它们是中枢T细胞，不是外周T细胞，它们Ki-67标记阳性，T细胞受体基因重排检测呈阴性，故它不是肿瘤性的。

②胸腺瘤的分型包括：A型，非典型性A型，AB型，B1型，B2型，B3型（图5-11），C型。

胸腺瘤的诊断中需注意：肿瘤是否包膜完整（即是否为浸润性胸腺瘤），C型胸腺瘤即为胸腺癌，包括鳞癌，淋巴上皮样癌，腺癌，基底细胞样癌，黏液表皮样癌及腺样囊性癌等。

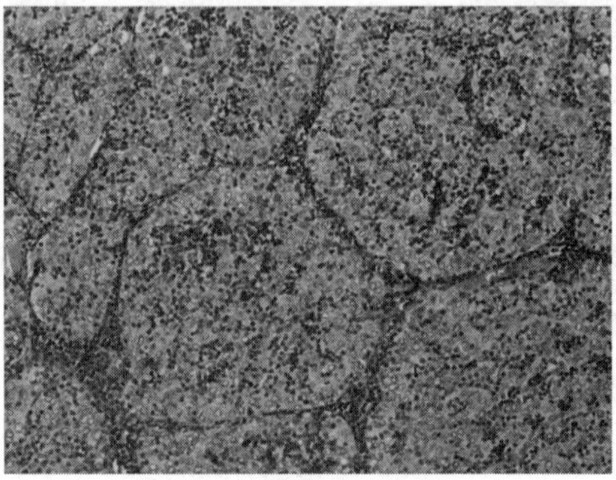

图5-11　胸腺瘤B3型

【鉴别诊断】

与胸腺非霍奇金淋巴瘤的鉴别在于淋巴瘤缺乏上皮性肿瘤细胞；淋巴细胞有明显异型性，胸腺淋巴瘤常为大细胞型，异型性较明显；胸腺瘤与胸腺增生的鉴别在于胸腺增生多见于小儿；增生淋巴细胞成熟，常有滤泡形成；无上皮性肿瘤细胞；正常胸腺结构存在：胸腺瘤与转移癌的鉴别有时非常困难，与转移癌的主要区别在于后者有明确的、组织学相似的原发癌；A型胸腺瘤有菊形团形成时要注意与胸腺类癌或神经内分泌癌鉴别，胸腺类癌或神经内分泌癌的肿瘤细胞之间无明显淋巴细胞；细胞染色质较细较均匀；免疫组化及电镜下有明显神经内分泌表达。

2.胸腺神经内分泌肿瘤

胸腺神经内分泌肿瘤包括胸腺类癌、非典型类癌、小细胞性神经内分泌癌和大细胞性神经内分泌癌，参见肺疾病部分。

3.造血组织肿瘤

主要为B细胞淋巴瘤，常见者为纵隔原发性大B细胞淋巴瘤（常常有明显硬化）、结外黏膜相关淋巴组织淋巴瘤。儿童常见的肿瘤为T淋巴母细胞性淋巴瘤。参见造血组织肿瘤。

4. 纵隔生殖细胞肿瘤

纵隔生殖细胞肿瘤类型和生物学行为与发生于睾丸和卵巢者相似。包括生殖细胞癌、胚胎性癌、卵黄囊瘤、成熟和不成熟性畸胎瘤等。

5. 纵隔神经源性肿瘤

主要类型包括神经鞘瘤、恶性周围神经鞘膜瘤、原始神经外胚叶瘤和神经母细胞瘤。最重要的是将良恶性区别开。

第六章　消化道疾病

第一节　消化道炎症

一、食管炎症

（一）食管炎

【概述】

食管炎即非特异性致病菌性炎症。临床上一般无症状和体征，多见于体检时经内镜检查发现食管黏膜表面水肿、色红，少数可有糜烂或溃疡形成，可表现为碘不染色，形似食管癌或癌前病变，可致吞咽时隐痛或疼痛；经过活检病理学确诊。炎症有急性、慢性之分；炎症程度有轻度、重度之分。

【诊断要点】

（1）黏膜组织中不同层次和不同程度的炎症细胞浸润。炎症细胞成分多样，主要为淋巴细胞、浆细胞、嗜酸性粒细胞、中性粒细胞。炎症细胞浸润的数量和成分常常是界定急性、慢性和炎症程度的依据。炎症细胞可浸润于上皮内、固有层或黏膜下层，尤其应关注鳞状上皮内炎症细胞浸润的数量和成分。例如，诊断急性食管炎症时，主要关注上皮内中性粒细胞的浸润数量；重度急性食管炎症时可见到上皮内的“微脓肿”现象；诊断慢性食管炎症时，上皮内往往多见淋巴细胞浸润，黏膜固有层常见到致密的淋巴细胞浸润，可有淋巴滤泡形成。

（2）食管炎症往往伴随鳞状上皮增生，表现为上皮厚度增加，即细胞层次增多或细胞密度增加；增生的上皮细胞极向和细胞形态与正常无显著区别。根据上皮增生的程度可分为轻度和重度。当上皮的基底细胞层次增多，超过上皮全层的1/6时，应提示为基底细胞增生。

（3）上皮糜烂，糜烂区局部常伴有炎性肉芽组织增生。

（4）黏膜固有层乳头顶端达于上皮全层的2/3以上。

【鉴别诊断】

上皮增生或基底细胞增生均须与癌前病变鉴别，即鳞状上皮的上皮内瘤变/异型增生。见食管肿瘤章节。

（二）反流性食管炎

【概述】

因胃酸和胃蛋白酶胃液甚至十二指肠液（含胆汁、胰液）经贲门逆向流入食管所致炎症，具有一定的组织学特征。临床表现有反酸、烧心、胸骨后疼痛、吞咽困难、吞咽疼痛等。内镜表现为食管下段黏膜灶性分布的线状、点状糜烂或浅溃疡；病变晚期可因黏膜下层纤维组织增生致食管狭窄、短缩，甚至继发食管裂孔疝。

【诊断要点】

①病变早期，黏膜组织中浸润的炎症细胞中常以嗜酸性或中性粒细胞为主，常见鳞状上皮棘层细胞显著增生，伴随黏膜固有层乳头顶端上延。②病变晚期，消化性溃疡形成，炎症区黏膜上皮呈柱状腺上皮化生（胃肠型黏膜上皮），形成"Barrett食管"组织像；黏膜下层纤维组织增生。

【鉴别诊断】

嗜酸细胞性食管炎。鉴别要点详见表6–1。

表6–1　嗜酸细胞性食管炎和反流性食管炎的鉴别

	嗜酸细胞性食管炎	反流性食管炎
年龄/性别	儿童，青年人，多数为男性	通常是成人，多数为男性，肥胖者多见
位置	下段和中段/上段	下段
症状	吞咽困难，儿童发育停滞，食物嵌塞。可能有食管狭窄	反酸、烧心、胸骨后疼痛、吞咽困难、吞咽疼痛
体征	"食管气管化"，有线性沟、食管环形成，似猫的食管（"猫样食管"），不同程度的外周血嗜酸性粒细胞增多，湿疹和哮喘	食管炎，下段食管为主
病因学	可能是过敏反应对食管的损伤	反流的胃内容物（包含胃、十二指肠分泌液）对食管的损伤
组织学	成片的嗜酸性粒细胞，常在上皮表面，黏膜固有层瘢痕，显著的基底细胞增生，有大量的嗜酸性粒细胞（典型的>100个/高倍视野）。此外，嗜酸性粒细胞分布可以是非常局灶/斑片状的	轻度基底细胞增生，血管乳头拉长，基底细胞棘细胞层水肿，偶尔淋巴细胞增多，轻度急性炎症，散在的嗜酸性粒细胞，通常<15个/高倍视野
胃贲门活检	常缺乏嗜酸性粒细胞	可见嗜酸性粒细胞浸润
特殊检查	无	无
治疗	需要皮肤测试，避免食物性过敏原。也会使用局部用类固醇药（布地奈德，口服）	用质子泵抑制剂治疗。有些病人需要行胃底折叠术以减少胃内容物反流
用质子泵抑制剂治疗1周后	嗜酸性粒细胞减少不明显	嗜酸性粒细胞明显减少
预后	对食疗和/或类固醇治疗有效	有患Barrett食管和食管腺癌的风险

（三）Barrett食管

【概述】

是食管鳞状上皮被化生的胃肠型腺上皮替代。

【诊断要点】

①根据病变的长度，分为长节段（>3cm）、短节段（1~3cm）、超短节段（<1cm）。中国人多为超短节段Barrett食管。

②镜下表现：食管黏膜上皮呈现间断性的鳞状上皮和胃黏膜柱状上皮，包括胃黏膜腺体；炎症背景显著时，发生于胃黏膜炎症的改变均可见到，如伴有肠上皮化生、上皮内瘤变等。国内诊断Barrett食管不强调一定有肠上皮化生，但要报告是否伴有肠上皮化生。

③Barrett食管为反流性食管炎的晚期表现。较多发生于中年人。可有反胃、烧心、胸骨后疼痛，偶有吞咽困难。

④Barrett食管是食管腺癌发生的组织学基础，部分食管腺癌来自Barrett食管的恶变。有研究报道Barrett食管的平均癌变率为13.6%。

【鉴别诊断】

①胃底上皮型：完全性胃黏膜化生，形似胃底黏膜。病变区黏膜上皮由黏液细胞、主细胞、壁细胞构成，可有胃小凹样结构。

②交界上皮型：不完全性胃化生。病变区黏膜上皮为胃型柱状上皮。

③小肠化生型：不完全性肠化生。病变区黏膜可见绒毛样结构，绒毛表面上皮和腺体由高柱状黏液细胞、杯状细胞、潘氏细胞等构成。

（四）特殊感染性食管炎

根据特殊感染的类型命名：

①真菌性食管炎：条件致病性真菌（例如念珠菌、曲菌、藻菌等）；非条件致病性真菌（如组织胞浆菌、芽生菌、孢子丝菌等）。

②病毒性食管炎：主要为疱疹病毒性食管炎。与人食管炎有关的病毒包括单纯疱疹病毒Ⅰ和Ⅱ型、EB病毒、巨细胞病毒、HIV、人乳头瘤病毒等。

③细菌性食管炎：包括条件致病菌和非条件致病菌（结核杆菌等）。

④螺旋体性食管炎：包括梅毒螺旋体等。

⑤寄生虫性食管炎：包括蛔虫、阿米巴原虫、棘球绦虫等。

常见疾病如下。

1.念珠菌性食管炎

【概述】

本病多由白色念珠菌引起，属于条件致病菌。发生于免疫功能低下患者。

【诊断要点】

①见于应用广谱抗生素、类固醇类药物、化疗药物者；艾滋病患者；器官移植患者。②急性食管炎临床表现：吞咽困难、胸骨后痛疼、食管狭窄甚至穿孔等；亚急性和慢性食管炎：早期隐匿，晚期可致食管狭窄、憩室形成。③病变部位主要累及食管中、下段黏膜；散在或融合的白色或红色水肿性斑块，糜烂或溃疡。④镜下表现为急性炎症、上皮糜烂或黏膜浅溃疡形成；纤维素性渗出物网织坏死碎屑形成假膜，内含念珠菌假菌丝、芽生孢子（PAS染色阳性）；常合并其他细菌感染。⑤食管恶性肿瘤的局部也常有白色念珠菌繁衍。

2.曲菌和藻菌性食管炎

【概述】

本病少见。两者的临床表现及病变相似。多因食管局部感染或其毗邻组织感染的播散，也可由于血行感染。多见于免疫功能低下的病人，常为全身感染的一部分。

【诊断要点】

①病变组织中呈分枝性菌丝（PAS染色等显示）；②真菌易侵犯血管，致血栓形成和/或凝固性坏死；③炎症反应较轻；④常合并其他细菌感染。

3.非条件致病性真菌性食管炎

【概述】

食管的感染率很低。多见于个体感染，也见于免疫功能低下患者。原发感染灶常在肺，直接或经血行累及食管。组织胞浆菌性食管炎常来自隆突下淋巴结感染的扩散。

【诊断要点】

（1）镜下病变

①组织胞浆菌性食管炎：肉芽肿性炎症，病变中检见微小酵母菌，在其细胞壁与细胞浆之间有一透明区（PAS阳性）。②皮炎芽生菌性食管炎：形似皮肤病变，肉芽肿性炎症，急性炎症，食管黏膜鳞状上皮假上皮瘤样增生，坏死。

（2）病原菌：包括组织胞浆菌、皮炎芽生菌、孢子菌等，属于酵母菌；酵母菌较大，常位于细胞外，HE染片中难以检见。

4.疱疹病毒性食管炎

【概述】

多由带状疱疹病毒（HVZ）引起（经由吞咽感染食管），有时继发于疱疹性口腔炎患者。婴幼儿常于分娩期感染。临床多无症状，少数患者吞咽疼痛或吞咽困难。长期存活的患者，食管可狭窄。常继发真菌或细菌感染，可致食管穿孔。

【诊断要点】

（1）肉眼病变：早期，食管中、下段黏膜多发性小水泡；水泡破溃，继发弥漫、散在性浅溃疡；严重者，黏膜广泛性剥脱（剥蚀带）。

（2）镜下病变：食管黏膜溃疡形成；溃疡边缘鳞状上皮细胞核毛玻璃样，核内含嗜酸性或嗜双色性包涵体并常围以亮晕（位于包涵体与核膜间的透明带），包涵体偶见于结缔组织中；含包涵体的鳞状上皮细胞肿胀或呈多核巨细胞样，失去黏着性。

（3）免疫组化染色：病变呈抗疱疹病毒抗体Ⅰ型或Ⅱ型阳性。

5. 巨细胞病毒性食管炎

【概述】

本病常为全身巨细胞病毒（CMV）感染的局部表现。常伴有其他微生物感染（疱疹病毒或念珠菌等）。

【诊断要点】

（1）肉眼病变：食管黏膜浅溃疡形成。

（2）镜下病变：食管黏膜溃疡形成；溃疡底部肉芽组织中的血管内皮细胞、纤维母细胞和黏膜肌层的平滑肌细胞等的胞浆内检见"猫头鹰眼"样巨细胞病毒包涵体（围以亮晕）。病变中有时不见特征性的包涵体，需免疫组化染色辅助诊断。

（3）免疫组化染色：病变呈抗CMV抗体阳性。

6. 人乳头状瘤病毒性食管炎

【概述】

食管的人乳头状瘤病毒感染（HPV）感染率不等（有报道高达86%）。需要通过特殊检查方法鉴定HPV感染，区别于非HPV感染性的食管鳞状上皮增生或食管鳞状上皮乳头状瘤等。

（五）食管Crohn病

【概述】

常为肠道Crohn病的食管表现。内镜和大体检查见食管散在性溃疡，可致食管狭窄或食管瘘。

【诊断要点】

组织学镜下见食管壁全层不同程度的慢性炎细胞浸润，无干酪性坏死的上皮样肉芽肿形成；食管活检标本因取材深度限制往往难以确诊和鉴别Crohn病。

【鉴别诊断】

病理鉴别诊断包括：食管结核病、组织胞浆菌病、芽生菌病、异物反应、结节病、食管Behcet病等。

（六）放射性食管炎

【概述】

因放射线过度照射引发的组织损伤。

【诊断要点】

有放射史。急性损伤：黏膜水肿、坏死。慢性损伤：黏膜溃疡、瘘管、纤维化、狭窄等。

二、胃炎

（一）急性胃炎

【概述】

感染、刺激性食物（烈性酒、过热食物等）、酸、碱等强烈腐蚀性化学毒物刺激以及药物刺激等均可作为引起急性胃炎的诱因。

【诊断要点】

胃黏膜弥漫性红肿，表面覆黏液，散在点灶状出血、糜烂以至形成急性溃疡。镜下：胃黏膜充血、水肿，上皮内多量中性粒细胞浸润，黏膜形成糜烂或溃疡甚至坏死脱落，同时伴有炎性渗出物。常见类型：急性蜂窝织炎性胃炎（胃壁全层大量中性粒细胞弥漫浸润，常由A型链球菌所致）；急性出血性胃炎或急性糜烂性胃炎（胃黏膜弥漫性糜烂、出血）；腐蚀性胃炎（腐蚀性化学物质引发胃黏膜以至胃壁深层广泛性坏死、溶解）。

（二）慢性胃炎

【概述】

慢性胃炎的两个主要特征是黏膜固有层炎细胞浸润和腺上皮萎缩。炎细胞主要以淋巴细胞、浆细胞为主，偶有淋巴滤泡形成，也可见嗜酸性粒细胞和中性粒细胞。如果不伴有腺体萎缩，称其为慢性非萎缩性胃炎。当固有腺体呈现不同程度的萎缩，诊断慢性萎缩性胃炎；当伴有数量不等中性粒细胞浸润黏膜上皮和腺体，提示为慢性活动性胃炎。慢性胃炎常伴有两种类型的化生性改变，即胃底腺黏膜的幽门腺化生和肠上皮化生，两种化生常合并存在。

【诊断要点】

（1）类型：①慢性非萎缩性胃炎；②慢性萎缩性胃炎。

（2）部位：①胃窦胃炎；②胃体胃炎；③全胃炎。

（3）特殊类型：淋巴细胞性胃炎；肉芽肿性胃炎；胶原性胃炎；放射性胃炎；特殊感染性胃炎；巨大肥厚性胃炎（Ménétrier病）等。

（4）炎细胞浸润：主要为淋巴细胞和浆细胞；可有淋巴滤泡形成；胃窦部黏膜含少量淋巴滤泡不列为萎缩，胃体部黏膜出现淋巴滤泡时考虑萎缩。

（5）固有腺体萎缩、腺体减少是诊断慢性萎缩性胃炎的基本指标：腺体变小、减少以至消失；被化生上皮取代；腺体囊性扩张；仅残存小凹上皮；固有层间质因而相应增宽。胃黏膜活检时，只要胃炎病变中显示固有腺体减少即可诊断萎缩性胃炎。

（6）腺上皮化生：胃固有腺体化生是胃黏膜萎缩的一种形式，化生的数量程度与固有腺体萎缩程度呈正相关。肠上皮化生：多见于幽门腺区。胃黏膜固有腺（幽门腺、胃底腺）上皮被肠上皮取代，出现吸收上皮细胞、杯状细胞、潘氏细胞。局限于胃小凹区域或表面被覆上皮的肠上皮化生不列为肠上皮化生。幽门腺化生（假幽门腺化生）：胃体和胃底腺区，胃底腺上皮（壁细胞和主细胞）被幽门腺样黏液细胞取代，见于自身免疫性胃炎，常伴神经内分泌细胞增生和神经内分泌瘤。

（7）肠上皮化生类型：Ⅰ型化生：完全型肠上皮化生；属于小肠型化生，化生上皮含有吸收细胞（腔面具有刷状缘或纹状缘）、杯状细胞和潘氏细胞。Ⅱ型化生：不完全型肠上皮化生；见柱状上皮细胞和杯状细胞。以AB（奥辛蓝）pH2.5/HID（高铁二胺）染色鉴别：Ⅱa型化生和Ⅱb型化生：Ⅱa型（胃型）：柱状细胞分泌中性黏液呈PAS染色阳性，杯状细胞呈ABpH2.5染色阳性；Ⅱb型（结肠型）：柱状细胞呈HID阳性（棕褐色），杯状细胞呈ABpH2.5染色阳性。

肠上皮化类型对于预测胃癌发生危险性的意义尚有争议。目前更重视肠上皮化的广泛程度与癌变风险性的相关意义。

（8）慢性萎缩性胃炎分级（按胃黏膜固有腺体萎缩程度）：轻度（萎缩、消失的固有腺体<1/3）；中度（萎缩、消失的固有腺体介于1/3~2/3）；重度（萎缩、消失的固有腺体>2/3）。

（三）特殊性胃炎

1.疣状胃炎

【概述】

疣状胃炎多位于胃窦部。黏膜多数结节状突起（直径多0.5~1.0cm，高约0.2cm）。突起顶部中央有凹陷，形似痘疹。

【诊断要点】

活动性炎性改变，黏膜隆起处表面上皮和小凹上皮变性、坏死、脱落，形成糜烂性凹陷；同时伴有上皮修复性再生，再生腺上皮可有反应性异型性。

2.嗜酸性胃炎

【概述】

嗜酸性胃炎或称嗜酸细胞性胃炎。好发于胃远部和十二指肠，甚至累及空肠。

【诊断要点】

胃（肠）壁充血、水肿，大量嗜酸性粒细胞弥漫浸润，可伴有血管炎和坏死性肉芽肿。

3.淋巴细胞性胃炎

【概述】

本病可能是胃黏膜对于局部抗原（如幽门螺杆菌）的异常免疫反应。

【诊断要点】

①胃黏膜内大量淋巴细胞浸润，尤其表面上皮和小凹上皮内大量成熟T淋巴细胞浸润而导致胃黏膜肥厚，②黏膜固有腺体常不同程度萎缩。

4. 肉芽肿性胃炎

少见，包括：结核病、梅毒和真菌病等感染性肉芽肿性炎；Crohn病、结节病等非感染性或原因未明肉芽肿性炎。

5. 放射性胃炎

【概述】

因放射性治疗胃及其邻近器官恶性肿瘤所致，或称胃放射性损伤。

【诊断要点】

有放射史。表现为非特异性炎症改变：胃黏膜上皮脱失、糜烂；固有层内毛细血管扩张充血和炎细胞浸润；后期进展为重度萎缩性胃炎，或因黏膜下闭塞性小动脉炎，致使胃黏膜缺血，形成经久不愈的溃疡。

6. 胃软斑病

【诊断要点】

①胃黏膜、黏膜下层多发灶性灰黄色结节或斑块。②结节或斑块镜下为组织细胞/巨噬细胞增生聚集，③组织细胞/巨噬细胞胞浆含大量嗜酸性颗粒和同心圆状包涵体（Michaelis-Gatmann小体，含铁的钙化小球，PAS染色、铁染色和钙染色阳性）。

（四）胃溃疡病

【概述】

胃溃疡病又称慢性胃溃疡或消化性溃疡。好发部位与胃酸分泌密切相关，如胃和十二指肠溃疡，多见于成年人，尤其青壮年；病程长，反复发作的上腹部疼痛、反酸、嗳气等。胃和十二指肠溃疡组织学病变形态相同，临床表现不尽相同。胃溃疡往往餐后两个小时内出现上腹痛，下次餐前消失。十二指肠溃疡则餐后3~4小时出现上腹痛（“空腹痛”）。

【诊断要点】

①溃疡多发生于胃小弯近幽门处；多为单发；溃疡直径一般<2cm，偶尔可见2.5cm甚至形成巨大穿透胃壁的溃疡；溃疡一般边缘整齐，深达肌层以至浆膜下层，底部平坦，周围黏膜皱襞常呈轮辐状向溃疡处集中。溃疡切面见受累肌层中断，溃疡底部灰白瘢痕样。

②镜下：活动期溃疡由浅至深依次为渗出层、坏死层、肉芽组织层和瘢痕层。溃疡边缘黏膜上皮呈修复性增生的腺上皮，细胞核增大但较一致，腺体密集而规则，区别于异型增生；可见肠上皮化生或幽门腺化生以及腺上皮轻度异型增生。可

伴发急性大出血或穿孔：形成穿通性溃疡。静止期和愈合期溃疡，底部渗出减少以至消失，最终为纤维组织瘢痕及再生修复性胃黏膜上皮覆盖。

【鉴别诊断】

胃溃疡癌：癌常见发生于胃溃疡周边黏膜，呈现异型腺体或腺上皮细胞巢索或孤立的腺细胞浸润于间质中。

三、肠炎

（一）小肠炎

小肠炎症性疾病主要是常见的十二指肠溃疡病，少见的Crohn病、肠伤寒病等。

1. 十二指肠溃疡病

【概述】

十二指肠溃疡病为小肠最常见的非特异性炎症，较胃溃疡病更多见。

【诊断要点】

溃疡多为单发，一般位于距幽门环2cm以内，少数可见于十二指肠第二段。溃疡较多小于lcm；病变与胃溃疡病相似，愈复性溃疡的表面被覆十二指肠黏膜，其下成于瘢痕和增生的神经纤维；反复发作者可因纤维组织增生造成局部狭窄。

2. Crohn病

【概述】

Crohn病又称克罗恩病，属于炎症性肠病，是一种胃肠道慢性肉芽肿性疾病，病因未明，可能与免疫功能障碍有关。病变可累及全消化道，但以末端回肠和邻近结肠最多见，因此又称为节段性回肠炎或局限型回肠炎。病变呈节段性或跳跃性分布。发病年龄多在15~30岁。临床上以腹痛、腹泻、腹部肿块、瘘管形成和肠梗阻为特点，可伴有发热、营养障碍等全身表现以及关节、皮肤等肠外损害。

【诊断要点】

（1）肉眼病变：病变呈明显的节段性分布，病变间隔以正常肠壁。受累及肠壁增厚，肠管增粗变硬。肠黏膜如鹅卵石样外观，隆起的水肿黏膜之间可见狭窄而深在的裂隙状溃疡。受累及肠管的浆膜面因炎性渗出和纤维组织增生而粘连；于粘连肠管团块的剖面，见肠腔因穿孔和内瘘而形成呈迷路样结构。肠系膜重度水肿增厚变硬，常可见肿大的淋巴结。

（2）光镜病变：①特征性病变：肠管自黏膜层至浆膜层呈贯壁性炎细胞浸润，以淋巴细胞为主，杂以单核细胞、浆细胞和嗜酸性粒细胞、肥大细胞等。②黏膜下层显著水肿，淋巴管高度扩张，小血管显著充血，血管周围常有粗大、扭曲的神经纤维，可见增生的神经节细胞，伴有明显的纤维组织增生，也可呈现淋巴滤泡增生。③狭长的黏膜溃疡呈刀削状，可深达肌层（图6–1）。④肠壁各层和肠系膜淋巴结中可见非干酪性肉芽肿，约见于半数病例，具有诊断意义，其中的多核巨细胞多为郎罕型。⑤晚期肠壁肌间神经丛明显增生，常呈串珠样断续排列。

【鉴别诊断】

肠结核病：①多累及回盲部和末端回肠。②原发性者多见于儿童（肠黏膜溃疡和肠系膜淋巴结肿大）。③继发性肠结核分为溃疡型和增殖型。④结核性溃疡环绕肠管走行。⑤增殖型肠结核息肉样肿块阻塞肠腔。⑥结核性肉芽肿和干酪样坏死。

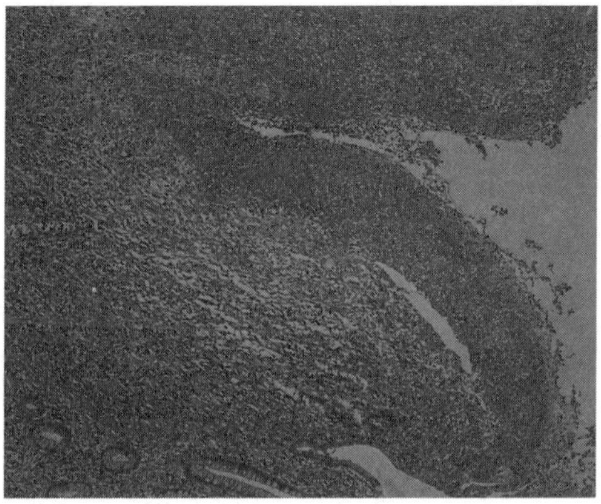

图6–1　小肠Crohn病。狭长的刀削状（裂隙状）溃疡，溃疡内壁为炎性渗出物、坏死物和肉芽组织

3.嗜酸性肠炎

【概述】

嗜酸性肠炎又称嗜酸细胞性肠炎，常见于儿童和青年，患者可有腹泻和吸收不良，体重下降，晚期出现腹水（提示病变累及浆膜层）。

【诊断要点】

病变多为十二指肠、空肠。黏膜不规则隆起性斑块，可致肠腔狭窄，常误认为肿瘤。多经手术切除标本确诊：肠壁大量嗜酸性粒细胞弥漫性浸润（可小灶性聚集）；小血管增生，内皮细胞肿胀；内镜活检切片显示黏膜层和黏膜肌层弥漫性嗜酸性粒细胞浸润而无其他炎细胞，并见灶性腺体扭曲变形时可提示本病。

【鉴别诊断】

①小肠寄生虫病；②其他炎性肠病等。

4.出血坏死性小肠炎

【概述】

多见于儿童，起病急剧，大段小肠出血坏死。

【诊断要点】

最常累及空肠，也累及回肠上段，多呈节段性，一般长20~60cm（严重者可达数米)。肠管增粗、紫褐色至黑色(湿性坏疽),肠壁增厚。肠管浆膜面可被覆纤维素性渗出物。黏膜面充血、水肿、出血,可有浅溃疡形成及黏膜坏死;黏膜下层高度水肿、增宽,血管扩张、淤血或片状出血;部分小血管壁纤维素样坏死和微血栓形成。严重者肌层坏死,肌间神经节细胞退变。浆膜面充血和纤维素渗出。

【鉴别诊断】

肠系膜血管病变所致的小肠缺血性坏死(多见于成人,肠管坏死非节段性,肠系膜血管含血栓)。

5.肠伤寒

【概述】

肠上寒主要累及回肠下段黏膜淋巴组织,呈孤立性和集合性淋巴小结受累。临床表现为发热,相对缓脉、肝脾肿大、外周血白细胞减少等。肠道病变显著时,出现腹痛、腹泻,常合并肠出血和穿孔。

【诊断要点】

病变分为四期(每期约1周):①髓样肿胀期;②坏死期;③溃疡期;④愈合期。

6.蜂窝织炎性小肠炎

【概述】

本病由化脓菌感染所致,尤其链球菌感染。主要发生于空肠,少数累及十二指肠和回肠。起病急剧。

【诊断要点】

肠壁增厚,显著充血、水肿,浆膜面附着脓苔,肠壁各层(尤其黏膜层)弥漫性中性粒细胞浸润,黏膜多发性浅溃疡,肠壁内可形成小脓肿。肠系膜淋巴结呈急性卡他性或化脓性炎症。

7.肠放线菌病

【概述】

本病由放线菌感染引起,病变累及小肠、大肠和阑尾等。晚期导致肠壁纤维组织增生或内瘘形成,可致不完全性肠梗阻。病变累及肠系膜时,可形成肿物。

【诊断要点】

肠壁肉芽组织内或脓肿中检见具有诊断意义的放线菌菌落(硫黄颗粒),无干酪样坏死的肉芽肿形成,可见多量泡沫细胞等特征可与结核菌感染性肉芽肿性炎鉴别。

(二)阑尾炎

1.急性阑尾炎

【概述】

本病多见于青年人,急性右下腹痛。典型体征为右下腹压痛、反跳痛、腹直肌紧张。恶心、呕吐，发热；血白细胞增多和中性粒细胞增多。

【诊断要点】

（1）急性阑尾炎

1）急性单纯性阑尾炎，即急性阑尾炎，初期病变：阑尾肿胀，浆膜充血、失去光泽。镜下：①黏膜隐窝上皮脱落，形成一个至多个缺损，纤维素、中性粒细胞渗出；②黏膜、黏膜下层和浆膜下充血、水肿，中性粒细胞浸润；③肌层轻度水肿。

2）急性化脓性阑尾炎，或称急性蜂窝织炎性阑尾炎：病变多局限于阑尾远端；阑尾显著肿胀、增粗、变直；浆膜高度充血，表面覆以纤维素性脓性渗出物；切面腔内充满血性脓液。镜下：①肠壁充血水肿，各层有大量中性粒细胞浸润，小脓肿形成；②肌层内肌纤维离散，可坏死、消失；③浆膜下炎性增厚，表面被覆大量纤维素性脓性渗出物（化脓性阑尾周围炎）。

3）急性坏疽性阑尾炎：阑尾肿胀、增粗，广泛性出血性梗死，暗红色或黑绿色，较脆；常继发穿孔。镜下：①阑尾各层广泛出血、坏死，中性粒细胞浸润；②化脓性阑尾周围炎。

（2）亚急性阑尾炎：由急性阑尾炎迁延所致。阑尾各层（尤其肌层）多量嗜酸性粒细胞浸润。

（3）慢性阑尾炎：由急性或亚急性阑尾炎迁延而来，可无急性阑尾炎病史。可急性发作。

（4）肉芽肿性阑尾炎

①结核病：少见。阑尾浆膜面常见粟粒样结节；阑尾壁内，尤其黏膜下层见干酪样坏死性肉芽肿；病变中可检见抗酸染色阳性杆菌。

②耶尔森菌感染：由耶尔森菌引起。阑尾壁内化脓性肉芽肿形成。阑尾检材耶尔森菌培养或相关血清学检测阳性（必要的确诊条件）。

③血吸虫病：阑尾增粗变硬。阑尾壁各层，尤其黏膜下层检见血吸虫卵及其诱发的肉芽肿。急性虫卵结节，见于急性血吸虫病：含多量嗜酸性粒细胞，结节中心常见成熟虫卵及其头腺所分泌的红染放射状毒素。

④Crohn病（参见小肠疾病）。

（三）结肠炎

1.溃疡性结肠炎

【概述】

溃疡性结肠炎又称非特异性溃疡性结肠炎。病因未明，多认为是主要累及结肠的全身性自身免疫病。多见于青壮年，无明显性别差异；慢性病程持续多年，反复发作、缓解与加重交替；累及直肠和结肠，偶尔累及末段回肠（长度<10cm）；病变常由直肠远端开始，渐向结肠近端逐渐蔓延。长期患病者的大肠癌发生率为正常人群5~10倍。

【诊断要点】

依病程的不同时期和严重程度而异。

（1）急性期：黏膜充血、水肿、点状出血、多发性糜烂和大小不等的溃疡；黏膜固有层内多量中性粒细胞、淋巴细胞、浆细胞、嗜酸性粒细胞浸润，中性粒细胞浸润形成隐窝溃疡和隐窝脓肿，黏膜腺体杯状细胞减少，左半结肠可见潘氏细胞化生；小血管炎、血管壁纤维素样坏死和纤维素性血栓形成；部分溃疡间在黏膜深层或黏膜下层融合沟通形成黏膜桥；黏膜桥断裂后，形成假息肉。

（2）静止期（消散期）：黏膜萎缩或大致正常。镜下炎细胞减少；黏膜腺体分支状，大小不等形状不规则，排列紊乱，可见潘氏细胞化生；黏膜肌层增厚。

（3）晚期：肠壁大量纤维组织增生及纤维化，致肠管短缩和瘢痕性狭窄（不如Crohn病明显）。

（4）腺上皮可伴有不同程度的异型增生。

2.其他少见类型结肠炎

【鉴别诊断】

（1）中毒性巨结肠：发生于暴发型溃疡性结肠炎。病变肠段：①急性高度扩张，全层炎细胞浸润、多发性血管炎；②黏膜大片剥脱；③常继发穿孔。

（2）Crohn病：参见小肠炎。

（3）阿米巴病：盲肠和升结肠较多见；5%~10%可发生穿孔。早期病变是黏膜面出现黄色小隆起灶，内含坏死组织中有阿米巴滋养体；隆起进而破溃形成溃疡，阿米巴滋养体不断繁殖深入溃疡周围黏膜下层，从而进一步形成口小底大烧瓶状溃疡。镜下：肠壁充血水肿，渗出物中大量中性粒细胞，溃疡底部和周围坏死组织中、肠壁血管均可找见阿米巴滋养体。阿米巴滋养体PAS和糖原染色均呈阳性，以此可鉴别于其他溃疡或肉芽肿。

（4）假膜性结肠炎：又称抗生素伴发性（相关性）结肠炎。常发生于抗生素治疗过程中，或抗生素治疗之后，与服用广谱抗生素有关。肉眼所见的黏膜黄白色斑块是由黏液、纤维素和中性粒细胞组成的假膜；假膜下的黏膜腺体不同程度的扩张、黏液潴留；固有膜充血、水肿和炎细胞浸润，部分小血管纤维素血栓形成；溃疡处肉芽组织增生。

（5）胶原性结肠炎：好发于中老年女性。主要依靠肠黏膜活检诊断。结肠黏膜表面上皮下胶原纤维层增厚可达10~70 μm（正常厚度约为5 μm），内含少量浆细胞、淋巴细胞、组织细胞和肌纤维母细胞；表面上皮内可有淋巴细胞浸润，上皮细胞变性、脱落；黏膜固有层内少量至中等量淋巴细胞、浆细胞浸润。免疫组化染色显示：黏膜表面上皮基底膜及其下增厚的胶原纤维层呈Ⅲ型胶原强阳性（正常上皮基底膜呈Ⅳ型胶原、Laminin和Fibronectin阳性）。

（6）病毒性结直肠炎：常见于免疫缺陷（艾滋病、接受免疫抑制剂治疗等）的患者。

①巨细胞病毒性结直肠炎：肠黏膜散在性溃疡。隐窝上皮细胞、内皮细胞、巨噬细胞、平滑肌细胞或/和纤维母细胞呈现巨大的嗜酸性核内病毒包涵体和较小的胞质内病毒包涵体。黏膜固有层内常见小血管炎和血管内纤维素血栓形成。②单纯疱疹病毒性结直肠炎：直肠远段和肛周皮肤散在性溃疡、小水疱和脓疱。黏膜固有层内中性粒细胞浸润、腺体隐窝炎和隐窝脓肿形成。肛周皮肤或肛管移行部黏膜的表皮内呈现病毒包涵体。③腺病毒性结直肠炎：黏膜固有层中度慢性炎症，上皮细胞胞质内偶见病毒包涵体。免疫组化染色和电镜有助于鉴定腺病毒。

（7）血吸虫病（参见寄生虫病）。

（8）结核病（参见传染病）。

（9）过敏性结直肠炎：与食物蛋白质（特别是牛奶）过敏有关，多见于婴幼儿，临床表现为直肠出血和水样腹泻。肠黏膜呈轻度灶性炎；黏膜固有层内多量嗜酸性粒细胞浸润（常>60个/10HPF），可延及黏膜肌层；形成隐窝脓肿。诊断过敏性结直肠炎时，应除外寄生虫感染。

（10）放射性结肠炎：继发于腹腔、盆腔放射治疗。急性期发生于放射损伤后2周或1~2月内：

①黏膜坏死溃疡形成，急性和慢性炎细胞浸润；②腺上皮细胞增大、黏液分泌减少，凋亡小体形成。放射损伤诱发的异型腺上皮细胞，需与恶性肿瘤细胞鉴别。后期发生于放射损伤后几周或几年：①黏膜萎缩；②黏膜和黏膜下层小血管扩张；③黏膜下层、肌层和浆膜层斑片状纤维化并玻璃样变，其间可见异型纤维母细胞；④血管内膜纤维性增厚并有泡沫样组织细胞，导致缺血引发的一系列放射损伤后期合并症。

第二节　消化道肿瘤

一、癌前病变

【概述】

（1）消化道癌前病变定义为发生于上皮细胞的上皮内瘤变/异型增生。诊断的共同标准为异型的上皮细胞无论程度轻重均局限于上皮细胞层内（食管、胃，上皮基底膜完好）或黏膜层内（结直肠），其本质是一类病变（TisN0M0）而非一种疾病或一类肿瘤，性质区别于恶性肿瘤的浸润性生长方式和浸润淋巴管、血管而导致转移的生物学行为；因其具备细胞异型性而形态区别于良性肿瘤。上皮内瘤变与异型增生两个词等同，可互换，其他用词，如不典型增生、非典型增生和原位癌在消化病理不建议使用，避免引起误解（胃的印戒细胞原位癌除外）。

（2）消化道上皮主要分为：①复层上皮，即鳞状上皮，见于食管、肛管黏膜上皮；②柱状上皮，即腺上皮，见于食管胃交界部、胃、胆囊、小肠及直结肠。严格论还应包括消化腺导管上皮组织。癌前病变可发生于上述消化道上皮。

（3）癌前病变组织学表现不同程度的上皮细胞的上皮内瘤变/异型增生，鳞状上皮的上皮内瘤变/异型增生：以鳞状上皮内不同层次的异型鳞状细胞为特征的癌前病变。根据病变累及层次，分为低级别（<下1/2）和高级别（>下1/2）；腺上皮的上皮内瘤变/异型增生：以腺上皮不同程度的细胞异型性和结构异常为特征的癌前病变。根据细胞异型性和结构异常的程度，分为低级别和高级别。

【诊断要点】

（1）复层鳞状上皮

①低级别上皮内瘤变/异型增生：异型增生的细胞主要分布在上皮的基底层或<上皮全层的1/2。

②高级别上皮内瘤变/异型增生：异型增生的细胞>上皮全层的1/2。

（2）腺上皮

①低级别上皮内瘤变，黏膜内腺体结构呈轻度或中度异型性：与周围正常腺体比较腺体排列密集，腺管细胞出现假复层，可出现枝芽状或乳头状腺管，无或极少黏液，细胞核呈杆状，染色浓重，出现核分裂象。

②高级别上皮内瘤变，即重度异型增生（还包括结直肠的黏膜内腺癌）。黏膜内腺体结构及细胞学形态呈重度异型性，腺管密集，腺管细胞排列和极向紊乱显著，在低级别上皮内瘤变的基础上进一步出现共壁或筛状或实性结构，缺乏黏液分泌，核分裂活跃，可见灶状坏死，但无间质浸润（结直肠的高级别上皮内瘤变可有黏膜内间质浸润）。

【鉴别诊断】

（1）鳞状上皮基底细胞增生：上皮基底细胞层增生厚度≥上皮全层的15%，细胞核增大，但规则无异型性，无细胞排列极向紊乱，区别于轻度异型增生。

（2）神经内分泌细胞增生：消化道黏膜神经内分泌细胞位于黏膜腺体基底膜内，非增生状态难以清晰辨认，形似于腺体基底膜下隐约可见的“肌上皮细胞”，通过免疫组化染色可识别；线性增生状态的神经内分泌细胞不难辨认，腺体基底膜内局限的出现复层非腺上皮细胞，还可伴有腺体外的微结节状增生。

二、食管肿瘤

【概述】

目前食管肿瘤组织学分类国际标准是参照世界卫生组织消化道肿瘤分类

（WHO 2010版）。食管良性和恶性肿瘤主要分为上皮性肿瘤和非上皮性肿瘤。组织学类型繁多，见表6–2。

表6–2　食管肿瘤WHO组织学类型（参照2010版WHO消化系统肿瘤分类）

组织学类型	ICD–O编码
上皮性肿瘤	
癌前病变	
鳞状上皮	
上皮内瘤变（异型增生），低级别	8077/0
上皮内瘤变（异型增生），高级别	8077/2
腺上皮	
异型增生（上皮内瘤变），低级别	8148/0
异型增生（上皮内瘤变），高级别	8148/2
癌	
鳞状细胞癌	8070/3
特殊亚型：	8051/3
疣状癌	8074/3
梭形细胞鳞状细胞癌	8083/3
基底细胞样鳞状细胞癌	
腺癌	8140/3
腺鳞癌	8560/3
黏液表皮样癌	8430/3
未分化癌	8020/3
神经内分泌肿瘤：	
神经内分泌瘤（NET）	8240/3
NET G1	8249/3
NET G2	8246/3
神经内分泌癌（NEC）	8041/3
小细胞癌	8013/3
大细胞神经内分泌癌	8244/3
混合性腺神经内分泌癌	
间叶性肿瘤	
颗粒细胞瘤	9580/0
血管瘤	9120/0
平滑肌瘤	8899/0
脂肪瘤	8850/0
胃肠间质瘤	8936/3
卡波西肉瘤	9140/3
平滑肌肉瘤	8890/3
黑色素瘤	8720/3
横纹肌肉瘤	8900/3
滑膜肉瘤	9040/3
淋巴瘤	
继发肿瘤	

1. 鳞状上皮乳头状瘤

【概述】

罕见（尸检检出率0.01%~0.04%）。极少有临床症状。

【诊断要点】

肉眼病变为灰白色乳头状或菜花状肿物；基底宽，有蒂或无蒂。镜下形态无异于其他部位的上皮乳头状肿瘤，被覆增生的鳞状上皮，细胞无异型，基底膜完整；部分与HPV感染有关，伴有HPV感染时棘层细胞增厚，可见轻度核异型的挖空细胞，需要与食管鳞状上皮糖原棘皮症鉴别：棘细胞增生、肥大，胞浆丰富、淡染或透明。

2. 食管早期/表浅鳞癌

【大体类型】

国内分型

（1）糜烂型：黏膜地图样轻度糜烂性凹陷，边缘不规则；

（2）斑块型：黏膜隆起，表面粗糙，切面黏膜增厚。

（3）乳头型：黏膜隆起呈乳头状或息肉状，突入腔内；切面病变可侵及黏膜下层。

（4）隐伏型：病变处黏膜平坦厚度近似正常，固定后难与正常黏膜区分。

（5）腔内型：肿瘤呈巨块或息肉状突入食管腔，宽基底或细蒂，可有糜烂；切面局限于黏膜层或黏膜下层。

目前多用巴黎/日本早期/表浅食管癌大体分型：

隆起型（0–Ⅰ）：又可分为有蒂隆起型（0–Ⅰp）和无蒂隆起型（0–Ⅰs）；

表浅型（0–Ⅱ）：又可分为表浅隆起型（0–Ⅱa）、表浅平坦型（0–Ⅱb）和表浅凹陷型（0–Ⅱc）。同时具有表浅隆起和表浅凹陷的病灶根据表浅隆起/表浅凹陷的比例分为表浅凹陷+表浅隆起型（0–Ⅱc+Ⅱa型）和表浅隆起+表浅凹陷型（0–Ⅱa+Ⅱc型）。

凹陷（溃疡）型（0–Ⅲ）：凹陷和表浅凹陷结合的病灶根据凹陷/表浅凹陷的比例分为表浅凹陷+凹陷型（0–Ⅱc+Ⅲ型）和凹陷+表浅凹陷型（0–Ⅲ+Ⅱc型）。

【诊断要点】

早期食管癌：局限于黏膜层（黏膜下层癌因其转移率高，预后差，已被从早期食管癌中排除）的食管浸润性癌，无论有无区域淋巴结转移（根据日本的数据，黏膜层的食管癌即使转移，5年生存率也非常高，WHO也引用了日本这一观点，此问题有待商榷）。

表浅食管癌：局限于黏膜层和黏膜下层的食管浸润性癌，无论有无区域淋巴结转移。

（1）黏膜内癌，即黏膜内浸润癌：癌细胞侵入黏膜固有层，局限于黏膜肌层以内。淋巴结转移率为1%~5%。

（2）黏膜下癌：黏膜内浸润癌继续向深层浸润性生长，浸透黏膜肌层达到黏膜下层间质内，未侵及食管壁肌层。淋巴结转移率为10%~50%。

3. 中晚期食管鳞癌（进展期癌，图6-2）

【概述】

食管鳞癌是常见致命性恶性肿瘤之一，在我国是具有地域性高发特征的恶性肿瘤，发病率居世界首位。目前中晚期食管癌生存率仍然很低，5年生存率10%~30%。患者就诊过晚往往是影响预后的重要因素，因此早诊早治及阻断癌前病变的进展是降低食管癌发病率和死亡率的关键。

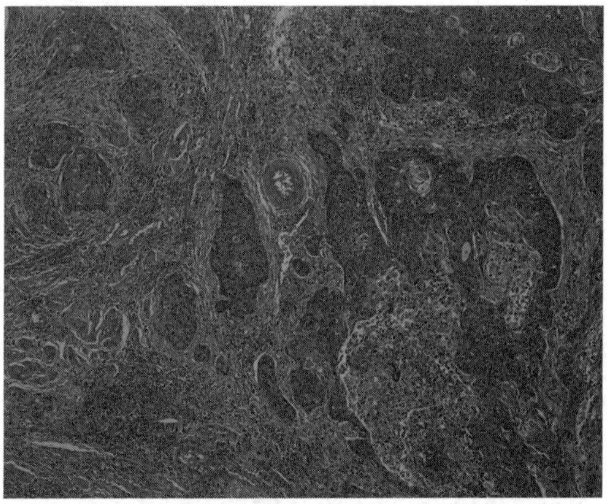

图6-2　食管中分化鳞癌。肿瘤侵及肌层，呈片块状，被纤维组织分隔；细胞分化中等，少量角化，细胞呈圆形或多角形，大小较一致，核深染、居中

【大体类型】

（1）髓质型：肿瘤向食管壁内扩展，表面平坦或浅溃疡，切面食管壁增厚，大部分壁厚为肿瘤占据的主要特征，肿瘤组织灰白致密。

（2）蕈伞型：肿瘤边缘隆起呈蘑菇样外翻，表面多有浅溃疡；切面肿瘤灰白致密，溃疡基底部常常位于肌层浅面或肌层。

（3）溃疡型：肿瘤边缘可隆起，但形成深达肌层的溃疡，肿瘤常侵达食管纤维膜。

（4）缩窄型：肿瘤向壁内浸润性生长，多因形成全周性病变致使局部食管腔狭窄、梗阻，其上段食管常扩张；表面可糜烂；切面管壁厚而质硬，有时呈瘢痕样。

（5）腔内型：肿瘤呈巨块或息肉状突入食管腔，宽基底或细蒂，可有糜烂；切面多累及肌层。

【诊断要点】

（1）肿瘤组织学类型（参见WHO食管肿瘤组织学分类，表6-2）；

（2）肿瘤分化程度：高、中、低分化；

（3）肿瘤浸润深度（pT分期）；

（4）检出淋巴结数目以及阳性淋巴结数目（N分期）；

（5）切缘状况（两端切缘与环周切缘。如果肿瘤距切缘很近，应在显微镜下测量并报告肿瘤与切缘的距离。建议用0、0~0.1cm及≥0.1cm注明肿瘤距环周切缘的距离）；

（6）脉管侵犯情况；

（7）神经侵犯情况。

（8）治疗反应（新辅助治疗的病例）。

（9）癌旁的情况

【早期食管癌的内镜治疗及病理取材要点】

随着内镜技术的发展与推广，越来越多的食管癌患者得到了早期发现及准确诊断，为早期治疗提供了绝佳时机。内镜下治疗是早期食管癌治疗中较安全、有效的手段。主要包括内镜下黏膜切除术（EMR）和内镜下黏膜下剥离术（ESD）。内镜切除后3个月、6个月和12个月各复查1次内镜，若无残留复发，此后每年复查1次。复查时需检测肿瘤标志物和相关影像学检查。食管鳞癌术后追加治疗（外科手术/放疗/化疗）的指征：①黏膜下浸润深度≥200μm；淋巴管血管浸润阳性；②基底切缘阳性。医生应结合患者一般情况和意愿综合考虑。

内镜下黏膜切除术（EMR）/内镜下黏膜下剥离术（ESD）标本取材：应由内镜医师展平标本，黏膜面向上，固定于软木板（或泡沫板）上，标记口侧及肛侧方向，立即完全浸入足量固定液中。测量并记录标本大小（最大径×最小径×厚度），食管胃交界部标本要分别测量食管和胃的长度和宽度。记录黏膜表面的颜色，是否有肉眼可见的明显病变，病变的轮廓是否规则，有无明显隆起或凹陷，有无糜烂或溃疡等，记录病变的大小（最大径×最小径×厚度）、大体分型以及病变距各切缘的距离（至少记录病变与黏膜侧切缘最近距离）。多块切除的标本宜由手术医师根据内镜下病变的轮廓/碘不染色轮廓（食管鳞状上皮病变）在标本固定前进行重建。应全部取材。宜涂碘识别病变（碘不染色区）和最近侧切缘，垂直于最近侧切缘取材。黏膜侧切缘与基底切缘可用墨汁或碳素墨水标记。食管胃交界部标本宜沿口侧－肛侧的方向取材。每间隔2~3mm平行切开，全部取材，按同一方向立埋。记录组织块对应的部位。建议将多块切除的标本分别编号和取材，不需考虑侧切缘的情况。

【诊断要点】

内镜下切除标本应报告分化程度、侧切缘及基底切缘情况，对于黏膜下层浸润癌，应测量黏膜下层浸润深度（μm），超过200μm的转移风险高，需补充食管根治性切除+淋巴结清扫术或放化疗；如果怀疑有淋巴管/血管浸润，建议做免疫组化CD31、D2-40确定是否有淋巴管/血管浸润；EVG染色判断有无静脉侵犯。

【鉴别诊断】

（1）梭形细胞鳞癌：既往称肉瘤样癌，一般提示癌的去分化形态特征，多为腔内型呈息肉状突入食管腔；常伴有普通鳞癌成分，免疫组化染色梭形细胞成分广谱角蛋白可有阳性，也可为阴性，需与间叶组织来源的肿瘤鉴别，如胃肠道间质瘤、平滑肌肉瘤等。

（2）基底细胞样鳞癌，属于鳞癌亚型之一，需要与涎腺型癌鉴别，如少见于食管黏膜腺来源的腺样囊性癌。

（3）食管神经内分泌肿瘤，形态和免疫表型与其他部位器官经内分泌肿瘤类似；分别为神经内分泌瘤（NET G1、G2、G3，罕见）、神经内分泌癌（小细胞癌、大细胞神经内分泌癌）等类型；常规需要进行免疫组化染色鉴别（Syn、CgA、CD56、CK、Ki-67）。

三、胃上皮性肿瘤

（一）胃黏膜良性肿瘤和瘤样病变

1.胃息肉

【概述】

息肉和腺瘤是对胃黏膜隆起型病变形态外观的表述，息肉和腺瘤可以有蒂，也可以无蒂广基；组织学主要由胃黏膜上皮构成，依据病因、部位和形态特征等综合元素进一步分类为：增生性息肉、胃底腺息肉、息肉病综合征、腺瘤。

【诊断要点】

（1）胃底腺息肉：是最多见类型，胃底体黏膜多个小息肉隆起，直径1~5mm。偶尔可呈弥漫散在分布的息肉，称胃底腺息肉病。多见于中年人，无恶变倾向。常见单个或成群的囊性扩张胃底腺，含壁细胞和主细胞。息肉表面被覆单层柱状上皮，胃小凹短浅或缺如。

（2）增生性息肉：是第二多见类型。来自增生的胃小凹小皮。好发于胃体与胃窦交界处，发生在自身免疫性胃炎基础上的多发生在胃底体，常见多发，直径0.5~2.5cm不等，多由内镜检查发现；表面略稍分叶，小息肉多无蒂，大息肉具有短而宽的蒂。镜下：由管状或乳头状腺体增生而成，细胞形态与胃小凹小皮相似，无异型性，表面伴糜烂或溃疡时，可以伴有反应性的异型性改变。增生上皮可出现肠上皮化生，黏膜固有层间质水肿和炎细胞浸润。增生性息肉少见癌变。

（3）息肉病综合征：一些胃息肉（包括肠息肉）常作为遗传性综合征的组成部分。例如：①Peutz-Jeghers综合征的Peutz-Jeghers息肉病；②Corden综合征的胃（肠）息肉；③幼年性息肉（病）综合征等（参见小肠和大肠息肉/腺瘤）。

2. 腺瘤

约占胃息肉样病变的10%，多位于胃窦部胃中部肠上皮化生区域。

【概述】

又称管状或绒毛状腺瘤，腺瘤与息肉的本质区别在于腺瘤是良性肿瘤（癌前病变），腺上皮存在不同程度的异型性，而息肉一般属于瘤样增生性病变范畴，腺上皮不存在异型性。

【诊断要点】

（1）管状腺瘤和绒毛状腺瘤：肿瘤大小不等，直径一般>2cm，可有蒂或无蒂，可呈扁平隆起状，亦可呈乳头状。镜下：由胃型或肠型上皮构成，增生的腺体排列紧密，伴有不同程度异型增生（低级别或高级别上皮内瘤变）；根据异型腺管状或绒毛的结构比例诊断绒毛状、管状或管状绒毛状腺瘤（参见大肠腺瘤）。

（2）家族性大肠腺瘤性息肉病：常染色体显性遗传，可累及胃和小肠。根据发生部位可为胃底腺增生（壁细胞和黏液细胞为主）或幽门腺增生；组织形态学特征无异于胃肠腺瘤诊断和分类标准（参见家族性大肠腺瘤性息肉病）。

（二）胃癌前疾病和癌前病变

【概述】

癌前疾病特指可能继发胃癌的独立性胃疾病。例如：慢性萎缩性胃炎、胃溃疡病、胃腺瘤等。而癌前病变的本质为局限于上皮细胞层内的异型增生性病变（上皮内瘤变），包括不同部位器官的复层上皮和腺上皮，并非一种疾病或一类肿瘤，但具有发生癌变的高危险性（高级别上皮内瘤变）；从肿瘤组织发生学意义而论，癌前病变是发生癌的前驱病变；癌前疾病是具有癌变高危险（具有一定的癌变几率）的疾病。

【诊断要点】

见消化道上皮内瘤变章节。

（三）早期胃癌

【概述】

早期胃癌的诊断标准于1963年由日本胃癌研究会提出，已经广泛应用。早期胃癌定义为癌组织浸润仅限于黏膜层或黏膜下层的胃癌，无论有无淋巴结转移。早期胃癌的特殊情形见于小胃癌（癌直径小于1cm的早期胃癌）、微小胃癌（癌直径小于0.5cm的早期胃癌）。

【诊断要点】

早期胃癌大体分型

Ⅰ型（隆起型），息肉状病变较明显高于周围的正常胃黏膜（>正常黏膜厚度的2倍），常为有蒂或广基性胃息肉的早期恶变。癌细胞常限于黏膜层内。较少见。

Ⅱ型（表浅型），病变较平坦。再分为：

Ⅱa型（表浅隆起型）：病变稍微隆起于周围正常黏膜，呈平盘状。

Ⅱb型（表浅平坦型）：病变处黏膜无明显异常，可稍粗糙。

Ⅱc型（表浅凹陷型）：病变处黏膜浅表凹陷，形成癌性糜烂，最多见。

Ⅲ型（凹陷型）：病变处黏膜明显下陷，形成深达黏膜下层的溃疡。

混合型：Ⅱa+Ⅱc，或Ⅱc+Ⅲ。

（四）进展期胃癌大体分型

（1）隆起型：息肉状、结节状、蕈伞状。

（2）局限溃疡型：溃疡较小，边界清楚，膨胀性生长。

（3）浸润溃疡型：溃疡较大，边界不清，浸润性生长。

（4）浸润型：肿瘤广泛浸润胃壁，呈皮革样胃。再分为局限浸润型和弥漫浸润型。

【早期胃癌的内镜治疗及病理取材要点】

随着内镜技术的发展与推广，越来越多的胃癌患者得到了早期发现及准确诊断，为早期治疗提供了绝佳时机。内镜下治疗是早期胃癌治疗中较安全、有效的手段。主要包括内镜下黏膜切除术（EMR）和内镜下黏膜下剥离术（ESD）。内镜切除后3个月、6个月和12个月各复查1次内镜，若无残留复发，此后每年复查1次。复查时需检测肿瘤标志物和相关影像学检查。胃腺癌内镜下切除绝对适应证：高-中分化为主，黏膜内癌，最大径≤2cm，淋巴管血管浸润和基底切缘阴性。

相对适应证：①高-中分化为主，黏膜内癌，最大径>2cm，无溃疡或溃疡瘢痕，淋巴管血管浸润和基底切缘阴性。②低分化为主，黏膜内癌，最大径≤2cm，无溃疡或溃疡瘢痕，淋巴管血管浸润和基底切缘阴性。③高-中分化为主，黏膜内癌，最大径≤3cm，有溃疡或溃疡瘢痕，淋巴管血管浸润和基底切缘阴性。④黏膜下浸润深度≤500μm，淋巴管血管浸润和基底切缘阴性。医生应结合患者一般情况和意愿综合考虑。

内镜下黏膜切除术（EMR）/内镜下黏膜下剥离术（ESD）标本取材：应由内镜医师展平标本，黏膜面向上，固定于软木板（或泡沫板）上，标记口侧及肛侧方向，立即完全浸入足量固定液中。测量并记录标本大小（最大径×最小径×厚度），食管胃交界部标本要分别测量胃和食管的长度和宽度。记录黏膜表面的颜色，是否有肉眼可见的明显病变，病变的轮廓是否规则，有无明显隆起或凹陷，有无糜烂或溃疡等，记录病变的大小（最大径×最小径×厚度）、大体分型以及病变距各切缘的距离（至少记录病变与黏膜侧切缘最近距离）。应全部取材。垂直于最近侧切缘取材。黏膜侧切缘与基底切缘可用墨汁或碳素墨水标记。食管胃交界部标本宜沿口侧-肛侧的方向取材。每间隔2~3mm平行切开，全部取材，按同一方向立埋。记录组织块对应的部位。建议将多块切除的标本分别编号和取材，不需考虑侧切缘的情况。

【诊断要点】

内镜下切除标本应报告分化程度、癌的面积、溃疡或溃疡瘢痕、侧切缘及基底切缘情况，对于黏膜下层浸润癌，应测量黏膜下层浸润深度（μm），超过500μm的转移风险高，需补充胃根治性切除+淋巴结清扫术或放化疗；如果怀疑有淋巴管/血管浸润，建议做免疫组化CD31、D2-40确定是否有淋巴管/血管浸润；EVG染色判断有无静脉侵犯。

（五）胃癌组织学分型及分级

同时使用WHO分型和Laurén分型进行分型，依据腺体的分化程度分为高分化、中分化和低分化（表6-3）。

表6-3 胃癌WHO组织学类型（参照2010版消化系统肿瘤WHO分类）

组织学类型	ICD-O编码
癌	
腺癌	8140/3
乳头状腺癌	8260/3
管状腺癌	8211/3
黏液腺癌	8480/3
低黏附性癌［包括印戒细胞癌及其他变异型］	8490/3
混合型腺癌	8255/3
腺鳞癌	8560/3
伴有淋巴间质的癌（髓样癌）	8512/3
肝样腺癌	8576/3
鳞状细胞癌	8070/3
未分化癌	8020/3
神经内分泌肿瘤	
神经内分泌瘤（NET）	8240/3
NET G1	8249/3
NET G2	8246/3
神经内分泌癌（NEC）	8041/3
小细胞癌	8013/3
大细胞神经内分泌癌	8244/3
混合性腺神经内分泌癌	8241/3
EC细胞分泌5-羟色胺的NET	8153/3
分泌胃泌素的NET（胃泌素瘤）	

Laurén分型：肠型、弥漫型、混合型、不确定型。

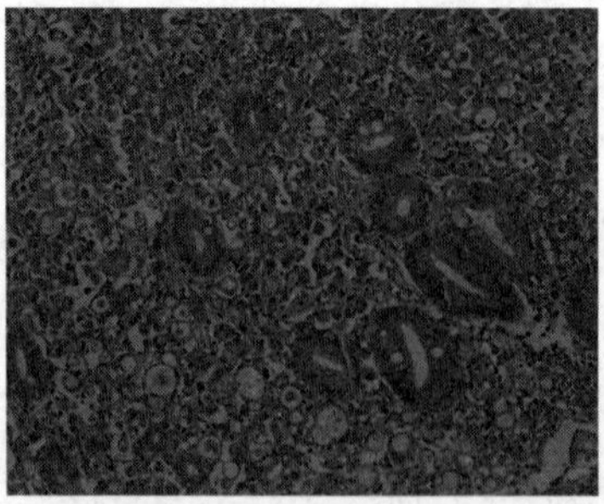

图6-3 胃印戒细胞癌。肿瘤组织弥漫浸润黏膜固有层；癌细胞黏液胞浆把核推至一侧，呈印戒状

（六）食管胃交界部腺癌

食管胃交界部腺癌是横跨食管胃交界部的腺癌。

解剖学上食管胃交界部是指管状食管变为囊状胃的部位，即食管末端和胃的起始，相当于腹膜返折水平或希氏角或食管括约肌下缘，与组织学上的鳞柱交界不一定一致。

若肿瘤累及食管胃交界部，肿瘤中心在食管胃交界部食管侧者或在胃侧2cm之内者（Siewert分型Ⅰ型和Ⅱ型），按食管癌分期；肿瘤中心在近端胃2cm之外（Siewert分型III型）按胃癌分期。肿瘤中心虽在近端胃2cm之内但未累及食管胃交界部者，按胃癌分期。

（七）胃神经内分泌肿瘤

【概述】

胃神经内分泌肿瘤是来源于胃神经内分泌细胞的肿瘤。胃黏膜内含有分泌生长抑素、胃泌素（G）、内啡肽、高血糖素的多种神经内分泌细胞和肠嗜铬细胞（EC）等。现按照中国胃肠胰神经内分泌肿瘤病理学诊断共识（2013版）作为诊断规范。

【诊断要点】

1.分类

（1）神经内分泌瘤（neuroendocrine tumor，NET）：

神经内分泌瘤1级（NET G1）

神经内分泌瘤2级（NET G2）

高增殖活性神经内分泌瘤（NET G3）

（2）神经内分泌癌（neuroendocrine carcinoma，NEC G3）：

小细胞癌

大细胞神经内分泌癌

（3）混合性腺神经内分泌癌

2.分级

（1）G1低级别：核分裂相1/10HPF，免疫组化染色Ki-67阳性≤2%。

（2）G2中级别：核分裂相2-20/10HPF，免疫组化染色Ki-67阳性3%~20%。

（3）G3高级别：核分裂相>20/10HPF，免疫组化染色Ki-67阳性>20%。其中高增殖活性神经内分泌瘤NET G3，Ki-67为20%~60%，但是形态学分化良好。

注：10HPF=2mm^2（视野直径0.50mm，单个视野面积0.196 mm^2），于核分裂活跃区至少计数50个高倍视野。

3.必须的免疫组化检测项目

（1）神经内分泌标志物：突触素（Syn）、嗜铬粒A（CgA）。

（2）核增殖活性标志物：Ki-67指数，在最强标记区域计数500~2000个细胞。

（七）胃癌TNM分期标准

见表6-4~表6-7。

表6-4　国际抗癌联盟/美国癌症联合委员会（UICC/AJCC）胃癌TNM分期标准（2017年第8版AJCC）

胃癌TNM分期中T、N、M的定义

原发肿瘤（T）

TX：原发肿瘤不能评价

T0：无原发肿瘤的证据

Tis：原位癌：高级别上皮内瘤变，重度异型增生

T1：肿瘤侵犯黏膜固有层、黏膜肌层或黏膜下层

T1a：肿瘤侵犯黏膜固有层或黏膜肌层

T1b：肿瘤侵犯黏膜下层

T2：肿瘤侵犯固有肌层

T3：肿瘤侵犯浆膜下结缔组织，不侵犯脏层腹膜或邻近结构

T4：肿瘤侵犯浆膜（脏层腹膜）或邻近结构

T4a：肿瘤侵犯浆膜（脏层腹膜）

T4b：肿瘤侵犯邻近结构

区域淋巴结（N）

NX　区域淋巴结不能评价

N0　无区域淋巴结转移

N1　1~2个区域淋巴结转移

N2　3~6个区域淋巴结转移

N3　≥7个区域淋巴结转移

N3a：7~15个区域淋巴结转移

N3b：16个或更多区域淋巴结转移

远处转移（M）

M0　无远处转移

M1　有远处转移

表6-5　胃癌病理TNM分期（pTNM）预后分组

分期	TNM
0	Tis N0 M0
ⅠA	T1 N0 M0
ⅠB	T1 N1 M0
	T2 N0M0
ⅡA	T1 N2 M0
	T2 N1 M0
	T3 N0 M0
ⅡB	T1 N3a M0
	T2 N2 M0
	T3 N1 M0
	T4a N0 M0
ⅢA	T2 N3a M0
	T3 N2 M0
	T4a N1 M0
	T4a N2 M0
	T4b N0 M0

续表

分期	TNM
ⅢB	T1 N3b M0
	T2 N3b M0
	T3 N3a M0
	T4a N3a M0
	T4b NI M0
ⅢC	T4b N2 M0
	T3 N3b M0
	T4a N3b M0
	T4b N3a M0
	T4b N3b M0
Ⅳ	任何T 任何N M1

注：

1. 要达到准确分期，区域淋巴结的数目应该≥16个，最好≥30个。

2. 若肿瘤累及食管胃交界部，肿瘤中心在食管胃交界部食管侧者或在胃侧2cm之内者（Siewert分型Ⅰ型和Ⅱ型），按食管癌分期；肿瘤中心在近端胃2cm之外（Siewert分型Ⅲ型）按胃癌分期。肿瘤中心虽在近端胃2cm之内但未累及食管胃交界部者，按胃癌分期。

3. 胃的神经内分泌瘤（NET）分期参照胃神经内分泌瘤的TNM分期。

4. 本分期不适用于非上皮性肿瘤，如淋巴瘤、肉瘤、胃肠道间质瘤等。

表6-6　胃癌临床TNM分期（cTNM）预后分组

分期	TNM
0	Tis（HGD）N0 M0
Ⅰ	T1 N0 M0
	T2 N0 M0
ⅡA	T1 N1-3 M0
	T2 N1-3 M0
ⅡB	T3 N0 M0
	T4a N0 M0
Ⅲ	T3 N1-3 M0
	T4a N1-3 M0
ⅣA	T4b 任何N M0
ⅣB	任何T 任何N M1

表6-7　胃癌新辅助治疗后病理分期（ypTNM）预后分组

分期	TNM
Ⅰ	T1 N0 M0
	T2 N0 M0
	T1 N1 M0
Ⅱ	T3 N0 M0
	T2 N1 M0
	T1 N2 M0
	T4a N0 M0
	T3 N1 M0
	T2 N2 M0
	T1 N3 M0

续表

分期	TNM
Ⅲ	T4a N1 M0
	T3 N2 M0
	T2 N3 M0
	T4b N0 M0
	T4b N1 M0
	T4a N2 M0
	T3 N3 M0
	T4b N2 M0
	T4b N3 M0
	T4a N3 M0
Ⅳ	任何T 任何N M1

四、胃非上皮性肿瘤

（一）胃肠间质肿瘤（GIST）

【概述】

胃肠道最常见的间叶源性肿瘤。可能源于神经丛的Cajal细胞或是源于原始间叶细胞。发生于食管至直肠的任何部位，最常见于胃（60%~70%），小肠次之（20%~30%），结肠和食管少见（小于10%），也可发生于腹膜后、肠系膜、网膜等处（胃肠道外GIST）。免疫组化染色中通常CD117、DOG-1、CD34阳性。大多数病例具有c-kit或PDGFRA受体酪氨酸激酶基因编码激活突变，在少数无c-kit或PDGFRA突变的病例，存在其他分子变异，可能涉及NF1、SDHX、BRAF、K/N-RAS和PIK3CA基因等。

【诊断要点】

（1）胃的GIST可为浆膜下、黏膜下和肌壁内结节，直径1~2cm到大于20cm不等，呈局限性生长（图6-4）。大多数肿瘤没有包膜，偶尔可以见到假包膜，体积大的肿瘤可以伴随囊性变、坏死和局灶出血。向腔内生长者多成息肉样肿块，常伴发溃疡形成，向浆膜生长者形成浆膜下肿块。肿瘤大体形态呈结节状或分叶状，切面灰白、红色，均匀一致，质地从硬韧到软。

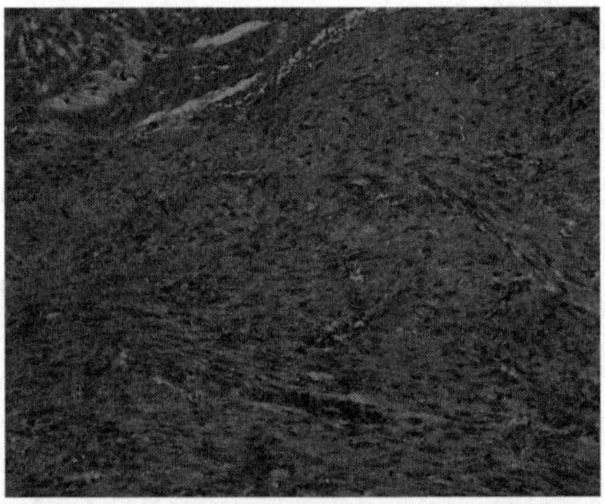

图6-4 胃壁肌间胃肠间质瘤。梭形肿瘤细胞呈不规则束状排列，无明显异型性，类似于平滑肌瘤或神经鞘瘤；肿瘤与周围肌壁组织界限清楚

（2）组织学上胃GIST组织形态学多样，由梭形细胞、上皮样细胞或两种细胞不同比例混合构成，大部分由梭形细胞构成，常见核旁空泡改变。根据瘤细胞形态分为3大类：梭形细胞型（70%）、上皮样细胞型（20%）及混合型（10%）。少数病例可见多形性细胞，尤多见上皮样GIST。间质可呈硬化，可伴有钙化，偶可呈黏液样。与平滑肌瘤细胞稀疏胞浆红染相比，GIST瘤细胞至少为中等密度，胞浆蓝染。

（3）恶性程度和分级判定：主要依据原发肿瘤的部位、肿瘤大小、核分裂象以及是否发生破裂等进行评估。目前采用NIH2008年改良版中国共识2017修改版的原发GIST切除后危险度分级（表6-8）。

表6-8　NIH2008年改良版中国共识2017修改版的原发GIST切除后危险度分级

危险度分级	肿瘤大小（cm）	核分裂象（/50HPF）	肿瘤原发部位
极低	≤2	≤5	任何部位
低	>2≤5	≤5	任何部位
中等	≤2*	>5≤10	任何
	>2≤5	>5≤10	胃
	>5≤10	≤5	胃
高	任何	任何	肿瘤破裂
	>10	任何	任何
	任何	>10	任何
	>5	>5	任何
	>2≤5	>5	非胃原发
	>5≤10	≤5	非胃原发

注：*针对原分级不足，专家委员会进行修正。GIST：胃肠道间质瘤；NIH：美国国立卫生研究院

（4）免疫组化检测：CD117、DOG1、CD34、SMA、S-100、琥珀酸脱氢酶B（SDHB）及Ki-67。

（5）野生型GIST：是指病理诊断符合GIST，但分子检测无c-kit/PDGFRA基因突变，约85%的儿童GIST和10%~15%的成人GIST为野生型。野生型GIST根据是否有SDHB表达缺失大致分为两大类：①SDH缺陷型GIST：约占野生型GIST的半数，包括无综合征相关的SDH缺陷型GIST、Carney三联征相关性GIST和Carney-Stratakis综合征相关性GIST；②非SDH缺陷型GIST，包括BRAF突变、NF1相关性，K/N-RAS突变和四重野生型（quadrupleGIST^{WT}，包括PIK3CA突变、ETV6-NTRK3、FGFR1-HOOK3和FGFR1-TACC1等融合基因）。其中无综合征相关的SDH缺陷型GIST：发生于儿童和青少年，女性多见。肿瘤发生于胃，镜下常呈多结节性或呈丛状生长方式，瘤细胞呈上皮样，也可为混合型，约50%病例可见

淋巴管瘤栓，10%左右病例与区域淋巴结内可见瘤转移。免疫组化标记显示瘤细胞可表达CD117和DOG-1，但SDHB表达缺失。分子检测显示约半数病例SDH亚单位（SDHA、SDHB、SDHC或SDHD）功能丧失性胚系突变，其中约30%为SDHA突变（多为胚系突变）。

（二）胃淋巴瘤

【概述】

胃淋巴瘤原发于胃（或为其他部位淋巴瘤侵犯胃）。占胃恶性肿瘤的2%~5%，占结外淋巴瘤的24%，与胃癌发生率之比为1∶50。患者多>50岁。好发于胃窦、胃体，其次是贲门、小弯、幽门或全胃。一般预后好于胃癌。研究表明胃原发淋巴瘤与幽门螺旋杆菌（HP）感染相关，部分患者抗HP治疗有效。

【诊断要点】

绝大多数为非霍奇金淋巴瘤，主要来源于B淋巴细胞。B细胞淋巴瘤中，主要是结外边缘区黏膜相关淋巴组织型B细胞淋巴瘤；其他类型包括：套细胞淋巴瘤、弥漫性大B细胞淋巴瘤、Burkitt淋巴瘤和浆细胞瘤等。T细胞淋巴瘤很少见。胃霍奇金淋巴瘤很少见（多为继发性，原发者罕见）。（参见第十章淋巴结和结外淋巴造血组织疾病）。

（三）其他类型肿瘤

平滑肌瘤、神经鞘瘤、炎性纤维性息肉、脂肪瘤、血管瘤、血管球瘤、颗粒细胞瘤、黑色素瘤等。

五、小肠肿瘤

【概述】

小肠的肿瘤和瘤样病变比消化道其他部位少见，小肠各类肿瘤的总和约占消化道肿瘤的10%，其中约60%为良性。消化道良性肿瘤中约1/4发生在小肠，而恶性肿瘤仅5%发生在小肠。

（一）腺瘤和息肉

1. 十二指肠腺（Brunner腺）腺瘤

【概述】

罕见。主要发生在十二指肠球部和近端十二指肠，远端发生数量和大小都减少。各种年龄均可发生，男性多见。被认为是十二指肠胚胎增生障碍病变或错构瘤。通常无症状或有非特异性的表现，如恶心，腹胀或腹部隐痛。通常内镜或影像检查偶然发现。有症状时常表现为消化道出血和梗阻。

【诊断要点】

单发，息肉状，有蒂或无蒂，直径1~3cm（可达12cm）。镜下：肿瘤表面在被覆的十二指肠黏膜上皮下为大量增生而分化成熟的Brunner腺，间隔以平滑肌纤维，使腺瘤形成多个小叶状结构，腺上皮无异型性。

2. 腺瘤

【概述】

单发或多发。较多见于十二指肠和空肠。

【诊断要点】

形态同大肠腺瘤，分为管状腺瘤、绒毛状腺瘤和管状绒毛状腺瘤，伴有不同程度的异型增生（低级别和高级别上皮内瘤变）。十二指肠和壶腹区腺瘤可发生癌变。

3. Peutz–Jegher息肉

【概述】

Peutz–Jeghers（P–J）综合征的肠道表现，属于错构瘤。多发于儿童和青少年。息肉可发生于全胃肠道，最多见于小肠，尤其见于空肠，其次是胃和大肠。Peutz–Jegher综合征包括三部分：①胃肠道Peutz–Jegher息肉；②常染色体显性遗传；③口唇、口腔黏膜和面部、指（趾）皮肤黑色素沉着。（P–J）综合征又称黑斑息肉综合征。罕见恶变。患者可合并消化道其他部位的癌，肠外卵巢、子宫颈、睾丸、胰、乳腺等良、恶性肿瘤。

【诊断要点】

息肉常多发，直径多为1~3cm（数mm至6~7cm），小者无蒂，大者有蒂。镜下：息肉被覆正常的黏膜上皮和固有层，黏膜肌纤维增生形成树枝样结构，黏膜与黏膜肌层保持正常的结构关系，偶尔含有胃幽门腺和小囊肿，炎症不明显。

【鉴别诊断】

①增生性息肉；②幼年性息肉；③腺瘤。

4. 炎性纤维性息肉

【概述】

本病为少见的胃肠道间质性肿瘤，以往认为属于反应性病变，近年来研究显示其常有PDGFRA基因突变，因而被认为是肿瘤性病变。通常为良性、无侵袭性。

【诊断要点】

孤立或多发性广基息肉样肿物，突入肠腔，灰白或蓝色，直径1.5~12cm，表面常有浅溃疡。镜下主要位于黏膜下层，特征性的改变为增生的小血管周围纤维母细胞漩涡状排列呈“洋葱皮”样改变，其间杂以大量嗜酸性粒细胞、淋巴细胞、浆细胞和肥大细胞，含有多量胶原纤维。免疫组化显示CD34、SMA、CD68阳性，CD117、S100、ALK阴性，有助于与胃肠道间质瘤、神经鞘瘤、炎症性肌纤维母细胞肿瘤等鉴别。

（二）小肠腺癌

【概述】

本病好发于十二指肠（尤其Vater壶腹周围，其次为空肠上段），发生在壶腹者称为壶腹周围癌或Vater壶腹癌。发生于十二指肠乳头部的腺癌相对于壶腹周围癌而言，一般为分化较好的管状腺癌或乳头状腺癌。其他类型腺癌与消化道其他部位腺癌相同。

（三）小肠神经内分泌肿瘤

【概述】

小肠神经内分泌肿瘤的分类和其他胃肠道和胰腺神经内分泌肿瘤一致。小肠神经内分泌肿瘤发生有部位的差异，十二指肠和近端空肠主要为产生生长抑素的和罕见的EC细胞神经内分泌瘤和功能性胃泌素瘤，神经内分泌癌罕见；远端空肠和回肠只发生神经内分泌瘤（类癌），主要是EC细胞，产seroNETSs少见L细胞，高血糖素样peptide和PP/PYYNETs；美克尔憩室（EC细胞，sero产生NET）。

神经内分泌肿瘤主要位于十二指肠第一、二段。可引发梗阻性黄疸、胰腺炎、肠梗阻等。功能性肿瘤可现肽类激素所致病征（较少见；例如Zollinger-Ellison综合征）。约20%病例可于影像学、内镜检查或手术时偶然发现。

1.神经内分泌瘤（NET 1级）

【概述】

本病空肠、回肠多见，老年好发，年龄高峰60~70岁，好发于回肠下段，肿瘤多数单发、较小，偶见多发，平均直径<1.8cm（0.2~5cm），息肉样，位于黏膜下层，表面被覆黏膜可见溃疡形成；生长缓慢，部分病例确诊时已转移至区域淋巴结或远处转移，肿瘤分泌5-羟色胺的作用常在发生转移后才引起临床症状，所以类癌综合征（carcinoid syndrome）被视为亚临床病程的终末表现。

【诊断要点】

镜下典型形态为大小一致的细胞巢团或腺样条索，核分裂象罕见；常规免疫组化染色用于神经内分泌细胞来源鉴别，Ki-67可作为肿瘤级别鉴定的标志物（+，<2%）。功能性鉴别包括①胃泌素肿瘤；②生长抑素细胞肿瘤；③EC细胞肿瘤（生成5-羟色胺）；④L细胞肿瘤。

2.神经内分泌癌

分为小细胞癌和大细胞神经内分泌癌，形态和免疫表型与其他部位同类型神经内分泌癌一致。

3.混合性类癌—腺癌

神经内分泌癌与腺癌合并；常规免疫组化染色用于鉴别来源和类型。

（四）小肠间叶性肿瘤

包括脂肪瘤、平滑肌瘤、胃肠道间质肿瘤、血管瘤、淋巴管瘤、血管球瘤、平滑肌肉瘤、血管肉瘤、Kaposi肉瘤、横纹肌肉瘤、脂肪肉瘤、骨外骨肉瘤等。

（五）小肠恶性淋巴瘤

【概述】

小肠是结外淋巴瘤的好发部位。小肠淋巴瘤是小肠恶性肿瘤的常见类型，约占30%~50%。组织学类型主要是B细胞淋巴瘤，少数为肠T细胞淋巴瘤，约占胃肠淋巴瘤的5%。

【诊断要点】

小肠B细胞淋巴瘤的主要类型：①弥漫大B细胞淋巴瘤；②MALT淋巴瘤；③免疫增生性小肠病和α重链病（IPSID/αHCD，小肠MALT淋巴瘤的亚型）；④套细胞淋巴瘤：表现为孤立性肿物或多发性息肉（称为多发性淋巴瘤性息肉病）；⑤Burkitt淋巴瘤等。小肠淋巴瘤常表现息肉样外观，除套细胞淋巴瘤外，其他类型的淋巴瘤，如滤泡性淋巴瘤和MALT淋巴瘤也能产生类似多发性淋巴瘤性息肉病的表现。

六、阑尾肿瘤

【概述】

阑尾肿瘤和瘤样病变与小肠肿瘤相似。阑尾肿瘤大约占阑尾切除标本的1%。原发的阑尾上皮性肿瘤包括黏液性肿瘤，神经内分泌肿瘤和混合性腺神经内分泌肿瘤。阑尾是神经内分泌瘤常见部位。非类癌的阑尾上皮性肿瘤分为八个组织形态学类型：腺瘤，锯齿状息肉，低级别黏液性肿瘤（LAMN），高级别黏液性肿瘤（HAMN），黏液腺癌，黏液腺癌伴有印戒细胞，印戒细胞癌，非黏液性腺癌。2017年AJCC对阑尾低级别黏液性肿瘤（LAMN）的分期做了重要调整。

【诊断要点】

1.阑尾黏液性肿瘤

包括从腺瘤到黏液腺癌的一系列病变。最常见的症状是右下腹疼痛。LAMN镜下表现为黏膜肌层消失，黏膜下层纤维化，玻璃样变，淋巴组织萎缩，黏液上皮细胞无异型性，阑尾壁内可出现无细胞的黏液湖，穿透阑尾壁会形成腹膜假黏液瘤。

2.神经内分泌肿瘤

阑尾是类癌的好发部位，占阑尾恶性肿瘤的85%，消化道类癌的50%。多见于青年人，20~30岁，男女性别发病率无差别。最常见于阑尾盲端，多无病征，可有腹痛或阑尾炎表现，有时是在因阑尾炎切除的阑尾中偶然发现。多单发；直径多<1cm；主要位于黏膜下层，灰白色，可略显黄色，肠壁常增厚，肠腔狭窄或闭塞。阑尾神经内分泌肿瘤包括：①神经内分泌瘤（NET），亚型为EC细胞NET，L细胞NET和管状类癌；②杯状细胞类癌：属于混合性神经内分泌癌（MANEC）；③神经内分泌癌（NEC）。

（1）典型类癌：肿瘤细胞较小而一致，圆形或多边形，胞浆中等量、淡嗜酸性，核小而圆；肿瘤细胞呈巢团、岛样或梁索状排列，其间有纤维组织分隔；位于巢团周边的肿瘤细胞可呈栅栏状排列，位于巢团内的肿瘤细胞可呈腺泡或菊形团结构。

（2）管状类癌：肿瘤细胞立方形、柱状，一致性，较小；核圆形或椭圆形，居中或偏离基底部；胞浆含伊红色颗粒，可呈细小空泡状；腺体有时内衬透明细胞。肿瘤细胞排列成短梁状、规则的腺管状，管腔内可有少量浓缩黏液。

（3）杯状细胞类癌：是一种独特的异质性阑尾肿瘤，可能起源于肠上皮隐窝基底的多潜能干细胞。肿瘤早期可行阑尾切除，进展期肿瘤需要右半结肠切除。杯状细胞类癌的预后介于NETs和原发阑尾腺癌之间。患者常表现为腹痛和急性阑尾炎。

组织学上，肿瘤通常>2cm，肿瘤细胞常成群或相互粘连，一致性小巢状排列，或呈假腺样结构，可有细胞外黏液。肿瘤细胞：一种位于瘤巢外周，核较大、圆形，胞浆红染；另一种位于瘤巢中央，形似印戒细胞和小肠杯状细胞，胞浆充满黏液，核呈新月形位于细胞边缘。肿瘤生长于黏膜下层，无明显界限，以同心圆的方式侵犯阑尾壁全层伴有穿透肌层的浸润。

【特殊检查】

常规免疫组化染色NSE、CgA、Syn、5-HT、glucagon、somatostatin和PP阳性，可表达CEA、CK等，用于神经内分泌细胞来源鉴别，此外Ki-67可作为肿瘤级别鉴定的标志物（+<2%）。

七、大肠肿瘤

大肠肿瘤主要为上皮性肿瘤：腺瘤、癌和神经内分泌肿瘤。WHO消化道肿瘤分类将大肠黏膜层内有浸润的病变亦称为“高级别上皮内瘤变”，因此类早期病变一般不发生转移，同时也有利于避免过度治疗。但浸润至黏膜下层的腺癌，有约5%~15%的病例出现局部淋巴结转移。诊断结直肠早期病变，必须将病灶全部制取切片观察，确认浸润的层次，评价切除范围是否充分以及是否有影响治疗和预后的高危因素。

（一）大肠腺瘤

【概述】

结直肠腺瘤分为家族性（遗传性）或散发性（非遗传性）；发病率随年龄增长递增，一般男性多于女性。可为单发、数个（多发性）及息肉病（>100个）；直径超过1cm，和/或伴有绒毛状结构以及伴有高级别上皮内瘤变的腺瘤属于进展期腺瘤。

【诊断要点】

（1）腺瘤性息肉：共同的特征是上皮伴有不同程度的异型增生（上皮内瘤变），根据腺瘤的结构分为：①管状腺瘤；②绒毛状腺瘤；③管状绒毛状腺瘤。

1）管状腺瘤：常为有蒂的椭圆形息肉。异型腺管状结构至少占腺瘤切面的80%。

2）绒毛状腺瘤：常无蒂，表面呈绒毛状。被覆异型上皮细胞的绒毛状结构至少占腺瘤切面的80%。

3）管状绒毛状腺瘤：管状腺瘤和绒毛状腺瘤混合存在；两者所占腺瘤切面的比率皆<80%和>20%。

（2）锯齿状病变：共同特征是大肠隐窝延长伴有上皮增生形成锯齿状结构，分为①增生性息肉；②无蒂锯齿状腺瘤/息肉；③传统锯齿状腺瘤三种亚型。

（3）腺瘤病

1）家族性大肠腺瘤病：常染色体显性遗传病，由APC基因（位于5q21-22）胚系突变造成。大肠腺瘤>100个。家族性大肠腺瘤病具有家族史的患者约占3/4，其中1/4患者是APC基因新突变者。

2）Gardner综合征：家族性腺瘤性息肉病的变型，与APC基因突变有关。同时伴发颅骨和下颌骨多发性骨瘤、皮肤多发性表皮样囊肿、软组织肿瘤（特别是纤维瘤病）或/和牙齿异常。可发生小肠癌（尤其十二指肠壶腹周围癌）。发生大肠癌的几率同家族性大肠腺瘤病。

3）Turcot综合征：家族性疾病，常染色体显性遗传，可能有APC基因和错配修复基因的共同突变。同时伴发脑肿瘤（尤其是髓母细胞瘤）。

4）消减型家族性腺瘤性息肉病：大肠腺瘤平均30个。

（二）大肠癌

（1）T1期结直肠癌：定义为癌细胞穿透黏膜肌层浸润至大肠黏膜下层者。

（2）进展期结直肠癌的大体类型：

1）隆起型：肿瘤主体向肠腔内突出。肿瘤呈结节状、息肉状或菜花状隆起，有蒂或广基。肿瘤切面境界较清楚，浸润浅表局限，为结节隆起型，若肿瘤表面形成浅表溃疡形如盘状者，则称盘状隆起型：肿瘤向肠腔作盘状隆起，表面溃疡表浅，溃疡基底未至肠壁肌层；肿瘤切面边界较清楚，肿瘤基底部深层可侵达肠壁肌层。

2）溃疡型：肿瘤形成深达或贯穿肌层之溃疡者均属此型。根据溃疡之外形及生长情况又可分为两种亚型。局限溃疡型：肿瘤形成溃疡，溃疡中央坏死，边缘隆起呈围堤状。肿瘤切面可见底部向肠壁深层浸润，边界清楚。浸润溃疡型：病变边界不清楚，溃疡口边缘浸润至肠壁深层，范围广甚至肠壁外浸润生长，少数病变因累及邻近肠壁或发生贯穿性浸润而使结构难以辨认。

3）浸润型：肿瘤向肠壁各层弥漫浸润，但表面常无明显溃疡或隆起。肿瘤可累及肠管全周，有时致肠管周径明显缩小。

（3）结直肠癌组织学类型：结直肠癌以非特殊型腺癌为主，占90%以上。

1）大肠癌：非特殊型腺癌；特殊类型腺癌：①筛状粉刺样癌；②髓样癌；③微乳头状癌；④黏液腺癌；⑤锯齿状腺癌；⑥印戒细胞癌；其他少见的癌：腺鳞

癌、梭形细胞癌、鳞状细胞癌和未分化癌。

2）神经内分泌肿瘤：①神经内分泌瘤；②神经内分泌癌；③混合性腺神经内分泌癌。

（4）肛管常见恶性肿瘤：①鳞状细胞癌；②疣状癌；③黏液腺癌；④腺癌；⑤未分化癌；⑥恶性黑色素瘤；⑦神经内分泌肿瘤。

（5）腺瘤上皮内瘤变和癌变诊断标准

1）腺瘤上皮内瘤变：分为低级别上皮内瘤变和高级别上皮内瘤变。

①低级别上皮内瘤变：腺管或绒毛的上皮细胞呈高柱状，结构规则。大部分细胞核呈笔杆状，通常位于上皮基底膜侧的1/2以内，核极性良好。杯状细胞轻度减少，黏液聚集在细胞的基底膜侧。

②高级别上皮内瘤变：腺管或绒毛增生延长、扭曲、分叉、出芽，大小不一；可见腺管背靠背和筛状结构。腺管或绒毛的上皮细胞核明显增大呈卵圆形或圆形，核异型性和核分裂增加，可见核仁；核层次增多，全层极性紊乱。杯状细胞明显减少或消失，柱状细胞黏液分泌明显减少或消失。如果出现腺管筛状结构，或黏膜固有层内浸润的单个或小簇状异型腺上皮细胞，或浸润黏膜肌层，但未侵透黏膜下层称为黏膜内癌；在2010年WHO消化道肿瘤分类中黏膜内癌归为高级别上皮内瘤变，此类早期病变在结直肠一般不发生转移。

2）腺瘤癌变诊断标准：具有腺瘤的背景，部分有高级别上皮内瘤变形态特征的腺上皮出现黏膜下层浸润。

（6）结直肠癌诊断内容

1.患者基本信息及送检信息

2.肿瘤部位和大小

3.肿瘤大体类型

4.肿瘤组织学分类和分级

5.肿瘤浸润深度（T）

6.淋巴结情况（N）

7.近端、远端切缘和环周切缘

8.新辅助治疗的疗效评价

9.血管淋巴管侵犯

10.神经侵犯

11.肿瘤种植/癌结节有无及数量

12.pTNM分期

13.MMR蛋白或MSI检测结果

14.KRAS，NRAS和BRAF突变检测结果（根据肿瘤分期及临床需求）

第七章　肝胆胰疾病

第一节　肝　脏

一、病毒性肝炎

病毒性肝炎一般指的是由肝炎病毒引起的肝实质的弥漫性炎症。根据发病情况、病程、病毒载量、基因型、病毒–宿主之间相互作用及宿主的状态，以及年龄、性别、一般情况、生活习惯及是否饮酒等可出现不同的临床疾病，如急性肝炎、暴发性肝炎、慢性病毒性肝炎和携带者状态。根据肝炎病毒的不同，分为甲（A）型、乙（B）型、丙（C）型、丁（D）型、戊（E）型和庚（G）型病毒性肝炎。各型肝炎病毒的致病特点，见表7–1。

表7–1　各型肝炎病毒的致病特点

	甲型（HAV）	乙型（HBV）	丙型（HCV）	丁型（HDV）	戊型（HEV）	庚型（HGV）
	无包膜 ssRNA（27nm）	有包膜 dsDNA（42nm）	有包膜 ssRNA（27nm）	有包膜 ssRNA（36nm）	无包膜 ssRNA（27~34nm）	有包膜 ssRNA
传播途径	消化道	非消化道密切接触	非消化道密切接触	非消化道密切接触	水源性	非消化道
潜伏期	2~6周	4~26周	2~26周	4~7周	2~8周	尚不清楚
携带者状态	无	有	有	1%~10%吸毒者或血友病患者	尚不清楚	1%~2%献血者
慢性肝炎	无	5%~10%急性可转为慢性	50%以上可变成慢性	与HBV复合感染者，<5%转成慢性；在HBV感染基础上，再感染者约80%转成慢性。	无	与HBV或HCV复合感染可加速疾病进展
暴发性肝炎	0.1%~0.4%	<1%	罕见	复合感染为3%~4%	0.3%~3%；妊娠妇女为20%	无
肝细胞肝癌	无	有	有	与HBV相似	不清，但可能性不大	与HBV或HCV复合感染可促进其致癌性

（一）急性病毒性肝炎

【概述】

急性病毒性肝炎发病较急，临床上主要表现为无力、疲倦、低热、恶心、呕吐，偶有黄疸。主要体征为肝肿大，实验室检查有肝功能异常。

【诊断要点】

①肝细胞弥漫性浑浊肿胀和水样变性。肝细胞的肿胀使肝细胞索排列紊乱，肝窦拥挤。严重时称“气球样变”，嗜酸性变及嗜酸性凋亡小体（Councilman’s body）常见。②点、灶状肝细胞坏死。③肝细胞脂肪变。④肝窦枯否细胞增生。⑤汇管区和坏死灶内淋巴细胞、中性白细胞等炎细胞浸润，并可见吞噬脂褐素和细胞碎屑的巨噬细胞。⑥在有黄疸的病例中，变性的肝细胞和枯否细胞内可见胆色素。毛细胆管和小胆管中可见胆栓。⑦随着恢复期的开始，肝细胞再生逐渐明显。⑧急性肝炎时肝细胞损伤和炎症以小叶中心最为明显，严重病例可出现不同小叶间的桥接性坏死或区带状坏死。

依据组织坏死的程度和分布特点可分为：经典型急性病毒性肝炎（如上所述）、伴有桥状坏死的急性肝炎、伴有全小叶坏死的急性肝炎和伴有汇管区周坏死的急性肝炎。

（二）暴发性肝炎

【概述】

暴发性肝炎起病急骤，短期内患者可因肝功能衰竭死亡，故死亡率高。

根据其急骤程度分为亚急性暴发性肝炎和急性暴发性肝炎，亦称亚急性肝坏死和急性肝坏死。临床表现为亚急性肝功能衰竭（几个月）或急性肝功能衰竭（几天）。

【诊断要点】

①肝脏变小、包膜皱缩或因明显的出血坏死而呈红色，或因不同程度的胆染而呈绿色。②亚急性肝坏死时肝细胞有明显的桥接状坏死、片状融合性坏死。③急性肝坏死则可见多个小叶的片状坏死或大块坏死。

【鉴别诊断】

除急性病毒性肝炎外，其他很多原因均可导致广泛的肝细胞坏死，诸如中毒、严重的药物反应和Wilson病等。

（三）慢性肝炎

【概述】

慢性病毒性肝炎临床上是指出现肝炎症状和体征至少持续6个月以上，有的可无症状，或仅有轻度乏力等症状，可见肝肿大、掌红斑等体征。肝功能亦有不同程度的改变。

慢性肝炎的原因复杂。在中国以慢性病毒性肝炎为最常见。其他原因包括：自身免疫性肝炎、代谢性疾病（如Wilson病、α_1-抗胰蛋白酶缺乏症）、药物反应以及原因不明的慢性肝炎。无论其原因如何，其通常的特点为汇管区的炎症、界面性肝炎、肝实质的炎症、坏死和纤维化（表7-2）。

表7-2　慢性肝炎中炎症和坏死程度的分级

	分级	淋巴细胞碎片状坏死/界面性肝炎	小叶炎症和坏死
仅有汇管区的炎症	0	无	无
轻微病变	1	轻微，小灶性	轻微，偶有点状坏死
轻度病变	2	轻度，累及某些或全部汇管区	轻度，伴轻微肝细胞损伤
中度病变	3	中度，累及所有汇管区	中度，伴肝细胞变性
重度病变	4	重度，桥接性纤维化	重度，可见明显的弥漫性肝细胞损伤

【诊断要点】

①汇管区炎症为慢性肝炎时最为典型的形态表现，表现为汇管区的扩大，其内有多少不等的淋巴细胞、浆细胞浸润。有时尚可见散在的中性粒细胞、巨噬细胞、嗜酸性粒细胞。尤其是丙型肝炎时，可有淋巴滤泡形成。汇管区周边可有小胆管增生。②界面性肝炎是慢性肝炎最为重要的特征。表现为肝小叶周围肝板的破坏和炎细胞浸润。③小叶内的病变一般较轻，常仅有散在的肝细胞坏死。④肝细胞再生可很明显，常见两层肝细胞形成的肝板或再生肝细胞围成的菊形团。肝细胞界板的炎症、坏死和Disse腔内胶原及其他细胞外基质的沉积导致肝窦的毛细血管化。⑤纤维组织增生导致汇管区的星状扩张，其纤维条索不断伸入到小叶，形成汇管区-小叶和汇管区-汇管区之间以及小叶-小叶之间的纤维桥，最终形成肝硬化。纤维化分期见表7-3。

表7-3　慢性肝炎纤维化程度的分期

纤维化程度	分期	特征
无纤维化	0	正常
汇管区纤维化	1	汇管区纤维组织增生使汇管区扩大，但扩大限于汇管区内
汇管区周纤维化	2	汇管区纤维组织增生并伸向汇管区周围，偶见汇管区-汇管区的纤维间隔形成
间隔纤维化	3	肝结构破坏，桥接或间隔纤维化形成，但无明显的肝硬化
肝硬化	4	肝硬化

二、自身免疫性肝病

（一）自身免疫性肝炎

【概述】

自身免疫性肝炎曾称自身免疫性慢性活动性肝炎，其特点为血清学无病毒感染的证据、病人有多克隆高丙种球蛋白血症、血清自身抗体常常为阳性，免疫抑制治疗有效。本病以女性多见。HLA–A1、B8，DR3或DR4型的人发病率高。Ⅱa型自身免疫性肝炎常见于儿童，尤以女孩多见，男:女比约为1∶8，其特点为较高的抗肝、肾和微粒体抗体（抗LKM）。

自身免疫性肝炎的发病是因抑制性T淋巴细胞的缺陷而导致免疫调节的紊乱和自身抗体的产生。约80%的病人抗核抗体滴度超过1∶40，抗平滑肌抗体70%以上>1∶40。Ⅱa型病人则抗肝、肾、微粒体抗体滴度较高。其他自身抗体如抗可溶性肝抗原（SLA）的抗体亦可检出。

【诊断要点】

①间质和实质交界处肝细胞的界面性肝炎，表现在肝小叶周边的界板周围有较多淋巴细胞的浸润和界板肝细胞的变性和坏死。病变区通常有明显浆细胞浸润（图7–1）。②小叶的病变亦较明显，主要为肝细胞的变性、嗜酸性小体形成和不同程度的淋巴细胞和浆细胞浸润。③随病变进展，汇管区的纤维化不断向小叶内延伸，形成桥接性纤维化，最终演变成肝硬化。其分级、分期与慢性肝炎相同。④诊断需结合临床自身抗体的检测，IgG和IgM的免疫组化染色亦有一定意义。⑤因原发性胆汁性肝硬化时浸润的浆细胞以分泌IgM为主，而其他的自身免疫性肝炎中的浆细胞则多以IgG为主。⑥最近自身免疫性肝炎的IgG4亚型已有报道。有人提出将自身免疫性肝炎分为IgG4相关性和IgG4非相关性两类。IgG4相关性的自身免疫性肝炎对激素治疗效果好。

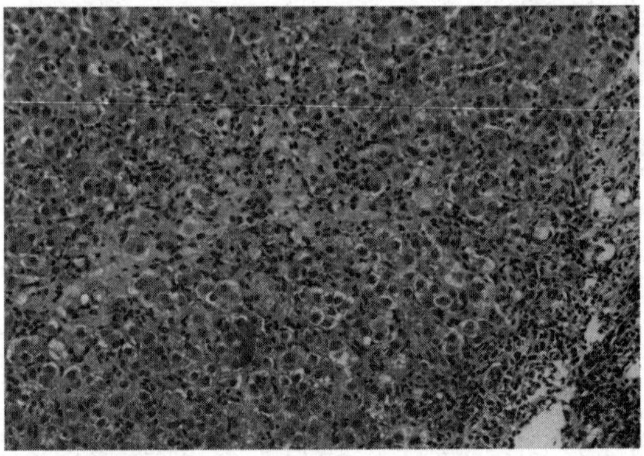

图7–1　自身免疫性肝炎.肝小叶周边的界板周围有较多淋巴细胞的浸润和界板肝细胞的变性和坏死，可见肝细胞的变性、嗜酸性小体形成和不同程度的淋巴细胞和浆细胞浸润。小叶内病变区可见明显浆细胞浸润

【鉴别诊断】

自身免疫性肝炎主要以慢性肝炎为主，但亦可有急性肝炎的表现，偶尔亦可表现为暴发性肝炎，此时应注意同病毒性肝炎以及药物中毒或其他病毒引起的肝脏损害鉴别。

（二）原发性胆汁性肝硬化（PBC）

【概述】

原发性胆汁性肝硬化为一种慢性胆管破坏性疾病，导致进行性淤胆，并最终演变为肝硬化。虽然确切的发病机理尚不完全清楚，现有证据表明原发性胆汁性肝硬化是针对胆道上皮的自身免疫所致。约90%的病人抗线粒体抗体阳性，尤其是抗线粒体内膜的丙酮酸脱氢酶复合体的M2成分的抗体阳性。自身抗体与胆道上皮中的蛋白可发生交叉反应而导致胆管上皮的破坏和肉芽肿的形成，其中T细胞介导的细胞毒效应起很重要的作用，亦有人认为逆转录病毒可能也起一定的作用。

此病常伴有其他的自身免疫性疾病，如类风湿关节炎、CREST综合征、系统性红斑狼疮、皮肌炎、间质性肺疾病和自身免疫性甲状腺炎等。

临床上约90%为女性，发病高峰年龄在40~60岁之间。早期多无症状，但常有血清碱性磷酸酶及GGT的升高、血胆固醇升高。血胆红素一般<2mg/100ml，晚期才出现明显的黄疸、瘙痒和骨质疏松以及肝硬化的表现。

【诊断要点】

①累及小叶间和间隔中胆管的破坏性胆管炎，导致胆管的破坏逐渐演变成胆汁性肝硬化。②汇管区有较多淋巴细胞、浆细胞浸润，出现以间隔或小叶间胆管为中心的上皮样细胞肉芽肿及胆管的破坏。③浸润的浆细胞多为IgM^+。④胆管的破坏为节段性，有时仅累及胆管横切面圆周的一部分。⑤随病变进展，小叶和间隔的胆管消失，仅存小团聚集的淋巴细胞和组织细胞。⑥诊断需结合临床自身抗体的检测。

原发性胆汁性肝硬化在病程上可分为四个阶段：Ⅰ期为汇管区病变期，仅汇管区有淋巴细胞、浆细胞浸润，可伴有或不伴有旺炽性胆管病变，亦称胆管炎期；Ⅱ期为汇管区周围病变期，此期在Ⅰ期病变的基础上有碎片状坏死和汇管区周的纤维化及小胆管增生；Ⅲ期为间隔纤维化期，特征为桥接性坏死或纤维性间隔形成；Ⅳ期为肝硬化期，此时纤维化伴有再生肝细胞结节形成。Ⅲ、Ⅳ期时胆管减少明显，到Ⅳ期时几乎很难看到胆管。旺炽性胆管病变亦大大减少。可能因为胆汁淤积，故汇管区周围的肝细胞发生变性，界板周围出现小胆管的增生，CK7染色有助于明确小胆管的病变。有人将此称为胆道性碎片状坏死。此种坏死常伴有汇管区周围或间隔旁肝细胞的羽毛状变性、Mallory小体形成和地衣红阳性的铜－蛋白复合物的沉积。围绕再生肝细胞结节的汇管区周围的结缔组织常有水肿。正常情况下铜与载体蛋白结合从胆汁中排泄。在慢性非化脓性破坏性胆管炎等慢性淤胆中，肝脏有大量铜的潴留。Rhodamine法（铜组织化学染色法）或Shikata's orcein染色（铜－蛋白复合体组织化学染色法）均可把铜显示出来。

（三）原发性硬化性胆管炎（PSC）

【概述】

原发性硬化性胆管炎罕见，发病率约为1（10万·年）。易导致肝硬化，是需肝移植的重要疾病。原发性硬化性胆管炎可以累及肝内外的各级胆管，包括大胆管及肝内的小胆管。约6%的病例仅累及肝内小胆管。此病亦可累及胆囊。临床上，原发性硬化性胆管炎的病人70%伴有慢性溃疡性结肠炎。慢性溃疡性结肠炎的病人约5%合并原发性硬化性胆管炎。大多数病人P-ANCA阳性。部分病人合并有其他自身免疫性疾病，如甲状腺炎、糖尿病和自身免疫性肝炎。实验室检查以碱性磷酸酶和GGT升高为主，亦常有胆固醇的升高。早期肝功能改变不大，但随疾病进展可出现血胆红素升高、黄疸以及肝硬化的表现。此病胆管造影有特征性的节段性多发性狭窄，形成串珠状改变。

原发性硬化性胆管炎属自身免疫性疾病。发病与囊性纤维化相关基因CFTR的改变有关。胆管周的纤维化可影响胆管上皮和胆管周毛细血管丛之间的液体和营养的交换，引起胆管上皮坏死，最终导致胆管管腔的闭塞。

大体原发性硬化性胆管炎的早期肝可轻度肿大，呈不同程度的胆汁淤积，晚期同原发性胆汁性肝硬化相似，表现为粗结节性肝硬化。肝脏通常因严重淤胆而呈蓝绿色。常见胆管扩张，偶见胆管脓肿，大的肝内外胆管可表现为明显的节段性狭窄和纤维化。

【诊断要点】

①狭窄段大胆管管壁增厚、纤维化，伴有不同程度的炎细胞浸润。非狭窄段的胆管常有不同程度的扩张，胆管上皮萎缩或消失，腔内含有胆汁、炎细胞和肉芽组织。②病变的胆管周围有同心圆性的胶原沉积，胆管上皮萎缩，伴有不同程度的炎细胞浸润。病变常呈节段性。③晚期，因上皮萎缩消失，胆管管腔被纤维化瘢痕取代，形成无管腔的纤维化条索，称为纤维闭塞性胆管炎。

原发性硬化性胆管炎也分四期。Ⅰ期，主要表现为汇管区水肿和炎细胞浸润、胆管增生；Ⅱ期的特征为汇管区周围纤维化和炎症，伴有或不伴有小胆管增生，可见散在淋巴细胞性碎片状坏死；Ⅲ期，纤维化间隔穿插于邻近的汇管区。胆管减少更为明显，胆道性碎片状坏死和淤胆也更为明显。Ⅳ期为肝硬化期，不规则花环形再生肝细胞结节形成，伴有明显的胆道性碎片状坏死。

原发性硬化性胆管炎的诊断应非常慎重。应仔细排除胆管结石、肿瘤或外科损伤所致的胆管炎后才可诊断。本病预后不良。症状出现后平均存活期为6年。

三、酒精性肝病

酗酒可因乙醇的毒性作用而导致各种肝脏病变。常见为脂肪肝、酒精性肝炎，部分患者可发展成肝硬化。临床上有时可类似于急慢性病毒性肝炎、药物性肝炎或阻塞性黄疸，其程度与饮酒时间长短、营养状况、免疫状况有关。

（一）脂肪肝

【概述】

肝细胞脂肪变是指肝细胞浆内有脂质沉积，为酒精性肝病最常见的病变。最初脂滴以直径0.1~0.4 μm的原始小滴最早出现在微粒体膜处，通过融合而不断增大。

【诊断要点】

①肝细胞胞浆内出现脂肪滴，早期为微小的脂肪空泡（小泡性脂肪变），并且常常因大量脂滴的积聚融合而把肝细胞核压向一侧成半月形（大泡性脂肪变）。②脂肪变最先出现在中心静脉周围，严重者可累及整个小叶。③肝脏明显肿大，黄、腻、质脆，重量可达4~6kg。④脂肪肝时无明显的纤维化。⑤如继续酗酒，末梢肝静脉周出现纤维组织增生并蔓延至邻近的肝窦（窦周纤维化）。

（二）酒精性肝炎

大体肝脏通常红色和胆绿色相间，常可见结节。

【诊断要点】

①饮酒史。②肝细胞浊肿、气球样变和单个或散在肝细胞坏死。③ Mallory-Denk小体形成。Mallory-Denk小体为位于变性肝细胞浆内、核旁的均质嗜酸性包涵体。其中含有泛素化的CK8/18、分子伴侣等主要成分。故CK或泛素的免疫组化染色有助于发现Mallory-Denk小体。④以中性白细胞为主的小叶内炎症，主要在变性的肝细胞周围，尤其有Mallory-Denk小体的肝细胞周围。汇管区亦可有不同程度的淋巴细胞和巨噬细胞浸润，有时亦可蔓延到小叶内。⑤纤维化，主要见于肝窦和小静脉周围和小叶中心区，严重时可伴有小静脉周坏死。在严重反复酗酒的病人亦可见汇管区周围的纤维化，纤维组织似蜘蛛状向四周伸展，从而分隔单个或成簇的肝细胞，逐渐演变成肝硬化。⑥在酒精性肝病中，电镜下常见到巨大线粒体等线粒体异常。⑦酗酒者中并不排除患其他肝脏病的可能性，如病毒性肝炎、药物性肝炎、继发于慢性胰腺炎的汇管区纤维化等。此外，某些病例可有淤胆和轻度肝细胞内和枯否细胞内含铁血黄素沉积。

（三）酒精性肝硬化

为酒精性肝病的晚期病变。

【诊断要点】

①肝脏变为褐色、皱缩，脂肪含量很少。②纤维间隔早期比较纤细，从中心静脉通过肝窦到汇管区或从汇管区到汇管区。残余的肝细胞再生形成比较均匀的细结节。③随病变进展，细结节渐变为粗、细结节混合的类型，纤维间隔增宽。结节内的肝细胞因缺血而出现坏死。④坏死的修复又进一步形成疤痕而不断分隔肝细胞结

节，使结节越来越不规则，并常有淤胆。此时酒精性肝硬化的形态与其他原因所致的肝硬化相似。

四、非酒精性脂性肝炎（NASH）

【概述】

非酒精性脂性肝炎是指非酗酒者中出现的类似酒精性肝病的临床病理表现。大多数与肥胖、高脂血症、高胰岛素血症、胰岛素抵抗、II型糖尿病有关，这一类称为原发性。而空回肠短路手术、胃成形术及肥胖个体明显体重下降者、完全胃肠外营养、肝毒性物质暴露等导致的非酒精性脂性肝炎则称为继发性。亦有研究将NASH专指代谢综合征相关疾病，如与肥胖、胰岛素抵抗、II型糖尿病、高血压、高脂血症相关的肝疾病。在美国，非酒精性脂性肝炎在成人可达20%~30%，儿童约为10%，占不明原因慢性肝炎的70%，为隐源性肝硬化的主要原因。非酒精性脂性肝炎在临床和病理上均与酒精性肝病相似。它可发生于儿童或成人。发病机理目前多倾向于多次打击学说，其中包括脂肪肝、氧自由基、炎性因子等导致肝细胞损伤。但一般来说肝细胞变性、坏死和炎症反应较酒精性肝炎要轻。

【诊断要点】

①镜下改变与酒精性肝病相同。②病变有脂肪肝、有肝细胞变性及Mallory小体的脂性肝炎、中性白细胞浸润、中心硬化、纤维化以及肝硬化。③肝活检的光镜和电镜检查均不易同酒精性肝炎鉴别。

五、肝硬化

【概述】

肝硬化是各种原因所致的肝的晚期病变。肝实质的破坏是肝纤维化的前提。其形成原因包括肝窦内星状细胞的激活分泌大量胶原，汇管区肌纤维母细胞的激活亦产生大量胶原。血管的重建和改建在肝硬化中是非常重要的。正常肝窦内皮细胞无基底膜，其开窗区占内皮面积的2%~3%。肝硬化时则开窗区逐渐缩小，肝窦内因胶原的沉积使肝细胞和血浆之间的物质交换困难。很多营养血流通过血管短路而未到达肝窦，加之血管内的血栓形成和闭塞，更加重了肝细胞的损伤。再生的肝细胞结节亦压迫血管系统，进一步造成缺血和肝细胞坏死。肝硬化时，再生结节和残存的肝细胞亦无正常肝的功能分区。谷胱甘肽合成酶亦大大减少。这些被认为是肝性脑病发生的重要原因。

肝硬化尚无统一的分类，传统上按病因分类有：酒精性肝硬化、肝炎后肝硬化、坏死后性肝硬化、胆汁性肝硬化、心源性肝硬化及其他原因所致的肝硬化，如血色病性肝硬化、Wilson's病时的肝硬化、血吸虫性肝硬化等。有些病因不清称为隐源性肝硬化。形态上分为：细结节性肝硬化、粗结节性肝硬化和粗细结节混合型肝硬化。

【诊断要点】

①弥漫性全肝性的小叶结构的破坏，②弥漫的纤维组织增生，纤维组织增生导致肝脏的弥漫纤维化。③肝细胞再生形成不具有正常结构的假小叶。

【鉴别诊断】

肝硬化应注意同结节状再生性增生（肝结节变，nodular transformation）鉴别。后者在大体和显微镜下均与细结节性肝硬化相似。病变由分布整个肝脏的再生肝细胞小结节构成。与肝硬化不同的是，这些再生的肝细胞结节没有纤维间隔包绕，但结节边缘可见到受压的网状纤维。临床表现为门静脉高压，某些患者可伴有风湿性关节炎、Felty's综合征和其他脏器的肿瘤。

六、肝肿瘤和瘤样病变

（一）局灶性结节性增生

【概述】

少见。原因不明，推测部分与口服避孕药有关，男性患者与酗酒有关。多见于20~40岁的成人，其他年龄的病人偶尔也可见到。女性为男性的2倍，儿童女性为男性的4倍。病变一般为单发，多发者占成人病例的20%。临床上，80%无明显症状。多发者常伴有其他病变，如肝血管瘤、颅内病变包括血管畸形、脑膜瘤、星形细胞瘤和大的肌型动脉发育不良。

【诊断要点】

①大多数为单个，质较硬，分叶状，偶尔可有蒂，直径可达到15cm。②切面灰白，中心为纤维性疤痕，向外周呈放射状。③病变呈小叶状分布，由纤维间隔包绕。④纤维间隔中常有厚壁血管。较大动脉的中膜常有变性，内膜常有偏心性纤维化。纤维间质中常仅见动脉而无汇管区静脉和胆管。结节性增生之肝细胞形态同正常肝细胞无区别。⑤在纤维间隔和肝细胞之间可见有小胆管增生，增生的小胆管CK7、CK19阳性，这有助于诊断。免疫组化染色亦可见由外周肝细胞（仅表达CK8和CK18）向小叶中心的小的肝细胞和增生的小胆管细胞（CK9和CK19阳性）的过渡。

肝细胞局灶性结节性增生的发病机制尚有争论，一般推测与肝硬化的增生/再生过程相似。有些同肝硬化的结节也非常相似。

【鉴别诊断】

局灶性结节性增生应同肝细胞腺瘤和分化好的肝细胞癌以及结节性再生性增生（肝结节变）鉴别。肝结节变时，整个肝脏均呈结节状，结节中心无疤痕。

（二）肝细胞腺瘤

【概述】

少见。常见于20~40岁的妇女。推测与使用口服避孕药有一定关系，也有报道与使用男性激素治疗和糖原沉积病有关。70%肝细胞腺瘤为单发，偶尔有10多个肿瘤（肝腺瘤病）的报道。家族性病例为肝细胞核因子1α（TCF1/HNF1α）基因的生殖细胞突变所致。

【诊断要点】

①大体上肿瘤质软、黄褐色，常伴有灶性出血、坏死和纤维化。颜色同周围肝组织不同，但无局灶性结节性增生时的中心瘢痕。②肿瘤由分化好的肝细胞构成，细胞有丰富的嗜酸性胞浆，排成1~2层肝细胞厚的肝索。③大多数情况下，细胞大小形态一致，偶见轻度异型，但无核分裂。④肝细胞胞浆内常有脂褐素、脂肪和糖原积聚，故常为透明状。⑤可见出血、梗死、纤维化和肝紫癜样病变。⑥肿瘤内没有汇管区和中心静脉，枯否细胞的数量和分布正常。⑦有时可见到大嗜酸颗粒性细胞、Mallory透明小体和继发性肉芽肿反应。⑧免疫组化75%的病例ER、PR阳性，雄激素受体仅20%阳性。⑨分子病理分型分四型：HNF1α失活型（约占35%~40%），主要发生在女性，肿瘤细胞出现明显的脂肪变，肝脂肪酸结合蛋白表达降低；β-catenin激活型（约占10%~15%），男性较多，编码谷胱甘肽合成酶的GLUL的基因表达上调，此型常无脂肪变及炎症，但核异型性和假腺样生长方式常见，谷胱甘肽合成酶弥漫强阳性；炎症型（约占50%以上），多数为女性，炎症相关的蛋白表达上调，如淀粉样蛋白A（SAA）和C-反应蛋白表达升高，约60%有gp130的突变，约10%有gp130和β-cantenin复合突变；未分类型（约占不足10%），此型无明确的形态特点，也无特殊的突变。

【鉴别诊断】

肝细胞腺瘤同分化好的肝细胞癌有时很难鉴别。临床有口服避孕药或合成类固醇的病史，对诊断腺瘤非常重要。有时肝细胞腺瘤中可隐含肝细胞癌灶，偶尔肝细胞腺瘤和肝细胞癌在同一肝内。可见核分裂、核浆比较高和肝索两层以上细胞厚度应提示为肝细胞癌。肝细胞癌时由于毛细血管化而CD34阳性，而腺瘤阴性或仅为局灶弱阳性。应多切片仔细检查有无肝细胞癌的病灶，血管浸润的有无尤为重要。有时需结合临床病程决定良性或恶性。肝细胞腺瘤与局灶性结节性增生不同，临床常有症状，并可出现严重的甚至致命的腹腔出血。

（三）肝细胞性肝癌

【概述】

肝细胞性肝癌为发生于肝脏的常见的恶性肿瘤。亚洲和非洲发病率较高。在东亚男性发病率可高达20.1/10万。肝细胞性肝癌多见于50岁左右，但也可见于青年人甚至儿童，男性比女性多见。临床上常表现为腹痛、腹水、黄疸和肝脏肿大，有时可有全身表现如低血糖、高胆固醇血症、红细胞增多症、高钙血症、类癌综合征、血脯胺酸羟化酶升高、异位绒毛膜促性腺激素、前列腺素分泌以及低纤维蛋白原血症等。在高发区，75%以上肝细胞肝癌病人甲胎蛋白阳性，通常要比正常含量高出100倍以上。甲胎蛋白在恶性生殖细胞瘤时可为阳性，偶尔在肝转移癌、肝炎和外伤后肝再生时出现阳性，但一般均明显低于肝细胞性肝癌。

肝细胞肝癌的发生与下列因素有关：①肝硬化；②乙肝病毒；③丙肝病毒；④二氧化钍；⑤雄激素；⑥孕激素；⑦黄曲霉素B1；⑧遗传学上易感性及代谢异常，包括糖代谢疾病；蛋白代谢性疾病；卟啉代谢疾病；慢性淤胆综合征；金属贮积病；肝血管畸形等。

【诊断要点】

①肝细胞性肝癌可表现为单个巨块状（巨块型）、多发结节状（结节型）或弥漫累及大部分甚至整个肝脏（弥漫型）。②肝细胞癌一般质软，常有出血坏死，偶尔因有淤胆而呈绿色。有的肿瘤可有包膜。③肿瘤大小变化很大，一般小于3cm的肿瘤称为小肝癌。④肿瘤常常侵入门静脉系统形成门静脉瘤栓。在晚期病例几乎均有门静脉的瘤栓。⑤瘤细胞可排列成小梁状（图7–2）、实性巢状、假腺样或腺泡样结构，有时可有乳头状结构。⑥瘤细胞间有丰富的血窦样腔隙，与正常肝窦不同，此血窦样腔隙的内皮细胞CD34和第8因子相关抗原阳性，更像毛细血管，故称毛细血管化。某些窦状隙由瘤细胞衬覆。⑦肝细胞性肝癌的瘤细胞内常见到以下改变：脂肪变；胆汁产生；Mallory小体；小球状透明小体；淡染小体；毛玻璃样包涵体。⑧肝细胞癌可分为高分化、中分化、低分化和未分化型。肝细胞即使在一个癌结节中亦有不同的分化区域。约40%的1~3cm的肿瘤既有高分化癌，又有分化较差的部分，结节内结节的现象较常见。

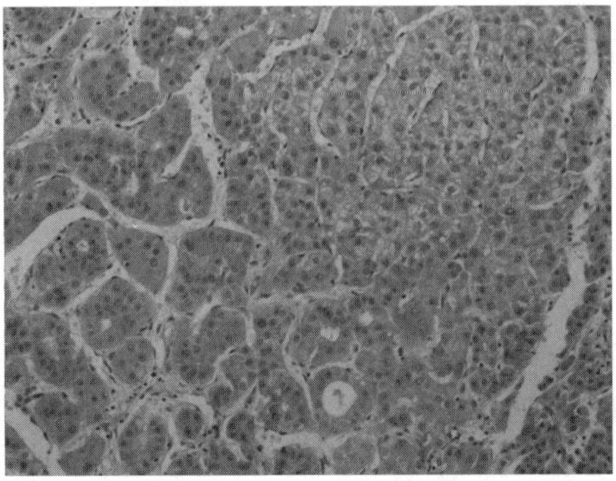

图7–2　高分化肝细胞性肝癌 HE 染色

肝细胞癌的细胞学变型还有：①透明细胞癌；②肉瘤样变或称肉瘤样（梭形细胞）肝细胞癌；③小细胞型肝细胞癌；④淋巴上皮瘤样癌；⑤纤维层状型肝细胞癌；⑥硬化性肝细胞癌。

肝细胞癌可经门静脉系统很早播散到肝的其他部位，也可经肝静脉达下腔静脉及右心房。偶尔造成全身血源性播散，如肾上腺和骨转移等，有时病理性骨折可为首发症状，有时肿瘤可侵犯胆管系统或浸润膈肌。

完全切除仍为治疗肝细胞癌的唯一途径，故早期诊断、早期治疗非常重要。一般来说，肝细胞癌的预后不良。主要死亡原因为肝功能衰竭和消化道出血，有时肿瘤的自发破裂和亚大块肝细胞坏死可迅速导致死亡。

肝细胞癌的预后与下列因素有关：

（1）分期：分期越高预后越差。

（2）肿瘤大小：小肿瘤（直径<2~5cm），预后较好，大肿瘤预后较差。

（3）包膜：有包膜者预后较好。

（4）肿瘤数：单个肿瘤者预后较好。

（5）门静脉累及情况：累及门脉者预后较差。

（6）镜下类型：纤维板层型预后较好，其他各型，平均存活期为四个月。

（7）镜下特征：血管浸润、高度核异型性和核分裂多者预后较差。

（8）肝硬化：伴有肝硬化的患者预后更差。

（9）αFP：含量越高预后越差。

（10）病毒血症及有c-myc扩增者预后较差。其他如热休克蛋白和P-糖蛋白与预后亦有一定的关系。

（四）肝内胆管癌

【概述】

可发生于肝内任何一级胆管，约占原发性肝癌的20%。一般发生在60岁以上的老年人，两性无明显差别。泰国、日本、香港等地区因肝寄生虫感染较多而发病率较高。相关的发病因素有：肝寄生虫尤其是华支睾吸虫、肝胆管结石、炎症性肠病、原发性硬化性胆管炎、EB病毒感染、丙肝病毒感染、二氧化钍和胆管畸形等。临床上主要表现为全身无力、腹痛、消瘦，如肿瘤侵及肝门部胆管，则出现梗阻性黄疸，甚至胆汁性肝硬化。CT、B型超声等影像学检查在临床发现肿瘤及明确胆管累及情况具有重要价值。

【诊断要点】

①肝内胆管癌可累及任何部位的肝内胆管，发生于较小胆管者称为外周型胆管细胞癌。②肿瘤通常灰白、实性、硬韧，有时可以向腔内生长为主或突向腔内形成息肉样肿物，但大多数表现为肝内灰白色结节或融合的结节，结节切面常见坏死和

疤痕。累及肝门者（肝门型），主要表现为肝脏明显的淤胆、胆汁性肝硬化和继发性胆道感染，有时胆管内可见结石或寄生虫。③肝内胆管癌大多数为分化不同程度的腺癌（图7–3），像其他部位的腺癌一样，可分为高分化、中分化和低分化腺癌，发生于较大胆管者，可为乳头状。肿瘤常有丰富的间质反应，甚至出现局部钙化。④大多数肿瘤均可见多少不等的黏液，黏卡、淀粉酶消化后的PAS和奥辛兰染色均可阳性，黏液核心蛋白（MUC）1、2、3亦可阳性。

免疫组化肝内胆管癌不仅CAM5.2阳性，CK7、CK19亦阳性。CEA、上皮膜抗原、血型抗原阳性。肝内胆管癌常为$CK7^{+}/CK20^{+}$，而肝外胆管癌多为$CK7^{+}/CK20^{-}$。Claudin–4几乎在所有胆管癌中呈阳性，它在正常肝细胞和肝细胞癌中为阴性。

癌细胞常侵及汇管区、汇管区血管内或神经周围，可循淋巴引流途径形成肝内转移或转移至局部淋巴结。晚期可循血行转移至肺、骨、肾上腺、肾、脾和胰腺等部位。

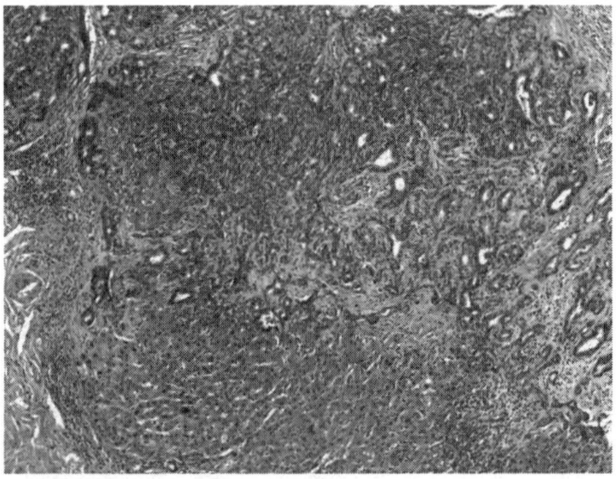

图7–3　胆管细胞癌部分肿瘤细胞形成大小不等、形状不一、排列不规则的腺样结构，部分呈实性条索状，侵入肝实质内

胆管细胞癌的治疗以手术为主，预后不良，平均存活率不足2年。

胆管细胞癌中可见高频率的KRAS突变。其他常见的分子改变为cyclinD1和P21过表达。常见DPC4的失活突变（肝门和肝内的胆管癌为13%~15%，肝外胆管癌可达55%）。约1/3的病例有TP53突变。

除腺癌外，肝内胆管癌亦可有其他组织学类型，如腺鳞癌、鳞癌、黏液癌、印戒细胞癌、梭形细胞癌或称肉瘤样癌、淋巴上皮瘤样癌、透明细胞癌、黏液表皮样癌、伴有破骨细胞样巨细胞的癌等。

【鉴别诊断】

胆管细胞癌与肝细胞性肝癌的鉴别见表7–4。

表7-4　肝细胞性肝癌和胆管细胞性肝癌的鉴别

特征	肝细胞性肝癌	胆管细胞性肝癌
细胞起源	肝细胞	胆管细胞
地理分布	东方多	无差别
年龄	比较年轻	老年多见
性别	男性多	无差别
肝硬变	常有	偶尔有
肝细胞不典型增生	可有	无
αFP	阳性	阴性
产生胆汁	有	无
黏液	无	有
大体形态	质软、出血	灰白硬韧
转移途径	静脉	淋巴道

（五）肝母细胞瘤

【概述】

主要发生于3岁以下的婴幼儿，可与肾脏的Wilm瘤及糖原沉积病同时发生，与很多先天性异常，例如心肾先天畸形、偏身肥大、巨舌症等关系密切。肝母细胞瘤αFP常常阳性，有时可产生异位激素而出现多毛。肝血管造影和CT可较准确地定位肿瘤。

【诊断要点】

①大体上肿瘤为实性、边界清楚。常为单发、直径可达25cm。

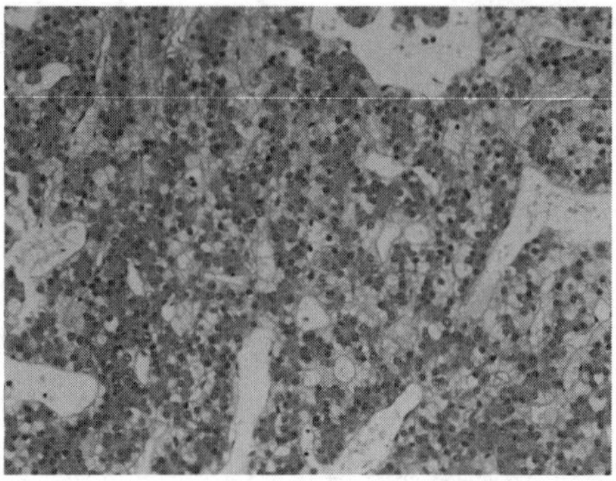

图7-4　肝母细胞瘤，胎儿型。HE染色

②大部分肿瘤均由不成熟的肝细胞构成。③上皮型肝母细胞瘤依据分化程度分为胎儿型和胚胎型。胎儿型与胎肝相似，由排列不规则的两个肝细胞厚度的肝细胞板构成（图7-4）。胚胎型分化更低，主要为实性细胞巢，亦可有条带状、菊形团和（或）乳头形成。胚胎型中可见有较多核分裂。④胎儿型中常有髓外造血灶。产生异位激素的肿瘤中有时可见到多核巨细胞。胎儿型和胚胎型之间常有某些过渡。⑤某些以类似小胆管的管状结构为主，称为胆管母细胞性肝母细胞瘤。⑥偶尔瘤细胞可排成宽条带状，与肝细胞癌相似，两者的鉴别见表7-5。⑦某些原发性恶性肝细胞肿瘤发生在较大的儿童和青年人，形态上介于肝母细胞瘤和肝细胞癌之间，有人将此称为过渡型肝细胞肿瘤。⑧约1/4

肝母细胞瘤由上皮细胞成分和间叶成分混合构成（混合型肝母细胞瘤）。间叶成分可为未分化间叶成分或有骨和软骨形成。

其他类型：小细胞未分化型肝母细胞瘤　约占肝母细胞瘤的3%。肿瘤完全由类似神经母细胞瘤、尤文瘤或淋巴瘤的小细胞构成，多呈实性排列，细胞坏死常见，核分裂多见。

伴有畸胎样特征的混合性肝母细胞瘤　此型为除以上间叶成分外，还出现横纹肌、黏液上皮、鳞状上皮和黑色素等畸胎瘤的成分。此时应注意同真正的畸胎瘤鉴别。畸胎瘤不具有胎儿型或胚胎型上皮性肝母细胞瘤的区域。

免疫组化　瘤细胞中细胞角蛋白、EMA、vimentin、多克隆CEA、Hep-par-1、αFP、α1抗胰蛋白酶、CD99、CD56及Delta样蛋白、HCG及转铁蛋白受体阳性。β-catenin为核阳性，Glypican-3在几乎所有病例中均为阳性。TP53常过表达。

肝母细胞瘤恶性程度较高，可局部浸润或转移至局部淋巴结、肺、脑等器官。治疗以手术切除为主、辅以化疗。预后明显好于肝细胞性肝癌，胎儿型比胚胎型要好，分化不良者预后较差。

表7-5　上皮型肝母细胞瘤和肝细胞癌的形态比较

组织学所见	肝母细胞瘤	肝细胞癌
肿瘤	单个	单个或多个
假包膜	有	通常无
小梁	通常两层细胞厚	通常多层细胞厚
胆小管	有	有
明暗相间	有	无
瘤细胞与正常肝细胞比	小	大
多形性	无或轻微	有
瘤巨细胞与多核瘤细胞	无	有
胆汁产生	有	有
糖原	有	有或无
脂肪	有	有或无
胞浆透明或其他包涵体	无	有或无
髓外造血	有	无
肝硬化	无	多数有

（六）肝转移性肿瘤

【概述】

肝脏的转移瘤比原发瘤常见得多。胃肠道癌、乳腺癌、肺癌、胰腺癌和恶性黑色素瘤为最易形成肝转移的肿瘤。

【诊断要点】

①肝转移癌可为单个结节，但多为多发，甚至累及整个肝脏。②转移瘤形态一般与原发瘤相同，亦可出现某种程度的分化或去分化。③临床上常表现为肝肿大、体重下降、门静脉高压及消化道出血等。④胆道的梗阻和肝细胞的严重破坏可出现黄疸。

第二节　胆囊和肝外胆道疾病

一、胆囊炎

（一）急性胆囊炎

【概述】

大多数（90%~95%）急性胆囊炎均伴有胆囊结石，无结石者可能与败血症、严重外伤、伤寒病和结节性多动脉炎等有关。一般认为，胆石性胆道梗阻可导致胆囊上皮释放磷脂酶及胰液中的胰蛋白酶均可使卵磷脂水解而释放溶血卵磷脂。溶血卵磷脂对上皮细胞具有很强的毒性作用。浓缩的胆汁中的高胆固醇含量对上皮细胞亦具有毒性作用。而细菌感染则为继发于胆道梗阻的结果。HIV感染的病人中常见巨细胞病毒感染导致的胆囊炎。化学性胆囊炎可见于心脏手术、骨髓移植及肝动脉化疗后的病人。临床上，急性胆囊炎以右上腹痛为主，有的有胆绞痛或轻度黄疸，部分病例可触及肿大的胆囊。

【诊断要点】

①胆囊表面充血并有纤维素性物质渗出。黏膜明显充血、水肿，呈紫红色。②胆囊壁增厚。有细菌继发感染者可见有胆囊积脓。③腔内常有数量不等的结石，有时胆囊内容物中可有大量胆固醇结晶。④继发细菌感染者则胆囊壁有大量炎细胞浸润，胆囊黏膜可出现多灶性糜烂或溃疡。⑤严重的病例可出现广泛的坏死，称为坏疽性胆囊炎。⑥急性胆囊炎可出现穿孔而导致弥漫性胆汁性腹膜炎，或由网膜包裹而形成胆囊周围脓肿。⑦有时胆囊内容物可侵蚀小肠或大肠，而导致胆囊-肠瘘。⑧胆囊上皮可出现明显的反应性增生，应注意不要同异型增生和原位癌混淆。

多数急性胆囊炎的炎症消退后，胆囊壁有一定程度的纤维化。黏膜通过再生修复。但胆囊的浓缩功能均受到一定的损害。胆囊可萎缩，管壁可出现钙化。

（二）慢性胆囊炎（chronic cholecystitis）

【概述】

慢性胆囊炎为胆囊最常见的疾病，常与胆石同时存在。慢性胆囊炎可由急性胆囊炎反复发作演变而来，也可能是长期胆石形成的慢性刺激和化学损伤的结果。患者常有非特异的腹痛症状或右肋下疼痛。

【诊断要点】

①胆囊壁增厚、变硬，浆膜面与周围脏器呈纤维性粘连。②胆囊腔变小，常含有胆石，约一半病人有继发细菌感染。③黏膜萎缩或局部溃疡形成。有时胆囊壁可广泛钙化、纤维化而形成葫芦状或花瓶状，称为瓷器胆囊。④胆囊上皮可正常或萎缩或增生甚至化生。化生可为肠上皮化生和幽门腺化生。肠化时常有潘氏细胞和内分泌细胞。与胆囊颈的正常腺体不同，化生的腺体含有较多非硫酸化黏液和中性黏液。肠化时CDX2阳性。内分泌细胞可为分泌5-羟色胺、生长抑素、CCK、胃泌素和胰腺多肽的细胞。胆囊壁明显纤维性增厚，常有淋巴细胞、浆细胞或组织细胞浸润。⑤胆囊黏膜上皮或腺体常深深穿入胆囊壁肌层内形成Rokitansky-Aschoff窦（R-A窦）。⑥有时穿入囊壁的R-A窦内可很多，而形成所谓的腺性胆囊炎。有时伴有平滑肌的增生和肥大而使胆囊壁局灶性增厚，形成所谓的腺肌瘤（局灶性）或腺肌瘤病（弥漫性）。有时因R-A窦内胆固醇结晶沉积而诱发异物巨细胞反应，严重时可形成黄色肉芽肿性胆囊炎。

二、胆囊和肝外胆道肿瘤

（一）腺瘤

【概述】

腺瘤亦称为腺瘤性息肉。女性较多见。小者可无任何症状，偶尔可合并Peutz-Jeghers综合征和Gardner综合征。根据其生长类型分为管状腺瘤、乳头状腺瘤及乳头管状腺瘤三型。依其细胞特点分为幽门腺型、肠型和胆道型。在胆囊以幽门腺型的管状腺瘤最为常见，而在肝外胆道则肠型管状腺瘤为最常见类型。

【诊断要点】

①腺瘤可有蒂或无蒂，可见于胆囊、胆管的任何部位。通常为0.5~2cm大小，偶尔可见肿瘤超过5cm，甚至充填大部分胆囊腔。②肿瘤呈红褐至灰白色。约1/3为多发性腺瘤。③管状腺瘤与结肠的腺管状腺瘤相似，由类似幽门腺的腺体构成（图7-5）。乳头状腺瘤的特征为树枝状结缔组织核心被覆高柱状上皮细胞。④腺瘤中可含有一定数量的内分泌细胞，尤以分泌5-羟色胺的细胞常见，约一半病例ER阳性。⑤腺瘤上皮可有一定程度的异型增生甚至原位癌的改变。腺瘤越大，越可能含有恶变的区域。但总体来说，胆囊腺瘤并不一定是胆囊癌的重要的癌前病变。胆囊腺瘤常有β-catenin的基因突变而胆囊癌则很少有，胆囊癌中常有TP53、KRAS和P16的突变，胆囊腺瘤则没有。

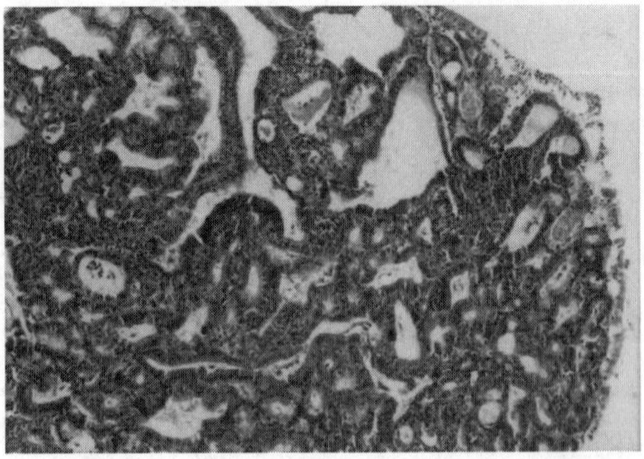

图7–5　胆囊管状腺瘤与结肠的腺管状腺瘤相似，由类似幽门腺的腺体构成

（二）胆囊癌

【概述】

胆囊癌为肝外胆道系统中常见的恶性肿瘤。90%以上为50岁以上，女性是男性的3~4倍。大多数胆囊癌与胆囊结石及慢性胆囊炎尤其是瓷器样胆囊关系密切。其他如胆囊肠瘘、溃疡性结肠炎、结肠多发息肉、Gardner综合征、腺肌瘤病等亦有密切关系。患者多无特异的症状，大多数临床表现与胆石症相似，故很难早期发现。

【诊断要点】

①肿瘤可表现为巨大息肉样肿块，充填胆囊腔内，或呈结节状，或弥漫浸润使胆囊壁明显增厚。偶尔可呈环状浸润使胆囊形成哑铃状。②胆囊癌以发生胆囊底部多见，但大多数病例因已累及大部分胆囊而很难辨别其起源部位。③胆囊癌的80%左右均为分化不同程度的腺癌（图7–6）。腺体可分化很好，形成比较规则的腺腔，也可仅有腺腔样分化的倾向。④腺体间可有大量纤维间质。常可见神经周围浸润。⑤胆囊癌中黏液多少不等，但多为涎腺型黏液，这与正常胆囊及胆囊炎时不同。⑥瘤细胞通常为$CK7^{+}/CK20^{+}$。其他标志物如EMA、CEA可阳性。偶可见AFP阳性，部分可见神经内分泌分化。⑦约50%的病例可见有TP53的突变。KRAS突变率报道的差异很大，从2%到59%不等。其他常见的改变包括P16失活、端粒酶的激活和FHIT基因的失活。

其他类型的胆囊腺癌有：乳头状腺癌；黏液腺癌；囊腺癌；透明细胞腺癌；腺鳞癌；鳞癌；小细胞未分化癌；结节型或分叶型未分化癌；淋巴上皮样癌；癌肉瘤。

胆囊癌的预后与肿瘤类型和分期有关。乳头状癌倾向于形成突向管腔的隆起，预后较好。而未分化癌则预后最差。如肿瘤仅限于胆囊，两年存活率可达到45%。

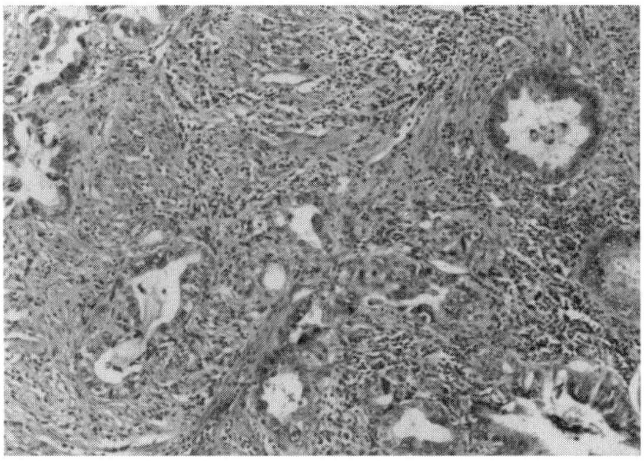

图7-6　胆囊腺癌肿瘤由中－低度分化的腺管状结构构成

（三）肝外胆管癌

【概述】

肝外胆管包括左右肝管、肝总管、胆囊管和胆总管。肝外胆管癌的发生率略少于胆囊癌。约50%~75%发生于上1/3，包括肝门部，以胆总管和肝管、胆囊管汇合处多见；约10%~25%发生于中1/3；10%~20%发生于下1/3。60岁以上多见。男女发病相当。在溃疡性结肠炎、硬化性胆管炎、华支睾吸虫感染和一些先天性胆管畸形，如先天性胆管扩张、胆管囊肿、Caroli's病、先天性肝纤维化、多囊肝和异常胰胆管吻合中发病率增高。临床表现以梗阻性黄疸、体重下降和腹痛为主，亦常因继发性胆道感染而出现发热。

【诊断要点】

①胆管癌可表现为管壁的局部增厚，或呈突入腔内的息肉样肿物，偶尔可引起管腔的环形狭窄或弥漫浸润而导致胆管壁弥漫增厚。②偶尔可呈多中心性，或同时有胆囊癌。③上1/3的胆管癌常直接侵及肝脏，远端的胆管癌常侵及胰腺。④绝大多数为不同分化程度的腺癌。高分化者可与胆管的腺瘤相似，诊断恶性相当困难。此时同一腺体内的细胞异型性、核浆比增高、核仁明显、出现间质或神经周围的浸润、围绕肿瘤腺体的同心圆性的间质反应是诊断恶性的重要特征。⑤胆管癌细胞通常有黏液和CEA的表达，在其周围的上皮常有化生或异型增生，如鳞状上皮化生和透明细胞变或神经内分泌分化，甚至出现小细胞神经内分泌癌的改变。

（四）壶腹部癌

【概述】

壶腹部是末段胆总管和主胰管汇合并开口于十二指肠之处。由于此处解剖结构复杂，故壶腹部癌的来源一直不清。据我们研究，壶腹癌多伴有胆管黏膜上皮的异型增生。从早期病例的研究中发现壶腹部癌多起源于胆总管。偶尔可见起源于主胰管者，少数可能起源于壶腹周的十二指肠黏膜。壶腹部癌多发生在60岁以上，男性略多。

【诊断要点】

①壶腹部癌可生长在壶腹内，在壶腹部形成圆形隆起（壶腹内型），表面十二指肠黏膜光滑，活检常常阴性；亦可表现为壶腹区的隆起，伴有溃疡形成，或有菜花状肿物形成（壶腹周型）。有些晚期病例可在胰头–壶腹区形成广泛的浸润，以至于同总胆管癌和胰头癌很难区别（混合型），文献亦称胰–胆管–壶腹区癌。②壶腹部癌亦为腺癌，常为低分化腺癌，部分为乳头状腺癌。很多病例表面为类似绒毛状腺瘤或绒毛腺管状腺瘤的形态，但基底部有浸润癌。③其他各种类型的腺癌，如黏液腺癌、肠型腺癌、透明细胞癌等均可见到。偶尔有鳞癌或腺鳞癌、小细胞癌的报道。④壶腹癌常因梗阻性黄疸而较早就医。故预后较胆囊癌要好。

（五）神经内分泌肿瘤

【概述】

肝脏、胆囊和肝外胆道均有一定数量的内分泌细胞。胆囊和肝外胆道神经内分泌肿瘤也有报道，以肝外胆道和壶腹部较为多见。肝外胆道及壶腹部神经内分泌肿瘤有时可同小肠肿瘤伴发。多见于60岁以上。

肝外胆道、胆囊及壶腹部的神经内分泌肿瘤与胃肠胰的神经内分泌肿瘤相同，从临床有无功能可分为功能性和非功能性两类；功能性肿瘤是指因神经内分泌肿瘤分泌激素过多，引起临床上激素失衡而出现明显的临床表现或综合征的肿瘤。如胃泌素瘤、生长抑素瘤、致腹泻性肿瘤（VIP瘤）等。偶可见分泌异位ACTH、甲状旁腺素样激素、生长激素释放激素或5–羟色胺等的神经内分泌肿瘤。依据2017年WHO分类，分成分化好的神经内分泌肿瘤（NET），分化差的神经内分泌癌（NEC）和混合性神经内分泌–非神经内分泌肿瘤（MiNEN）。

神经内分泌肿瘤可分成三级：1级（Grade 1）指肿瘤细胞的核分裂数<2/10高倍视野（HPF）；和/或Ki67指数<3%；2级（Grade 2）为核分裂数在2~20/10HPF，Ki67指数在3%~20%；3级（grade 3）为核分裂数20/10HPF和/或Ki67指数>20%。数核分裂要求至少要数50个高倍视野，Ki67指数要求在增殖活跃区数500~2000个细胞的基础上，计算Ki67阳性细胞数。1级和2级的肿瘤为神经内分泌瘤（NET），而3级肿瘤为神经内分泌癌（NEC）。2017版WHO分类又将形态上分化好的，但Ki67指数>20%，一般<55%的称为神经内分泌瘤（NET）G3。

混合型神经内分泌–非神经内分泌肿瘤由腺癌或其他类型的肺神经内分泌肿瘤和神经内分泌肿瘤混合构成，其中每一种成分至少不少于30%。其中的腺癌等和神经内分泌肿瘤的成分均要进行相应的分级。

【诊断要点】

①神经内分泌肿瘤呈灰白色结节，可仅几毫米，也可在胆囊形成较大的肿块浸

透胆囊床而达肝脏。②肿瘤形态与其他部位神经内分泌肿瘤相同，由一致的圆形或小多角细胞构成。瘤细胞可排成巢状、花带状或腺管状，其间有丰富的血窦。印戒细胞型及透明细胞型均有报道。有时与von Hippel-Lindau病伴发。③免疫组织化学CgA、SYN和/或CD56阳性。④免疫组化、电镜和免疫电镜均已证实多种激素的产生，如ACTH、生长抑素、5-羟色胺、胃泌素和胰多肽等。偶有类癌综合征的报道。

第三节 胰腺疾病

一、胰腺炎

胰腺炎一般是指各种原因导致胰腺酶类的异常激活而出现胰腺自我消化所形成的胰腺炎症。根据病程分为急性胰腺炎和慢性胰腺炎。

（一）急性胰腺炎

【概述】

根据病理形态和病变严重程度分为急性水肿型（或称间质型）胰腺炎和急性出血坏死型胰腺炎。主要发病因素为胆道疾病，尤其是胆道结石和酗酒。其他因素包括妊娠、高脂血症、药物、各种原因造成的胰管阻塞以及内分泌及免疫异常等。有的原因不清，称为特发性急性胰腺炎。近来研究认为丁基胆碱酯酶、精胺、亚精胺及组织蛋白酶B与胰腺炎的发病有密切关系。一般认为：胆道结石和酗酒可影响瓦特壶腹括约肌的舒缩功能而容易形成胆汁和十二指肠液的反流。酗酒亦可增加胰腺的分泌，使胰管内压升高、小胰管破裂、胰液进入组织间隙。胆汁或十二指肠液反流或肠液进入组织间隙均可激活胰蛋白酶，进而激活胰腺其他酶类，如脂肪酶、弹力蛋白酶、磷酯酶A和血管舒缓素等。脂肪酶的激活可造成胰腺内外甚至身体其他部位脂肪组织的坏死。弹力蛋白酶的激活可造成血管壁的破坏而出现出血，严重的出血可造成腹腔积血。激活的磷脂酶A使卵磷脂转变成溶血卵磷脂，后者对细胞膜具有强烈的破坏作用而引起细胞的坏死。激活的血管舒缓素可影响全身的血管舒缩功能，引起组织水肿，严重时可引起休克等严重并发症。

【诊断要点】

①急性水肿型（间质性）胰腺炎：此型为早期或轻型急性胰腺炎，其特点是间质水肿伴中等量炎细胞浸润，腺泡和导管基本上正常，间质可有轻度纤维化和轻度脂肪坏死。此型可反复发作。②急性出血坏死型胰腺炎：亦称急性胰腺出血坏死。因胰腺组织广泛的出血坏死及脂肪坏死，胰腺明显肿大、质脆、软、呈暗红或蓝黑色。切面，小叶结构模糊，暗红和黄色相间。胰腺表面、大网膜和肠系膜均有散在灰白色脂肪坏死斑点。光镜胰腺组织中有大片出血坏死，坏死区周围有中性粒细胞

及单核细胞浸润。胰腺内外脂肪组织均有脂肪坏死（图7–7）。

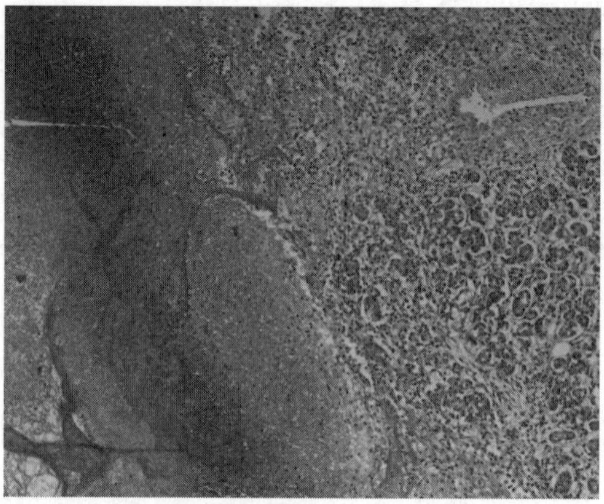

图7–7　急性胰腺炎胰腺组织中有大片出血坏死，中间为脂肪坏死区，周围有炎细胞浸润，可见钙盐沉积

急性出血坏死型胰腺炎常有严重的并发症，死亡率很高。其主要合并症有：

①休克和肾功能衰竭；②脂肪坏死；③出血；④假囊肿形成；⑤脓肿；⑥腹水；⑦其他合并症，包括小肠麻痹、小肠肠系膜脂肪坏死而导致的小肠梗死，胰腺脓肿或假囊肿腐蚀胃或大肠、小肠壁而造成的消化道出血等。

临床上，急性出血坏死型胰腺炎通常表现为严重的腹痛、甚至休克，血清和尿中脂肪酶和淀粉酶升高。严重病例可有黄疸、高血糖和糖尿。死因常为休克、继发性腹部化脓性感染或成人呼吸窘迫综合征。急性胰腺炎的死亡率约为10%~20%，当伴发严重出血坏死时可达50%。

（二）慢性胰腺炎

【概述】

因慢性胰腺炎多以反复发作的轻度炎症、胰腺腺泡组织逐渐由纤维组织所取代为特征，故有人亦称为慢性反复发作性胰腺炎。多见于中年男性。临床上以腹痛为主，严重时可出现外分泌和内分泌不足的表现，如消化不良和糖尿病等。发病因素有胰腺导管阻塞（癌或结石）、酗酒、甲状旁腺功能亢进、遗传因素、结节性多动脉炎、腮腺感染、结节病、结核病、软斑病、原发性硬化性胆管炎累及到胰腺、HIV感染等。高脂血症、血色病与慢性胰腺炎有一定关系。除此之外，接近半数的患者无明显的发病因素。发病机制尚不完全清楚，一般认为肿瘤和结石造成胰管的阻塞，酒精刺激胰腺分泌蛋白质丰富的胰液，浓缩后造成胰管的阻塞是慢性胰腺炎发病中的重要因素。在亚非国家中营养不良亦可能是所谓热带胰腺炎的重要原因。慢性胰腺炎与囊性纤维化基因突变的密切关系提示此基因改变与慢性胰腺炎的发病有关。另外，羧基酯脂肪酶基因（CEL）、胰分泌性胰蛋白酶抑制剂基因

（SPINK1）的突变均可能与其发病有关，约50%的慢性胰腺炎有K-ras的突变。在慢性胰腺炎的导管和腺泡中可见较多酸性和碱性FGF的表达，提示可能在发病中起一定作用。

根据胰管是否阻塞慢性胰腺炎分为阻塞性慢性胰腺炎和非阻塞性慢性胰腺炎两型。阻塞性慢性胰腺炎多为主胰管靠近壶腹2~4cm处的结石或肿瘤阻塞所致。非阻塞性慢性胰腺炎占慢性胰腺炎的95%左右。

【诊断要点】

①胰腺呈结节状弥漫性变硬变细。灰白色，质硬韧，有时与周围分界不清。病变可局限于胰头，但通常累及全胰。切面分叶不清，大小导管均呈不同程度的扩张，腔内充满嗜酸性物质——蛋白质丰富的分泌物，可有钙化，当钙化较广泛时，亦称为慢性钙化性胰腺炎。②腺泡组织呈不同程度的萎缩，间质弥漫性纤维组织增生和淋巴细胞、浆细胞浸润。③大小导管均呈不同程度的扩张，内含嗜酸性物质或白色结石。胰管的严重阻塞可形成较大的胰管囊肿。胰管上皮可受压变扁，或有增生或鳞化。内分泌胰腺组织通常不受损害，并常因外分泌胰腺组织的萎缩而呈相对集中的形态，应注意与胰岛增生鉴别。④胰腺周可有不同程度的纤维化，有时可导致血管、淋巴管、胆管和肠道的狭窄。⑤临床上，内分泌胰腺功能可在相当长的时期无失衡现象，严重病例可有胰岛的萎缩，临床上可出现糖尿病。

慢性胰腺炎的预后与其病因有关，酗酒者若能戒酒则其预后可大大改善，10年存活率达80%，如继续酗酒，则10年存活率仅为25%~60%。慢性胰腺炎的合并症为假囊肿和假动脉瘤形成，假动脉瘤形成有时可造成急性出血。脂肪坏死可见于皮下、纵隔、胸膜、心包、骨髓、关节旁和肝等。

（三）自身免疫性胰腺炎

【概述】

自身免疫性胰腺炎为慢性胰腺炎的一种特殊类型。男性稍多于女性，发病高峰为40~60岁。血清学检查显示γ-球蛋白和IgG4升高，出现自身抗体，对类固醇激素治疗反应较好。自身免疫性胰腺炎可同时合并其他自身免疫性疾病，如干燥综合征、原发性硬化性胆管炎、原发性胆汁性肝硬化、硬化性涎腺炎、腹膜后纤维化。偶尔可合并溃疡性结肠炎、Crohn病、系统性红斑狼疮、糖尿病或肿瘤等。

自身免疫性胰腺炎分两型，Ⅰ型为一种IgG4相关的系统性疾病，Ⅱ型为T辅助细胞和T调节细胞介导的免疫反应而发生自身免疫性胰腺炎。

【大体】

胰头部受累为最常见，其次为胰体尾部。胰腺呈局部或弥漫肿大，胰腺导管可出现局灶性狭窄或硬化。

【诊断要点】

①自身免疫性胰腺炎在组织学上分为两种不同的亚型：Ⅰ型又称淋巴浆细胞性硬化性胰腺炎，为系统性疾病，常伴有淋巴浆细胞性慢性胆囊炎和胆道炎。②胰腺呈显著的纤维化和明显的淋巴、浆细胞浸润（图7-8），其中有丰富的IgG4阳性的浆细胞（图7-9），每个高倍镜下不少于10个IgG4阳性的浆细胞。③常伴有淋巴细胞性静脉炎，受累的多为中等或较大的胰腺静脉，导致血管闭塞或血管壁结构破坏。④Ⅱ型又称导管中心型自身免疫性胰腺炎，特征为胰腺导管上皮内中性粒细胞浸润，无系统累及。⑤Ⅱ型患者外周血没有IgG4抗体增高。

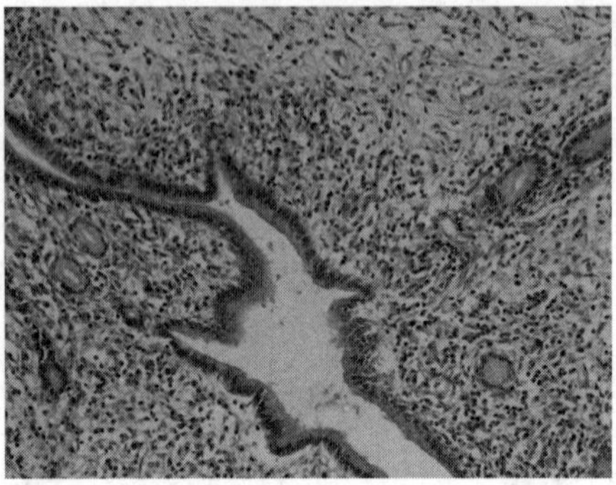

图7-8　自身免疫性胰腺炎　HE染色

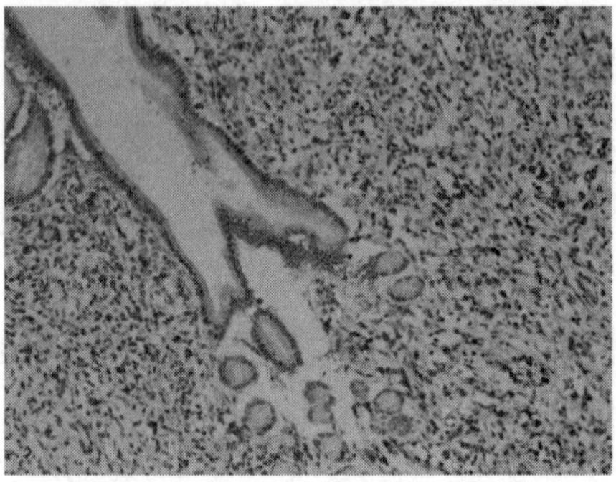

图7-9　自身免疫性胰腺炎 IgG4免疫组化染色示较多IgG4阳性细胞

【鉴别诊断】

自身免疫性胰腺炎主要应同胰腺癌或胆管癌鉴别。自身免疫性胰腺炎的诊断依赖于临床、血清学、形态学和组织病理学特征的综合判断。影像学显示主胰管狭窄，胰腺弥漫性肿大或形成局限性肿块，易被误诊为胰腺癌。实验室检查显示血清γ-球蛋白、IgG或IgG4水平的异常升高（136~1150mg/dl，平均600mg/dl），血清胰酶升高或出现自身抗体（如抗核抗体、抗乳肝褐质、抗碳酸苷酶Ⅱ、ACA-Ⅱ抗体或类风湿因子等）有助于自身免疫性胰腺炎的诊断。自身免疫性胰腺炎病人血浆中纤溶酶原结合蛋白抗体阳性率可达95%。

二、外分泌胰腺肿瘤

外分泌胰腺肿瘤可为实性，也可为囊性。其中囊性肿瘤约占5%~10%。胰腺囊性肿瘤多为良性或低度恶性。目前由于影像学的进步，故较易发现。

（一）浆液性囊腺瘤

【概述】

浆液性囊腺瘤亦称微囊性腺瘤，或糖原丰富的腺瘤。为一种罕见的胰腺良性肿瘤。常发生在胰体尾部，老年女性较为多见。

胰腺浆液性囊腺瘤一般无症状，故常为偶然发现，部分病人以腹部肿块或腹部不适为主要症状。发生在胰头者偶尔可引起梗阻性黄疸或消化道梗阻。某些病人可合并von Hippel-Lindau病，有人认为此病检测到VHL肿瘤抑制基因的等位基因缺失和突变。此瘤的恶性型称为浆液性囊腺癌或微囊型腺癌，形态上与微囊型腺瘤相似，但可转移到胃和肝或出现神经周的浸润。

【诊断要点】

①肿瘤分界清楚，直径1~25cm，平均10cm。切面呈蜂窝状，由多个1~2mm的小囊构成。②纤维间隔可形成特征性的中心疤痕，偶尔有钙化。囊内含有透明液体，但无或很少黏液。③囊壁由单层立方上皮衬覆，细胞胞浆透明、富含糖原、CEA阴性。某些病例囊内可见乳头、出血或大囊性改变。囊液的CEA含量很低。④免疫组化瘤细胞低分子量细胞角蛋白、EMA、抑制素和MART-1阳性，HMB45阴性。MUC6通常阳性。⑤无K-ras和P53的突变。

当肿瘤由单个或数个大囊构成时称寡囊型腺瘤或大囊型腺瘤。当肿瘤由同样的细胞构成但排列成实性时称实性浆液性腺瘤，此时，肿瘤由密集的腺体排列而成。

（二）黏液性囊性肿瘤（MCN）

【概述】

胰腺的黏液性囊性肿瘤，多见于女性，发病年龄高峰为40~60岁。

【诊断要点】

①多见于胰体尾部，常为大的多囊或偶尔单囊的肿物，肿瘤直径2~30cm。常有厚的纤维包膜。与胰管不相通。②囊内衬复上皮一般为高柱状黏液细胞，常形成乳头。伴有杯状细胞的肠型上皮亦可见到。③上皮下间质常为细胞丰富的相似卵巢的间质，此型间质常有ER、PR或抑制素的表达，甚至出现黄素化。囊壁常有钙化。④囊内含有黏液，某些病例可为水样物。囊内容物的CEA含量高，而弹力蛋白酶含量低。囊内的实性区应仔细检查及取材，以避免漏掉浸润性癌。⑤黏液性囊性肿瘤形态与卵巢的黏液性肿瘤相似，可分为良性的低级别黏液性囊性肿瘤和属于癌前病变的高级别黏液性囊性肿瘤。当出现浸润时则称为伴有浸润性癌的黏液性囊性肿瘤。⑥免疫组织化学黏液性囊性肿瘤表达CEA和CA19-9，MUC5AC呈弥漫表达，MUC2仅杯状细胞阳性，MUC1通常不表达，如有也仅限于浸润癌区域，CK20或CDX2通常阴性。伴有浸润性癌时可表达P53、HER2/NEU、EGFR及DPC4的缺失表达。黏液性囊性肿瘤通常为微卫星稳定型。

对于黏液性囊性肿瘤的诊断，仔细检查标本和认真取材是非常重要的，因为常常肿瘤的一部分分化很好，而另一部分可出现明显的癌变。甚至出现间质的浸润。

胰腺的黏液性囊性肿瘤生长缓慢，分界清楚，一般易于切除。偶尔发生转移，即使转移也多限于腹腔，远处转移罕见。

【鉴别诊断】

黏液性囊性肿瘤应注意同导管腺癌伴有扩张的大导管结构时以及IPMN的分支导管型相鉴别。

（三）导管内乳头状黏液肿瘤（IPMN）

【概述】

导管内乳头状黏液肿瘤的特征为发生在导管内乳头状肿瘤，乳头衬复黏液型细胞，乳头可很小，也可形成较大的结节性肿块。常伴有导管内大量黏液积聚而导致导管的明显扩张。因此，文献中亦曾称为黏液性导管扩张、黏液过度分泌性肿瘤。因其明显的乳头状生长方式故亦称胰管的绒毛状腺瘤、胰腺导管内乳头状瘤等。这组肿瘤约占胰腺肿瘤的5%左右，通常发生在60~80岁的老人。某些病人临床上曾有胰腺炎的病史。内镜下从瓦特氏壶腹处常有黏液溢出，影像学上可见明显的胰导管扩张是其特征。

【诊断要点】

①肿瘤主要位于主胰管（主胰管型）或其主要分支内（分支导管型）。②肿瘤可单个，也可为多中心性。严重者可累及整个胰管系统。常伴有明显的胰管扩张。对于此类标本仔细检查是非常必要的，因为35%的病例均可见到局灶浸润性癌。③衬覆上皮为黏液柱状上皮，上皮可分为肠型、胃型、胰胆管型；④免疫组化IPMN通常表达CK7、8、18、19、CEA、CA19-9和MUC5AC，但各型也有所不同，胰胆管型表达乳腺型黏液MUC1，而肠型多表达MUC2及其他肠型标志物如CK20和CDX2。⑤约60%导管内乳头状黏液肿瘤有GNAS基因的突变。

导管内乳头状黏液肿瘤依据上皮的异型增生程度可分为良性的低级别导管内乳头状黏液肿瘤和属于癌前病变的高级别导管内乳头状黏液肿瘤，当出现浸润癌时称为伴有浸润性癌的导管内乳头状黏液肿瘤。浸润性癌中可为胶样癌，也可为导管腺癌。

【鉴别诊断】

导管内乳头状黏液肿瘤主要应同黏液性囊性肿瘤鉴别，后者主要在胰体尾部，主要发生在女性，与胰管不相通。而导管内乳头状黏液肿瘤主要发生在胰头部，为胰管内肿瘤。导管内乳头状黏液肿瘤还应同PanIN鉴别，二者均为发生在导管内的病变，但导管内乳头状黏液肿瘤指临床上或大体上可见的病变，通常大于0.5cm，而PanIN则指小的（通常小于0.5cm）、大体上见不到的，多为显微镜下才能见到的病变。

（四）胰腺实性-假乳头状肿瘤

【概述】

亦称乳头状-囊性肿瘤或乳头状上皮性肿瘤或胰腺囊实性肿瘤，为一种少见的胰腺肿瘤。可发生于任何年龄组，但多见于青春期及青年女性（男:女比为1∶9，平均年龄30岁）。临床上可无症状或仅有上腹不适。

【诊断要点】

①多为分界清楚的肿块，直径常达10cm，多有包膜。黄褐色到红褐色，多质脆、较软。有些亦可有明显的纤维化和囊变区。囊不规则，内含不规则碎屑。极端囊性变者很像假囊肿。②基本结构为细胞丰富的实性巢，其间有丰富的小血管。远离血管的细胞出现退变，而小血管周的细胞围绕小血管形成所谓的假乳头状排列。虽胞浆空泡可很明显，但无真正的腺腔形成。③瘤细胞核比较一致，常有纵沟，胞浆中等、嗜酸性，典型的瘤细胞浆内可见嗜酸性透明小滴。④间质常有不同程度的透明变、黏液变或胆固醇沉积及异物巨细胞反应。尽管大体上包膜完整，镜下常向周围胰腺浸润。⑤波形蛋白和 α_1–抗胰蛋白酶和 α_1–抗糜蛋白酶、β–catenin和CD10常阳性。⑥胰腺实性–假乳头瘤常有β–catenin的突变。故大多数肿瘤细胞核免疫组化β–catenin染色阳性。约一半病例CD117可阳性，但无c–kit突变。

胰腺实性–假乳头瘤为低度恶性，约10%~15%出现转移。有转移时称实性–假乳头癌。转移部位主要为肝和腹膜。淋巴结转移少见。若病人就诊时无转移，经完整切除后，一般预后良好。有报道称，既使有转移的病例，亦可存活很多年。近来有报道高级别转化的病例，其预后差。

【鉴别诊断】

胰腺的实性–假乳头瘤，主要应与胰腺内分泌肿瘤、胰母细胞瘤、腺泡细胞癌等鉴别。免疫组化IgA阴性，而波形蛋白弥漫阳性对除外内分泌肿瘤很有帮助，β–catenin和阳性有助于诊断此病。此外，应与肾上腺皮质肿瘤鉴别。肾上腺皮质肿瘤因变性可出现假乳头样的生长类型，免疫组化也为波形蛋白阳性，而角蛋白阴性，此时抑制素染色，肾上腺皮质肿瘤阳性，有助于鉴别。

（五）胰腺癌

【概述】

胰腺瘤一般指外分泌胰腺发生的癌。胰腺癌在全世界均呈上升趋势。因其诊治困难，预后不良，在西方国家已跃居恶性肿瘤死亡的第四位。东方国家中的发病率亦明显上升。我国胰腺癌的死亡率已居恶性肿瘤所致死亡的第八位。由于其发病隐匿，很难早期发现和治疗，五年存活率不足2%。接触某些化学物如β–苯胺、联苯胺和吸烟为高危因素。据估计约10%的胰腺癌具有家族性。虽然胰腺癌可发生于年青人，但多见于50岁以上的人群，男性略多（男女比为1.6∶1）。根据其发生在胰腺的部位分为胰头癌、胰体癌、胰尾癌和全胰癌。其中胰头癌占60%~70%，胰体癌占20%~30%，胰尾癌占5%~10%，全胰癌约占5%。约20%为多发灶性。仅约14%的胰腺癌可手术切除。临床上胰头癌大多数因累及总胆管而表现为进行性阻塞性黄疸。体尾部癌则更为隐蔽，发现时多已有转移。约1/4病人出现外周静脉血栓。

影像学如CT、MRI、B超、PET-CT等对确定肿瘤具有重要作用。血清Span-1和CA19-9升高对诊断具有一定的参考意义。

【诊断要点】

①大多数胰腺癌为一质地硬韧，与周围组织界限不清的肿块。切面灰白色或黄白色，有时因有出血、囊性变和脂肪坏死而杂有红褐色条纹或斑点，原有胰腺的结构消失。②胰头癌常早期浸润胰内胆总管和胰管，使胆总管和胰管管腔狭窄甚至闭塞。胰管狭窄或闭塞后，远端胰管扩张、胰腺组织萎缩和纤维化。③少数胰头癌可穿透十二指肠壁在十二指肠腔内形成菜花样肿物或不规则的溃疡。④胰体尾部癌体积较大，形成硬韧而不规则的肿块，常累及门静脉、肠系膜血管或腹腔神经丛而很难完整切除肿瘤。有时肿瘤可累及整个胰体尾部。⑤胰腺癌80%~90%为导管腺癌。肿瘤主要由异型细胞形成不规则，有时是不完整的管状或腺样结构，伴有丰富的纤维间质。分为高分化、中分化、低分化导管腺癌（图7-10）。⑥90%的胰腺导管腺癌可见有神经周围浸润。约半数病例可有血管浸润，尤其是静脉。⑦约20%~30%的病例，在癌周胰腺中可见有不同程度的胰腺导管上皮内肿瘤，甚至原位癌。⑧除以上典型的导管腺癌外，还有特殊类型的导管腺癌，如：泡沫腺体型、大导管型、空泡型、实性巢状型、小叶癌样型。⑨胰腺导管腺癌通常表达CK7、8、18、19；CK20约25%阳性。大多数胰腺导管腺癌CA19-9、CEA和B72.3亦阳性。约60%的浸润性导管腺癌MUC1阳性、MUC3、MUC4和MUC5AC阳性。这点与黏液癌、壶腹癌、结直肠癌不同，这些癌常表达MUC2。⑩90%以上的胰腺癌中K-ras癌基因第12密码子均有点突变。约一半的病例有P53的突变或肿瘤蛋白的异常积聚。95%左右的病例有p16失活。DPC4的失活率约为50%。

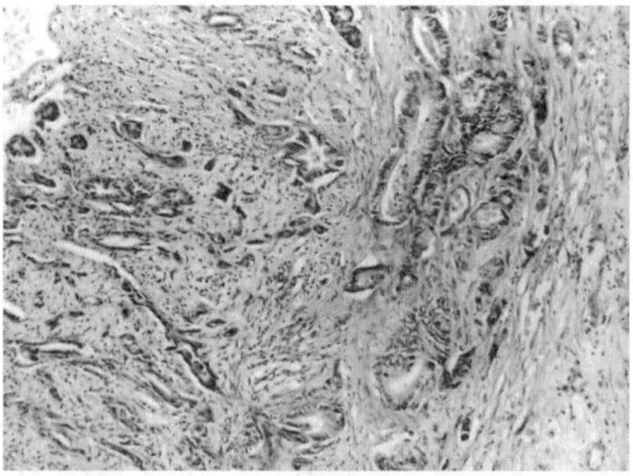

图7-10　胰腺中分化导管腺癌肿瘤部分由分化好的导管样结构构成，部分由分化较差的肿瘤性腺体构成

与导管腺癌相关的变异型有

（1）未分化癌（分化不良性癌）包括①梭形细胞型（肉瘤样癌），②分化不良性巨细胞癌，③癌肉瘤，④伴有破骨细胞样巨细胞的未分化癌；

（2）胶样癌，亦称黏液性非囊性癌；

（3）髓样癌；

（4）肝样癌；

（5）鳞癌或腺鳞癌；

（6）浸润性微乳头状癌；

（7）小细胞癌；

（8）黏液表皮样癌；

（9）印戒细胞癌等。

胰腺癌细胞特别容易侵犯神经和神经周围淋巴管。胰头癌远处转移较少而局部浸润早，常早期浸润胆总管、门静脉和转移至局部淋巴结，晚期可转移至肝。而胰体尾部癌易侵入血管，尤其是脾静脉而较易发生广泛的远处转移。常见的转移部位有肝、局部淋巴结、胸腹膜、肾上腺、十二指肠、胃、肾、胆囊、肠、脾、骨、横隔等。

（六）腺泡细胞癌

很少见，仅占胰腺癌的1%~2%。常见于60多岁的老人，以男性较多，偶见于儿童。临床无特异症状，黄疸罕见，一部分病人可因脂肪酶的过度分泌而出现皮下脂肪坏死、多关节病或嗜酸性细胞增多以及血栓性心内膜炎。腺泡细胞癌易早期转移，最常见转移的部位为局部淋巴结和肝，有些病人可出现远处转移。腺泡细胞癌预后不良，很少病例存活超过5年。

大体：腺泡细胞癌通常较大，平均直径11cm，实性，分界清楚，包膜完整。切面较细腻，因无明显的间质反应，故常质地较软，常有广泛的坏死和囊性变。偶尔也可长在胰腺导管内。

【诊断要点】

①腺泡细胞癌细胞密集，呈巢状或片状排列，也可见腺泡或小腺腔结构，核位于基底，有时可见呈小梁状或实性排列。②间质反应轻微，在很多病例中几乎无间质。③瘤细胞胞浆中等，有时胞浆丰富，尖端胞浆为嗜酸性颗粒状。核圆形或卵圆形，异型性不大，但有明显的单个核仁，核分裂多少不等（图7-11）。④淀粉酶消化后PAS阳性染色对确诊很有帮助。免疫组化证实胰蛋白酶、脂肪酶、糜蛋白酶的分泌对诊断有重要价值。抗BCL-10（克隆331.1）据称是腺泡细胞及其肿瘤特异且敏感的标志。偶尔，腺泡细胞癌可表达αFP。⑤电镜下找到酶原颗粒和不规则原纤维颗粒对诊断有重要意义。另外，亦常见到多形性含细丝的膜包绕的包涵体。

⑥腺泡细胞癌无导管腺癌中常见的K-ras、P53、P16或DPC4等改变。但有较高频率的APC/β-catenin基因突变和染色体11P的等位基因丢失。

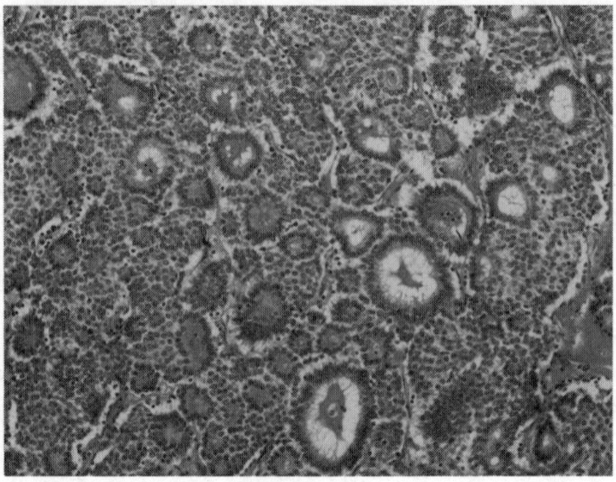

图7-11　胰腺腺泡细胞癌　瘤细胞密集，呈巢状或片状排列，部分为腺泡或小腺腔结构，间质反应轻微。瘤细胞胞浆中等丰富，尖端胞浆为嗜酸性颗粒状，核圆形或卵圆形，位于基底部，异型性不大

（七）胰母细胞瘤

胰母细胞瘤是一种发生于胰腺的上皮性恶性肿瘤。主要见于儿童，尤其10岁以下者，平均年龄4岁，故亦称儿童型胰腺癌。在成人中罕见。男女发病率相近。某些病例为先天性，可伴有Beckwith-Wiedemann综合征，偶尔可合并结肠息肉病。胰母细胞瘤的预后取决于是否有转移。在儿童，如果在转移发生之前完全切除肿瘤，则预后较好，术前化疗反应亦较好。有转移者则预后差。在成人病例，预后均差。

大体：肿瘤呈分界清楚的肿块，质软。肿瘤一般较大，直径7~11cm，多累及胰头及胰体。来源于胰头腹部分的胰母细胞瘤多有包膜，而来源于背胰部分的肿瘤多无包膜。常有出血坏死。

【诊断要点】

①肿瘤细胞密集，通常呈分叶状分布，以腺泡分化为主，可有不同程度的内分泌和导管分化，内分泌和导管的分化通常只占肿瘤的一小部分。②有鳞状小体形成，鳞状小体是诊断胰母细胞瘤的重要特征。这些小体可由较大梭形细胞松散聚合而成，也可有明显的鳞状上皮分化。鳞状小体的确切性质尚不清楚，其特征性的免疫组化表型为CK8/CK18/CK19/EMA阳性，而CK7阴性。③瘤细胞为比较一致的多角形细胞，形成巢状、条索状、管状或腺泡状结构，腺腔内有少许PAS阳性物质。④瘤细胞巢之间有细胞丰富的间质带。某些病例间质本身亦可为瘤性，有时可有骨或软骨成分。⑤免疫组化可显示腺泡、导管及内分泌分化的迹象。几乎所有的病例均可见到腺泡的分化，无论是免疫组化或电镜均可见到腺泡分化的证据。⑥肿瘤细胞可产生αFP。⑦因APC或β-catenin基因突变可出现特征性的β-catenin的和移

位。大多数病例可见染色体11P高度印记区的杂合性缺失，这与Wilm瘤和肝母细胞瘤相似。

（九）胰腺神经内分泌肿瘤

胰腺神经内分泌肿瘤为一组具有不同恶性程度的肿瘤，依据2010年WHO分类，将其分成分化好的神经内分泌肿瘤（NET），分化差的神经内分泌癌（NEC）和混合性腺－神经内分泌癌（MANEC），后者WHO2017版目前称为混合性神经内分泌－非神经内分泌肿瘤（MiNEN）。

胰腺神经内分泌肿瘤根据临床上有无功能分为功能性肿瘤和无功能性肿瘤，其中无功能型肿瘤约占30%~40%。功能性肿瘤依据分泌激素的不同及临床表现分为胰岛素瘤、胃泌素瘤、胰高血糖素瘤、血管活性肠肽瘤、分泌5－羟色胺的肿瘤等，如胰岛素瘤临床有明显的低血糖、胃泌素瘤病人有高胃泌素血症、胰高血糖素瘤可出现高血糖素瘤综合征、血管活性肠肽瘤出现严重腹泻、分泌5－羟色胺的肿瘤可出现类癌综合征等。

大体肿瘤呈灰白、灰红色结节，可不足1cm，也可达几十厘米，多数质软，出血常见。

【诊断要点】

①胰腺神经内分泌肿瘤与其他部位神经内分泌肿瘤基本相同，由一致的圆形或小多角细胞构成。②瘤细胞可排成巢状、花带状或腺管状（图7－12），其间有丰富的血窦。③免疫组织化学通常CgA（图7－13）、SYN、CD56阳性。④免疫组化、电镜和免疫电镜可证实激素的存在，如胰岛素、血管活性肠肽、胃泌素、胰多肽、生长抑素、5－羟色胺等。⑤必须有临床表现才能诊断功能性胰腺神经内分泌肿瘤。

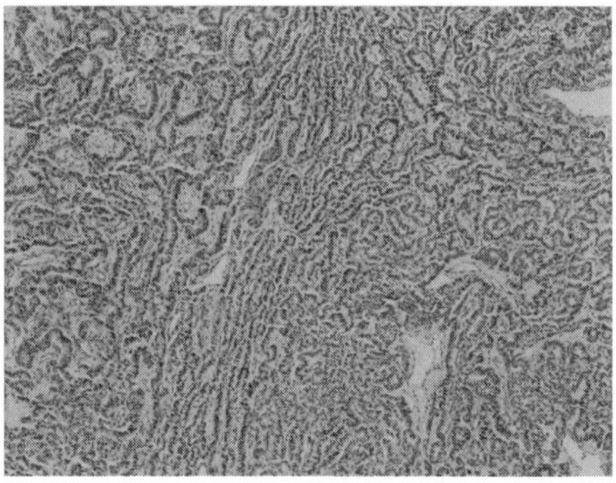

图7－12　胰腺神经内分泌肿瘤
肿瘤细胞比较一致，排列成条索状

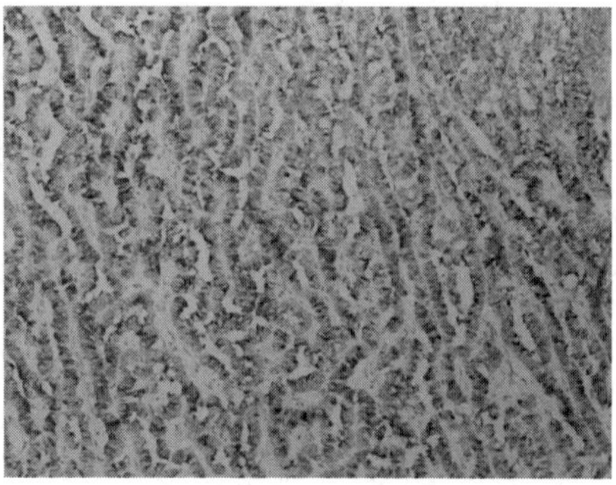

图7－13　胰腺神经内分泌肿瘤，
免疫组化CgA阳性

第八章　淋巴造血系统疾病

第一节　淋巴结增生性疾病

一、弓浆虫病

【概述】

弓浆虫病由弓浆虫感染所引起的淋巴结肿大疾病，弓浆虫存在于猫的粪便中，可因接触猫的粪便或进食感染了弓浆虫的未煮熟肉感染。病人多为女性，如为孕期，可能造成胎儿发育缺陷。临床上类似流感症状。常累及颈部淋巴结。

【诊断要点】

①淋巴结滤泡高度反应性增生、窦周单核样B细胞增生、副皮质区上皮样组织细胞簇状增生，并侵占生发中心；②无显著坏死。③血清学检查可确诊。

【鉴别诊断】

结核、真菌等其他特殊性感染疾病。

二、HIV感染

【诊断要点】

①早期：滤泡增生、套区消失，生发中心溶解（出血、滤泡树突细胞增生或T细胞增多），②单核样B细胞增生；③上皮样组织细胞簇，滤泡间区浆细胞及多核巨细胞增多；④晚期：生发中心退化，副皮质区淋巴细胞减少、消失，“一片荒芜”。

【鉴别诊断】

Castleman病，透明血管型：T区增生、套区同心圆排列、透明血管增生。

三、类风湿关节炎

【诊断要点】

①类风湿关节炎常可见淋巴结病变，②表现为高度滤泡反应性增生，滤泡间大量浆细胞增生，③有时滤泡内也可见浆细胞，窦内可见成簇的中性粒细胞。

【鉴别诊断】

①其他炎性疾病，如Sjögren综合征、Still病等；②HIV感染；③梅毒；④Castleman病。

四、梅毒性淋巴结炎

【诊断要点】

①高度滤泡反应性增生；滤泡间浆细胞浸润；②上皮样肉芽肿；③淋巴结较厚的纤维性包膜，血管周大量浆细胞浸润；④血清学检查可确诊。

【鉴别诊断】

①其他炎性疾病，如Sjögren综合征、Still病等；②HIV感染；③类风湿关节炎；④Castleman病。

五、Castleman病，透明血管型

【概述】

本病常表现为纵隔单发性结节，也可为系统性，累及多个部位。

【诊断要点】

①生发中心萎缩，套区淋巴细胞同心圆排列；②多个退化的生发中心有同一个套区；③T区血管增生，增生的血管可长入生发中心，形成“棒棒糖”样（图8-1）；④滤泡间浆细胞和转化细胞较少。

【鉴别诊断】

HIV感染：套区消失，滤泡间浆细胞、多核巨细胞增多。

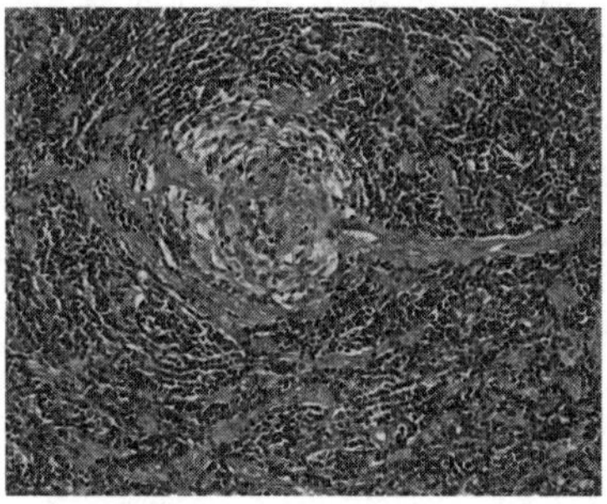

图8-1　Castleman病。退化的生发中心，周围淋巴细胞呈“靶心状”排列；血管长入生发中心，形成“棒棒糖”样改变

六、Castleman病，浆细胞亚型

【概述】

病人可表现为POEMS综合征；可累及腹腔、纵隔及周围淋巴结，也可累及结外部位。

【诊断要点】

①滤泡可高度增生，也可有生发中心退化；②滤泡间大量浆细胞，可扩展到淋巴结被膜。

【鉴别诊断】

①类风湿关节炎；②HIV感染；③梅毒性淋巴结炎。

七、噬血细胞综合征

【概述】

噬血细胞综合征又称病毒相关噬血细胞综合征，病人为免疫抵制状态，常由病毒感染引起，也可由细菌、真菌或寄生虫感染引起；可使某些类型淋巴瘤复杂化，如皮下脂膜炎样T细胞淋巴瘤、大细胞间变性淋巴瘤、结外NK/T细胞性淋巴瘤。常累及部位有淋巴结、脾脏、骨髓等。

【诊断要点】

①淋巴窦内充满形态为良性的组织细胞，②组织细胞吞噬红细胞或其他造血细胞。

八、传染性单核细胞增多症

【诊断要点】

本病以副皮质区增生为主，EBV阳性细胞主要位于副皮质区，灶性坏死，淋巴窦扩张，可见不典型淋巴细胞、单核样B细胞以及免疫母细胞；可有或无滤泡增生；可见B系转化不同阶段的细胞：转化淋巴细胞、免疫母细胞、R–S样细胞、浆细胞；血清学检查可确诊，血常规检查淋巴细胞比例大于50%，有10%为异型淋巴细胞有诊断价值。

【鉴别诊断】

①弥漫大B细胞性淋巴瘤：为单克隆性增生，细胞较一致，无不同分化阶段细胞；②经典型霍奇金淋巴瘤：霍奇金细胞CD15、CD30阳性；③其他病毒感染，如CMV；④药物反应，尤其是乙内酰脲。

九、皮病性淋巴结炎

【概述】

皮病性淋巴结炎临床上常常为伴有各种皮肤病的淋巴结肿大。

【诊断要点】

①被膜下窦和副皮质区见有成片分布的淡染区，多为朗格汉斯组织细胞，核扭

曲，有的可见核沟，含有黑色素。②其他可混有小淋巴细胞，少量嗜酸性粒细胞。③残留的生发中心向中心移位。

【鉴别诊断】

朗格汉斯组织细胞增生症，多呈肉芽肿分布，细胞核沟明显，嗜酸性粒细胞多，没有黑色素；蕈样霉菌病：细胞为大到中等，扭曲核，淋巴结结构消失。

十、猫抓病

【概述】

主要累及腋窝和颈部淋巴结，为巴尔通体感染所致。

【诊断要点】

①肉芽肿性病变，中央为坏死和大量中性粒细胞形成的脓肿，周围为栅栏状排列的类上皮细胞、纤维母细胞，可有稀落的多核巨细胞。②可有或无生发中心及单核样B细胞增生。③Warthin-Starry染色，在坏死区可查见病原体。

【鉴别诊断】

①性病性淋巴肉芽肿、土拉菌病及耶尔森菌感染，Warthin-Starry染色均为阴性；②弓浆虫病，无坏死，Warthin-Starry染色均为阴性；③霍奇金淋巴瘤：典型的R-S细胞，$CD15^{+}$和$CD30^{+}$。

第二节 B细胞肿瘤

一、前驱B淋巴母细胞性白血病/淋巴母细胞淋巴瘤

【概述】

患者多为儿童，临床表现：最常见的形式为急性淋巴母细胞性白血病（累及骨髓及外周血）。全血细胞减少，淋巴结肿大，肝脾肿大，骨痛。较少见表现形式为淋巴母细胞性淋巴瘤者为实性肿瘤，包括淋巴结、皮肤、骨等部位，骨髓及外周血累及较少。本病临床病程为高度侵袭性，但化疗反应较好。

【诊断要点】

①低倍镜淋巴结正常结构消失，较常见侵及周围脂肪，肿瘤累及副皮质区，可见残存的淋巴滤泡；②高倍镜为单一形态、中等大小的肿瘤细胞，核圆形或扭曲，染色质细腻，核仁不清，胞质较少，核分裂多见，可见到巨噬细胞散在分布于肿瘤细胞之间而成所谓"满天星"图像。免疫组化CD19、CD79a、CD43、TdT、CD99阳性，CD34、CD10常常阳性，CD20常弱阳性；遗传学：可有Ig重链重排，可出现Ig轻链重排（约50%），偶见T细胞受体重排。

【鉴别诊断】

见表8-1。

表8-1 母细胞性淋巴造血组织肿瘤的免疫组化表达

类型	TdT	CD34	CD43	MPO/Lys[1]	CD3	CD79a	CD20	Cyclin D1
前驱T淋巴母细胞性白血病/淋巴瘤	+	+/–	+	–	+	+/–	–	–
前驱B淋巴母细胞性白血病/淋巴瘤	+	+/–	+/–	–	–	+	+/–	–
粒细胞肉瘤	+/–	+/–	+	+/–	–	–	–	–
Burkitt 淋巴瘤	–	–	+/–	–	–	+	+	–
母细胞样套细胞淋巴瘤	–	–	+/–	–	–	+	+	+

二、慢性淋巴细胞白血病（CLL）/小淋巴细胞淋巴瘤（SLL）

【概述】

多见于老年人（平均年龄60~65岁），男性略多见，发病时常已广泛播散（常见累及骨髓，多部位淋巴结，肝及脾），约30%的SLL可发展为CLL，在淋巴结活检标本中，通过形态学无法区分SLL及CLL。临床常为惰性病程，但对化疗反应不敏感，远期预后差，中位生存时间60~70个月，可转化成大细胞淋巴瘤，年龄越大，转化几率越高。

【诊断要点】

①低倍镜淋巴结结构消失（75%的病例），约1/3的病例可见淋巴结周边脂肪组织的广泛浸润，可发生于滤泡间区。②常形成淡染区（假滤泡、增殖或生发中心）与深染区相间出现；③高倍镜（图8-2）深染区为较一致的小淋巴细胞（核圆形，染色体呈块状，胞浆少，偶见小核仁，核分裂象少见，淡染区可见一定数目的大淋巴细胞（幼淋巴细胞及副免疫母细胞）。④免疫组化：CD19、CD20、CD79a、CD23、CD5、CD43阳性，sIg弱+（M +/–D）、免疫球蛋白轻链限制性，CD10、Cyclin D1阴性。

【鉴别诊断】

见表8-2。

表8-2 小B淋巴细胞增生性疾病

	sIg	CD19	CD20	CD23	CD10	CD5	CD3
慢性淋巴细胞白血病	单克隆	+	+	+	–	+	–
淋巴浆细胞淋巴瘤	单克隆（浆细胞）	+	+	–/+	–	–/+	–
套细胞淋巴瘤	单克隆	+	+	–	–	+	–

续表

	sIg	CD19	CD20	CD23	CD10	CD5	CD3
边缘区淋巴瘤	单克隆	+	+	–	–	–/+	–
毛细胞白血病	单克隆	+	+	–	–	–	–
滤泡性淋巴瘤	单克隆	+	+	–/+	+	–	–

图8–2　小B细胞性淋巴瘤–慢性淋巴细胞白血病。高倍镜为较一致的小淋巴细胞，间杂少许较大的淋巴样细胞

三、淋巴浆细胞淋巴瘤/Waldenström巨球蛋白血症

【概述】

发病年龄较大，中位年龄63岁，男性略多见，常见尿或血清的单克隆免疫球蛋白（常为IgM，偶为IgG或IgA）。Waldenström巨球蛋白血症：单克隆性血浆IgM免疫球蛋白升高；病人可有自身免疫性溶血性贫血、自身免疫性血小板减少症、C凝固因子抑制物、冷球蛋白血症。累及部位有淋巴结、骨髓、脾，可出现外周血淋巴细胞增多。临床病程与CLL/SLL相似，为惰性病程，但现有治疗方法无法治愈，约10%病例可转化成弥漫大B细胞淋巴瘤，预后较差。

【诊断要点】

①滤泡旁或弥漫的小淋巴细胞、浆样淋巴细胞、浆细胞增生（图8–3），②可见异常免疫球蛋白产物，表现为：Dutcher小体（细胞核内免疫球蛋白包涵物）、Russell小体（细胞浆内免疫球蛋白透明小体）、免疫球蛋白沉积物结晶（可位于细胞内或细胞外）、淀粉样物沉积、细胞间轻链沉积。③免疫组化CD19、CD20、CD22、CD79a阳性，CD5、CD23、CD10常阴性，CD43可阴性或阳性；④Ig重链及轻链基因重排。

【鉴别诊断】

CLL/SLL：无单克隆浆样淋巴细胞及浆细胞，CD5、CD23阳性，sIg弱阳性。

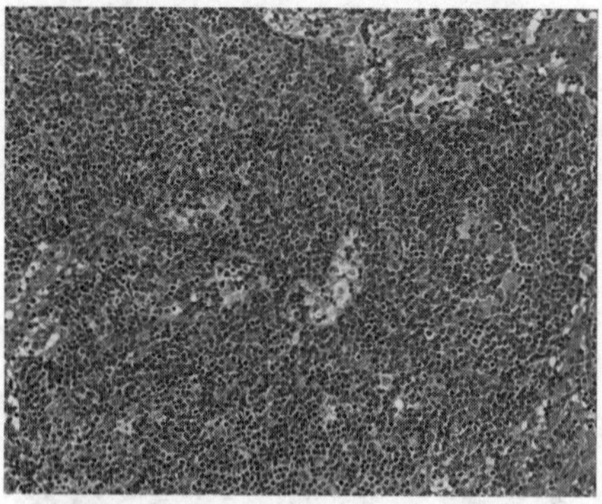

图8-3 淋巴浆细胞性淋巴瘤。较一致的小淋巴细胞，部分淋巴细胞明显浆样分化；淋巴窦可扩张

四、脾边缘区淋巴瘤

【概述】

本病发病年龄较大（平均年龄70岁左右），男女发病率相似，脾大，常不伴有淋巴结肿大，骨髓及外周血常受累，可表现为白血病。临床病程为惰性，可通过脾切除来治疗。

【诊断要点】

①脾脏低倍镜改变，病变同时累及套区及边缘区，残存生发中心可萎缩或增生，红髓、脾窦受累对应白血病状态。②高倍镜套区为具有很少胞浆的小淋巴细胞，边缘区常为中等大小、较丰富淡染胞浆细胞，散见转化大细胞，核圆形，核仁明显，染色质较分散，胞浆较多。③免疫组化：CD19、CD20、CD22、CD79a阳性，CD5、CD43及CD10常阴性，CD23、cyclin D1、TRAP及CD103阴性。

【鉴别诊断】

①毛细胞白血病：红髓常见血湖，肿瘤细胞呈单形性，CD103、TRAP阳性；②慢性淋巴细胞性白血病/小淋巴细胞淋巴瘤（CLL/SLL）：红髓病变，正常结构消失，生发中心存在，瘤细胞胞浆较少，CD5、CD23及CD43阳性；③套细胞淋巴瘤（MCL）：淋巴结结构破坏，瘤细胞呈单形性，胞浆较少。免疫组化CD5、CD43、Cyclin D1阳性；④滤泡性淋巴瘤（FL）：至少存在部分滤泡结构，生发中心扩大。CD10、BCL-6及BCL-2常阳性。

五、浆细胞瘤

【概述】

可表现为浆细胞骨髓瘤（多发性骨髓瘤）和孤立性浆细胞瘤（骨内及骨外），前者常见。常见于老年人，男性多见。骨外者可发生于任何部位，常累及上消化道。

【诊断要点】

形态较一致的成熟及不成熟的浆细胞浸润，无混杂的淋巴样细胞。免疫组化：CD19、CD22阴性（CD79a常阳性）；CD20可阳性，CD45常阴性，CD38、CD138阳性；遗传学特点：Ig重链及轻链基因重排或缺失。

【鉴别诊断】

①反应性浆细胞增多症：背景中可见增生的淋巴滤泡，可见不同种类的浆细胞；②淋巴浆细胞淋巴瘤（及其他低级别B细胞淋巴瘤）：浆细胞与小B淋巴细胞混合存在；③弥漫大B细胞淋巴瘤（免疫母/浆细胞样型）：CD19、CD20阳性，CD45阳性，CD38、CD138阴性。

六、黏膜相关淋巴组织淋巴瘤（结外边缘区B细胞淋巴瘤）

【概述】

本病多见于成人，平均年龄约为60岁，女略多于男，可发生于具有自身免疫性疾病或由于慢性抗原刺激导致的疾病的病人中，常累及部位为胃、涎腺、肺、甲状腺及皮肤等，可以继发累及区域淋巴结，骨髓累及较少见；临床病程为惰性，5年生存率75%~80%，可发展为弥漫大B细胞淋巴瘤。

【诊断要点】

①低倍镜：沿淋巴窦，滤泡间或边缘区分布；套区存在。②肿瘤逐渐破坏淋巴结结构，围绕并侵及生发中心（滤泡植入）；③高倍镜：异源性的边缘区淋巴细胞（小－中等大小的淋巴细胞，稍不规则的核，染色质较细，核仁不明显，似生发中心细胞），单核样B细胞（胞质较多，淡染及明显的细胞膜），小淋巴细胞及浆细胞（浆细胞常位于滤泡间区）。④偶见大细胞转化，⑤可见特征性的淋巴上皮病变（边缘区淋巴细胞浸润上皮）。⑥免疫组化特点：CD19、CD20、CD22、CD79a阳性，CD5、CD43常阴性，CD10、CD23、Cyclin D1阴性。

【鉴别诊断】

①CLL/SLL：淋巴结正常结构破坏，可见生长中心，肿瘤细胞具有较少胞浆；CD5、CD43、CD23阳性；②套细胞淋巴瘤（MCL）：淋巴结正常结构消失；肿瘤细胞呈单形性，具有较少胞浆，CD5阳性，Cyclin D1阳性；③滤泡型淋巴瘤（FL）：至少部分可见滤泡结构；可见中心及中心母细胞，CD10及BCL-6常阳性；④单核细胞样B细胞增生：生发中心完整—未被肿瘤性单核细胞样B细胞环绕及累及。

七、淋巴结边缘区B细胞淋巴瘤

【诊断要点】

①局灶或全身淋巴结肿大，②组织学低倍：呈滤泡旁或边缘区分布；③高倍

边缘区B细胞或单核样B细胞，有时有大细胞转化。④免疫表型：CD19、CD20、CD22、CD79a阳性，CD5、CD43 常阴性，CD10、CD23、Cyclin D1阴性，CD11c可弱阳性，CD25阴性。

八、滤泡性淋巴瘤（FL）

【概述】

常见于成人（中位年龄55~59岁），男女性别均等，在美国占非霍奇金淋巴瘤的35–40%，在其他国家中不常见。大部分就诊时常已播散（>80% Ⅲ/Ⅳ期）。可累及淋巴结、脾（25%~55%）、肝、骨髓（40%），结外表现而不累及淋巴结不常见（例外：皮肤原发滤泡性淋巴瘤）。临床过程为惰性但常不可治愈，尽管经治疗或自发完全缓解，但反复复发，常转化为大B细胞淋巴瘤，5年总生存率72%。

【诊断要点】

①病变为滤泡性，或至少部分为滤泡性，可有弥漫区域；②相对一致的滤泡"背靠背"排列（图8–4）；③肿瘤可浸润淋巴结包膜、淋巴结周血管及周围脂肪组织；④肿瘤性滤泡的特点：由中心细胞和数量不同的中心母细胞构成，套区变薄或消失，滤泡的极向消失，滤泡缺少吞噬碎片的巨噬细胞（grade 3 亚型中可见），滤泡内较低的核分裂活性；⑤分级：Grade 1，平均每高倍视野（HPF，40X，0.159mm^2）0~5个中心母细胞，至少数10个以上滤泡；Grade 2，6~15 中心母细胞/HPF；Grade 3a，大于15个中心母细胞/HPF；Grade 3b：实片状中心母细胞。⑥免疫组化：CD19、CD20、CD22、CD79a阳性，BCL–6阳性，CD10常阳性（75%），滤泡间肿瘤细胞也常CD10阳性，CD5、CD43、CD23、Cyclin D1阴性，滤泡内淋巴细胞 BCL–2阳性（grade 1：83%~100%，grade 3：~85%）。

图8–4　滤泡性淋巴瘤：较密集的滤泡，"背靠背"排列；滤泡套区消失，没有极向性，滤泡中心巨噬细胞消失

【鉴别诊断】

①滤泡性增生（FH）：有套区，有极向，滤泡内可见吞噬碎屑的巨噬细胞，滤泡常大小不等；②Castleman's 病，透明血管型：洋葱皮样增宽的套区，萎缩的

生发中心，血管长入；滤泡内淋巴细胞BCL-2阴性；滤泡间淋巴细胞 CD10阴性；③生发中心进行性转化（PTGC）：反应性滤泡的背景中，滤泡范围扩大；滤泡间区及淋巴结周围组织无不典型细胞；滤泡内淋巴细胞BCL-2阴性；滤泡间淋巴细胞 CD10阴性；④结节性淋巴细胞为主型霍奇金淋巴瘤（NLPHL）：结节模糊，比滤泡性淋巴瘤的滤泡要大；中心细胞较少；L&H 类似中心母细胞，但核分叶更明显，纤细的染色质，小核仁，胞浆少；L&H 常 EMA+ 周围常围绕 $CD57^+$ T细胞；结节中的淋巴细胞 CD10阴性；⑤套细胞淋巴瘤（MCL）：弥漫性或模糊结节状，细胞一致性；cyclin D1阳性，CD5、CD43阳性，CD10、BCL-6，阴性；⑥黏膜相关淋巴组织淋巴瘤：结外部位有淋巴上皮病变；滤泡周生长方式；单核样B细胞或中心细胞样细胞；单克隆浆细胞常见；肿瘤细胞CD10阴性；CD43可阳性；⑦CLL/SLL：有明显的增殖中心；增殖中心中有前淋巴细胞及副免疫母细胞；CD5、CD43、CD23阳性，CD10阴性；⑧淋巴母细胞淋巴瘤：细胞显母细胞样；TdT、CD99阳性，sIg阴性。

九、套细胞淋巴瘤（MCL）

【概述】

套细胞淋巴瘤常发生于老年人，中位年龄63岁，性别男性多于女性。累及部位：淋巴结、脾、外周血，起病时即为较晚期；结外以胃肠道多见。临床病程为中度侵袭性，目前的疗法不能治愈，中位生存期约3~5年，可进展为母细胞亚型；母细胞亚型、高核分裂指数、外周血累及为预后不良指标。

【诊断要点】

①低倍镜淋巴结结构消失，弥漫性或模糊结节状，肿瘤可累及或扩展至反应性滤泡的套区（单纯的套区构型不常见），②约75%病例可见透明变的毛细血管，常见散在的上皮样组织细胞，无吞噬碎片。③高倍镜为单一的小到中等大小淋巴细胞，无增殖中心、副免疫母细胞及转化细胞；④肿瘤细胞圆形或不规则核，团块状染色质，胞浆少，几乎无核分裂。⑤免疫表型：CD19、CD20、CD22、CD79a阳性，Cyclin D1阳性，对诊断有特异性，CD5、CD43阳性，CD23、CD10阴性。

母细胞样亚型：由淋巴母细胞样细胞构成，分散的染色质，小核仁，核分裂相多见，高核增殖活性（可有或无星天现象）；可以进展或转化。

【鉴别诊断】

①CLL/SLL：有增殖中心，微弱的sIg 表达，CD23阳性而Cyclin D1阴性；②边缘区B细胞淋巴瘤：滤泡周单核样B细胞增生，CD5、CD43常阴性，Cyclin D1阴性，CD23可阳性（$<50\%$）；③滤泡性淋巴瘤：至少部分为滤泡性结构，CD5阴性，CD10和BCL-6常阳性，CD23 可阳性，Cyclin D1阴性，t（14；18）常出现；

④大B细胞性淋巴瘤：大细胞、明显的核仁，核分裂易见，CD5、CD43、Cyclin D1阴性；⑤淋巴母细胞性淋巴瘤：细胞形态母细胞样，核分裂易见，TdT、CD99阳性，CD34常阳性，Cyclin D1阴性。

十、弥漫大B细胞淋巴瘤

【概述】

本病多见，占成人非霍奇金淋巴瘤的30%~40%，发病年龄范围宽，中位年龄60~70岁，性别比例男稍多于女，大部分为原发，也可由低级别淋巴瘤转化而来，AIDS病人或其他免疫抑制病人可发生本瘤。临床表现为快速增大的肿块，30%有发热、盗汗、体重减轻，骨髓累及（10%）较低级别淋巴瘤少见。临床为侵袭性病程，但有治愈可能。

【诊断要点】

①低倍镜：淋巴结结构完全或部分消失，可部分累及淋巴窦及滤泡间区；②肿瘤细胞可侵及淋巴结外软组织，凝固性坏死、细胞凋亡常见；③高倍镜：肿瘤细胞为大细胞，空泡状核，核仁明显，胞浆多少不等，有时可有奇异形核及多核瘤巨细胞，核分裂常见（图8-5）；④免疫组化：CD19、CD20、CD22、CD79a阳性，CD45常阳性，可表达CD10（25%~50%）和CD5（10%）；⑤根据基因表达谱，可分为生发中心B细胞样、活化B细胞样及第3型3种亚型。

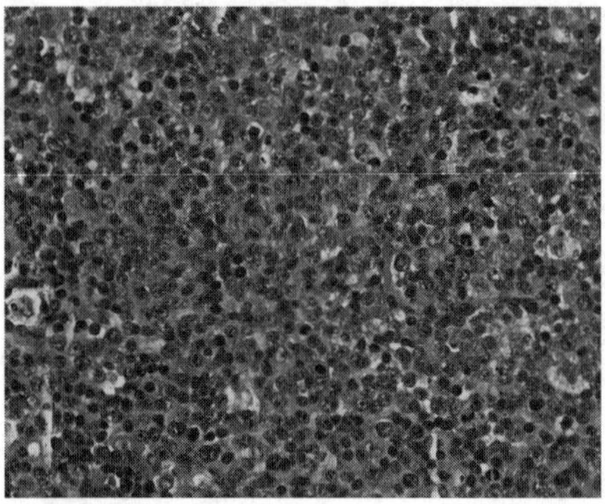

图8-5　弥漫大B细胞淋巴瘤：瘤细胞体积较大，染色质块状，形态类似中心母细胞，有明显核仁，核分裂多见

【鉴别诊断】

①低分化癌：角蛋白阳性，B细胞相关抗原阴性，CD45（LCA）阴性；②恶性黑色素瘤：B细胞相关抗原、CD45阴性，S-100、HMB45阳性；③经典型霍奇金淋巴瘤：瘤细胞通常更大，核仁更明显，CD15、CD30常阳性，炎细胞背景；④间变大细胞淋巴瘤：CD30阳性，B细胞相关抗原阴性，ALK1 +/–；⑤组织细胞坏死性淋巴结炎：病变呈带状、片状，中央有坏死细胞碎屑和组织细胞

吞噬，细胞成分有免疫母细胞、淋巴细胞，周围有浆样树突状细胞；⑥不典型免疫母细胞，如传染性单核细胞增多症、其他病毒感染、药物反应等：淋巴结结构保存或部分保存，大小细胞混合性，有浆样分化及浆细胞；B细胞为多克隆性增生。

1. 富于T/组织细胞亚型

【概述】

本病多发于老年，平均年龄56岁。男略多于女，常见体征为淋巴结肿大，结外受累相对较少。常为晚期病变（脾、骨髓受累常见）。

【诊断要点】

①低倍镜淋巴结结构消失，为弥漫性病变。②高倍镜主要为大量小淋巴细胞（T细胞为主），伴有或不伴有组织细胞，其中混杂单个或小簇状大B细胞（可类似R–S细胞）；③免疫表型：小淋巴细胞主要为T细胞表型，大细胞B细胞标志阳性，CD30阴性，轻链限制性。

【鉴别诊断】

①结节性淋巴细胞为主型霍奇金淋巴瘤：低倍镜为结节状结构，典型的L&H细胞，周围围绕$CD57^+$ T细胞，较多的滤泡树突细胞；②其他B细胞肿瘤：多为弥漫性B细胞表型；③大细胞间变性淋巴瘤：瘤细胞为T细胞表型，部分无表型，$CD30^+$，ALK+/–；④经典型霍奇金淋巴瘤：CD15、CD30阳性，炎症背景；⑤癌：CK阳性，CD45阴性；⑥恶性黑色素瘤：S100、HMB45、Melan–A阳性。

2. 纵隔大B细胞性淋巴瘤

【概述】

本病起源于胸腺，年轻成人好发，平均年龄32岁。男女性别比例约1∶2。临床表现为前纵隔侵袭性生长的肿块，压迫严重时可引起上腔静脉综合征，包括咳嗽、呼吸困难、胸痛；可累及结外组织，如肾脏、肾上腺、肝、皮肤、脑等。

【诊断要点】

①前纵隔弥漫性浸润性生长的软组织肿块，总是累及胸腺，瘤细胞间有纤细的纤维分隔；②细胞形态为不同形态特点的大细胞，可大小一致或多形性，核圆形、长杆状或有折叠及多核、分叶状，空泡状或颗粒状染色质，核仁明显，中等量胞浆，可伴随小细胞、组织细胞增生。③免疫表型：CD19、CD20、CD22、CD79a、CD45阳性，CD30、CD15、CD5、CD10阴性；④遗传学Ig轻链或重链重排，分子特征与经典霍奇金淋巴瘤相似，而与弥漫大B细胞性淋巴瘤不同。

【鉴别诊断】

①胸腺癌：细胞黏附性生长，核不规则程度小，CK阳性，CD45阴性；②经典霍奇金淋巴瘤，尤其是结节硬化型：瘤细胞更大，核仁更明显，炎性背景，CD15、CD30阳性，CD45阴性；③间变性大细胞淋巴瘤：有奇异型核，$CD30^+$，ALK+/–，

T细胞表型或无表型；④精原细胞瘤：男性多见，CD45阴性，SALL-4，D2-40，OCT3/4阳性。

十一、Burkitt淋巴瘤/白血病

【概述】

流行性病变：非洲儿童常见（4~7岁），男女性别比约（2~3）：1；95%伴EBV感染，下颌及面部骨骼多发，其他部位包括卵巢、睾丸、甲状腺、涎腺、肾及中枢神经系统等。散发病变：较大儿童，男性多于女性，约20%伴EBV感染，主要累及腹腔脏器，如胃、肠、腹膜、腹膜后，也可累及面部骨、卵巢、睾丸等，淋巴结少见，约10%~30%累及骨髓。

临床病程为侵袭性，但有治愈可能。不良预后指标包括巨大肿块、中枢神经或骨髓累及，治疗前血清高LDH等。

【诊断要点】

①低倍观，弥漫性浸润性生长，细胞可有黏附性，"星天"巨噬细胞现象，凋亡细胞常见；②高倍镜为一致性中等大小细胞，核圆形，多个核仁、嗜碱性胞浆，核分裂易见。③免疫表型：CD10、BCL-6常阳性，B细胞表型阳性，TdT、CD34、MPO、Cyclin D1、CD5阴性，Ki-67指数95%~100%；④遗传学：约80%病例有t（8；14）（q24；q32）易位，16%有t（8；22）易位，8%有t（2；8）易位。

【鉴别诊断】

①淋巴母细胞淋巴瘤：纵隔为最常见部位，母细胞形态特点，包括分散的染色质，不明显的核仁，很少的胞浆，TdT和CD99阳性，常为T细胞表型；②大B细胞性淋巴瘤：儿童少见，更大，更异质性的细胞，核仁较少，但更明显；③粒细胞肉瘤：MPO、lysozyme、CD34阳性，可见部分不同成熟阶段的嗜酸性白细胞。

第三节　T细胞肿瘤

一、T淋巴母细胞白血病/淋巴瘤

【概述】

本病由不成熟的前体T淋巴母细胞来源，包括前体急性T淋巴母细胞白血病和前体T淋巴母细胞淋巴瘤。患者多为儿童和青少年，病情进展迅速；50%~75%的患者有纵隔占位性病变；系统性病变，常累及骨髓及外周血；高侵袭性生物学行为，预后不良。

【诊断要点】

①淋巴结的结构破坏，为肿瘤性淋巴母细胞所取代；②单一形态、中等大小的肿瘤细胞弥漫性增生和浸润，因有良性的胞浆淡染的巨噬细胞散在分布于肿瘤细胞之间而成所谓“满天星”图像；③瘤细胞核膜有深陷，扭曲，核染色质细腻或呈点彩状，不见核仁或核仁不清楚；④核分裂多见。⑤免疫表型及遗传学：表达T分化抗原，CD3，CD3ε，CD2，CD5，CD7，CD43，CD45RO等；95%的病例表达TdT（末端脱氧核苷酸转移酶）；绝对多数病例表达CD99，CD1a+/−，Ki−67阳性率多在90%以上；⑥可检出克隆性T细胞受体基因重排；缺乏特征性的遗传学改变。

【鉴别诊断】

①髓系肉瘤：最常见的是粒细胞肉瘤，瘤细胞呈MPO^+，$CD117^+$，$CD68_{KP1}^+$，$CD68_{PG-M1}-$，$CD45^+$，$CD99^+$；少数可表达TdT，Ki−67阳性率多在60%以上；瘤细胞不表达淋巴细胞分化抗原。②Burkitt淋巴瘤：结外发病多见，头颈部、肠道及肠系膜是好发部位，少有外周血和骨髓累及；瘤细胞的表型为$CD20^+$，$CD10^+$，$BCL2^-$，$BCL6^+$，$MUM1^-$；Ki−67阳性率几乎为100%；MYC基因易位几率高，最常见的是t（8；14）；③母细胞性浆细胞样树突状细胞肿瘤：皮肤为首发病变，病情进展迅速，常呈系统性病变，骨髓、外周血累及常见；瘤细胞的表型$CD4^+$，$CD56^+$，$CD123^+$，TdT−/+，Ki−67阳性率高；不存在克隆性T细胞受体基因重排。

④套细胞淋巴瘤，母细胞性：中、老年人患病，侵袭性生物学行为；瘤细胞的表型：$CD20/CD79a^+$，$CD5^+$，$CD43^+$，$CyclinD1^+$，Ki−67阳性率高；可检出Ig基因重排，不存在克隆性T细胞受体基因重排；⑤其他表达CD99抗原的非淋巴造血组织来源的小细胞恶性肿瘤：Ewing肉瘤/原始神经外胚叶肿瘤（ES/PNET），低分化滑膜肉瘤等，根据病变部位，免疫表型检测等可以进行区别。

二、T细胞性前淋巴细胞白血病

【概述】

T细胞性前淋巴细胞白血病是一种侵袭性T细胞白血病，以表达成熟的胸腺后T细胞表型的小至中等大小的前淋巴细胞增生为主。肿瘤常累及骨髓、淋巴结、肝脾和皮肤等。少见疾病，中、老年患者相对多见；系统性疾病过程，肝脾肿大，全身淋巴结肿大，20%的患者有皮肤浸润；常有贫血和血小板减少；血清学HTLV−1阴性。

【诊断要点】

①肿瘤细胞体积小到中等大小，形态单一；②肿瘤细胞在淋巴结的滤泡间区，脾脏的红髓区，以及皮肤的真皮层内浸润；核分裂少见。③免疫表型及遗传学：$CD2^+$，$CD3^+$，$CD5^+$，$CD7^+$，$CD20^-$，TdT^-，$CD1a^-$；T细胞亚型分布：$CD4^+/CD8^-$表型（60%）；$CD4^+/CD8^+$表型（25%）；$CD4^-/CD8^+$表型（15%）；④可检出T细胞

受体基因克隆性重排。

【鉴别诊断】

①T淋巴母细胞白血病/淋巴瘤：年轻人患病多见，瘤细胞高水平表达TdT。②外周T细胞淋巴瘤，非特指：以小细胞为主的外周T细胞淋巴瘤，非特指需要与T细胞性前淋巴细胞白血病进行鉴别。

三、血管免疫母细胞性T细胞淋巴瘤

【概述】

本病以系统性病变、淋巴结内多形性瘤细胞浸润，伴明显高内皮血管和滤泡树突状细胞增生为特征。较常见，中、老年人患病，系统性病变，全身淋巴结肿大，以及皮疹和皮肤瘙痒等；侵袭性生物学行为，对化学药物治疗反应欠佳，预后不良。

【诊断要点】

①淋巴结结构部分或全破坏，滤泡间区增生模式；②高内皮血管增生，呈树枝状或鹿角状；③淋巴滤泡呈所谓生发中心“烧光”（burn out）现象，即滤泡套区细胞消失，仅见由少量滤泡中心细胞、增生的树突状网状细胞、血管等成分组成的区域，可见嗜酸性无结构物质沉着；④瘤细胞呈簇状或片状排列，细胞体积中等大小或较大，胞浆淡染或透明，细胞核圆形、卵圆形或不规则形，核染色质细腻均布，核分裂相易见；⑤背景中还可见一些B免疫母细胞、嗜酸性粒细胞，以及上皮样细胞肉芽肿。⑥免疫表型、遗传学和EBV感染情况：表达T细胞分化抗原，多为$CD4^{+}/CD8^{-}$表型，罕见$CD4^{-}/CD8^{-}$表型；表达滤泡辅助T细胞抗原，$CXCL13^{+}$，$CD10^{+}$，$BCL^{-}6+$，存在滤泡外树突状细胞网（$CD21^{+}/CD23^{+}$），B免疫母细胞呈EBER+。⑦约75%的病例可检出克隆性T细胞受体基因重排，约10%的病例存在克隆性免疫球蛋白重链或轻链重排。

【鉴别诊断】

①外周T细胞淋巴瘤，非特指：在排除其他各种T细胞淋巴瘤的基础上诊断；②经典型霍奇金淋巴瘤：该肿瘤不存在高内皮血管增生，透明细胞成分，以及TCR基因克隆性重排等，可以进行区别；③反应性滤泡间区增生：缺乏$CXCL13^{+}$/$CD10^{+}$/ $BCL\text{–}6^{+}$表型的透明细胞，不能检出TCR基因重排。

四、ALK+间变大细胞淋巴瘤

【概述】

本病是一种成熟T细胞淋巴瘤，主要由具间变特征的大T淋巴细胞组成，瘤细胞表达CD30抗原，以及由ALK基因易位而产生的ALK蛋白。儿童及青年最常见的非霍奇金淋巴瘤（NHL），约占该组人群NHL的10%~30%；淋巴结病变，常累及结外器官和组织，临床上呈侵袭性生物学行为，但预后相对好。

【诊断要点】

①淋巴结结构部分或完全破坏，被膜纤维化明显；②瘤细胞呈镶嵌状排列，呈窦内浸润或滤泡间区弥漫性浸润模式；③特征性的瘤细胞成分：瘤细胞体积大，形态多样，细胞核呈圆形、卵圆形、胚胎样，或呈马蹄形或分叶状，核染色质呈斑块状散布于核内，常可见1~3个嗜碱性的核仁；胞浆丰富，嗜双色性或嗜碱性；还可见R-S样细胞，多核瘤巨细胞之细胞核排列呈花环状；④背景中可见不等量的嗜中性粒细胞、小淋巴细胞、浆细胞、组织细胞和嗜酸性粒细胞等。⑤免疫表型及遗传学：80%以上的瘤细胞表达CD30抗原，呈细胞膜线形阳性和细胞浆内高尔基器区的点状阳性反应，而不表达CD15抗原。部分表达CD45和EMA；可表达一种或数种T细胞分化抗原，如CD45RO、CD2、CD4和CD43等，多数病例呈CD3和CD5染色阴性；多数病例表达细胞毒颗粒相关蛋白TIA-1和粒酶B等；表达ALK蛋白，多数呈细胞浆和细胞核阳性反应；少数呈细胞膜或细胞浆阳性反应；⑥特征性的遗传学改变：约80%的病例有t（2；5）（p23；q35），并由此导致ALK蛋白过表达状态；⑦96%的病例可检出克隆性T细胞受体基因重排。

【鉴别诊断】

①转移性癌或恶性黑色素瘤：表达CK（癌）或HMB-45，S-100和MART-1（黑色素瘤），而不表达CD30、ALK1和淋巴细胞分化抗原；②经典型霍奇金淋巴瘤：常可见典型的R-S细胞，肿瘤细胞的表型是Cb15$^+$，CD30$^+$，EBV+，ALK-，CD20-/+；③大B细胞淋巴瘤：瘤细胞表达B细胞分化抗原，可检出免疫球蛋白基因重排。

5. ALK-间变大细胞淋巴瘤

【概述】

本病是一种成熟T细胞淋巴瘤，主要由具间变特征的大淋巴细胞组成，瘤细胞表达CD30抗原，但不表达ALK蛋白。患者主要是中、老年人，就诊时常处于高临床分期阶段；淋巴结病变为主，少数为结外器官和组织；临床上呈更为侵袭性生物学行为，预后不良。

【诊断要点】

①淋巴结结构部分或完全破坏，被膜纤维化明显；瘤细胞呈镶嵌状排列，呈窦内浸润或滤泡间区弥漫性浸润模式；②特征性的瘤细胞成分：瘤细胞体积大，形态多样，细胞核呈圆形、卵圆形、胚胎样，或呈马蹄形或分叶状，核染色质呈斑块状散布于核内，常可见一至三个嗜碱性的核仁；胞浆丰富，嗜双色性或嗜碱性；还可见R-S样细胞，多核瘤巨细胞之细胞核排列呈花环状；③背景中可见不等量的嗜中性粒细胞、小淋巴细胞、浆细胞、组织细胞和嗜酸性粒细胞等。④免疫表型及遗传学：80%以上的瘤细胞表达CD30抗原，呈细胞膜线形阳性和细胞浆内高尔基氏

器区的点状阳性反应，而不表达CD15抗原。部分表达CD45和EMA；可表达一种或数种T细胞分化抗原，如CD45RO、CD2、CD4和CD43等，多数病例呈CD 3和CD5染色阴性；多数病例表达细胞毒颗粒相关蛋白TIA-1和粒酶B等；缺乏特征性遗传学改变，也不表达ALK蛋白；可检出克隆性T细胞受体基因重排。

【鉴别诊断】

同ALK+的间变大细胞淋巴瘤：包括转移性癌/恶性黑色素瘤、经典型霍奇金淋巴瘤和大B细胞淋巴瘤等。

六、结外NK/T细胞淋巴瘤，鼻型

【概述】

本病多数为NK细胞来源、少数为细胞毒性T细胞来源的一组异质性淋巴瘤，主要发生于结外部位，常以血管浸润、血管破坏及坏死为特征，表达细胞毒性标记，并存在EB病毒感染。中国乃至亚洲地区最常见的淋巴结外原发非B细胞肿瘤，约占所有NHL的15%~20%；患者多为青壮年男性，好发于鼻腔和咽部，其次是皮肤和胃肠道等器官，肿瘤的播散也以结外器官、组织累及为主；三个临床亚型：鼻ENKTCL、鼻外ENKTCL和侵袭性NK细胞白血病；临床呈侵袭性或高侵袭性生物学行为，预后差别较大。

【诊断要点】

①背景为不同程度和范围的凝固性坏死和混合炎细胞浸润；②瘤细胞呈散在分布或弥漫性浸润；③瘤细胞大小不等，形态各异，约70%的病例以中等大小瘤细胞增生和浸润为主，瘤细胞核形不规则；大的瘤细胞形似免疫母细胞或R-S样细胞；而小型瘤细胞核形态不规则而深染，不见核仁，细胞浆少；④瘤细胞的血管中心性和血管破坏性浸润（约20%）；部分病例可见瘤细胞亲黏膜浸润。⑤免疫表型及遗传学：表达部分T细胞抗原（CD2、CD3 ε 和CD45RO等），一般不表达CD3和CD5；表达NK相关抗原CD56；大型瘤细胞常表达CD30；表达细胞毒颗粒蛋白（TIA-1、穿孔素和粒酶B）；绝大多数病例可检出EBV-mRNA（EBER1/2）；多数病例之T细胞受体基因重排检测呈阴性反应，少数病例可检出T细胞受体基因重排。

【鉴别诊断】

①局部的反应性淋巴组织增生：缺乏片状凝固性坏死或组织坏死不明显；有反应性滤泡存在，滤泡间细胞成分杂，多为小淋巴细胞；不见确切的异形淋巴细胞；免疫表型检测呈混合性T和B细胞成分，缺乏占优势的淋巴细胞群；EBER原位杂交呈阴性或仅散在少数细胞呈阳性反应。②淋巴结淋巴瘤播散病变：在中线面部，鼻咽部的NHL多为继发性；瘤细胞的单形性较明显，组织坏死不显著；免疫组化

染色可见占优势的淋巴细胞群（T或B）；有淋巴结淋巴瘤病史或同时有局部淋巴结肿大；③恶性黑色素瘤或低分化癌：CK 或HMB-45/S-100蛋白阳性；不表达淋巴细胞抗原。

七、侵袭性NK细胞白血病

【概述】

NK细胞的系统性、肿瘤性增生，与EBV感染有关，且呈侵袭性临床过程。中、青年患者，爆发性临床过程，病情进展迅速；系统性病变：发热，肝脾、外周血和骨髓累及，白血病征象；可伴凝血病、嗜血综合征及多器官功能衰竭，少有皮肤累及；少数可由结外NK/T细胞淋巴瘤或慢性NK细胞淋巴增生性疾病发展而来。

【诊断要点】

①淋巴结病变：滤泡间区增生，缺乏明显组织坏死；瘤细胞形态相对一致，细胞体积中等大小，圆形核或核形不规则，易见核分裂；缺乏高内皮血管增生；骨髓病变：不等量的瘤细胞可呈片状、灶性或散在浸润。②免疫表型及遗传学：瘤细胞的表型：同结外鼻型N/KT细胞淋巴瘤的表型，既$CD20^-$，$CD3^-$，$CD3\varepsilon^+$，$CD56^+$，Cytotoxic proteins+，TCR β F1-，CD30+/-，Ki-67（>60%），EBER+，一般不能检出TCR基因重排。

【鉴别诊断】

①外周T细胞淋巴瘤，非特指：排除性诊断；②T细胞性前淋巴细胞白血病：老年人患病，外周血淋巴细胞$> 100 \times 10^9$/L；瘤细胞不表达CD56，细胞毒蛋白，也缺乏EBV感染征象（EBER-）③成人T细胞白血病/淋巴瘤：临床流行病学特征；HTLV-1感染的证据。

八、肠道T细胞淋巴瘤

【概述】

本病是肠道上皮内T淋巴细胞来源的淋巴瘤。病变多累及空、回肠，多发或单发性溃疡性肿物，可伴肠穿孔，预后不良。以往认为的两个组织学亚型现已被证明为是各自独立的病种。过去的I型现定义为肠病相关性T细胞淋巴瘤，患者相对多，多见于北欧人，且多有麦胶病史；过去的II型现定义为单形性嗜上皮性肠道T细胞淋巴瘤，患者较少，呈散发性，多无麦胶病史。

1.肠病相关性T细胞淋巴瘤

【诊断要点】

①浸润的淋巴细胞呈多形性，多数为中-大淋巴细胞，圆形或多角形空泡状的核，有明显的核仁，中等量-丰富的淡染胞浆，40%的病例可有大或间变的细

胞，②常见血管中心性和血管破坏性浸润，伴有广泛的坏死。③背景炎细胞明显，常见大量嗜酸性粒细胞和组织细胞。④可见淋巴上皮病变，肿瘤旁肠黏膜常呈慢性肠病改变。⑤免疫表型及遗传学：肿瘤细胞$CD3^{+}$，$CD5^{-}$，$CD7^{+}$，$CD4^{-}$，$CD8^{-}$，$CD103^{+}$，TCRβF1^{+}，大的肿瘤细胞：$CD30^{+}$，肿瘤细胞表达细胞毒性颗粒相关蛋白（TIA1，GrazymeB，Perforin），EBER–。⑥几乎所有的病例都有TCRB和TCRG基因的克隆性重排。

2. 单形性嗜上皮性肠道T细胞淋巴瘤

【诊断要点】

①单一形态的中等大小异形淋巴细胞在黏膜内、黏膜下和/或肌层内弥漫性浸润，②瘤细胞核为圆形或不规则形，核染色质分布均匀，核仁不明显，细胞质透亮。③肿瘤细胞有明显的嗜上皮性，受累的绒毛结构破坏或明显增宽，背景中无炎细胞浸润，很少见到坏死。④免疫表型、遗传学及EBV感染：$CD3^{+}$，$CD8^{+}$，$CD56^{+}$，TCRγ+，部分TCRβF1+，细胞毒相关蛋白仅TIA1+，其他如GrazymeB和Perforin–，EBER–，存在TCR基因克隆性重排。

【鉴别诊断】

①结外鼻型NK/T细胞淋巴瘤：片状凝固性坏死，瘤细胞的多形性更为明显；瘤细胞的免疫表型：$CD56^{+}$，CD3ε，$CD3^{-/+}$，

Granzyme B，perforin，TIA1+，TCRβF1–，$CD30^{+/-}$，Ki–67（>60%）；EBER–ISH+；一般不能检出TCR基因克隆性重排。②间变大细胞淋巴瘤：肠道发病者罕见；瘤细胞的表型：$CD30^{+}$，Granzyme B，perforin，TIA1+，ALK1+/–，EMA+/–。

九、肝脾T细胞淋巴瘤

【概述】

本病是γδ型细胞毒性T细胞来源的淋巴瘤，该肿瘤原发于淋巴结外，呈系统性病变，以肿瘤细胞在肝、脾和骨髓内呈明显窦性浸润为特征。患者多为青年人，平均年龄为35岁；系统性病变，病情进展较迅速，预后不良；临床上以肝脾肿大为特征，一般不伴浅表或深部淋巴结肿大，但常累及骨髓；约1/4的患者有免疫异常表现，如曾接受器官移植、长期使用免疫抑制剂治疗，或患自身免疫性疾病等。

【诊断要点】

①瘤细胞的形态特征：形态单一，瘤细胞体积小或中等偏小，核形不规则，核深染，不见核仁；瘤细胞的分布特征：②在脾脏的红髓，肝窦内，以及骨髓组织中呈窦性浸润；③免疫表型及遗传学：$CD20^{-}$，$CD3^{+}$，$CD56^{-/+}$，$CD4^{-}$，$CD8^{+}$，$CD30^{-}$，TCRβF1–，TIA1+，Granzyme B–；EBER–ISH–；存在TCR基因克隆性重排。

【鉴别诊断】

①急性髓系白血病的肝脾浸润：瘤细胞的表型：MPO+，CD117$^+$，$CD68_{KP1}{}^+$，$CD68_{PG-M1}$-/+，CD99$^+$；不表达T淋巴细胞抗原；不存在TCR基因克隆性重排。②急性T淋巴母细胞淋巴瘤/白血病的肝脾浸润：脾脏白髓累及为主，肝脏以汇管区浸润为主，骨髓内多呈弥漫性浸润；瘤细胞的表型：CD3ε，TdT+，CD99$^+$，MPO-，CD10$^-$，Ki-67（>80%）；CD8$^-$，cytotoxic proteins-；③外周T细胞淋巴瘤，非特指：排除性诊断。④毛细胞白血病：特征性的瘤细胞形态：在印片及组织切片上瘤细胞呈煎蛋样；瘤细胞的分布特征：脾脏红髓内浸润，并伴多数血湖形成；骨髓内弥漫性浸润；瘤细胞的酶组织化学特征：抗酒石酸酸性磷酸酶+；瘤细胞的免疫表型：CD20$^+$，CD22$^+$，CD11C$^+$，CD103$^+$，CD25$^+$，CD123$^+$，CD10$^{-/+}$，CD5-，Annexin A1（ANXA1）+（较特异）。

十、皮下脂膜炎样T细胞淋巴瘤

【概述】

本病是αβ型细胞毒性T细胞来源的淋巴瘤，肿瘤主要累及皮下组织。瘤细胞多形性明显，且常伴有核碎片和脂肪坏死。较为少见的淋巴瘤，患者多为青年人；临床上以多发性皮下结节为特征，结节的大小在1~10cm不等，以四肢受累多见；病变大者，其结节表面皮肤可溃破而形成溃疡；缺乏系统性病变，一般无淋巴结肿大，肝脾肿大，以及骨髓累及等。

【诊断要点】

①病变位于皮下组织，表皮和真皮一般不受累；小叶性脂膜炎的背景；②灶性或片状凝固性坏死，③可见吞噬了核碎片的组织细胞，即豆袋细胞，有时可见上皮样细胞肉芽肿；④瘤细胞在脂肪细胞之间散在分布或弥漫性浸润；瘤细胞多形性明显，大小不等，形态各异，细胞核圆形、卵圆形或不规则形，染色质细腻均布或呈斑片状散布，体积大的瘤细胞核内多可见一个或数个嗜碱性的核仁；核分裂相少见。⑤免疫表型及遗传学：表达T细胞分化抗原CD3，CD43和CD45RO等，具有αβ型细胞毒性T细胞的表型：CD8$^+$，TCRβF1+，表达细胞毒蛋白（TIA-1和粒酶B），而CD56为阴性；瘤细胞EBER阴性；可检出T细胞受体基因克隆性重排。

【鉴别诊断】

①小叶性脂膜炎：缺乏异型淋巴细胞浸润；免疫表型检测显示混合淋巴细胞成分，有少数TIA-1或粒酶B阳性细胞存在；②皮肤原发CD30$^+$间变性大细胞淋巴瘤：真皮内病变为主，可累及皮下组织，但缺乏小叶性脂膜炎的组织构象；瘤细胞镶嵌性排列，特征性细胞，及其免疫表型特征等；③其他淋巴结或结外淋巴造血组

织肿瘤的皮肤累及；病变常累及真皮及皮下组织，瘤细胞多在皮肤附件和小血管周围呈灶性、片状或弥漫性浸润，而缺乏小叶性脂膜炎的组织构象；多缺乏明显的组织坏死。

十一、蕈样霉菌病

【概述】

蕈样霉菌病一种皮肤原发的外周T细胞淋巴瘤，以皮肤的多发性红斑、斑块及肿瘤的逐渐演进为其临床特征；小至中等大的脑回样核的T细胞浸润表皮为形态特征。患者多为中、老年人，病程长，进展慢；多发性皮损，以躯干和四肢皮肤累及多见；随病情进展依次出现皮肤红斑-斑块-肿瘤性病变，三期皮损可部分重叠；晚期可表现为系统性病变，可表现为全身性红皮病，以及外周血的累及；其外周血中的肿瘤细胞超过10%时，既可诊断为Sézary综合征。

【诊断要点】

①瘤细胞形态相对单一，细胞体积小或中等大小，细胞核膜内陷呈脑回样；②瘤细胞嗜表皮性浸润；③特征性的表皮内Pautrier微脓肿形成；④三个少见的组织学亚型：亲毛囊性MF，Paget样网状细胞增生症和肉芽肿性皮肤松弛症。⑤免疫表型及遗传学：典型的免疫表型是$CD2^+$，$CD3^+$，$CD5^+$，$CD4^+$，$CD8^-$，TCRβF+；罕见$CD8^+$表型，$CD30^-$；在肿瘤进展过程中，可发生CD7，CD2，和CD5的丢失；可检出T细胞受体基因克隆性重排。

【鉴别诊断】

①反应性皮肤淋巴细胞浸润症：浸润细胞的成分较杂，缺乏特征性表皮内Pautrier微脓肿，免疫表型检测示混合性淋巴细胞浸润，不能检出TCR基因重排；②淋巴瘤样丘疹，B型：批量出现，新、旧病灶共存，皮疹的自行消退及色素沉着等，以及$CD30^+$表型；③其他淋巴造血组织肿瘤的皮肤浸润根据瘤细胞在皮肤的分布，瘤细胞的形态，以及借助于免疫表型检测等，可以进行区别。

十二、原发皮肤间变大细胞淋巴瘤

【概述】

原发皮肤间变大细胞淋巴瘤是皮肤原发的一种外周T细胞淋巴瘤，组织学上以体积大而核形怪异的淋巴样细胞在真皮和皮下组织内增生和浸润，以及大多数（>75%）细胞表达CD30抗原为特征。多发于中、青年；皮肤病变，且至少在发病6个月内无皮肤以外身体其他部位淋巴瘤的征象；多为孤立性或局限性包块或结节性皮损，直径在2~4cm不等，常有溃疡形成；病变主要分布于面部、四肢或躯干；少数病例为多中心性皮肤病变。预后良好，五年生存率达90%。伴皮肤以外器官受累者，则预后不良。

【诊断要点】

①真皮层内瘤细胞呈镶嵌性排列，弥漫性浸润，缺乏嗜表皮性；②特征性的瘤细胞：与淋巴结同类型肿瘤的瘤细胞形态相似；③病灶周围可见一些反应性的淋巴细胞；少数病例可见大量的中性粒细胞浸润。④免疫表型及遗传学：瘤细胞的表型：$CD30^+$，细胞毒蛋白+/−，$ALK1^-$，EMA^-，$CD20^-$，$CD3^{+/-}$，$CD56^{-/+}$，$CD4^{+/-}$，$CD8^-$；部分病例呈所谓“无标记”细胞表型；EBER−；绝大多数病例可检出T细胞受体基因克隆性重排。

【鉴别诊断】

①原发系统性ALCL的皮肤累及：最重要的鉴别诊断考虑。有淋巴结的ALCL病史，或淋巴结与皮肤病变同时存在；对于ALK^+的ALCL，其瘤细胞表达ALK蛋白，也常表达EMA，并存在特征性的遗传学改变，如*t*（2；5）等。对于ALK^-的ALCL，中、老年患者，淋巴结淋巴瘤的病史等有助于鉴别诊断。②一些表达CD30抗原的大细胞淋巴瘤：PTCL、DLBCL，以及结节硬化型霍奇金淋巴瘤等。

十三、淋巴瘤样丘疹病

【概述】

本病是原发皮肤的CD30阳性T细胞淋巴增生性疾病之一，临床上呈慢性、复发性、自愈性皮肤丘疹或斑丘疹病变。增生及浸润的细胞表达CD30抗原。慢性、复发性、非典型性皮肤淋巴增生性疾病，病程长；患者多为成年人，男性略多；皮肤多发性丘疹或结节性皮损，病变大小不等，主要分布于四肢和躯干，一般在3~6周内自行消退。皮肤局部病变消退后常有色素沉着。新旧皮损共存。约10%~20%的患者伴发淋巴瘤，如MF、C−ALCL和霍奇金淋巴瘤等。

【诊断要点】

①异形淋巴样细胞在真皮浅层呈楔形（倒三角形）浸润；②常混有多量炎细胞浸润，如嗜中性粒细胞、嗜酸性粒细胞、组织细胞和小淋巴细胞等；③根据异形淋巴细胞的形态，可分为A、B、C、D和E三个组织学亚型，在同一病例中可见几个亚型共存的现象；④A型：最常见（约占80%，异形淋巴细胞散在分布，瘤细胞体积较大，单核或多核，有的形似R−S细胞，与大量炎细胞（组织细胞、小淋巴细胞，中性粒细胞和嗜酸性粒细胞等）混合存在；⑤B型：少见（<5%），病变组织中主要是体积较小的扭曲核细胞，形似MF之肿瘤细胞，背景中的炎细胞成分较少。⑥C型（约10%）：单一形态的大的$CD30^+$的异形淋巴细胞成片分布，其他炎细胞成分较少。⑦D型（<5%）：非常明显的嗜表皮性，有时有不典型小－中等大小的$CD8^+$，$CD30^+$的多形T细胞呈派杰样浸润。⑧E型（<5%）：表现为小－中等大小$CD8^+$，$CD30^+$的细胞呈血管中心性和血管破坏性浸润，可有血管闭塞、出血，广泛

的坏死。⑨免疫表型及遗传学：异形淋巴细胞的免疫表型与C-ALCL相似，如可表达部分T细胞分化抗原，同时又有部分T细胞抗原的丢失。A型、C型和D型、E型都有$CD30^{+}$的T细胞浸润，而B型之浸润细胞呈$CD30^{-}$。多数病例表达细胞毒颗粒相关蛋白TIA-1和粒酶B；$ALK1^{-}$，EMA^{-}；不等比率的病例可检出TCR克隆性重排。

【鉴别诊断】

①皮肤原发间变大细胞淋巴瘤（C-ALCL）：临床表现和皮损特征不同；多为单发性皮肤包块或结节，而非斑丘疹；常可检出TCR基因克隆性重排；②MF和嗜表皮性CD8+细胞毒T细胞淋巴瘤。③反应性皮肤淋巴细胞浸润。

十四、外周T细胞淋巴瘤，非特指

【概述】

本病是一组异质性的外周T细胞肿瘤，它们尚不能归入目前分类中的任何一种成熟T细胞淋巴瘤中。多数患者为中、老年人，系统性疾病过程，高侵袭性生物学行为，预后差。约占所有外周T细胞淋巴瘤的50%；包括了以往曾诊断的T区淋巴瘤、淋巴上皮细胞淋巴瘤（Lennert）、T免疫母细胞淋巴瘤、和多形T细胞淋巴瘤等。

【诊断要点】

①淋巴结结构部分或完全破坏；②细胞学的谱系较宽，多数以中等大小到大的瘤细胞增生和浸润为主（图8-6），③细胞核形态不规则，核染色深或呈空泡状，有明显核仁，核分裂多见；④少数病例的瘤细胞体积小，细胞核有异型性；⑤常可见透明细胞和R-S样细胞，高内皮血管数量增加；⑥混合性炎细胞浸润背景，有小淋巴细胞、嗜酸性粒细胞、浆细胞，以及呈簇状分布的组织细胞等。⑦免疫表型及遗传学：TdT和 CD1a阴性；瘤细胞表达T细胞分化抗原，但也有部分T细胞抗原丢失；多数病例瘤细胞为$CD4^{+}/CD8^{-}$；部分病例之瘤细胞表达CD30抗原，但一般不表达细胞毒颗粒相关蛋白；EBER原位杂交检测，肿瘤细胞一般为阴性，有时组织中部分转化的B细胞呈阳性反应；可检出克隆性T细胞受体基因重排。

图8-6　外周T细胞淋巴瘤：瘤细胞中等大小，核形态不规则，染色深

【鉴别诊断】

①淋巴结滤泡间区反应性增生：淋巴结结构存在；增生的细胞呈$CD4^+$/$CD8^+$混合状态，缺乏明显的优势表型；临床上常表现为局部淋巴结肿大，患者一般情况好；缺乏克隆性T细胞受体基因重排；②多种类型的NHL：外周T细胞淋巴瘤，非特指型需与间变性大细胞淋巴瘤、富于T细胞的弥漫性大B细胞淋巴瘤、经典性淋巴细胞消减型霍奇金淋巴瘤等相区别。

十五、成人T细胞白血病/淋巴瘤

【概述】

本病是由人类T细胞白血病病毒-1型（HTLV-1）感染而致的一种侵袭性外周T细胞淋巴瘤。流行于日本西南、加勒比海、中非和南美部分地区，在世界各地散发；成年人病，系统性病变，皮肤病变最常见，且常有外周血及皮肤累及；患者常有高钙血症或/和血清LDH水平升高；其临床变型有急性型、淋巴瘤型、慢性型和隐匿型；预后与患者的年龄、临床表现、亚型、血钙和LDH水平有关，急性型和淋巴瘤型者的预后较差；死亡原因有继发感染（卡氏肺囊虫、新型隐球菌和疱疹病毒等）和高钙血症。

【诊断要点】

①以急性型和淋巴瘤型为例：淋巴结结构可见或有不同程度破坏；②副皮质区呈弥漫性增生和浸润或窦内浸润模式；③瘤细胞为中等大小，细胞核多形性明显，核染色质呈斑块状，有核仁，呈所谓“flower cells”，可见少量母细胞；④部分病例可见背景中嗜酸性粒细胞数量增多。⑤免疫表型及遗传学：表达T细胞分化抗原，如CD2，CD3，CD4，CD25，多不表达CD7；多数病例为$CD4^+$/$CD8^-$表型；少数为$CD4^-$/$CD8^+$或$CD4^-$/$CD8^-$表型；大细胞可表达CD30，但不表达ALK；TCRβF1$^+$；多数病例有T细胞受体基因重排；在该病的流行地区，HTLV-Ⅰ的克隆性整合的检出率相对高。

【鉴别诊断】

①急性粒细胞白血病浸润：以窦内和副皮质区的浸润为主；瘤细胞中等大小，核呈圆形、卵圆形或不规则形，但整体观形态单一；仔细寻找可见不成熟的嗜酸性粒细胞；免疫组化染色时，肿瘤细胞呈MPO阳性，不表达淋巴细胞分化抗原；②淋巴结原发或继发的其他类型的T细胞淋巴瘤：血管免疫母细胞性T细胞淋巴

瘤、间变性大细胞淋巴瘤，以及非特指外周T细胞淋巴瘤等；③蕈样霉菌病：成人T细胞白血病/淋巴瘤皮肤病变需要与其相区别。

十六、T细胞性大颗粒淋巴细胞白血病

【概述】

一类成熟淋巴细胞性白血病，临床上以不明原因的外周血中大颗粒淋巴细胞数量增加（2~20）×10^9/L，并持续6个月以上为特征。中、老年患者相对多见，惰性生物学行为，病情进展缓慢；系统性病变，常累及外周血和骨髓，肝脾等，淋巴结累及者罕见；外周血中大颗粒淋巴细胞数量持续性增加（2~20）×10^9/L；

【诊断要点】

①骨髓病变：约50%的病例呈增生性骨髓象，幼稚粒细胞数量增加，骨髓不同程度累及，肿瘤细胞一般占有核细胞的50%以下，呈间质性或窦性浸润，并伴轻至中度纤维化改变；常见反应性淋巴细胞增生结节；②脾脏病变：红髓区扩大，瘤细胞在髓索和窦内浸润，常伴白髓增生；③免疫表型及遗传学：αβ型细胞毒性T细胞表型：$CD3^+$，$CD8^+$（60%），$CD57^+$，$CD16^+$，细胞毒蛋白（TIA-1，granzyme B和granzyme M）+；部分T细胞抗原丢失：CD5，CD7等；EBER-；可检出T细胞受体基因重排。

【鉴别诊断】

①一些T细胞淋巴瘤的骨髓/脾脏累及；②急性髓系白血病或骨髓增生性肿瘤（MPN）的骨髓病变和脾脏累及；③一些小B细胞淋巴瘤的骨髓/脾脏累及。

十七、母细胞性浆细胞样树突状细胞肿瘤

【概述】

本病是前体浆细胞样树突状细胞（又称1型干扰素分泌细胞或浆细胞样单核细胞）来源的一种侵袭性肿瘤。该肿瘤常累及皮肤和骨髓，并呈白血病性播散。老年患者相对多见，100%的患者有皮肤病变，其次是骨髓和外周血，以及淋巴结的累及；无症状性的孤立性或多发性皮损，表现多样（结节，斑块或擦伤样病变）；血细胞减少，特别是血小板减少；少数甚至发生骨髓衰竭；多数患者最终会发展为爆发性白血病，预后差。

【诊断要点】

①**皮肤病变**：单一形态的、中等大小的母细胞样肿瘤细胞在真皮层内弥漫性浸润，病变可累及皮下组织，但少累及表皮；表皮下常可见无细胞浸润带（Grenz带）；瘤细胞核形不规则，核染色质细腻，可见一至数个小核仁；细胞质少；核分

裂象数量不等，但少见大量核分裂存在；缺乏凝固性坏死和血管浸润；②淋巴结病变：弥漫性滤泡间区和髓质累及，类似于急性髓系白血病的淋巴结浸润表现；③骨髓病变：形态学上难以察觉轻微的间质浸润，需借助于免疫表型检测才可能诊断，以及髓内弥漫性浸润；残存的造血细胞形态异常，特别是巨核细胞的形态异常。免疫表型及遗传学：瘤细胞的表型：$CD4^{+}$，$CD56^{+}$，$CD123^{+}$，$CD43^{+}$，$CD68^{+/-}$，TdT-/+，$CD20^{-}$，$CD3^{-}$，$CD8^{-}$，$CD30^{-}$，MPO-；EBER-；不能检出TCR基因重排。

【鉴别诊断】

①皮肤的NK/T细胞淋巴瘤，鼻型；②皮下脂膜炎样T细胞淋巴瘤；③原发皮肤γδT细胞淋巴瘤；④T淋巴母细胞性淋巴瘤/白血病的皮肤累及；⑤急性髓系白血病皮肤浸润。

第四节　霍奇金淋巴瘤

一、结节性淋巴细胞为主型霍奇金淋巴瘤

【概述】

本病各年龄组均可发生，中位年龄30多岁；男多于女，男:女约为2.5∶1；主要表现为局灶性淋巴结肿大，常累及纵隔、锁骨上、腋窝等淋巴结；患者年龄小，早期者预后较好。

【诊断要点】

①低倍镜呈较大结节状分布，CD21可显示结节范围；②高倍镜：L&H细胞：也称为“爆米花”细胞，为淋巴和组织细胞样R-S细胞的一种亚型，空泡状核，可分叶状多核，染色质细，小核仁，胞浆空亮；③背景为小淋巴细胞，很少有嗜酸性粒细胞、浆细胞，可有部分上皮样细胞；④L&H细胞周围常围绕以CD57阳性细胞；⑤L&H细胞$CD45^{+}$，CD19，CD20，CD22，$CD79a^{+}$，$CD15^{-}$，CD30常阴性，EMA常阳性。

【鉴别诊断】

①生发中心进行性转化：L&H细胞常分叶状核，而中心母细胞无；中心母细胞EMA－；②经典霍奇金淋巴瘤，尤其是富于淋巴细胞型：R-S细胞为经典的形态和免疫组化表型（$CD15^{+}$，$CD30^{+}$，$CD45^{-}$，B-cell细胞标记常－）；③滤泡性淋巴瘤：淋巴结结构改变，结节内全部为肿瘤细胞，滤泡内细胞BCL-2+。

二、经典型霍奇金淋巴瘤

【概述】

本病为具有一类特征性的肿瘤细胞（R-S细胞：较大，染色质细，明显大核仁，典型的为双核，又称为镜影细胞）的淋巴组织肿瘤，分为结节硬化型、混合细胞型、富于淋巴细胞型和淋巴细胞消减型四种类型。常多见于年轻人，女性多于男性，主要累及颈部、锁骨上和前纵隔淋巴结。

（一）结节硬化型

【诊断要点】

①低倍镜为有较多纤维组织分隔的硬化的结节，可伴有弥漫性区域，可伴有坏死；也可为滤泡间型。②高倍镜，霍奇金R-S细胞：陷窝细胞，为R-S细胞的变型，常多核，小核仁，较丰富透亮胞浆，可能由福尔马林固定引起；③经典R-S细胞少见。④背景细胞：小淋巴细胞（T细胞）、嗜酸性粒细胞、组织细胞、浆细胞。⑤通常只要出现较宽纤维带，均归于结节硬化型；

（二）混合细胞型

【诊断要点】

①低倍镜为模糊结节状或弥漫性，淋巴结被膜完整，无较宽的纤维化带，也可为滤泡间分布。②经典的R-S细胞常见（图8-7），无L&H细胞、陷窝细胞；③背景细胞为淋巴细胞、上皮样组织细胞、嗜酸及中性粒细胞、浆细胞等。

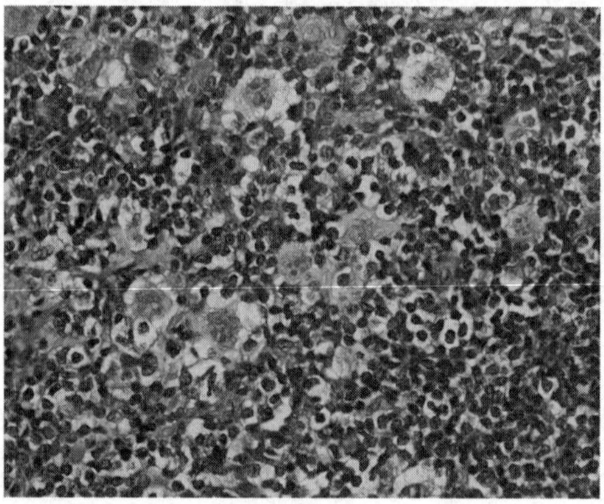

图8-7　霍奇金淋巴瘤混合细胞型。形态各异的霍奇金细胞，体积大，核不规则，核仁明显，有单核、双核及多核

（三）富于淋巴细胞型

【诊断要点】

①结节状或弥漫性，②肿瘤性R-S细胞，较少见陷窝细胞，③背景细胞为大量淋巴细胞，偶可有组织细胞、嗜酸性粒细胞或浆细胞；

（四）淋巴细胞削减型

【诊断要点】

①非常少见，病人常老年，也可见于HIV感染病人。②常累及腹腔淋巴结、

肝、脾、骨髓等。③常为较高临床期别，预后差。④组织学淋巴细胞数目明显减少，可有排列紊乱胶原纤维。⑤R–S细胞无特殊。

免疫组化：R–S细胞及其变异型$CD30^{+}$，PAX–5弱+，CD15、Mum–1，Fascin常阳性，EMA及CD45阴性，B细胞表型常阴性或偶弱阳性。

【鉴别诊断】

①滤泡性淋巴瘤：瘤细胞由中心样细胞和中心母细胞构成，CD20等B细胞表型阳性，CD15、CD30阴性，Bcl–2常阳性；②结节性淋巴细胞为主型霍奇金淋巴瘤，特征性L&H细胞，CD15、CD30阴性，EMA常阳性。

第九章　泌尿及男性生殖系统

第一节　肾疾病

一、肾小球疾病

肾小球疾病的病理变化复杂，一方面要注意受累的肾小球的组成部分，如内皮细胞、系膜细胞、基底膜及上皮细胞等，另一方面注意病变的分布特点，包括局灶性病变：病变肾小球不足全部的50%；弥漫性病变：病变肾小球超过全部的50%；节段性病变：一个肾小球中，受累的毛细血管袢不足50%；球性病变：一个肾小球中，受累的毛细血管袢超过50%。

（一）原发性肾小球肾炎和肾小球病

肾小球病变是体内唯一的或主要的损伤部位；主要由变态反应引起，而且肾小球的病变弥漫单一。具有上述3个特点，称为原发性肾小球疾病。

1.微小病变型肾小球病

本病主要发生于10~15岁儿童和45岁以上的老年人。是引起肾病综合征最常见的原因，又称“脂性肾病”。可以引起大量蛋白尿和肾病综合征。疾病早期，肾脏外观无异常。晚期肾脏均匀肿胀，质柔软，色苍白，称之大白肾。

【诊断要点】

①光镜：肾小球正常或几乎正常，肾小球脏层上皮细胞肿胀、空泡变性，肾小球基底膜空泡变性，系膜细胞轻度节段性增生。肾小管上皮细胞肿胀，空泡变性和脂肪变性。②免疫病理：显示阴性，偶见IgM或IgE弱阳性。③电镜：病变主要位于肾小球脏层上皮细胞，足突广泛融合，伴有微绒毛变性，上皮细胞内易见吞噬泡及脂滴。

2.肾小球的轻微病变

临床表现：微量蛋白尿或镜下血尿。

【诊断要点】

①光镜表现与微小病变型肾小球病相同，免疫球蛋白IgG和补体C3微弱阳性或阴性。②电镜：脏层上皮细胞的节段性足突融合，可见或无不同部位的低密度电子致密物。

3.局灶节段性肾小球硬化症

【诊断要点】

①光镜：部分肾小球的部分毛细血管袢塌陷，代之以玻璃样均质蛋白质沉积，肾小球上皮细胞增生和空泡变性。相应的肾小管出现灶状萎缩，肾间质灶状纤维化。病变最早出现于肾皮质深部或皮髓质交界部位的肾小球。②免疫病理：IgM和C3在病灶区大块沉积。③电镜：在硬化区病灶内，系膜基质明显增生，伴有电子致密物沉积，上皮细胞变性和剥落，非硬化的毛细血管显示广泛的上皮细胞足突融合。

4.膜性肾小球肾炎

好发于40岁以上的中老年人。可引起大量蛋白尿或肾病综合征，是引起成人肾病综合征最常见的原因。因长期大量蛋白尿使肾小管上皮细胞弥漫性脂肪变性，呈“大白肾”改变。

【诊断要点】

根据病程和病变程度分为5期：

（1）早期（Ⅰ期）免疫复合物的上皮下沉积期。

①光镜：肾小球结构基本正常，有时见肾小球毛细血管基底膜广泛的空泡变性。在PASM染色标本中，基底膜呈现微小的空泡状改变，失去正常的细线状特点，尤以斜切的基底膜更为明显。②电镜：肾小球上皮下仅有少数电子致密物沉积，基底膜无明显病变，上皮细胞足突广泛融合及微绒毛变性。

（2）Ⅱ期，钉突形成期

①光镜：肾小球毛细血管基底膜弥漫增厚，PASM染色可见基底膜向外侧增生，出现多数钉状突起。Masson染色见钉突之间镶嵌着排列有序的嗜复红蛋白颗粒。②电镜：上皮细胞下有多数电子致密物，致密物之间为钉突状增生的基底膜，上皮细胞呈广泛足突融合及微绒毛样变性。

（3）Ⅲ期，基底膜内沉积期

①光镜：PASM染色使增厚的基底膜呈中空的链环状。②电镜：基底膜明显增厚，基底膜内见多数电子致密物沉积。上皮细胞广泛足突融合及微绒毛样变性。

（4）Ⅳ期：一种是吸收期，即上述各期（以Ⅰ、Ⅱ期为主）免疫复合物停止沉积，并逐渐吸收，在原沉积部位出现空白区，电镜下呈虫噬样病变。另一种是硬化期，即Ⅲ期持续进展，基底膜持续增厚，系膜基质逐渐增多，毛细血管闭塞，致肾小球硬化。

（5）Ⅴ期：恢复期。

免疫病理：免疫球蛋白IgG和补体C3沿肾小球毛细血管壁或基底膜呈细颗粒状沉积。

5. 系膜增生性肾小球肾炎

在各年龄均可发生，临床表现多样，可表现为血尿、蛋白尿、肾病综合征等。

【诊断要点】

①光镜：肾小球出血弥漫的轻、重程度不等的系膜细胞和基质增生，早期以系膜细胞为主，继而系膜基质增多。有的伴有灶状或多灶状肾小管萎缩和间质纤维化。②免疫病理：免疫球蛋白IgG和补体C3在系膜区有不同程度的沉积，有时阴性，有的伴有毛细血管壁的沉积。有的有IgM或C1q在系膜区沉积。③电镜：肾小球系膜增生，常见低密度云絮状电子致密物沉积，肾小球上皮细胞可出现节段性足突融合。

6. 毛细血管内增生性肾小球肾炎

毛细血管内增生性肾小球肾炎与各种感染，特别是溶血性链球菌感染有关，又称链球菌感染后肾小球肾炎。多发生于5~14岁少年。临床表现为急性肾炎综合征，预后较好。肾脏体积肿胀，有时可见点状出血。

【诊断要点】

①光镜：发病1周后，病变最明显，肾小球的内皮细胞和系膜细胞弥漫性增生，伴有多少不等的多形核白细胞浸润，毛细血管球体积增大，毛细血管腔狭窄或闭塞，肾小囊腔狭窄呈裂隙状。肾小球上皮下可见团块状嗜复红蛋白沉积。随着病程延长，渗出成分和浸润的白细胞逐渐减少，后期，增生的内皮细胞逐渐消失，演变为系膜细胞和基质增生为主的肾小球病变。②免疫病理：免疫球蛋白IgG和补体C3呈粗大颗粒状沿肾小球毛细血管壁或基底膜沉积，有时见于系膜区。③电镜：肾小球上皮下高密度丘状或驼峰状电子致密物沉积，内皮细胞和系膜细胞增生肿胀，上皮细胞足突节段性融合。

7. 系膜毛细血管性肾小球肾炎

系膜毛细血管性肾小球肾炎是以肾小球系膜细胞和系膜基质高度增生、广泛系膜插入和毛细血管壁增厚为主要表现的肾小球肾炎。早期大体变化不明显，大量蛋白尿或肾病综合征时，表现为大白肾，晚期呈颗粒性萎缩肾。

【诊断要点】

根据发病机制、病变特点和预后，分为两型：

（1）I型：①光镜：肾小球弥漫性肿胀，系膜细胞和系膜基质弥漫性重度增生，沿毛细血管内皮下间隙向毛细血管壁长入，使毛细血管壁增厚，血管腔狭窄乃至闭塞。增厚的毛细血管壁有双层或多层的基底膜样物质出现，称为双轨征。后期，系膜基质增生尤为明显，毛细血管腔大部分闭塞，使肾小球结构呈分叶状。肾小球病变严重时，可伴发肾小管萎缩和肾间质纤维化。②免疫病理：免疫球蛋白IgG和补体C3沿肾小球系膜区和毛细血管壁呈弥漫的粗颗粒状沉积。③电镜：除系膜增生和系膜插入以外，在系膜区和毛细血管内皮下有电子致密物沉积。

（2）II型：①光镜表现与I型相似，认为属于代谢性疾病，不属于一般的系膜毛细血管性肾小球肾炎。②免疫病理：补体C3呈粗颗粒状沉积于系膜区，可波及毛细血管壁，而免疫球蛋白则呈阴性或弱阳性。③电镜：毛细血管基底膜的致密层被大量连结成带状的电子致密物取代。

（3）III型：临床表现、病理变化及预后与Ⅰ型相似，电镜显示电子致密物同时存在于肾小球毛细血管的内皮下和上皮下。

I型和III型系膜毛细血管性肾小球肾炎属于免疫复合物沉积病。多见于青壮年，60%呈现肾病综合征，20%~30%呈现急性肾炎综合征，迁延进展为肾功能衰竭。

8.新月体性肾小球肾炎

本病以大量新月体形成为主要特点，又称毛细血管外增生性肾小球肾炎。新月体性肾小球肾炎主要发生于青壮年，血管炎型新月体性肾小球肾炎多见于中老年。临床表现为急进型肾炎综合征，短期内出现急性肾功能衰竭。大体：早期呈肿胀状态，晚期呈颗粒性萎缩。

【诊断要点】

（1）光镜：大多数肾小球毛细血管壁严重损伤和断裂，肾小囊出现细胞或其他有形成分充填，形成新月体。早期新月体主要由肾小囊上皮细胞和浸润的单核巨噬细胞、中性粒细胞组成，称为细胞性新月体；继而有成纤维细胞增生，胶原纤维形成，称为细胞纤维性新月体；最后由胶原纤维、血浆及基底膜样物质共同组成硬化性新月体。肾小管呈多灶状或弥漫性萎缩，肾间质多灶状或弥漫性单个核细胞浸润和纤维化。诊断必须注意：①有新月体形成的肾小球必须超过肾小球总数的50%；②所形成的新月体均为封闭肾小囊腔50%以上的大型或闭塞性新月体。

（2）免疫病理：

①抗肾小球基底膜抗体导致的抗基底膜性新月体性肾小球肾炎（I型）：免疫球蛋白IgG和补体C3沿毛细血管壁或基底膜呈细线状沉积；②免疫复合物型新月体性肾小球肾炎（II型）：免疫球蛋白IgG、IgA或IgM及补体C3等呈颗粒状沿毛细血管壁和系膜区沉积；③免疫反应阴性（III型）：血内抗白细胞胞浆抗体（ANCA）阳性。

（3）电镜：毛细血管基底膜断裂和皱缩，纤维素凝聚于肾小囊，上皮细胞、单核细胞及成纤维细胞增生。免疫复合物型新月体性肾小球肾炎可见不同部位的电子致密物沉积。

9.硬化性肾小球肾炎

上述各种类型肾小球肾炎的肾小球病持续进展的结果。临床表现：慢性肾功能不全。

【诊断要点】

①超过全部肾小球的75%肾小球硬化。②肾小球呈均质无结构的瘢痕球，未硬化的或病变较轻的肾小球及所属肾小管呈代偿性肥大。③肉眼为颗粒性固缩肾。

（二）继发性肾小球肾炎和肾小球病

全身性疾病累及肾脏而引起的肾小球疾病称为继发性肾小球疾病。与原发性肾小球疾病相比，病因明确，若为变态反应引起，抗原明确，肾小球的病变不一致。

1.过敏性紫癜性肾炎

多发生于儿童和青壮年。主要累及肾小球，属于免疫复合物沉积并通过旁路激活补体而导致的肾小球肾炎。

【诊断要点】

①光镜：多种病变类型：轻微病变型、局灶型、系膜增生型、毛细血管内增生型、新月体型、硬化型等，以系膜增生型最多见。②免疫病理：系膜区有IgA和C3呈团块状沉积。③电镜：系膜区有高密度电子致密物沉积。

2.狼疮性肾炎

系统性红斑狼疮引起的肾脏损伤称为狼疮性肾炎，以肾小球肾炎最为常见。

【诊断要点】

狼疮性肾炎的病理学分型（ISN/RPS，2003）如下：

（1）Ⅰ型，轻微系膜性狼疮性肾炎。光镜下肾小球正常，但荧光［和（或）电镜］显示免疫复合物和电子致密物存在。

（2）Ⅱ型，系膜增生性狼疮性肾炎。①光镜下系膜细胞不同程度的增生或伴有系膜基质增宽及系膜区免疫复合物沉积，②荧光和电镜下可有少量的上皮下或内皮下免疫复合物和电子致密物沉积。

（3）Ⅲ型，局灶性狼疮性肾炎。①活动性或非活动性病变，呈局灶性（受累肾小球少于全部的50%）及节段性或球性的肾小球毛细血管内增生、膜增生和中度系膜增生，或有新月体形成，②典型的局灶性内皮下免疫复合物沉积，伴有或无系膜病变。

（4）Ⅳ型：弥漫性狼疮性肾炎。①活动性或非活动性病变，呈弥漫性（受累肾小球超过全部的50%）节段性或球性的肾小球毛细血管内增生、膜增生和中度系膜增生，或呈新月体性肾小球肾炎，②弥漫性的内皮下免疫复合物沉积，伴有或无系膜病变。

（5）Ⅴ型：膜性狼疮性肾炎。①肾小球基底膜弥漫增厚，②可见球性或节段性上皮下免疫复合物和电子致密物沉积，伴有或无系膜病变。

（6）Ⅵ型，严重硬化型狼疮性肾炎。超过90%的肾小球呈球形硬化，无活动性病变。

上述各型狼疮性肾炎的肾小球病变与相应的原发性肾小球肾炎相比，病变基本相同，但有以下特点作为鉴别：①病变的多样性：同一病例的不同肾小球，同一肾小球的不同节段，可以出现不同的病变。②病变类型的非典型性。③肾小球毛细血管壁因大量免疫复合物沉积，使之增厚和僵硬，称为白金耳样改变。④因抗核抗体的作用，使细胞核变性、固缩而形成苏木素小体或组织内的狼疮细胞。⑤伴有与肾小球病变程度不相应的肾小球外病变，如肾间质炎、肾小动脉炎等。⑥免疫病理：多种免疫球蛋白（IgG、IgA、IgM、IgE等）、多种补体（C3、C4、C1q等）以及纤维蛋白相关性抗体同时出现，构成了“满堂亮”的特点。沉积部位常为系膜区、毛细血管壁，呈颗粒状和块状沉积，也可见于肾小囊基底膜及肾小管基底膜及肾间质。⑦电镜：电子致密物沉积在肾小球的多个部位，主要是内皮细胞下。

3. IgA肾病

以肾小球系膜区大量免疫球蛋白IgA沉积为主要特点的肾小球肾炎，又称为Berger病。多发生于青壮年，男性多于女性。临床上常表现为在上呼吸道感染1~2周后，反复发作性肉眼血尿。

【诊断要点】

①光镜：病变类型较多：轻微病变型、局灶增生型、系膜增生型、毛细血管内增生型、系膜毛细血管型、新月体型、硬化型。以系膜增生型最多见。②免疫病理：系膜区有IgA和C3沉积，伴有强度弱的IgG和IgM沉积。③电镜：电子致密物主要沉积在系膜区。

4.抗基底膜肾小球肾炎

抗基底膜抗体导致肾小球和肺泡壁的毛细血管基底膜的损伤，出现急性肾和肺功能衰竭，又称为Goodpasture综合征。

【诊断要点】

①光镜：出血性肺炎，肺泡内出现大量陈旧和新鲜的出血，单核细胞浸润，含铁血黄素沉积、肺泡壁断裂和纤维化。肾小球表现为I型新月体性肾小球肾炎。②免疫病理：免疫球蛋白IgG和补体C3沿肺泡壁和肾小球毛细血管壁呈线状沉积。③电镜：肺泡壁和肾小球毛细血管壁断裂，纤维素沉积，单核细胞浸润，上皮细胞和成纤维细胞增生，无电子致密物沉积。

5.肝炎病毒相关性肾炎

【诊断要点】

①有病毒性肝炎的临床表现和血清学指标；②肾组织内有肝炎病毒或其抗原存在；③非典型膜性肾病或膜增生性肾小球肾炎的病理表现；④免疫病理呈现抗体和补体的“满堂亮”现象。

二、代谢性疾病所致肾疾病

（一）糖尿病肾病

糖尿病肾病是糖尿病的并发症。糖尿病肾小球硬化症是糖尿病肾病的重要组成部分。临床表现为大量蛋白尿和肾病综合征。肾脏大体表现为均匀肿大，皮质增厚而苍白。

【诊断要点】

（1）肾小球病变的分型分为两型：①弥漫性糖尿病肾小球硬化症：肾小球系膜基质弥漫增多，毛细血管弥漫性增厚。②结节性糖尿病伴肾小球硬化症：肾小球系膜区出现圆形或卵圆形均质嗜伊红结节，镀银染色呈同心圆状结构，称为Kimmel-stiel-Wilson结节。肾小管萎缩、肾间质纤维化及淋巴样细胞浸润。

（2）免疫病理：IgG及血浆蛋白沿肾小球毛细血管壁细线状沉积。

（3）电镜：肾小球毛细血管基膜弥漫性增厚，上皮细胞足突融合，系膜基质增多。

（二）淀粉样变性肾病

淀粉样变性病是以淀粉样蛋白沉积为特点的全身性疾病。淀粉样变性肾病是淀粉样变性病的重要组成部分。淀粉样前体蛋白包括单克隆免疫球蛋白（AL、AH）、淀粉样蛋白A（AA）、淀粉样 β_2微球蛋白（Aβ_2m）等。较常见的淀粉样肾病是单克隆免疫球蛋白导致的AL和AH型淀粉样变性肾病（见后述）。各种淀粉样肾病形态相似，仅免疫病理因淀粉样前体不同而不同。肾弥漫性肿大，质硬而脆。

【诊断要点】

①光镜：淀粉样蛋白沉积于肾的各个部分，尤以肾小球受累最严重。肾小球系膜区和毛细血管基底膜因淀粉样蛋白沉积而呈无细胞性增宽和增厚。肾小动脉壁、肾小管基膜和肾间质有淀粉样蛋白沉积。肾小球、小动脉和肾间质硬化，肾小管萎缩。

②刚果红染色呈砖红色。

③免疫病理：AA淀粉样变性肾病：免疫球蛋白和补体阴性，淀粉样蛋白A阳性；单克隆免疫球蛋白性淀粉样变性肾病多显示 λ 轻链蛋白阳性。

④电镜：淀粉样蛋白沉积部位有长30~100nm、宽8~10nm的无分支的杂乱排列的淀粉样纤维。

（三）脂蛋白肾小球病

脂蛋白肾小球病是一种脂质代谢障碍所致的常染色体隐性遗传的肾小球病。临床表现以蛋白尿、肾病综合征伴血尿为主，后期出现肾功能衰竭。

【诊断要点】

①光镜：肾小球毛细血管高度扩张，充以含脂质的蛋白物质，形成血栓样物

质。后期见系膜细胞和基质增生、毛细血管基膜增厚及节段性双层化。

②油红O脂肪染色阳性。

③免疫病理 β 脂蛋白、apoE阳性。

④电镜肾小球毛细血管内出现含脂质空泡的蛋白物质充盈。

⑤遗传学多为apoE2/3或2/4的杂合。

（四）尿酸肾病

高尿酸血症是尿酸肾病的发病基础。尿酸及尿酸盐沉积于肾小管，进而肾小管损伤和崩解，引起肾间质的化学性炎症，早期见单核细胞、淋巴细胞及异物巨细胞在沉积部位浸润，逐渐演变为纤维化。

（五）高钙血症性肾病

由于高血钙和高尿钙引起的肾损伤称为高钙血症性肾病。最常见的原因是甲状旁腺功能亢进和恶性肿瘤引起的骨破坏。

【诊断要点】

①早期表现为肾小管上皮细胞肿胀、变性、细胞内钙质沉积及细胞坏死，以髓襻、远端肾小管和集合管的改变最为明显。

②基底膜钙化，细胞崩解，形成管型。

③肾间质钙质沉积，淋巴细胞、单核细胞浸润，纤维化。

④后期累及肾皮质，影响肾小球，导致肾硬化。

（六）低钾血症性肾病

由于钾摄入不足或排出过多，造成低钾血症，使肾脏功能和结构改变，称为低血钾性肾病。

【诊断要点】

①近端肾小管上皮细胞胞浆内见巨大空泡，进而崩解。

②肾小管萎缩和间质纤维化。

③晚期导致肾小球硬化。

三、异常球蛋白血症的肾损伤

（一）单克隆免疫球蛋白沉积肾病

【诊断要点】

①肾小球系膜区、肾小管基底膜和小动脉管壁见大量无结构的蛋白沉积，呈系膜结节状硬化。

②可以是轻链沉积、重链沉积或重链、轻链混合性沉积。

③肾小球和肾小管基底膜内侧见砂粒状电子致密颗粒沉积。

（二）骨髓瘤肾病

骨髓瘤产生的轻链蛋白在肾小管与远曲肾小管分泌的Tamm–Horsfall蛋白凝结为黏稠的蛋白管型，造成肾内梗阻，肾小管损伤，基底膜破裂，伴异物巨细胞反应及间质纤维化。

（三）单克隆免疫球蛋白性淀粉样变性肾病

单克隆免疫球蛋白可作为淀粉样前体蛋白而导致淀粉样变性肾病，光镜和电镜表现与AA型淀粉样变性肾病相同。

（四）冷球蛋白血症的肾小球病

冷球蛋白常见于多发性骨髓瘤、巨球蛋白血症、系统性红斑狼疮、干燥综合征、丙型肝炎等感染性疾病及恶性肿瘤患者。

【诊断要点】

①光镜：常见毛细血管内增生性肾小球肾炎和系膜毛细血管性肾小球肾炎。不同的肾小球病变轻重不一，分布不均，常见肾小球毛细血管内透明玻璃样血栓形成及单核巨噬细胞浸润。

②免疫病理：IgG、IgM、C3沿毛细血管壁及系膜区呈颗粒团块状沉积。

③电镜：肾小球毛细血管内皮下及系膜区有电子致密物沉积，并有柱状、纤维状及小管状结晶出现。

（五）纤维样肾小球病

肾小球内存在类似淀粉样纤维样物质，但刚果红染色阴性，不伴有系统性疾病的一类肾小球疾病。

【诊断要点】

①光镜：系膜无细胞性增宽，基底膜增厚，终致肾小球硬化。

②淀粉样物质刚果红染色阴性。

③免疫病理：IgG、C3以及轻链球蛋白在肾小球系膜区和基底膜沉积。

④电镜：肾小球内遍布直径15~25nm的排列紊乱的粗大纤维样物质，较淀粉样纤维粗。

四、肾间质疾病和肾小管疾病

（一）肾盂肾炎

多由大肠杆菌和其他细菌上行性感染所造成，偶可由病毒引起，血行感染较少见。根据病程和病理变化分为两种类型。

1.急性肾盂肾炎

【诊断要点】

①大体肾肿胀充血，可见小脓肿，切面见肾盂黏膜充血，附脓苔。上行性感染所致的肾盂肾炎病变分布不均匀，肾乳头及肾髓质病变较肾皮质病变严重，可见黄

色条纹及脓肿。

②光镜：上行性感染所致的肾盂肾炎，肾盂黏膜呈脓性卡他性炎，髓质肾间质充血水肿，伴有大量中性粒细胞浸润，有大小不等的脓肿，侵及肾小管时，管腔内充满中性粒细胞。病变严重时，向肾皮质发展。血行性感染所致的肾盂肾炎呈弥漫性多发性小脓肿。

2. 慢性肾盂肾炎

由未及时治愈的急性肾盂肾炎转变而来，或尿路梗阻等诱因未解除，反复发作，病变由髓质向皮质蔓延，是慢性肾衰竭的常见原因之一。

【诊断要点】

①大体：肾表面凸凹不平，有不规则的凹陷性瘢痕，皮髓质分界不清，肾乳头萎缩变平，肾盂黏膜粗糙增厚，肾盂肾盏收缩变形。

②光镜：肾组织破坏，有大量纤维组织增生，伴有淋巴细胞、单核细胞和浆细胞浸润。肾小管萎缩，囊性扩张，有的有蛋白性物质或管型。间质小血管管壁增厚，管腔狭窄。肾小球周围纤维化或硬化。肾盂黏膜增厚。慢性炎细胞浸润。血行感染所致的间质性肾炎，可见以皮质分布为主的多个小脓肿，而髓质病变较轻。

（二）急性肾小管坏死

急性肾小管坏死主要由肾缺血和毒性物质引起。主要表现为少尿性急性肾功能衰竭。

【诊断要点】

①大体：双肾肿胀，皮质苍白，髓质高度淤血。

②光镜：肾小管上皮细胞变性乃至凝固性坏死。近端肾小管扩张，上皮扁平，远端肾小管和集合管内出现细胞碎屑及颗粒管型。肾髓质淤血，直小静脉见大量红细胞聚集。肾间质水肿。后期肾小管上皮细胞再生，细胞增大，核深染，大小不一，排列紊乱。

（三）肾乳头坏死

肾乳头坏死是一种缺血性坏死，常见于伴有下尿路梗阻的肾盂肾炎、糖尿病肾病、肾血管血栓形成等疾病。

【诊断要点】

①大体早期：肾乳头部坚硬，灰白色。中期：肾乳头皱缩，深褐色。晚期：肾体积缩小，肾乳头脱落皱缩变平。

②光镜早期：肾间质水肿，髓袢和肾小管周围毛细血管的基底膜增厚，肾乳头管上皮细胞、血管内皮细胞和肾间质细胞局灶坏死，肾皮质无异常。中期：肾乳头和肾髓质深层的坏死灶扩大融合，肾皮质出现肾小管萎缩，间质纤维化，慢性炎细胞浸润。晚期：肾乳头凝固性坏死，常见钙化和骨化，肾皮质局灶间质纤维化，肾

小管萎缩，肾小球硬化。

（四）IgG4相关性肾小管间质肾炎

【诊断要点】

肾小管萎缩、消失；肾间质内大量淋巴细胞、浆细胞浸润，伴纤维化；浆细胞每个高倍视野超过10个，IgG4/IgG浆细胞大于40%。

五、肾血管疾病

（一）高血压病肾损伤

高血压主要累及小动脉和细动脉。后期导致肾硬化，肾脏体积缩小，表面呈颗粒状。

【诊断要点】

①入球小动脉管壁增厚，玻璃样变性，均质粉染。肾小球缺血性皱缩，硬化。肾小管萎缩消失，肾间质单个核细胞浸润和纤维化。

②后期，部分肾小球代偿性肥大。

③细动脉管壁玻璃样变，弓状动脉及小叶间动脉可出现肌层肥厚、内弹力膜断裂，内膜纤维组织增生。

（二）血栓性微血管病

病因不同，但共同的发病机制是血管内皮损伤，继而出现肾小球毛细血管、细动脉、小叶间动脉乃至弓状动脉血栓形成、管壁增厚。常见的病因有恶性高血压病。

【诊断要点】

①恶性高血压病可累及肾弓状动脉、小叶间动脉和入球动脉。

②早期动脉内膜水肿，黏液变性及管腔狭窄，进而纤维素样坏死，血栓形成。

③内膜纤维组织增生，呈同心圆或葱皮样结构，管腔狭窄闭塞。

④肾小球局灶节段性纤维素样坏死、微血栓形成、肾小囊粘连，新月体形成。

⑤肾小管萎缩，肾间质单个核细胞浸润。

（三）结节性多动脉炎

【诊断要点】

①急性期可见肾动脉、叶间动脉及小叶间动脉的血管壁水肿、黏液变性、白细胞浸润、纤维素样坏死、弹力纤维断裂及血栓形成。

②修复期的动脉壁结缔组织增生，血管周围单核巨噬细胞、淋巴细胞及白细胞浸润，成纤维细胞增生，血栓机化，管腔扩张及动脉瘤形成。

（四）抗中性粒细胞胞质抗体（ANCA）导致的血管炎

主要累及肾的小叶间动脉、入球小动脉和肾小球毛细血管的小血管炎，包括显微镜下多血管炎、肉芽肿性多血管炎和嗜酸性肉芽肿性多血管炎。共同特点是血内有抗中性粒细胞胞质的自身抗体。除了小血管炎以外，肾小球坏死，间质内单个核细胞浸润。

其他疾病：肾动脉狭窄、进行性系统性硬化症、血栓性血小板减少性紫癜、妊娠高血压综合征、弥散性血管内凝血、肾皮质坏死、肾静脉血栓形成。

六、肾囊肿病

（一）单纯性肾囊肿

多见于50岁以上的成年人。肾皮质较肾髓质多见，大多数直径小于5cm，与肾盂和肾盏不相通。

【诊断要点】

囊壁光滑，多单房性，内为清亮液体。囊壁内衬单层立方或扁平上皮。

（二）常染色体显性遗传性多囊肾或成人型多囊肾

扩张的囊肿进行性损害肾实质，导致肾衰竭为特征的遗传性疾病。常染色体显性遗传，*PKD1*（16p13.3）和*PKD2*（4q12–23）基因突变。

【诊断要点】

①大体：病变多为双侧性，肾明显肿大，有大小不等的囊腔。

②光镜：囊肿发生于各段肾小管及肾小囊，囊壁被覆立方或扁平上皮，并见灶状的息肉状增生，囊腔之间见肾实质，肾小管萎缩，肾间质纤维化。

（三）常染色体隐性遗传性多囊肾或婴儿型多囊肾

6号染色体短臂基因异常。肝和双肾均受累。

【诊断要点】

①大体：双肾明显肿大，囊肿呈细长圆柱状，自髓质向表面呈放射状，主要为扩张的充满液体的集合管。

②光镜：囊腔被覆立方或扁平上皮，其间有正常的肾小管和肾小球。

（四）髓质海绵肾

肾髓质和肾乳头的集合管扩张，使肾髓质呈海绵样外观。

【诊断要点】

①大体：肾体积正常或轻度增大，囊肿多而小，局限于肾锥体和肾乳头。

②光镜：集合管扩张形成圆形或不规则形的囊腔，与肾盂相通，内衬单层立方上皮或扁平的上皮细胞。肾间质有炎症和纤维化，肾小管萎缩。

（五）髓质囊肿病

肾髓质集合管囊性扩张为特点，均进展为肾功能衰竭。根据遗传特点和发病年龄分为3型：

①儿童肾髓质囊肿病：常染色体隐性遗传，小儿期发病。

②成年肾髓质囊肿病：常染色体显性遗传，成年发病。

③遗传性肾及视网膜发育不良：常染色体隐性遗传，青少年发病。

【诊断要点】

①大体：双肾体积正常或中度萎缩，颗粒状，皮髓质变薄，肾髓质内出现多个小囊腔。

②光镜：肾髓质的囊腔内衬扁平的肾小管上皮，肾小球硬化，肾小管萎缩，肾间质可见淋巴细胞浸润及纤维化。

七、先天性和遗传性肾小球疾病

（一）遗传性进行性肾小球肾炎

遗传性进行性肾小球肾炎是由于编码肾小球基底膜主要胶原成分Ⅳ型胶原基因突变而产生的疾病，又称Alport综合征。儿童和青年期发病，男性较多。临床表现为血尿、感音神经性耳聋、圆锥形晶状体眼病及慢性肾功能不全。

【诊断要点】

①光镜：轻度局灶性系膜增生，局灶节段性肾小球硬化。肾间质淋巴细胞和单核细胞浸润，肾小管不同程度萎缩。肾间质有泡沫细胞浸润。

②免疫病理：肾小球基底膜Ⅳ型胶原减少或消失。

③电镜：肾小球基底膜的致密层不规则增厚、扭曲、密度不均匀及撕裂，呈现30~100nm的层状结构，并含有20~90nm的电子致密物颗粒。

④遗传学多为性连锁显性遗传，*COL4A5*基因变异；部分为常染色体隐性遗传，*COL4A3*基因变异。

（二）良性家族性血尿

又称薄基底膜综合征（thin basement membrane syndrome）。常染色体显性遗传，部分为隐性遗传。持续性镜下血尿，偶有肉眼血尿，不影响肾功能，预后良好。

【诊断要点】

①光镜：除偶见肾小囊或肾小管内有红细胞以外，无其他异常。

②电镜：肾小球毛细血管基底膜弥漫性菲薄，易断裂导致血尿。

（三）Ⅲ型胶原肾小球病

Ⅲ型胶原主要存在于肾间质，肾小球毛细血管基底膜为Ⅳ型胶原。本病肾小球基底膜出现了Ⅲ型胶原。临床表现以大量蛋白尿或肾病综合征为主，逐渐进展为肾功能不全。

【诊断要点】

①光镜：肾小球基底膜弥漫疏松增厚，系膜增宽。

②免疫病理：肾小球基底膜III型胶原强阳性。

③电镜：肾小球基底膜和系膜可见大量粗大的胶原纤维。

（四）纤连蛋白肾小球病

【诊断要点】

①光镜：肾小球系膜结节状无细胞增宽和硬化。

②免疫病理：增宽的系膜区纤连蛋白阳性。

③电镜：系膜区和基底膜出现细小的纤维样物质（直径小于10nm）。

（五）Fabry病

性连锁遗传性疾病，又称泛发性躯干血管角质瘤病。由于α-半乳糖苷酶缺乏，导致脑糖脂贮积症，累及多数器官、血管壁和皮肤。肾脏受累的临床表现是蛋白尿和血尿。

【诊断要点】

①光镜：肾小球毛细血管上皮细胞、远端肾小管及髓袢的上皮细胞内有大量微细的脂类物质存在，呈泡沫状。

②电镜：肾小球上皮细胞内有大量嗜锇小体，呈层状髓磷样小体或斑马小体样结构。

八、肾移植的病理

排斥反应是导致移植肾衰竭的常见原因。其他原因包括：肾小管坏死、感染、血管阻塞、下尿路梗阻、肾小球疾病复发或再发及药物治疗的毒性作用。

（一）超急排斥反应

超急排斥反应发生在肾移植血液流通后数分钟至数小时。临床表现为无尿或由少尿突然变为无尿。加速性排斥反应（迟发性急性排斥反应）发生于移植后数天至数周。临床表现、病变特点与超急性排斥反应相同。

【诊断要点】

①大体：移植肾色暗红或青紫，质柔软，体积肿大，遍布出血斑。

②光镜：早期见肾小球和肾间质的毛细血管及小血管内皮细胞肿胀、变性、脱落，管腔内大量中性粒细胞聚集，进而弥漫的微血栓形成，严重者有广泛出血或梗死。

③C4d沿肾小球和肾小管周围毛细血管壁沉积。

（二）急性抗体介导的排斥反应

急性排斥反应发生于移植术后三周至三个月。临床表现为移植肾区肿胀和疼痛，血压升高，尿量减少。肾充血，体积增大，质脆，有点状出血。

【诊断要点】

肾小球毛细血管和肾小管周围毛细血管内淋巴细胞和单核细胞浸润，小动脉内膜水肿，淋巴细胞和单核细胞聚集浸润，内皮细胞肿胀、变性脱落。

（三）慢性活动性抗体介导的排斥反应

肾小球基底膜不规则增厚，系膜细胞和基质增生，肾小管萎缩，肾间质纤维化，小动脉内膜增厚。

（四）急性T细胞介导的排斥反应

肾间质水肿，淋巴细胞和单核细胞浸润，以小血管和肾小球周围为著。肾小管管壁可见淋巴细胞浸润。

（五）慢性活动性T细胞介导的排斥反应

肾小球缺血性硬化，肾小管萎缩，肾间质淋巴细胞、单核细胞浸润，伴纤维化，小动脉管壁增厚，内膜增生，伴淋巴细胞、单核细胞浸润。

（六）肾间质纤维化和肾小管萎缩

重度肾间质纤维化伴肾小管萎缩、消失。

九、肾脏肿瘤及瘤样病变（郭爱桃）

（一）肾细胞肿瘤

1.透明细胞性肾细胞癌

【概述】

透明细胞性肾细胞癌是肾脏最常见的恶性肿瘤。多见于老年人。临床表现：血尿、肾区疼痛、肾区肿块。

【诊断要点】

①大体：肿物位于肾皮质，有纤维性假包膜。切面呈实性，金黄色，常因伴出血、退变、坏死而呈多彩状，部分伴囊性变。②光镜（图9-1）：管状、腺泡状或实性巢索状排列，可呈局灶乳头状，癌巢间间质富于窦状血管。癌细胞立方形、柱状，胞浆透明或呈嗜酸性颗粒状，含糖原和脂类物质，无黏液，核圆形、卵圆形、不规则形，核染色质细腻、粗颗粒状或块状。少数病例可见肉瘤样或横纹肌样分化。③免疫组化：低分子量CK、CK8、CK18、CK19、vimentin、CD10、CA-IX、EMA、PAX8阳性，高分子量CK、CK7阴性。④WHO/ISUP（改良Fuhrman）核分级Ⅰ级：400倍镜下核仁不可见，或可见不明显的嗜碱性核仁。Ⅱ级：400倍镜下可见明显的嗜酸性核仁，100倍镜下核仁不明显。Ⅲ级：100倍镜下可见清晰的嗜酸性核仁。Ⅳ级：在Ⅲ级的基础上出现多形性核、奇异核或多

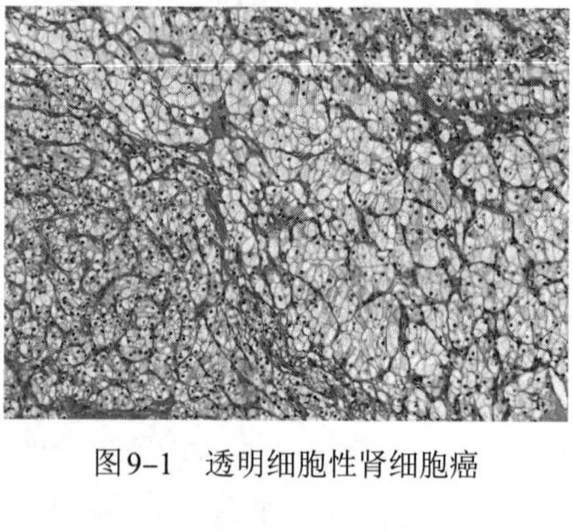

图9-1　透明细胞性肾细胞癌

核巨细胞，或出现肉瘤样分化和/或横纹肌样分化。⑤分子遗传学：3号染色体短臂缺失，*VHL*基因突变。

2.具恶性潜能的多房性囊性肾肿瘤

【概述】

具恶性性潜能的多房性囊性肾肿瘤既往称为“多房囊性肾细胞癌”，临床症状不明显，多数病例为偶然发现。肿瘤细胞的组织形态学、免疫表型及分子遗传学特点均与透明细胞性肾细胞癌相似，但迄今为止，手术完整切除后无复发和（或）转移的病例报道。

【诊断要点】

①大体：边界清楚，大小不等的囊腔，内为浆液性或血性液体，囊壁菲薄。②光镜：囊腔内衬单层上皮细胞，罕见多层；胞浆透明；罕见嗜酸性颗粒状；核小而圆，WHO/ISUP核分级Ⅰ级或Ⅱ级；囊壁内为致密的胶原，可见单个或簇状排列的透明细胞，无膨胀性透明细胞结节形成；无坏死、淋巴血管侵犯及肉瘤样转化。③免疫组化：囊腔内衬和囊壁内透明细胞：低分子量CK、CK8、CK18、CK19、vimentin、CD10、CA-IX、EMA、PAX8阳性，高分子量CK、CK7、CD68阴性。④分子遗传学：3号染色体短臂缺失，*VHL*基因突变。

3.乳头状肾细胞癌

【概述】

乳头状肾细胞癌是第二常见的肾细胞癌类型。老年人好发。Ⅰ型乳头状肾细胞癌预后较透明性肾细胞癌好，较嫌色细胞癌差；Ⅱ型乳头状肾细胞癌预后较差。

【诊断要点】

①大体：肿物位于肾实质内，边界清楚，有纤维性假包膜。肿瘤内出血程度不同致肿瘤切面色彩不同，质地较脆、易碎，体积较大时可伴坏死及囊性变。②光镜（图9-2）：乳头状、乳头小梁状或乳头实体状排列；纤维血管轴心内有泡沫状巨噬细胞和胆固醇结晶，偶见砂砾体；细胞立方状、柱状、多角形；胞浆嗜酸性、嗜碱性或嗜双色性。Ⅰ型：乳头表面被覆单层上皮细胞，小立方形，胞浆少，WHO/ISUP核分级为Ⅰ级或Ⅱ级；Ⅱ型：乳头表面被覆单层、假复层或复层上皮细胞，胞浆嗜酸性，核浆比例高，WHO/ISUP核分级为Ⅲ级或以上。③免疫组化：CK7、AMACR、Nimentin、EMA、PAX8阳性，CD10部分阳性，CA-IX阴性。④分子遗传学：7、17号染色体三倍体，Y染色体丢失，*c-MET*基因突变。

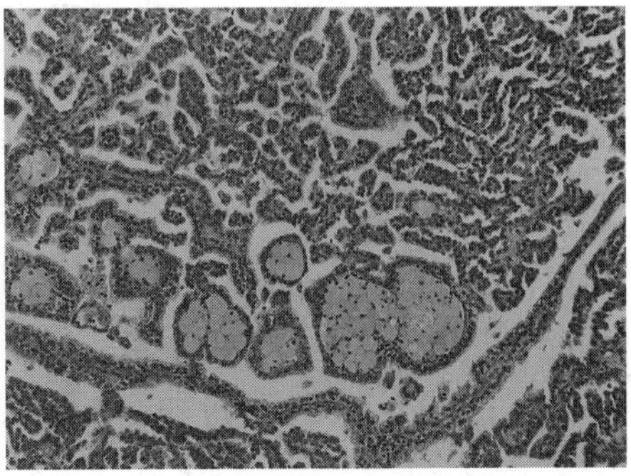

图9-2　乳头状肾细胞癌

4. FH基因缺陷相关性肾细胞癌

【概述】

FH基因缺陷相关性肾细胞癌分为遗传性和散发性，均罕见，可有背部疼痛，罕见血尿。遗传性者又称为遗传性平滑肌瘤病和肾细胞癌相关性肾细胞癌，常染色体显性遗传综合征，患者本人或近亲常有多发性皮肤和/或子宫平滑肌肿瘤病史。侵袭性强，预后不良。

【诊断要点】

①大体：单侧孤立性肿瘤，多位于肾皮质内，囊性或囊实性，囊内壁常见乳头状突起。②光镜（图9-4）：癌细胞多呈乳头状排列，偶有管状、管囊状、实性或混合性排列，肿瘤细胞体积大，胞浆丰富、嗜酸，包涵体样嗜酸性大核仁。③免疫组化：CK、EMA、PAX8、2SC（琥珀酸盐）阳性，AMACR、CK7阴性，FH失表达。④分子遗传学：1q42.3-q43的*FH*基因胚系突变。

5. 嫌色性肾细胞癌

【概述】

嫌色性肾细胞癌约占肾细胞癌的5%~7%，多见于60~70岁的老年人，多无症状，预后较透明细胞性肾细胞癌及I型乳头状肾细胞癌好。

【诊断要点】

①大体：肿瘤位于肾实质内，边界清楚，包膜不明显。均质，浅棕色或棕褐色。②光镜（图9-3）：与肾组织分界清楚，可见薄的纤维性假包膜。癌细胞腺泡状、管状、小梁状、巢状、实性片状排列，偶见乳头状结构及肉瘤样结构。有大小两种不同细胞组成，大细胞位于巢团周围，圆形或多角形，界限清楚，胞膜较厚且明显，胞浆淡粉色，毛玻璃状、絮状或嗜酸性细颗粒状；小细胞集中于巢团中央，胞浆嗜酸、颗粒状。核染色质深，核周晕明显，核皱折呈葡萄干样，可见多形核及怪异核，不适宜行WHO/ISUP核分级；间质玻璃样变性、灶状坏死或钙化，常见偏心性的不规则厚壁血管。③组织化学染色：Hale胶体铁染色阳性。④免疫组化：EMA、低分子量CK、CK7、PAX8、CD117阳性，Ks-cadherin胞浆阳性，CD10、vimentin、S100A1阴性。⑤分子遗传学：1号染色体或Y染色体缺失，或1、6、10、13、17、21号染色体混合性缺失。

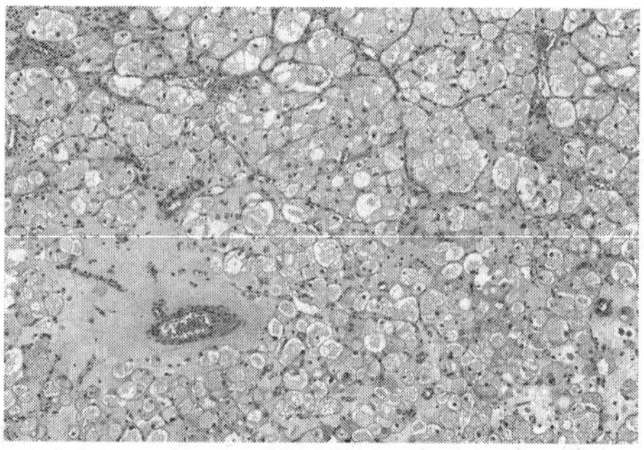

图9-3　嫌色细胞癌

6.集合管癌

【概述】

本病来源于集合管上皮细胞的恶性肿瘤。罕见。临床表现是背部或腹部疼痛、季肋部肿块、血尿、乏力及体重降低。预后明显差于透明性肾细胞癌，80%的患者病理诊断时即有淋巴结和远隔脏器转移。

【诊断要点】

①大体：肿瘤位于肾髓质或肾锥体。边界不清，切面灰白色，质地较硬，实性，有坏死及囊性变，常侵及肾周和肾窦脂肪组织。②光镜：浸润性生长，边界不清。肿瘤细胞呈不规则小管状（图9-4）、腺样、乳头状排列，常见肉瘤样及横纹肌样分化，偶可见腔内黏液，间质呈明显促纤维组织增生性反应，常伴大量炎细胞浸润。肿瘤细胞立方状或矮柱状，胞膜不明显，胞浆嗜酸性、嗜碱性或嫌色，可见细胞内黏液。核大，核浆比例高，核仁明显，核分裂多见。无其他类型肾细胞癌及尿路上皮癌成分。③免疫组化：高分子量CK（如CK19、34βE12）、植物血凝素、vimentin、PAX8阳性，CK7、CD10部分阳性，CK5、CK20、p63、GATA3及S100P阴性。④分子遗传学：1、6、14、15和22号染色体单倍体。

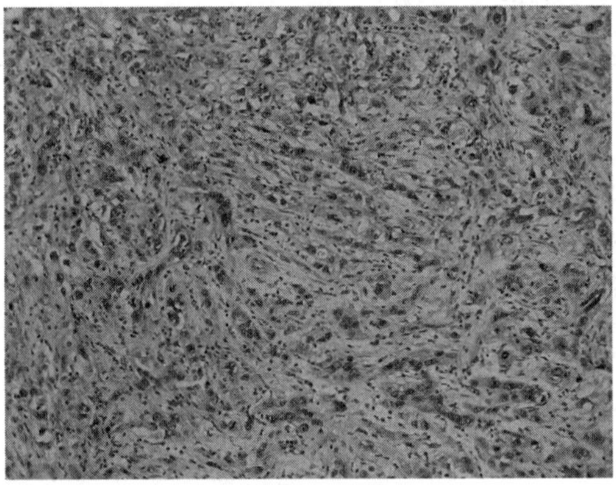

图9-4　集合管癌

7.肾髓质癌

【概述】

肾髓质癌好发于非洲裔25岁以下青年男性，中国人群中极其罕见。常伴发镰状红细胞性贫血。侵袭性高，预后差。

【诊断要点】

①大体：位于肾髓质，边界不清。②光镜：浸润性生长，边界不清，侵及肾窦脂肪。肿瘤细胞排列成网状、管状、梁状、乳头状、腺样囊性、卵黄囊瘤样结构。胞浆嗜酸性，常见胞浆内滴状黏液。核大，核浆比例高，核染色质细腻，核仁明显，核分裂多见。间质纤维化、水肿，有中性粒细胞及淋巴细胞浸润，常见微

脓肿形成，血管内常见镰状红细胞。③免疫组化：PAX8、CEA、AE1/AE3、CK7、UEA-1、EMA、OCT3/4阳性，SMARCB1（INI1）失表达，高分子量CK（如CK19、34βE12）阴性。④分子遗传学：*SMARCB1*基因位点杂合子或半合子缺失。

8. MiT家族基因转位性肾细胞癌

【概述】

MiT家族基因转位性肾细胞癌包括Xp11易位所致的*TFE3*基因融合相关性肾细胞癌和t（6：11）易位所致的*TFEB*基因融合相关性肾细胞癌。Xp11转位性肾细胞癌为儿童肾细胞癌最常见的类型，约占儿童肾细胞癌的40%，成人肾细胞癌的1.6%~4%；t（6：11）肾细胞癌不常见，平均及中位年龄均为31岁。预后类似于透明细胞性肾细胞癌。

【诊断要点】

①大体：缺乏特征性的大体表现，切面常黄褐色，有出血、坏死，少见囊性变。②光镜：不同的*TFE3/TFEB*融合基因有不同的组织学形态，可表现为透明细胞肾细胞癌、乳头状肾细胞癌、具低度恶性潜能的多房囊性肾肿瘤、嗜酸细胞瘤、嫌色性肾细胞癌或上皮样血管平滑肌瘤样形态，多数Xp11转位性肾细胞癌肿瘤细胞呈乳头状排列，胞浆透明或呈嗜酸性。常见玻璃样变性胶原小球和/或砂砾体结构，可见细胞内黑色素。③免疫组化：TFE胞核阳性或TFEB胞浆及胞核阳性，PAX8、CD10、CathepsinK、MelanA、HMB45阳性，CK、EMA阴性或灶性阳性。④分子遗传学：Xp11.2基因转位或t（6：11）转位。

9.琥珀酸脱氢酶缺陷相关性肾细胞癌

【概述】

本药罕见，约占肾细胞癌的0.05%~0.2%，青年男性多见。30%病例多发或双侧发生。生物学行为较为善良，预后好。

【诊断要点】

①大体：肿瘤多局限于肾皮质，边界清楚，切面实性，浅棕色至红褐色，罕见囊性变，肾周脂肪、肾窦脂肪及肾静脉分支累及罕见。②光镜：实性、巢团状或管状排列，胞浆丰富，嗜酸性，可见包涵体样空泡，核异型程度不一。③免疫组化：PAX8阳性，30%病例CK阳性，SDHB阴性。④分子遗传学：*SDH*基因双打击失活。⑤肾外表现：副神经节瘤、胃肠道间质瘤和垂体腺瘤。

10.黏液性管状和梭形细胞癌

【概述】

本病被认为是乳头状肾细胞癌的梭形细胞亚型，罕见，占全部肾肿瘤1%以下，平均年龄58岁，女性多见。惰性生物学行为，预后好。

【诊断要点】

①大体：肿物位于肾皮质，境界清楚，实性，黄色、浅棕色或粉红色，质地均一。②光镜：立方形细胞排列条索状或小而狭长的小管状结构，小管间为黏液样间质（图9-5），混杂有梭形细胞区域，细胞温和，核级别低。③免疫组化：PAX8、CK7、CK18、CK19、EMA、vimentin、AMACR阳性，CD10阴性。④分子遗传学：缺乏特征性。

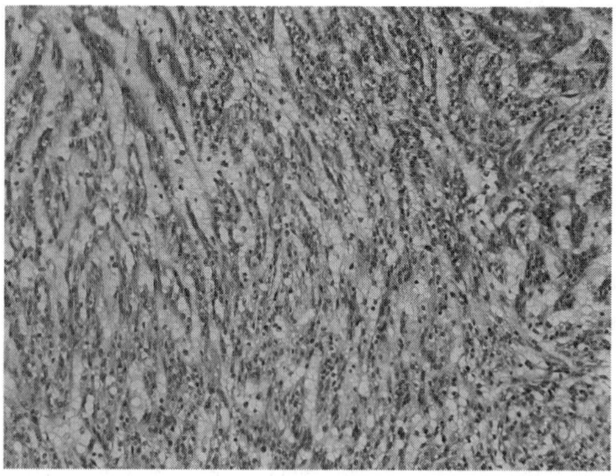

图9-5 黏液性管状和梭形细胞癌

11.管状囊性肾细胞癌

【概述】

本病是不常见的恶性囊性肾上皮性肿瘤，不足全部肾癌的1%，男性多见，平均年龄58.4岁，多无临床症状，生物学行为较为惰性，罕见淋巴结及远隔脏器转移。

【诊断要点】

①大体：肿物位于肾皮质或肾皮髓质交界处，边界清楚，切面灰白或灰黄色，由大小相对较为一致的小囊腔组成，呈"气泡纸"状，②光镜：小到中等大小的管状或囊状腔隙，衬覆单层立方上皮，胞浆丰富，呈嗜酸性，核具一定异型性，核仁明显，核分裂罕见，局灶可见鞋钉样细胞，间质纤维化。③免疫组化：PAX8、EMA、CK、CD10、AMACR、Vimentin阳性，CK7弱阳性，CA-Ⅸ阴性。④分子遗传学：7、17号染色体三倍体，Y染色体丢失。

12.获得性囊性肾病相关性肾细胞癌

【概述】

本病是发生于终末肾病或获得性囊性肾病患者，且为终末肾病或获得性囊性肾病患者最常见的肾细胞癌类型，常双侧发病，生物学行为较为惰性，伴肉瘤样或横纹肌样分化者可发生转移。

【诊断要点】

①大体：终末肾或获得性囊性肾病背景，边界清楚，切面呈棕色或灰黄色，偶伴出血及坏死。②光镜：组织结构多样，呈腺泡样、管状、微囊状、乳头状或实性混合性排列，多数病例因肿瘤细胞胞浆内空泡致筛网状或微囊状结构。胞浆嗜酸性，核仁明显。间质内常见草酸钙（CaC2O4）结晶。③免疫组化：PAX8、EMA、CD10、AMACR阳性；CK7阴性。④分子遗传学：无特征性表现。

13. 透明细胞乳头状肾细胞癌

【概述】

少见，占所有肾肿瘤的1%~4%，可呈散发性，或发生于终末肾，可发生于18~88岁成年人，无明显性别差异，惰性生物学行为，无复发及转移的病例报道。

【诊断要点】

①大体：体积小，边界清楚，有纤维性假包膜，常有囊性病变基础。②光镜：管状、乳头状、腺泡样、囊性、缎带样或实性排列。立方状或矮柱状肿瘤细胞，胞浆透明，WHO/ISUP1级或2级胞核，远离基底排列，可见核下空泡，被描述为早分泌期子宫内膜样、鲨鱼牙齿样或钢琴键样，间质富于平滑肌样组织。③免疫组化：PAX8、EMA、CK7阳性，CA-Ⅸ呈杯口状阳性，CD10、AMACR阴性。④分子遗传学：无特征性表现，不同于透明细胞性肾细胞癌及乳头状肾细胞癌。

14. 甲状腺滤泡样肾细胞癌

【概述】

本病是新近认识的一种组织结构类似于甲状腺滤泡的肾细胞癌，2004年被首次报道，至今世界范围内报道病例不足40例，好发中青年人，中位年龄36岁，女性多见，多无明显临床症状，惰性生物学行为。

【诊断要点】

①大体：黄白或灰白色，境界清楚。②光镜：由大小不一的甲状腺滤泡样结构组成，部分见乳头状或实性结构，滤泡腔内含嗜酸性甲状腺胶质样物。肿瘤细胞呈单层柱状或立方，胞质嗜酸性，核圆形或卵圆形，染色质均匀，可见毛玻璃样核及核沟。③免疫组化：PAX8、EMA、CK7、vimentin阳性，CD10、CA-Ⅸ、AMACR、CD117、TG和TTF-1阴性。④分子遗传学：无特殊表现。

15. 嗜酸性实性和囊性肾细胞癌

【概述】

本病是新近认识的一种独特类型的肾细胞癌，2010年被首次报道，至今世界范围内报道病例不足30例，好发中青年人，女性多见，发生在伴或不伴结节性硬化症（TSC）的患者，生物学行为较为惰性。

【诊断要点】

①大体：肿瘤位于肾皮质，切面呈实性和囊性外观，灰黄色。

②光镜：实性区内混有大小不等的巨囊性和微囊性囊肿，实性区呈弥漫腺泡状、巢状、片状，细胞含丰富嗜酸性胞浆伴明显颗粒状胞浆彩斑（嗜酸性/嗜碱性颗粒）；囊性区衬覆细胞呈靴钉样。③免疫组化：表达PAX-8、CK20、AMACR阳性，HMB45、MelanA、CathepsinK、TFE-3可阳性，CK7、CD117阴性。④分子遗传学：TSC基因体系突变。

近年来新近报道的另几种肾细胞癌类型，因发病率低，报道病例数量有限，现有资料可重复性差，2016版WHO肾肿瘤分类中仅作为暂定的组织学亚型进行了简要的叙述，包括ALK基因重排相关性肾细胞癌、富于（血管）平滑肌瘤样间质的肾细胞癌、TCEB1基因突变相关性肾细胞癌。

16.未分类的肾细胞癌

本病不能归于上述任何一类的肾细胞癌可暂归为未分类的肾细胞癌，约占所有肾细胞癌的5%，包括两种或两种以上组织学亚型混合性形态、伴黏液产生的肿瘤、未被识别的上皮细胞亚型、未分类的嗜酸细胞肿瘤以及其他未分类的肾细胞肿瘤，组织形态学上可为低级别癌或高级别癌。前文提到的任何一类肾细胞癌均可伴有肉瘤样分化，肉瘤样癌不可作为独立亚型的肾细胞癌，因此具纯粹肉瘤样形态的肿瘤亦可归为未分类的肾细胞癌。免疫组化PAX2、PAX8、RCC和CD10阳性。

17.肾乳头状腺瘤

【概述】

本病为良性肿瘤，老年人、各种晚期肾脏疾病的硬化肾以及长期透析肾多见，无症状。

【诊断要点】

①大体：病变位于肾皮质，直径小于15mm，灰白色，边界清楚，无包膜。②光镜（图15-5）：病变与周围肾组织分界清楚，无纤维性分隔。乳头状、小管状或小管乳头状排列。细胞形态一致，胞浆少，双染性或嗜碱性、嗜酸性，核圆形、椭圆形，核染色质细腻，WHO/ISUP核分级为1~2级，无病理性核分裂，无肿瘤性坏死。③免疫组化：EMA、低分子量及高分子量CK、vimentin、AMACR阳性。④分子遗传学：7、17号染色体三体，Y染色体缺失。

18.嗜酸细胞瘤

【概述】

本病为良性肿瘤，约占肾细胞肿瘤的5%~9%，多见于老年男性，无临床症状。

【诊断要点】

①大体：肿物位于肾皮质，可突入肾周脂肪、肾髓质、肾窦，甚至肾静脉分支内。边界清楚，无包膜。切面棕色或红褐色，中央见星状瘢痕，有出血，无坏死。②光镜（图9-6）：实性巢状、腺泡状、小岛状、微囊状结构。细胞圆形或多角形，嗜酸性颗粒状胞浆，小圆形泡状核，见小核仁，偶见大而深染的怪异细胞核，无病理性核分裂象。③组织化学：胶体铁染色阴性。④免疫组化：高分子量CK、EMA、CD117、S100A1阳性，Ks-cadherin胞膜及胞浆阳性，CK7、vimentin阴性。⑤电镜：胞浆内有较多线粒体。

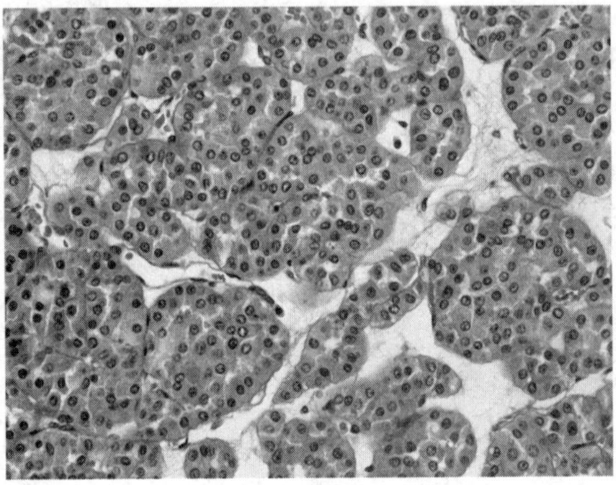

图9-6　嗜酸细胞瘤

（二）后肾肿瘤

1.后肾腺瘤

【概述】

本病为良性肿瘤，常见于青壮年，女性多见。

【诊断要点】

①大体：位于肾皮质，边界清楚，无包膜，灰色、褐色或黄色，质较软或中等，常见出血、坏死、囊性变。②光镜：丰富且密集的小管状、腺泡状或假巢状排列。间质少或疏松水肿样、黏液样或玻璃样变性。细胞小且形态一致似胚胎样细胞，胞浆少，嗜酸性。核一致，圆形、卵圆形，核染色质细腻，核仁不明显，核分裂少见，无病理性核分裂。有的有乳头状或肾小球样结构，常见砂砾体。③免疫组化：CK、vimentin、CD57、WT1阳性，CK7、CD56阴性。④分子遗传学：*BRAF*^{V600E}突变。

2.后肾间质瘤

【概述】

本病是发生于儿童的良性肾脏肿瘤，少见，平均年龄24个月，成人罕见。

【诊断要点】

①大体：位于肾髓质，黄褐色、分叶状的纤维性肿块，有囊性变。②光镜：肿瘤细胞梭形或星芒状，胞浆纤细不清，核细长，包绕陷入的肾小管和血管，在黏液样的背景中形成洋葱皮样同心圆结构或者睫状体样结构，小动脉异常增生，中膜的平滑肌细胞转变成上皮样细胞，肾球旁器细胞增生，有异源性分化，如神经胶质和软骨分化。③免疫组化：vimentin、CD34阳性，SMA、desmin、CK及S100阴性。

3.后肾腺纤维瘤

【概述】

本病为良性肿瘤，又称为肾源性腺纤维瘤，上皮和间叶双向分化性后肾肿瘤，中位年龄7岁。

【诊断要点】

①大体：孤立性肿瘤，棕色，囊性乳头状，边界清楚。②光镜：上皮和间叶双向性分化，上皮成分与后肾腺瘤相似，间叶成分与后肾间质瘤相似，梭形的成纤维细胞样细胞束状排列，核卵圆形或梭形，核仁不明显，可有透明变性和黏液变性，偶混有脂肪、软骨及神经胶质，并可见砂粒体。

（三）主要发生于儿童的肾母细胞性和囊性肿瘤

1.肾源性残余

【概述】

出生36周后肾内仍存在灶状异常的胚胎性肾组织成分，可发展为肾母细胞瘤，25%~40%的肾母细胞瘤患者肿瘤周围可见肾源性残余。见于3岁以下的儿童。弥漫性或多灶状肾源性残余称为肾母细胞瘤病。

【诊断要点】

①大体：肾内点片状灰白色小结节。②光镜：可分为叶周型和叶内型。叶周型位于肾小叶周围，多灶，有明显的边界，无包膜，由肾胚芽组织和小管样结构组成，伴有硬化性间质；叶内型分布于肾小叶内，单发，边界不清且不规整，成熟的间质中有肾胚芽组织和小管样结构。④分子遗传学：同肾母细胞瘤。叶周型肾源性残余多与Beckwith–Wiedemann综合征相关，叶内型多与Denys–Drash综合征和WAGR综合征相关。

2.肾母细胞瘤

【概述】

肾母细胞瘤是来源于肾胚基细胞并向多向分化的恶性胚胎性肿瘤，模拟发展中肾组织，又称Wilms瘤。儿童最常见的恶性实体瘤之一，约占15岁以下儿童恶性肿瘤的4%~7%，儿童肾脏肿瘤的90%左右。主要见于婴儿，50%病例出现于3岁以前，

90%出现于6岁以前，也可见于青春期和成年期，无性别差异。常无明显症状（常在患儿父母给孩子洗澡或穿衣服时发现腹部包块），少数病例有腹痛、血尿、发热、高血压等症状，有时以肿瘤破裂导致大出血为首发表现。可伴发各种先天性畸形，最常见的有先天性无虹膜、泌尿生殖器畸形、精神神经发育迟缓等。

【诊断要点】

①大体：球形巨大瘤块，边界清楚，有纤维性假包膜，切面灰白色或棕褐色，鱼肉状，易见出血、坏死及囊性变。②光镜：三种基本成分：未分化的胚芽组织、间胚叶性间质及上皮样成分（图9-7）。胚芽组织常呈弥漫性、结节状、缎带状以及基底细胞样分布，细胞小圆形，胞浆极少，核染色质粗糙，核仁不明显；间胚叶性间质多以幼稚的黏液样细胞、梭形细胞及各种分化阶段的横纹肌细胞为主，亦可有平滑肌组织、脂肪组织、骨和软骨；上皮样成分可形成胚胎性的肾小管、肾小球，异源性分化包括移行上皮、纤毛上皮、产生黏液上皮、鳞状上皮，神经上皮成分、神经母细胞、成熟的神经节细胞、神经胶质细胞。按三种基本成分所占比例可分为混合型和单相型，三种成分比例均低于65%时为混合型，单一成分≥65%时可诊断为单相型，包括胚芽型、上皮为主型和间叶为主型，其中混合型最常见。③肾母细胞瘤的间变成分：a、核增大，与相同类型的细胞相比，直径超过3倍，除横纹肌性肿瘤细胞以外，胚芽细胞、上皮样细胞与间质细胞均适用；b、染色质增多增粗；c、核分裂增多。④化疗后改变：坏死、黄瘤样细胞、含铁血黄素沉积和纤维化，胚芽组织向较成熟的上皮、间叶成分和肌源性成分分化。⑤免疫组化：胚芽组织表达vimentin，灶状表达NSE、desmin、CK；上皮成分表达CK、EMA、植物血凝素；间胚叶成分：横纹肌表达actin，神经成分表达NSE、GFAP、S-100；胚芽成分和上皮成分表达WT1，间胚叶成分不表达WT1。⑥遗传学：20%的散发肾母细胞瘤有*WT1*基因突变。

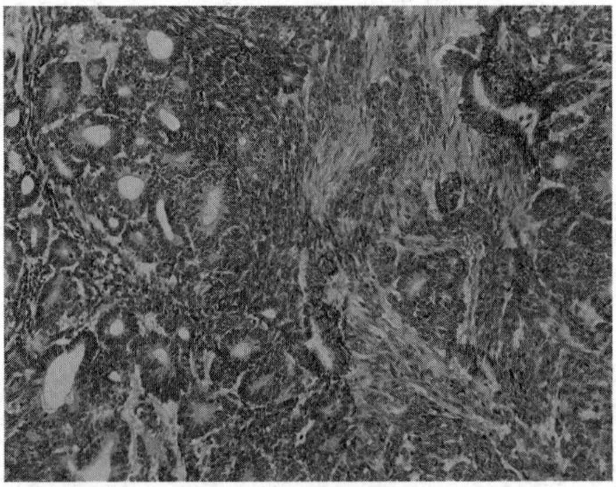

图9-7　肾母细胞瘤

3.囊性部分分化型肾母细胞瘤

【概述】

囊性部分分化型肾母细胞瘤是一种显示肾母细胞瘤分化的多房囊性肿瘤，多发生于儿童，以24月内儿童多见，无明显性别差异。

【诊断要点】

①大体：肿瘤大小不等，直径可达19cm，边界清楚，有纤维性假包膜，由大小不等的薄间隔的囊腔构成。②光镜：囊腔内衬扁平、立方、鞋钉样上皮细胞或无衬覆上皮，间隔内有未分化或分化的间叶成分、胚芽组织和肾母细胞瘤的上皮成分，有时间叶成分见横纹肌样和黏液样成分。

4.儿童型囊性肾瘤

【概述】

本病是发生于幼儿的多房囊性肿瘤，多见于24月内幼儿，男性多见，手术切除可治愈。

【诊断要点】

①大体：边界清楚，有纤维性假包膜，由大小不等的薄间隔囊腔组成。②光镜：囊腔内衬扁平、立方、鞋钉样上皮细胞或无衬覆上皮，间隔内有纤维组织和分化好的小管状结构，无经典型和囊性部分分化型肾母细胞瘤中所见的胚芽成分。③*DICER1*基因体系突变。

（四）主要发生于儿童的间叶性肿瘤

1.肾透明细胞肉瘤

【概述】

本病是分化方向不明的少见肾肉瘤，发生于儿童，占儿童期恶性肾脏肿瘤的3%，恶性度高，易发生骨转移，亦称为骨转移性儿童肾肿瘤。

【诊断要点】

①大体：位于肾髓质区，结节状，边界清楚，无包膜，切面均质、鱼肉状，可伴黏液样变性或囊性变。②光镜：经典型肾透明细胞肉瘤呈巢团状排列，巢团内细胞呈上皮样、梭形或多角形，胞膜不清楚，核浆比例高，胞浆稀少，嗜酸性，细胞外富于黏液样或玻璃样变性胶原样间质，使巢团内瘤细胞呈透明细胞样或横纹肌样，核小圆形或卵圆形，染色质细腻，核仁不明显，核分裂少见。间隔为薄且规则的网状或鸡爪样纤维血管间隔，其中见较多厚壁小血管，周围绕以玻璃样变性胶原纤维。除此之外还有其他多种组织学形态，包括上皮样型、梭形细胞型、硬化型、黏液样型、囊肿型、血管周细胞瘤型、栅栏状排列型。③免疫组化：vimentin、Bcl-2阳性，CD34、S-100、desmin、CD99、CK、EMA阴性。④10%的病例*YWHAE-FAM22*基因融合。

2. 肾横纹肌样瘤

【概述】

本病好发于婴幼儿的高侵袭性和高致死性肾肿瘤，约占儿童期所有肾肿瘤的2%，平均年龄1岁，3岁以上诊断此病要慎重。常合并颅内的神经外胚叶恶性肿瘤。

【诊断要点】

①大体：边界不清的实性瘤块，无包膜，有出血坏死，常见浸润和卫星结节。②光镜：经典型呈实性条索状、片状排列，弥漫浸润性生长。细胞圆形、多角形，胞浆丰富，嗜酸性颗粒状，圆形或椭圆形的嗜酸性包涵体，核泡状，核仁显著、红染。其他组织学亚型还有上皮样型、纺锤样细胞型、硬化型、淋巴瘤样型。④免疫组化：vimentin、CK阳性，EMA灶状强阳性，SMARCB1（也称为INI1、hSNF5或BAF47）失表达。⑤电镜：细胞浆内包涵体由互相缠绕的中间丝构成。⑥分子遗传学：22号染色体长臂的*SMARCB1*（也称为*INI1*、*hSNF5*或*BAF47*）肿瘤抑制基因失活。

3. 先天性中胚层细胞肾瘤

【概述】

本病发生于婴儿肾和肾窦的低度恶性的纤维母细胞性肿瘤，约占儿童期肾肿瘤的2%~4%，儿童最常见的先天性肾肿瘤，分经典型和细胞型两种组织学亚型，90%的病例发病年龄小于1岁，典型的临床特征为腹部包块。

【诊断要点】

①大体：发生于肾窦中央，边界不清，经典型质地硬韧，编织状；富于细胞型质地较软，细腻，有囊性变和出血。②光镜：经典型由束状交错排列的纤维母细胞组成，核细长，胞浆淡染，核分裂少见，包绕和穿插于残留的肾小管和肾小球；细胞型呈实性条索状和片状排列，瘤细胞胖梭形或多角形，胞浆丰富，泡状核，多个大核仁，核分裂相多见。③免疫组化：vimentin、actin阳性，desmin、CD34阴性。④分子遗传学：经典型为二倍体，细胞型11、8、17号染色体非整倍体，t（12；15）（p13；q25）致*ETV6–NTRK3*基因融合。

4. 儿童期骨化性肾肿瘤

【概述】

本病起源于肾锥体的良性肿瘤。罕见，见于2岁以下男童。

【诊断要点】

①大体：边界清楚的结节状肿瘤，质地骨样硬。②光镜：由3种成分组成，粗大且互相连接的小梁状及网状骨样物质，小梁及网状结构周围的立方形骨母细

胞，大小一致且形态温和的梭形细胞，类似于细胞型先天性中胚叶肾瘤。③免疫组化：骨母细胞样细胞EMA 和vimentin阳性，CK阴性。④分子遗传学：无特殊表现。

（五）主要发生于成人的间叶性肿瘤

除血管平滑肌脂肪瘤和肾球旁细胞瘤外，其余间叶性肿瘤，无论良性或是恶性，在成人肾脏均少见，诊断时均需仔细检查标本、多处广泛取材、仔细阅片并行一系列免疫组化及分子遗传学检查，除外原发性肾细胞癌伴肉瘤样转化、肾母细胞瘤、先天性中胚层细胞肾瘤、单一成分为主的血管平滑肌脂肪瘤等以及转移性肿瘤后，方可诊断为肾原发性间叶性肿瘤。

1.平滑肌肉瘤

【概述】

本病罕见，不足所有肾脏恶性肿瘤的1%，可发生于肾被膜、肾实质、肾盂平滑肌组织及肾静脉。见于成年人，无性别差异。

【诊断要点】

①大体：肿物体积大，实性，灰白色，质偏硬，有坏死。②光镜：梭形细胞栅栏状、丛状、杂乱排列。坏死、核异型性、核分裂多见提示恶性度高。详见软组织部分。

2.肾血管肉瘤

【概述】

罕见，好发于成年男性。

【诊断要点】

①大体：发生于肾被膜，边界不清，海绵状，有出血。②光镜：细胞梭形、圆形或不规则形，核长或不规则，可见奇异核和多核细胞，常见核分裂。分化好的区域见大小不等的毛细血管管腔，分化差的区域见多形的肿瘤细胞，大片的梭形细胞或上皮样细胞形成原始管腔。③免疫组化：VIII因子、CD31、CD34阳性。详见软组织部分。

3.横纹肌肉瘤

本病极其罕见，文献报道不足20例，多发生于儿童，组织学亚型包括胚胎性、腺泡状、多形性和梭形细胞/硬化型，其中腺泡状横纹肌肉瘤由单一形态的原始横纹肌母细胞组成，其他三种亚型中均可见各级分化状态的横纹肌母细胞/横纹肌细胞组织。免疫组化：actin、desmin、MyoD1、Myogenin、CD56阳性，部分病例异常表达CK、SYN。

4. 骨肉瘤

本病极其罕见。详见软组织部分。

5. 肾滑膜肉瘤

【概述】

肾滑膜肉瘤是恶性间叶性肿瘤，少见伴有上皮方向分化。50岁以上成年人多见，无明显性别差异，临床表现为腹痛及血尿，预后差。

【诊断要点】

①大体：边界不清，切面多呈多房囊实性，可见出血及坏死。②光镜：实性区由胖梭形细胞互相交错呈束状或实性片状排列。可伴黏液样变、胶原沉积或血管外皮瘤样结构。肿瘤细胞核卵圆形，胞浆少，核分裂多见。可见包裹于肿瘤内的肾小管及集合管结构，部分扩张呈囊性，内衬上皮立方状、多角形或靴钉样，胞浆嗜酸性，核位于腔面，核分裂不活跃。③免疫组化：vimentin、Bcl-2、CD99阳性，desmin、MSA阴性，囊腔内衬上皮CK、EMA、CK7阳性。④分子遗传学：t（X；18）（p11.2；q11）形成*SYT-SSX*融合基因。详见软组织部分。

6. Ewing 肉瘤

7. 血管平滑肌脂肪瘤

【概述】

本病是肾脏最常见的间叶源性肿瘤，来源于血管周细胞，分为散发性和遗传性，遗传性病例多伴有结节性硬化症。见于成年人，女性多见。生物学行为多数为良性，但也可发生远处转移。累及局部淋巴结可能属于多灶性生长，而非转移性。

【诊断要点】

①大体：发生于肾实质，可以多灶、双肾发生。肿物边界较清楚，无包膜，可向肾周脂肪组织呈膨胀性生长，切面黄色或红褐色，易见出血。②光镜：经典型病例由三种成分呈不同比例交错构成（图9-8）：成熟脂肪组织、平滑肌组织和管腔不规则且管壁厚薄不一的厚壁血管。平滑肌细胞在血管壁周围呈放射状生长，呈梭形细胞束状排列，或呈圆形上皮样细胞片状排列，胞浆嗜酸性或透明。可有脂肪母细胞。其他组织学亚型包括伴上皮性囊肿形成型、嗜酸细胞瘤样型、微错构瘤样型。③组织化学：厚壁血管壁内弹力纤维断裂、稀少或缺乏。④免疫组化：平滑肌细胞和脂肪细胞共同表达黑色素细胞的标记（HMB45（图9-9）、Melan A、Tyrosinase、CD63）、平滑肌的标记（SMA、MSA、Calponin）和CathepsinK，部分病例S100、CD68、ER、PR、desmin阳性，CK、EMA阴性。⑤分子遗传学：*TSC1*或*TSC2*基因突变。

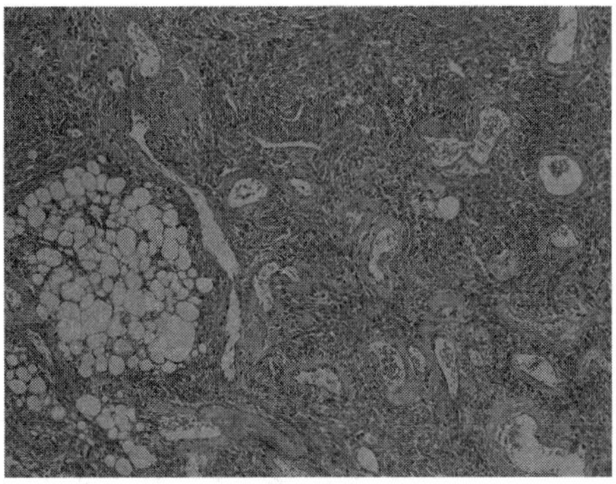

图9-8　肾血管平滑肌脂肪瘤

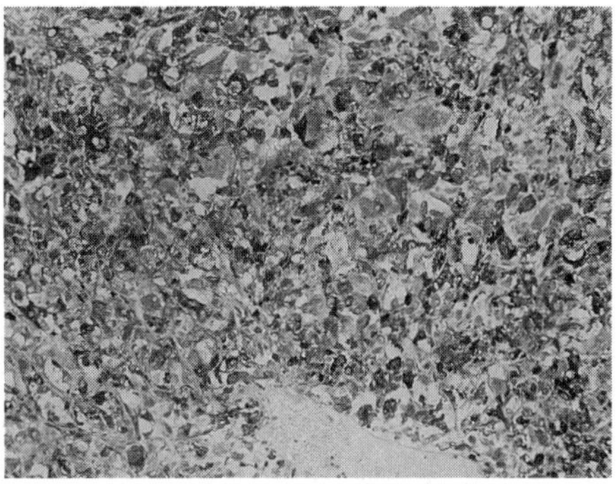

图9-9　肾血管平滑肌脂肪瘤
免疫组化HMB45阳性

8.上皮样血管平滑肌脂肪瘤

【概述】

本病是少见的肾血管平滑肌脂肪瘤组织学亚型，具有经典的血管平滑肌脂肪瘤的三种成分，其中上皮样细胞需≥80%，见于成年人，半数以上病人有结节性硬化症。具有恶性潜能，可有淋巴结、肝、肺、脊柱转移，出现坏死、核分裂、间变的细胞核和肾外扩散时，提示预后不良。

【诊断要点】

①大体：体积大，边界不清。灰褐色、棕色或灰白色，有出血坏死。浸润性生长，可侵及肾周组织或肾静脉及下腔静脉。②光镜（图15-7）：巢状、片状排列，在血管周围呈套袖状分布。细胞圆形、多角形。胞浆丰富、颗粒状，嗜酸性，泡状核，核仁清楚。核分裂可见，可见出血、坏死、血管浸润和肾周脂肪组织的浸润。③免疫组化：表达黑色素细胞的标记（HMB45、HMB40、CD63、Tyrosinase、Melan A、microphthalmia 转录因子）和CathepsinK，平滑肌标记（SMA、MSA）的表达各不相同。④分子遗传学：*TSC2*基因突变或*TFE3*基因融合。

9.平滑肌瘤

【概述】

少见，占肾切除肿瘤的0.3%，多见于成年人，女性多见。最常发生于肾被膜，其次肾盂的平滑肌组织、肾皮质的血管平滑肌。无明显临床表现，常偶然发现，老年尸检病例中约占5.5%。

【诊断要点】

①大体：边界清楚，有钙化及囊性变，无坏死。②光镜：梭形细胞交错束状排列，无细胞异型性，无或罕见核分裂。③免疫组化：SMA、actin、desmin阳性，ki-67增殖指数低。详见软组织部分。

10. 血管瘤

少见，详见软组织部分。

11. 淋巴管瘤

【概述】

少见的良性肿瘤，1/3发生于儿童，2/3发生于成人，可单侧或双侧肾多发。

【诊断要点】

①大体：多位于肾窦区域，也可位于肾被膜或肾皮质，边界清楚，单一病灶或复杂的多发囊性病灶，囊壁菲薄。病灶直径可达19cm甚至取代整个肾脏。②光镜：多房囊性，衬覆单层扁平上皮，囊壁由薄层纤维组织组成。③免疫组化：衬覆上皮CD31、CD34、ERG、FLI-1等内皮细胞标记阳性，D2-40阳性，CK阴性。④鉴别诊断：囊性肾瘤。

12. 血管母细胞瘤

【概述】

相似于中枢神经系统的血管母细胞瘤的肾肿瘤，迄今为止报道病例不足20例，与VHL综合征无关，平均年龄50岁，无明显性别差异，多为偶然发现，无明显临床表现。

【诊断要点】

①大体：肿瘤大小不等，边界清楚，有包膜，切面灰白色、浅黄色或棕色。②光镜：巢状或小叶状排列，由间质细胞和丰富的成网状分布的毛细血管组成，间质细胞呈卵圆形，形态温和，胞浆淡染或嗜酸性，常见胞浆内脂滴空泡和嗜酸性小球，可见横纹肌样细胞，核分裂罕见。③免疫组化：间质细胞NSE、S100、PAX8阳性，vimentin、CD10及EMA部分阳性，其他肌源性、黑色素、神经内分泌和上皮标记均阴性。④分子遗传学：无*VHL*基因改变。

13. 肾球旁器细胞瘤

【概述】

本病是起源于肾小球旁器中入球小动脉壁内特化性平滑肌细胞的良性肿瘤，分泌肾素，又称肾素瘤。多见于青年人，女性多见。临床表现为持续性顽固的高血压、低血钾、血浆肾素水平高。手术切除后血压、血钾和血浆肾素水平即恢复正常。

【诊断要点】

①大体：单侧单发，大小不等，位于肾皮质，边界清楚，有纤维性包膜，切面灰黄色，出血、坏死少见。②光镜：多角形、梭形、小圆形细胞呈实性、不规则条索状排列（图9-10）。胞浆嗜酸性颗粒状，核圆形，位于中央，染色质细腻。间质富于血窦、毛细血管和薄壁小血管，可见呈簇状分布的厚壁小血管，管壁伴玻璃样变性，也可见分支状血管外皮瘤样血管。半数病例见包裹入肿瘤内的结构不规

则的肾小管结构。③组织化学：胞浆PAS和Bowie染色阳性。④免疫组化：renin、actin、vimentin、CD34、CD117阳性，CK阴性。⑤电镜：胞浆内含有菱形或多角形肾素内分泌颗粒。⑥分子遗传学：9号和11号染色体缺失。

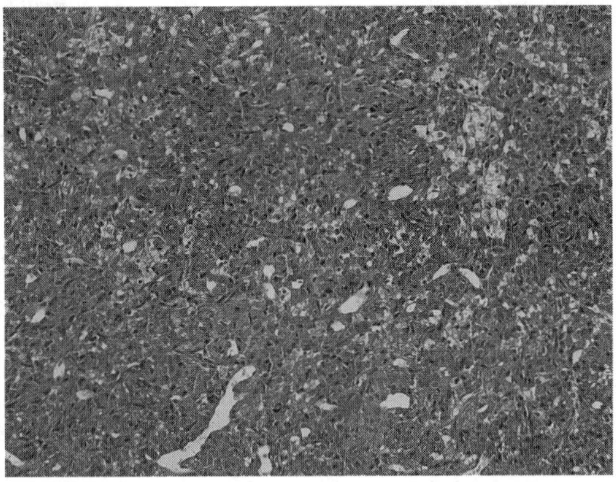

图9-10 肾球旁器细胞瘤

14.肾髓质间质细胞瘤

【概述】

本病又称肾髓质纤维瘤，体积较小，无明显临床表现，常在成人肾切除标本或尸检中偶然发现，儿童少见。肿瘤性肾髓质间质细胞分泌肾素，调节纳的排泄，可能与系统性高血压有关。

【诊断要点】

①大体：位于肾髓质锥体内，边界清楚，无明显纤维性包膜，体积较小，直径常为1~10mm，切面灰白色，部分可呈分叶状突入肾静脉。②光镜（图9-11）：瘤细胞星形或多边形，胞浆嗜酸或透明，散乱埋入略呈嗜碱性的肾髓质间质样间质中，部分病例间质为不规则的嗜酸性淀粉样物质。肿瘤周边可见包裹入内的肾小管结构。③组织化学：部分病例脂肪染色、PAS及刚果红染色阳性。

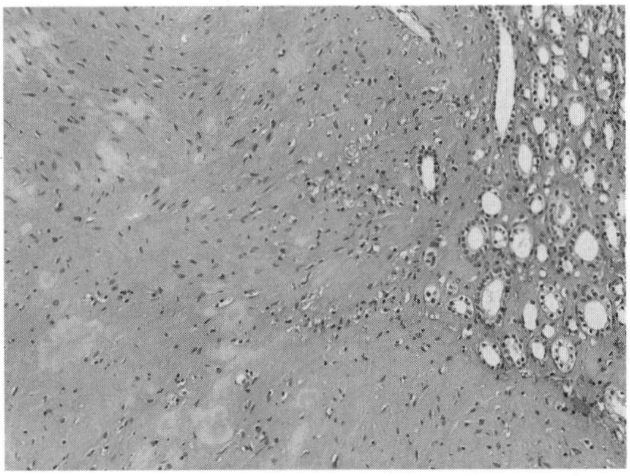

图9-11 肾髓质间质细胞瘤

15. 孤立性纤维性肿瘤

少见，发生于肾窦或肾周脂肪，详见软组织部分。

16. 雪旺细胞瘤

（六）混合性上皮和间叶肿瘤

【概述】

混合性上皮和间叶肿瘤是见于成年人的良性肿瘤，由上皮和间质成分混合呈实性、囊实性和多房囊性生长的肾脏肿瘤。多见于围绝经女性，男女比例为1∶7，常有激素治疗史。临床表现为腹部疼痛、血尿和尿路感染。

【诊断要点】

①大体：位于肾脏中央，边界较清，无包膜，膨胀性生长，突入肾盂，多数病例由多个囊腔和实性区域构成，囊内壁光滑，内含无色液体，各囊之间以及与肾盂不相通，少数病例为实性。②光镜：多数病例由大囊、微囊和小管构成。囊壁被覆单层扁平、柱状、立方状或鞋钉样上皮细胞，可形成簇状、乳头状结构，胞浆淡染或嗜酸性，间质内有多少不等的梭形细胞，核大，胞浆丰富，显示不同程度的平滑肌、纤维母细胞、肌纤维母细胞或类似于卵巢间质细胞分化。③免疫组化：上皮成分表达CK、vimentin，梭形细胞表达actin和desmin，卵巢间质细胞样细胞ER、PR阳性。

（七）神经内分泌肿瘤

原发性肾脏神经内分泌肿瘤指发生于肾实质且形态学和免疫表型呈神经内分泌分化的一系列肿瘤，包括向神经方向分化的副神经节瘤和向上皮方向分化的肿瘤，后者按分化程度及组织学形态分为高分化神经内分泌肿瘤、小细胞性神经内分泌癌和大细胞性神经内分泌癌。肾高分化神经内分泌肿瘤少见，多发生于马蹄肾，组织形态学缺乏肿瘤性坏死，瘤细胞核分裂象<4个/10HPF。其余3种肾原发性神经内分泌肿瘤均罕见，组织学形态与免疫表型同肾外发生的同类肿瘤，详见肺肿瘤及外周神经肿瘤部分，诊断时需了解详细病史，完全除外转移及肾周围肿瘤直接蔓延侵犯肾组织后，再考虑原发性肿瘤。

（八）肾盂/肾盏肿瘤及瘤样病变

见膀胱肿瘤及瘤样病变部分。

第二节　膀胱疾病

一、膀胱的炎症性疾病

多种原因可引起膀胱炎，如细菌、真菌、寄生虫的感染、化学性、物理性、机械性损伤等。尤以大肠杆菌和链球菌感染最常见。女性膀胱炎多于男性。

（一）急性膀胱炎

【诊断要点】

①轻度急性膀胱炎：仅见膀胱黏膜充血及分布不均的灶状水肿和中性粒细胞浸润。②严重的急性膀胱炎：黏膜严重充血和水肿，尿路上皮增生并可伴有溃疡，中性粒细胞弥漫浸润，可深达肌层，小血管壁水肿增厚，内皮细胞增生。③伪膜性膀胱炎：出现脓性纤维素性渗出物在黏膜表面形成伪膜。④出血性膀胱炎：充血和出血很严重时。⑤坏疽性膀胱炎：累及膀胱血管导致血液循环障碍时，在严重的炎症病变基础上，又有广泛组织坏死。

（二）慢性膀胱炎

【概述】

多由急性膀胱炎迁延或反复发作演变而来。

【诊断要点】

①尿路上皮不规则增生，或有炎性息肉形成。并常有鳞状上皮化生。②黏膜下充血，弥漫的或多灶的淋巴细胞、单核细胞、浆细胞及多少不等的中性粒细胞和嗜酸性粒细胞浸润。③有多少不等的纤维结缔组织增生，血管壁增厚。④严重者可导致膀胱壁增厚、挛缩。⑤浸润的淋巴细胞聚集形成多数淋巴滤泡，使黏膜呈颗粒状，称为滤泡性膀胱炎。⑥大疱性膀胱炎是另一种少见的非特异性慢性膀胱炎，黏膜和黏膜下层出现严重的局限性水肿和出血，使膀胱黏膜呈现多数葡萄状隆起。

（三）特异性膀胱炎

1.气肿性膀胱炎

【诊断要点】

由具有产气功能细菌感染引起的慢性膀胱炎。在黏膜下层出现多数含气的囊腔，囊壁无上皮被覆，常见多核巨细胞。

2.滤泡性膀胱炎

【诊断要点】

膀胱黏膜呈现多数细小的结节突起。膀胱黏膜下呈灶状分布的淋巴和单核细胞，有时可见生发中心形成。

3. 嗜酸细胞性膀胱炎

【诊断要点】

膀胱镜下可见膀胱黏膜弥漫性水肿伴有点灶状出血。镜下可见黏膜及黏膜下层有大量嗜酸性粒细胞浸润，伴有纤维化和平滑肌变性、萎缩。

4. 间质性膀胱炎

【概述】

本病病因不详，有内分泌失调、感染等多种学说，中老年女性多见。

【诊断要点】

①膀胱壁充血及点片状出血，可见弥漫性或灶状分布，病灶僵硬并呈收缩状。②可见黏膜充血或伴有出血、糜烂及溃疡。③膜下层明显增厚，结缔组织增生，淋巴细胞、浆细胞以及少量中性粒细胞和嗜酸性粒细胞弥漫性浸润。④黏膜增生的结缔组织和浸润的炎症细胞可向深部肌间隙发展，严重者遍及膀胱全层，并逐渐取代肌纤维。

5. 黄色肉芽肿性膀胱炎

【诊断要点】

①膀胱黏膜下可见单发或多发的黄色肿瘤样结节。②病灶由淋巴细胞、浆细胞、单核巨噬细胞和少数多核巨细胞组成，其中可见多数假黄色瘤细胞。

6. 皮革性膀胱炎

【诊断要点】

①膀胱壁硬韧、灰白，有时可见斑块状隆起。②可见尿路上皮增生或有溃疡形成，其下有钙盐沉积，并可出现异物巨细胞反应。

7. 放射性膀胱炎

【诊断要点】

①早期病变为黏膜充血、出血、水肿以及水泡形成。②进而出现坏死性小动脉炎及轻重不等的炎细胞浸润。③晚期病变主要为轻重不等的闭塞性小动脉炎，黏膜下层及肌间隙大量结缔组织增生。

8. 结核性膀胱炎及卡介苗导致的肉芽肿性膀胱炎

【概述】

膀胱结核多由肾结核蔓延而来，部分继发于前列腺结核。多数膀胱结核的首发病灶位于膀胱三角区，尤以输尿管开口的周围最常见。

【诊断要点】

①早期病灶为黏膜表浅的小型干酪样病灶，周围有充血带。②病变进展，则出现多灶干酪样溃疡，并产生较多的纤维组织，其间混有上皮样细胞和淋巴样细胞以

及少数朗格罕巨细胞。

9. 血吸虫性膀胱炎

【概述】

成虫寄生于膀胱静脉内，虫卵逆流进入膀胱黏膜下，形成虫卵结节。

【诊断要点】

①急性虫卵结节以成堆的虫卵为中心，周围较多的嗜酸性粒细胞和多少不等的肉芽组织。②慢性虫卵结节除虫卵外，周围有较多的上皮样细胞、异物巨细胞和淋巴样细胞。陈旧的虫卵结节以纤维组织为主，中心可见钙化的虫卵。

二、膀胱的肿瘤及瘤样病变

（一）尿路上皮肿瘤

1. 恶性潜能未确定的尿路上皮增生

【概述】

恶性潜能未确定的尿路上皮增生是指尿路上皮明显增厚，细胞无明显异型性或极轻微异型性，没有真乳头状结构。

【诊断要点】

①尿路上皮细胞层明显增厚（通常≥10层，不推荐计数细胞层），排列成波状黏膜皱褶；②细胞密度增加；③无或极轻微的细胞异型性；④缺乏真正的乳头状结构；⑤病变可单独出现，也可与低级别乳头状肿瘤相邻。

2. 尿路上皮异型增生

【概述】

是一种癌前的不足以定为原位癌的细胞学和组织学改变。

【诊断要点】

①病变不显著或出现黏膜充血、糜烂，罕见溃疡；②通常为3~6层；③细胞极向消失；④核轻度异型，核轻度增大、不规则、拥挤，但细胞学的不典型不足以诊断原位癌；⑤核分裂可见，可以全层分布，但通常为底层；⑥通常没有炎症背景。

3. 尿路上皮乳头状瘤

【概述】

尿路上皮乳头状瘤即外生性尿路上皮乳头状瘤，是指具有纤细纤维血管轴心并被覆正常尿路上皮的乳头状肿瘤。是尿路上皮最常见的良性肿瘤。青壮年好发。最常发生于邻近输尿管口的膀胱后壁、侧壁以及尿道。常出现肉眼血尿或镜下血尿，多数患者肿瘤为单发。

【诊断要点】

①大体呈柔软的具有细蒂的伸出性肿物，乳头纤细。②肿瘤具有纤细的乳头状

结构，有纤维血管组成的轴心，乳头分支分级简单，乳头间上皮极少融合。③被覆正常尿路上皮细胞，极向完好，无不典型改变，无或罕见核分裂，无病理核分裂。④无浸润现象。

4. 内翻性乳头状瘤

【概述】

内翻性乳头状瘤，病变多为孤立性，男性多于女性，60~70岁高发。多发生于膀胱三角区。最常见的症状是间断性无痛性血尿、尿路梗阻。

【诊断要点】

①有柔软的半球状外生性肿物，表面光滑，或略呈分叶状，有时呈息肉样，多数肿瘤直径<3cm。②表面可见正常的尿路上皮被覆，随机分布的内生性上皮巢从上皮表层反折至固有层。③巢索中央为胞浆丰富的表层尿路上皮细胞，边缘为胞浆极少的基底细胞，有如密集的Brunn巢（图9-12）。④具有梁状和管状亚型，梁状亚型由含有囊状区域的相互吻合的上皮组成；管状亚型具有假腺样或腺管样分化的尿路上皮。⑤肿瘤基底界限清楚，不会累及膀胱肌层。⑥与腺性膀胱炎或囊腺性膀胱炎的区别：后者虽然可见移行上皮呈Brunn巢和囊腺样Brunn巢在黏膜下增生，但与黏膜下水肿及多少不等的炎症细胞混合存在，弥漫分布，不形成瘤块。

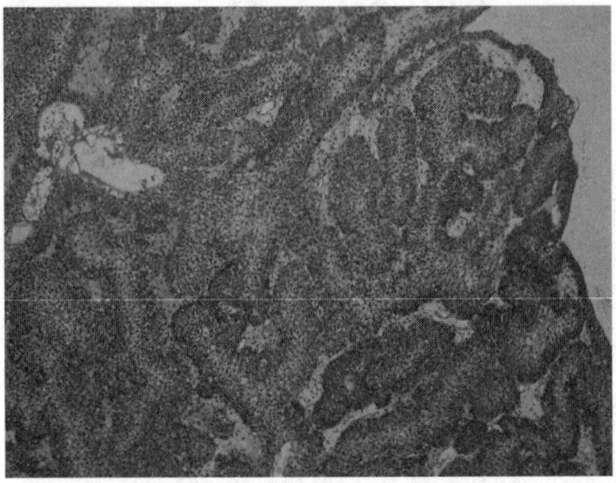

图9-12　膀胱内翻性乳头状瘤

5. 低度恶性潜能的乳头状尿路上皮肿瘤

【概述】

具有轻微异型性的尿路上皮乳头状肿瘤，但细胞增生更显著，超过正常尿路上皮厚度（>8层）。男性多于女性，平均发病年龄64.6岁，多位于邻近输尿管的膀胱后壁及侧壁。多数患者出现肉眼血尿或镜下血尿。

【诊断要点】

①具有乳头状结构，由纤细的血管组成轴心；②有正常尿路上皮的极向，层次增多（>8层），密度增加，细胞间有黏附性；③瘤细胞轻度增大，细胞核最多轻微

增大，核仁无或不明显，底层细胞排列成栅栏状，伞细胞保存完好，核分裂少见且位于底层。

6.非浸润性乳头状尿路上皮癌，低级别

【概述】

肿瘤由排列有序的乳头状叶片组成，男性多于女性，平均发病年龄69.2岁，多发生在邻近输尿管口的膀胱后壁和侧壁。最常见的症状是肉眼血尿和镜下血尿，多为单发。

【诊断要点】

①由纤细、多分支和轻度融合的乳头组成，尿路上皮细胞增生，增厚>8层，结构和细胞特征均出现异常；②细胞核大小略不等，染色质增粗，染色加深，核极向开始紊乱，核呈不规则增大，核仁不明显；③核分裂少见，可出现在上皮全层，但以底层多见。④免疫组化：CK20、CD44、TP53、p63的表达介于低度恶性潜能的非浸润性尿路上皮乳头状瘤与非浸润性高级别乳头状癌之间。

7.非浸润性乳头状尿路上皮癌，高级别

【概述】

由排列无序的具有中度–显著结构和细胞异型性的乳头状叶片组成。

【诊断要点】

①乳头状结构，部分纤细但常出现融合，排列无序，上皮增厚，被覆上皮细胞显著异型和多形。②组织结构紊乱，全层瘤细胞紊乱，无极向，细胞异型性显著。③细胞核明显多形、深染，核分裂多见且远离基底层，可有病理性核分裂，在上皮全层出现。④核染色质松散，核不规则，核仁明显。⑤细胞之间粘合力降低。

8.具有内翻性生长模式的乳头状尿路上皮癌

【概述】

本病是主要由内翻或内生性生长模式的非浸润性尿路上皮癌。

【诊断要点】

①肿瘤呈内翻或内生性生长模式，由分支状及融合的巢状结构构成；②细胞学和结构特征与低级别、高级别癌相似；③上皮与间质之间边界光滑；④肿瘤缺乏间质反应，不累及固有肌层，无间质浸润。

9.尿路上皮原位癌

【概述】

本病是一种非乳头状病变，被覆上皮内有呈恶性形态的细胞，常发生于50~60岁的中年人，可无临床症状或表现为尿急、尿频、排尿困难，甚至血尿。

【诊断要点】

①膀胱黏膜无明显改变或出现充血、水肿、黏膜糜烂，也可以表现为细颗粒

状。②异常尿路上皮的增厚程度相差很大，表现为单层、正常或增生（既使只有一层细胞，根据重度细胞非典型性也可诊断原位癌）。③癌细胞胞质嗜酸性或嗜碱性，极向消失，排列不规则、拥挤。④细胞核增大、多形、深染，呈粗糙或密集分布，核仁大、明显，病理性核分裂多见，可扩展道上皮表层。⑤肿瘤的改变可累及整个黏膜的厚度。⑥免疫组化：CK20在尿路上皮原位癌中异常表达，而p53、RB的异常表达与尿路上皮原位癌预后有关，核基质蛋白NMP22表达阳性。

9.浸润性尿路上皮癌

【概述】

浸润性尿路上皮癌是指浸润至基底膜以下的一种尿路上皮肿瘤。是膀胱最常见的恶性肿瘤，占90%。具有多灶发生和易复发的特点。最常见的临床表现是无痛性肉眼血尿、尿路梗阻。男性多于女性。

【诊断要点】

①大体是乳头状、息肉样、结节状、实性、溃疡性或弥漫透壁性生长，病变为孤立性或多灶性。②早期浸润性尿路上皮癌的局灶性浸润的特点是：在乳头轴心和/或固有层之内出现巢状、簇状细胞团或单个细胞。③判断固有层浸润的形态学标准：促纤维结缔组织增生的间质反应、收缩裂隙内的瘤细胞核异常分化。④浸润性尿路上皮癌组织学表现为大而不规则、浸润性、有粘聚力的细胞巢，小的细胞条索，以及单个肿瘤细胞分布在黏膜固有层和固有肌层内。⑤细胞胞质双嗜色性。细胞核大富含染色质，形状多样，常成角、不规则，数目多少不等，可有单个或多个小核仁或大的嗜酸性核仁，可见奇异核或多形核的显著多形细胞。⑥核分裂常见，可出现数目不等的病理性核分裂。⑦通常发生促纤维结缔组织增生的间质反应。

组织学变异型：

尿路上皮癌伴鳞状分化：鳞状分化是指细胞存在细胞间桥或角化，是最常见的变异型。鳞状细胞癌的诊断被限定为不包括尿路上皮成分的单一性病变。

尿路上皮癌伴腺性分化：腺性分化是指肿瘤内存在真性的腺性成分，这些成分可以是分泌黏液的小管或肠型腺管。腺性分化区CDX2和CK20阳性。

尿路上皮癌伴滋养叶细胞分化：肿瘤中出现不同程度的滋养叶分化。免疫组化表达异常的人绒毛膜促性腺激素（hCG）和其他胎盘糖蛋白。

巢状尿路上皮癌：罕见，被描述为具有类似于Brunn巢浸润固有层的“假良性”外观的肿瘤。病变深层的细胞间变性增加，具有浸润特性，常侵袭肌层。

微囊型尿路上皮癌：肿瘤出现明显的囊状结构，囊的大小从镜下可见到直径1~2mm不等，囊腔为圆形或椭圆形，其内可充满坏死物或淡粉色分泌物，囊内衬上皮可缺失，或为扁平状或尿路上皮，可以向黏液细胞分化。

微乳头型尿路上皮癌：微乳头可表现为两种不同的形态学特征，以血管为轴心的纤细乳头和纤维状结构常出现在肿瘤的表面，横截面表现为肾小球样外观，而典型的浸润性部分由瘤细胞构成小巢状或纤细的乳头状，包含在类似于淋巴间隙的组织收缩裂隙中。该肿瘤免疫组化EMA染色100%阳性，CK7、CK20、Leu M1、CEA染色65%阳性。微乳头癌属高级别、高分期的尿路上皮癌，具有很高的转移率和复发率。

淋巴上皮瘤样癌：肿瘤由巢状、片状及条索状具有大的多形性核及突出核仁的未分化细胞组成，胞质分界不清，呈合体样外观，背景具有显著的淋巴样间质。该肿瘤AE1/AE3、CK8、CK7等几种细胞角蛋白标记物阳性。

浆细胞样尿路上皮癌：在疏松或黏液样间质中出现单个恶性细胞，这些瘤细胞胞质透亮或嗜酸性，核增大、偏位、深染，具有小核仁。免疫组化染色CK、CK7、CK20（部分病例）阳性，淋巴细胞标记物阴性。

巨细胞尿路上皮癌：是一种罕见的侵袭性癌，多形性巨细胞癌成分（占肿瘤的20%~100%）由高度奇异的多形性肿瘤巨细胞组成，类似于肺巨细胞癌。从高级别低分化尿路上皮癌到单核未分化癌再到巨细胞癌常有过渡过程。

富于脂质尿路上皮癌：罕见的尿路上皮癌，其特征为大的脂肪母样细胞，有一个或多个透明胞浆空泡缩进细胞核内。常与其他变异型混合存在。

透明细胞（富含糖原）尿路上皮癌：此亚型是由胞质富含糖原的透明细胞组成，肿瘤可以呈灶状或弥漫性生长。

肉瘤尿路上皮癌：大体上肿瘤呈肉瘤样外观，常表现为体积巨大的腔内息肉样包块。组织学肿瘤由具有不同分化程度的尿路上皮，腺管或小细胞成分组成，少数肿瘤可具有明确的黏液样间质，最常见的异源性成分是骨肉瘤，其次分别为软骨肉瘤，横纹肌肉瘤，平滑肌肉瘤，脂肪肉瘤，血管肉瘤。免疫组化上皮成分CK阳性，间叶成分vimentin或与不同分化的相对应的特异性标记物阳性。

低分化癌（包括具有破骨细胞样巨细胞）：该类型包括具有混合形态学的肿瘤（如小细胞未分化癌）、肉瘤样癌、巨细胞癌、未分化癌。该类型癌有一种亚型为富于破骨细胞的未分化癌，由单核的恶性未分化细胞和多核破骨细胞样巨细胞组成。所有低分化癌均与尿路上皮癌或其他变异型相关，包括鳞状和腺性分化。

（二）鳞状细胞肿瘤

1.鳞状细胞乳头状瘤

【概述】

本病是一种罕见的良性、增生性鳞状上皮病变，尿路上皮受人类乳头状瘤病毒感染时，出现鳞状上皮化生并呈尖锐湿疣样的变化。常与外阴尖锐湿疣同存在。

【诊断要点】

鳞状上皮乳头状瘤是外生的，乳头状结构被覆良性角质化的鳞状上皮。

2. 鳞状细胞癌

【概述】

膀胱的鳞状细胞癌占该部位恶性肿瘤的5%。好发于老年人，女性多于男性。多见于尿道结石、膀胱血吸虫病、长期留置导尿管、膀胱憩室等长期性刺激的患者。膀胱的鳞状细胞癌较尿路上皮癌预后差。

【诊断要点】

①膀胱腔面呈现实性肿块，常有坏死和溃疡。②鳞状细胞癌的诊断仅限于成分单一的肿瘤，如出现尿路上皮癌成分时应诊断为尿路上皮癌伴鳞状分化。③多表现为高分化和中分化，具有角化、明显细胞间桥、轻度细胞核多形，也可以是分化很差仅有局灶性鳞状分化的证据。

3. 疣状癌

【概述】

疣状癌是一种外生性鳞状细胞恶性肿瘤，呈多节丝状突起，周围排列着分化良好的鳞状上皮，具有圆的、向深部推挤的边缘。

【诊断要点】

①外生的乳头状增生，或具有上皮过角化和乳头状瘤病的疣状肿块。②细胞核及组织结构异型性小，具有圆的、向深部推挤的边缘，无锯齿状不规则浸润巢。③疣状癌的诊断需检查整个病变，以排除传统侵袭性鳞状细胞癌的存在。④疣状癌预后良好，进展风险小。

（三）腺性肿瘤

1. 绒毛状腺瘤

【概述】

绒毛状腺瘤是一种少见的乳头状良性肿瘤，被覆柱状上皮。多见于40~60岁的男性。以血尿或尿内出现黏液为主要临床表现。好发于膀胱顶部。

【诊断要点】

①宽蒂或半球状乳头状隆起。②镜下表现为单层柱状上皮被覆于乳头表面。或呈腺样和囊性排列。与大肠绒毛管状腺瘤相似。

2. 腺癌

【概述】

腺癌好发于中老年人。来源于移行上皮的腺性化生或腺性膀胱炎，部分来自脐尿管。较尿路上皮癌预后差。

【诊断要点】

①膀胱腔面呈实性肿块，常有坏死和溃疡，表面常见黏液。②膀胱腺癌包括肠型、黏液型和混合型。③肠型腺癌类似于结肠癌，腺上皮为分泌黏液的假复层上

皮，伴不同程度的浆膜炎及中央坏死。④黏液腺癌中，肿瘤细胞巢，有些黏液中含有单个细胞，呈印戒样。⑤腺癌最常见的是肠型和黏液型，少数病例也可以混合存在。在其他情况下，腺体不像特定的类型，这些被分类为NOS。⑥癌细胞呈巢索状、小管状、腺样、微囊状、乳头状排列，但无基底膜。⑦免疫组化：CDX2与CK20在大多数膀胱腺癌中为阳性。⑧应与伴有腺上皮化生的尿路上皮癌鉴别，后者的主要成分是尿路上皮癌，化生的腺上皮分化好。⑨与大肠腺癌的膀胱壁浸润的区别：后者原发于大肠，自膀胱壁深层向黏膜方向浸润性生长。

（四）脐尿管癌

【概述】

脐尿管癌是位于膀胱顶部的来源于脐尿管残余的高度恶性肿瘤。多数为腺癌，也可发生尿路上皮癌、鳞状细胞癌和其他类型的癌。最常见的临床症状为肉眼血尿，还可出现腹痛及膀胱刺激症状。

【诊断要点】

①发生在膀胱顶部肌层的富于黏液的实性肿块。②主要类型为腺癌，其中腺癌可分为非囊性腺癌（占83%，包括肠型、印戒细胞型、黏液型、非特殊型腺癌、透明细胞型和混合型）、囊性腺癌（包括低度恶性潜能黏液性囊性肿瘤、黏液性囊性腺癌）。③诊断依据：肿瘤位于膀胱顶部；肿瘤与正常表层上皮之间有明显分界；原发性腺癌，需除外扩散至膀胱的继发性肿瘤。④有别于常见的膀胱腺癌，后者以黏膜固有层和浅肌层为主，非癌黏膜常见腺性膀胱炎等腺性化生病变。⑤非囊性腺癌与原发膀胱腺癌相似。黏液性囊性腺癌主要由囊性结构构成，其形态学谱系还包括黏液性囊腺瘤及低度恶性潜能黏液性囊性肿瘤，类似卵巢的黏液性肿瘤。⑥免疫组化CDX2、CK20及34βE12阳性。⑦非腺癌类型包括：尿路上皮癌、鳞状细胞癌、神经内分泌肿瘤及混合型肿瘤。

（五）苗勒上皮肿瘤

【概述】

苗勒上皮肿瘤是来源于膀胱内先前存在的苗勒前体细胞。是腺癌的一种变异型。包括子宫内膜样癌和透明细胞癌。形态学类似于女性生殖道的透明细胞癌和子宫内膜样癌。

1.透明细胞癌

【诊断要点】

①透明细胞癌具有一个或多个女性生殖道的透明细胞癌特点，包括管状囊状、乳头状及弥漫性结构。②肿瘤细胞胞浆透明，鞋钉样细胞常见。细胞中–重度异型，核分裂活跃。③出血和坏死常见。④免疫组化CAM5.2、CK7、EMA、PAX8、HN1Fβ、AMACR、CA125阳性。

2.子宫内膜样癌

【诊断要点】

①子宫内膜样癌形态学多样，主要取决于癌的分化程度。②分化好的肿瘤由子宫内膜样腺体构成，可以看到鳞化及黏液化生。③总体来讲，形态学与子宫及卵巢的子宫内膜样癌相似。④免疫组化ER、PR为阳性。

（六）神经内分泌肿瘤

1.小细胞癌

【概述】

组织学类似于肺的小细胞癌。具有神经内分泌的特点，最常见临床症状是肉眼血尿，其他症状包括排尿困难或局部腹痛。

【诊断要点】

①体积大的实性、孤立性、息肉样、结节状的肿块，可以广泛浸润膀胱壁。②由形态大小一致的小细胞组成，细胞质缺乏，核大小一致，含有细颗粒状染色质和不明显的核仁，核分裂多见。③免疫组化：CgA、Syn、NSE阳性，TTF-1通常为阳性。

2.大细胞神经内分泌癌

【诊断要点】

大细胞神经内分泌癌是罕见的肿瘤，是一种高级别神经内分泌肿瘤，核分裂活跃，表达神经内分泌免疫标记。

3.分化好的神经内分泌肿瘤

【概述】

分化好的神经内分泌肿瘤是来源于膀胱尿路上皮基底细胞层的神经内分泌细胞。

【诊断要点】

①与其他部位经典的神经内分泌肿瘤形态学特征一致。细胞核大小一致，圆形，染色质呈颗粒状，胞浆内常可见潘氏细胞样的嗜酸性颗粒，因此这些病变有时可复发为腺癌。②大多数小而分化良好神经内分泌肿瘤呈假腺管样排列，并伴有囊性膀胱炎和腺性膀胱炎。③部分分化良好的神经内分泌肿瘤由小梁、巢和细胞索组成。④除了神经内分泌标记外，还表达PSAP。

4.副神经节瘤

【概述】

副神经节瘤发病年龄范围广，平均40岁，女性略多见，患者可出现典型的临床三联症，即持续性或突发性高血压、间歇性肉眼血尿和排尿性发作。

【诊断要点】

①多数为膀胱固有肌层内的直径1cm瘤结节，有的病例瘤体较大甚至呈多灶

发生。切面发黄，甲醛浸泡后呈棕色。②瘤细胞呈多边形，胞核染色质细腻，胞浆丰富透明或细颗粒状。瘤细胞呈簇状或巢状排列，间质薄壁血管和血窦丰富。③免疫组化：神经内分泌标记物如CgA、Syn等阳性，上皮标记阴性，支持细胞表达S-100，膀胱的副神经节瘤83%表达GATA3。

（七）黑色素细胞肿瘤

1.黑变病（黑色素沉积症）

【概述】

黑变病是一种罕见的疾病，由尿路上皮或固有层内含有黑色素的尿路上皮细胞和巨噬细胞引起。

【诊断要点】

在尿路上皮或固有层内见含有黑色素的尿路上皮细胞及巨噬细胞，必须与黑色素瘤及铁血黄素、脂褐素沉着相区别。

2.恶性黑色素瘤

【概述】

恶性黑色素瘤是一种由黑色素细胞起源的恶性肿瘤。

【诊断要点】

①大多数肿瘤表现为经典的恶性黑色素瘤。②典型形态学表现为大的上皮样细胞及梭形细胞，具有多形性核，有时含有黑色素，色素可多可少，甚至缺如。③免疫组化表达HMB45、MelanA。

（七）间叶性肿瘤

1.平滑肌瘤

【概述】

主要发生于女性，发病年龄广，但大多数患者为中、老年。最常发生尿路梗阻或刺激性排空症状，偶尔有血尿。

【诊断要点】

①体积小，平均<2cm，肿瘤界限清楚，质硬。②分化好的平滑肌束，膀胱平滑肌瘤被限定为细胞密度低、缺乏核分裂、细胞形态温和。③免疫组化：SMA和desmin阳性。

2.血管瘤

【概述】

平均年龄58岁，男性多于女性，多发生肉眼血尿。

【诊断要点】

①肿瘤好发于膀胱后壁和侧壁，可能会有出血。②血管瘤类型有3种：海绵状血管瘤比毛细血管瘤、动静脉血管瘤多见，这些类型的肿瘤形态学上与发生在其他

器官的同类肿瘤相同，诊断标准也相同。

3. 平滑肌肉瘤

【概述】

平滑肌肉瘤是膀胱最常见的肉瘤，男性多于女性，原发性肉瘤多发生在60~80岁成人。肿瘤可发生于膀胱的任何部位。大多数患者有血尿，偶尔扪及盆腔包块。

【诊断要点】

①体积大的浸润性包块，平均直径7cm。②肿瘤由浸润性、交错排列的梭形细胞束组成。③分级：低级别平滑肌肉瘤表现为细胞轻、中度异型，核分裂相<5个/10HPF；高级别平滑肌肉瘤有明显的细胞异型性，多数病例核分裂相>5个/10HPF。④免疫组化：抗desmin、actin和vimentin抗体染色阳性，上皮标记物阴性。

4. 横纹肌肉瘤

【概述】

膀胱的横纹肌肉瘤多见于儿童和青少年的膀胱。几乎所有的膀胱横纹肌肉瘤都是胚胎型，罕见腺泡型。

【诊断要点】

①膀胱胚胎型横纹肌肉瘤有两种预后不同的基本生长方式：息肉样，多为腔内肿瘤，预后好（葡萄状横纹肌肉瘤）；向深部浸润生长的肿瘤，常累及整个膀胱壁及邻近脏器，预后差。②横纹肌肉瘤呈分叶息肉状，由间质水肿的细胞稀疏区和深染的小细胞区构成，紧贴黏膜下可见一层致密的肿瘤细胞，这就是所谓的新生层。③在细胞丰富区，大部分肿瘤细胞小、圆形，也可见一些瘤细胞有经典的横纹肌母细胞样外观，梭形、有宽大的带状粉染胞浆和横纹。④免疫组化：肌源性标记阳性，如Myogenin、MyoD1、desmin、pan-actin。Myosin和Myoglobin常常仅在高分化肿瘤细胞中表达阳性。

5. 血管肉瘤

【概述】

罕见，男性多于女性，多发生于成年人，平均年龄55岁，患者有血尿。

【诊断要点】

①充满血液的吻合管腔，内衬具有细胞异型性的内皮细胞，也可表现为实性区域或上皮样特征（详细内容请参照相关章节）。②免疫组化：内皮细胞标记物CD31和CD34阳性。

6. 骨肉瘤

【概述】

多数发生于男性，年龄60~65岁，大多数发生在膀胱三角区。最常见的症状是血尿、排尿困难、尿频以及反复发作的尿路感染。

【诊断要点】

①为实性、体积大、息肉样、有砂砾感的包块。②肿瘤是高级别、产生骨样基质的肉瘤，也可以出现灶性软骨肉瘤分化和/或梭形细胞区，不同程度的钙化、编织状的骨小梁周围围绕明显异型性的恶性细胞（详细内容请参照相关章节）。

（八）淋巴瘤

【概述】

淋巴瘤占尿道非上皮肿瘤的5%，膀胱继发性淋巴瘤常见于进展期的系统性淋巴瘤病变，男性患者略多见，可以发生于儿童。原发性膀胱淋巴瘤罕见，主要见于女性，发病年龄12~85岁，平均60岁。最常见的症状是肉眼血尿，其次是排尿困难、尿频、夜尿等。

【诊断要点】

膀胱淋巴瘤可以形成孤立性或多发性的包块，或膀胱壁弥漫性增厚。在原发性尿路淋巴瘤中，膀胱最常发生低级别的MALT淋巴瘤，常出现反应性生发中心，而淋巴上皮样病变仅占20%，发生在与囊性膀胱炎或腺性膀胱炎有关的病例中。其他类型的淋巴瘤如Burkitt淋巴瘤、T细胞淋巴瘤、霍奇金淋巴瘤和浆细胞瘤罕见。在继发性尿路淋巴瘤中，弥漫大B细胞淋巴瘤是最常见的组织学类型，其次为滤泡性淋巴瘤、小淋巴细胞淋巴瘤、低级别MALT淋巴瘤、套细胞淋巴瘤、Burkitt淋巴瘤和霍奇金淋巴瘤。（详细内容请参照相关章节）

（八）瘤样病变

1.腺性和囊腺性膀胱炎

【概述】

属于慢性和增生性膀胱炎的一种类型，尿路长期慢性刺激（结石、长期留置导尿管等）易导致本病。

【诊断要点】

①膀胱黏膜表面灶状隆起，可呈多灶状、息肉状或乳头状。②膀胱黏膜固有层多数Brunn巢聚集增生，伴有多少不等的慢性炎症细胞浸润。③部分Brunn巢呈腺样结构，细胞呈重层排列，外层基底细胞样，内层柱状，腔内可见黏液（图9-13）。

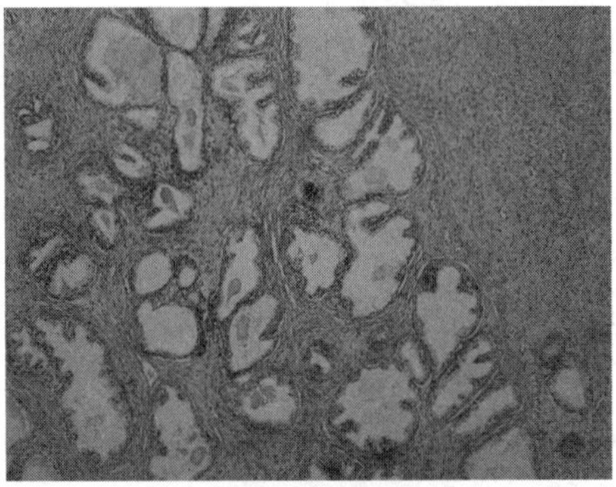

图9-13　腺性膀胱炎

2.肾源性腺瘤

【概述】

肾源性腺瘤又称肾源性化生，是尿路上皮的特殊类型的化生，多见于膀胱憩室，多发生于慢性炎症刺激、放射治疗或手术后。

【诊断要点】

①膀胱黏膜表面和固有膜可见乳头状、息肉状或腺管状结构。②乳头状或小管被覆形状一致的立方上皮，有些呈鞋钉样细胞或印戒细胞，有基底膜。③乳头或小管见可见慢性炎症细胞浸润。

【鉴别诊断】

与尿路腺癌的区别：后者虽有乳头和腺管状结构，但无清楚的基底膜，细胞异型性明显。与转移浸润的前列腺癌的区别：后者异型性明显，前列腺特异性抗原阳性。

3.乳头状和息肉状膀胱炎

【诊断要点】

乳头状和息肉状膀胱炎膀胱黏膜呈灶状或多灶状隆起。黏膜固有层水肿，少量炎症细胞浸润，呈假乳头状或息肉状增生。被覆的移行上皮可出现轻度非典型增生。

4.膀胱炎性假瘤

【概述】

本病又称肌成纤维样瘤。成人好发，主要症状为血尿。

【诊断要点】

膀胱壁的实性肿块。慢性炎症的背景，间质水肿和黏液变。其中可见多数梭形具有带状嗜酸性胞浆的怪异细胞。

5.膀胱手术后梭形细胞结节

【概述】

手术后1~3个月，手术断端形成肿块。

【诊断要点】

镜下，增生的梭形细胞交织成束状，核分裂多见，细胞无明显不典型性，富于血管，伴多量炎细胞浸润。病灶中心为纤维素样坏死及坏死的上皮碎屑与间质，周围肉芽组织围绕，含铁血黄素沉着。免疫组化CK、Vim、SMA阳性，S-100阴性。与平滑肌肉瘤的鉴别依据细胞异型性，富于血管网及近期手术史。

6.膀胱软斑病

【诊断要点】

①膀胱黏膜和黏膜下层有多发的灰黄色结节状斑块，以膀胱三角区多见。②可见病变主要由组织细胞聚集而成，伴淋巴细胞、浆细胞浸润。组织细胞有嗜酸性颗粒状胞浆，在细胞内可见有诊断性Michaelis-Gutmann包涵体，其特点是境界清，直径5~8 μm的球形小体，具有靶心或牛眼样形态，PAS染色、铁及钙染色均呈阳性反应。

第三节　尿道肿瘤和肿瘤样病变

一、良性肿瘤

1.尿道乳头状瘤

尿道乳头状瘤多发生于尿道远端，常与乳头状瘤病毒感染有关，为鳞状上皮或尿路上皮的乳头状增生，而非真性肿瘤。

2.尿道内翻性乳头状瘤

与膀胱内翻性乳头状瘤相似。

3.尿道肉阜

易发生于女性。

【诊断要点】

①尿道口内或外小丘状结节，直径0.1~3cm，红润质软，触之易出血。②分为3种组织学类型：乳头状瘤样型：呈乳头状或分叶状增生，表面被覆尿路上皮或鳞状上皮，上皮脚延长，上皮下为疏松结缔组织，可伴有炎症细胞浸润；血管瘤样型：被覆上皮的结缔组织中，有大量增生扩张的毛细血管；肉芽肿型：被覆的上皮下，可见大量肉芽组织及浸润的炎细胞。

二、恶性肿瘤

上皮性肿瘤包括鳞状细胞癌、尿路上皮癌和腺癌，鳞状细胞癌最多见。肉瘤包括纤维肉瘤、平滑肌肉瘤、恶性纤维性组织细胞瘤。均少见。（详细内容请参照相关章节）

第四节　前列腺

一、前列腺炎

前列腺炎由多种原因引起，表现各异，形态变化不尽相同。

（一）急性细菌性前列腺炎

【概述】

临床为突发寒战、高热，排尿刺激症状。直肠指诊示前列腺肿大、硬韧，有压痛。患者多为接受免疫抑制治疗的病人，多由泌尿系感染蔓延而来。尿培养可确定致病菌，很少做活检。

【诊断要点】

腺泡周围多量中性粒细胞浸润，渗入腺泡内，呈腺泡炎改变。腺泡破坏，可形成许多碎屑，偶见微脓肿。

（二）慢性前列腺炎

【概述】

较常见，由泌尿系反复感染引起，致病菌多为大肠杆菌。少数病因不明，找不到致病菌。

【诊断要点】

导管及腺泡周围慢性炎细胞浸润，以淋巴、单核及浆细胞为主。可见腺泡萎缩、化生、增生及间质纤维化。当出现化生及修复性增生时，应与前列腺上皮内瘤变（prostatic intraepithelial neoplasm，PIN）鉴别。

（三）肉芽肿性前列腺炎

发病年龄在50~70岁之间，较少见，常有尿路感染史。病因多样，感染性因素包括结核、梅毒螺旋体、真菌类、寄生虫；医源性因素有手术、放疗、卡介苗灌注后等；也有可能是全身疾病的局部反应，如类风湿病、结节病、Wegener肉芽肿；以及软斑病、特发性肉芽肿性炎等。直肠指诊提示前列腺硬韧，呈弥漫或结节性。

1.非特异性肉芽肿性前列腺炎

【概述】

本病是最常见的肉芽肿性炎，病因不明，可能因前列腺导管–腺泡阻塞所致。

【诊断要点】

结节样结构不明显，由上皮样细胞、中性和嗜酸性粒细胞、淋巴细胞、浆细胞及多核巨细胞组成，中央较多泡沫细胞，无干酪样坏死，多核巨细胞少。陈旧性病变中腺泡因炎性破坏而闭塞，发生广泛纤维化。当炎症反应很重时，腺泡结构变形，上皮细胞可出现非典型性，核深染及大小不等，缺乏大而突出的核仁。

2.其他肉芽肿性前列腺炎

其他内芽肿性前列腺炎包括结核性前列腺炎、真菌性前列腺炎、手术/穿刺后前列腺肉芽肿性炎、前列腺Wegener肉芽肿病、前列腺软斑病、黄色肉芽肿性前列腺炎及其他类型肉芽肿性前列腺炎，包括卡介苗诱发、Teflon诱发的肉芽肿，以及类风湿肉芽肿、结节病、过敏性前列腺炎等。

二、良性前列腺增生

【概述】

主要指结节状前列腺增生，是前列腺上皮和间质成分的过度增生引起的前列腺增大。此外还有萎缩后增生及基底细胞增生等。好发于老年人，发病率随年龄的增长而增加，60~69岁是发病高峰年龄。病变主要累及移行区、前列腺尿道周围组织，较少累及外周区。临床表现是尿频、尿急、尿流变细及中断等排尿困难等症状，以及前列腺肥大和血清PSA升高。

【诊断要点】

①大体：病变由大小不等的结节组成。以上皮增生为主者呈海绵状，质地中等；以间质增生为主者形成多个灰白色结节，切面呈编织状，质地较硬；也可见弥漫性增生。可伴钙化、梗死等。②光镜：上皮和间质均可增生形成结节。依据结节成分分为五型，纤维肌腺瘤型：腺体、纤维、平滑肌同时增生；腺瘤样型：是以腺体增生为主上皮性结节；纤维肌型：纤维组织、平滑肌增生为主；肌型：以平滑肌增生为主，易误诊为平滑肌瘤；纤维血管型：以纤维组织和小血管为主。上皮增生可有分泌现象，形成乳头，腔内可见淀粉样小体。增生结节可伴基底细胞增生，萎缩后增生及硬化性腺病。

【鉴别诊断】

主要是与前列腺癌的鉴别，详见前列腺癌。需要提出的是前列腺增生产生的新腺泡及囊性扩张的腺体基底细胞可不完整甚至缺如，不能单独据此诊断癌。

三、前列腺的癌前病变

【概述】

前列腺上皮内瘤变（PIN）是浸润癌的癌前病变。PIN通常分为低级别（PIN–I级）和高级别（PIN–II/III级）两级，低级别PIN常见于炎症性反应性及修复性病变中，又称为腺上皮的不典型增生。其固有腺泡或导管上皮只有轻度不典型增生，基底细胞层存在，在穿刺活检及经尿道切除标本中不建议诊断；高级别PIN常与癌伴发，为明确的癌前病变，可不再细分为II或III级，其定义为固有腺泡或导管内被覆大细胞，核大，具有1至多个大核仁，基底细胞层连续或断续。

【诊断要点】

①大体：不形成明显的病灶。②光镜：高级别PIN常见于外周区，偶见于移形区。病变腺泡或导管衬覆细胞核增大，核仁大而突出，可有多个核仁，基底层可连续或断续；可见由基底向中心逐渐成熟的趋势。组织学分为4型：簇状型，分泌上皮复层化，可多达5层，突入腺腔成簇生长，无间质；乳头型，有纤维血管轴心的细长乳头突入腺腔内，长短不一；筛状型，形成复杂的筛状结构，筛腔不规则，由周边向中心有逐渐成熟的倾向，几乎无坏死；平坦型，一般仅1~2层细胞，内缘平坦，细胞异型性明显。③免疫组化：34βE12、p63、p40等基底细胞标记显示基底层可连续或断续，异型增生的腺泡或导管上皮P504S阳性。

【鉴别诊断】

高级别PIN主要要与良性前列腺增生、精囊腺腺体、射精管及尿路上皮鳞化、增生相鉴别，这些病变或正常组织中的上皮细胞均缺乏高级别PIN中细胞核与核仁的变化。此外需要与炎症反应、放疗反应以及基底细胞增生相鉴别，这些病变中均缺乏筛状、簇状及乳头状结构。筛状型PIN需与筛状癌相鉴别，后者基底层细胞缺失、筛状结构互相融合及侵犯神经。乳头型及筛状型PIN需与导管型前列腺癌相鉴别，后者乳头状与筛状结构更广泛，核的多形性更显著，核分裂多见，同时伴有神经侵犯。与尿路上皮癌的鉴别参见有关章节。

四、前列腺癌

（一）腺泡腺癌

【概述】

前列腺腺泡腺癌是由前列腺分泌性细胞构成的一种浸润性恶性上皮性肿瘤。发病率具有种族和地域差异性，北美、北欧、西欧、南美白人发病率较高，东亚（中国、日本、韩国）发病率较低。发病年龄以老年人为主，50岁前发病率低，65岁以后发病率明显增加。病因与种族遗传及男性激素有关。好发于前列腺外周区，尤其是背侧及背外侧。有时症状不明显（隐匿癌），以出现淋巴结或骨转移为首先表现。根据前列腺癌的不同临床表现可以分为潜伏癌（尸检中偶然发现）、隐匿癌、偶发癌和临床癌。

【诊断要点】

①大体：实性，灰白至浅黄色，质中。②镜下：经典型腺泡腺癌肿瘤细胞多呈腺泡状排列，腺体拥挤、不规则、方向不一致，腺腔边界清楚，腔面光滑；腺体可融合形成筛状结构，可出现肾小球样结构；分化差者呈实片状、条索状，或孤立的单个细胞。有时可呈乳头状。无论何种排列方式，有共同特点为肿瘤细胞类型单一及无基底层细胞。多数细胞核增大，核仁明显，1至数个核仁；有些则核大、深染，核仁不明显；少数核可无明显变化。胞浆呈双嗜染性，无脂褐色素。腺腔内见几何形前列腺类结晶或破絮状坏死物，前者多见于低级别癌中。多数病例见神经侵犯，间质内见黏液样纤维组织形成的胶原性小结。浸润方式包括在平滑肌间浸润性生长，或在良性腺体之间出现异型小腺体，后者极易漏诊。③免疫组化：PSA、NXK3.1、PSAP、AMACR、AR阳性，缺乏p63及34βE12阳性的基底细胞层。

【Gleason分级】

根据肿瘤细胞的排列方式或结构划分为1~5级。

Ⅰ级：肿瘤边界清楚，呈膨胀性生长，由大小和形态一致、轮廓和腔面圆整的小腺泡组成，腺泡排列紧密，间距均匀。癌细胞胞浆淡染，核及核仁中等大，腺腔内有少量酸性黏液。穿刺活检和经尿道切除组织因体积小或结构破碎，不能代表病变的全部，同时难以观察病变边缘，故不推荐对穿刺活检和经尿道切除标本判读为Gleason Ⅰ级。

Ⅱ级：肿瘤边界较清楚，呈膨胀性生长，可见微小浸润，癌细胞形态同Ⅰ级，但腺泡大小和形态不一致，腺泡结构规则或不规则，排列松散，间距不等。与Ⅰ级相同，不推荐对穿刺活检和经尿道切除标本判读为Gleason Ⅱ级。

Ⅲ级（图9-14）：前列腺腺泡腺癌最常见的生长方式，其形态特点是边界不清，呈浸润性生长，肿瘤细胞形成单个腺体且具有完整的腺腔，腺体大小、形状、间距明显不同，无腺体融合，无筛状结构形成。

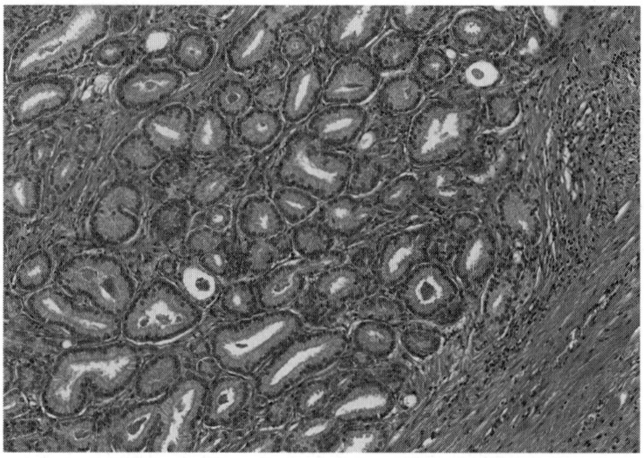

图9-14　前列腺腺泡腺癌，Gleason 3级

Ⅳ级（图9-15）：边界不清，呈浸润性生长，可见腺泡融合，肿瘤性腺体腺腔形成差（看不到腺腔或结构不完整），筛状或肾小球样腺体，无粉刺样坏死。

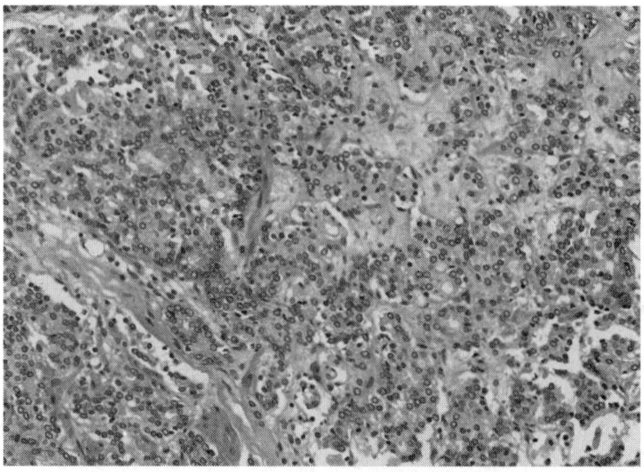

图9-15　前列腺腺泡腺癌，Gleason 4级

Ⅴ级（图9-16，图9-17）：无腺体形成或腺腔结构完全消失，肿瘤细胞呈单个、条索状、巢状或实性片状分布或排列，部分伴菊形团形成。其他伴有粉刺样坏死的任何排列结构均应判为Gleason Ⅴ级。

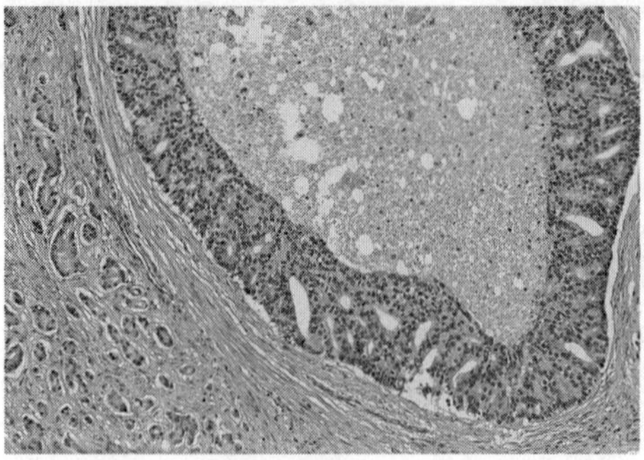

图9-16　前列腺腺泡腺癌，Gleason Ⅴ级

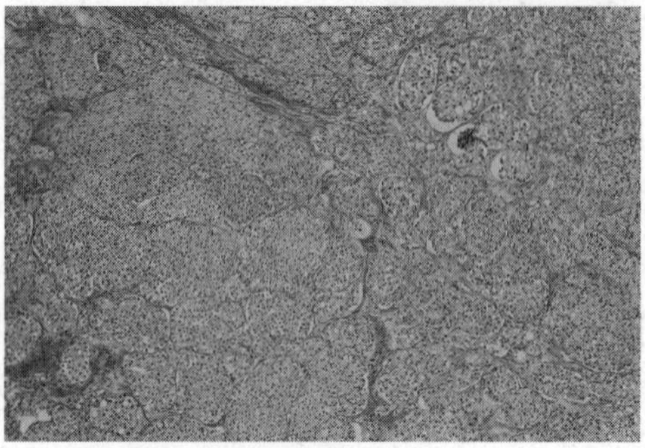

图9-17　前列腺癌 GP5

【组织亚型】

除经典型腺泡腺癌外，还有多种组织学变异型。

1.萎缩型

其特点是在大的良性腺体之间可见个别小的萎缩性腺体浸润，无间质反应，细胞具有明显非典型性，核仁突出。Gleason分级同前文述及经典型腺泡腺癌的分级标准，按照肿瘤性腺体的结构进行分级。

2.假增生型

形态特点是大量紧密挤压在一起的腺体、具有恶性特征的细胞核及基底细胞缺如。Gleason分级同前文述及经典型腺泡腺癌的分级标准，按照肿瘤性腺体的结构进行分级。

3.微囊型

形态特点是大量呈微囊性扩张并排列紧密的腺体、具有恶性特征的细胞核及基底细胞缺如。Gleason分级同前文述及经典型腺泡腺癌的分级标准，按照肿瘤性腺体的结构进行分级。

4.泡沫状型

肿瘤边界不清，呈浸润性生长，肿瘤性腺体密集分布，瘤细胞胞浆丰富，呈泡沫状，核小而深染，腺腔内常见深粉染破絮状分泌物，常与经典型腺泡腺癌并存。Gleason分级同前文述及经典型腺泡腺癌的分级标准，按照肿瘤性腺体的结构进行分级。

5.黏液型/胶样型

大量细胞外黏液聚集形成黏液湖，其中漂浮着大小、形态一致或不一致，结构规则或不规则的腺体结构，胶原小结的出现提示黏液型腺癌的可能性。单纯黏液型腺癌罕见，常与经典型腺泡腺癌并存。黏液型成分含量≥25%时方可诊断为黏液型/胶样型腺癌，否则应诊断为伴黏液腺癌特征的腺泡腺癌。Gleason分级同前文述及经典型腺泡腺癌的分级标准，按照肿瘤性腺体的结构进行分级。

6. 印戒细胞型（图9-18）

高侵袭性前列腺癌，临床罕见，常与经典型腺泡腺癌并存。印戒细胞成分含量≥25%时方可诊断为印戒细胞癌。Gleason分级为5级。

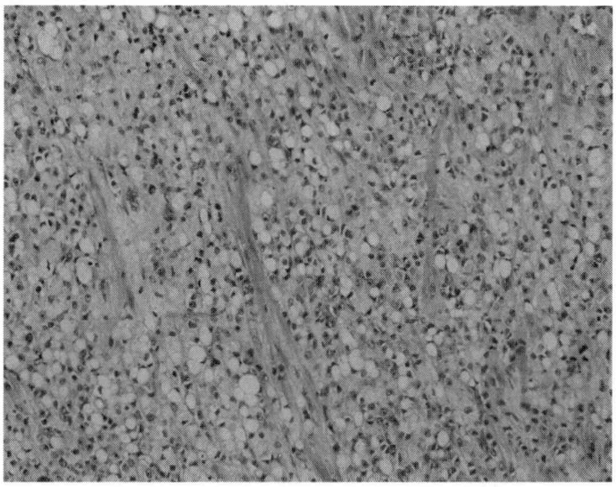

图9-18 前列腺印戒细胞型腺泡腺癌

7. 多形性巨细胞型

肿瘤分化差，可见较多巨核、奇异核和间变性肿瘤细胞，核多形性明显，缺乏梭形细胞肿瘤成分。Gleason分级为5级。

8. 肉瘤样型

由恶性上皮成分和间叶成分（包括骨、软骨、骨骼肌、平滑肌、脂肪、血管等）构成。Gleason分级为5级。恶行程度高，5年生存率＜40%。

【Gleason评分】

前列腺腺泡腺癌异质性明显，同一肿瘤内常见不同形态、不同Gleason级别的肿瘤成分，因此WHO/ISUP推荐将肿瘤主要成分与次要成分的Gleason级别相加，所得出的分值作为该肿瘤的Gleason评分，代表肿瘤的分化程度，如主要成分为4级，次要成分为3级，则Gleason评分为4+3=7分；在此主要标准的基础上，同时要求次要成分若为低级别，则含量须>5%。

【分级分组】

根据生物学行为及预后，WHO/ISUP将前列腺腺泡腺癌分为5组，Gleason评分≤6分者为Ⅰ组，Gleason评分3+4=7分为Ⅱ组，Gleason评分4+3=7分为Ⅲ组，所有Gleason评分为8分者为Ⅳ组，Gleason评分≥9分者为Ⅴ组。

见于30岁左右年轻人，出现会阴痛、尿频或便秘。诊断：单层、单房，可多房，常较小，亦可达数厘米，被覆扁平或立方上皮，囊壁薄，为纤维肌性组织，含琥珀色液体，常见精子。

三、肿瘤

（一）混合上皮间质性肿瘤

又称囊腺瘤。多见于中年男性，出现血精或耻骨上疼痛，肛门指诊或CT检查时偶然发现。肿物呈囊实性，可达10余厘米以上。镜下，腺腔大小不等，排列成小叶状，腺腔内常见分泌物，被覆扁平或立方上皮，无异型性。上皮细胞免疫组化CK阳性，PSA阴性。间质细胞SMA弱阳性，S-100阴性。纤维腺瘤的间质成分比囊腺瘤更为明显，重要的是癌胚抗原阴性。腺肉瘤又称叶状囊肉瘤，局灶具有致密、富于细胞的间质，围绕不规则腺体，诊断时应与纤维腺瘤及先天性多房囊肿相鉴别。

（二）间叶性肿瘤

精囊腺间叶性肿瘤罕见，可以发生平滑肌瘤、神经鞘瘤、乳腺型肌纤维母细胞瘤、胃肠间质瘤及平滑肌肉瘤、血管肉瘤、脂肪肉瘤、孤立性纤维性肿瘤、血管周细胞瘤等，诊断时首先要除外继发性肿瘤。

（三）精囊腺癌

非常罕见，预后差，患者就诊时多已有转移，诊断后生存期不足3年。肿块不规则，质韧，坏死常见。镜下多为乳头状癌，也可呈实性、条索状、胶样癌；肿瘤细胞可呈透明或鞋钉样细胞，胞浆中有棕色颗粒。免疫组化：PSA、PAP阴性，CEA、CK7、CA125阳性。鉴别诊断主要是除外邻近器官的肿瘤累及，仅有乳头状结构和脂褐素不宜作为精囊癌的依据，因前列腺癌同样可出现脂褐素。

（四）精囊鳞状细胞癌

鳞状细胞癌内无任何腺体形成或黏液分泌。见于中老年男性，临床表现为无痛性间歇性血尿、排尿困难或血精症等，无PSA升高。大体为4~11cm囊实性肿块。镜下角化性鳞状细胞癌沿各种大小的囊腔鳞状化生灶行走，常伴明显慢性炎。

（五）其他精囊腺肿瘤

包括绒癌、精原细胞瘤、分化好的神经内分泌肿瘤、淋巴瘤、尤文肉瘤，以及转移性肿瘤。

（六）尿道球腺腺癌

发生于尿道球腺（Cowper腺）的癌，见于老年人，罕见。主要表现会阴部疼痛和尿路阻塞，肛门指诊前列腺下部可触及肿块。诊断：肿块较小，不超过5cm，质硬，灰白色，有钙化、坏死及囊性变。镜下呈乳头状癌或腺样囊腺癌结构，多局部浸润，淋巴道转移至盆腔，血道转移至肺、骨、皮肤。

第六节　男性生殖系统疾病

一、睾丸肿瘤

（一）睾丸生殖细胞肿瘤

1.管内生殖细胞肿瘤（IGCN）

最初称为睾丸原位癌，是生殖细胞肿瘤的癌前病变。

【诊断要点】

恶性生殖细胞位于曲细精管内，具有丰富含糖原的胞质，核大而不规则，染色质粗，两个或多个明显的核仁。这些细胞或单个或成簇出现，曲细精管基底膜可增厚并玻璃样变，未受累的曲细精管常萎缩，可播散到睾丸网。

2.精原细胞瘤

最常见的生殖细胞肿瘤，占睾丸肿瘤的30%~40%，表现为睾丸无痛性增大。最常发生于40岁左右，好发于未降睾丸，95%单侧发生，右侧睾丸略多于左侧，约5%双侧同时发生。

典型精原细胞瘤

【诊断要点】

（1）肉眼：肿块实性，淡黄色均质状，鱼肉样，可含境界鲜明的坏死区。

（2）镜下（图9–20）：

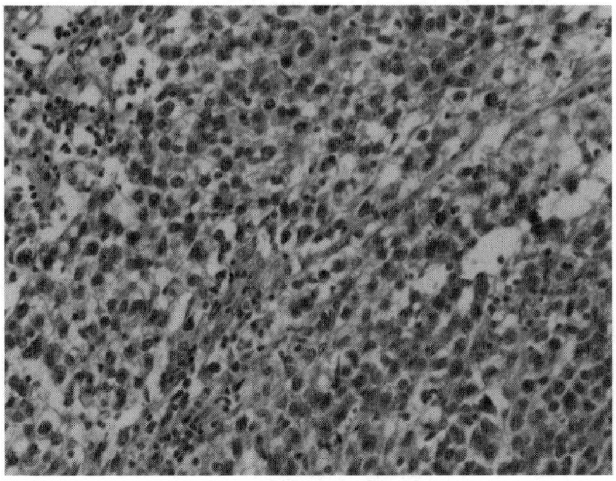

图9–20　睾丸精原细胞瘤

①瘤细胞体积大而一致，椭圆形或多角形，细胞质丰富而透明，细胞轮廓清楚。②细胞核位于中央，核仁较大，1~2个。③瘤细胞被纤维结缔组织分隔成大小不一的巢状。可有筛状、假腺样和小管状/腺泡状亚型。④间质内有不等量的淋巴细胞浸润。⑤在肿瘤间质有时可见Langerhans细胞反应或肉芽肿形成。

（3）免疫组化：胎盘碱性磷酸酶（PLAP）、CD117、OCT3/4、SALL4、SOX17、vimentin等阳性，AFP、CD30阴性，CK和EMA一般阴性或散在少数阳性。

【鉴别诊断】

①实体型胚胎性癌。②实体型卵黄囊瘤等。

间变型精原细胞瘤

①与典型精原细胞瘤比较，肿瘤细胞呈间变性。

②瘤细胞排列不规则，核呈多形性，较大呈空泡状或染色质深染呈块状，核仁明显。核分裂>6个/HPF。

③常伴有坏死灶及瘤巨细胞，淋巴细胞和肉芽肿反应不明显。

精母细胞型精原细胞瘤

发病年龄较大，平均为50~60岁，表现为无痛性睾丸肿大。仅发生在睾丸内，常有双侧性，不常发生于隐睾患者。起源于青春期后的生殖细胞，与原位生殖细胞肿瘤（IGCN）无关，不转移，预后良好，若出现肉瘤样转化预后不佳。

【诊断要点】

（1）肉眼：肿块质软，色黄，胶冻样外观，出血坏死少见。

（2）镜下：①由3种瘤细胞相互嵌杂构成，间质少或水肿。②绝大多数瘤细胞中等大小，嗜酸性胞质，核圆形，染色质颗粒状，核仁不明显；另一种为淋巴细胞样小细胞，胞质甚少；还有一种为瘤巨细胞，具有2~3个圆形空泡状核，核仁明显。③间质无淋巴细胞浸润或肉芽肿形成，偶尔可见间质肉瘤样转化。

（3）免疫组化：CD117、MAGEA4、SALL4、OCT2阳性，CK不恒定灶状阳性，而OCT3/4、hCG、CD30、AFP阴性，PLAP常阴性。

3. 睾丸胚胎性癌

常见症状为无痛性睾丸肿胀，生长快。最常发生于30岁左右，比经典型精原细胞瘤小10岁。

【诊断要点】

（1）肉眼：肿块明显膨出，质软，颗粒状，灰白、灰粉或灰褐色鱼肉样，与周围睾丸组织界限不清。

（2）镜下：①肿瘤结构多样，有实性、乳头结构、裂隙或腺样结构。

②细胞界限不清楚，相互拥挤重叠，细胞大，多角形或呈柱状，核仁较大、不规则，1~2个，胞质染色多样，异常核分裂多见。③间质多少不等，不等量的淋巴

细胞浸润。

（3）免疫组化：CD30、OCT3/4、SOX2、CK、P53等阳性，AFP、HPL散在阳性，EMA、CEA、SOX17、GPC3、CD117、vimentin阴性。

鉴别诊断：①精原细胞瘤。②实体型卵黄囊瘤等。

4.睾丸卵黄囊瘤（内胚窦瘤）

卵黄囊瘤是儿童最常见睾丸肿瘤。最常发生于婴儿和儿童及青春期后的男性，90%AFP水平升高。多表现为无症状阴囊肿块。

【诊断要点】

（1）肉眼：肿块实性，质软，切面灰白，伴有黏液样改变，可有出血、坏死。

（2）镜下：①肿瘤结构多样，有微囊或网状结构（最常见）、巨囊结构、实性结构、腺管–腺泡结构、内胚窦结构（Schiller–Duval小体）、乳头状结构、黏液瘤样结构、多囊泡卵黄囊样结构、肝样结构、肠型结构。②细胞形态多样，核分裂多见。③透明小体常见。

（3）免疫组化：AFP、GPC3、SALL4、CKpan、CD117等阳性，EMA、CK7常局灶阳性，OCT3/4、CD30阴性。

5.睾丸畸胎瘤

畸胎瘤的发生可分为成人（青春期后年轻的成人）和儿童（青春期前平均20个月）两个年龄段。大多表现为质硬、不规则或结节状肿块。偶尔在成人可见血清hCG、AFP水平升高。在青春期前为良性，青春期后不管肿瘤的表现形式如何，有22%~37%的患者发生转移。

【诊断要点】

（1）肉眼：肿瘤呈结节状，质硬，切面囊性或实性型。可见软骨、骨和有色素沉着的区域。

（2）镜下：分化好的成熟性畸胎瘤由角化或非角化的鳞状上皮、神经和腺体组成。可见内、外胚层或间叶组成的胚胎样组织。

（3）免疫组化：分化的成分表达各自的特异性抗体。

睾丸成熟性畸胎瘤（无未成熟成分）

睾丸不成熟畸胎瘤（有未成熟成分）

伴恶性变的畸胎瘤（有体细胞恶性成分，如肉瘤和癌）

6.睾丸绒毛膜上皮癌

睾丸绒毛膜上皮癌患者平均年龄25~30岁。最常见症状是转移病变的相关症状，转移部位出血。血hCG水平升高。

【诊断要点】

（1）肉眼：肿块常为出血结节，周围见白色或褐色清楚的边缘围绕。

（2）镜下：①肿瘤由合体滋养层、细胞滋养层、中间型滋养层混合组成。②广泛出血和坏死背景。

（3）免疫组化：EMA、CK阳性，合体滋养层表达hCG、hPL、inhibin-a、GPC3，细胞滋养层表达SALL4、GDF3、p63、GATA3，中间型滋养层弱表达hPL。

7. 混合性生殖细胞肿瘤

本病是由两种或多种类型构成的生殖细胞肿瘤，大约占生殖细胞肿瘤的40%~60%。

8. 睾丸其他生殖细胞肿瘤

包括多胚瘤、弥散性胚胎瘤、原始神经外胚层瘤和神经母细胞瘤。

（二）睾丸性索间质肿瘤

1. 睾丸间质细胞瘤

单侧，成人最常发生在21~59岁，儿童3~9岁。最常见症状是无痛性睾丸增大。类固醇水平升高。

【诊断要点】

（1）肉眼：肿瘤界限清楚，有包膜，3~5cm大小，切面黄色或赤褐色，有透明变性和钙化，10%~15%浸润到睾丸周围组织。

（2）镜下：①中等到大的多角型细胞，胞质丰富嗜酸或泡沫状，胞界清楚，可有Reinke结晶，核分裂罕见。②瘤细胞弥漫性生长，也可呈梁状、岛状、假小管和带状。

（3）免疫组化：类固醇激素、inhibin-a、INSL3、AR、S100、vimentin等阳性，CK阳性不能排除间质细胞瘤的诊断。

恶性间质细胞瘤

约10%间质细胞瘤为恶性。恶性特点包括：肿瘤体积大（超过5cm），细胞异型，核分裂增多（>3个/10HPF），有坏死和血管浸润。

2. 睾丸支持细胞瘤

典型非特殊类型见于成人，缓慢增大的肿块，平均45岁。激素症状不典型。特殊类型见于婴幼儿。

【诊断要点】

（1）肉眼：肿瘤界限清楚，球形，1~20cm以上大小，平均3.5cm，切面灰黄色、灰褐或灰白色，局灶有出血，坏死不常见，多为单发。

（2）镜下：①细胞形态平和，相对一致。瘤细胞椭圆、圆形或长形核，胞质淡嗜酸或透明，可有脂质而出现空泡，核分裂不常见。②瘤细胞排列成小管，周围包绕基底膜，管状结构可以呈实性或空腔，也可见网状和小管－腺腔结构，实性片状或结节状。③间质有无细胞纤维和透明变性的组织构成。少见炎细胞。偶见钙化。

（3）免疫组化：vimentin、CK、β-catenin、inhibin-a、Calretinin、CD99、Melan A、WT1、SOX9、S100等常阳性，不表达PLAP、AFP和hCG。

3. 睾丸硬化性支持细胞瘤

发生于成人，无女性激素增多症状，肿瘤相对较小（0.4~1.5cm）。

【诊断要点】

（1）肉眼：肿块小，质硬，境界清楚，淡黄至棕黄色。

（2）镜下：①支持细胞样瘤细胞排列单一相互吻合的小管、巢状或细胞索。②纤维间质丰富伴玻璃样变性，无恶性生物学表现。

4. 睾丸大细胞钙化性支持细胞瘤

罕见，多发生于20岁以下年轻人，常为一些综合征的组成部分。

【诊断要点】

（1）肉眼：肿块常为双侧性和多灶性。

（2）镜下：①支持细胞样瘤细胞排列成束状、索状和实体小管状。②纤维间质丰富伴玻璃样变性，含大量钙化区。③部分瘤细胞胞质丰富，嗜酸性。

5. 睾丸颗粒细胞瘤

发生在睾丸者罕见，生长慢，与卵巢的颗粒细胞瘤相对应，病理改变相似。成人型颗粒细胞瘤（发病年龄21~73岁，常有男性女性化），幼年型颗粒细胞瘤（最常见于5个月以下儿童，属于良性肿瘤，明显多囊）。

6. 睾丸卵泡膜瘤/纤维瘤

发生在睾丸者罕见，生长慢，与卵巢的卵泡膜瘤/纤维瘤相对应，病理改变相似。

（三）睾丸混合性生殖细胞肿瘤—性索间质肿瘤（含有生殖细胞和性索/性间质成分的肿瘤）

睾丸性母细胞瘤（性腺母细胞瘤）

几乎均发生于不育症病人和两性畸胎者。（80%为女性表现，20%为男性表现）

【诊断要点】

（1）肉眼：肿块大小不等，界限清楚，质硬，切面黄至棕色，伴砂样钙化点。

（2）镜下：①肿瘤主要由两种细胞构成。②精原细胞瘤样细胞排列成境界清楚的圆形团巢状。③性索细胞分布于团巢间，可形成栅栏样结构，外周围以基膜。④巢状结构中，可见嗜伊红染的玻璃样物，并能形成钙化灶。

免疫组化：PLAP、CD117、OCT3/4显示生殖细胞阳性，FOXL2、WT1、Calretinin、inhibin-a显示性索细胞阳性。

分子生物学及遗传学：最常见的染色体核型是46，XY和45，X/46，XY。

鉴别诊断：①精原细胞瘤。②有环状小管的性索间质肿瘤。

（四）睾丸的其他肿瘤

1.睾丸恶性淋巴瘤

多见于老年人，平均约60岁。开始多为单侧，复发时20%累及双侧睾丸。

【诊断要点】

（1）肉眼：肿块大小不等，质软，切面灰白或鱼肉状，可有出血坏死。睾丸外浸润常见。

（2）镜下：①低倍镜下最重要的线索是见瘤细胞在曲细精管之间浸润，而曲细精管仍存在。在肿瘤中心部分曲细精管可被破坏或挤压而萎缩②可以是任何类型淋巴瘤，但多为弥漫大B淋巴瘤，约30%的病例可发生硬化，60%的病例可见脉管浸润。

【鉴别诊断】

①精原细胞瘤。②慢性睾丸炎。

2.集合管和睾丸网肿瘤：极罕见，可发生腺瘤或腺癌

二、睾丸周围组织肿瘤

（一）附睾腺瘤样瘤

概述：为附睾最常见的肿瘤，平均约30~40岁。患部常出血肿块，有时疼痛，多位于附睾下极，左侧多于右侧。

【诊断要点】

（1）肉眼：肿块较小，结节状，平均2cm，质实，灰白色。

（2）镜下：①瘤细胞扁平至立方形，排列成实体巢状或不规则小管状，瘤细胞胞质内常有空泡形成②间质富含平滑肌和弹力纤维，有纤维组织增生和炎症细胞浸润。

（3）免疫组化：CK和EMA及Calretinin阳性。

【鉴别诊断】

与上皮样血管瘤鉴别：腔隙样结构内含红细胞而非黏液，缺乏平滑肌成分，第8因子及CD31阳性，CK及Calretinin阴性，可与腺瘤样瘤鉴别。

（二）附睾乳头状囊腺瘤

为良性肿瘤或错构瘤性质，主要位于附睾头部，可见于一侧或双侧，有家族发生倾向，可作为Non Hippel–Linden病的一部分。

【诊断要点】

（1）肉眼：一侧或双侧，直径约1~5cm，囊性或实性，境界清楚。

（2）镜下：①呈有纤维血管轴心的乳头状结构。②乳头表面衬以单层、双层的立方状、低柱状及高柱状上皮，胞质丰富透亮，胞界清楚。③还可见扩张的导管和

小囊状结构，囊壁为纤维组织，囊内衬扁平或立方上皮。

（3）免疫组化：CK和EMA阳性。

【鉴别诊断】

肾透明细胞癌。

（三）睾丸恶性间皮瘤

非常罕见，发生于睾丸鞘膜或白膜，形态结构同发生于腹膜者。

（四）附睾癌

极罕见，表现为乳头状癌、腺癌、鳞状细胞癌和未分化癌等，预后不良。

（五）附睾其他肿瘤

附睾的其他肿瘤包括浆液性囊腺瘤、黏液性囊腺瘤、子宫内膜样瘤、Brenner瘤、间叶性肿瘤及转移性肿瘤。

三、睾丸和附件炎症

（一）睾丸炎症

1.化脓性睾丸炎

化脓性睾丸炎是由化脓细菌引起，最常见为大肠杆菌，可直接蔓延而来，也可因血道播散而来。

【诊断要点】

①急性：可有脓肿形成，睾丸鞘膜形成积脓。②慢性：灶状或弥漫性淋巴细胞、浆细胞浸润，部分精小管萎缩，基膜增厚，玻璃样变和间质纤维结缔组织增生。

2.肉芽肿性睾丸炎

患者常有睾丸外伤史。

【诊断要点】

（1）肉眼：①睾丸增大，鞘膜增厚，鞘膜腔积液。②切面可见实性结节。

（2）镜下：①以精小管为中心形成肉芽肿为特征。②肉芽肿由上皮样细胞、淋巴细胞、浆细胞、多核巨细胞、中性粒细胞组成，一般无明显坏死。③肉芽肿中央的精小管明显被破坏，管周基膜增厚，纤维结缔组织增生。

3.慢性结节性睾丸鞘膜炎

本病常见于睾丸外伤或炎症后，表现为阴囊无痛性结节性肿块。

【诊断要点】

（1）肉眼：①睾丸鞘膜弥漫增厚和（或）呈颗粒状、结节状增生。②结节大小不一，灰白或棕黄色，质韧，境界清楚。

（2）镜下：①鞘膜呈纤维性增厚，结节由纵横交错的胶原纤维束构成，含有毛细血管、淋巴细胞和浆细胞。②后期呈玻璃样变性，炎细胞完全消失。

4.流行性腮腺炎性睾丸炎（病毒性睾丸炎）

本病常见于腮腺炎病变消退后发生，多数为单侧性。

【诊断要点】

（1）肉眼：睾丸明显肿大，切面外翻，暗红色。②结节大小不一，灰白或棕黄色，质韧，境界清楚。

（2）镜下：①早期表现为一般急性炎症。②之后出现大量淋巴细胞，精小管扩张，腔内含渗出的炎症细胞。③严重者精小管破坏、萎缩、消失、纤维化、睾丸缩小、生精功能丧失。

5.睾丸梅毒

【诊断要点】

①先天性者表现为慢性炎症、间质结缔组织增生和精小管萎缩，少数形成微小树胶样肿。②后天性者呈树胶样肿或慢性间质性炎症变化。

6.睾丸软斑

【诊断要点】

①病变由大量组织细胞聚集形成肉芽肿为特征。②组织细胞胞质内常见圆形或卵圆形的含钙小体（Michaelis–Gutmann小体），PAS染色阳性，具有诊断意义。

7.睾丸其他炎性疾病

睾丸其他炎性疾病包括非典型分枝杆菌、布氏杆菌、真菌病、寄生虫、麻风、结核病及弓形体病。

（二）附睾炎症及其他疾病

1.附睾精子肉芽肿

本病多由外伤使精子溢出于间质所致。病变附睾肿大、质硬、疼痛。

【诊断要点】

（1）肉眼：结节状肿块常位于附睾头部，直径0.5~3cm，质实，灰黄，偶有小囊形成。

（2）镜下：①病变以围绕精子形成肉芽肿为特征，无干酪样坏死。②晚期形成玻璃样纤维性结节。

2.非特异性附睾炎

本病由细菌、衣原体等感染引起。细菌性附睾炎呈化脓性炎症变化。衣原体性附睾炎主要呈慢性增生性炎症变化。

3.附睾结核病

患者常有肺结核或泌尿生殖道结核病史。广泛附睾结核常累及睾丸。

【诊断要点】

（1）肉眼：附睾肿大，切面可见干酪样坏死灶。

（2）镜下：①典型的干酪样结核呈明显的干酪样坏死和结核性肉芽肿形成。②陈旧性病灶呈明显的纤维化或钙化。

【鉴别诊断】

附睾精子肉芽肿。

4.附睾囊肿

【诊断要点】

①先天性囊肿细小、壁薄，内含清亮液体。②后天性为精液囊肿，由附睾和（或）输精管炎症或结扎引起。

5.附睾的其他疾病

附睾的其他疾病包括附睾坏死性脉管炎、附睾筛状增生等。

四、睾丸发育异常和其他疾病

睾丸发育异常和其他疾病包括隐睾症、睾丸异位、无睾症、单睾症、多睾症、睾丸发育不全、睾丸萎缩和不育症、睾丸附件残余囊肿、睾丸梗死、睾丸表皮样囊肿、睾丸实质囊肿和睾丸囊性发育不良等。

隐睾症

通常单侧发病（75%），右侧较左侧好发，早产儿中发病率高达20%，不足1%的患儿在1岁时睾丸尚未降入至阴囊。10%~20%伴有腹股沟疝。隐睾多位于腹股沟管处。患生殖细胞肿瘤与非生殖细胞肿瘤的几率升高。

【诊断要点】

（1）大体肉眼：隐睾较正常睾丸小且软。

（2）镜下：①曲细精管变小或呈指环状，伴有局部硬化或萎缩。②各级精原细胞数目减少且比例失调，甚或完全缺如。③支持细胞数目增多，睾丸间质细胞显著增生。④睾丸间质组织增宽、水肿。

五、阴茎疾病

（一）阴茎癌前病变

1.阴茎皮角

病变位于阴茎头部和包皮部。

【诊断要点】

（1）肉眼：呈质硬的角化物突于皮肤。

（2）镜下：为角化过度及角化不全，棘细胞增生。部分病例可癌变。

2. 阴茎白斑

一种慢性炎症引起的继发性改变，病变位于阴茎头部和包皮部。

【诊断要点】

（1）肉眼：局灶性表皮发白、变硬。

（2）镜下：①表皮过度角化或不全角化，棘细胞增生肥厚，上皮脚延伸。②真皮上部水肿，毛细血管扩张和增生，常有淋巴细胞浸润。③部分细胞可有不典型增生，若累及全层，可表现为原位癌。

3. 阴茎Queyrat增殖性红斑

本病多见于老年人，平均年龄51岁。病变位于阴茎头、冠状沟及包皮，常为单个病灶，偶可多发。

【诊断要点】

（1）肉眼：病变境界清楚的红色斑块，中央可呈浅表溃疡。

（2）镜下：①表皮内棘细胞增生，上皮脚伸长而狭窄，角质层和颗粒层增生。②上皮细胞呈梭形或卵圆形，大小相对一致，上皮全层均可出现角化不良细胞和核分裂。③真皮浅层有浆细胞及淋巴细胞浸润。④约30%可发展为浸润性鳞状细胞癌。

4. 阴茎湿疣

本病由人乳头瘤病毒（HPV）感染引起，多见于20~40岁，病变多发，好发于阴茎头部、冠状沟及包皮系带两侧。

【诊断要点】

（1）肉眼：多个散在或丛状分布的尖细乳头，粉色或紫色。

（2）镜下：①表皮活跃增生，呈尖细乳头状，常有上皮脚延长、增宽呈假上皮瘤样增生。②角质细胞层次增多和明显角化不全，棘细胞层增生肥厚。③表皮内散在或群集“挖空细胞”，有异型性。④乳头间质有丰富的毛细血管和不等量的炎细胞。

免疫组化：挖空细胞HPVDNA阳性。

（二）阴茎肿瘤

1. 乳头状瘤

病变发生于阴茎头部和包皮内侧面，患者常有包茎史，中青年多见。

【诊断要点】

①上皮呈乳头状增生，乳头轴心为含有血管和淋巴管的纤维结缔组织，伴有淋巴细胞浸润。②可伴有不典型增生。

【鉴别诊断】

尖锐湿疣。

2. 阴茎原位癌

【诊断要点】

①常见老年人，呈境界清楚的红斑样改变。②镜下同一般的鳞状上皮原位癌。

3. 阴茎Paget病

【诊断要点】

①原位癌的一种特殊类型，呈境界清楚的红色湿润斑丘疹。②镜下可见细胞体积大、核大而细胞质透明的Paget细胞。③细胞有时在表皮内小巢或小条索状，癌细胞可沿汗腺，皮脂腺伸展。

4. 阴茎Bowen样丘疹病

【诊断要点】

（1）表现为多发性的淡红至紫色丘疹，组织学表现似其他部位皮肤发生的Bowen病，是一种原位癌。

（2）与Bowen病不同之处在于细胞异型性小，核分裂少，分化成熟。

5. 阴茎鳞状细胞癌

多见于40岁以上，包茎患者发病率高。

【诊断要点】

（1）肉眼：早期向表面生长，呈疣状、乳头状或菜花状，后期发展成浸润或溃疡。

（2）镜下：癌细胞绝大多数为分化良好的鳞状细胞癌。

6. 阴茎疣状癌

【诊断要点】

（1）肉眼：在龟头形成蘑菇状肿块。

（2）镜下：①表面呈乳头状增生，有过度角化、角化不全和棘细胞增生。②上皮脚向间质“平推式”生长，基底宽或略呈锯齿状，相互靠拢，界限清楚。③结缔组织内可有明显的炎性细胞浸润。

（三）阴茎其他肿瘤

1. 良性肿瘤

包括血管瘤、血管角质瘤、淋巴管瘤、平滑肌瘤、疣状黄色瘤、神经纤维瘤、神经鞘瘤和颗粒细胞瘤等。

2. 恶性肿瘤

包括基底细胞癌、恶性黑色素瘤、血管肉瘤、平滑肌肉瘤、恶性纤维组织细胞瘤、透明细胞肉瘤、纤维肉瘤、恶性神经鞘瘤和骨肉瘤等。

临床病理科诊断常规

（四）阴茎炎症

1.龟头包皮炎

【诊断要点】

（1）多见于儿童，由化脓性细菌感染引起。

（2）呈一般化脓性炎症变化。

2.阴茎皮肤炎

【诊断要点】

（1）局限性龟头炎，表现为表皮萎缩和真皮内大量浆细胞浸润。

（2）其他病变：包括阴茎湿疹、脂溢性皮炎、扁平苔藓、光泽苔藓、硬化萎缩性苔藓等。

3.阴茎结核

【诊断要点】

常继发与泌尿生殖道结核，肉眼及镜下同一般性结核。

4.阴茎硬结病（阴茎纤维瘤病）

多见于成人，可能与外伤、慢性炎症和维生素E缺乏有关。

【诊断要点】

（1）肉眼：结节状，常单个，大小不等，灰红或灰白色，质硬实。

（2）镜下：①以海绵体白膜和中隔局灶性纤维结缔组织结节状增生为特征。②常浸润破坏邻近的海绵体使平滑肌离散、萎缩和消失。

5.阴茎梅毒

阴茎常为发生梅毒的初感染灶，即硬性下疳，常位于阴茎头、包皮或冠状沟处；第二期梅毒疹也可发生在阴茎处；第三期梅毒呈树胶肿，罕见于阴茎。

【诊断要点】

1）硬性下疳

（1）肉眼：常呈圆形、卵圆形，直径1~3cm，常为单个，边缘整齐，与正常皮肤、黏膜分界明显，质硬，色淡红。其内有大量梅毒螺旋体及少量浆液性渗出物。

（2）镜下：①以渗出和增生为主的炎症。渗出细胞以浆细胞为主，散在淋巴细胞、单核细胞。②增生变化表现为小血管内皮细胞肿胀、纤维母细胞增生，致使管壁向心性增厚，管腔狭窄。③普通石蜡切片银染法（Warthin或Faulkner）可查出梅毒螺旋体。

2）梅毒疹

（1）肉眼：可呈斑点性、丘疹性、脓疱性、环状等斑疹。

（2）镜下：表皮增生，角化过度，上皮脚延长，大量浆细胞和单核细胞浸润，闭塞性动脉内膜炎。

3）梅毒树胶肿

（1）肉眼：直径1~3cm，切面黄色，不规则坏死组织，周围包绕纤维组织。

（2）镜下：坏死组织内保留原有组织结构的痕迹，周围纤维组织内大量淋巴细胞和浆细胞浸润，边缘可见多核巨细胞及上皮样细胞，小血管内常见有闭塞性动脉内膜炎。

6.阴茎其他炎症

阴茎其他炎症包括阴茎结核、阴茎真菌病、阴茎阿米巴病及坏疽等。

（五）阴茎先天畸形及其他疾病

包括包茎、阴茎发育不全、阴茎裂、阴囊裂、双阴茎等。

六、阴囊疾病

（一）阴囊肿瘤

1.阴囊鳞状细胞癌

常与职业有关。肉眼呈结节状突起，表面常有溃疡。常为高分化鳞状细胞癌。

2.阴囊其他肿瘤

包括阴囊基底细胞癌、腺癌、平滑肌瘤、平滑肌肉瘤及阴囊侵袭性血管黏液瘤。

（二）阴囊炎症和其他疾病

1.阴囊化脓性炎

常见，由化脓性细菌引起。

2.阴囊象皮肿

①由丝虫病感染引起。②阴囊皮肤似象皮。③主要表现为表皮增生和真皮纤维组织增多，偶见陈旧性丝虫肉芽肿病灶。

3.阴囊特发性钙化病

【诊断要点】

①表现为阴囊的多发性无痛性结节。②结节为真皮内无结构嗜碱性团块。③有些表现为复层扁平上皮包绕钙化沉积物。

4.阴囊脂肪坏死

多由寒冷引起，多发于阴囊皮下脂肪组织。

5.阴囊硬化性肉芽肿

【诊断要点】

①病变质硬为灶性脂肪坏死和组织细胞、泡沫细胞及巨细胞构成。②伴广泛纤维化和玻璃样变。

6.阴囊异位组织

阴囊异位组织多为异位肾上腺和脾组织。

第十章　女性生殖系统疾病

第一节　外阴及阴道疾病

一、外阴及阴道炎症性疾病

（一）细菌性疾病

淋病是一种细菌性疾病，大多通过性传播感染。显微镜下，为黏膜的化脓性炎，表现为黏膜水肿，鳞状上皮内有大量白细胞和脓细胞。

（二）真菌性疾病

【概述】

主要为念珠菌感染。

【诊断要点】

①大体上：阴道内可见数量不等的凝乳块或豆渣样分泌物，黏膜水肿、红斑或红肿。②显微镜下：阴道黏膜水肿、充血和炎细胞浸润，阴道分泌物中找见菌丝是诊断的重要证据。

（三）病毒性疾病

1. 尖锐湿疣

【概述】

尖锐湿疣是外阴及阴道感染人类乳头瘤病毒（HPV）后形成的病变，常同时伴有宫颈的尖锐湿疣或合并其他感染。

【诊断要点】

①大体上，外阴及阴道尖锐湿疣早期可为丘疹或呈扁平状，分散存在。典型的病变为大小不等的乳头状或菜花状赘生物。②显微镜下，可见乳头状结构，表面被覆增生的鳞状上皮，以棘细胞层为主，上皮的中层及表层出现特征性的挖空细胞（图10–1）。

2. 疱疹

【概述】

外阴和阴道的疱疹由单纯疱疹病毒Ⅱ型引起。常合并宫颈的感染。

【诊断要点】

①大体上，外阴或是阴道前庭、阴道部位局部可见成簇的小疱状物，大小不一，直径约1~5mm，内含透明淡红色液体。水疱破裂后，可形成溃疡。②显微镜下，鳞状上皮棘层松解，单细胞坏死，水疱形成，可伴有广泛的海绵状变性。疱疹溃疡部位见坏死碎屑、凝固性坏死和感染病毒的细胞，这些细胞含有特征性的核内和胞浆内的病毒包涵体。

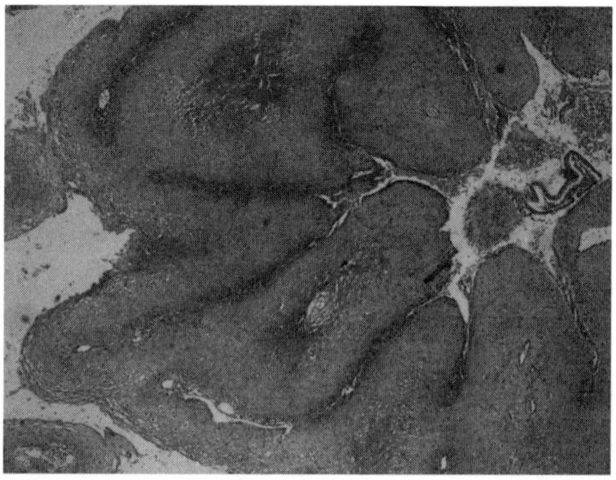

图10-1　阴道尖锐湿疣：显示鳞状上皮乳头状增生，增生的鳞状上皮中可见挖空细胞

二、外阴及阴道的良性肿瘤及瘤样病变

（一）纤维上皮性息肉

【概述】

本病是由于激素诱导下的上皮下疏松结缔组织局部增生所致。可以见于外阴及阴道各处。

【诊断要点】

①大体上，多为单发的孤立性息肉，大小不一，有蒂或无蒂，切面灰白色或淡红色，质地软或偏韧。②显微镜下，息肉被覆正常的鳞状上皮，上皮下的纤维结缔组织致密或疏松水肿，有时伴有黏液样变。

【鉴别诊断】

主要与葡萄状肉瘤、苗勒管混合瘤鉴别。纤维上皮性息肉生长不快，核分裂不多，无浸润，无新生层，无横纹肌母细胞可以鉴别。

（二）腺病

【概述】

阴道壁出现良性腺体称为腺病。阴道腺病有可能发展为阴道透明细胞癌及鳞状细胞癌，也有恶变为黏液腺癌及小细胞癌的报道。

【诊断要点】

①大体上，阴道腺病大部分位于阴道上1/3，多见于穹隆部、阴道前壁，部分可蔓延到阴道中1/3，表现为阴道壁糜烂，红色颗粒样，有时呈息肉样或囊肿样突起，直径约0.5~5cm。②显微镜下，黏膜组织中出现腺体，甚至取代表面鳞状上皮，腺上皮有宫颈内膜型、子宫内膜型、输卵管上皮型，也可呈透明细胞型。如果腺体出现异型增生，称为非典型腺病。其腺体结构更加复杂，形成密集的微腺型及乳头状结构。非典型腺病可能是透明细胞癌的前驱病变。

【鉴别诊断】

需要与透明细胞癌鉴别，后者结构更加紊乱，有明确的间质浸润。

（三）前庭大腺囊肿

【概述】

也称巴氏腺囊肿（Bartholin's cyst），为外阴囊肿较常见的囊肿。

【诊断要点】

①大体上：囊肿位于大阴唇之后半部，大体上呈半球形，直径约2~10cm，一般为单房性，囊内多含清亮半透明黏液。②显微镜下：囊肿大多数由扩张的导管组成，囊壁内衬覆移行上皮或无角化的鳞状上皮，有时亦可见单层柱状、立方或扁平上皮。当衬覆上皮完全消失时，寻找囊壁结缔组织中的前庭大腺的黏液性腺泡，有助诊断。

（四）外阴皮肤附属器良性肿瘤

【概述】

外阴皮肤可以发生各种皮肤附属器肿瘤，如汗管瘤、乳头状汗腺瘤、透明细胞汗腺瘤以及毛发上皮瘤，其中以乳头状汗腺瘤最为常见。

【诊断要点】

同其他部位的皮肤附属器同名肿瘤。

（五）侵袭性血管黏液瘤

【概述】

这是一种具有侵袭性的间叶肿瘤。好发于会阴部。因肿瘤呈浸润性生长，手术难以完全切除，肿瘤易复发，但很少发生远处转移。

【诊断要点】

①大体上，发生在外阴部质软、边界不清的肿瘤，肿瘤直径5~8cm或更大，切面均质、黏液胶冻样。②显微镜下，肿瘤由纤维母细胞、肌纤维母细胞、血管组成，间质富于黏液，细胞稀少，呈梭形或星形，缺乏异型性和病理性核分裂。间质血管为毛细血管和肌性小动脉，部分管壁增厚、玻璃样变性。肿瘤无包膜，常侵犯到周围组织。③免疫组化染色：梭形细胞vimentin、actin和desmin阳性，S-100阴性。

【鉴别诊断】

1.血管肌纤维母细胞瘤

也发生在外阴，但肿瘤边界清楚，体积较小，瘤细胞较丰富，间质水肿但缺少黏液，血管多为毛细血管，缺少伴玻璃样变的厚壁血管，切除后不复发。

2.黏液样神经纤维瘤

虽有丰富的黏液样成分，但无丰富的血管，梭形的瘤细胞有波浪性，S-100阳性。

3.黏液瘤

多见于年长者，主要发生在臀部及大腿，缺乏血管成分，特别是厚壁血管，与邻近组织有分界，切除后罕见复发。

（六）血管肌纤维母细胞瘤

【概述】

血管肌纤维母细胞瘤好发于生育年龄妇女。外阴和阴道均可发生，外阴更为多见，通常为生长缓慢的、无痛性肿物，易被误诊为前庭大腺囊肿。

【诊断要点】

①大体上，肿瘤有薄的纤维假包膜，与周围组织分界清楚。②显微镜下，瘤细胞卵圆形或梭形，有中等量嗜酸性胞浆，部分细胞呈浆细胞样。瘤细胞疏密不均，细胞丰富区和细胞稀少区交替分布。肿瘤有明显的薄壁血管成分，瘤细胞常呈簇状围绕血管周围。③免疫组化染色：肿瘤细胞desmin阳性。

【鉴别诊断】

1.与侵袭性血管黏液纤维瘤鉴别

见上述。

2.与富于细胞性血管纤维瘤鉴别

后者也是皮下界限清楚的结节性肿块，但更富于细胞，血管是小至中等大小的厚壁血管，缺乏瘤细胞围绕血管周分布的形态，免疫组化desmin阴性。

三、外阴及阴道的癌前期病变

（一）外阴鳞状上皮前驱病变

【概述】

指肿瘤局限于外阴表皮内，未发生向周围间质浸润及转移的外阴鳞状上皮的癌前病变。根据病因及发病机制不同分为HPV感染相关性鳞状上皮内病变及HPV感染不相关的外阴上皮内瘤变，其中前者又分为低级别鳞状上皮内病变（low-grade squamous intraepithelial lesion，LSIL）和高级别鳞状上皮内病变（high-grade squamous intraepithelial lesion，HSIL），后者则命名为分化型外阴上皮内瘤变（differentiated-type vulval intraepithelial neoplasia，d-VIN）。

【诊断要点】

1. HPV感染相关性SIL

①常见于生育期妇女；常伴有宫颈、阴道等部位的HPV感染相关性病变，HPV检查阳性。②大体上，病变区域皮肤黏膜形成斑块、丘疹等，多为多灶性，病灶表面类似于尖锐湿疣病变。③显微镜下，正常表皮的成熟性消失，表层细胞的核浆比例增加，细胞核染色加深，出现多形性，可见多核细胞以及核分裂相，类似宫颈部位SIL病变。④免疫组化染色：高级别SIL p16呈现阳性。

2. 分化型VIN

①较为少见，主要发生在老年妇女，多数同时伴硬化性苔癣等病变，症状明显，与HPV感染不相关。②大体上，为单发或多发的灰白色斑块，病变边界不清，表面粗糙。③显微镜下，表皮增厚，伴有角化不全，病变上皮中的鳞状细胞胞浆丰富嗜酸性，细胞间桥清楚，细胞核大且呈空泡状，核仁明显，常可见到角化不良的细胞。异常的细胞常出现在基底层附近，有时可见角珠形成。④免疫组化染色：p53阳性（图10-2）。

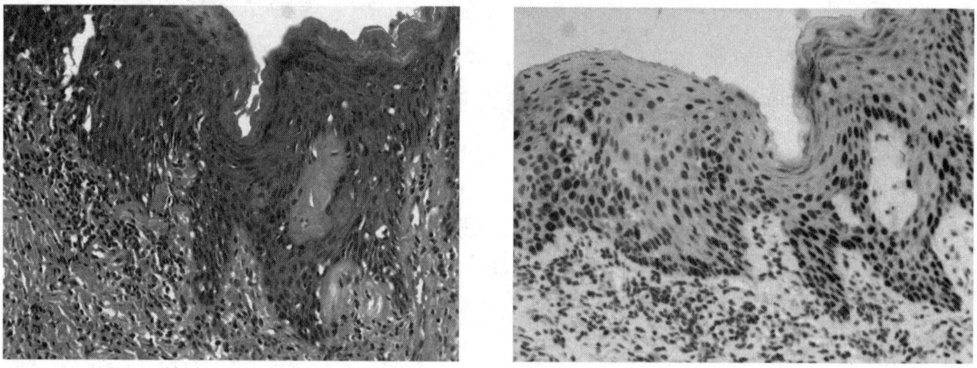

A　　　　　　　　　　B

图10-2　外阴分化型VIN。A：HE染色显示鳞状上皮增生伴有角化亢进及角化不全，上皮脚不规则下延，增生上皮中可见核增大异型细胞。B：免疫组化染色显示上皮中部分细胞p53阳性

【鉴别诊断】

1. 尖锐湿疣

是由低危型HPV感染所致的鳞状上皮病变，但其呈明显的乳头状及疣状生长，细胞异型性较轻。

2. 炎症和反应性非典型增生

这类病变炎症比较明显，核分裂少见，Ki-67阳性染色仅出现在上皮的下1/3，无HPV感染证据，p16或p53染色阴性。

3. 非特异性的鳞状上皮增生

表现为鳞状上皮细胞增生，增生的上皮具有正常的成熟表现，虽伴有角化亢进

和角化不全，但增生上皮细胞无异型，核分裂少见。

4.硬化性苔藓

分化型VIN周围可伴有该病变：临床表现难以区别，显微镜下，表皮萎缩变薄，上皮脚消失，常有角化过度，基底细胞液化变性。表皮浅层的结缔组织肿胀、变性，在HE染色下形成一条淡红染、无细胞的均质硬化带，其下方可见真皮淋巴细胞带状浸润。

（二）阴道鳞状上皮内病变

【概述】

指发生在阴道的鳞状上皮的癌前期病变，主要由HPV感染所致，与HPV感染相关性的外阴病变相同，也分为LSIL和HSIL，常伴有外阴及宫颈的相关病变。

【诊断要点】

①大体上，阴道的SIL病变大多发生于阴道的上1/3，多数病变多发或弥漫性分布。表现为阴道黏膜粗糙，隆起，质地改变，呈灰白或粉红色。②显微镜下，阴道SIL病变的组织学表现与发生在宫颈SIL病变，其诊断标准及分级参照宫颈病变（详见宫颈一节中相关内容）。

【鉴别诊断】

阴道的SIL需要与阴道上皮萎缩、扁平湿疣、放疗性阴道炎、腺病伴未成熟鳞状上皮化生等疾病鉴别。

四、外阴及阴道的恶性肿瘤

（一）外阴及阴道的鳞状细胞癌

【概述】

鳞状细胞癌是外阴及阴道最常见的恶性肿瘤，好发于老年妇女，超过半数患者与HPV感染相关。

【诊断要点】

①大体上，外阴的鳞状细胞癌几乎都是单发的，最常见的部位是大阴唇；阴道的鳞状细胞癌则无特殊倾向。两者均可表现为丘疹、结节、溃疡或疣状肿物。②显微镜下，组织学形态与发生在其他部位的鳞状细胞癌相同，可分为角化型、非角化型、基底细胞样、疣状和湿疣状亚型，外阴癌中以角化型较为多见（图10-3），而阴道癌中以非角化型更为多见。③外阴及阴道鳞状细胞癌的诊断报告中，应包括肿瘤的大小、浸润深度（mm），肿瘤的分级，有无血管浸润，有无淋巴结转移，转移淋巴结的部位以及数目，切缘情况等重要病理学信息。

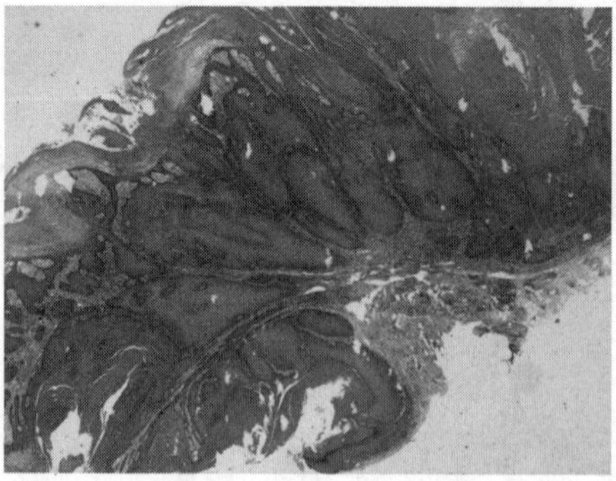

图10-3　外阴高分化鳞状细胞癌（疣状癌），肿瘤呈乳头状生长，伴有角化亢进及角栓形成，鳞状上皮不规则增生，向间质推挤性生长

（二）外阴佩吉特（Paget）病

【概述】

是一种恶性腺体肿瘤，可能来源于皮肤附属器的腺癌、肛周直肠癌或尿道癌等，多见于绝经后妇女。

【诊断要点】

①大体上，病变多见于大阴唇，可累及小阴唇、会阴、肛周等部位。表现为扁平或轻微隆起、湿疹样红斑，有时可形成浅溃疡和结痂。②显微镜下，特征性的改变是表皮内出现Paget细胞，细胞较正常鳞状细胞大而圆，核大、深染，核膜清晰，细胞分布在表皮基底部。③免疫组化及特殊染色：Paget细胞免疫组化CK7、EMA、CEA和CA125阳性，特殊染色：PAS阳性。

【鉴别诊断】

1.鳞状上皮内病变（SIL）/VIN

有时可见空泡化细胞，PAS和免疫组化CEA有助鉴别。

2.浅表浸润性恶性黑色素瘤

黑色素瘤细胞常侵犯真皮，PAS染色阴性，免疫组化CEA阴性，S-100和HMB45阳性。

（三）前庭大腺癌

【概述】

本病是由前庭大腺起源的恶性肿瘤，主要见于50岁以上女性。

【诊断要点】

①大体上，早期肿瘤界限清楚，表面完好，类似前庭大腺囊肿；肿块增大，与周围组织粘连而界限不清。②显微镜下，组织类型多样，包括黏液腺癌、非黏液腺癌、乳头状腺癌、黏液表皮样癌，鳞状细胞癌、腺样囊性癌等。③诊断原发性前庭大腺癌主要依据：肿瘤位于前庭大腺的解剖部位；肿瘤表面鳞状上皮完好；残存前

庭大腺与和肿瘤之间存在移行过渡关系；肿瘤邻近组织中有前庭大腺成分；肿瘤累及的前庭大腺导管或腺泡有原位癌。

（四）阴道腺癌

原发于阴道的腺癌少见，多来自残余的中肾管、副中肾管及阴道的子宫内膜异位。各种组织类型的腺癌均可见到，其中以透明细胞癌最为多见，其发病机制及组织学表现与宫颈同名病变相似，详见相关章节。

（五）葡萄状肉瘤

【概述】

葡萄状肉瘤又称为胚胎性横纹肌肉瘤，是阴道最常见的肉瘤。是由胚胎性横纹肌母细胞组成的肿瘤，起源于固有膜内的间叶组织。主要发生在5岁以下的儿童。

【诊断要点】

①大体上，肿瘤呈结节状、乳头状、息肉状或葡萄样生长。表面光滑，灰红或淡红色，大小不等；切面组织疏松水肿，似黏液瘤样。②显微镜下，见肿瘤在紧邻上皮的下方形成一层致密的细胞层，该层细胞排列紧密，核小而深染。肿瘤中心，较稀疏黏液变性，其间散在圆形、星形或梭形的肿瘤细胞。可找见多少不等的横纹肌母细胞。③免疫组化染色：actin、desmin、myoglobin、myogenin和myoD1均阳性。

【鉴别诊断】

主要与良性纤维上皮性息肉相鉴别，注意其临床特点、有无生发层和横纹肌母细胞、核分裂多少，并结合免疫组化染色结果加以鉴别。

（六）其他少见恶性肿瘤

外阴及阴道还可发生其他少见恶性肿瘤，如平滑肌肉瘤、腺肉瘤、癌肉瘤、恶性黑色素瘤、神经内分泌癌、淋巴造血系统肿瘤以及转移癌等，诊断与其他部位同名肿瘤相同。

第二节　子宫颈病变

一、子宫颈炎症性病变

（一）急性子宫颈炎

【概述】

急性子宫颈炎是由微生物或是外伤等因素导致的子宫颈急性炎症病变。

【诊断要点】

子宫颈黏膜上皮变性、坏死、脱落，有多量中性粒细胞浸润黏膜及黏膜腺体，甚至形成脓肿。

（二）慢性子宫颈炎

【概述】

慢性子宫颈炎是生育期妇女最常见的妇科病变。

【诊断要点】

子宫颈黏膜可见单核细胞、淋巴细胞、浆细胞浸润，表面被覆的腺上皮不同程度增生和鳞状上皮化生，常伴发子宫颈腺囊肿（纳氏囊肿）及子宫颈息肉。

（三）子宫颈结核

【概述】

子宫颈的结核几乎都是由输卵管和子宫内膜等上生殖道播散而来。子宫颈管的黏膜为易感部位，子宫颈外口则较少受累。

【诊断要点】

①大体上，子宫颈增大，外口凹凸不平，质地较脆，表面呈颗粒状并可有溃疡形成，临床可将其误诊为癌。②显微镜下，可见由Langerhans巨细胞及上皮样细胞构成的肉芽肿，中心有时可见干酪坏死。③特殊染色：抗酸染色有时可找见阳性杆菌。

（四）淋巴瘤样病变

【概述】

这是一种良性的、自限性的淋巴组织增生性病变。

【诊断要点】

①低倍镜下子宫颈管的浅表层，有致密的淋巴细胞浸润，浸润细胞排列成带状，浸润深度一般不超过3mm。②浸润的淋巴细胞体积较大，其间混合有成熟的小淋巴细胞，浆细胞以及中性粒细胞。③免疫组织化学染色显示大的淋巴细胞为B细胞，克隆性鉴定显示为多克隆性。少数病例可能检测到IgG的重链或轻链的重排。

【鉴别诊断】

这一病变主要应与子宫颈发生的淋巴瘤相鉴别：①淋巴瘤多在宫颈出现明显的肿物；②淋巴细胞浸润至宫颈管的深层，并可在血管周围形成套状浸润；③通过分子生物学技术检测病变为单克隆性，并有IgG的重链或轻链的重排。

二、子宫颈鳞状细胞癌及癌前病变

（一）子宫颈尖锐湿疣

【概述】

子宫颈尖锐湿疣是指HPV感染子宫颈黏膜引起的乳头状增生性病变,，感染的HPV类型多为6，11低危型HPV，属于HPV感染相关低级别鳞状上皮内病变的特殊亚型。

【诊断要点】

①大体上尖锐湿疣可以看到外生性、无蒂的突起。②显微镜下，鳞状上皮呈现

乳头状增生，表层上皮伴有角化不全及角化过度，增生上皮的中上部可见到具有特征性的细胞–挖空细胞；挖空细胞有明显的核周空晕，细胞核增大，深染，呈葡萄干样。乳头中心可见纤维血管轴心。

（二）鳞状上皮内病变（Squamous Intraepithelial Lesion，SIL）

是指由HPV感染所导致的鳞状上皮内病变，2003年第三版WHO分类将其命名为子宫颈上皮内瘤变（Cervical intraepithelial neoplasia，CIN）， 并分为三级。2014年第四版WHO分类将其命名为鳞状上皮内病变，并根据其现阶段或是未来癌变的风险性，分为低级别鳞状上皮内病变（low-grade squamous intraepithelial lesion，LSIL）和高级别鳞状上皮内病变（high-grade squamous intraepithelial lesion，HSIL）

1.低级别鳞状上皮内病变（LSIL）

同义名包括：宫颈上皮内瘤变I级（CIN1）、轻度非典型性增生、扁平湿疣以及挖空细胞病等。

【诊断要点】

大体上，LSIL一般在肉眼上常看不到病变。②显微镜下，低倍镜下上皮的下半部分细胞密度增加；高倍镜下可以看到上皮的下1/3层细胞核极性轻度紊乱，有轻度的异型性，可见少量核分裂；上皮的上2/3层为分化成熟的上皮成分，可见挖空细胞（图10–4）。

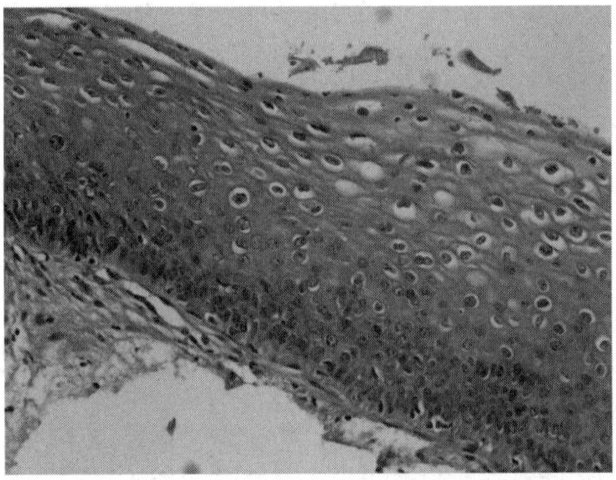

图10–4　宫颈LSIL/CIN1。上皮的上2/3层为分化成熟的上皮成分，但细胞核增大，核不规则，可见挖空细胞，基底及副基底样细胞增生，细胞核轻度异型，核分裂位于副基底层

2.高级别鳞状上皮内病变（HSIL）

HSIL是一种如果不治疗，具有进展为浸润性癌风险的鳞状上皮内病变。

同义名包括：宫颈上皮内瘤变Ⅱ级（CIN2）、宫颈上皮内瘤变Ⅲ级（CIN3）、中度非典型性增生、重度非典型性增生以及鳞状上皮原位癌。

【诊断要点】

①大体上，阴道镜检查可见醋白上皮及碘染色。②显微镜下，病变范围扩展到下2/3层（CIN2）甚至全层（CIN3）；细胞核异型性明显，核分裂和病理核分裂增

多；位置上升到上皮的中层或表层，仅在宫颈上皮上1/2层保留分化成熟的鳞状上皮细胞，甚至全层上皮完全被病变细胞所替代（图10–5）。

SIL病变累及腺体：任何级别的SIL病变都可累及腺体。HSIL累及腺体要与早期浸润癌鉴别。注意HSIL累及腺体时，病灶呈圆形或卵圆形，边缘光滑，周围间质正常，没有促结缔组织增生性反应。在子宫颈活检组织中，如果看到HSIL广泛累及腺体，应警惕早期浸润癌的可能性。此时，应做连续切片，仔细寻找，如果病变与周围结构的关系不清，难以判断有无浸润时，可以做出“不除外浸润性病变”的诊断。

【分子标记物】

（1）p16：是一种细胞周期蛋白依赖性激酶抑制剂，参与细胞周期的调控。在HPV感染所致的HSIL/CIN3中p16呈现连续大片状深棕色染色（图10–5），LSIL/CIN1可以阴性，或阳性表达局限在中间及表层，因而在以下情况下推荐使用p16：

a）病理诊断需鉴别是HSIL还是不成熟鳞化、萎缩、修复性上皮增生等类似肿瘤病变时。

b）对于组织学有疑问的CIN2，如果p16阳性，建议归入HSIL，如果阴性则归入LSIL。

c）细胞学或是HPV检测有高危病变的可能性，但组织学没有发现明显病变时

（2）Ki–67：正常时局限于黏膜上皮的下1/3，SIL病变时，Ki–67阳性表达上移，甚至达全层。

（3）hTERC：hTERC基因扩增随SIL级别增加而显著增加，hTERC的FISH检测可以作为预测SIL预后的辅助手段和指标。

（4）HPV mRNA原位杂交。

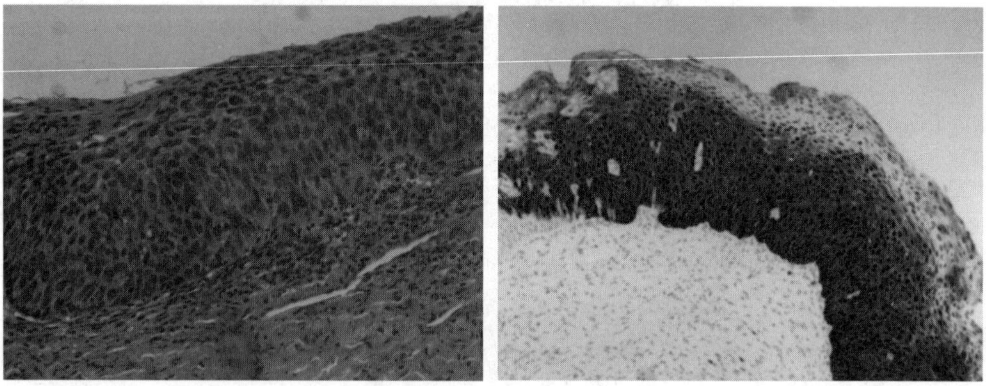

A　　　　B

图10–5　宫颈HSIL：A图：异型增生的细胞几乎累及黏膜上皮的全层；B图：免疫组化染色片病变上皮的2/3层以上层面呈现p16连续成片的深棕色染色

（三）子宫颈微小浸润癌

【概述】

子宫颈微小浸润癌是指只能在显微镜下观察到、且浸润深度≤3mm，宽度≤7mm的最早期浸润性鳞状细胞癌，属于临床FIGO分期Ia1期肿瘤。

【诊断要点】

由于活检标本中观察到浸润病灶，不能代表病变的全貌。因此，微小浸润癌的诊断，应在对LEEP、锥切或者子宫全切除标本进行全面的检查后来确定。需采用显微镜测微尺测量肿瘤的浸润深度及宽度。

深度测量：从浸润病灶旁的SIL/CIN病变或正常鳞状上皮的基底膜处开始，向下测量实际浸润病灶最深处之间的垂直距离。对于浸润仅限于SIL/CIN病变累及腺周围，并不累及表层上皮的病例，测量则从腺体的基底到浸润的最深点，当出现多灶微小浸润时应该测量最深处。

宽度测量：

（1）单张切片中的浸润宽度涉及的主要是浸润病灶的沿颈管纵行的浸润病灶的宽度：如为单一病灶直接测量浸润病灶的最宽径。如为多灶浸润的病灶，a）浸润灶与SIL/CIN病变上皮相延续，分别测量浸润灶的宽度，进行累加得出浸润宽度，病灶之间的正常间质成分不计算在内；b）在上述情况下，还伴有不与上皮相连的浸润灶，测量应该从最边缘一侧的浸润灶开始至另一边缘的浸润灶结束，包括浸润癌巢及其正常的间质；

（2）浸润灶出现在多张切片上，此时每张切片上的浸润灶都应该按照上述分别测量，同时还需累加计算颈管环周水平浸润宽度，当侵犯灶见于3个或更多个切片时，其环颈管侵犯宽度可按≥7mm计算。由于宽度的测量较为复杂，重复性受到质疑，2018年FIGO分期中，不再强调对于宫颈早期浸润癌的宽度测量，但是也有研究宽度浸润在判断宫颈癌临床预后上仍很重要，因此，在现阶段仍需报告肿瘤的浸润宽度，特别是对于此类早期浸润性病变。

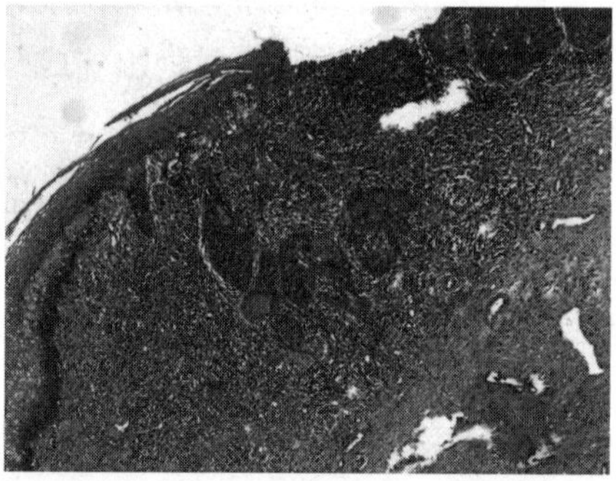

图10-6　宫颈微小浸润性鳞状细胞癌，黏膜上皮下间质中可见浸润性癌巢（箭头）

（四）浸润性鳞状细胞癌

【概述】

子宫颈浸润性鳞状细胞癌是子宫颈最常见的恶性肿瘤。肿瘤形成肉眼可见的病变，浸润病灶超过微小浸润的范围。

【诊断要点】

①大体上，早期病变子宫颈黏膜粗糙、隆起以及红色的颗粒样病变。进展期的肿瘤可以见到累及子宫颈口的肿物，向下可累及到阴道穹隆，有些肿瘤可以子宫颈壁弥漫生长，导致子宫颈管变硬、变粗，形成“桶形子宫颈”。

②显微镜下，依据肿瘤中是否出现角化分为角化性和非角化性鳞状细胞癌两大类型，依据细胞分化程度将其分为3级：

高分化（1级）：为角化性鳞状细胞癌，肿瘤主要由成熟的鳞状细胞组成，伴有大量角化珠。

中分化（2级）：多为非角化性鳞状细胞癌，肿瘤细胞胞浆不太丰富，类似基底样，细胞核多形性较明显，核分裂多见。

低分化（3级）：为非角化性鳞状细胞癌，肿瘤由片状和巢状小的幼稚卵圆形细胞组成，细胞胞浆稀少，深染，细胞核梭形，核分裂多见。

浸润性鳞状细胞癌还有一些少见组织类型：

（1）疣状癌：大体上，肿瘤呈外生乳头状结构，显微镜下，a）乳头表面被覆分化很好的角化型鳞状上皮，细胞胞浆丰富，具有良性外观。b）基底部可见肿瘤以推进式方式向下浸润间质。c）活检如取材表浅，或是切片时切面不正确时，难以与乳头状瘤及尖锐湿疣鉴别。因而，应完整切除肿瘤，仔细检查基底部，发现间质浸润性病变，有助诊断。

（2）湿疣状癌：是指那些外表呈湿疣状的鳞状细胞癌，显微镜下有明显的挖空细胞出现。

（3）乳头状鳞状细胞癌：大体上子宫颈可以看到大的外生性肿物。显微镜下，肿瘤由粗细不等的乳头组成，乳头中心为纤维血管轴心，表面被覆异型增生鳞状上皮，核分裂多见，肿瘤基底部有时可以看到肿瘤侵犯间质。

（4）梭形细胞癌：也称肉瘤样鳞状细胞癌。显微镜下，肿瘤细胞呈梭形，与肉瘤难以区分，但仔细寻找，可以找到典型的鳞状细胞癌成分。免疫组织化学染色结果：梭形细胞不同程度的表达cytokeratin，vimentin和actin。

（5）淋巴上皮样癌：这一肿瘤相似于发生在鼻咽部的淋巴上皮样癌。显微镜下，肿瘤由大的未分化细胞组成，散在或成小簇分布，背景中有丰富的淋巴细胞浸润。

（6）鳞状移行细胞癌：显微镜下，肿瘤呈乳头状，也可以呈内翻性表现，中心有血管轴心，表面被覆多层类似HSIL/CIN3级的异型上皮。肿瘤组织只表达CK7，不表达CK20，表明这一肿瘤只是组织学上类似尿路上皮，而其免疫表型并不与真正的尿路上皮相同。

【免疫组化及分子标记物】

1.细胞角蛋白（CK）

CK在鳞状细胞癌成弥漫分布，在病理诊断中可依据其不同的分子量，来确定肿瘤的分化程度，低分子量角蛋白常常出现在低分化非角化型鳞状细胞癌中，而高分子量角蛋白则更多见于高分化角化型癌中。

2. Ras癌基因产物p21

位于浸润性鳞状细胞癌的细胞膜上，在大细胞角化型和非角化型肿瘤中可以表达，如果过度表达，则意味着预后不良。

3. p16

在子宫颈鳞状细胞癌中，常常有p16的表达，这有助于区别子宫颈发生的鳞状细胞癌是原发性的，还是转移性。

三、子宫颈腺性癌前病变及早期浸润腺癌

（一）子宫颈腺性癌前病变

【概述】

2014年版的WHO分类将宫颈腺性前驱病变命名为：原位腺癌（AIS），并且将高级别的宫颈腺体上皮内瘤变（HG-CGIN）列为AIS的同义词，指出这是一种腺上皮呈现恶性表现的上皮内病变，如果不治疗具有进展为浸润性腺癌的风险。

【诊断要点】

①大体上，AIS有时可以通过阴道镜观察到，但是如果病变位于宫颈管内则难以发现病变。多数情况下AIS是局灶性的，但也可以是弥漫多灶性，少数病例可以呈跳跃性的多灶病变。

②显微镜下：子宫颈病变保持正常腺体及隐窝结构，但黏膜上皮或腺腔上皮细胞呈不同程度的复层排列，被覆细胞核大，深染，有异型，胞浆黏液稀少，细胞核可见核仁，细胞核分裂活性增加，并可见细胞凋亡。（图10-7A）

③免疫组化染色：病变腺体p16常呈弥漫强阳性表达（图10-2-5B）。Ki-67：呈高表达，ER和PR表达常常丢失。部分腺体可呈CEA阳性。

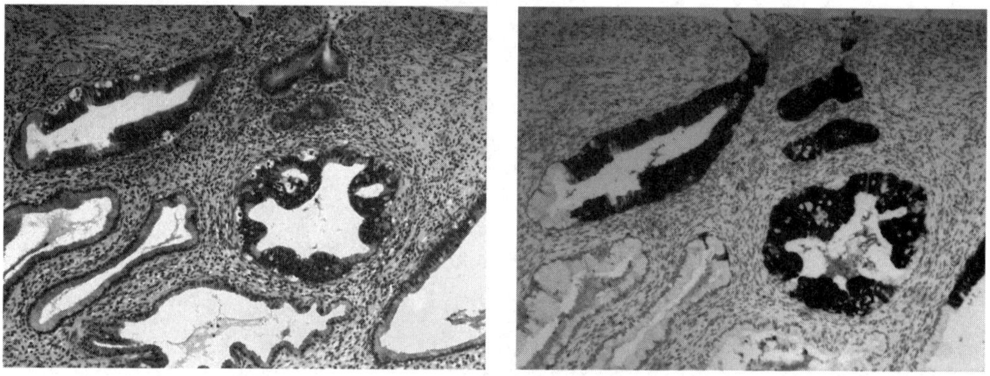

A　　　　B

图10-7　子宫颈原位腺癌（AIS）：A图：子宫颈部分黏膜腺体，腺上皮细胞核排列拥挤，胞浆黏液消失，可见核分裂及细胞凋亡。B图：免疫组化染色显示病变腺体p16强阳性

【鉴别诊断】

1.宫颈腺体异型增生（EGD）

宫颈腺体异型增生也称为低级别宫颈腺体上皮内瘤变（LG-CGIN），显微镜下表现为腺体及黏膜上皮细胞具有一定的异型性，但又达不到原位腺癌的标准。由于其诊断的可重复性较低，难以与炎症等所致的反应性非典型增生鉴别，2014年第四版WHO分类没有将其列入宫颈腺性癌前病变中。当出现这样病变难以与AIS鉴别时，可行免疫组化染色，如果p16阴性，ER及PR阳性，Ki-67增生指数不高，可以随诊观察。如果病变腺体p16弥漫强阳性，Ki-67指数高，且ER和（或）PR有表达缺失，则认为是取材不理想或是形态不典型的AIS，临床仍需按照AIS处理。

2.与其他宫颈良性腺性病变鉴别

一些宫颈的化生及增生性腺性病变，例如输卵管-子宫内膜化生等易与AIS混淆，需结合这些良性病变的组织学特征，并选用一组免疫组化染色标记，例如p16，ER，PR，BCL-2，Vimentin等综合判断。

（二）子宫颈早期浸润性腺癌

【概述】

也称微小浸润腺癌，是指浸润性腺癌最早期的形式，浸润间质深度<5mm，淋巴结转移的危险性极低，临床分期Ia期。

【诊断要点】

早期浸润腺癌显微镜下诊断具有一定难度，其细胞学改变与AIS相近，与之不同的是组织结构：①腺体更加密集、形状更不规则，乳头及筛状结构更为多见，局灶可以出现融合。②腺体扩散到正常腺体不应该出现的部位。③腺体周围的间质可能出现水肿，炎症细胞浸润和促结缔组织增生性表现。④如果发现血管-淋巴管间隙受累，则有助于确定其为浸润病变。

四、子宫颈浸润性腺癌

【概述】

子宫颈浸润性腺癌约占子宫颈癌的15%~25%，临床上可有异常子宫出血，部分病例会出现阴道排液及疼痛表现。通过细胞学检查，一些病例可以发现异常。

大体检查时，80%的病例可以在阴道镜下看到子宫颈肿物，肿物可以是息肉状，也可以是溃疡性的，少部分病例在子宫颈上看不到明确的肿物，但子宫颈管壁弥漫增厚。

组织学上，可依据肿瘤中是否出现黏液成分以及其他组织细胞结构，分为以下组织学类型：

（一）子宫颈内膜腺癌，普通型

这型腺癌腺体结构类似于子宫颈内膜腺体，但其黏液成分较少，腺腔中可以出现筛状及乳头状结构，腺腔被覆的细胞排列成假复层，细胞核增大，深染，可见核分裂。

（二）黏液性腺癌

黏液腺癌是指肿瘤细胞中含有中等到大量胞浆内黏液，腺腔内也可出现明显的黏液，根据细胞及结构的特征又可将其分为以下不同的亚型：

1.非特殊类型

是指不能归为任何后述的特殊类型中的子宫颈黏液腺癌。肿瘤显示黏液分化，细胞中含有中等到大量胞浆内黏液，腺腔内也可出现明显的黏液，但缺乏胃型、肠型和（或）印戒细胞型等腺癌的特征。

2.肠型

由类似于结肠腺癌的肿瘤细胞构成，杯状细胞是其特征性的表现，偶有神经内分泌细胞和Paneth细胞。此型黏液腺癌应与结肠腺癌转移到子宫颈相鉴别。

3.印戒细胞癌

子宫颈原发性印戒细胞癌非常少见，通常印戒细胞腺癌只是低分化黏液腺癌和腺鳞癌的局部表现。在子宫颈发现印戒细胞腺癌首先要除外转移癌。

4.胃型腺癌

肿瘤显示胃型幽门腺样分化，当其分化非常好时，被命名为微小偏离性腺癌或恶性腺瘤。由于细胞分化极好，活检时，极易漏诊。此型肿瘤常缺乏HPV感染的证据，但可能与子宫颈小叶腺体增生有关。有些患者伴有Peutz-Jeghers综合征，并可伴有STK11基因突变。

【诊断要点】

①大体上，宫颈质地变硬韧，黏膜表面可出血、质脆及黏液状；切面呈黄色或灰白色，偶尔囊腔很明显。

②显微镜下，在子宫颈间质中可见由黏液上皮组成的腺体浸润，腺体大小不等，细胞胞浆透亮或淡染，细胞核增大，深染，可见少数核分裂相。当肿瘤分化极好，与正常宫颈腺体几乎无法区别。但注意观察以下特征：a）腺体的大小及形状不规整，排列杂乱无章，一些腺体可以呈囊性或在囊腔内有折叠的乳头形成。b）应整个肿瘤进行完整取材和切片，可在部分腺体中看到具有一定异型性的上皮细胞。c）病变腺体侵犯的深度对于诊断至关重要，腺体超出子宫颈正常腺体所在的范围（>超过8mm）。d）观察深部的血管和神经周围是否有腺体成分出现，如果发现血管和神经受累，则是诊断的重要依据（图10-8）。

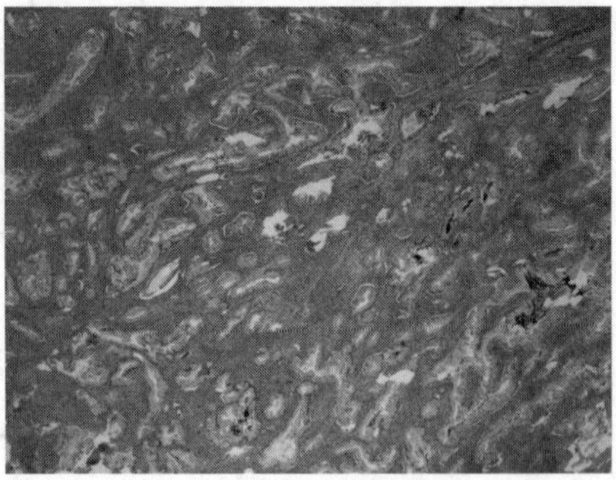

图10-8　宫颈胃型黏液腺癌，可见排列紊乱的腺体浸润，腺上皮细胞高柱状，富于黏液

5.绒毛腺管状腺癌

肿瘤的外观及组织学表现类似于结肠的绒毛状腺瘤。肿瘤由具有纤细的纤维轴心的乳头组成，表面被覆单层或复层的柱状上皮细胞，细胞一般分化较好，核分裂少见，浸润病灶较为表浅。

（三）子宫内膜样腺癌

原发于子宫颈的子宫内膜样腺癌较为罕见，临床、肉眼检查以及组织学形态与普通类型的子宫颈腺癌相似。

诊断原发于子宫颈的子宫内膜样腺癌，应该排除子宫体发生的内膜样腺癌侵犯宫颈之后，才能确立诊断。

（四）透明细胞腺癌

子宫颈的透明细胞腺癌较为少见，部分病人有DES（乙烯雌酚）的接触史。

【诊断要点】

①与DES相关的透明细胞腺癌，患者较为年轻，可同时伴有阴道腺病和生殖道畸形。肿瘤多发生在子宫颈的外口。

②与DES无关的透明细胞腺癌，其大体、临床表现及预后情况与普通型子宫颈腺癌相似。

③无论是哪一型，子宫颈透明细胞腺癌与女性生殖道其他部位发生的透明细胞腺癌的组织学表现相似。

（五）浆液性腺癌

肿瘤的组织形态学表现与发生在卵巢或子宫的浆液性腺癌相同。

由于原发于子宫颈的浆液性腺癌非常少见，因此诊断时一定要除外卵巢、输卵管及子宫原发浆液性腺癌播散至宫颈。

（六）中肾腺癌

子宫颈中肾腺癌起源于宫颈壁深部的中肾残件。

【诊断要点】

①大体上，肿瘤常常发生在宫颈后壁的两侧。②显微镜下，形态多样，最常见的形态是形成背靠背的小管状结构，管腔内可见嗜酸性或玻璃样的分泌物。此外，还可出现实性、乳头状、裂隙状或筛状结构。

【鉴别诊断】

1.与中肾残件及良性增生相鉴别

后者腺管排列没有如此紧密，细胞也缺乏异型性。

2.与子宫内膜样腺癌鉴别

中肾管腺癌可以表达CD10，但不表达ER或PR，而子宫内膜样腺癌则与之相反。

五、免疫组织化学及特殊染色在子宫颈腺性病变中的应用

1. CEA和Ki-67

恶性腺性病变，一般表达CEA，并且Ki-67增殖指数较高，而正常子宫颈黏液上皮和良性病变CEA一般为阴性或仅腔面着色，Ki-67增殖指数也很低。

2. p16

p16是细胞周期依赖性激酶的抑制体，与高危型HPV感染有关。联合应用Ki-67、BCL-2和vimentin可以辅助鉴别子宫颈腺体异型增生（EGD）与输卵管-子宫内膜化生、子宫内膜异位症。相见表10-1。

表10-1　联合应用Ki-67、BCL-2和vimentin鉴别

抗体	EGD或AIS	输卵管化生以及子宫内膜异位症
p16	弥漫+	局灶或弥漫+
BCL-2	-/弱+	弥漫+
vimentin	-/弱+	弥漫+
Ki-67	较高	较低

5. ER和SMA

雌激素（ER）和/α-平滑肌肌动蛋白（SMA）双染标记染色：良性宫颈腺体增生，腺上皮细胞核ER阳性，而其周围的间质细胞ER阳性而SMA阴性；而微偏型腺癌，其间质中含有丰富的SMA阳性纤维细胞成分，并且这些细胞仅有ER的弱阳性表达，并且腺癌中的腺上皮细胞不表达ER。

6. ER、vimentin和CEA

这组抗体有助于鉴别腺癌是原发于子宫颈还是从子宫内膜播散而来。一般情况下，子宫内膜腺癌ER阳性，vimentin阳性，而CEA阴性；相反原发于来源于子宫颈的腺癌常常ER阴性，vimentin阴性，而CEA阳性。

7. MUC6和HIK1083阳性

这是胃幽门腺的标记物，在胃型腺癌以及前期病变，如宫颈小叶状增生时均可呈现阳性。

8.特殊染色

特殊染色显示宫颈胃型黏液腺癌细胞含有中性黏液，AB–PAS染色时呈现红色，而正常及增生的子宫颈腺体含有酸性黏液或混合有中性黏液，AB–PAS染色呈蓝色或紫红色。

六、子宫颈其他少见类型的肿瘤

（一）腺样基底细胞癌

这一肿瘤较为少见，细胞学检查常可显示高级别的上皮内瘤变。

【诊断要点】

①大体上，子宫颈见不到明显的肿块。②显微镜下肿瘤由分化好的基底细胞样细胞组成，细胞排列成巢状或条索状，细胞巢周边可见呈栅栏状排列的基底样细胞。局灶可伴有腺样或鳞状分化。肿瘤周边的上皮可伴有SIL/CIN 病变。

【鉴别诊断】

与腺样囊性癌鉴别，见后相关内容。

（二）毛玻璃细胞癌

【诊断要点】

①大体上，肿瘤常形成大的外生性肿块。②显微镜下：肿瘤由大细胞组成，细胞膜清楚，胞浆丰富，嗜酸性或嗜双色性，呈细颗粒状、毛玻璃状，个别细胞胞浆内可见黏液。肿瘤细胞排列成实性巢片状，偶尔可以形成微小的腺管结构。有些肿瘤中可以混合有鳞状细胞癌、腺癌以及腺鳞癌成分。

【鉴别诊断】

应与大细胞非角化型鳞状细胞癌鉴别，后者缺乏毛玻璃样的胞浆，也不出现细胞内黏液及微腺管结构，更多显示鳞状分化。

（三）腺样囊性癌

发生在子宫颈的腺样囊性癌，极为罕见。具有高度侵袭性。

【诊断要点】

显微镜下的形态与发生在唾液腺的同名肿瘤相似。有时可以混合有其他癌，如腺癌等成分。

【鉴别诊断】

主要与腺样基底细胞癌鉴别：腺样囊性癌癌巢中常可见筛状结构，肿瘤细胞较后者大，核分裂更多见，肿瘤有时可以见到坏死。

（四）神经内分泌肿瘤

子宫颈的神经内分泌肿瘤被分为类癌、非典型类癌、小细胞癌和大细胞神经内分泌癌4种类型。宫颈神经内分泌肿瘤的形态学特点同胃肠道和肺的同类肿瘤。

（五）子宫颈恶性间叶性肿瘤

子宫颈肉瘤相当罕见，不到宫颈恶性肿瘤的1%，组织学类型包括：平滑肌肉瘤、葡萄状肉瘤、子宫内膜间质肉瘤、腺泡状软组组织肉瘤、原始神经外胚叶瘤/Ewing肉瘤以及未分化肉瘤等，其组织形态学表现与其他部位的同名肿瘤相同。

（六）子宫颈上皮和间叶混合性肿瘤

子宫颈此类肿瘤的发病率明显低于宫体。较为常见的有腺肉瘤和癌肉瘤，诊断标准与发生在子宫体的同名肿瘤相同。此外，极为罕见还有Wilms瘤，形态类似肾的Wilms瘤。

（七）子宫颈色素性、生殖细胞、滋养细胞、淋巴组织和继发性恶性肿瘤

1.蓝痣

是子宫颈最为常见的良性色素性病变，而原发于宫颈的恶性黑色素瘤非常罕见。

2.各种滋养细胞病变

也偶发于子宫颈。这里需要注意的是发生在子宫颈的上皮样滋养细胞肿瘤，可以灶状取代子宫颈表面黏膜和（或）腺上皮细胞，形成复层，与鳞状上皮内瘤变相似，易被误诊为鳞状细胞癌。

3.子宫颈发生的淋巴瘤

以弥漫大B细胞型最为常见，其次套细胞淋巴瘤、MALToma、Burkitt样淋巴瘤、NK/T细胞淋巴瘤、非特异性外周T和霍奇金淋巴瘤也有报道。

4.子宫颈转移性肿瘤

较为少见，大部分来自女性生殖系统本身，其中子宫内膜癌直接种植于子宫颈最为多见，其次分别来源于卵巢、阴道和输卵管。来自其他系统的转移癌罕见，原发部位多见于乳腺、胃和大肠。

第三节　子宫体病变

一、子宫内膜增生性病变

（一）不伴非典型增生的子宫内膜增生症

【概述】

对无拮抗雌激素刺激的过度反应，子宫内膜表现为腺体和间质的弥漫性增生，以腺体占优势。2003年第三版WHO分类还根据腺体结构的复杂程度，又分为单纯性增生和复杂性增生，2014年第四版WHO取消了这两型之分，但是目前临床医生认为区分两者仍具有一定的治疗意义，故诊断时仍可分别诊断。

【诊断要点】

1.单纯性增生

腺体的形态以管状为主，常伴有囊状扩张或成角，有时可伴有小的上皮出芽。被覆上皮假复层，细胞形态规则，核长形，没有非典型性。可见鳞状上皮桑葚样化生。

2.复杂性增生

腺体的形状因上皮不规则地向腺腔内及间质间出芽而表现为广泛的复杂性结构变化。被覆上皮假复层，细胞核一致性变长并且有极向，可见鳞状上皮桑葚样化生。

【鉴别诊断】

单纯性增生与复杂性增生之间的区别在于以下几点：①单纯性增生的腺体基本呈管状，偶见向外成角和向内出芽，而复杂性增生腺体形状多不规则；②单纯性增生中腺体的面积略大于间质，而复杂性增生中腺体的面积优势更明显；③单纯性增生几乎都是弥漫一致的，复杂性增生更容易出现局灶性克隆性的特点。

（二）子宫内膜非典型增生/子宫内膜样上皮内瘤变（AH/EIN）

【概述】

在无拮抗性雌激素的持续性刺激下，子宫内膜腺上皮的形态发生改变，预示着细胞遗传学水平的变化，并被当作子宫内膜样癌的癌前病变。其癌变比例上升到10%左右。

【诊断要点】

①被覆上皮的细胞失去极向；②核变圆，核膜不规则，核仁明显，染色质增粗；③胞浆嗜酸性；④几乎总是灶状存在。⑤诊断EIN时，病灶需>1mm。

【免疫组化】

部分病例存在PTEN表达丢失和β-catenin在核内表达增强。

【鉴别诊断】

1.与不伴有非典型性的子宫内膜增生鉴别

主要根据细胞及结构的异型进行区别，其中判断细胞学是否存在非典型增生时可参考周围残存正常腺上皮细胞作对比；

2.与高分化子宫内膜样癌鉴别

并不是依据细胞学特点，而是依据腺体结构的复杂性，例如癌变时，腺体融合出现筛状及迷路结构，腺腔内出现复杂的乳头等，此外出现明确的间质及肌层浸润是癌变的诊断金标准。

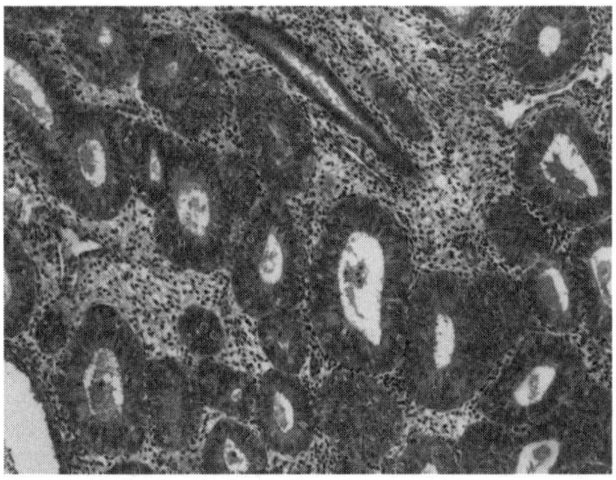

图10-9 子宫内膜非典型增生/子宫内膜样上皮内瘤变。腺体排列密集，与上方周围残留腺体比较，增生腺体上皮细胞出现一定异型

二、子宫内膜息肉

【概述】

子宫内膜息肉是一种间质细胞克隆性增生、伴有非肿瘤性腺体成分的良性肿瘤，是导致异常子宫出血常见病变之一。由于其内容易藏匿内膜癌（Ⅰ型和Ⅱ型）及其癌前病变，故一旦发现应及时切除并全部取材详细镜检。

【诊断要点】

在子宫内膜功能层至少出现下列特点中的两点：厚壁血管、纤维性或胶原性间质以及不规则的腺体结构。

【鉴别诊断】

1.子宫内膜息肉样增生

子宫内膜息肉样增生是指正常增殖期的子宫内膜局灶增厚，局灶脱垂于宫腔中，肉眼上呈息肉样。镜下腺体排列规则，缺乏厚壁血管和纤维性间质。

2.子宫内膜增生症

子宫内膜增生症内膜息肉中的腺体排列不规则，局灶轻度密集，但如果不伴有复杂的结构和细胞异型性，就不足以诊断子宫内膜增生症。

3.腺肌瘤性息肉

本病是一种具有腺体和平滑肌双向分化的良性肿瘤，腺体必须直接与肌瘤性间质接壤，中间没有子宫内膜间质过渡。

三、子宫内膜恶性肿瘤

（一）子宫内膜样癌

【概述】

子宫内膜样癌是子宫体最常见的上皮性恶性肿瘤，与持续性、非拮抗性雌激素刺激有关，属I型子宫内膜癌。

【诊断要点】

①大体上，子宫可增大，内膜增厚，可形成息肉状或不规则隆起的肿物，大部分肿瘤位于子宫体部，子宫后壁多于前壁。当肿瘤浸润肌层时，切面可以观察到灰白色伸入肌层的病灶。

②显微镜下，可以呈现多种组织学表现，典型者由类似于增生期子宫内膜腺体的腺管组成，但是其腺体结构更为复杂。腺上皮也可以呈现不同的上皮分化及结构，因而可以进一步将其命名为以下各种亚型的子宫内膜样癌：①鳞状上皮分化；②黏液性；③纤毛细胞性；④分泌性；⑤绒毛状管状；⑥其他。

③无论何种亚型诊断的依据主要依靠组织结构的异型性而不是细胞学的异型性，因为这一型肿瘤细胞异型一般仅为轻–中度。组织结构的异型包括；a)：融合性的筛状成长（图10–10）；b)：腺体密集、排列紊乱，呈迷路样，之间仅有少量或缺乏间质；c)：绒毛状管状结构；d)：非鳞化的实性区域。

④肌层浸润是诊断的金指标，但在活检中一般难以见到。

⑤肿瘤分级依据肿瘤中实性成分所占比例，Ⅰ级（高分化）(实性<5%)、Ⅱ级（中分化）(实性6%~50%）和Ⅲ级（低分化）(>50%)。注意：鳞状上皮分化以及桑葚状化生的实性细胞巢不计算在实性区内。

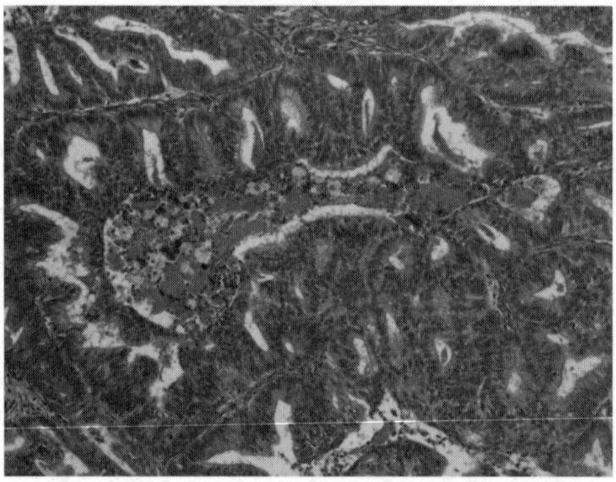

图10–10　高分化子宫内膜样癌。腺体融合呈筛状；腺腔中心可见坏死，细胞极向紊乱，细胞有异型

【免疫组化】

子宫内膜样腺癌显示vimentin，ER和PR阳性，而对p16呈斑片状阳性表达，上述特征有助于与子宫颈腺癌鉴别。此外，肿瘤细胞常常有PTEN及PAX2的表达缺失，p53呈现野生性表现，可与子宫浆液性癌相鉴别。

【鉴别诊断】

1.在活检标本中，最重要的是与AH/EIN鉴别。主要依据是腺体结构的异型性鉴别（参见上），此外，腺腔内坏死和泡沫细胞的出现提示癌的可能；

2. 与浆液性癌的鉴别，后者细胞学的高度异型性、p53免疫组化呈现突变型表达（弥漫强阳或全阴性），同时丢失激素受体的表达高度提示浆液性癌，其他详见后述。

（二）子宫浆液性癌

【概述】

子宫浆液性癌是Ⅱ型子宫内膜癌的主要亚型，缺少非拮抗型雌激素持续性刺激的背景和子宫内膜增生前驱病变，p53基因的突变为最重要的标志性分子遗传学改变。多见于绝经后的老年女性。

【诊断要点】

①大体上，通常子宫增大不如子宫内膜样腺癌明显，甚至有时子宫萎缩变小，难以在宫腔内观察到明确的肿物，有时可见息肉性病变，而肿瘤只位于子宫内膜的表层或息肉的局部。但常常伴有深肌层的浸润以及盆腔的广泛播散和广泛的淋巴结转移。②显微镜下，伴有细胞簇的复杂乳头结构是最常见的形态学特点：乳头轴心宽大；除乳头外，也常常出现实性区域以及腺管样成分，肿瘤细胞多呈簇状生长，缺乏与基底膜垂直的极向分布，核圆形，位于细胞顶部，核仁明显是浆液性癌的特征（图10-11），肿瘤中还可伴有奇异型和多形性的肿瘤细胞。③有一种浅表生长的浆液性癌，也被称为浆液性上皮内癌（SEIC），其并非为原位癌，而是浆液性癌的一种特殊生长方式，它常常出现在浸润性浆液性癌周围，也可单独出现。

【免疫组化】

p53呈现突变型表达（弥漫强阳或全阴性），ER和PR常常表达丢失，p16弥漫阳性。

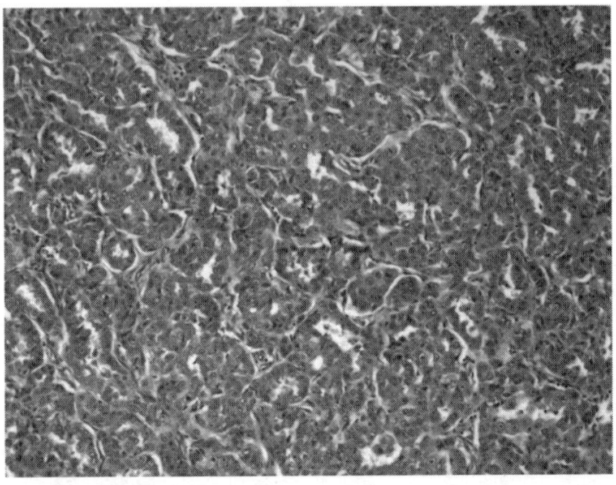

图10-11　子宫内膜浆液性癌，肿瘤排列成腺管样，细胞胞浆丰富，细胞核仁明显。

【鉴别诊断】

1.由于预后的显著差异，与子宫内膜样癌的鉴别具有重要意义。复杂的乳头状结构、突出的细胞学异型性和p53弥漫一致的强阳性以及高龄患者，均是提示浆液性癌的重要因素；

2.与“表面嗜酸性乳头状合体细胞性化生”鉴别：这是一种修复性改变，细胞的合体性生长方式与其在修复过程中向鳞状上皮分化有关。多见于老年女性的子宫内膜被覆上皮。这种病变的“乳头状”结构，缺乏纤维轴心，为合体状生长的细胞簇，且细胞没有异型性，簇内常可见中性粒细胞的聚集。p53染色为阴性。

（三）子宫透明细胞癌

【概述】

本病是Ⅱ型子宫内膜癌的另一种主要亚型。缺乏非拮抗性雌激素刺激的背景，多发生于萎缩的子宫内膜背景之上。发病率较浆液性癌低。

【诊断要点】

①大体上，肿瘤无明显特征，可以在宫腔内形成明显的肿块，但也可能仅仅表现为息肉状病变，肿瘤仅局限于息肉内。②显微镜下，肿瘤由透明细胞或鞋钉细胞组成，可排列呈实性、腺管状、乳头状等形态，但最常见的形态是：呈实性的生长方式，管囊状结构中出现鞋钉样细胞，嗜酸性细胞被覆于乳头状结构。

【免疫组化】

p53蛋白虽然也常常阳性，但在同一个肿瘤中的表达具有异质性，常常局灶阳性，且阳性强度不一，ER和PR往往表达丢失。近半数病例表达p16。近年发现肿瘤细胞常常表达HNF-1β及NapsinA。

【鉴别诊断】

主要的鉴别诊断是浆液性癌，二者均可见乳头状结构、实性区域和腺样结构，但透明细胞癌的组织学结构更为多样，细胞异型性较浆液性癌要小，p53的表达不及浆液性癌，其阳性分布不均一，多为灶状阳性，此外HNF-1β对于鉴别两者具有一定意义，浆液性癌一般阴性或弱阳性，而透明细胞癌呈弥漫强的细胞核阳性。需要指出的是，有时透明细胞癌常常与浆液性癌混合存在。

（四）子宫体癌肉瘤

【概述】

子宫体癌肉瘤也称为恶性Müllevian混合瘤，是一种同时具有癌和肉瘤双向分化的恶性肿瘤。两种成分显示单克隆性、支持上皮来源，被视为Ⅱ型子宫内膜癌的一种特殊亚型。为高度恶性肿瘤。

【诊断要点】

①大体上，肿瘤较腺癌更具有肉质感，常呈巨大息肉样，并可脱垂于宫颈口

外。②“癌”的形态学分化覆盖范围宽广，从子宫内膜样到浆液性或透明细胞样，还可见到奇异的鳞状分化、原始的“胚胎性”腺样和缎带样排列；上皮成分的组织学类型、分级决定预后，高级别、浆液性和透明细胞癌成分提示预后差。③“肉瘤”成分以子宫内膜间质肉瘤和平滑肌肉瘤样（同源性）最常见，也可见到骨骼肌和软骨（异源性）及未分化的间叶成分；但其组织学类型、分级、分裂象、同源/异源与预后无关。④“癌”和“肉瘤”成分的比例差异较大，并可以多种形式混合存在和相互过渡。

【免疫组化】

AE1/AE3可协助识别癌的区域，癌和肉瘤区域常常不同程度地出现p53蛋白的过表达。

【鉴别诊断】

1.与腺肉瘤鉴别

后者肿瘤中的腺体成分为良性，腺体周围常可见原始的间叶组织呈袖套样生长，生物学行为低度恶性，以局部复发为主；

2.与伴性索分化的子宫内膜间质肉瘤鉴别

肿瘤中可见缎带样生长的性索结构，联合应用AE1/AE3，EMA，a-inhibin，calretinin和CD99可协助鉴别真性上皮分化和性索样结构。此外，间质肉瘤的细胞较一致，内可见大量螺旋小动脉，而癌肉瘤中的肉瘤成分常常多样。

四、子宫间叶性和间叶与上皮混合型肿瘤

（一）子宫平滑肌瘤

【概述】

本病是子宫最常见的肿瘤，由肌层内平滑肌克隆性增生形成的良性肿瘤。

【诊断要点】

①普通的平滑肌瘤界限清楚，切面灰白、漩涡状，质硬韧，切面多因内部张力大而明显隆起。②平滑肌肿瘤还可呈现不同的生长方式，被命名为静脉内平滑肌瘤病、良性转移性平滑肌瘤病、腹膜播散性平滑肌瘤病、弥漫性平滑肌瘤病、分隔性平滑肌瘤。③根据组织学形态的不同可分为普通型、富于细胞型、核分裂活跃型、奇异型、上皮样型、黏液样型和脂肪平滑肌瘤。④典型的平滑肌肿瘤细胞呈长梭形，胞浆丰富粉染，核长钝圆，可见小核仁；间质中常见厚壁血管；可伴有不同程度的玻璃样变、水肿、黏液变性和囊性变。

【免疫组化】

SMA，Desmin和Caldesmon阳性，ER和PR总是阳性。

【鉴别诊断】

1.富于细胞平滑肌瘤需要与子宫内膜间质肉瘤鉴别，联合应用SMA，Desmin，Caldesmon和CD10组化染色一般能够准确鉴别，网织纤维染色有助于识别成束分布的平滑肌束和单个散在的子宫内膜间质肉瘤细胞。

2.核分裂活跃的子宫平滑肌瘤需要与子宫平滑肌肉瘤鉴别，当分裂象多于5个/10HPF甚至更多时，肿瘤的细胞异型性一定要在中度以下且不可以有病理性核分裂相和肿瘤性坏死，否则不能除外肿瘤具有恶性潜能；

3.奇异型平滑肌瘤虽然可具有弥漫性细胞中–重度异型性，但分裂象少（<5个/10HPF）或无，且不会有肿瘤性坏死，绝经后女性少见。否则提示具有一定程度的恶性潜能；

4.上皮样平滑肌瘤最重要的鉴别诊断是子宫的血管周上皮样细胞肿瘤（PEComa），尤其是具有平滑肌母细胞或透明细胞特点的子宫平滑肌瘤，使用SMA和HMB45有助鉴别。此外，与普通型不同的是，具有上皮样分化特点的子宫平滑肌瘤一旦分裂象>5个/10HPF，则可能具有恶性潜能。

5.静脉内平滑肌瘤病和良性转移型平滑肌瘤病均罕见，以组织学良善而生长方式具有侵袭性而著称，近年发现二者可能具有密切相关性，后者可能继发于前者。

（二）子宫平滑肌肉瘤

【概述】

子宫最常见的恶性间叶性肿瘤，显示为平滑肌分化。遗传学上具有高度的基因组不稳定性，与子宫平滑肌瘤具有显著不同，提示二者具有不同的发病机制。这类肿瘤高度恶性，易侵袭性生长、局部复发和远隔转移，5年生存率不足50%。

【诊断要点】和【鉴别诊断】

主要与平滑肌瘤、恶性潜能未定平滑肌肿瘤以及特殊类型的平滑肌瘤鉴别（图10–12），总结于表10–2和10–3。

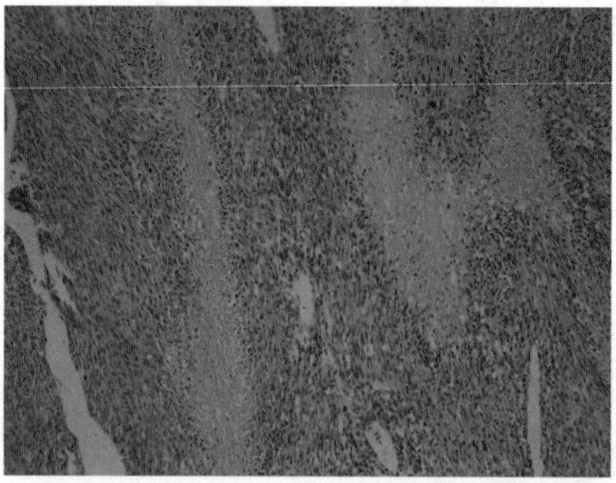

图10–12　子宫平滑肌肉瘤，肿瘤细胞梭形，有明显异型，核分裂易见，并可见地图样肿瘤细胞坏死

表10-2　子宫平滑肌肉瘤与子宫平滑肌瘤鉴别的鉴别特点

		平滑肌肉瘤	平滑肌瘤
肉眼特点	数量	孤立性	多发
	体积	多>10cm	大小不等
	界限	不清或浸润性生长	清楚，常挤压周围组织
	切面	色斑斓，常见出血坏死。质软鱼肉样。	灰白质硬，切面漩涡状，常隆起
坏死	数目	多灶	单个，多位于中心
	形状	不规则，地图样或岛屿状	边界光滑、圆形
	界限	与周围界限清楚	与周围有移行
	残存细胞	可见非典型性的“鬼影”细胞	细胞良善，胞浆嗜酸，界限不清
	修复反应	罕见炎症和纤维化	常见，中央多玻璃样变性

表10-3　伴有典型梭形细胞分化的平滑肌肿瘤的实用分类

	地图状肿瘤坏死	核分裂（个/10HPF）	细胞非典型性
平滑肌肉瘤	有	无需计数	有/无
	无	≥10	弥漫/多灶；中、重度
恶性潜能未定平滑肌肿瘤	可疑	无需计数	有/无
	无	>15	无
	无	5~10	弥漫/多灶；中、重度
非典型性平滑肌瘤	无	≤5	弥漫/多灶；中、重度
核分裂活跃的平滑肌瘤	无	≤15	无

【免疫组化】

一般表达平滑肌分化标记，但可有某些标记的丢失，一般具有激素依赖性，Ki-67、p53和p16表达明显高于平滑肌瘤。

（三）子宫恶性潜能未定的平滑肌肿瘤

【概述】

部分子宫平滑肌肿瘤的形态学特点介于良性平滑肌瘤和恶性平滑肌肉瘤之间，现有的形态学指标不足以明确指示预后，故归入此类别。

【诊断要点】

和【鉴别诊断】

见表10-3。

（四）子宫内膜间质及相关肿瘤

【概述】

由形态上类似于增生期子宫内膜间质细胞的肿瘤细胞构成。2014年第四版WHO分类根据肿瘤边界是否具有浸润、细胞学异型性以及分子遗传学改变，将其分为四种亚型：①非浸润性生长且细胞异型性小的良性子宫内膜间质结节；②浸润性生长但细胞异型性小的低度级别子宫内膜间质肉瘤；③生长方式类似于低级别内膜间质肉瘤，但通常呈融合性和破坏性生长的高级别子宫内膜间质肉瘤；④浸润性生长且细胞高度异型，失去子宫内膜间质细胞的特点，具有高度恶性生物学行为的未分化子宫肉瘤。⑤主要或全部由性索样成分构成的类似卵巢的性索肿瘤似卵巢性索肿瘤的子宫肿瘤。

【诊断要点】

1. 子宫内膜间质结节与低级别子宫内膜间质肉瘤在镜下的形态完全一致（图10–13）：肿瘤细胞由一致性的、相似于正常增殖期子宫内膜的间质细胞构成并可见大量螺旋动脉。二者的区别点在于生长方式：间质结节无肌层和脉管内浸润，而间质肉瘤一定会向肌层内浸润性生长，并常常伴有淋巴管内瘤栓。

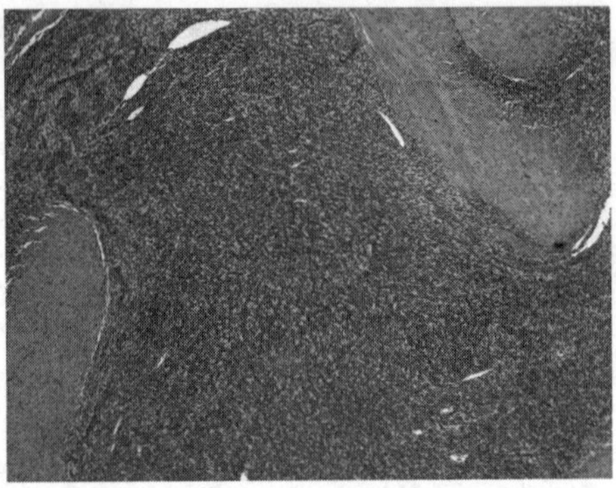

图10–13　低级别子宫内膜间质肉瘤：肿瘤由类似于增生期子宫内膜间质的短梭形细胞构成，部分呈漩涡状排列，可见特征性的小血管成分，肿瘤舌状浸润肌壁

2. 高级别子宫内膜间质肉瘤，这一肿瘤具有类似于低级别内膜间质肉瘤的生长方式，但其浸润病灶常常融合成片，侵入深肌层，肿瘤细胞主要由高级别圆形细胞构成，伴有多少不等具有纤维黏液样表现的低级别梭形细胞成分，核分裂易见（>10/10HPF），肿瘤中常见坏死（图10–14）。

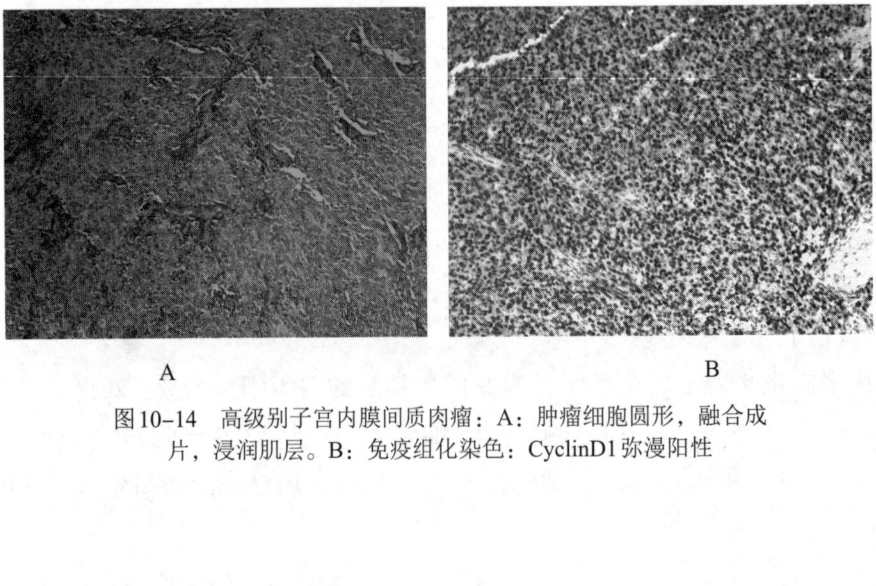

A　　B

图10–14　高级别子宫内膜间质肉瘤：A：肿瘤细胞圆形，融合成片，浸润肌层。B：免疫组化染色：CyclinD1弥漫阳性

3. 未分化子宫肉瘤：肿瘤细胞的异型性明显，已经失去增生期子宫内膜间质细胞的特点，且缺乏典型的生长方式和螺旋小动脉。

4. 类似卵巢性索肿瘤的子宫肿瘤：肿瘤呈现互相吻合的细胞条索或较宽的梁索、小巢及网状结构，还可以出现支持细胞样管状结构及Call-Exner样小体结构，但肿瘤中没有明确的低级别子宫内膜间质肉瘤成分；肿瘤细胞无明显的多型性，常伴有上皮样表现和不同程度的嗜酸性或泡沫样，有些细胞类似黄素化间质细胞或Leydig细胞。

【免疫组化及分子遗传学】

1. 间质结节和低级别间质肉瘤均表达CD10，ER和PR，并会不同程度表达SMA，但Desmin和h-Caldesmon一般为阴性或局灶弱阳性。分子遗传学改变：t（7；17）（p15；q21）导致JAZF1-SUZ12基因融合。

2. 高级别间质肉瘤中的圆形肿瘤细胞成分不表达CD10、ER和PR，但对CyclinD1呈弥漫强阳性（>70%胞核），还可表达CD117阳性，但不表达Dog-1。分子遗传学改变：t（10；17）（q22；p13）导致YWHAE-FAM22基因融合。

3. 未分化肉瘤肿瘤细胞呈现Vimentin阳性，CD10不同程度阳性，ER及PR一般阴性或弱阳性，Cyclin D1也可弥漫阳性。分子遗传学出现复杂的染色体改变。

4. 类卵巢性索肿瘤的子宫肿瘤可以表达CK，WT-1，也可以表达SMA及Desmin，但是较少表达性索相关标记，如calretinin、inhibin，CD99，表明这些成分并非真正的性索分化。分子遗传学检测，这一肿瘤缺乏低级别间质肉瘤特异性的融合基因JAZF1-SUZ12，表明其不具有子宫内膜间质分化。

【鉴别诊断】

1. 低级别子宫内膜间质肉瘤应与富于细胞平滑肌瘤的鉴别诊断，详见平滑肌瘤的有关论述；

2. 高级别子宫内膜间质肉瘤与低级别子宫内膜间质肉瘤鉴别，具有不同的细胞形态以及分子遗传学改变。

3. 未分化子宫肉瘤应与癌肉瘤鉴别，应广泛取材，寻找是否含有其他上皮和间叶成分。

4. 类似卵巢性索间质肿瘤的子宫肿瘤与低级别间质肉瘤伴有性索样分化鉴别，后者具有明确的低级别子宫内膜间质肉瘤成分。

（五）子宫腺肉瘤

【概述】

子宫腺肉瘤为具有良性上皮成分及肉瘤样间叶成分的双向分化肿瘤。为低度恶性肿瘤，少部分会复发，罕有转移，但转移瘤中多为肉瘤成分，伴有肉瘤过度生长的腺肉瘤预后较差。

【诊断要点】

①大体上：肿瘤多呈外生性息肉状生长或为多发性乳头状肿物，一般不侵犯子宫肌层，切面常可见小的囊腔。②显微镜下：a）肿瘤呈分叶状结构，腺体囊状扩张或被挤压成裂隙状，间叶性成分（一般为同源性）穿插生长于其间。b）“袖套样结构”是最重要的形态学特点：围绕腺体/裂隙的间质成分细胞更密集，可见细胞非典型性（轻-中度）和分裂活性（通常超过1个/10HPF）。c）当肿瘤中肉瘤成分超过整个肿瘤的25%，即可诊断为“肉瘤成分过度生长”。

【免疫组化】

上皮成分广泛表达CK，间叶成分一般CD10阳性，并不同程度地表达SMA和desmin。

【鉴别诊断】

1. 与腺纤维瘤鉴别，过去一直把核分裂（1个/10HPF）作为二者的主要鉴别点，而袖套样结构的出现往往高度提示腺肉瘤。活检标本因取材不够，可能将“腺肉瘤”低诊断为“腺纤维瘤”。

2. 在肉瘤成分的刺激下，腺肉瘤的局灶上皮可出现轻度的非典型性，不能据此诊断为“癌肉瘤”。

（六）子宫非典型性息肉状腺肌瘤

【概述】

本病是一种上皮和间叶混合分化的肿瘤，由良性的上皮（通常为子宫内膜样腺体）及间叶成分（纤维肌成分）组成。所谓的“非典型性”是指腺体成分出现了复杂性结构，伴或不伴细胞异型性。患者较为年轻，多<40岁。

【诊断要点】

①大体上：多为黏膜下息肉样，但偶可为肌壁内或浆膜下病变，多位于子宫下段或宫颈上段。②显微镜下：a）结构复杂子宫内膜样腺体周围环绕的不是子宫内膜间质，而是漩涡状增生的平滑肌束。b）腺上皮伴或不伴细胞异型性。腺体出现广泛的鳞化或桑椹样化生是本病变突出的特点之一（图10-15）。

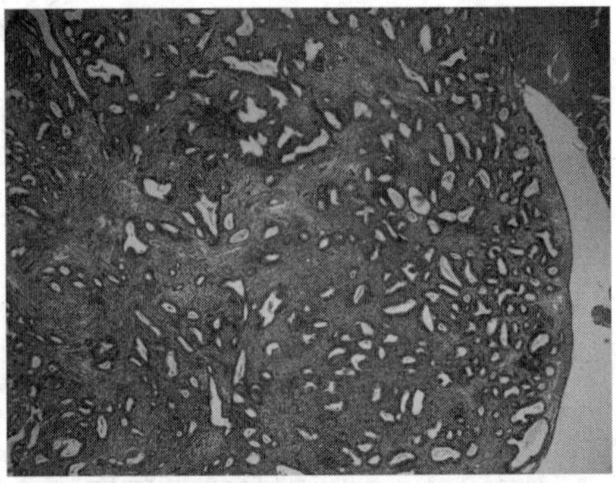

图10-15　子宫非典型息肉状腺肌瘤。可见增生的腺体成分及平滑肌成分，腺体排列紊乱，局灶腺上皮伴有非典型性

【鉴别诊断】

1. 与子宫内膜癌侵及肌层的鉴别最为重要，腺肌瘤性息肉的腺体周围的平滑肌呈漩涡样增生，而缺乏正常肌层规则的束状排列，腺体常伴有大量桑椹样化生。

2. 子宫内膜息肉中偶见少许平滑肌束，但主要为纤维性间质，腺体结构不复杂，也没有细胞的异型性。

3. 子宫腺肌症常可伴有周围平滑肌的增生，此时应当诊断为“子宫腺肌症伴有腺肌瘤样增生”，乃子宫内膜异位症的一种特殊表现，与真正的“腺肌瘤”在发病机制上有本质的区别。

五、子宫腺瘤样瘤

【概述】

本病是一种起源于子宫浆膜间皮，位于浆膜下或肌壁内、形成腺样结构的良性肿瘤。

【诊断要点】

①肿瘤多为子宫浆膜下或肌层内、界限清楚的肿块，也可界限不清、质地软。②子宫肌层内裂隙样、互相吻合的腔隙，衬覆细胞为立方形或扁平状。

【免疫组化】

显示间皮分化：HBME-1、calretinin阳性，并同时表达CK和vimentin。

【鉴别诊断】

1. 腺样结构和印戒样细胞容易被误诊为癌，但生长部位、细胞异型性小和免疫组化有助于鉴别诊断；

2. 当腔隙囊状扩张时，容易与淋巴管瘤混淆，免疫组化可协助诊断。

六、妊娠滋养细胞疾病

（一）水泡状胎块

【概述】

水泡状胎块也称为葡萄胎，是由异常受精所产生的、伴有绒毛水肿及不同程度滋养细胞增生的异常胎盘，根据体细胞遗传学的特点，分为部分性葡萄胎和完全性葡萄胎。当出现子宫肌层和脉管的浸润时，称为侵袭性葡萄胎。

【诊断要点】

见表10-4。

表10-4　部分性葡萄胎与完全性葡萄胎的临床病理特点

	部分性葡萄胎	完全性葡萄胎
发病机制	3/4的病例为一个正常卵子与两个精子受精；1/4的病例精子在有丝分裂过程中染色体未分离，随后与卵子结合	90%的病例为1个空卵与1个精子受精后染色体随后复制；10%的病例为1个空卵与2个精子受精
细胞遗传学	双父单母三倍体	双父二倍体
胎儿成分	有/无	无
绒毛	大绒毛及正常绒毛均有，呈扇贝形轮廓	所有绒毛均不同程度增大
	不同程度的中央水池形成	有明显的中央水池形成
	可见有核红细胞	无有核红细胞
滋养细胞	局灶轻度合体滋养细胞增生伴包涵体形成	三种滋养细胞弥漫性增生伴有异型性
流式DNA倍体	三倍体	二倍体
免疫组化染色	p57蛋白阳性	p57蛋白阴性
短串联重复序列（STR）多态性分析：	双倍父系基因及单倍母系基因	全部为父系基因，缺乏母系基因
预后：进展为持续性滋养细胞疾病的比例	<5%	15%–20%

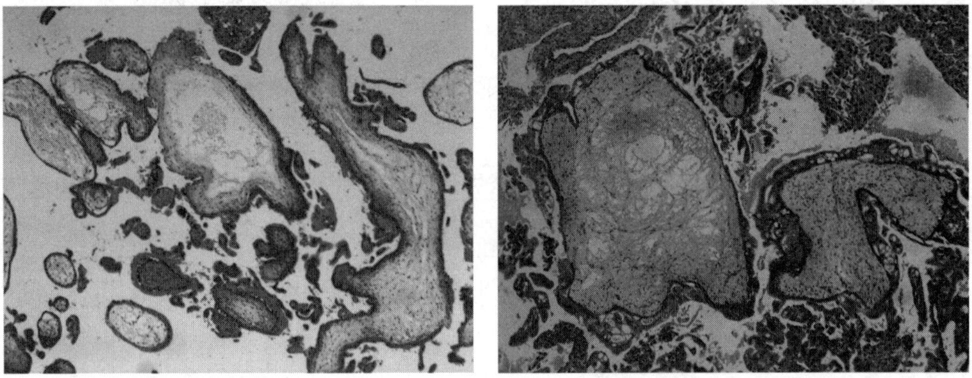

A　　　　B

图10-16　水泡状胎块（葡萄胎），A：部分性葡萄胎，可见水肿增大的绒毛与相对正常的小绒毛混合存在，滋养细胞轻度增生。B：完全性葡萄胎，绒毛水肿明显，中央水池形成，周围滋养细胞增生活跃

【鉴别诊断】

1.绒癌与葡萄胎最重要的鉴别点是前者没有绒毛，而后者有绒毛结构存在；

2.绒毛水肿、部分性葡萄胎及完全性葡萄胎的鉴别则需要结合遗传学、免疫组化和形态学特点联合诊断。在妊娠早期阶段，单纯建立于形态学基础上的病理诊断对于葡萄胎的误诊率近1/3；

3.从遗传学上讲，葡萄胎是父源性染色体占优势的结果，因此只有双父单母的三倍体和双父的二倍体才会发生葡萄胎，而双母单父的三倍体和双母的二倍体不会发生葡萄胎。

（二）妊娠绒毛膜上皮癌

【概述】

本病是与妊娠相关的滋养细胞恶性肿瘤，肿瘤中没有绒毛，由大片双相分化特点的细胞构成。可继发于葡萄胎，流产后，以及正常或异位妊娠后。为高度恶性肿瘤，极易转移，对化疗敏感，目前多数可治愈。

【诊断要点】

①大体上，典型的病变为红到棕色的伴有广泛出血坏死的瘤块，常侵犯到子宫肌壁。肿瘤表面可以呈息肉状。②显微镜下，a）肿瘤细胞由合体滋养细胞、细胞滋养细胞和中间滋养细胞混合，增生细胞具有非典型性。b）肿瘤细胞单个或成排排列，伴有明显的出血、坏死和血管侵犯。c）肿瘤中没有绒毛、无肿瘤性间质、无血管。

【免疫组化】

各种滋养细胞均呈CK强阳性，合体滋养细胞 β–hCG强阳性，而hPL弱阳性。

【鉴别诊断】

1. 与妊娠早期鉴别：在妊娠早期时，刮宫标本中有时看不到绒毛结构，易被疑为绒毛膜癌。注意细胞有无异型性，有无出血坏死以及滋养细胞对周围组织有无侵犯。

2. 与胎盘部位滋养细胞肿瘤，见上述相关内容。

（三）胎盘部位滋养细胞肿瘤（PSTT）

【概述】

本病是以种植部位中间滋养细胞为主要成分的肿瘤，缺乏绒毛膜癌中的双向结构。曾使用过非典型性绒毛膜癌、合体细胞瘤、滋养叶细胞假瘤等名称。

【诊断要点】

①大体上，肿物呈息肉状充满宫腔，有时则可侵犯子宫肌层，边界常不清，切面质地柔软，呈灰白或黄色，有时肿瘤内可见灶状或大片的出血。②显微镜下，肿瘤主要由多角形、圆形或梭形的中间滋养细胞组成。多数为单核，有时可以是双核或多核。肿瘤细胞在子宫肌间浸润生长，并常侵犯血管壁（图10–17A）。

【免疫组化】

CK、hPL以及抑制素呈弥漫阳性反应，而hCG仅呈局灶阳性（图10–17B）。

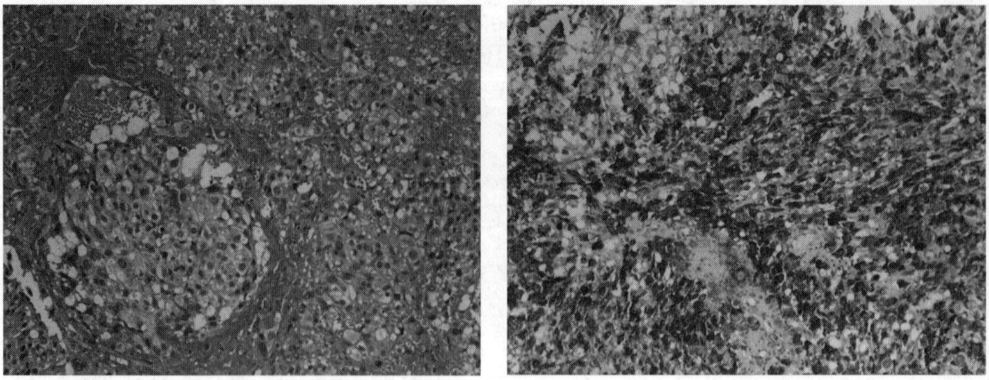

A　　　　B

图10-17　胎盘部位滋养细胞肿瘤，A图：肿瘤细胞梭形及多形，细胞核深染有异型。B图：免疫组化染色，肿瘤细胞hPL阳性

【鉴别诊断】

1.与胎盘部位过度反应鉴别

两者均来自种植部位中间滋养细胞，后者为一种超常的反应性增生病变，不形成肿块，中间滋养细胞可浸润肌间，但不破坏平滑肌组织，Ki-67指数低（<5%）。

2.与绒毛膜上皮癌鉴别

见表10-3-4。

3.与上皮样平滑肌肉瘤鉴别

结合临床表现以及肿瘤生长方式可以加以区别。免疫组织化学染色：平滑肌肉瘤desmin阳性，hCG及hPL阴性。

4.与上皮样滋养细胞肿瘤鉴别

见表10-3-4。

（四）上皮样滋养细胞肿瘤（ETT）

【概述】

是由平滑绒毛膜的中间型滋养细胞组成的肿瘤，67%的患者有妊娠及相关疾病病史，距离前次妊娠及相关疾病的时间从1~15年不等。

【诊断要点】

①大体上，肿瘤多发生在子宫下段或宫颈管，表面可呈息肉状，与周围肌壁界限清楚，直径0.5~8.5cm，切面实性肉质样、黄褐色或棕色。②显微镜下，a）肿瘤呈巢团状和片状上皮样的排列。b）肿瘤由相对一致的单核滋养细胞组成。细胞核圆，异型不明显，胞浆嗜酸性或透明，边界清。c）肿瘤细胞巢中或细胞之间可见较明显的嗜酸性玻璃样物质沉积。

【免疫组化】

肿瘤细胞CK，AE1/AE3、p63、EMA等弥漫阳性，还可表达α－抑制素、E-cadherin

等，但是对于hCG、hPL、Mel-CAM仅局灶性阳性。Ki-67阳性指数>10%。

【鉴别诊断】

1.胎盘部位滋养细胞肿瘤（PSTT）

见表10-5。

2.鳞状细胞癌

有明显的鳞状分化、角化及细胞间桥。免疫组化鳞癌p16阳性，而α-Inhibin、HPL阴性。

3.绒毛膜癌

见表10-3-4。

4.胎盘部位结节

结节通常较小，由退变细胞组成，伴有明显玻璃样变性，cyclin E阴性，Ki-67小于5%。

5.上皮样平滑肌肿瘤

典型的平滑肌组成，肌源性标记物阳性，α-Inhibin，hCG、hPL阴性。

表10-5　滋养细胞肿瘤的鉴别诊断

	PSTT	ETT	绒毛膜癌
肿瘤来源	胎盘部位中间型滋养细胞	绒毛膜型中间型滋养细胞	细胞及合体滋养细胞
前次妊娠	正常妊娠多，几周~几年	正常妊娠多，1~18年	各种妊娠，葡萄胎多
血HCG	低，多<10000IU/L	低，多<1万IU/L	高，多>10万IU/L
影像学	境界欠清，血流丰富或稀少	境界清楚，血流信号较低	血流丰富，杂乱，湖泊状
大体形态	局限，呈实质团块	宫颈、肌层的壁内团块	肌层无固定形态
生长方式	浸润性生长	膨胀性生长	广泛破坏性生长
细胞特点	单一，松散，细胞大而多形。胞浆丰富嗜酸	单一，上皮样聚集排列，细胞小而一致，嗜酸或透明	两种滋养细胞混杂，异型性大，
形态特点	散在或成片，浸润分离平滑肌，常有纤维蛋白样物	多灶性、地图样分布嗜酸性玻璃样物质，	大片团块状，无伴随间质，膨胀性生长
出血坏死	无或少，灶性	常有，地图样坏死	显著，中心性出血坏死
钙化	无	可有	无
组化	hPL/CD146/PLAP+，p63-/+	hPL/CD146/PLAP-/+，p63+	hCG强+

（五）胎盘部位结节或斑块

【概述】

是一种非肿瘤性、非胎块性滋养细胞病变，由数月或数年前既往妊娠残留的绒毛膜型中间滋养细胞结节状增生所致。

【诊断要点】

①大体上，部分病例无明显病变，部分病例可在宫腔内看到境界清楚、小的结节或斑块。②显微镜下，部分退变的中间型滋养细胞散在地分布于玻璃样变的间质中；无细胞异型性或核分裂。

【免疫组化】

CK和P63强阳性，hPL的表达不定，CD146阴性，Ki-67的标记率不超过10%。

【鉴别诊断】

1.与胎盘部位滋养细胞肿瘤鉴别

后者来源于种植部位中间滋养细胞，病变范围广泛，常浸润子宫肌层及血管，细胞有异型性，核分裂活跃，免疫组化染色：hPL阳性，Ki-67的标记指数大于10%。

2.与上皮样滋养细胞肿瘤鉴别

两者均来自绒毛膜型中间滋养细胞，但后者为肿瘤性病变，常形成明显肿物，Ki-67标记>10%。

3.与玻璃样变的蜕膜组织鉴别

绒毛膜中间型滋养细胞与蜕膜细胞相比，细胞核大小及形状更为多样，细胞对p63、α-抑制素及PLAP呈阳性反应；而蜕膜细胞常有更为清楚的胞膜，胞浆嗜碱性，细胞较一致，核淡染，免疫组化对上述抗体呈阴性反应。

（六）胎盘部位过度反应

【概述】

也称为超常胎盘部位（EPS），为妊娠导致的种植部位滋养细胞过度增生的良性病变，也可能是一种正常的生理学变异。发生于正常妊娠及选择性流产后，也可发生于水泡状胎块。

【诊断要点】

①大体上，几乎不能分辨，仅见于镜下。②显微镜下，在子宫内膜及浅肌层的中间型滋养细胞数量增加，但没有破坏性浸润生长，多数为单核细胞，其间可见多核细胞出现，周围常伴有胎盘绒毛。

【免疫组化】

种植部位滋养细胞hpl，CK，Mel-CAM阳性，Ki-67阳性小于10%。

【鉴别诊断】

主要与胎盘部位滋养细胞肿瘤（PSTT）鉴别，两者均来源于种植部位中间滋养细胞，故免疫标记相似，但PSTT为肿瘤性病变，大体上常形成瘤块，细胞增生活跃，呈实性片状排列，并浸润及破坏平滑肌肌层，肿瘤可出现凝固性坏死，一般没有合体滋养细胞及胎盘绒毛成分。

第四节　输卵管病变

一、输卵管炎症性病变

（一）急性输卵管炎

【诊断要点】

①大体上，输卵管肿大增粗，管腔及浆膜面可有脓性渗出。②显微镜下，黏膜中可见多量中性白细胞浸润，管腔内可见纤维素性化脓性渗出物。当出现含大量红细胞的血性渗出液，诊断为出血性输卵管炎。如果黏膜或浆膜层发生粘连，导致输卵管口封闭，炎性分泌物积存于管腔内形成输卵管积脓。

（二）慢性输卵管炎

【诊断要点】

①大体上，输卵管呈现纤维性粘连，伞端闭锁，管壁增厚。出现输卵管积水时，外观可呈腊肠样。②显微镜下，黏膜中可见淋巴细胞和（或）浆细胞浸润，当黏膜皱襞相互粘连和融合，形成滤泡样网状结构，被称为滤泡性输卵管炎。

（三）结核性输卵管炎

【概述】

女性生殖道结核病最常见的部位是输卵管。最常见的感染途径是肺部病灶经血路而来。

【诊断要点】

①大体上，输卵管结核常常双侧受累，输卵管浆膜面可出现大片粟粒样性病灶，有时可见干酪样坏死。②显微镜下，与其他器官结核病变相同。有时黏膜皱襞融合形成多个腺样或筛状腔隙，称为腺瘤样增殖，黏膜上皮细胞可出现轻度到中度的异型性，并可见到核分裂，此时应注意与输卵管腺癌相鉴别。

（四）结节性峡部输卵管炎

【概述】

这是一种特殊类型的输卵管炎。

【诊断要点】

①大体上，输卵管峡部有单个或多个黄白色结节性病变，结节直径多在2cm左右；切面显示结节质地硬韧，可见小囊腔。②显微镜下，输卵管峡部管壁增厚，其中可见大小不等的腺样及囊腔结构，表面被覆着正常输卵管黏膜上皮，管腔周围由肌层包绕，肌纤维增生呈结节状改变。腺腔样结构可接近浆膜，但不与浆膜相连。

【鉴别诊断】

1.与输卵管腺癌鉴别

鉴别点主要是本病腺腔被覆的是正常输卵管黏膜上皮，细胞缺乏异型，腺腔之间为增生的平滑肌而并非促结缔组织增生性的间质。

2.与子宫内膜异位症相鉴别

后者腺腔成分主要由无纤毛的柱状上皮细胞构成，腺体周围可见子宫内膜间质成分。

（五）黄色肉芽肿性输卵管炎

也称为组织细胞性输卵管炎。组织学表现为输卵管管壁中出现较多量的泡沫状组织细胞浸润，可同时伴有其他慢性炎症细胞的浸润。

（六）假黄瘤性输卵管炎

这是一种与子宫内膜异位症相关的少见病变，病变的输卵管黏膜皱襞中含有大量的吞噬脂溶性色素颗粒的组织细胞。

（七）与输卵管炎相关的上皮假瘤性病变

1.输卵管上皮可能因炎症等因素，上皮增生形成乳头状或假腺样结构，细胞具有一定的异型性，可见核分裂。

2.有时增生的上皮呈筛状生长，并且侵入到输卵管壁中，极易与癌相混淆，特别是在冰冻检查时，因而，这类病变也被称为输卵管上皮假癌性增生。

【鉴别诊断】

这类病变与癌的鉴别点包括以下几点：患者年龄较轻，没有肉眼上明确的肿块，伴有明显的炎症性表现，增生上皮的异型程度达不到重度，缺乏病理性核分裂。

二、输卵管妊娠相关性病变

【概述】

输卵管是异位妊娠最为好发的部位。大约50%的输卵管异位妊娠发生在输卵管的壶腹部，其次在峡部，间质部及伞端最少见。

【诊断要点】

①大体上，输卵管管腔局部或全部扩大增粗，表面充血，伞端开口有血凝块附着，切面输卵管腔内充满新鲜或陈旧性血块，有时可见到完整的羊膜囊及胚胎组织。取材时应多取血块内有灰白组织存在的区域。②显微镜下，需仔细寻找绒毛和滋养细胞。在输卵管黏膜及管壁的间质血管间隙中，找到中间滋养细胞，可明确孕卵的植入部位，也有助于诊断。

三、输卵管绝育术

输卵管绝育术是一种安全长效的避孕方式。目前采用较多的方式是将输卵管峡部切除，病理医生的作用是证实手术已完整切除输卵管管壁，因此充分的切取输卵管管壁组织是至关重要的，建议至少切取6个切面，保证能观察到完整的输卵管横切面，以避免医疗纠纷。

四、输卵管肿瘤性病变

（一）乳头状瘤、腺瘤和囊腺瘤

【诊断要点】

发生在输卵管伞端，肿瘤直径可以达到3cm。类似于卵巢的同名肿瘤。

（二）腺瘤样瘤

【概述】

腺瘤样瘤是输卵管最为常见的良性肿瘤，它起源于间皮。

【诊断要点】

①大体上，多为单侧发病，少数可双侧受累，肿瘤通常位于输卵管浆膜面，为界限清楚，但缺乏包膜的结节性病变。直径小于2cm，呈灰白色，或灰黄色，质地较硬韧。②显微镜下，肿瘤由大小不等的裂隙样或微囊状的假腺样腔隙组成，内衬单层扁平或矮立方形细胞。腔隙间为纤维及平滑肌成分。

【免疫组化】

内衬细胞calretinin和CK阳性。

【鉴别诊断】

1. 与淋巴管瘤相鉴别。淋巴管瘤免疫组织化学染色不表达CK及calretinin，而表达内皮细胞的标记。

2. 与恶性间皮瘤以及具有印戒细胞表现的腺癌相鉴别。腺瘤样瘤属良性肿瘤，细胞温和，无异型性，核分裂少见，缺乏恶性肿瘤的组织形态学表现。

（三）原发性输卵管癌

【概述】

输卵管癌是输卵管发生的最为常见的原发性恶性肿瘤。前期的统计认为输卵管癌约占妇科肿瘤的0.3%。近年研究发现输卵管原发癌的比例远远高于这个数字。而且新近提出以前所谓的“腹膜原发癌”和“卵巢浆液性癌”，很有可能来源于早期输卵管癌。

【诊断要点】

①应对卵巢以及腹膜肿瘤患者输卵管标本，进行全部切取取材，特别要关注输卵管伞端。

②多数输卵管癌为单侧发病，但约有20%的患者为双侧发病。病变的输卵管弥漫肿大。横切面可见局限性或弥漫性自黏膜向管腔内生长的肿物，肿物呈灰白色，质软而糟脆。

③显微镜下，a）大约2/3的输卵管原发癌是浆液性癌，其组织学表现与卵巢发生的浆液性癌相似。b）部分病例在输卵管黏膜中并无明显的肿块，仅见扁平性或

微小乳头状病灶，但其黏膜上皮被具有恶性特征的细胞所替代，免疫组织化学染色显示p53阳性，应诊断为浆液性输卵管上皮内癌（STIC）（图10–18A，B）还有些病变输卵管黏膜尚未发现组织形态学改变，但p53染色阳性，被称为p53印记，被视为输卵管、卵巢、腹膜浆液性癌的癌前病变。

④其余的输卵管癌的组织学类型有：子宫内膜样癌，移行细胞癌、透明细胞癌以及其他更为少见类型的癌。

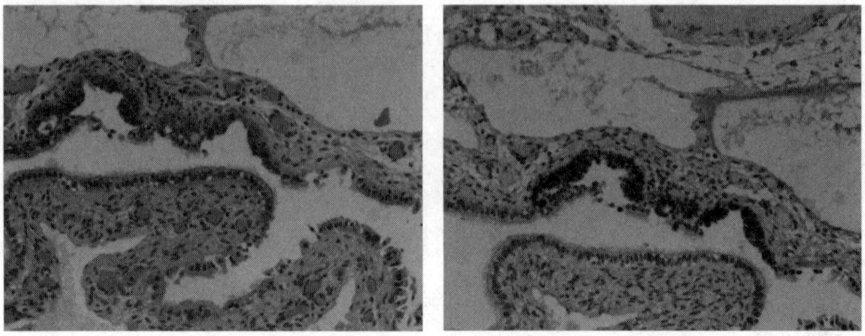

A　　B

图10–18　浆液性输卵管上皮内癌。A图：输卵管表面黏膜上皮被恶性细胞所替代；B图：免疫组化染色，这些细胞呈现p53阳性表达

【鉴别诊断】

在输卵管与卵巢同时出现癌，哪一个是原发部位，以往的观点认为如果卵巢肿瘤更为明显时，倾向诊断为卵巢原发。正如上述，近年研究认为：即使卵巢有明确肿瘤，只要输卵管伞端或黏膜内出现浆液性的原位癌，则认为输卵管是原发部位，输卵管黏膜的原位癌细胞脱落，种植到卵巢上并形成卵巢浆液性癌。

第五节　卵巢病变

一、卵巢上皮性肿瘤

卵巢上皮性肿瘤是发病率最高的卵巢肿瘤，按照细胞类型，分为浆液性，黏液性，子宫内膜样，透明细胞，Brenner来源以及浆液性、黏液性肿瘤。按照生物学行为，每类肿瘤可以进一步分为腺瘤（囊腺瘤，腺纤维瘤），交界性肿瘤和癌。

（一）浆液性肿瘤

浆液性肿瘤是最多见的卵巢上皮性肿瘤，其中良性、交界性及恶性肿瘤的比例分别约为60%、10%和30%。

1.浆液性腺瘤

【概述】

浆液性腺瘤双侧发生约占20%。

【诊断要点】

①大体上，呈类球形囊性、囊实性肿块，直径1~30cm不等（中位数10cm），囊壁光滑或见乳头簇。②显微镜下，肿瘤上皮单层或假复层，低柱状或立方形，可见纤毛细胞。无细胞异型，无核分裂。乳头粗细不等，多为一、二级分支的宽阔乳头，乳头轴心纤维间质丰富。根据肿瘤的囊性成分以及纤维间质成分的多少，可进一步分为浆液性囊腺瘤、囊腺纤维瘤以及浆液性腺纤维瘤。

2.交界性浆液性肿瘤

【概述】

交界性浆液性肿瘤具有低度恶性潜能。按照2014年第四版WHO分类，浆液性交界性肿瘤分为普通型和微乳头型，后者又称之为非浸润性低级别浆液性癌。

（1）普通型浆液性交界性肿瘤

【诊断要点】

①大体上，肿瘤囊性或囊实性，囊壁有数量不一、大小不等的乳头或细小结节。②显微镜下，肿瘤细胞形成逐级分支的乳头，乳头的被覆上皮为浆液性，细胞核轻-中度异型性，上述成分占肿瘤的10%以上（图10-19）。肿瘤细胞可以浸润间质，但单一浸润灶的最大径≤5mm或面积≤10mm^2，称为间质微浸润。

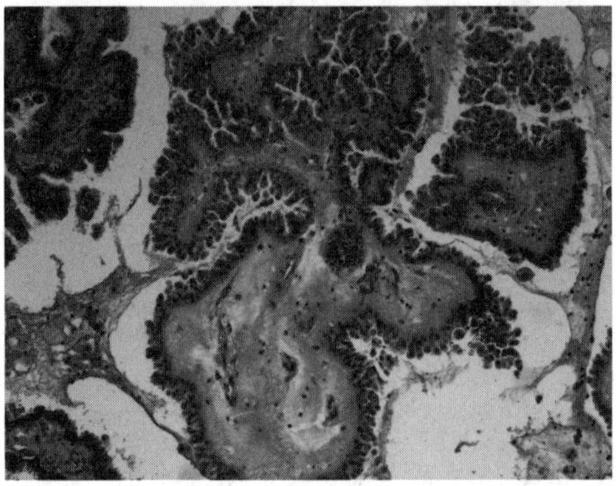

图10-19　卵巢交界性浆液性肿（普通型）。肿瘤中可见逐级分支的乳头成分，表面被覆成簇的上皮成分，细胞轻-中度异型

（2）微乳头型交界性浆液性肿瘤/非浸润性低级别浆液性癌

【诊断要点】

①大体上，肿瘤与普通型难以区别，但更容易出现肿瘤表面的病变。②显微镜下，粗大乳头表面出现细长密集的长宽之比>5的微乳头（图10-20），后者可融合

呈筛状结构；微乳头/筛状结构连续成片，最大径>5mm，或病变占据肿瘤10%以上的成分。若微乳头型出现间质浸润，或者微乳头上皮出现重度异型性，则诊断为浸润性低级别浆液性乳头状癌。

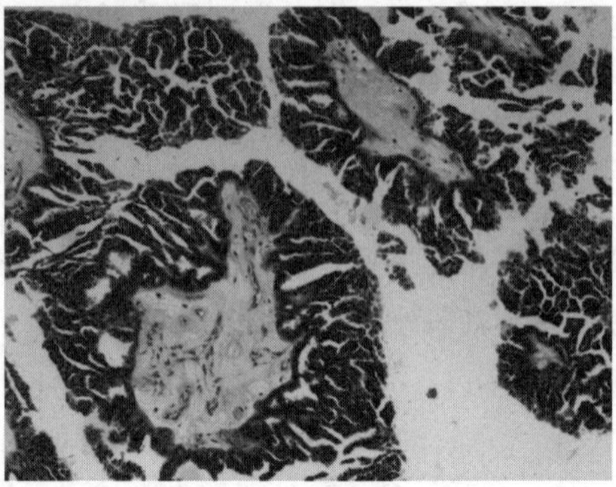

图10-20　卵巢浆液性交界性肿瘤（微乳头型）/非浸润性低级别浆液性癌，粗大乳头表面出现细长密集的微乳头，微乳头的纤维血管轴心非常纤细

（3）腹膜种植：无论是普通型还是微乳头型浆液性交界性肿瘤均可以出现腹膜种植性病变，传统上将其分为非浸润性种植和浸润性种植。前者又分为上皮性种植和促纤维组织增生性种植。由于浸润性种植的生物学行为较非浸润性种植差，更类似于低级别浆液性癌，2014年第四版分类中建议将其更名为转移性低级别浆液性癌，而腹膜种植仅指的是传统上诊断的非浸润性种植。

（4）淋巴结受累：是指盆腔或腹主动脉旁等区域淋巴结内出现与卵巢交界性肿瘤相似的病灶，可表现为几种情况：①在淋巴窦，特别是被膜下窦中出现单个细胞或者细胞簇，细胞有丰富的嗜酸性胞浆。②输卵管内膜异位：病变常出现在淋巴结被膜、滤泡之间以及淋巴结周围的软组织中，腺体衬以一层单纯柱状上皮，类似输卵管上皮，有时可形成简单的乳头结构并可见砂砾体。③淋巴结内出现形态类似普通型交界性浆液性肿瘤的腺体及乳头成分。④淋巴结实质内出现类似低级别浆液性癌成分，病灶常常>1mm，并可造成淋巴结结构破坏。前三种淋巴结病变，均不影响肿瘤的预后，但是最后一种，目前认为是真正的一种转移性病变，影响临床预后，因此在报告淋巴结受累时，需要特别标注出具体的类型。

（5）微小浸润癌：是指在肿瘤中出现<5mm的类似浸润性低级别浆液性癌的病灶，肿瘤常表现为小的实性细胞团和微乳头（也可以大乳头结构），偶尔表现为筛状结构，周围常常有组织收缩间隙，而且有间质反应。

【鉴别诊断】

主要与低级别浆液性癌鉴别：后者乳头更加密集，分支复杂，上皮中-重度异型，并可见明确的间质浸润性病变。

3. 浆液性癌

【概述】

浆液性癌是卵巢最常见的恶性肿瘤。根据肿瘤发病机制、细胞异型性以及临床预后分为低级别浆液性癌与高级别浆液性癌。

【诊断要点】

①大体上，肿瘤大小不等，半数病例直经超过15cm。囊实性。②显微镜下，a）低级别浆液性癌，肿瘤分化较好，以多级不规则分支乳头和不规则裂隙状腺管结构为主，形态类似与微乳头型交界性浆液性肿瘤，但是肿瘤中可见>5mm的间质浸润性病灶。b）高级别浆液性癌，肿瘤分化差，主要呈实性片状，细胞异型明显，核仁清楚，核分裂多见（>12个/10HPF）（图10–21），常可伴有输卵管上皮内癌。③当含有大量（>70%）砂砾体时，称为砂砾体癌

【免疫组化及分子遗传学】

①免疫组化染色：肿瘤细胞表达CA125、CK7、EMA、PAX8，不表达CK20、calretinin、CK5/6。高级别浆液性癌，p53，p16及WT–1常呈弥漫强阳性。②分子遗传学：大约50%~60%的低级别浆液性癌可出现KRAS和BRAF基因突变；几乎所有的高级别浆液性癌都有p53基因突变，15%~20%的患者伴有BRCA1或是BRCA2基因突变。

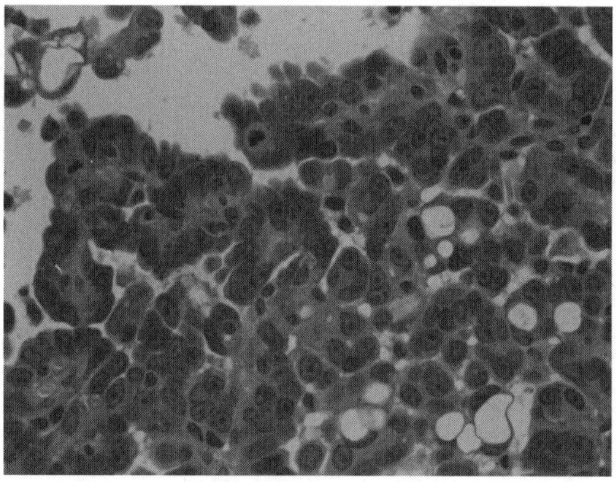

图10–21　卵巢高级别浆液性癌，肿瘤呈现乳头状及巢片状结构，细胞异型明显，核仁清楚，核分裂相易见

（二）卵巢黏液性肿瘤

以往卵巢黏液性肿瘤分为肠型及宫颈内膜型，2014年第四版WHO分类仅将肠型黏液性肿瘤归入这组病变中，而宫颈内膜型黏液性肿瘤则单独分类为浆液–黏液性肿瘤。因此新分类的卵巢黏液性肿瘤是指由类似胃肠型黏液上皮组成的一类肿瘤，可依据上皮的增生程度、细胞异型性及临床预后分为良性、交界性和恶性三种类型。

1. 良性黏液性肿瘤

【概述】

本病多见于30~50岁妇女。单侧发生，约5%为双侧性。

【诊断要点】

①大体上，多为单侧性，肿瘤体积较大，表面光滑，单房或多房，含稠厚黏液，罕见乳头。②显微镜下，腺腔大小不等或形成隧道样、葡萄状结构。衬覆黏液性柱状上皮，可见杯状细胞。囊腔或腺腔内黏液可渗入间质内，引起吞噬细胞及（或）炎细胞反应。当间质成分多时，可诊断为黏液性腺纤维瘤。

2. 交界性黏液性肿瘤

【概述】

本病具有低度恶性潜能，发病年龄高峰为35~47岁。

【诊断要点】

①大体上，肿瘤一般为单侧，瘤体较大，平均直径在22cm，常为多房，腔内富有黏液。②显微镜下，囊壁衬以增生性胃肠型黏液上皮，细胞排列呈复层，可形成乳头、腺管结构，细胞轻到中度异型。③部分黏液交界性肿瘤上皮可以呈现重度异型，细胞明显复层化（>3层），称为上皮内癌。④肿瘤中也可出现间质微浸润。

3. 黏液性癌

【概述】

原发性黏液性癌较少见。以单侧性居多，双侧性约占5%~10%。

【诊断要点】

①大体上，肿瘤体积较大，表面光滑，多房囊实性，伴出血和坏死。②显微镜下，肿瘤细胞排列成腺管、乳头、筛状或不规则实性巢状排列，间质稀少或消失。部分上皮异型性明显，极性紊乱。常与良性、交界性肿瘤共存（图10-22）。③少数囊性黏液性肿瘤，无论良、恶性，内壁可伴一个或多个实性结节性病变，称为附壁结节，结节组织类型复杂多样，可以是良性反应性肉瘤样结节，也可以是恶性的间变性癌以及真正的肉瘤结节。

【鉴别诊断】

1. 转移性黏液腺癌双侧多见，中等大小，多结节状，可见脉管浸润，卵巢门常常受累。免疫组化示：CK7−，CK20+，MUC1−，MUC2+，CDX2+，SATB2+。

2. 腹膜假黏液瘤形成是与卵巢黏液性肿瘤相关的一种临床症状。几乎都起源于胃肠道，尤其是阑尾黏液性肿瘤。此时卵巢黏液性肿瘤一般为继发性，应诊断为腹膜黏液瘤/癌，累及卵巢。

3. 成熟性囊性畸胎瘤出现黏液性肿瘤成分，基因型为纯合子、肿瘤中等大小、肿瘤中常可见其他畸胎瘤成分。

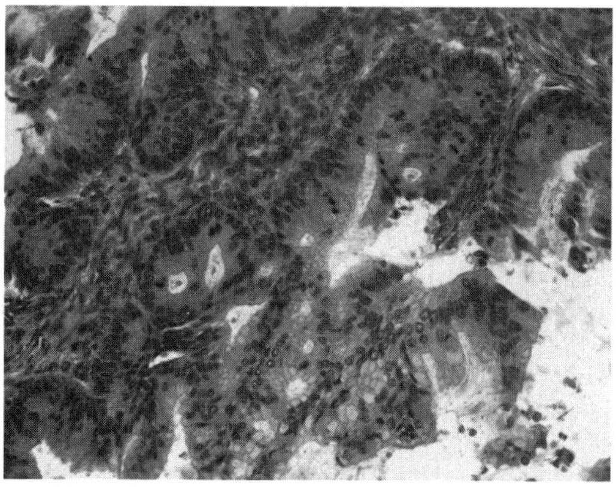

图10-22 卵巢黏液性癌，肿瘤由大小不等、相互融合的腺体组成，细胞排列紊乱，核深染有异型，可见核分裂，细胞高柱状，可见杯状细胞

（三）卵巢子宫内膜样肿瘤

由具有子宫内膜上皮和（或）内膜间质特点的细胞组成。常伴发同侧、对侧卵巢或卵巢外子宫内膜异位症。也可分为良性、交界性及恶性。

1. 良性子宫内膜样肿瘤

【概述】

本病少见，主要发生在育龄妇女。单侧为主，少数双侧。

【诊断要点】

①大体上，肿瘤直径1~10cm不等，以腺纤维瘤为主，实性分叶状。囊性腺纤维瘤囊壁附着数量及大小不等的结节。②显微镜下，在纤维间质背景中可见大小不等腺管及囊腔结构，被覆子宫内膜样腺上皮，可为单层或假复层排列，无明显细胞异型。常伴有鳞化，偶可增生形成乳头。

【鉴别诊断】

子宫内膜异位囊肿，一般为含有巧克力样液体的囊肿，上皮成分常不明显，囊壁中可见子宫内膜样间质，常伴有陈旧性出血及纤维化。

2. 交界性子宫内膜样肿瘤

【概述】

本病约占全部卵巢交界性肿瘤的2%~10%。多发生在绝经前妇女。

【诊断要点】

①大体上，肿瘤大小悬殊，多房、囊实性，可见乳头。②显微镜下，子宫内膜样腺体呈现非典型增生，腺体排列拥挤，可背靠背，但融合膨胀性浸润病灶<5mm，部分腺腔内可见乳头，细胞轻至中度异型，常伴有鳞化。纤维间质可较丰富，呈现腺纤维瘤结构。可伴间质微浸润。③若肿瘤局部腺上皮高度异型，但无间质浸润，诊断为“交界性子宫内膜样肿瘤伴上皮内癌”。

【鉴别诊断】

主要与子宫内膜样癌鉴别，此时融合性膨胀性浸润>5mm或出现单个及小巢状间质浸润。

3.子宫内膜样癌

【概述】

本病占卵巢癌的10%~20%，是第二常见的卵巢上皮性恶性肿瘤。

【诊断要点】

①大体上，呈囊实性，囊内可见乳头或结节状突起，伴出血坏死。②显微镜下，与发生于子宫体的子宫内膜样腺癌相似，可伴有鳞状分化。有时形成微管状、微腺性、小梁状。③变异亚型包括分泌型、嗜酸细胞型、纤毛细胞型和富于黏液型。

【鉴别诊断】

（1）与浆液性癌鉴别

后者乳头不规则，多级分支，腺腔细长或裂隙状，细胞异型性明显，核仁清楚，核分裂易见，常伴有p53突变。

（2）与透明细胞癌鉴别

后者肿瘤细胞胞浆透亮、伴有嗜酸性细胞或鞋钉样细胞，呈实片、乳头或管囊状等结构，免疫组化染色，常常HNF-1B及NapsinA（+）。

（3）与黏液腺癌鉴别

有时黏液癌胞浆嗜酸，无杯状或高柱状黏液细胞，易于内膜样癌混淆，但免疫组化染色，一般CK7与CK20双表达，黏液染色可显示细胞内黏液。

（4）与腺管型卵黄囊瘤鉴别

腺样结构弥漫，间质稀疏。腺上皮多单层，排列较整齐，细胞核上及核下空泡明显。坏死较多。免疫组化AFP，SALL4强阳性。

4.卵巢的子宫内膜样间质肉瘤和卵巢未分化肉瘤

【概述】

好发于中老年，70%为单侧性。

【诊断要点】

①大体上，肿瘤呈球形或不规则形，实性为主，灰黄色或黄褐色，鱼肉状。②显微镜下，子宫内膜样间质肉瘤组织形态与子宫发生的低级别宫内膜间质肉瘤相似。免疫组化CD10阳性。未分化肉瘤具有显著的多形性。胞质丰富，胞核明显异型，核分裂多见。

【鉴别诊断】

需与卵巢小细胞癌、粒层细胞瘤及转移性子宫内膜间质肿瘤鉴别。

5. 癌肉瘤（恶性苗勒混合瘤）

【概述】

又称为恶性苗勒混合瘤或恶性中胚叶混合瘤。主要见于无生育或低产次的绝经后妇女。

【诊断要点】

①大体上，肿瘤多超过10cm，呈结节状或不规则形，囊实性，灰白或灰黄色，鱼肉样或软硬不均，伴出血坏死。②显微镜下，与发生在子宫的同名肿瘤相似。

6. 腺肉瘤

【概述】

腺肉瘤罕见。患者年龄在40~50岁之间，多为单侧。

【诊断要点】

①大体上，肿瘤直径5~10cm，表面光滑或有突起，切面呈海绵状或囊实性。②显微镜下，卵巢腺肉瘤与发生在子宫的相应肿瘤形态相似，但预后更差。

【鉴别诊断】

（1）癌肉瘤/恶性苗勒混合瘤：上皮及间叶成分均为恶性。

（2）腺纤维瘤：上皮与纤维间质成分均无明显异型性，核分裂<2/10HPF。

（四）卵巢透明细胞肿瘤

卵巢透明细胞肿瘤包括良性、交界性和恶性。良性和交界性极少见，且大多表现为腺纤维瘤。这组肿瘤与子宫内膜异位症关系密切，多数病例充分取材后，可找到内异症病灶。

1. 良性透明细胞肿瘤

【概述】

本病罕见。几乎均为透明细胞腺纤维瘤。

【诊断要点】

①大体上，直径3~20cm不等，表面光滑，切面呈蜂窝状或微囊性。②显微镜下，纤维间质丰富、致密，囊腔大小不等，衬覆立方、扁平或鞋钉样细胞，胞质透明、偶尔细颗粒状或嗜酸性。细胞无明显异型性，无核分裂。

2. 交界性透明细胞肿瘤

【概述】

本病具有低度恶性潜能。多发生于中老年。以交界性透明细胞腺纤维瘤最多见。

【诊断要点】

①大体上，肿瘤直径5~23cm，分叶状。②显微镜下，纤维瘤样间质内密布拥挤的腺体、小囊及实性上皮巢，可见乳头状上皮簇。细胞呈鞋钉样或多角形，胞浆透亮或嗜酸性，核有轻度异型性，核仁明显、可见核分裂。③部分病例可伴有微

浸润。

3. 透明细胞癌

【概述】

占卵巢上皮性癌的5%~10%。好发于中老年。多数合并盆腔子宫内膜异位症。

【诊断要点】

①大体上，肿瘤大小不等，直径4~25cm，囊实性，灰黄色，质地软脆或韧，伴出血坏死。②显微镜下，a）有四种组织结构，即管囊型、乳头状型、实性型以及混合型。b）有四种细胞：即扁平、立方或多边形的透亮细胞、嗜酸细胞、鞋钉样细胞以及少见的印戒状细胞（图10–23）。

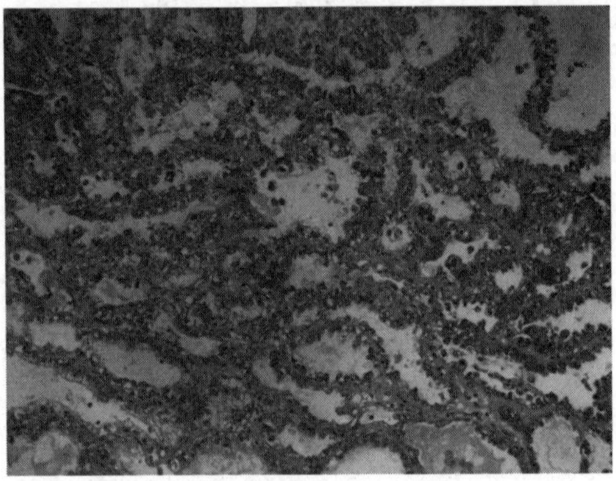

图10–23　卵巢透明细胞癌，肿瘤以腺管结构为主，肿瘤细胞胞浆透亮，细胞核增大有异型，部分突入腔内

【免疫组化及分子遗传特征】

①免疫组化染色：CK7+，PAX+，NHNF–B+，NapsinA+，p53野生型表达。②分子遗传学：近一半左右的病例伴有ARID1A基因突变，此外，还可伴有PIK3CA及PTEN基因突变。

【鉴别诊断】

①与子宫内膜样癌鉴别，详见前述。②卵黄囊瘤，这是最易与透明细胞癌混淆的肿瘤，但卵黄囊瘤更好发于青少年，血清AFP升高，免疫组化染色AFP常阳性，此外生殖细胞相关标记如SALL4及LIN28阳性。③类固醇细胞瘤，属于性索间质肿瘤，肿瘤常呈实性片状排列，细胞胞浆富含脂质，免疫组化染色表达性索–间质标记如Inhibin、CD99等阳性。④转移性肾透明细胞癌，结合临床病史等。

（五）卵巢移行细胞肿瘤

组织学形态与尿路上皮肿瘤相似。以往分类将其分为良性Brenner、交界性Brenner、恶性Brenner瘤及移行细胞癌，近年随着分子技术的进展，发现以往诊断是移行细胞癌，实则为高级别浆液性癌。

1. 良性Brenner瘤

【概述】

又称纤维上皮瘤。95%的患者年龄在30~60岁之间。

【诊断要点】

①大体上，肿瘤一般较小，界限清、无包膜。②显微镜下，在纤维瘤样间质中见岛巢状分布的实性尿路上皮样细胞，上皮巢中心可见大小不等的衬覆黏液上皮的囊腔。③间质纤维细胞增生活跃时可呈假肉瘤表现，偶见黄素化间质细胞。

【免疫组化】

CK、CA125阳性，CgA、NSE部分阳性，尿路上皮分化uroplakin阳性。CK20阴性。

【鉴别诊断】

（1）与纤维瘤鉴别，后者缺乏上皮巢。

（2）与粒层细胞瘤鉴别，后者的微囊形成Call-Exne小体，无上皮衬覆。

2. 交界性Brenner瘤

【概述】

本病潜在低度恶性，患者年龄34~87岁不等（中位年龄60岁）。

【诊断要点】

①肿瘤直径10~28cm不等，多为实性或多房囊性。囊内见乳头状或息肉样突起。②显微镜下，类似于非浸润性尿路上皮乳头状癌，纤维间质中的细胞巢增生显著但保持规整的轮廓，可伴有鳞化和良性的Brenner肿瘤成分。

【鉴别诊断】

（1）与良性Brenner瘤鉴别，后者细胞不出现非典型性，结构简单，细胞巢不密集。

（2）与恶性Brenner瘤鉴别，后者出现明显的间质浸润。

3. 恶性Brenner瘤

【概述】

本病少见。发病年龄50~70岁，12%为双侧性。

【诊断要点】

①大体上，肿瘤体积大，平均直径20cm。多为囊实性，伴出血坏死。②显微镜下，由恶性移行上皮组成，部分可呈现鳞状细胞癌或未分化癌形态，呈巢团状、乳头状或分支梁状排列，其间可见微囊或腺样结构。③肿瘤中常可见良性、交界性Brenner瘤。

【鉴别诊断】

（1）与交界性Brenner瘤鉴别，后者不出现间质浸润。

（2）与移行细胞癌鉴别，后者没有良性或交界性成分。

（六）卵巢Müllerian混合性上皮性肿瘤

2003年第三版WHO分类将其归入宫颈黏液性肿瘤。2014年第四版称为浆液－黏液性肿瘤，由两种或多种类型上皮细胞混合组成。每种上皮成分不少于10%，其中最为常见的上皮成分是浆液性上皮及宫颈黏液性上皮，其次还可见透明细胞及子宫内膜样上皮成分，肿瘤也可以分为良性、交界性及恶性（癌）。

（七）卵巢未分化癌

卵巢未分化癌指肿瘤分化极低，无法确定是何种上皮起源。诊断需排除其他肿瘤后确定。免疫组化仅表达上皮性标记。

二、卵巢性索间质肿瘤

卵巢性索间质肿瘤占所有卵巢肿瘤的5%~10%，具有异常分泌雌、雄激素或其他甾体激素的功能，也称为卵巢功能性肿瘤。

（一）粒层细胞瘤

是典型的女性性索分化的肿瘤，伴有雌激素分泌增多症状，分为成年型与幼年型。

1.成年型

【概述】

本病占所有粒层细胞瘤的95%。可发生于任何年龄，但好发于50~55岁女性。绝大多数局限于一侧卵巢。低度恶性，具有晚期复发的特点。

【诊断要点】

①大体上：肿瘤大小悬殊，囊实性或实性，呈灰黄色或灰白色。可见出血、坏死灶。②显微镜下：肿瘤由卵泡粒层样细胞构成，伴有数量不等纤维细胞、卵泡膜样细胞及其黄素化细胞等间质成分。细胞排列呈微滤泡、巨滤泡、梁索状、岛状、缎带状、或弥漫性肉瘤样。特征性改变为Call-Exner小体和瘤细胞核沟（图10-24）。

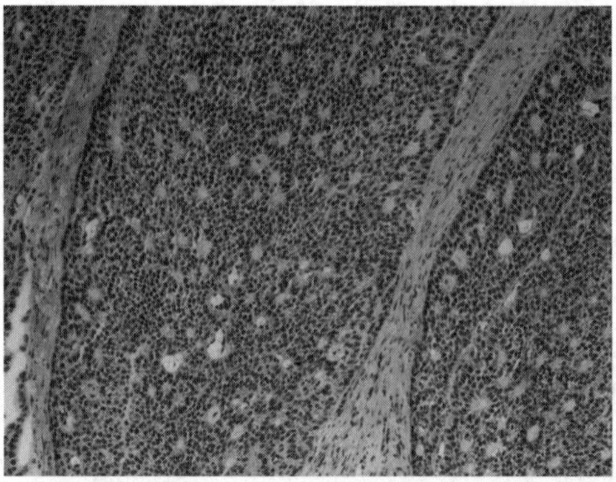

图10-24　卵巢成人型粒层细胞瘤。肿瘤细胞卵圆形，排列形成Call-Exner小体

【免疫组化及分子遗传学】

①免疫组化染色：肿瘤细胞表达Inhibin-α，calretinin，CD99，CD56，WT-1，FOXL2；还表达vimentin，CD10；不表达CK7，EMA.②成人型粒层细胞瘤常常出现12和14号染色体三倍体，和16号单倍体，新近研究发现90%的病例中可以检测到FOXL2基因的突变，该突变对于与其他性索肿瘤鉴别具有意义。

【鉴别诊断】

子宫内膜样癌、类癌，详见相关章节。

2.幼年型

【概述】

本病占所有粒层细胞瘤的5%。患者平均年龄13岁，20岁以下占87%。单侧发生。绝大部分为良性。

【诊断要点】

①大体上，肿瘤直径3~32cm，平均12.5cm。表现类似成年型。

②显微镜下，瘤细胞实性片状生长，无定向排列，伴不规则滤泡样结构，滤泡腔内含嗜酸性或嗜碱性液体。肿瘤细胞较成人型粒层细胞瘤细胞大，呈圆形，胞质丰富嗜酸或透亮，核圆形深染，罕见核沟，核分裂易见（常大于5/10HPF），部分病例核异型性明显，Call-Exner小体不明显。部分病例黄素化显著（图10-25）。

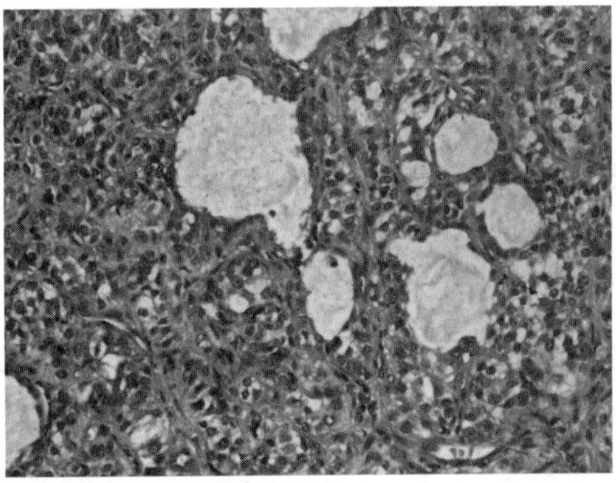

图10-25　卵巢幼年型粒层细胞瘤，肿瘤细胞具有略透亮的胞浆，其间可见大小不等的滤泡，腔内可见略嗜碱性液体

【免疫组化及分子遗传学】

①免疫组化标记基本同成年型粒层细胞瘤，但极少数表达FOXL2。②分子遗传学：也可见12染色体三倍体，但无FOXL2基因突变，可用于与A成人型粒层细胞瘤鉴别。

【鉴别诊断】

主要与小细胞癌和透明细胞癌鉴别。

（二）卵泡膜瘤

【概述】

本病一般发生于40岁以上女性，75%为绝经后，一般为单侧发生。可分为典型卵泡膜瘤和黄素化卵泡膜瘤。

【诊断要点】

①大体上，肿瘤大小悬殊，以5~10cm多见。实性、质韧。淡黄色。②显微镜下，瘤细胞胖梭形或卵圆形，界限不清，胞质淡染、可呈空泡状。黄素化卵泡膜瘤在卵泡膜瘤背景中出现巢状或散在黄素化细胞。

【特殊染色及免疫组化】

网织染色示单个瘤细胞周围有网织纤维包绕。免疫组化：calretinin，α–inhibin和WT1阳性，但CK阴性。

【鉴别诊断】

（1）纤维瘤

二者形态交叉重叠，无法区分时可诊断为纤维卵泡膜细胞瘤。

（2）肉瘤样粒层细胞瘤

网织染色示网织纤维少，包绕呈巢的粒层细胞，具有FOXL2基因突变。

（3）类固醇细胞瘤

细胞胞浆丰富，梭形纤维样成分较少。

（4）间质莱迪细胞瘤

其莱迪细胞中出现林克结晶。

（三）纤维瘤、富于细胞纤维瘤和纤维肉瘤

1.纤维瘤

【概述】

是最常见的性索–间质肿瘤。绝大多数纤维瘤（>90%）发生于30岁以上的妇女，平均发病50岁左右。

【诊断要点】

①大体上，肿瘤直径平均为6cm。实性、灰白色，质硬。②显微镜下，由产生大量胶原的梭形纤维母细胞和纤维细胞构成。核分裂相罕见。③1%~2%卵巢纤维瘤患者出现Meigs综合征。

【鉴别诊断】

与卵泡膜瘤，卵巢巨块性水肿鉴别。

2.富于细胞纤维瘤

【概述】

本病较少见，约占纤维瘤的10%，一般为良性，偶有复发。

【诊断要点】

①大体上，肿瘤直径平均8cm。②显微镜下，肿瘤细胞丰富密集，胞浆界限不清，核圆形或卵圆形，无或仅有轻度异型性，核分裂介于1~3个/10HPF，胶原成分较少。

【鉴别诊断】

与子宫内膜样间质肉瘤鉴别。

3. 纤维肉瘤

【概述】

本病罕见，但是最常见的卵巢肉瘤，一般为老年发病，平均58岁。

【诊断要点】

①大体上，肿瘤体积一般较大，平均17.5cm。质软，常伴明显出血坏死。②显微镜下，a）瘤细胞极其丰富，呈编织状排列。中-重度异型性，核染色质丰富，核仁显著。b）核分裂平均大于4/10HPF，可见病理性核分裂、出血、坏死等。

【鉴别诊断】

与核分裂活跃的富于细胞纤维瘤鉴别：后者细胞异型不明显，没有病理性核分裂，没有出血坏死。

（四）硬化性间质瘤

【概述】

属良性间质性肿瘤。平均发病年龄27岁，一般单侧发生，没有性激素分泌异常症状。

【诊断要点】

①大体上，肿瘤平均直径10cm，灰白实性或分叶状。②显微镜下，肿瘤由纤维母细胞和圆形或多边形间质细胞构成。其间可见不规则的富细胞的假小叶和少细胞的硬化带或水肿带。小叶内常见管腔大小不一的薄壁血管。

【免疫组化】

瘤细胞表达vimintin、inhibin、calretinin、CD34、SMA和MSA，但desmin阴性。

【鉴别诊断】

与纤维瘤和卵泡膜瘤鉴别，后两者瘤细胞分别比较均一，无明显的假小叶。

（五）印戒样间质瘤和微囊性间质瘤

【概述】

都是极为罕见的良性肿瘤，多为个案报道。单侧发生。无内分泌症状。

【诊断要点】

1. 印戒样间质瘤由印戒状间质细胞构成，胞浆内不含脂质、糖原、中性或酸性黏多糖，瘤细胞可表达CD56，α-inhibin，SMA。

2. 微囊性间质瘤以瘤组织形成不规则的微囊为特征。免疫组化显示CD10和

vimentin强阳性，而α-inhibin和calretinin阴性或弱阳性。

【鉴别诊断】

硬化性间质瘤、印戒细胞癌、幼年型粒层细胞瘤。

（六）伴有少量性索成分的间质瘤

【概述】

罕见的良性肿瘤，以中老年多见。一般单侧发生。

【诊断要点】

①大体上，肿瘤大小不等，外观似纤维瘤或卵泡膜瘤。②显微镜下，纤维性或卵泡膜样肿瘤中出现少量（<10%）的分化程度不等的性索样成分：呈粒层细胞样、支持细胞样、未分化性索样或类固醇细胞样。

【免疫组化】

细胞巢可能表达α-inhibin、calretinin、CD99等，不表达EMA、SMA。

【鉴别诊断】

Brenner瘤、腺纤维瘤。

（七）支持细胞瘤（Sertoli细胞瘤）

【概述】

卵巢罕见的性索-间质良性肿瘤，发病年龄平均30岁。常伴发生殖器发育异常。

【诊断要点】

①大体上，肿瘤大小不一，一般介于4~12cm。实性，质硬，包膜完整。②显微镜下，肿瘤完全或几乎完全由形成实性或空心小管的支持细胞构成，间质没有或极少Leydig细胞，有些肿瘤细胞脂质含量较多，胞浆呈空泡状，称为“富于脂质的支持细胞瘤”。

【免疫组化】

瘤细胞表达α-inhibin、WT1和SF1，部分表达CD99和calretinin。不表达EMA。

【鉴别诊断】

与类癌、子宫内膜样癌鉴别。

（八）支持-莱迪细胞瘤（Sertoli-leydig细胞瘤，SLCT）

【概述】

也称睾丸母细胞瘤或男性母细胞瘤。卵巢发生者罕见，常伴内生殖器发育异常。平均发病年龄25岁。

【诊断要点】

①大体上，多为单侧发生，肿瘤平均大小为13cm。实性，结节状，伴小囊或局灶出血，质硬灰黄色。②显微镜下，由分化程度不等的支持细胞、莱迪细

胞、网状上皮细胞以及非特异的性腺间质细胞以不同比例混合构成。（图10-26）③可进一步分为高分化、中分化、低分化以及网状型SLCT，少数病例中可见异源性成分，最多见的是胃肠道黏液上皮。

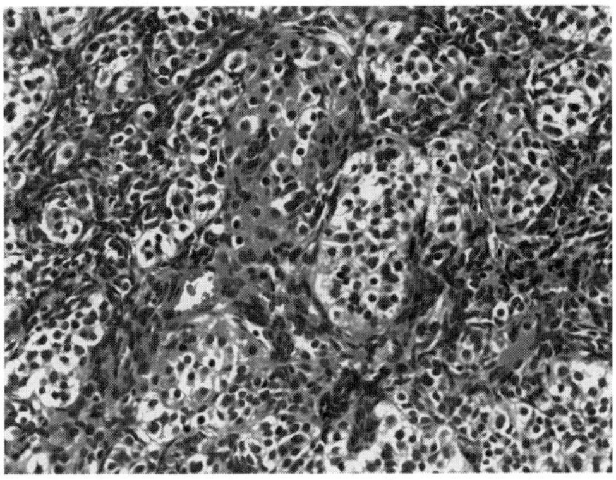

图10-26　支持-莱迪细胞瘤（Sertoli-Leydig细胞瘤），中分化，肿瘤主要由排列成实性管状的支持细胞组成，其间可见胞浆嗜酸性的莱迪细胞成分

【鉴别诊断】

低分化者需与成年型粒层细胞瘤、浆液性乳头状囊腺癌、卵黄囊瘤、畸胎瘤、宫内膜样癌及类癌等鉴别。

（九）间质-莱迪细胞瘤（Stromal-Leydig细胞瘤）

极其罕见的良性肿瘤。肿瘤主体由纤维瘤样或卵泡膜样细胞成分构成，其间散在丛状莱迪细胞（胞浆内含有Reinke结晶）。需要与黄素化卵泡膜瘤鉴别。

（十）伴有环状小管的性索肿瘤

【概述】

少见，也称支持细胞瘤，环状小管变异型。根据临床是否伴Petuz-Jeghers综合征分两类。

【诊断要点】

①无Petuz-Jeghers综合征者占2/3，单侧发生，瘤体较大，约10%~25%为恶性。瘤细胞排列复杂、由环状小管盘绕而成，肿瘤可分泌孕激素。

②有Petuz-Jeghers综合征者占1/3，双侧卵巢受累，瘤体极小，通常为双侧多灶病变，钙化明显。瘤组织环状小管结构较简单，由环状或实心小管构成界限分明的圆形或卵圆形上皮岛。分子遗传学上，该型肿瘤常伴有STK11基因突变。

【鉴别诊断】

包括粒层细胞瘤、支持细胞瘤和性腺母细胞瘤。

（十一）两性母细胞瘤

【概述】

极罕见。多为个案报道，呈良性经过。

【诊断要点】

①大体上，一般单侧发生，体积大小悬殊。实性或囊实性。②显微镜下，肿瘤中分化较好或中等分化的卵巢和睾丸型性索-间质成分混合存在，粒层细胞巢以微滤泡形式排列，可见Call-Exner小体；并见支持细胞构成的小管和莱迪细胞。

【鉴别诊断】

未分类性索-间质肿瘤。

（十二）未分类的性索间质瘤

约占卵巢性索间质肿瘤的5%~10%。由于分化较差，梭形细胞弥漫分布，偶见小管或性索样结构，但是没有明确的卵巢型或睾丸型性索间质细胞形态。

（十三）非特异性类固醇细胞瘤

【概述】

占卵巢类固醇细胞瘤的60%，患者平均年龄43岁，绝大多数单侧发生。

【诊断要点】

①大体上，肿瘤大小悬殊，平均8cm，实性，局部囊性变，淡黄色或暗棕色。②显微镜下，瘤细胞圆形或多边形，呈片状、巢状或条索状排列。胞浆嗜酸性颗粒状或富于脂质，脂色素颗粒多少不等。核小居中，异型性小，核分裂<2/10HPF。肿瘤间质稀少，毛细血管网或血窦丰富。③出现局部侵犯是判定恶性的唯一标准。提示恶性的相关指征包括瘤体>8cm，核分裂>2/10HPF，坏死出血明显，中-重度异型性。

【鉴别诊断】

妊娠黄体瘤、黄素化卵泡膜瘤、透明细胞癌等。

（十四）间质黄体瘤

【概述】

良性肿瘤，占类固醇细胞瘤的25%，80%为绝经后妇女。常单侧发生。

【诊断要点】

①大体上，肿瘤较小，直径0.5~3.0cm不等，边界清，无包膜。②显微镜下，黄体样细胞弥漫分布、或呈巢状、索状排列，半数病例含数量不等的脂色素，没有林克结晶。核分裂罕见。③肿瘤退变时，间质胶原增多，瘤细胞排列呈裂隙状、假腺泡状或筛状，并伴红细胞渗入，形成血窦样结构。④同侧或对侧卵巢伴间质卵泡膜增生症。

【鉴别诊断】

妊娠黄体瘤、黄素化卵泡膜瘤。

（十五）莱迪细胞瘤（Leydig细胞瘤）

【概述】

卵巢莱迪细胞瘤罕见，平均发病年龄58岁。大多有雄激素增多症状。临床经过良性。

【诊断要点】

①大体上：多为单侧，肿瘤较小，界限清，质地软，呈黄色至暗棕色。②显微镜下：a）瘤细胞多边形，弥漫或巢状排列。胞质丰富，大多嗜酸性或淡染海绵状，许多细胞内见黄棕色脂色素。b）胞质内假包涵体为莱迪细胞分化的特征性表现之一，半数以上的病例可以出现典型的Reinke结晶。

【免疫组化】

肿瘤细胞 α-inhibin和calretinin呈弥漫强阳性，melanA也阳性，WT-1、EMA阴性。

【鉴别诊断】

门细胞增生。

三、卵巢生殖细胞肿瘤

生殖细胞肿瘤在原发卵巢肿瘤中约占30%，发病率仅次于卵巢上皮-间质肿瘤。肿瘤分化程度不同，形态多样。

（一）畸胎瘤

1.成熟性畸胎瘤

【概述】

本病是最多见的良性生殖细胞肿瘤。主要发生于育龄妇女。一般为囊性，极少数为实性。单侧居多。

【诊断要点】

①大体上：肿瘤多为囊性，囊内常见油脂、毛发及角化物，也可见牙齿，囊壁可见头结。②显微镜下：a）头结组织成分多样，皮肤、呼吸道、消化道、甲状腺、脑组织、骨及软骨组织等3胚层组织混杂存在。分化较成熟。b）部分肿瘤实性为主，实性者主要由脑组织、骨与软骨样组织组成。④极罕见外形酷似畸形胎儿的胎儿型畸胎瘤。

【鉴别诊断】

瘤中出现发育中的小脑组织、室管膜以及欠成熟的软骨组织不能误认为未成熟畸胎瘤。

2.未成熟畸胎瘤

【概述】

恶性生殖细胞肿瘤，大多发生于20岁以下。一般为单侧性。

【诊断要点】

①大体上，与成熟性畸胎瘤难以区分。②显微镜下，肿瘤中出现数量不等的幼稚胚胎性组织，具有诊断意义的是出现神经外胚层菊形团和原始神经管成分（图

10–27）。②分级：任何切片中未成熟神经上皮的量<1个/低倍（4×10）视野，为Ⅰ级，>3个/低倍视野为Ⅲ级。介于1~3个为Ⅱ级。③合并症包括少见的腹膜胶质瘤病和罕见的生长性畸胎瘤综合征。

【鉴别诊断】

癌肉瘤通常发生于绝经后妇女，一般没有神经外胚层成分。

3. 单胚层畸胎瘤

（1）卵巢甲状腺肿

【概述】

本病是最常见的单胚层畸胎瘤，发病高峰年龄50岁左右。单侧发生。

【诊断要点】

畸胎瘤中50%以上为甲状腺组织。甲状腺组织恶变可形成甲状腺癌，主要是乳头状癌。

【鉴别诊断】

甲状腺肿呈胎儿型滤泡时需与类癌区分，呈梁索状或实性排列时需与支持–间质细胞瘤区分。

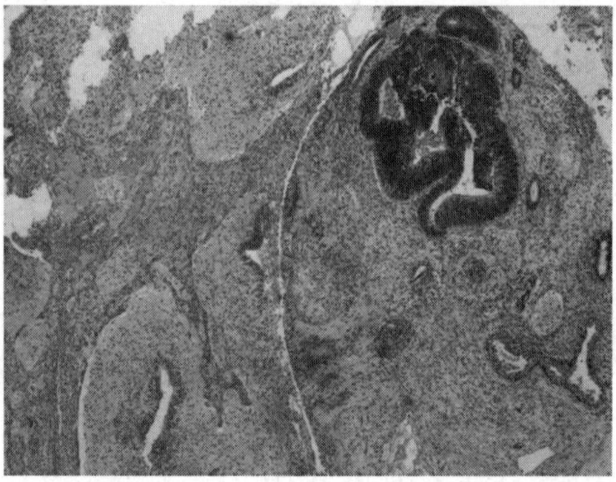

图10–27　卵巢未成熟畸胎瘤。肿瘤组织中可见脑组织，右上可见幼稚神经上皮组成的原始神经管成分

（2）卵巢类癌

【概述】

本病罕见。患者年龄分布广，平均53岁。

【诊断要点】

多数与畸胎瘤成分混合存在，少数与黏液性肿瘤并存；单纯型类癌极少。根据癌细胞生长方式分为岛状、梁状、黏液性类癌以及甲状腺肿类癌。

【免疫组化】

肿瘤细胞CK阳性、神经内分泌标记CgA、Syn和（或）CD56阳性。

【鉴别诊断】

需与粒层细胞瘤、支持–间质细胞瘤鉴别，并需排除转移性类癌。

（3）神经外胚层肿瘤

【概述】

本病由神经外胚层分化的组织构成，年龄跨度大，平均28岁。大多单侧发生。

【诊断要点】

与中枢神经系统发生者相似。

【鉴别诊断】

未成熟畸胎瘤包含三胚层组织，神经外胚层成分不突出。

4.畸胎瘤继发体细胞肿瘤

【概述】

特指卵巢成熟性畸胎瘤继发的癌或肉瘤，又称成熟畸胎瘤恶性变，发生率<2%。大多为绝经后妇女，单侧发生。

【诊断要点】

①含有成熟性畸胎瘤和癌或肉瘤两种成分。②80%以上为鳞癌，其次为腺癌，罕见的有未分化癌、基底细胞癌、派杰病、恶性黑色素瘤、横纹肌肉瘤、骨肉瘤等。

【鉴别诊断】

需与卵巢上皮性癌、癌肉瘤及转移性肿瘤等鉴别。

（二）无性细胞瘤

【概述】

本病是由单一增生的原始生殖细胞构成的肿瘤。

【诊断要点】

①大体上：多为单侧卵巢受累，瘤体大、实性。②显微镜下：肿瘤形态类似于男性睾丸的精原细胞瘤，由单一的、多角形原始生殖细胞组成，呈巢、索状排列，纤维性间质多少不等。间变性肿瘤细胞多形性明显，核分裂可>30/10HPF。间质中散在淋巴细胞及少量组织细胞、嗜酸性粒细胞浸润。

【免疫组化】

肿瘤细胞OCT4、SALL4、PLAP、CD117、D–40阳性，CK、EMA一般阴性。

【鉴别诊断】

胚胎性癌、透明细胞癌。

（三）胚胎性癌和多胚瘤

【概述】

胚胎性癌是由类似胚盘的上皮样细胞构成的肿瘤。多胚瘤则有类似于早期胚胎的胚体构成。两者均好发于儿童及年轻妇女。单侧发生。

【诊断要点】

①大体上：肿瘤体积较大，实性为主。②显微镜下：a）胚胎性癌主要由原始上皮样细胞组成，排列成实性片状、或形成裂隙、乳头状，多形性明显，核分裂易见。可见灶状合体样滋养细胞分化。b）多胚瘤由大量发育程度不等的胚胎样小体构成，周围包绕以胚外间充质样组织及畸胎瘤样成分。

【免疫组化】

OCT4、SALL4和PLAP阳性，且CD30和CK、GPC-3阳性。灶状hCG阳性。不表达CD117。

【鉴别诊断】

主要与无性细胞瘤、卵黄囊瘤和未分化癌鉴别。

（四）卵黄囊瘤

【概述】

为原始畸胎样分化的恶性生殖细胞肿瘤。主要发生于年轻女性和幼儿。单侧发生。

【诊断要点】

①大体上：肿瘤体积大，囊实性，出血坏死多见。②显微镜下：由高度异质性的多种原始内胚层结构和胚外次级卵黄囊样结构构成。常见微囊、疏松网状、腺泡腺管、Schiller-Duvar小体、乳头状等形态，间质中常见透明小体聚集（图10-28）。③组织学亚型包括多囊泡型、腺样、肝样、实性和黏液瘤样型等。

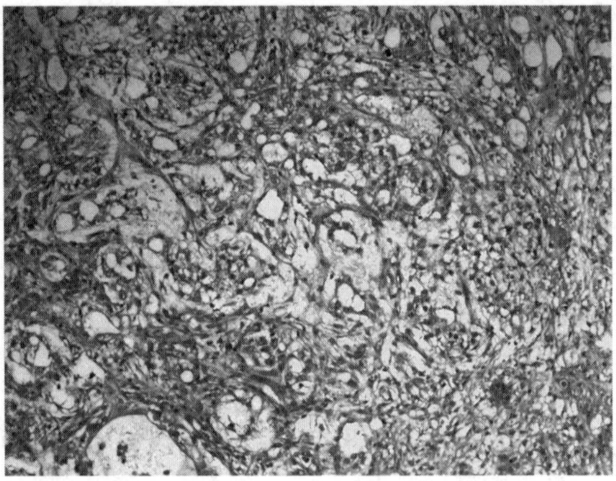

图10-28　卵巢卵黄囊瘤，肿瘤疏松网状，其间可见微囊及Schiller-Duvar小体

【免疫组化】

AFP、CK、GPC-3、SALL4及LIN28阳性。但对OCT4、D2-40和CD以及EMA、CK7阴性。

【鉴别诊断】

主要与胚胎性癌、透明细胞癌、子宫内膜样腺癌鉴别。

（五）非妊娠性绒癌

【概述】

罕见。高度恶性。主要发生于儿童和年轻患者。单侧发生。

【诊断要点】

①大体上，瘤体较大，出血坏死明显。②显微镜下，形态与妊娠性绒癌组织结构相似。可见细胞滋养细胞、合体滋养细胞及少许中间型滋养细胞。

【免疫组化】

β-hCG、hPL、抑制素及CK阳性，少数PLAP阳性。

【鉴别诊断】

育龄青年发生者与妊娠性绒癌不易鉴别，需通过DNA分析，识别父系HLA。

（六）混合性生殖细胞肿瘤

【概述】

混合性生殖细胞肿瘤由两种或两种以上不同的生殖细胞肿瘤成分组成，其中至少一种成分为原始生殖细胞类型。患者平均年龄16岁。

【诊断要点】

肿瘤形态依据其成分而表现不同。大多为两种或三种不同的生殖细胞肿瘤成分混合，出现比例依次为无性细胞瘤（80%），卵黄囊瘤、未成熟畸胎瘤（70%），胚胎癌与绒癌（20%）。转移瘤可表现为不同形态，包括单一成分或多种成分。

四、生殖细胞和性索—间质成分混合性肿瘤

这类肿瘤由生殖细胞和性索-间质成分混合构成，包括性腺母细胞瘤以及其他混合性生殖细胞-性索-间质瘤。

（一）性腺母细胞瘤

【概述】

由类似原始生殖细胞和类似不成熟性索-间质的成分构成。罕见，几乎均发生于发育异常的性腺组织。10~30岁最常见。不伴有无性细胞瘤时，单纯附件切除预后良好。

【诊断要点】

①大体上：多数为双侧病变，瘤体较小，合并无性细胞瘤过度生长时肿瘤明显增大。②显微镜下：原始生殖细胞与不成熟的支持或粒层细胞密切混杂，呈岛巢状排列。部分可见类固醇型间质细胞。③肿瘤可退变，生殖细胞减少并出现钙化灶；也可以过度增生，主要表现为无性细胞瘤样成分明显增多。

【鉴别诊断】

与无性细胞瘤鉴别，后者成分单一，没有钙化。一般发生于正常性腺。

（二）混合性生殖细胞–性索–间质瘤

【概述】

本病又称未分类的混合性生殖细胞–性索–间质肿瘤。更罕见。发生于结构正常的卵巢。多见于婴幼儿、少女或年轻育龄妇女。

【诊断要点】

①大体上多单发，瘤体较大，切面无钙化。②显微镜下，由原始生殖细胞和更幼稚的性索样细胞混合构成，后者出现核分裂。很少合并无性细胞瘤或其他恶性生殖细胞肿瘤。周围可见正常卵巢结构。

【鉴别诊断】

性腺母细胞瘤，详见上述。

五、卵巢小细胞癌

【概述】

本病组织起源未定。可进一步分为高钙血症型和肺型，前者好发于年轻女性，单侧发生，为高度恶性肿瘤；后者好发于绝经后妇女，近半数为双侧卵巢发生。

【诊断要点】

①高钙血症型主要由核仁明显胞质嗜碱的小细胞构成，临床血钙值增高。少数出现短梭形细胞或大细胞。80%可见滤泡样间隙，瘤内间质少。

③肺型与肺的小细胞神经内分泌癌形态相似。

【免疫组化及分子遗传】

CK、EMA、NSE、CgA多数阳性。高钙血症型常伴有SMARCA4基因突变，免疫组化染色SMACA表达缺失。

【鉴别诊断】

主要包括幼年型粒层细胞瘤、恶性淋巴瘤。

六、中肾管残件肿瘤

【概述】

本病又称Wolff管源性附件瘤，好发于卵巢门、输卵管系膜、子宫侧面及阴道侧壁。中年女性多见。大多数为良性，个别可复发或转移。

【诊断要点】

①瘤体结节状，表面光滑。囊实性、质软。②显微镜下，瘤细胞一致低柱状，

偶有短梭形，呈腺管、筛状或实性巢紧密排列，间质少。

【免疫组化及特殊染色】

CK、vimentin、calretinin阳性，EMA阴性。PAS示腺周基底膜阳性，细胞阴性。

【鉴别诊断】

包括支持–间质细胞瘤、粒层细胞瘤、透明细胞癌等。

七、卵巢转移性肿瘤

【概述】

卵巢外原发瘤转移至卵巢，可通过直接播散、血行以及淋巴道途径。来自消化系统的转移性黏液或印戒细胞癌，称为Krukenberg瘤（图10–29A，B）。

【诊断要点】

①大多数转移瘤为双侧性，双侧大小可以不一致。切面多为实性肿瘤。②肿瘤形态主要取决于其原发部位，间质纤维组织增生明显，肿瘤细胞常陷在其中，常可见淋巴管或血管内癌栓。

【鉴别诊断】

主要与原发癌鉴别，以下特征提示转移癌：

1. 双侧卵巢受累；
2. 多结节状生长；
3. 卵巢表面种植；
4. 间质反应明显，腺管状或散在肿瘤细胞不规则浸润其间；
5. 卵巢门受累；
6. 广泛的血管或淋巴管受累

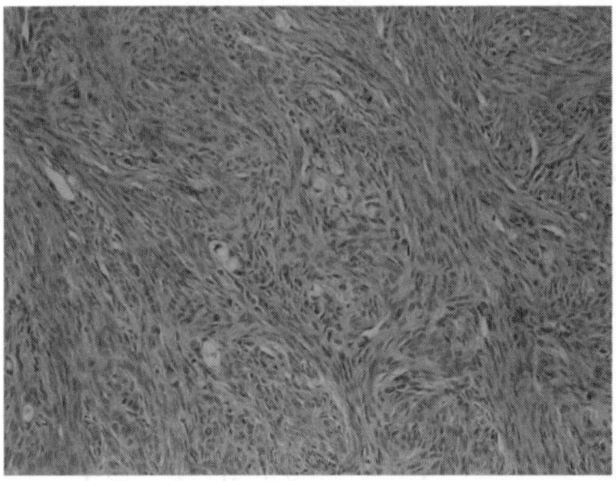

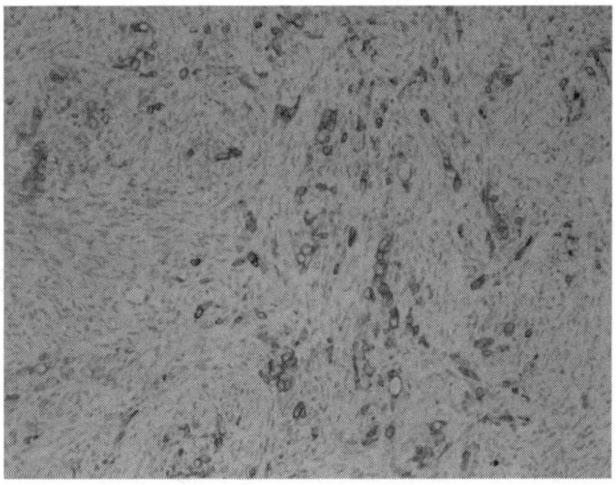

A　　　　　　　　B

图10–29　卵巢Krukenberg瘤，A图：卵巢纤维性间质中可见散在及索条状浸润的异型细胞，部分细胞胞浆富于黏液，呈现印戒样细胞表现；B图：免疫组化染色显示肿瘤细胞CK阳性

第十一章　乳腺疾病

第一节　乳腺炎症及反应性病变

一、肉芽肿性小叶性乳腺炎

【概述】

通常认为是一种慢性非感染性炎症，又称特发性肉芽肿性乳腺炎。多发生于年轻经产妇，大多数与近期妊娠有关，可出现下肢皮肤红斑。近年在部分病例中查见棒状杆菌。

【诊断要点】

①肉眼肿物界限常不清，切面灰白色，其中可见黄色粟粒样病灶，质地硬韧，有砂砾感。②镜下见以乳腺终末导管小叶单位（TDLU）为中心的肉芽肿性炎症。③小叶内混杂性炎细胞浸润：中性粒细胞为主，可有单核细胞、淋巴细胞、嗜酸性粒细胞等，亦见上皮样细胞和多核巨细胞，形成肉芽肿。④多有小脓肿形成和有脂质吸收空泡，部分病例可查见棒状杆菌。⑤病变可融合，小叶结构消失。⑥可溃破形成窦道。⑦可伴发导管扩张症。

【鉴别诊断】

①乳腺导管扩张症；②乳腺结节病；③乳腺肉芽肿性血管脂膜炎；④乳腺感染性肉芽肿（结核病等）；⑤乳腺脓肿；⑥乳房脂肪坏死；⑦乳腺癌伴显著炎细胞浸润；⑧乳腺癌伴反应性肉芽肿；⑨猫抓病；⑩Wegener肉芽肿等。

二、硬化性淋巴细胞性小叶炎

【概述】

本病是以乳腺小叶有淋巴细胞浸润、间质纤维化为特点的非化脓性炎症。又称淋巴细胞性乳腺炎、糖尿病性乳腺病等。多见于年轻和中年女性，部分患者有糖尿病。常反复发作，部分病例有自限倾向。

【诊断要点】

①肉眼肿物质硬，界限较清，切面灰白色。②镜下见乳腺小叶内有大量淋巴细胞（主要为B淋巴细胞）、浆细胞浸润，腺泡可萎缩或消失。③腺管上皮层内亦可

有淋巴细胞浸润。④间质明显纤维化、透明变性。⑤间质小血管周围明显淋巴细胞浸润伴多少不等的上皮样细胞和（或）巨细胞。

【鉴别诊断】

①淋巴瘤；②假性淋巴瘤；③乳腺肥大症；④乳腺癌伴淋巴细胞、浆细胞浸润；⑤颗粒细胞瘤；⑥硬化性淋巴细胞性小叶炎伴乳腺癌；⑦硬化性淋巴细胞性小叶炎伴淋巴瘤等。

三、乳晕下脓肿

【概述】

本病是由于乳腺输乳管上皮明显鳞化角化，充塞管腔或导致输乳管破裂引起的慢性化脓性炎症。又称Zuska病、输乳管鳞化病等。主要发生在非哺乳期妇女。常有乳晕区肿胀或肿块、乳头内翻及输乳管瘘形成。临床抗生素治疗和（或）切开引流通常无效，常反复发作、经久不愈。需手术彻底清除病灶。

【诊断要点】

①镜下见一条或多条输乳管的上皮明显鳞化并角化，管腔内有脱落的上皮和角化物充塞。②输乳管及其周围有急、慢性炎症及异物巨细胞反应。③形成以输乳管为中心的乳晕下脓肿。

【鉴别诊断】

①伴有鳞化的乳腺癌；②起源于主输乳管的乳头状汗腺囊腺瘤样肿瘤；③其他乳腺良性病变的鳞化（如乳头状瘤梗死鳞化等）；④皮肤鳞状细胞癌等。

四、隆乳性异物性肉芽肿性病变

【概述】

乳腺由于植入充填物（硅胶或水溶性聚丙烯酰胺凝胶等）形成的异物性肉芽肿性病变，可形成肿块，也可致乳房硬化、变形。

【诊断要点】

①镜下见有异物（硅胶或水溶性聚丙烯酰胺凝胶等）。②异物性肉芽肿性炎，伴淋巴细胞、浆细胞、泡沫状组织细胞和（或）急性炎细胞浸润。③肉芽组织增生、纤维化及有化生性病变（鳞状上皮化生或滑膜细胞化生等）。④脂肪、肌肉组织坏死。⑤引流淋巴结病变。

【鉴别诊断】

①其他异物性肉芽肿；②感染性肉芽肿；③浸润性癌（特别是冷冻切片时）；④囊肿等。

【诊断要点】

①镜下见小而一致的腺管散布于胶原纤维性间质和（或）脂肪组织中。②腺管圆形、管腔开放，腔内常有PAS阳性的嗜酸性分泌物。③腺管仅衬覆单层立方腺上皮，无肌上皮层，有基底膜（HE染色常不明显）。④腺上皮形态温和、一致，胞质透明或呈嗜酸性和颗粒状，无胞突。⑤腺上皮可非典型增生，也可癌变。⑥可伴有其他良性增生性病变或浸润癌。

免疫组化染色：laminin和Ⅳ型胶原阳性（提示腺管具有基底膜），S-100及组织蛋白酶（cathepsinD）强阳性，AE1/AE3弱阳性，肌上皮标记物（如p63、calponin、SMA等）阴性，EMA阴性。组化银染色：显示腺管具有基底膜。

【鉴别诊断】

①腺管状腺病；②硬化性腺病；③腺肌上皮型腺病；④小管癌（特别是在冷冻切片上，两者鉴别常很困难）；⑤浸润性小叶癌（小管型）；⑥分泌型癌等。

三、放射状瘢痕/复杂硬化性病变

【概述】

又称放射状硬化性病变等，是一种乳腺异常增生性疾病，由于间质增生硬化，挤压增生的终末小叶单位，使之结构破坏，其典型病变影像学、肉眼和低倍镜下形态呈放射状（星状）改变。放射状瘢痕通常是指镜下病变，而复杂硬化性病变是指肉眼可见的病变。

【诊断要点】

①肉眼病变直径常<1cm，质硬，切面常呈星形或结节状，中央为白色，周围有黄白色放射状条纹。②镜下典型病变呈分区改变，中央为纤维弹力瘢痕组织，其内埋有少量变形扭曲增生的腺管、小管和/或细胞簇，通常有肌上皮（亦可不明显）。③周围为不同增生状态的导管和腺泡，常围绕中央瘢痕区呈放射性排列，外周呈“花瓣状”。增生性病变包括各种腺病、柱状细胞病变、囊肿病，导管上皮乳头状、旺炽性增生及大汗腺化生，亦可出现小灶性坏死。④不典型病变缺乏上述分区性改变，呈增生纤维瘢痕组织与变形扭曲增生的导管小叶相互交错的复杂形态改变，常有更明显的上皮的旺炽性增生，更多的坏死，亦可有神经浸润。⑤可伴有不典型导管增生、导管原位癌，亦可伴有小叶性肿瘤。

免疫组化染色：增生上皮CK5/6通常阳性，纤维瘢痕组织内假浸润的腺管肌上皮标记物（如p63、SMMHC、calponin等）阳性。少数病例CK5/6和肌上皮标记物可表达缺失。

【鉴别诊断】

粗针穿刺及术中冷冻诊断有更大风险，容易误诊，通常采取保守的诊断。

①不典型导管增生，②导管原位癌；③小管癌；④低度恶性腺鳞癌；⑤其他类型浸润癌；⑥硬化性腺病；⑦导管内腺瘤等。

第三节　乳腺腺瘤

一、管状型腺瘤

【概述】

由大量相同密集排列的腺管和少量纤维结缔组织构成的乳腺良性肿瘤。可能是纤维腺瘤的变型。

【诊断要点】

①肉眼有薄层包膜或无包膜的结节。②镜下由密集排列、大小较一致的圆–椭圆形小腺管构成，有腺上皮和肌上皮2层细胞，肌上皮常不明显，管腔内无或有分泌物，常无导管。③有少量纤维性间质，其内可有少量淋巴细胞浸润。④可与纤维腺瘤混在。

【鉴别诊断】

①腺管状腺病；②小管癌；③纤维腺瘤等。

二、泌乳型腺瘤

【概述】

本病是一种具有明显分泌现象的乳腺良性肿瘤。有人认为多数病变似是伴泌乳改变增生性小叶的融合，故视为结节性泌乳性增生为好。一般见于妊娠和产后女性。

【诊断要点】

①镜下由分叶状密集增生的腺泡组成。②腺泡腺上皮呈不同程度分泌改变，外层为肌上皮。③纤维间质不明显。④可伴有出血、梗死。

【鉴别诊断】

①分泌型癌；②假分泌性增生；③妊娠及哺乳期乳腺；④管状腺瘤；⑤泌乳腺伴乳腺癌等。

三、大汗腺型腺瘤

【概述】

本病是一种伴明显大汗腺化生增生的良性肿瘤。有人认为是大汗腺型结节性腺病。

【诊断要点】

①镜下病变界限清楚。②广泛性大汗腺化生、增生，可乳头状增生。③大汗腺

细胞可现非典型性。④间质常不明显。

【鉴别诊断】

①不典型大汗腺病变/大汗腺癌；②增生性病变伴大汗腺化生；③分泌型癌；④分泌/假分泌乳腺；⑤纤维腺瘤等。

第四节　导管内增生性病变

【概述】

导管内增生性病变是局限在乳腺终末导管小叶单位内不同类型的上皮细胞增生，其细胞学和组织学构型各异的一组导管型增生。

一、黏液囊肿样病变

【概述】

本病是一种良性产生大量黏液的导管上皮增生性病变（黏液性增生），以导管扩张充满黏液形成的黏液样囊肿为特点。上皮可有不典型增生。

【诊断要点】

①肉眼病变界限不明显，质地较软，切面多囊性、黏稠胶胨样。②镜下单个或多发性囊肿，囊壁内衬扁平、立方或低柱状腺上皮，细胞形态温和、均匀一致，腺上皮外层有肌上皮。③囊内含无定形淡蓝色黏液性分泌物，可有轻度炎症反应和钙化。④黏液物质可穿破囊壁进入间质，形成黏液湖，其中一般无上皮细胞漂浮。

【鉴别诊断】

①黏液癌（两者的鉴别常很困难，因此，一定要多切片和细心观察；排除癌后方可诊断）；②平坦上皮不典型增生；③囊肿病；④低级别导管内癌；⑤囊性高分泌增生/癌等。

二、柱状细胞变/增生

【概述】

本病是一种转化成癌风险很低的导管增生性病变，细胞呈柱状平坦型生长模式。

【诊断要点】

①镜下终末导管小叶单位扩大，其腺管不同程度扩张，形状不规则，腔内常有多少不等的絮状分泌物。②扩张的腺腔内衬单层柱状-假复层上皮，常有顶浆分泌型胞突，垂直于基膜呈极向排列。③细胞形态温和，大小较为一致，胞质红染，核卵圆形或细长，染色质分布均匀，无明显核仁，核分裂罕见。④可有小丘、簇状或流产型微乳头状增生，缺乏复杂结构。⑤肌上皮细胞相对清楚。⑥扩大的腺腔内常

有程度不同的钙化，部分呈砂砾体样钙化。

免疫组化染色：表型与平坦型上皮不典型增生类同。

【鉴别诊断】

①纤维囊肿病中的微囊；②平坦上皮不典型性；③普通型导管增生和不典型导管增生；④囊性高分泌增生；⑤假分泌增生；⑥黏液囊肿样病变；⑦大汗腺化生囊肿。

三、普通型导管（上皮）增生

【概述】

本病是一种良性导管型增生病变或一种定向干细胞病变。WHO乳腺肿瘤组织学分类认为其是非肿瘤性增生，粗针或切缘阳性不需要扩大切除。

【诊断要点】

①不规则窗孔：导管内增生细胞团内形成大小不等、形状不规则的网孔状或裂隙状腔隙，腔面不整齐，常于导管周围呈开窗样分布。②流水状排列：增生的梭形上皮细胞常呈流水样或漩涡状排列，或沿细胞桥或腔隙周围平行排列。③成熟现象：导管基膜侧细胞体积大，排列较松散。胞质丰富淡染，核大空淡，核仁明显，可有核分裂；中央细胞较小，排列紧密，胞质少嗜酸性，核不规则、小而深染。④增生细胞拥挤、界限不清，呈合体细胞样外观，细胞形状、胞质着色和核大小各异（异质性细胞）。⑤细胞核变化多样，卵圆形、肾形、梭形或不规则形，染色质颗粒状，常可见核折叠、凹陷及核沟及核内嗜酸性包涵体，核仁易见，核分裂罕见。⑥可有大汗腺化生细胞、柱状变细胞及泡沫状组织细胞等，钙化少见，偶见有坏死。

免疫组化染色：ER呈多克隆性表达，CK5/6呈镶嵌样阳性表达（柱状细胞、大汗腺细胞及不成熟增生细胞阴性），Ki67指数通常低。

【鉴别诊断】

①低级别导管内癌；②非典型导管增生；③平坦上皮不典型增生。

四、胶原小体病

【概述】

本病是由于乳腺导管和（或）腺泡腺上皮及肌上皮细胞增生，肌上皮产生丰富的基膜样物质，形成一种有结构的小体样改变为特点的疾病。

【诊断要点】

①腺管上皮筛状增生，筛孔内含界限清楚、直径20~100 μm、无细胞的球形小体。②小体为呈同心圆、分层或放射状排列的红染细丝（图11-2）。③小体周围的肌上皮细胞和腺上皮细胞增生。④病灶周围常伴发纤维囊性病变、硬化性腺病、放

射性瘢痕或导管内乳头状瘤。⑤可伴发小叶原位癌、浸润性导管癌或低度恶性叶状肿瘤。

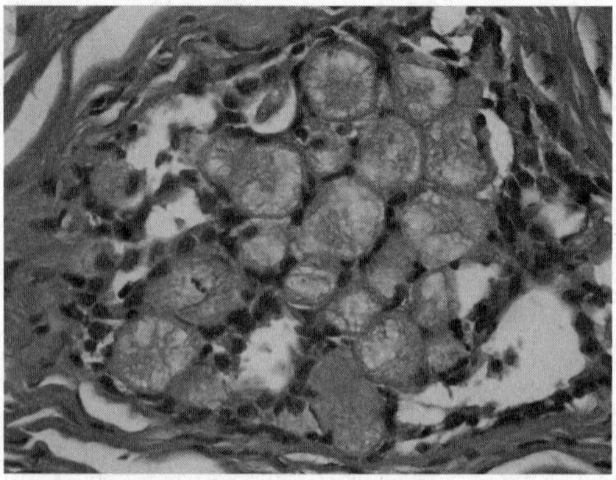

图11-2 胶原小体病：导管增生，筛孔内有界限清楚的球形小体，小体呈淡篮-伊红色，同心圆、分层状或放射状排列

免疫组化染色：球形小体呈IV型胶原阳性，球形小体周围增生细胞肌上皮标记物（如p63、calponin、SMMHC等）阳性。

【鉴别诊断】

①腺样囊性癌；②小叶原位癌；③筛状导管原位癌；④导管内印戒细胞癌。

五、平坦型上皮不典型增生

【概述】

本病是一种肿瘤性导管增生性病变，呈平坦型生长模式，细胞有轻度不典型性。曾称不典型柱状细胞病变、不典型囊状导管/小叶、高分泌增生伴不典型性等。

【诊断要点】

①终末导管小叶单位的腺管不同程度扩张，腔内常有多少不等的絮状分泌物。②扩张的腺腔被覆单层立方-柱状-假复层上皮，常有较明显顶浆分泌型胞突，失极向或极向排列。③增生细胞一致，有轻度异型性，胞质可呈嗜酸性颗粒状或均质嗜酸性，核轻度增大，圆-卵圆形，核浆比轻度增加，染色质均匀深染或呈颗粒状或凝聚边集，核仁不清或有核仁（甚或明显），可见核分裂。④可有小丘、簇状或流产型微乳头状增生，缺乏复杂结构。⑤肌上皮细胞相对减少。⑥扩大的腺腔内常有程度不同的钙化，部分呈砂砾体样钙化。间质内亦可见钙化及多少不等的淋巴细胞浸润。⑦可伴有导管原位癌和某些类型的浸润性癌（特别是小管癌）。

免疫组化染色：CK8/18、ER、PR及Bcl-2阳性，CK5/6阴性，34βE12少有表达，Ki67增殖指数低，腺管周围有肌上皮。

【鉴别诊断】

①纤维囊肿病中的微囊；②柱状细胞变/增生（包括盲管腺病）；③普通型导管增生和不典型导管增生；④导管内癌（黏附型、低级别）；⑤囊性高分泌增生/癌；⑥小叶性肿瘤；⑦小叶癌化；⑧假分泌增生伴囊性高分泌增生；⑨黏液囊肿样病变；⑩大汗腺化生囊肿。

六、不典型导管（上皮）增生

【概述】

是一种肿瘤性导管内增生性病变，增生细胞与低级别的导管内癌细胞相似，但质和（或）量上达不到诊断导管内癌的全部标准。

【诊断要点】

①部分增生细胞形似低级别DCIS，细胞较小，形态单一，边界清楚，胞质淡染，可见胞质内空泡，细胞核常为圆形，均匀分布，染色质细，核仁不清，核分裂少见。呈低乳头状、簇状、棒状、拱形、僵硬桥状、筛状、实性和（或）腺样排列。②部分呈普通型导管增生改变（见普通型导管增生）或残留正常上皮。③多少不等的钙化。

有人将具有低级别导管内癌全部特征但范围局限的病变也包括在不典型导管增生中，用病变大小区分两者：认为诊断不典型导管增生的定量标准是：①1个或多个完全受累及的导管或小管横切面的合计长度≤2mm；或②只有2个以下导管或小管完全具备低级别导管内癌的特征。

免疫组化染色：不典型增生细胞ER呈单克隆性表达，Ki67指数较低，CK5/6、HER2、p53通常阴性。多数肌上皮存在，少数可缺失。

【鉴别诊断】

①低级别导管内癌（特别是冷冻切片两者的区别常遇到困难）；②普通型导管增生；③乳腺发育；④细胞性纤维腺瘤导管上皮旺炽性增生；⑤非典型泌乳样增生等。

七、导管原位癌

【概述】

导管原位癌又称导管内癌，包括一组异质性病变，其共同特征是肿瘤性上皮细胞局限于乳腺终末导管小叶单位腺管内。尚无公认的导管原位癌分类系统，传统上主要根据导管原位癌的结构特征或生长方式，将其分为五种主要类型：粉刺型、筛状型、微乳头型、乳头型和实体型。后来，有学者提出主要根据核级别和（或）坏死进行分类，将导管原位癌分为低级别、中级别、高级别三个级别。近年来更强调有无坏死。

核级别：①低核级：核的形态单一，常为圆形、卵圆形；核大小一致，略有增大（正常红细胞或导管上皮细胞核的1.5~2.0倍）；核染色质细，分布均匀，核仁及核分裂罕见。无瘤细胞坏死；常有细胞极向化现象。②高核级：核呈明显多形性，分布不规则；核显著增大（正常红细胞或导管上皮细胞核2.5倍）；核染色质呈块状或泡状，核仁大或多个，核分裂易见；常见瘤细胞坏死。无细胞极向化现象。③中核级：界于低核级和高核级之间；核有轻-中度多形性，大小略有差异，核染色质粗，核仁及核分裂可见；可有瘤细胞坏死；偶见细胞极向化现象。

坏死：①粉刺性坏死：导管中央带坏死（坏死面积占50%以上），纵切面为线形模式。②斑点状坏死：非带状坏死，纵切面为非线形模式。

1.低级别导管原位癌

【诊断要点】

①瘤细胞具低级别核的特征；②可呈筛状型、微乳头型、实体型等构型；③常有瘤细胞极向化现象；④通常无坏死，罕见粉刺性坏死；⑤常有钙化。⑥免疫组化染色：ER、PR弥漫阳性，Ki67增殖指数低，HER2、CK5/6阴性。

2.中级别导管原位癌

【诊断要点】

①瘤细胞具中级核的特征；②多呈实体型、筛状型、微乳头型及粉刺型等构型；③可有细胞极向化现象；④可无坏死，或有点状坏死及粉刺性坏死；⑤常有钙化。⑥免疫组化染色：ER、PR 及HER-2不同轻度阳性，Ki67指数界于中间，CK5/6阴性。

3.高级别导管原位癌

【诊断要点】

①瘤细胞具高级别核的特征；②多呈粉刺型、实体型，亦可为微乳头型、筛状型及贴壁型；③一般无细胞极向化现象；④常见广泛的粉刺性坏死，但也可无坏死；⑤常有钙化、管周纤维化和炎细胞浸润。⑥免疫组化染色：ER、PR常阴性，也可阳性，增殖指数Ki67高，HER-2常阳性。

4.特殊类型导管原位癌

一些少见类型的导管原位癌具有独特的特征，不能仅以核级别来进行分类。①大汗腺型：90%以上的瘤细胞显示大汗腺细胞的细胞学特征；瘤细胞大，含有丰富的嗜酸性胞质，细胞核呈低、中或高级别，常有一个或多个明显的核仁；常呈实性、筛状或微乳头状构型，可见坏死（点状或粉刺状），管腔内可见钙化；免疫组化染色：GCDFP-15和AR阳性，ER和PR阴性。②囊性高分泌型：含多数囊样结构，被覆不同增生状态的上皮细胞，局灶性筛状或微乳头状排列，囊内充满形似甲状腺胶质的嗜酸性分泌物。③透明细胞型：基本由胞质透明的细胞构成，界限清楚，核级不一致，呈实体或筛状构型，可见中央型坏死；糖原组化染色可阳性；一般认为，此型宜归入中级别导管原位癌。④神经内分泌型：50%以上的瘤细胞具有神经内分泌分化；细胞呈多边形、卵圆形或梭形，胞质嗜酸性颗粒状或淡染，可有胞质黏液，核级通常较低，呈实性乳头状、实性，可有微腺腔或菊型团，可有程度不同的坏死。⑤印戒细胞型：主要由印戒样瘤细胞组成，胞质含有黏液，通常为中级别核级，呈实体状、筛状或乳头状构型，可有中央性坏死。AB/PAS组化染色阳性，由于浸润性印戒细胞癌侵袭强，因此一般将印戒细胞型视为高级别导管原位癌。⑥多形性平坦型：管壁附着1~4层明显多形、异型瘤细胞，常有高级别核，腔内有或无坏死；一般认为此型为高级别导管原位癌。⑦鳞状细胞型：由鳞癌细胞构成，核级中－高级别，呈实性可有明显角化，偶见中央性坏死。⑧梭形细胞型：瘤细胞主要呈梭形、短梭形，形态较温和，核级常为低－中级别，通常实性排列，坏死少。⑨基底（细胞）样型：常为高级别导管内癌，核级高，多数是粉刺型，亦可是实体型、微乳头型，可有粉刺样坏死；免疫组化染色：ER、PR、HER-2阴性，CK5/6、EGFR阳性，Ki-67增殖指数高。

【鉴别诊断】

①低级别导管原位癌需与高级别导管原位癌、不典型导管增生、普通型导管增生鉴别；②中级别导管原位癌需与不成熟导管增生鉴别；③小叶原位癌；④微浸润及膨胀性浸润性癌等。

第五节　小叶性肿瘤

【概述】

小叶性肿瘤又称小叶上皮内瘤变，指发生在乳腺终末导管小叶单位内，以小叶型肿瘤细胞（缺乏细胞黏附性及极向）不典型增生的谱系过程，包括不典型小叶增生及小叶原位癌。因为目前小叶性肿瘤的名称并未得到公认，所以采用小叶性肿瘤的诊断系统时应同时注明是不典型小叶增生还是小叶原位癌。

一、不典型小叶增生

【诊断要点】

终末导管小叶单位中呈现小叶原位癌的某些形态特点（见小叶原位癌），但尚不具备诊断小叶原位癌的全部标准，病变并未累及1个小叶的所有腺泡或受累腺泡膨胀程度不够。①小叶原位癌样改变<1个小叶的50%（有谓为<75%）；或②累及1个小叶的所有腺泡，但腺泡无明显膨大。

【鉴别诊断】

①小叶原位癌（有人认为有必要区分，但常遇到困难）；②腺病。

二、小叶原位癌

【诊断要点】

经典型：①累及终末导管小叶单位（TDLU），终末导管可呈现派杰病样病变。②小叶结构存在，1个或多个小叶的腺泡不同程度膨大或变形。③膨大腺泡内充满黏附性差的单一性小细胞（"A型细胞"，稍大于正常腺泡的上皮细胞），细胞边界清楚或模糊，胞质少、嗜酸性或淡染、常见小空泡（AB/PAS阳性），核一致呈圆形、核膜清晰、染色质匀细，无核仁或不明显，核分裂罕见。④可见多形性大细胞（"B型细胞"），胞质丰富，核大、染色质不均匀、深染，核仁常明显，核分裂少见。⑤肌上皮细胞仍居原位，或脱离原位而与肿瘤细胞混在，也可断续分布，基膜通常完整（不一定清晰显现）。⑥瘤细胞可累及毗邻导管，在导管上皮与基膜间呈派杰病样浸润。⑦可伴有硬化性腺病、放射状瘢痕、良性乳头状病变、纤维腺瘤和胶原小体病等。

【组织学变型】

①多形型：组织学特征与经典型类似。瘤细胞有明显多形性异型性为特征。可见瘤细胞坏死，钙化少见。②印戒细胞型：组织学特征与经典型类同。瘤细胞呈印戒状，胞质内有黏液物质聚集。③坏死型：组织学及细胞学特征与经典型类似。膨大的小叶性肿瘤内出现灶状或粉刺型坏死。钙化常见。④巨腺泡型：细胞学特征类似于经典型。腺泡明显膨大，常见数个巨大实体性腺泡紧密贴近，彼此几无间质分隔，局部可有相互融合（低倍镜下类似于低级别实体型导管原位癌）。部分可伴有坏死。

免疫组化染色：ER及PR克隆性阳性，34βE12核周阳性，p120胞质阳性，Ki67增殖指数低，E-cadherin、CK5/6、HER-2和p53通常阴性。多形型Ki67增殖指数高，HER-2和p53常阳性。AB/PAS常阳性。

【鉴别诊断】

①检材处理缺陷所致的组织假象；②普通型旺炽性导管上皮增生；③实体型导管原位癌；④小叶癌化；⑤微浸润性小叶癌；⑥小叶透明变（透明细胞化生）；⑦乳腺妊娠样增生（假泌乳性增生）；⑧良性增生性病变（胶原小体病、硬化性腺病、放射状瘢痕等）；⑨良性乳头状病变；⑩纤维腺瘤等。

第六节　导管内乳头状肿瘤

【概述】

导管内乳头状肿瘤包括一组异质性肿瘤性病变，其共同特征是具有乳头状、树枝状生长模式，其中央为纤维血管轴心，表面被覆不同增生状态的上皮，有或无肌上皮层。

一、导管内乳头状瘤

【概述】

为导管内乳头状病变，纤维血管轴心被覆良性增生上皮，分为中央型（发生于大导管，常位于乳晕区）和周围型（发生于终末导管小叶单位）两种类型。

（一）中央型导管内乳头状瘤

【诊断要点】

①肉眼乳头状的肿瘤位于囊状扩张的导管内，常有蒂与导管壁相连，瘤组织呈颗粒状软脆，红褐色。②镜下肿瘤位于囊状扩大的导管腔内，呈乳头树枝状结构，具有明显纤维血管轴心。③乳头表面衬覆立方–柱状腺上皮和肌上皮两层细胞，有基膜。④可有大汗腺化生、鳞化和（或）柱状细胞变。⑤肌上皮可明显增生。⑥常有出血，少数发生梗死。⑦复杂型：可有不同程度乳腺增生病的形态表现（如上皮旺炽性增生等）。⑧硬化型：间质明显纤维化，埋于纤维组织内的腺管受压变形，呈硬化性腺病形态，形成假性浸润图像。

免疫组化染色：肌上皮标记物（如p63、calponin、SMMHC、SMA、CD10）染色肌上皮阳性，CK5/6阳性。

【鉴别诊断】

①周围型导管内乳头状瘤；②不典型导管内乳头状瘤；③导管内乳头状癌；④乳晕区硬化性导管增生；⑤浸润性癌。

（二）周围型导管内乳头状瘤

【诊断要点】

①起源于终末导管小叶单位，常为多发性，可延伸至大导管。②形态与中央型导管内乳头状瘤类同。③更常伴普通型导管增生、非典型导管增生、导管原位癌和浸润癌。④可伴发硬化性腺病、放射状瘢痕等增生性病变。

免疫组化染色：同中央型导管乳头状瘤。

【鉴别诊断】

①中央型导管乳头状瘤；②不典型导管内乳头状瘤；③导管内乳头状癌；④乳

头瘤病型乳腺增生症；⑤乳头瘤病型复杂硬化性增生；⑥浸润性癌。

二、不典型导管内乳头状瘤

【概述】

本病为导管内乳头状瘤的局部出现低级别核的不典型增生（形似低级别导管内癌）或肌上皮减少、缺失。近年，把不典型增生范围<3mm者称为导管内乳头状瘤伴不典型导管增生，当不典型区域>3mm时，称为导管内乳头状瘤伴导管原位癌。

【诊断要点】

主要表现为两种形式：①表现为不典型柱状增生，局部（<1/3区域）有肌上皮减少或局部缺失。②局部（<1/3区域）类似不典型导管增生或低级别导管内癌改变。③两种类型病变可混合存在。④目前提倡用不典型病变小于或大于3mm界定是导管内乳头状瘤伴不典型导管增生还是伴导管原位癌。

免疫组化染色：肌上皮标记物（如p63、calponin、SMMHC、SMA、CD10）染色肌上皮存在、减少或局部缺失，不典型增生或低级别导管内癌区域CK5/6阴性，ER及PR呈克隆性阳性。

【鉴别诊断】

①导管内乳头状瘤；②导管内乳头状癌；③乳头瘤病型乳腺增生症；④乳头瘤病型复杂硬化性增生。

三、导管内乳头状癌

【概述】

本病为导管内恶性乳头状病变，纤维血管轴心被覆恶性腺上皮细胞，缺乏肌上皮。理论上讲此诊断名称是指纯导管内乳头状癌，与起源于导管内乳头状瘤的癌是不同的概念，因为其没有残存导管内乳头状瘤的证据。

【诊断要点】

其形态学诊断标准包括两个方面：①≥90%的肿瘤性乳头缺乏肌上皮，不论是否出现明显的上皮增生。②≥90%的区域表现为低级别导管内癌的形态改变（任何组织学类型）。③其乳头较导管内乳头状瘤更纤细，纤维血管轴更少见，缺少肌上皮。④乳头被覆上皮可由1到数层柱状上皮，细胞核多数为低–中级别，少数为高级别。⑤乳头之间可充实有形态明显一致的增生细胞，排列呈实性、筛状或微乳头状。⑥可存在有双态性肿瘤细胞（第2种细胞胞质丰富、淡染，位于基底部）。

免疫组化染色：乳头状癌内缺乏肌上皮（p63、calponin、SMMHC等阴性或局部有少数阳性），导管周围通常有肌上皮（p63、calponin、SMMHC阳性，少数缺失），CK5/6阴性，ER、PR呈单克隆性阳性表达。

【鉴别诊断】

①导管内乳头状瘤不典型；②源于导管内乳头状瘤的癌；③乳头瘤病型乳腺增生症；④乳头瘤病型复杂硬化性增生；⑤乳头腺瘤；⑥浸润性乳头状癌。

四、包裹型乳头状癌

【概述】

现认为是膨胀浸润性癌的一种类型，可伴有导管原位癌和/或浸润性导管癌，诊断时需注明浸润癌的范围大小。

【诊断要点】

①肉眼乳头状或圆形肿物位于囊腔内，常广泛附着于囊壁。②镜下囊内乳头状肿瘤，形态与导管内乳头状癌类似，常包绕厚层纤维性包膜（缺乏肌上皮）。③周围常见低级别导管原位癌（筛状、微乳头型）。④移行细胞型：乳头被覆数十层移行细胞，局部呈流水状排列。⑤可伴有导管原位癌及浸润性癌。

免疫组化染色：瘤细胞及囊壁缺乏肌上皮（如p63、calponin、SMMHC、SMA等阴性），CK5/6阴性。

【鉴别诊断】

①导管内乳头状癌；②浸润性乳头状癌；③不典型导管内乳头状瘤；④浸润性癌。

五、实性乳头状癌

【概述】

本病可能是导管原位癌的变型。好发于老年女性。常有神经内分泌分化。部分病例有肌上皮细胞层（原位型）。可伴有浸润性导管癌。

【诊断要点】

①病变为结节状，导管明显膨胀性扩大，呈圆－卵圆形或不规则形。②瘤细胞呈实性增生，其中有纤维血管轴心网（呈实性乳头状结构），其周围细胞常呈栅状排列或呈假菊型团。③细胞较温和，呈圆－卵圆形、梭形（流水状排列）或印戒样，胞质嗜酸性颗粒状、淡染或有黏液，核低－中级别，染色质细腻，可见小核仁。④细胞外黏液多少不等。

免疫组化染色：神经内分泌标记物（如Syn、CgA）及ER、PR常克隆性阳性，肌上皮标记物（如p63、calponin、SMMHC）纤维血管轴心及导管周围有阳性肌上皮，部分病例阴性。肿瘤细胞CK5/6、HER-2阴性，Ki67低增殖活性。组织化学黏液染色（AB/PAS）常见多少不等的阳性细胞。原位型外周有肌上皮细胞层。

【鉴别诊断】

①普通型导管增生（旺炽性）；②不典型导管增生；③复杂型导管内乳头状瘤；④导管内乳头状癌；⑤膨胀浸润性癌。

第七节　微浸润性癌

【概述】

微浸润性癌是指癌细胞突破导管/小叶原位癌的基膜，浸润到周围间质内，但浸润灶的最大直径≤0.1cm的微小浸润性癌（多灶性浸润，以最大病灶为准）。

【诊断要点】

①常见于病变范围较大的高级别导管原位癌，但也可见于任何级别的导管或小叶原位癌周围。②高级别导管原位癌伴小叶癌化及癌性导管周围有间质纤维化和淋巴细胞浸润时要高度怀疑。③间质内浸润的癌细胞与紧邻的导管/小叶原位癌细胞形态类似，可为单个细胞、小簇状细胞团、巢状或腺样。④间质可有淋巴细胞浸润和/或纤维组织及小血管反应性增生。

免疫组化染色：肌上皮标记物（如p63、calponin、SMMHC）阴性。应常规检测ER、PR、HER-2和Ki67。如复切后免疫组化标记切片上找不到微小浸润病灶，应报告最近原位癌的染色结果（其可反映出微小浸润灶的免疫表型）。

【鉴别诊断】

①小叶癌化；②导管原位癌外突的分支。③导管或腺泡因纤维化而扭曲；④炎症致病变导管或腺泡结构不清；⑤医源性病变：如挤压、烧灼所致组织变形，先前穿刺造成的导管原位癌细胞进入周围间质或脂肪组织内（上皮移位埋陷）等；⑥导管原位癌累及良性硬化性病变（如复杂性硬化性增生和硬化性腺病等）。

第八节　浸润性乳腺癌

【概述】

浸润性乳腺癌是一组主要起源于终末导管小叶单位的恶性上皮性肿瘤，绝大多数为腺癌。浸润性导管癌为非特殊类型癌，除此外均为特殊类型癌。

一、非特殊类型浸润性癌

【概述】

原称浸润性导管癌，是一组异质性浸润性乳腺癌，没有足够的特征归入特殊类型。占乳腺癌的40%~70%。

【诊断要点】

①肉眼肿物多不规则，质硬脆，切面呈星状或结节状。②镜下肿瘤细胞呈巢状、片状、小梁状、条索状或腺管状排列，间质多少不等。③瘤细胞的异型程度不同。④组织学依据腺管形成、核的多形性和核分裂相计数三项指标分为1、2、3级（见表11-1）。

表11-1　乳腺浸润性导管癌改良Bloom-Richardson半定量分级法

特征计分				
腺管形成				
>75%				1分
10%~75%				2分
<10%				3分
核多形性、异型性				
相当于正常导管上皮，规则，一致				1分
中间大小，中度多形和异型				2分
大于正常导管上皮2.5倍，明显多形和异型				3分
核分裂计数（个/10HPF）				
视野直径（mm）	0.44	0.59	0.63	
视野面积（mm^2）	0.152	0.274	0.312	
	0~5	0~9	0~11	1分
	6~10	10~19	12~22	2分
	>11	>20	>23	3分
组织学分级				
Ⅰ级，分化好				3~5分
Ⅱ级，中分化				6~7分
Ⅲ级，差分化				8~9分

【组织学变型】

①混合型癌：浸润性导管癌与特殊类型癌混合，非特殊类型癌的成分>50%；②多形性癌：于腺癌或腺癌伴梭形细胞、鳞状细胞分化背景中，多形性和巨大怪异形肿瘤细胞>50%；③伴破骨性巨细胞的癌：浸润性癌的间质中有破骨细胞样巨细胞，最常见于高、中分化的浸润性导管癌；④伴有绒癌特征的癌：具有绒癌分化特征的浸润性导管癌，60%的病例可检见β-hCG阳性的瘤细胞，患者血清β-hCG可升高；⑤伴有黑色素特征的癌：兼具浸润性导管癌和恶性黑色素瘤形态的浸润性癌，所有肿瘤成分都在同一染色体有杂合性丢失，提示两者的细胞来源于同一肿瘤性克隆；⑥导管原位癌为主型：导管原位癌为主要成分，局部有浸润性导管癌

（<20%）。

免疫组化染色：常规行ER、PR、HER-2及Ki67检测。ER和PR阳性（70%~80%），HER-2阳性（15%~30%），E-cadherin及p120常细胞膜阳性，Ki67指数不同，p53、S-100、CEA、vimentin和GCDFP-15不同程度阳性。

【鉴别诊断】

①腺病（硬化性腺病、腺管状腺病等）；②放射状瘢痕；③特殊类型癌（浸润性小叶癌、小管癌、髓样癌、浸润性筛状癌和化生性癌等）；④颗粒细胞瘤；⑤恶性淋巴瘤（转移性或原发性）；⑥恶性黑色素瘤（转移性或原发性）；⑦转移癌等。

二、浸润性小叶癌

【概述】

是一种有特殊生长方式的浸润性乳腺癌，占浸润性乳腺癌的5%~15%。

【诊断要点】

①肉眼肿物常不规则形，无明显界限；切面多呈灰色或白色；部分病例无明显肉眼病变。②镜下经典型：癌细胞较小，界限清楚，黏附性差，呈散在，单行串珠状（列兵式，单列线样）和（或）围绕残留导管呈同心圆或靶环状浸润。③癌细胞胞质少，嗜酸性或淡染，常有小空泡或呈印戒细胞样，空泡内常见嗜酸性包涵体样小球（AB/PAS阳性）；核圆形、卵圆形，核仁不明显，核分裂少见。④间质常硬化或透明变性。⑤常见小叶原位癌。

【组织学变型】

均具有经典型的浸润方式和/或癌细胞的某些形态特点，各种变型的典型图像必须占优势。①腺泡型：癌细胞排列成圆形、卵圆形腺泡状；②实体型（或称弥漫型）：癌细胞一致性小至中等大，弥漫成片，缺乏黏附性，多形性可明显，核分裂较多，间质少；③多形型（组织组胞样）：癌细胞较大，较明显多形和异型，可呈大汗腺或组织细胞样分化，也可见印戒样细胞，常有小叶内病变；④小管小叶型：成于小管和经典型浸润性小叶癌。

免疫组化染色：E-cadherin通常阴性，p120常胞质阳性，34βE12通常核周阳性；ER（75%~95%）和PR（60%~70%）阳性，多形型者阳性率低；HER-2、p53多阴性，多形型者可阳性；Ki67指数较低，多形型者较高。组织细胞样型常GCDFP-15阳性。组织化学染色：AB/PAS常阳性。

【鉴别诊断】

①乳腺炎症及反应性病变；②淋巴造血组织肿瘤；③浸润性导管癌；④腺病（硬化性腺病和微腺型腺病等）；⑤特殊类型癌（神经内分泌癌、小管癌等）；⑥颗粒细胞瘤等；⑦转移瘤（如胃黏液细胞癌等）。

三、小管癌

【概述】

小管癌是一种分化好、开放性、内衬单层上皮细胞小腺管构成的浸润性癌。>90%的肿瘤组织具有小管构单纯型。预后好。

【诊断要点】

①肉眼肿物直径多≤1cm，切面星状。②镜下小管杂乱无章分布，管腔开放，呈圆-卵圆形或不规则成角形。③小管被覆单层小而一致的上皮细胞，胞质常呈嗜酸性，可见顶分泌胞突，核圆-卵圆形，异型性不明显，核分裂罕见。④小管缺乏肌上皮，可见不完整的基膜。⑤常有促纤维反应性间质，也可出现致密胶原纤维，透明或黏液样变。⑥可见平坦上皮非典型性，小叶/导管原位癌（多为微乳头型或筛状型）。

免疫组化染色：ER、PR阳性、HER-2阴性，Ki67指数低，小腺管周围无肌上皮（p63、SMMHC等）阴性，S-100阴性。

【鉴别诊断】

①混合性小管癌；②小管小叶癌；③腺管型浸润性导管癌；④硬化性腺病；⑤微腺性腺病；⑥腺管状腺病；⑦乳头腺瘤；⑧管状腺瘤；⑨复杂硬化性病变等。

四、浸润性筛状癌

【概述】

本病是一种具有明显筛状结构（类似筛状导管原位癌）的浸润癌。>90%的癌组织具有筛状结构为单纯型。预后好

【诊断要点】

①癌细胞巢呈不规则岛状，具有典型的筛孔结构。②癌细胞小而形态单一，胞质较少、可有顶浆分泌胞突，核小而圆、低-中度多形和异型，核分裂少见（图11-3）。③间质常明显纤维母细胞增生（促纤维反应）。④常有低级别筛状导管原位癌。⑤可有小管癌成分。

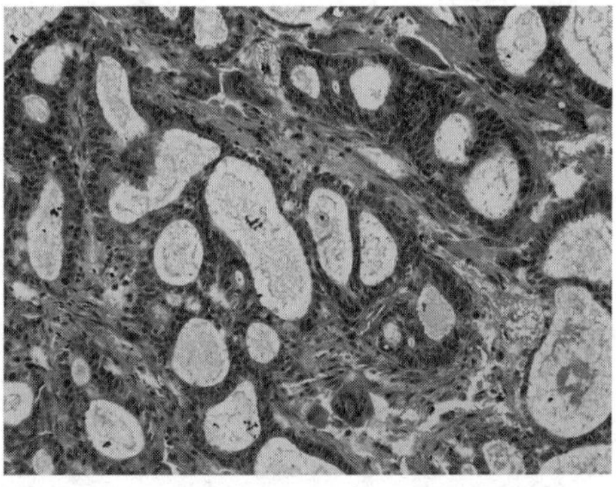

图11-3　浸润性筛状癌：细胞岛不规则，筛孔圆-卵圆形，腔内有黏液样分泌物，间质内有反应性破骨细胞样巨细胞

免疫组化染色：ER阳性、PR多数阳性、HER-2阴性，Ki67指数低，肌-皮标记（p63、SMMHC等）阴性。

【鉴别诊断】

①腺样囊性癌；②筛状导管原位癌；③普通浸润性导管癌；④类癌、非典型类癌等。

五、髓样癌

【概述】

现称具有髓样特征的浸润性癌。是一种呈合体细胞生长方式，缺乏腺管结构，伴有明显淋巴浆细胞浸润，界限清楚的癌。

【诊断要点】

①肉眼肿物界限清楚，结节或分叶状，切面膨隆，常见出血、坏死。②镜下肿瘤边界清楚（挤压式边缘）。③>75%的癌细胞为合体型细胞。④中-高级别核级，核呈空泡状、明显多形、异型，核仁1到多个，核分裂易见，可见奇异型多核巨细胞。⑤缺乏腺管状结构。⑥癌巢内、外有大量密集的淋巴细胞、浆细胞浸润。⑦间质仅少量疏松纤维结缔组织。⑧可有鳞状细胞、梭形细胞、骨或软骨化生。⑨缺乏导管原位癌。

免疫组化染色：ER、PR及HER-2通常阴性，Ki67指数高。

【鉴别诊断】

①伴显著淋巴细胞浸润的导管癌；②非典型髓样癌（目前多认为宜将其称为具有髓样癌特征的浸润性导管癌）；③化生性癌；④淋巴瘤；⑤淋巴结转移癌等。

六、产生黏液的癌

【概述】

是指癌细胞内和/或外生成黏液的癌，包括：①黏液癌（胶样癌）、②黏液样囊腺癌和柱状细胞黏液癌、③印戒细胞癌。

（一）黏液癌

【概述】

又称胶样癌，是由细胞学相对温和的肿瘤细胞巢团漂浮于细胞外黏液湖中形成的癌。全部为黏液癌成分者称为单纯型黏液癌；含有其他类型癌（主要是浸润性导管癌）的黏液癌称为混合型黏液癌，诊断时应注明类型及比率。单纯型年龄大预后好。

【诊断要点】

①肉眼肿物圆形或分叶状，境界清楚，切面胶样感。②镜下大量细胞外黏液，

形成大小不等的黏液湖/池。③癌细胞聚成大小、形状不等的团巢状、梁带状、小乳头状、管状或筛状，漂浮于黏液池中。④癌细胞圆形，胞质较少、淡红染、少见黏液；多为低–中级别核级，核的多形、异型常不明显，核分裂罕见。⑤部分病例的癌细胞呈神经内分泌分化。⑥偶有钙化和砂砾体。⑦少细胞型：黏液湖内肿瘤细胞稀少。⑧富于细胞型：黏液湖内肿瘤细胞丰富。

免疫组化染色：ER通常阳性、PR多数阳性，HER–2通常阴性，Ki67指数低。内分泌标记物（如Syn、CgA等）可阳性。组化AB、PAS及黏液卡红染色阳性。

【鉴别诊断】

①纤维上皮肿瘤黏液变性；②良性黏液囊肿样病变；③其他产生黏液的癌；④隆乳黏液样充填物。⑤叶状肿瘤黏液变；⑥浸润性微乳头状癌。

（二）黏液性囊腺癌和柱状细胞黏液癌

【概述】

乳腺黏液型囊腺癌是由胞质富含黏液的肿瘤性柱状细胞衬覆囊肿壁形成的恶性病变，类似卵巢或胰腺的黏液型囊腺癌。乳腺柱状细胞黏液癌是由胞质内含有黏液的柱状细胞构成的实体性癌，肿瘤细胞形成腺性结构，呈浸润性生长。

【诊断要点】

①肉眼肿瘤呈囊性或实性；切面有黏液感。②镜下两者基本病变：癌细胞高柱状，形态温和；胞质富含黏液；核居基底。③黏液性囊腺癌：具有大小不等的囊腔，腔内充满黏液；可形成大小不等的乳头；柱状黏液上皮细胞呈局灶性较明显异型和间质内浸润。④柱状细胞黏液癌：呈圆形、卵圆形腺管；分布疏密不等。

免疫组化染色：CK7弥漫阳性，CK20阴性或灶状阳性。ER、PR通常阴性，Ki67指数不等。肌上皮标记物（如p63、SMMHC等）阴性。组化AB、PAS及黏液卡红染色阳性。

【鉴别诊断】

①乳腺黏液癌；②原发于卵巢、胰腺和胃肠道等的转移性黏液性囊腺癌。

（三）印戒细胞癌

【概述】

印戒细胞癌是指主要或全部由印戒细胞构成（含有胞质内黏液）的浸润性乳腺癌。

【诊断要点】

光镜病变：具有2种类型。①与小叶癌有关的印戒细胞癌：多为浸润性小叶癌；癌细胞胞质内较大空腔、核被压于一侧（印戒样细胞），腔内常有红染小球状物；呈经典小叶癌的浸润方式。②与导管癌有关的印戒细胞癌：癌细胞核位于一侧，胞质内充满酸性黏液，与胃印戒细胞癌类似。

免疫组化染色：CK7阳性，CK20阴性。ER、PR阳性，Ki67指数不等。GCDFP–15

及MG（乳球蛋白）可阳性。组化AB、PAS及黏液卡红染色阳性。

【鉴别诊断】

①转移性印戒细胞癌（特别是原发于胃肠道者）；②黏液癌；③印戒样组织细胞、噬脂性组织细胞和噬黏液性组织细胞增生；④印戒细胞样恶性淋巴瘤；⑤含有印戒样细胞的其他类型癌等；⑥分泌性/假分泌性乳腺。

七、神经内分泌癌

【概述】

本病是一种组织学、组织化学、免疫组织化学及电镜下具有神经内分泌特征的癌，免疫组化染色至少有>50%的肿瘤细胞表达1种或多种神经内分泌标记物。多发生在老年人。

【诊断要点】

①肉眼肿瘤呈浸润性或膨胀性生长；产生黏液的肿瘤呈黏液样外观。②镜下组织结构呈多样性，大多数呈实性片状、大小不等的巢状、腺泡状、索梁状。③细胞学形态亦呈多样性。大多数细胞温和均一，中等大小，圆或卵圆形、梭形、多边形、浆细胞样。胞质嗜酸性颗粒状，也可淡染、透明。核级多为低–中级别，染色质细腻（图11–4）。④肿瘤的间质多少不等，片状分布的肿瘤细胞内及紧密排列的癌细胞巢之间有纤细的纤维血管间质，某些病例瘤细胞巢之间有宽的硬化性间质，有时可有细胞外黏液，甚至形成间质黏液湖。⑤可见有导管内癌。⑥小细胞癌：与肺小细胞癌类同。

免疫组化染色：CgA、Syn和NSE可不同程度阳性，部分病例表达CD56（Leu7）。组化染色：亲银染色或嗜银染色可阳性。电镜：胞质含有神经内分泌颗粒。

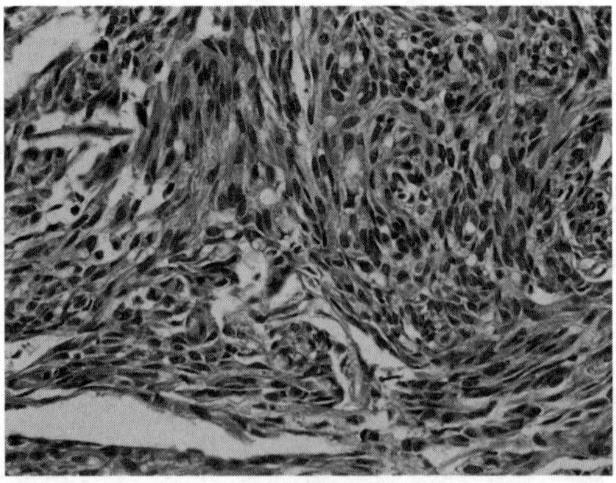

图11–4　神经内分泌癌：瘤细胞呈梭形，比较温和，有的胞质内可见小空泡，核染色质细，核仁不明显

【鉴别诊断】

①转移性神经内分泌癌（类癌和小细胞癌等）；②嗜酸细胞癌；③浸润性小叶癌（腺泡型）；④伴神经内分泌分化的癌（乳腺癌细胞中散在性神经内分泌标记物阳性者不属于神经内分泌癌）；⑤其他类型的浸润性癌等。

八、浸润性乳头状癌

【概述】

本病从概念上讲是指一种表现为真性乳头状结构（有纤维血管轴心）的浸润性癌。

【诊断要点】

①肉眼肿物多数界限清楚。②镜下癌细胞具有纤维血管轴心的乳头结构，也可呈微乳头、簇状乳头、网状乳头状。③细胞学与导管内乳头状癌类似，细胞呈柱状-复层柱状或多边形，界限不清或相对清楚，具有无定形胞质，嗜酸性、也可淡染，常有胞突。核多为中级别核级，呈中度异型和多形性，核分裂多少不等。④肿瘤内部的间质常比较少，边缘常有明显的纤维组织带，其内有多少不等的炎细胞浸润及含铁血黄素沉着。⑤常见有乳头型、微乳头型和筛状型导管原位癌。

免疫组化染色：ER、PR通常阳性，HER-2可阳性，Ki67指数不等。

【鉴别诊断】

①包裹型乳头状癌；②黏液癌；③导管内乳头癌；④转移性乳头状癌。

九、浸润性微乳头状癌

【概述】

本病指在类似于脉管的间质裂隙中肿瘤细胞成小簇状排列的浸润性癌，形态和微乳头型导管内癌类似。单纯型极少见，大部分是浸润性导管癌的局部表现，诊断时应注明其占比率。此癌预后差，常有早期淋巴结转移。

【诊断要点】

①类似扩张的脉管腔隙内有癌细胞团，细胞团与周围间质之间留有多少不等的中空间隙，低倍镜形似微小乳头，但缺乏纤维血管轴心。②腔隙内癌细胞团排列呈簇状或桑椹状，其外缘常呈锯齿和（或）毛刺状（图11-5）。③癌细胞呈立方或柱状，胞质较丰富、呈细颗粒状或均质红染。核常为中级别，也可为高级别，核较大，圆形-卵圆形，有1个或多个核仁，核分裂通常不活跃。④间质内可见淋巴细胞浸润、微小钙化或砂砾体。⑤常浸润淋巴管、血管（形成癌栓）。⑥常伴有导管内癌（常为微乳头或筛状型）。⑦假腺管型：某些癌细胞团中央有呈微囊样扩张的假腺腔，类似于扩张的腺管。⑧黏液型：微乳头之间为黏液湖。

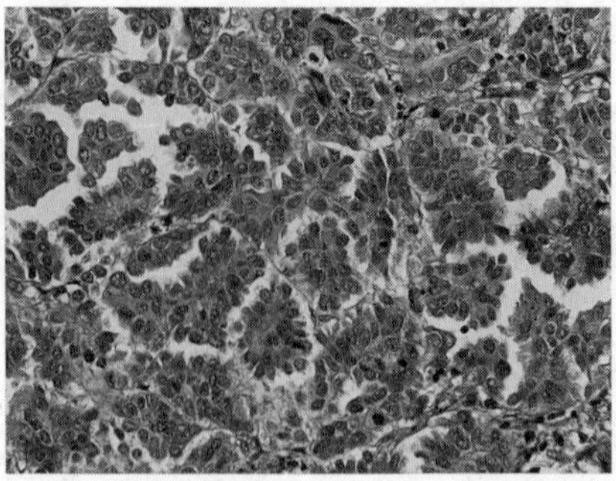

图11-5 浸润性微乳头状癌：有的微乳头状细胞团中央可见小的管腔，癌细胞核较大，圆形-卵圆形，核膜粗糙，有的可有核仁，间隙面胞质有胞突，呈绒毛锯齿状

免疫组化染色：EMA微乳头外缘阳性，E-cadherin及p120微乳头外缘阴性，ER多数阳性，PR近半数阳性，HER-2近1/3阳性，Ki67指数高。

【鉴别诊断】

①人为现象（癌巢周围出现腔隙）；②黏液癌；③转移性卵巢浆液性乳头状癌；④浸润性导管癌；⑤脉管内癌栓等。

十、浸润性大汗腺癌

【概述】

浸润性大汗腺癌是指超过90%的肿瘤细胞具有大汗腺细胞的细胞学及免疫组化特征的乳腺癌。

【诊断要点】

①其组织学构型与浸润性导管癌等类似。②肿瘤细胞大，形状不一，界限清楚。胞质丰富，呈嗜酸性颗粒状、泡沫状及空泡状。核通常为中-高级别，核大（>正常核的3倍以上），球形或多形、多为空泡状（少数可深染），核仁显著，1个或多个，核分裂多少不等。③不同程度的坏死。④可伴发大汗腺型小叶性肿瘤或导管原位癌。

免疫组化染色：GCDFP-15及AR强阳性，ER、PR常阴性，HER-2约半数阳性。组化染色PAS（抗淀粉酶）阳性；AB多阴性。

【鉴别诊断】

①非典型大汗腺化生增生性病变（非典型大汗腺腺病等）；②嗜酸细胞癌；③分泌型癌；④富脂细胞癌；⑤非典型假分泌性增生；⑥皮脂性癌；⑦颗粒细胞瘤；⑧组织细胞样癌；⑨炎症及反应性病变；⑩转移癌等。

十一、化生性癌

【概述】

化生性癌是指一组有别于腺癌、具有明显异源性成分的乳腺癌，其形态特点是浸润性癌中有占优势的鳞状细胞、梭形细胞和（或）间叶性化生的区域，也可完全是梭形细胞癌、鳞状细胞癌，而找不到任何腺癌成分。

【诊断要点】

①鳞状细胞癌：肿瘤完全或绝大部分（>90%）是由鳞状细胞（角化、非角化、棘细胞溶解型）组成的癌。②腺鳞癌：是一种具有明显腺/管状结构的癌与鳞状细胞癌混合组成的浸润性癌，两者之间可有移行过渡。鳞癌多则为腺鳞癌，腺癌多则为鳞腺癌。③低级别腺鳞癌：是一种形态学与皮肤低级别腺鳞癌类似的化生性癌。镜下肿瘤由浸润性生长伴有鳞状上皮特点的腺管和实性上皮细胞巢组成。腺管分化好，不规则形，无序分布。可见有鳞状上皮角囊腔。间质呈“纤维瘤病”样，富于形态温和的梭形细胞，也可玻璃样变性。④梭形细胞癌：低级别：呈纤维瘤病样、筋膜炎样、肉芽组织样或炎性肌纤维母细胞瘤样。由温和梭形细胞构成。低核级梭形细胞呈瘢痕样、交错的车辐状、席纹状、毛细血管状浸润生长，常见有鳞化。间质常有胶原化透明变和有炎细胞浸润（图11-6）。中-高级别：梭形细胞常为中核级，呈梭形细胞肉瘤样。⑤伴异源性成分的化生性癌：梭形细胞肉瘤内可见骨-软骨肉瘤、脂肪肉瘤及多形性肉瘤等。常见浸润性导管癌成分，少数情况上皮成分局限，取材少不易找到。

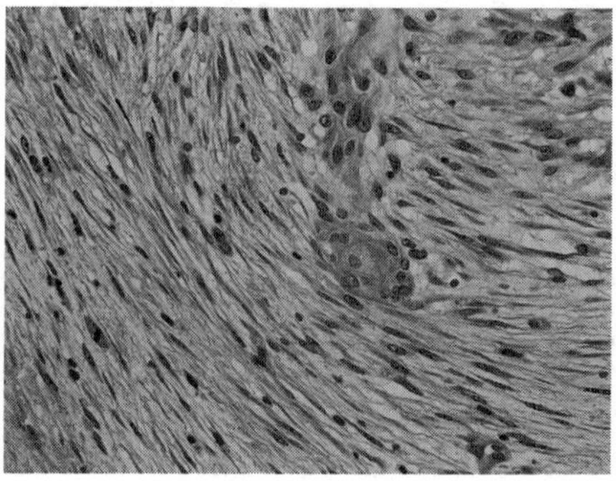

图11-6　低级别梭形细胞癌，类似反应性增生的纤维组织，梭形细胞温和，有的显轻度异型性，可见核分裂

免疫组化染色：ER、PR及HER2通常阴性，Ki67指数不同。AE1/AE3、CK5/6、p63常阳性，EGFR、SMA、S100及vimentin可阳性。

【鉴别诊断】

①间叶组织良性及恶性肿瘤；②叶状肿瘤；③伴有鳞状化生的病变和肿瘤；④医源性反应性病变；⑤腺肌上皮肿瘤；⑥其他类型癌；⑦乳头浸润性汗管瘤样腺瘤等。

十二、分泌性癌

【概述】

分泌性癌是一种细胞内外微囊内含有丰富分泌物的癌。

【诊断要点】

①组织结构有：微囊型（图11-7）（成于大小不等的小囊泡，可融合成形似甲状腺滤泡的大腔隙），实性型（瘤细胞密集），小管型（由大量小管组成，腔内含分泌物），也可呈乳头状、不规则小梁状排列。②肿瘤细胞形态温和，核为低级别，核分裂罕见；一种细胞：胞质丰富、颗粒状淡染（少数为泡沫状胞质），核圆形、有小核仁；另一种细胞：胞质含大小不等空泡并可融合成微囊，细胞内、外富有红染（乳汁样）分泌物。③罕见或无坏死。④可伴分泌型或低级别导管内癌。

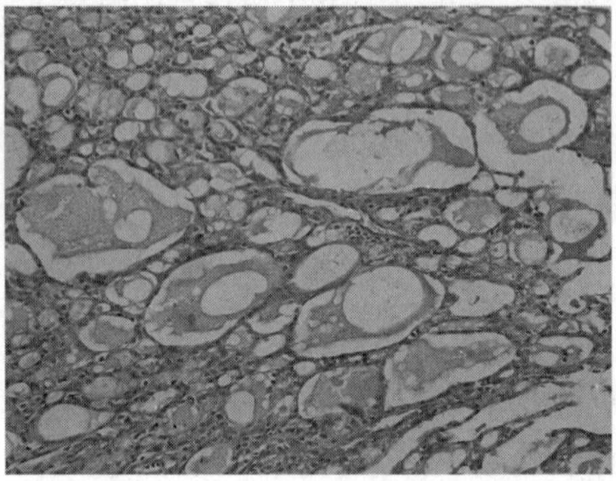

图11-7　分泌性癌（微囊型）：微囊内充满甲状腺胶质样分泌物

免疫组化染色：EMA、α-乳白蛋白、S-100蛋白常阳性；GCDFP-15阳性或弱阳性；ER一般阴性。组化染色：分泌物呈AB/PAS（抗淀粉酶）染色阳性。

【鉴别诊断】

①分泌性乳腺；②乳腺假分泌性增生；③妊娠或哺乳期乳腺癌；④乳腺癌伴假分泌性增生；⑤富脂细胞癌；⑥囊性高分泌癌；⑦大汗腺癌；⑧非典型大汗腺腺病等。

十三、富于脂质的癌

【概述】

富于脂质的癌是一种绝大多数（约90%）肿瘤细胞的胞质内有丰富中性脂肪的癌，又称脂质分泌性癌。

【诊断要点】

①肿瘤多显示为浸润性导管或小叶癌的组织学类型，常排列成片状、条索状或巢状。②癌细胞胞质丰富透明，呈泡沫状或空泡状（为中性脂肪，缺乏黏液）；核通常为中-高级别，异型性明显。③可伴有导管或小叶原位癌。

免疫组化染色：多数ER、PR阳性，SMA、S-100及GCDFP-15阴性。组织化学染色：胞质呈苏丹Ⅲ或油红O染色阳性（冷冻切片苏丹Ⅲ染色的阳性率常较低），AB染色常阴性。

【鉴别诊断】

①富于糖原的透明细胞癌；②组织细胞样癌；③脂肪坏死；④大汗腺癌；⑤皮脂腺样癌；⑥分泌型癌。⑦上皮样脂肪肉瘤。⑧转移性肾癌等。

十四、嗜酸细胞癌

【概述】

嗜酸细胞癌是指主要（>70%）由嗜酸细胞（富含线粒体）组成的浸润性乳腺癌。

【诊断要点】

①癌细胞呈实性、筛管状或乳头状排列。②肿瘤性嗜酸细胞较大，圆形或多角形，胞界清楚；胞质丰富，呈均质弥漫嗜酸性颗粒状，无顶浆分泌型胞突；核一般为中级别，核中等大、较一致、圆-卵圆形，核仁较明显，核分裂少见。

免疫组化染色：①抗线粒体抗体弥漫强阳性，ER和PR阳性或阴性，GCDFP-15和CgA阴性。电镜：肿瘤细胞胞质含大量弥漫分布的线粒体，缺乏内、外分泌颗粒、嗜锇酸颗粒和其他细胞器。

【鉴别诊断】

①大汗腺癌；②神经内分泌癌和伴有神经内分泌分化的癌；③颗粒细胞瘤；④嗜酸性肌上皮肿瘤。（光镜下，嗜酸性细胞癌有时难以与上述肿瘤鉴别。）

十五、腺样囊性癌

【概述】

腺样囊性癌是一种组织学类似于涎腺腺样囊性癌的低度恶性的癌。一般认为预后好。

【诊断要点】

详见涎腺腺样囊性癌。①肿瘤常筛状、梁-管状和实体型构型，常混合存在呈囊腺样（真假腺腔）改变，也可呈实性片状排列。②肿瘤可见多种细胞形态，主要由腺上皮、基底样细胞及肌上皮细胞组成（图11-8）。③可有鳞状细胞化生及皮脂腺细胞分化。

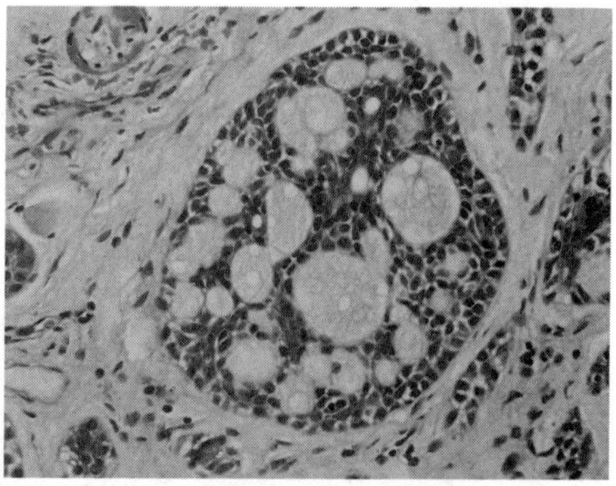

图11-8　腺样囊性癌：筛孔周围的细胞温和，界限不清，核深染（肌上皮）

免疫组化染色：ER、PR、HER-2通常阴性，CK8/18、CK5/6、CK14阳性，CD117常阳性，SMA、calponin、p63可灶性阳性，Laminin、IV胶原基膜样物阳性。组织化学染色：假腺腔内黏液样变的间质AB阳性，真腺腔内的分泌物PAS阳性，AB可呈弱阳性。

【鉴别诊断】

①胶原小体病；②浸润性筛状癌；③筛状导管原位癌；④小管癌；⑤微腺性腺病；⑥腺肌上皮肿瘤。

十六、腺泡细胞癌

【概述】

腺泡细胞癌为一种组织学特点与涎腺腺泡细胞癌相似，表现为腺泡细胞（浆液性）分化的浸润性癌。

【诊断要点】

详见涎腺腺泡细胞癌。①呈实性巢状、腺泡状，也可呈微腺或微囊（腔内常有嗜酸性分泌物）状构型。②癌细胞通常具有丰富的双嗜性颗粒状胞质，也可为泡沫-空泡或透明状胞质，核圆形或不规则形，常见单个核仁，核分裂相多少不等。③间质常有纤维组织增生，可见较多炎细胞浸润及中央区坏死。

免疫组化染色：ER、PR阴性，HER-2可阳性，抗淀粉酶、溶菌酶、糜蛋白酶、EMA和S-100阳性，GCDFP-15可阳性。电镜：肿瘤细胞胞质充满溶酶体样颗粒。

【鉴别诊断】

①微腺型腺病；②分泌型癌；③大汗腺癌；④嗜酸细胞癌；⑤伴神经内分泌分化的癌；⑥腺肌上皮肿瘤；⑦富于糖原透明细胞癌；⑧转移性癌等。

十七、富于糖原的透明细胞癌

【概述】

富于糖原的透明细胞癌是指>90%的癌细胞胞质透明且富含糖原的癌，又称透明细胞癌。一般认为预后较差。

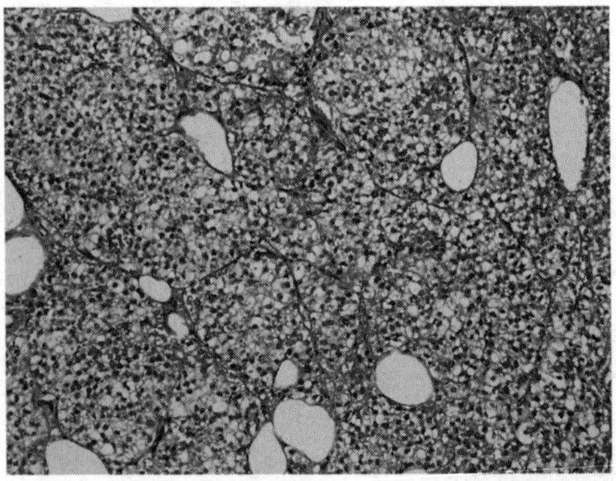

图11-9　富于糖原的透明细胞癌：癌细胞胞质空淡-透明，核有一定多形性和异型性

【诊断要点】

①具有浸润性导管（或小叶）癌构型。②癌细胞呈多边形或柱状，边界清楚；胞质水样透明（富含糖原）或颗粒状；中-高级别核级；核卵圆形、深染、核仁明显，核分裂多少不等（图11-9）。

免疫组化染色：类似于浸润性导管癌。组织化学染色：糖原染色弥漫阳性，AB、黏液卡红、油红O等染色均阴性。电镜：肿瘤细胞胞质内有大量（β）糖原颗粒。

【鉴别诊断】

①富于脂质的癌；②分泌型癌；③组织细胞样癌；④透明细胞汗腺瘤；⑤转移性透明细胞肿瘤（肾癌、恶性黑色素瘤等）；⑥肌腺肌上皮肿瘤；⑦人为现象等。

十八、皮脂腺癌

【概述】

皮脂腺癌是指具有皮脂腺分化的原发性乳腺癌，皮脂腺分化细胞必须占优势才能诊断。肿瘤位于乳腺内，癌组织和乳腺腺管上皮有移行过渡是诊断乳腺皮脂腺癌的重要依据。

【诊断要点】

①肿瘤细胞呈叶状或巢状分布。②肿瘤细胞具有皮脂样分化。①皮脂样细胞胞质丰富，呈小空泡状；②皮脂样细胞外周有小卵圆－梭形细胞，胞质少、嗜酸性，无空泡；③该两种细胞的核均为不规则形至圆形、泡状，核仁0~2个，核分裂稀少（可灶性多见）。③可见灶性桑葚样鳞状细胞化生。

免疫组化染色：AE1/AE3阳性，ER、PR通常阳性，vimentin、S-100蛋白、CEA、GCDFP-15阴性。

【鉴别诊断】

①大汗腺癌；②富脂细胞癌；③组织细胞样癌；④转移性皮脂腺癌。

十九、组织细胞样癌

【概述】

组织细胞样癌是一种瘤细胞类似于组织细胞的浸润性癌。

【诊断要点】

①显示导管或小叶型癌的免疫组化表型，瘤细胞散布或片巢状分布。②瘤细胞胞质丰富，呈嗜酸性或泡沫样，或两者混杂。泡沫样细胞为主时，低倍镜下酷似纤维黄色瘤。嗜酸性大细胞为主时，形似颗粒细胞瘤细胞（肌母细胞瘤），胞质内可见红色小包涵体（AB/PAS阳性）。核一般为中－高级别。③可见原位癌灶。

免疫组化染色：CK阳性，ER、PR常阳性，HER-2可阳性，Ki67指数较高，GCDFP-15常阳性，CD68、vimentin可阳性。

【鉴别诊断】

①反应性组织细胞；②富于脂质的癌；③颗粒细胞瘤；④嗜酸细胞癌；⑤转移

匀，无明显多形和异型，核分裂少（<1~4个/10HPF）；④通常无异源性间质分化，无出血和坏死；⑤一般无复发和转移。

2.交界性

①边缘有浸润；②间质中度增生，富于细胞；③间质细胞中度多形和异型，核分裂较多（5~9个/10HPF）；④罕见异源性间质分化，出血和坏死不明显；⑤可复发，一般无转移。

3.恶性

①明显浸润性生长；②间质显著过度增生；③间质细胞显著多形和异型，核分裂多（>10个/10HPF）；④可有软骨-骨肉瘤、脂肪肉瘤、肌源性肉瘤等异源性间质成分，出血坏死明显；⑤常复发，可血道转移。

少数学者认为，乳腺叶状肿瘤的生物学行为难以预测，即便是组织学良性的叶状肿瘤也可能复发，所以主张最好使用低级别叶状肿瘤（强调有复发潜能）及高级别（恶性）叶状肿瘤二级分类法，避免在乳腺叶状肿瘤的诊断中使用“良性”一词。

免疫组化染色：间质细胞SMA、CD34、desmin及vimentin阳性，S-100阴性。p53、c-kit（CD117）、Ki67指数、CD10及SMA等随肿瘤恶性程度增高，在间质细胞中表达阳性率亦增加。Ki67、CD117阳性率增加提示复发可能。恶性叶状肿瘤CK及p63可阳性。

【鉴别诊断】

①原发或转形性肉瘤；②幼年性纤维腺瘤；③错构瘤；④化生性癌（特别是梭型细胞癌）；⑤囊内纤维腺瘤和显著黏液变的纤维腺瘤等。

三、错构瘤

【概述】

错构瘤是由紊乱排列的乳腺组织（导管、小叶、纤维结缔组织、平滑和软骨等）组成的良性病变，由于该病大多数含有腺体与间质两种成分，因而也属于纤维上皮性肿瘤范畴。

【诊断要点】

①肉眼肿瘤圆形或椭圆形，有薄而完整包膜；切面灰白至黄色（与纤维、脂肪组织含量有关）。②镜下肿瘤主要由乳腺腺体（小导管及腺泡）、纤维结缔组织及脂肪组织组成，有时可含透明软骨、平滑肌等，可有不同类型的畸形血管。③小叶性错构瘤：由分枝状小导管和小叶组成，其背景为不同比例的纤维结缔组织及脂肪组织。④腺脂肪瘤：脂肪组织占绝大部分者。⑤软骨脂肪瘤：脂肪组织内含透明软骨岛，腺体成分少者。⑥平滑肌错构瘤：间质平滑肌显著者。

【鉴别诊断】

①正常青春期乳腺；②纤维腺瘤；③处女乳腺增生；④男性乳腺发育；⑤腺病等。

第十节 腺肌上皮肿瘤

【概述】

腺肌上皮肿瘤是一种源于腺上皮及肌上皮细胞增生形成的双相性乳腺良、恶腺肿瘤。

一、腺肌上皮瘤

【概述】

腺肌上皮瘤是乳腺腺上皮及肌上皮细胞增生形成的双相性乳腺良性肿瘤。

【诊断要点】

①典型病变呈多结节、分叶状。其基本结构是腺管外周有明显增生的肌上皮，腺管圆－卵圆形，内衬的腺上皮呈立方－低柱状，其周围的肌上皮呈梭形或多边形，胞质透亮、嗜酸性或呈肌样细胞，在腺体间呈多层、片状、索梁状和（或）巢状分布，被基膜及纤维血管间质隔开。腺上皮深染胞质与肌上皮淡染胞质形成鲜明对比。②梭形细胞型：以梭形肌上皮增生为主，呈巢片状分布，其中加杂少量腺腔。③小腺管型：主要为外绕肌上皮、内衬腺上皮大小不等的小腺管组成。④小叶型：周围的纤维组织向肌上皮结节内生长，将肿瘤分隔成小叶状。⑤增生肌上皮核分裂罕见，通常<3个/10HFP。⑥可有大汗腺、皮脂腺和鳞状化生。

免疫组化染色：腺上皮CK8/18阳性，肌上皮细胞SMA、calponin、SMMHC、p63、CD10和HCK阳性。LCK、ER、PR、desmin常阴性。

【鉴别诊断】

①恶性腺肌上皮瘤；②导管内乳头状瘤；③多形性腺瘤；④腺病；⑤腺管型腺瘤；⑥透明细胞癌；⑦化生性癌。

二、恶性腺肌上皮瘤

【概述】

恶性腺肌上皮瘤是由于腺肌上皮瘤的腺上皮及肌上皮分别或同时恶变而来的双相性恶性肿瘤。腺上皮恶变者较肌上皮恶变多，腺上皮和肌上皮都恶变者罕见。

【诊断要点】

腺肌上皮瘤恶性转化包括下列指标：①肿瘤呈浸润性和破坏性生长，浸润周围小叶或脂肪组织，破坏乳腺结构。②细胞有显著异型性，上皮细胞或（和）肌上皮细胞有明显多形性和异型性，核级高，大而不规则，可见明显核仁。③核分裂增多，>3个/10HPF，出现异常核分裂。④有坏死。

免疫组化染色：同腺肌上皮瘤。

【鉴别诊断】

①腺样囊性癌；②化生性癌；③恶性叶状肿瘤；④恶性肌上皮瘤；⑤腺肌上皮瘤；⑥透明细胞癌；⑦恶性多形性腺瘤等。

第十一节　间叶性瘤样病变

一、间质巨细胞

【概述】

间质巨细胞是一种出现在间质的单核或多核奇异型巨细胞，可能是来自肌成纤维细胞的一种瘤样增生。可出现在正常乳腺、硬化性淋巴细胞性小叶炎、纤维腺瘤、叶状肿瘤、化疗后的乳腺组织和乳腺癌等情况的乳腺间质中。

免疫组化染色：vimentin阳性，SMA不同程度阳性。

【诊断要点】

①镜下见巨细胞散布于间质内，也可灶性聚集。②巨细胞具有单核或多核，核浓染、结构不清或空泡状，核仁清楚、包涵体样，胞质丰富、红染或嗜双色性、界限不清。③可见上皮样细胞或花环状细胞（图11-10）。④偶见核分裂。⑤可见良性病变（纤维腺瘤、男性乳腺发育等）和恶性病变。

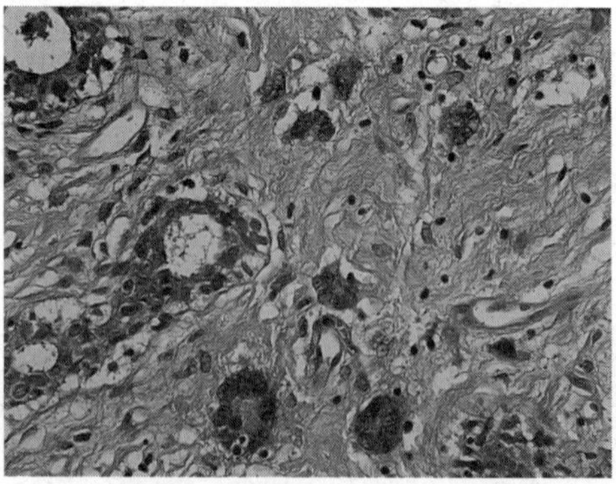

图11-10　间质巨细胞：纤维腺瘤，间质巨细胞呈单核或多核，核重叠结构不清，胞质多少不等，界限不清，有的排列呈腺-花环状

【鉴别诊断】

①浸润性乳腺癌；②间质肉瘤变；③肉芽肿病变等。

二、假血管瘤样间质增生

【概述】

假血管瘤样间质增生是一种乳腺间质肌纤维母细胞增生性瘤样病变，以形成相互吻合的假血管样腔隙为特点。

【诊断要点】

①镜下病变常围绕乳腺小叶，也可长入小叶内（小叶结构一般存在）。②间质广泛瘢痕样纤维组织增生，其中有复杂型吻合的假血管样裂隙。③裂隙内不含红细胞，被覆梭形细胞或无细胞被覆。④梭形细胞可明显束状增生，可轻度异型，但缺乏核分裂。⑤无坏死和浸润脂肪组织。⑥发生于正常乳腺，或伴有纤维囊性病变、纤维腺瘤、男性乳腺发育、硬化性腺病，也可出现于叶状肿瘤或浸润性癌中。

免疫组化染色：梭形细胞呈CD34、vimentin、actin、calponin阳性，Ⅷ因子、CD31、S-100、CK、CD68阴性，desmin通常阳性（可见于梭形细胞束状增生性病变）。

【鉴别诊断】

①血管肉瘤；②良性血管瘤和血管瘤样增生；③错构瘤；④细胞性纤维腺瘤；⑤叶状肿瘤；⑥肌纤维母细胞瘤等。

第十二节　乳头部肿瘤

一、乳头腺瘤

【概述】

乳头腺瘤是一种乳头集合导管上皮局限弥漫性增生的良性肿瘤。

【诊断要点】

主要有3种组织学类型：①腺病型（最常见类型）：病变界限清楚，集合管受压和（或）囊性扩张，发芽增生的腺管具有腺上皮和肌上皮两型细胞。形成硬化性腺病、腺瘤、硬化性乳头状瘤和浸润性上皮病的各种图像。间质呈黏液样，可见粗大胶原束或弹力纤维增生。②上皮增生型（乳头状瘤病型）：集合管和增生腺管的上皮呈旺炽性增生，常呈复杂乳头状，可伴有不典型增生、坏死和出现核分裂。

③硬化假浸润型：纤维组织增生挤压腺管使之扭曲变形，类似于浸润性癌（假浸润）。④可有鳞状上皮化生、大汗腺化生、角囊肿等。⑤偶有导管内癌、浸润性导管或小叶癌。⑥病变区表皮过角化，罕见有侵蚀性病变。

免疫组化染色：旺炽性导管增生CK5/6阳性，增生小管及假浸润腺管周围肌上皮SMA、SMMHC、p63等阳性，Ki-67指数表面高于深部。

【鉴别诊断】

①乳头汗腺样腺瘤；②乳头派杰病；③导管内乳头状瘤；④导管内乳头状癌；⑤小管癌；⑥其他浸润性癌等。

二、汗管瘤性腺瘤

【概述】

乳头的汗管瘤性腺瘤是一种显示汗腺导管分化、常呈浸润性生长，可复发，但不转移的乳头部良性肿瘤。

【诊断要点】

①肿瘤细胞呈汗腺样小腺管或条索状，杂乱无章排列，局限浸润性生长（可侵及乳晕下乳腺、平滑肌束和神经）。②小腺管形状不规则，常呈泪滴状、豆点状或分枝状。腔内常有分泌物。③瘤细胞与皮肤良性汗腺肿瘤类似，形态温和，胞质少量、嗜酸性，核圆形，缺乏核分裂；常见鳞状上皮分化及角囊肿形成。④间质富于细胞或水肿，可有黏液、软骨样变。⑤缺乏坏死。

免疫组化染色：CK5/6、p63常阳性，SMA多阴性。

【鉴别诊断】

①乳头腺瘤；②小管癌；③低度恶性腺鳞癌；④导管内癌等。

三、乳头Paget病

【概述】

乳头Paget病是一种乳头乳晕区表皮内出现异型性明显的恶性腺上皮细胞的病变。

【诊断要点】

①表皮内弥漫分布单个或群集的Paget细胞，通常基底部数量更多。②Paget细胞体积大，圆或卵圆形，界限清楚（可有固定组织收缩空晕），胞质丰富、淡染或呈双嗜性（常含有黏蛋白，也可有黑色素）。核级别高，核大、圆形，染色质呈颗粒状，核仁明显，核分裂易见。③大多数病变深部可检出导管原位癌，其中1/3有

浸润性癌。

免疫组化染色：CK7、EMA、CEA、HER-2阳性，ER、PR、AR、GCDFP-15及S-100可阳性，CK20及HMB45阴性。组织化学染色：AB、PAS和糖原染色可阳性。

【鉴别诊断】

①表浅浸润性恶性黑色素瘤；②Bowen病；③表皮内胞质透明的良性细胞（角朊细胞及Toker细胞）；④乳头腺瘤；⑤乳头湿疹等。

第十二章　内分泌系统疾病

第一节　垂　体

一、垂体囊肿

【概述】

皮样和表皮样囊肿由异位或创伤性种植的上皮细胞发生。可发生在鞍区、鞍上及颅内，特别是小脑桥脑角处。

【诊断要点】

形态与颅外其他部位的皮样和表皮样囊肿相同，被覆鳞状上皮样的囊肿。

二、原发性垂体前叶肿瘤

（一）腺瘤

【概述】

垂体前叶腺瘤分类应根据组织学、免疫组化、超微结构、临床内分泌功能、影像学和手术所见综合考虑。腺瘤大小从0.1~10cm。≤1cm者称为微小腺瘤或小腺瘤，>1cm为中等大腺瘤，≥10cm为大腺瘤。腺瘤可位于鞍内或扩张至鞍外（如鞍上、蝶窦、鼻咽、海绵窦）等。一般为膨胀性生长，亦可侵袭性生长，侵犯硬脑膜、骨、神经及脑组织等（侵袭性腺瘤）。

【诊断要点】

①腺瘤常为紫红色，质软。大腺瘤可有出血、坏死及囊性变。PRL腺瘤可见砂砾样小钙化灶。②所有腺瘤形态一致。瘤细胞似正常前叶细胞或稍大，瘤细胞弥漫成片或排成索、巢、假腺样或乳头状结构，间质为血管丰富的纤细间质，瘤细胞可有一定的异形性但核分裂罕见（图12–1）。③单凭HE形态不能鉴别上述分类中各种类别的腺瘤，只能用免疫组织化学结合临床内分泌功能才能进行正确分类。通常分为生长激素细胞瘤，泌乳素细胞腺瘤，生长催乳素细胞腺瘤，促肾上腺皮质激素细胞腺瘤，促甲状腺激素细胞腺瘤，促性腺激素细胞腺瘤，多激素垂体腺瘤，无功能细胞腺瘤。

【鉴别诊断】

不典型腺瘤及腺癌。

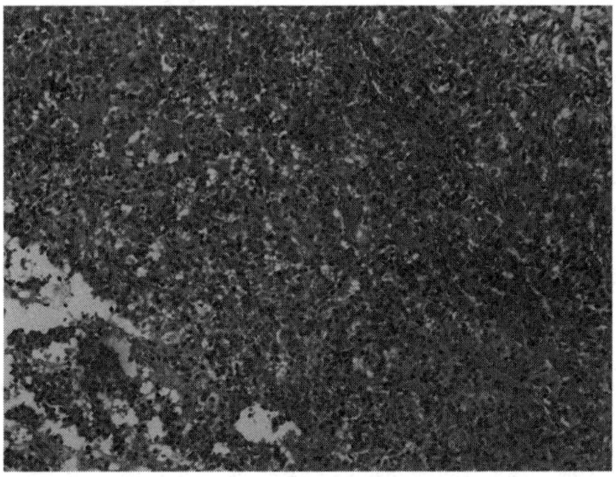

图12-1 垂体腺瘤。肿瘤细胞排列成片，部分巢状，血管丰富。肿瘤细胞胞浆嗜酸或淡染

（二）不典型腺瘤，虽新版WHO内分泌肿瘤新分类中不推荐使用不典型腺瘤，但在临床实践中还是有用的诊断选择，预后因素中主要参考核分裂数及Ki-67生长指数。并参考影像对周围组织的影像受累情况。

【诊断要点】

①形态特点是核分裂指数升高，可以找到或>2/10HPF，ki-67指数>3%。②可能具侵袭性或潜在的复发性。③15%不典型腺瘤表达p53。

【鉴别诊断】

良性腺瘤亦可侵犯垂体实质、腺周硬脑膜或邻近的骨和软组织，所以不典型腺瘤不是基于肿瘤的侵袭性而是根据核分裂，ki-67指数和p53表达。

（三）垂体癌

【概述】

当垂体腺瘤侵犯破坏周围硬脑膜及骨组织时称为侵袭性腺瘤。垂体癌一般起始为垂体腺瘤，可引起种种激素异常，或临床上无功能。只有出现转移或侵犯脑组织才能确诊为癌。浸润转移部位有蛛网膜下隙、脑实质、颈淋巴结、骨、肝和肺等。

【诊断要点】

①肿瘤可出现细胞密集、坏死、出血、核分裂增多、核异型性明显。②Ki-67指数高，可高达12%，而腺瘤仅1%，侵袭性腺瘤4.5%；但亦有的垂体癌ki-67指数在腺瘤范畴内。③免疫组化除NSE、Syn、CgA阳性外各种垂体激素亦可阳性。

三、神经垂体和下丘脑原发性肿瘤

节细胞瘤，胶质瘤，脑膜瘤，颗粒细胞瘤，脊索瘤，神经鞘瘤均可发生，形态及免疫组化与其他部位的相应的肿瘤相同。

四、鞍区其他肿瘤和转移性肿瘤

（一）颅咽管瘤

【概述】

由颅颊囊残留物发生，占颅内肿瘤的2%~4%。是儿童最常见的蝶鞍肿瘤，约占儿童中枢神经肿瘤的10%。颅咽管瘤任何年龄都能发生，高峰为5~20岁，第2个高峰为50~60岁。3/4有肿块效应（头痛和视野缺损）。大多数病人有垂体功能低下，<50%病人有高催乳素血症，约25%病人有尿崩症。儿童可呈侏儒。

影像学多数为囊性病变，仅10%为实性。50%显蝶鞍增大和被腐蚀，>50%鞍区钙化。肿瘤可浸润下丘脑，甚至第三脑室，由于此瘤的高浸润性，所以手术常切不净，以至术后复发率高，特别是年轻病人，可高达10%~62%。术后放疗可降低复发率。颅咽管瘤为良性但局部浸润性，仅有个别恶变的报道。85%完全在鞍上，仅15%有鞍内成分。大多数肿瘤诊断时<1cm，界限清楚但不一定有包膜。

【诊断要点】

①切面囊性多见，内含黏稠油样液（像黑泥）及胆固醇和钙化。在疏松的纤维间质中有上皮细胞岛和囊，胆固醇结晶，角化碎屑（成为钙化核心）。②组织学类型可分造釉细胞瘤型和乳头型。乳头型多见于成人，特点是假乳头状鳞状上皮；成实性或囊状。③一般没有纤维化和胆固醇，此型似较造釉细胞瘤型预后好。④免疫组化CK（+）。⑤电镜可见张力纤维和细胞间连接，无分泌颗粒。

（二）其他

其他肿瘤如生殖细胞肿瘤（germ cell tumor）及Langerhans细胞组织细胞增生症也可以发生。

第二节　甲状腺

一、异位甲状腺组织

【概述】

异位甲状腺组织可发生在甲状腺下降沿线的任何部位（即从舌根到正常位置的甲状腺之间），有时可发生在纵隔内。异位甲状腺的部位有：舌、舌骨上、舌骨下、甲状舌管残留或囊壁内、气管内、喉内、食管内、主动脉、心包或心内等。90%的异位甲状腺组织位于舌底，舌甲状腺是由于中线甲状腺原基移位失败所致。舌甲状腺呈实性或囊性，位于舌底，常造成咽或喉堵塞，亦可发生严重出血。

二、甲状腺炎

（一）急性甲状腺炎

【概述】

急性甲状腺炎是少见的一种甲状腺炎，常为急性咽炎和上呼吸道炎的合并症。多数由细菌引起，常见菌种有金葡菌、溶血性链球菌和肺炎双球菌。炎症由局部扩散或血行播散至甲状腺。

【诊断要点】

①急性炎时甲状腺肿胀、压痛，但功能影响不大；②甲状腺显一般急性炎改变，炎症一般较局限，但亦可扩散至纵隔或破入气管或食管或破至皮肤外。

（二）亚急性肉芽肿性甲状腺炎

【概述】

亚急性肉芽肿性甲状腺炎，又称假结核性甲状腺炎、亚急性甲状腺炎、肉芽肿性甲状腺炎和De Quervain甲状腺炎等。病因不明，一般倾向于病毒感染，但电镜下未能找到病毒颗粒。患者主要为中青年女性。临床表现有发烧、甲状腺肿大和压痛等。病变可局限于甲状腺的一部分或累及一侧甲状腺或累及双侧甲状腺。

【诊断要点】

①病变甲状腺肿大，结节状。边缘不规则。切面黄白或灰白色，质实，橡皮样。②早期病变炎症活跃。部分滤泡破坏而被中性粒细胞替代，形成微小脓肿。③随着病程进展，胶质从破裂滤泡中溢出，其周围有组织细胞和多核巨细胞包绕，形成肉芽肿，但无干酪性坏死。④间质可含多量嗜酸性粒细胞、淋巴细胞和浆细胞。⑤本病为自限性，常在数周至数月自然消退。愈合期的特点是滤泡上皮再生和间质纤维化。多核巨细胞和单核细胞逐渐消失。滤泡破坏最严重处有广泛的疤痕形成。

（三）自身免疫性甲状腺炎

1.乔本甲状腺炎

【概述】

乔本甲状腺炎亦称乔本病，属于自身免疫性甲状腺炎，多见于中年妇女，甲状腺无痛性肿大伴甲低。少数病人在病程中可出现甲亢。

【诊断要点】

①典型的双侧对称性肿大，可较正常大4~5倍。②表面光滑或结节状，质韧橡皮样，很少与周围组织粘连。③切面灰白或灰黄色，分叶明显，无出血变性或坏死。④甲状腺组织内有大量淋巴细胞、浆细胞和巨噬细胞浸润，形成许多生发中心，间质有广泛纤维组织增生。⑤滤泡上皮转化为嗜酸性。有丰富的嗜酸性颗粒状胞浆，核异型性明显，但无核分裂（图12–2）。

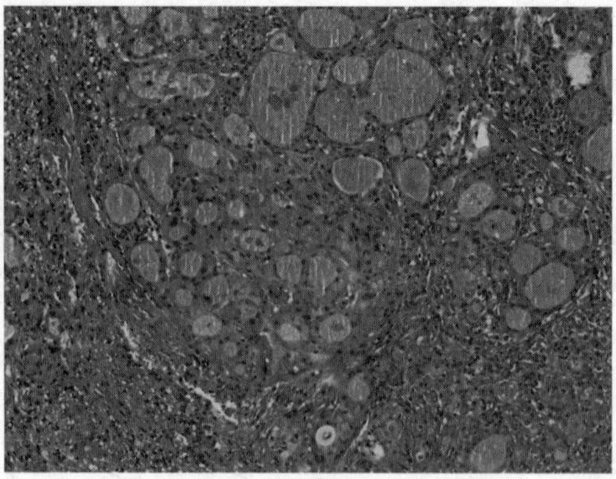

图12-2　桥本甲状腺炎。甲状腺滤泡上皮增生，明显嗜酸性变，间质中淋巴细胞浸润及纤维化

乔本病的一种亚型称为纤维型乔本病，此型约占乔本病的10%，病人血内抗甲状腺球蛋白滴度高。特点是肿大的甲状腺内有大量宽带状玻璃样变的纤维组织，淋巴细胞浸润不如上述明显，滤泡萎缩，上皮转化成嗜酸性细胞或鳞化。

2. 淋巴细胞性甲状腺炎

【概述】

好发于儿童，临床为无症状性甲状腺肿大，病程短。可有一时性甲状腺功能亢进，但放射性碘摄入低。

【诊断要点】

光镜下除滤泡上皮无嗜酸性变外，其余与乔本病相同。

（四）木样甲状腺炎

【概述】

木样甲状腺炎，罕见，约占切除甲状腺的1/2000。男女比例为1∶3，年龄30~60岁。25%~50%伴甲低。

【诊断要点】

①甲状腺大小正常或稍大，不对称，灰白色，石样硬。②包膜与周围组织紧密粘连。甲状腺因粘连而固定加上质地极硬，致使病人的颈部像戴了一个铁的领圈样。③病变甲状腺压迫气管造成呼吸困难。临床上与癌很难鉴别。④甲状腺组织广泛纤维化，有少量到中等量淋巴细胞浸润。残留的滤泡呈不同程度萎缩和变性。⑤增生的纤维组织侵袭邻近组织，造成广泛而紧密的粘连。

【鉴别诊断】

纤维型乔本病与木样甲状腺炎的区别为前者的纤维组织为宽的胶原纤维带而且不浸出包膜，后者为增生活跃的纤维组织并能广泛侵袭甲状腺及甲状腺外组织。

三、甲状腺肿

【概述】

甲状腺肿是指由于增生和胶质储存伴甲状腺激素不正常的分泌而产生的甲状腺肿大。甲状腺激素正常的合成和分泌是通过垂体前叶的TSH来调节的。如不能维持正常甲状腺激素水平，不管什么原因，滤泡上皮细胞就增生，滤泡腔内胶质增多以应答TSH的刺激。

（一）非毒性甲状腺肿

【概述】

不伴甲亢的甲状腺肿大称为非毒性甲状腺肿。

1. 结节性甲状腺肿

【概述】

结节性甲状腺肿亦称为结节状增生。可分为地方性和散发性。按WHO的标准地方性甲状腺肿是指该地区10% 以上的人口表显弥漫或局限甲状腺肿大。地方性甲状腺肿在世界许多地方均有发生，我国地方性甲状腺肿分布广，多见于内陆山区和半山区。全国各地均可见散发性甲状腺肿病例。结节性甲状腺肿的病因主要为缺碘。

【诊断要点】

结节性甲状腺肿的发展有3个时期：①增生期；②胶质储积的静止期即弥漫性胶性甲状腺肿，甲状腺显著增大，对称，切面呈胶样。光镜下滤泡大小不等。腔内充满胶质。滤泡上皮萎缩，呈立方或扁平，但仍可见一些小滤泡内含增生的上皮乳头；③结节期即结节性甲状腺肿。长时期交替发生的增生和退缩过程使甲状腺内纤维组织增生，小叶或一群充满胶质的滤泡周围有纤维组织包绕，从而形成结节。虽有单个结节的甲状腺肿，但典型的为多发结节，不对称地分布在甲状腺内。结节周围的纤维化包膜可影响一些滤泡的血运，造成滤泡的退变坏死、出血、囊性变、疤痕形成和钙化，甲状腺的结节性增加。这种甲状腺被称为多结节性甲状腺肿或腺瘤样甲状腺肿。

2. 内分泌障碍引起的甲状腺肿

【概述】

由于先天性甲状腺代谢障碍，甲状腺激素量低，导致TSH持续升高和腺体代偿性增生。

【诊断要点】

①形态像结节性甲状腺肿，但结节内细胞丰富，排列成小梁或小滤泡样，亦可形成乳头。②胶质少或无，滤泡细胞异型性显著，核增大，深染，奇形怪状，可见多核细胞，结节之间有宽的纤维带分隔。③由于富于细胞，核异型性明显，可误诊

为癌。

（二）毒性甲状腺肿

【概述】

甲状腺功能亢进（简称甲亢）是一种代谢亢进的状态，多见于女性，是由于甲状腺激素T_3和T_4输出增加所引起。引起甲亢最常见的原因是弥漫性毒性甲状腺肿和毒性结节性甲状腺肿。甲亢的临床特点为神经质、心悸、脉快、易疲倦、肌肉无力、消瘦、食欲好、腹泻、多汗、皮肤湿润潮红、情绪不稳定、手震颤和月经不正常等。弥漫性毒性甲状腺肿的病人可合并突眼和皮肤局限性水肿。

1. 弥漫性毒性甲状腺肿

【概述】

又名Graves病，是一种综合征，大体病变甲状腺弥漫性对称性增大，为正常的2~4倍。包膜光滑。

【诊断要点】

①切面红棕色肌肉样，质实，无结节，但小叶结构较正常明显。②术前用碘治疗者因滤泡内胶质增多而无上述典型的大体改变。③未经治疗的Graves病的甲状腺组织学特点为弥漫一致性增生。滤泡上皮细胞为高柱状，核位基底，可有核分裂，但无不典型性，高柱状上皮形成许多无分支的乳头突入滤泡腔内。滤泡内胶质明显减少，稀薄色浅。胶质周围有许多空泡。间质血管充血，间质内有多量淋巴细胞浸润及淋巴滤泡形成。④术前用碘治疗者甲状腺滤泡退缩，胶质储积和充血不明显；用硫脲嘧啶治疗者则滤泡上皮增生更明显。甲状腺供血更丰富。

⑤伴突眼的病人眼球后结缔组织增多，眼外肌肉透明质酸增多而使肌肉水肿和体积增大，眶内软组织纤维化和淋巴细胞浸润，这些都导致眼球突出。后期因眼外肌肉的纤维化和收缩可造成眼活动不协调、复视和眼肌麻痹等。

⑥皮肤病变表现为胫前或足背皮肤局限性水肿样增厚。病变处呈斑块状或结节样。真皮因透明质酸增多而水肿，胶原纤维分散断裂并有淋巴细胞浸润。

⑦Graves病不仅甲状腺内有大量淋巴细胞浸润，全身淋巴结、胸腺和脾内淋巴组织亦增生。此外心肌内可有淋巴细胞和嗜酸性粒细胞浸润伴轻度纤维化和脂肪性变，肝明显脂肪性变和急性坏死，以及骨骼肌变性和脂肪组织浸润等。

2. 毒性结节性甲状腺肿

【概述】

由于某种原因结节性甲状腺肿的一个或多个结节的滤泡上皮增生，合成和释放大量甲状腺激素，造成甲亢，这种结节性甲状腺肿即为毒性结节性甲状腺肿。由于这种功能亢进的结节能浓缩多量^{131}I，所以临床称之为“热结节”。毒性结节性甲状腺肿的病人年龄较大，病程长，症状较轻微，一般无突眼和皮肤病变。

【诊断要点】

①毒性结节性甲状腺肿中功能亢进结节的形态与Graves病同，②毒性结节性甲状腺肿的癌变率较一般结节性甲状腺肿的癌变率高，前者为1%而后者<0.2%。

四、甲状腺肿瘤

WHO2017年甲状腺肿瘤分类部分有变化，增加了恶性潜能未定的甲状腺肿瘤及伴有乳头状核特征的非浸润型滤泡型甲状腺肿瘤的概念。

分类如下：

甲状腺滤泡性腺瘤

玻璃样变小梁状腺瘤

其他无包膜滤泡型甲状腺肿瘤

恶性潜能未定的甲状腺肿瘤

伴有乳头状核特征的非浸润型滤泡型甲状腺肿

乳头状甲状腺癌

滤泡性癌

许特莱（嗜酸性）细胞腺瘤

低分化甲状腺癌

间变型甲状腺癌

鳞状细胞癌

甲状腺髓样癌

混合性髓样及滤泡性甲状腺癌

黏液表皮样癌

硬化性黏液表皮样癌伴嗜酸性细胞浸润

黏液癌

异位胸腺瘤

伴有胸腺样分化的梭形上皮性肿瘤

甲状腺内胸腺癌

（一）良性肿瘤

1. 甲状腺腺瘤

【概述】

甲状腺腺瘤是常见的甲状腺良性肿瘤。

【诊断要点】

①形态为单个有完整包膜的结节，直径一般在4cm以下，灰色或浅棕色，质软，肉样。②大腺瘤常有出血、坏死、囊性变、纤维化和钙化。

组织学诊断标准为：①有完整的包膜；②腺瘤内滤泡及滤泡上皮细胞大小较一致；③腺瘤与周围甲状腺的实质不同；④压迫周围甲状腺组织。腺瘤与结节性甲状腺肿内单个的结节有时鉴别很困难。一般来说结节性甲状腺肿的结节常显包膜不完整，结节内滤泡大小不等和结节内外滤泡形态较一致。光镜下甲状腺腺瘤可分成滤泡性腺瘤和不典型性腺瘤。

（1）滤泡性腺瘤：绝大多数腺瘤为滤泡性腺瘤。由于腺瘤的种种组织学形态，曾有许多描述性的名称，如胚胎性腺瘤，胎儿性腺瘤，小滤泡性腺瘤和大滤泡性腺瘤等；但多数腺瘤可同时有几种上述组织学形态，加上不同的组织学类型并没有特殊临床意义，所以这些名称已被废弃。

1）许特莱细胞腺瘤，是在滤泡性腺瘤中唯一有形态和临床特点的亚型，亦称嗜酸性细胞腺瘤。许特莱细胞腺瘤多数表现为良性，但恶性的比例较一般滤泡性腺瘤为高，所以有些学者认为所有的许特莱细胞腺瘤均应看作潜在恶性。由大的嗜酸性细胞构成，核大，核异型性明显。瘤细胞排列成小梁状，偶尔可形成小滤泡，内含少量胶质。

其他少见的亚型有：

2）玻璃样小梁状肿瘤

【概述】

玻璃样小梁状肿瘤是另一种亚型。好发于中年妇女，直径0.3~4cm，平均2.5cm。21%~62% HTT有RET/PTC基因重排，所有阳性病例均有RET/PTC融合基因。形态和遗传学方面HTT与乳头状癌有相似之处，但前者多数为良性。

【诊断要点】

①光镜下由多角形、卵圆形或梭形细胞排列成小梁，有些肿瘤瘤细胞可形成实性的细胞团，像副节瘤的细胞球，故又称副节瘤样腺瘤。②瘤细胞核内可有假包涵体，可见核沟。偶尔可见砂粒体。瘤细胞浆内因富含中丝而成玻璃样。血管周围有玻璃样变的纤维组织包绕。③免疫组化TTF-1和thyroglobulin阳性，calcitonin阴性。

3）印戒细胞小滤泡性腺瘤。

【诊断要点】

滤泡性腺瘤中含大量印戒样细胞。免疫组织化学显示印戒细胞胞浆内充满甲状腺球蛋白。少数情况下，这些印戒细胞为黏液染色阳性。

4）伴奇形怪状核的腺瘤

【诊断要点】

腺瘤内有散在或成簇巨大的核奇形并深染的细胞，其余与典型的滤泡性腺瘤同。

2. 其他良性肿瘤

其他良性肿瘤有甲状腺腺脂肪瘤、畸胎瘤、皮样囊肿、颗粒细胞瘤、副神经节瘤和血管瘤等。所谓的甲状腺囊肿实质上均为囊性变的腺瘤或结节。

（二）交界性肿瘤（恶性潜能未定的甲状腺肿瘤）

主要是指肿瘤具有异型性及可疑有包膜及血管浸润的一类肿瘤。

伴有乳头状癌核特征的非浸润型滤泡型甲状腺肿是指肿瘤细胞呈滤泡状，细胞核具有乳头状癌的核沟及毛玻璃样改变，但无包膜及血管浸润。

（三）甲状腺癌

1.乳头状癌

【概述】

乳头状癌是甲状腺最常见的恶性肿瘤，根据肿瘤的大小和浸润范围可分为：①微小乳头状癌；直径<1cm，平均5~7mm。②甲状腺内；③甲状腺外三个类型。

【诊断要点】

①肿瘤灰白色、质实、常为多中心性。②复杂分支乳头状，含纤维血管轴心。表面被以单层柱状上皮。③乳头上皮核呈毛玻璃样，有核沟、核内假包涵体和核相互重叠（图12-3）。④砂粒体。组织学可分纯乳头状癌和乳头滤泡癌混合型。只有少数是纯乳头状癌，半数以上为混合型。其他类型还有滤泡型，弥漫硬化型，柱状细胞癌，嗜酸性细胞乳头状癌等。

乳头状癌的免疫组化TTF-1、甲状腺球蛋白、CK19、RET、HMBE-1和galectin-3，BRAF-V600E阳性。

甲状腺乳头状癌的预后好，影响预后的因素有侵犯血管、核异型性、肿瘤侵至甲状腺外以及老年人。

【鉴别诊断】

主要与结节性甲状腺肿和腺瘤中的假乳头，特别是增生性乳头相鉴别。假乳头常位于扩张的滤泡腔或囊性变区，细胞没有乳头状癌细胞的形态特点如毛玻璃样核和核重叠等。用CK19和RET免疫组化有一定帮助，乳头状癌CK19和RET可呈弥漫或灶性阳性。

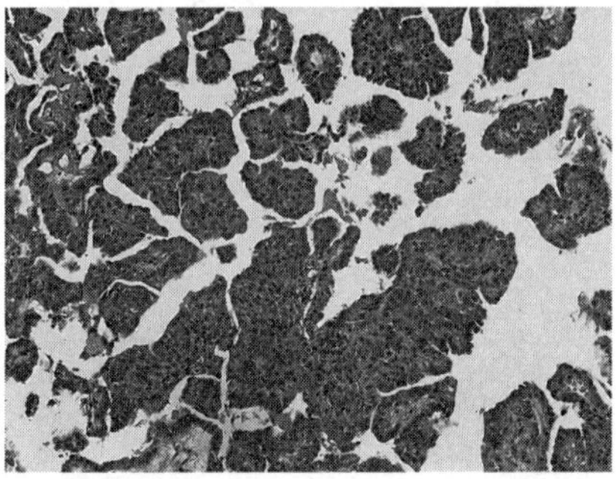

图12-3　甲状腺乳头状癌。肿瘤呈乳头状，含纤维血管轴心，核增大、不规则、毛玻璃样，胞浆嗜酸性，可见核沟

2. 滤泡癌

【概述】

滤泡癌占甲状腺癌的20%~25%。多数病人在40岁以上，女性较男性多2~3倍。恶性度较乳头状癌高。血行转移率高，主要转移至肺及骨等处，淋巴结转移少。其10年及20年存活率在30%以下。滤泡癌中非整倍体可高达60%，而乳头状癌仅28%。

甲状腺滤泡癌分二型：①有包膜，但有显微镜下血管和/或包膜浸润，此型称为包裹性血管浸润型（encapsulated angioinvasive type）；②包膜不完整并明显浸润周围甲状腺组织，此型称为浸润型（invasive type）。包裹性血管浸润型滤泡癌肉眼观察像甲状腺滤泡性腺瘤。

【诊断要点】

①浸润型滤泡癌切面灰白色，可侵占大部分甲状腺组织并侵出甲状腺包膜外，与周围组织粘连或侵入周围组织如气管、肌肉、皮肤和颈部大血管并常累及喉返神经。②包裹型和浸润型均可有出血、坏死、囊性变、纤维化和钙化。③镜下形态可从分化极像正常甲状腺的滤泡结构到明显恶性的癌，其间有多种过渡型。癌细胞排列成滤泡、实性巢索或小梁。滤泡内可含少量胶质。

【免疫组化】

滤泡癌TTF-1、甲状腺球蛋白、低分子量CK和Bcl-2阳性，p53（-），cyclin D1低表达，p27高表达。Ki-67指数<10%。

亚型：（1）许特莱细胞癌：形态与许特莱细胞腺瘤相似，但有包膜、血管和/或邻近甲状腺实质浸润或有卫星结节形成。预后较差，5年存活率20%~40%。

（2）透明细胞癌：罕见。肿瘤由具有透明胞浆的癌细胞构成。癌细胞界限清楚，胞浆内富含糖原，核常中位，亦可偏位。

【鉴别诊断】

滤泡癌主要与腺瘤特别是不典型腺瘤相鉴别。滤泡癌有血管/或包膜浸润。有说服力的血管浸润是癌细胞穿透血管壁伴血管腔被肿瘤堵塞。瘤栓应附于血管壁上而不是游离在血管腔内。包膜浸润是肿瘤性滤泡穿透和裂开，或破坏包膜的胶原纤维。包膜内有滤泡不能作为浸润的证据，因为在肿瘤发展过程中良性滤泡亦可被包裹在包膜内。细胞核的异型性无鉴别诊断价值。诊断甲状腺透明细胞癌必须先除外转移性肾透明细胞癌和甲状旁腺癌。可用免疫组化染色，甲状腺透明细胞癌为TTF-1和thyroglobulin阳性。

3. 髓样癌

【概述】

髓样癌占甲状腺癌的5%~10%。年龄高峰为40~60岁，亦可见于青少年和儿童。性别差别不大。髓样癌来自甲状腺的C细胞，能分泌降钙素。80%~90%的髓样癌为散发性，10%~20%为家族性。

【诊断要点】

①肿瘤包膜可有可无，直径1~11cm，界限清楚；切面灰白色、质实。②散发性髓样癌多为单个结节，体积较大。家族性髓样癌常伴C细胞增生，为多结节性。③分布在甲状腺二侧叶的中上部。④癌细胞呈圆形、多角形或梭形。核圆形或卵圆形，核仁不显，核分裂罕见。⑤肿瘤可呈典型的内分泌肿瘤样结构，或形成实性片块、细胞巢、乳头或滤泡样结构（图12-4）。如滤泡样结构中充有嗜酸性物质则与滤泡癌所含的胶质很难鉴别。梭形细胞常呈漩涡状排列或呈肉瘤样。⑥髓样癌的另一特点是间质有淀粉样物质沉着。淀粉样物质的形成据认为是与降钙素的分泌有关。⑦现在越来越多的材料指出髓样癌的形态可像滤泡癌或乳头状癌而且没有间质淀粉样物质。这种肿瘤应作免疫组化及电镜观察，髓样癌为降钙素calcitonin阳性（图12-5）。

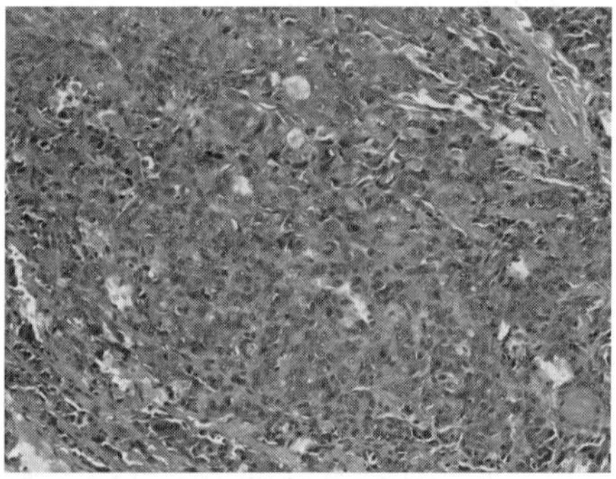

图12-4　甲状腺髓样癌。HE

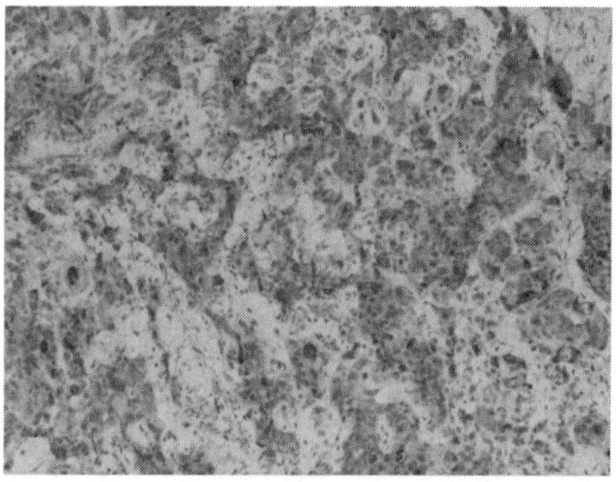

图12-5　甲状腺髓样癌。免疫组化降钙素阳性

约2/3病例手术时已有颈淋巴结转移。其他转移部位有上纵隔、肾上腺和骨等。手术时无淋巴结转移者预后好，10年存活率可达60%~70%；有淋巴结转移者10年存活率为40%左右。癌组织中有坏死、核分裂多和以梭形细胞为主者预后差。

近来发现越来越多的滤泡上皮和C细胞混合型癌，称为髓样-滤泡混合型癌或髓样-乳头混合型癌。光镜下癌细胞排列成小梁或滤泡样或乳头状结构。临床表现恶性度较高。

【鉴别诊断】

髓样癌为calcitonin阳性，thyroglobulin阴性。滤泡癌、乳头状癌和未分化癌均为thyroglobulin阳性，calcitonin阴性。髓样-滤泡混合型癌和髓样-乳头混合型癌则thyroglobulin和calcitonin均为阳性。

4.岛状癌

【概述】

岛状癌多见于老年人。其生物学行为介于分化好的甲状腺癌（乳头状癌和滤泡癌）与未分化癌之间。淋巴和血行转移率高，预后差，平均5年存活率50%，岛状癌可合并其他类型甲状腺癌甚至可出现横纹肌样分化。2004 WHO版“内分泌器官肿瘤分类”将岛状癌归入低分化癌，低分化甲状腺癌有三种组织学类型即岛状、实性和小梁型。

【诊断要点】

① 细胞大小一致，排列成实性巢或小岛状结构，可夹杂有乳头和/或小滤泡，血管丰富。②有不等量的核分裂和凝固性坏死。

【鉴别诊断】

主要与髓样癌鉴别，前者calcitonin阴性，甲状腺球蛋白和TTF-1阳性，Bcl-2 80%阳性，40%~50%表达TP53。

5.未分化癌

【概述】

未分化癌占甲状腺癌的5%~10%。多见于50岁以上的妇女。高度恶性，很早发生转移和浸润周围组织。组织学形态变异较多，常见的类型为梭形细胞型、巨细胞型和二者的混合型。有一种小细胞未分化癌，现已证实多数甲状腺所谓的小细胞未分化癌实际上是非霍奇金淋巴瘤，由于瘤组织中包含残存的滤泡而误认为癌。还有一些“小细胞未分化癌”可能是不含淀粉样物质的髓样癌或岛状癌。未分化癌生长快，很快侵犯周围器官组织，引起呼吸吞咽困难和声音嘶哑。

【诊断要点】

①肿瘤体积大，固定，石样硬。切面有出血、囊性变及许多坏死灶。②癌细胞分化不良，正常和不正常核分裂多见，梭形细胞型有时很像分化差的肉瘤如恶性纤维组织细胞瘤、骨肉瘤和血管肉瘤等。巨细胞型中奇形怪状的单核和多核瘤巨细胞多见，亦可有破骨细胞样的多核巨细胞。③但无论是那一类型的未分化癌中都能找到分化较好的甲状腺癌如滤泡癌或乳头状癌成分，因此一般认为未分化癌是从已存在的分化较好的甲状腺癌转化而来。④未分化癌的预后极差，一般均在诊断后一年内死亡。

【鉴别诊断】

主要与肉瘤、淋巴瘤、甲状腺髓样癌鉴别，未分化癌为thyroglobulin和上皮细胞标记阳性，LCA阴性，calcitonin阴性。电镜亦证实这些癌的细胞为上皮性。

6.鳞状细胞癌

【概述】

占甲状腺癌的1%以下。年龄高峰40~60岁。病人常有长时期的甲状腺炎史或甲状腺肿史。可能的组织发生为：①甲状舌管残留物；②鳞状上皮化生灶的肿瘤性转化。

（三）肉瘤和转移瘤

1.淋巴组织肿瘤

非霍奇金淋巴瘤主要为弥漫大B细胞和MALToma，霍奇金淋巴瘤，浆细胞瘤和Langerhans细胞增生症等。

2.间叶组织来源的肿瘤

良性少见，有脂肪瘤、血管瘤、平滑肌瘤、神经鞘瘤和孤立性纤维性肿瘤。肉瘤有平滑肌肉瘤、脂肪肉瘤、纤维肉瘤、MPNST、软骨肉瘤、骨肉瘤和血管肉瘤等。诊断甲状腺肉瘤必须先除外癌，特别是梭形细胞未分化癌。

3.转移瘤

除转移性肾癌可在甲状腺内形成较大瘤结外，大多数转移瘤都很小，均为显微镜下水平，所以临床很难发现。最常见的转移瘤为来自头颈部的鳞癌，其次为黑色素瘤、乳腺癌和肺癌等。

第三节　甲状旁腺

原发性甲状旁腺功能亢进（原发性甲旁亢）是指由甲状旁腺增生、腺瘤或癌引起的甲状旁腺素分泌过多。实验室特点为高血甲状旁腺素（PTH）、高血钙及低血磷。原发性甲旁亢在西方国家发病率高，我国发病率较低。女性多见。各年龄组均能发生，以40~50岁多见。

一、甲状旁腺腺瘤

（一）典型腺瘤

【概述】

原发性甲旁亢的病人中80%~90%以上是由甲状旁腺腺瘤，10%~15%由甲状旁腺增生，1%~5%由甲状旁腺癌引起。腺瘤一般累及单个腺体，偶尔可同时累及两个腺体。

【诊断要点】

①腺瘤一般较小，平均重0.5~5g，亦有重10~20g者，甚至达100g者。有包膜。腺瘤体积小时呈椭圆形，与正常腺体不同之处在于腺瘤色较暗，柔软性较差和边缘稍钝。②大腺瘤可呈卵圆形、球形或泪滴状。质软、柔顺、包膜薄、灰色，切面均质肉样，常呈橘褐色，如腺瘤中含多量嗜酸性细胞则色暗呈巧克力色，可有灶性出血，囊性变或纤维化区。腺瘤包膜外常有一圈残留的正常甲状旁腺组织。③瘤细胞排列成巢、索或片块，亦有形成腺泡或假腺样结构。间质血管丰富。多数腺瘤由增

大的主细胞为主要成分。瘤细胞核大深染，核异型性较明显。10%的腺瘤可见巨核细胞（直径可达20 μm）。核分裂极罕见。瘤细胞胞浆略嗜酸，偶尔呈颗粒状或空泡状。瘤细胞中常有散在和成簇的嗜酸性细胞和/或过渡型嗜酸性细胞。嗜酸性细胞直径约12~20 μm，具亮红色颗粒状胞浆，核较小。过渡型嗜酸性细胞较嗜酸性细胞小，胞浆浅红色。由过渡型嗜酸性细胞构成的功能性腺瘤约占3%~5%；而完全由嗜酸性细胞构成的功能性腺瘤（嗜酸性细胞应占腺瘤的90%以上），较少见。由水样清细胞构成的功能性腺瘤极罕见。

④免疫组化，腺瘤为PTH、CgA、CK8、CK18和CK19阳性。Ki-67指数低，如>5%应考虑恶性的可能性。⑤分子生物学技术检查在PTH染色阳性和阴性的部分均能检出PTH mRNA。

（二）不典型腺瘤（atypical adenoma）

【概述】

不典型腺瘤是指一些腺瘤有癌的形态，但没有明确的浸润性生长。所谓癌的形态包括与周围组织粘连，有核分裂，纤维化，小梁状生长方式和包膜内有瘤细胞，但无明确的包膜、血管或神经浸润，这种肿瘤属恶性潜能不明确的肿瘤。

二、甲状旁腺癌

【概述】

约占原发性甲旁亢的2%~4%。诊断甲状旁腺癌的标准为：局部浸润或局部淋巴结转移或远处脏器如肺、肝、骨等转移。

【诊断要点】

①大多数文献报道的甲状旁腺癌累及一个甲状旁腺。体积较小，最大直径1.3~6.2cm，平均3.3cm；重0.8~42.4g，平均12g。形态不规则，分叶状或有伪足（pseudopod），常与周围组织如甲状腺、颈部软组织粘连浸润，质地较腺瘤实。②癌组织由纤维条索分隔成小梁，癌细胞体积较大，核染色质粗，核仁明显，有核分裂。③大多数甲状旁腺癌的分化较好，给人以“良性”的错觉。

【鉴别诊断】

癌与腺瘤鉴别的要点是：①癌细胞呈小梁状排列，有厚的纤维条索分隔；②有包膜浸润；③血管侵犯；④有核分裂；⑤淋巴结和/或其他脏器组织转移。核分裂在鉴别良恶性上最有价值，因正常甲状旁腺和甲状旁腺腺瘤中无或极少核分裂。癌的组织学形态与预后无关。

甲状旁腺癌患者的年龄较腺瘤为轻，平均44岁。男女发病率相等。67%患者有典型的骨改变（囊性纤维性骨炎）、尿路结石和肾实质病变等。甲状旁腺癌的生物学行为与甲状腺乳头状癌相似即5年存活率较高。甲旁亢症状的再现预示有复发或转移。死亡常常是由于甲旁亢的并发症如高血钙，而不是由于癌的广泛浸润和转移。

三、甲状旁腺原发性增生

原发性增生是指不明原因的所有甲状旁腺均增生和功能亢进。原发性甲状旁腺增生约占原发性甲旁亢的15%，其中主细胞增生约占12%，水样清细胞（透明细胞）增生约占3%。

（一）主细胞增生

【概述】

曾被称为结节性增生、多腺体性腺瘤病或多腺体性累及。约半数增生的病例所有的腺体相等的增大，另半数中有1个腺体明显增大（假腺瘤样增生），而其余3个腺体仅稍大或几乎正常，最大的体积可超过其余3个的总和。这种增生称为不对称性增生。病程长的结节明显。腺体总重可达150mg~10g，亦有报道重15g甚至20g者。增生的腺体呈黄褐色至红褐色，可含大小不等的囊腔，内含草色或棕色液。

【诊断要点】

①增生的主细胞排列成条索、片块或腺泡样结构。间质有散在不等量的脂肪细胞。②增生的腺体保存小叶结构。偶尔增生的腺体完全由嗜酸性细胞构成或由主细胞、嗜酸性细胞和过渡型嗜酸性细胞混合而成。

（二）水样清细胞增生（water-clear cell hyperplasia）

【概述】

观察4个腺体均显著增大，总重均超过1g，可达65g，亦有报道重达125g者。上腺比下腺大，有的病例上腺每一个重3~50g，而每个下腺仅重0.1~1g。正常情况下下腺较上腺为大。增生的腺体有伪足从腺体主体伸出很长距离。腺体质柔软，红褐色至黑棕色，常含大小不等的囊腔。

【诊断要点】

①增生细胞体积大，界限清楚，直径10~40μm，平均15~20μm。胞浆水样透明，1μm厚的半薄切片显示胞浆内充满小的空泡。②核为圆形或卵圆形，直径6~7μm。核位于细胞的基底部。细胞排列成索、片块、巢或腺泡状。水样清细胞增生的组织学与肾透明细胞癌相似。增生的腺体内有大小不等的囊腔，囊内壁被覆单层水样清细胞，囊内常含清亮液和脱落的细胞。

【鉴别诊断】

主细胞增生与腺瘤的鉴别　原发性甲旁亢是4种病理实体的结果即1~2个甲状旁腺的腺瘤、主细胞增生、水样清细胞增生和甲状旁腺癌。甲状旁腺癌的大体和光镜下特点均已足以确诊，而且迄今为止还未见有多腺体累及的报道。水样清细胞增生总是累及所有的甲状旁腺，而且大体和光镜亦很典型。最困难和最常遇到的鉴别诊断问题是主细胞增生和腺瘤。目前的鉴别方法还是采用光镜下间质有无脂肪细胞、细胞内脂质多寡、与正常甲状旁腺有无移行过程和是否保留小叶结构。腺瘤间质内无脂肪细胞、细胞内脂质少、与正常甲状旁腺无移行过程和无小叶结构。

第四节　肾上腺

一、肾上腺皮质疾病

（一）肾上腺皮质功能亢进

【概述】

肾上腺皮质分泌三大类激素，每类激素分泌过多，可导致相应的临床综合征，因此肾上腺皮质功能亢进引起的综合征有：①Cushing 综合征（皮质醇增多症），由皮质醇分泌过多引起；②Conn综合征（原发性醛固酮增多症），由醛固酮分泌过多引起；③肾上腺生殖器综合征（adrenogenital syndrome），由性激素分泌过多引起。

1. Cushing综合征

【概述】

Cushing综合征可发生在任何年龄，但以中年妇女为多见。男女比例为1∶3。临床特点为长期过多的皮质醇作用的结果。患者呈中心性或躯干性肥胖、满月脸、水牛背、高血压、肌肉无力、皮肤薄易擦伤、皮肤色素增多、腹壁紫纹、闭经、多毛、痤疮、葡萄糖耐量不正常、骨质疏松、心血管病、对感染抵抗力降低和心理性不正常等。至少有4种情况能引起皮质醇增多症：①医源性，②垂体性，③肾上腺性，④异位性。Cushing综合征的肾上腺中75%~85%为双侧肾上腺增生，15%~25%为肾上腺皮质腺瘤或癌。增生中约70%为双侧肾上腺皮质弥漫性增生，30%为皮质结节状（腺瘤样）增生。手术切除的增生的肾上腺每侧重多数<8g，但尸检肾上腺每侧可>10g。双侧重量基本相等。

1）肾上腺增生

【诊断要点】

①大体双侧弥漫性增生的肾上腺边缘钝圆，黄色。切面皮质明显增宽，有一条宽而不规则的棕色内带和一边界清楚的黄色脂质帽。网状带显著增宽，占皮质的内1/2或更多（相当于肉眼所见的棕色内带），外层为稍增宽的索状带（相当于肉眼所

见的黄色脂质帽）。索状带中的透明细胞常较正常大，富含脂质。②Cushing综合征的肾上腺皮质改变与ACTH作用的时间和量有关。在过多的ACTH作用下，与网状带交界处的索状带细胞脂质消失，变成网状带的致密细胞。在长期大量ACTH作用下整个皮质除灶性分布的正常球状带外全部为一致的致密细胞。Cushing综合征尸检的肾上腺常呈这种改变。

2）双侧结节状（腺瘤样）增生的肾上腺

【诊断要点】

①表面和切面均可见大小不等的结节，结节直径一般在1cm以下。②结节由致密细胞和透明细胞构成，结节周围的肾上腺皮质亦呈增生性改变。尸检的肾上腺其结节均为致密细胞。

3）肾上腺皮质微小结节不典型增生

【概述】

肾上腺皮质微小结节不典型增生是Cushing综合征罕见的病因。结节自主性分泌皮质醇，地塞米松不能抑制。

【诊断要点】

双侧肾上腺含多数无包膜的黄色至黑色的结节，结节由大的嗜酸性或透明细胞构成，结节间的皮质常萎缩。

4）肾上腺皮质腺瘤

【概述】

肾上腺皮质腺瘤为导致Cushing综合征的最常见原因，肿瘤分泌过多的皮质醇，而导致Cushing综合征。

【诊断要点】

一般重30~100g，有包膜，切面红褐色。大肿瘤可有出血。大多数瘤细胞像束状带的透明细胞。核可有不同程度异型性，核分裂不常见。

5）肾上腺皮质癌

【诊断要点】

①体积一般较大，重量常超过100g，有的甚至达数千克。②表面有不完整的包膜，切面灰白或黄色，有出血、坏死、囊性变和钙化。③癌细胞异型性明显，核分裂多寡不等。

电镜下光面内质网较少，有大量形形色色的线粒体。细胞内腔及核内假包涵体多见。基底膜破裂和不完整。癌易侵犯淋巴管和血管，转移至局部淋巴结及远处器官如肺等。

2.原发性醛固酮增多症

【概述】

原发性醛固酮增多症可由以下原因引起：①分泌醛固酮的肾上腺皮质腺瘤（Conn综合征），占80%~85%；②双侧肾上腺皮质小结节或大结节性增生（特发性醛固酮增多症），占13%~18%；③分泌醛固酮的肾上腺皮质癌，占2%；④可用糖皮质激素抑制的醛固酮增多症（glucocorticoid-suppressible hyperaldosteronism），少见；⑤由非内分泌肿瘤如卵巢肿瘤引起的醛固酮增多，少见。低血钾、高血钠、血pH升高，血醛固酮高和血肾素低。病人年龄高峰30~50岁，女比男多。

1）皮质腺瘤（醛固酮瘤）

【诊断要点】

①为单个，偶尔有双侧单个腺瘤。腺瘤体积小，直径<2cm，重量<4g。②发生在左侧肾上腺者多见。从肾上腺的前面或后面向表面突出，或完全埋于腺体内。突至肾上腺表面的部分有包膜，埋在皮质内部分无包膜但界限清楚。③切面金黄色或黄棕色。④由透明细胞、致密细胞和一种杂交细胞混合而成，但多数以透明细胞为主。杂交细胞较透明细胞小，核浆比例像球状带细胞，胞浆富含脂质。杂交细胞的形态和生化具有索状带透明细胞和球状带细胞的特点。瘤细胞排列成短索或腺泡状，间以含毛细血管的纤维组织。核可有一定的异型性，但无核分裂。⑤电镜下：瘤细胞胞浆内有不等量的脂滴。线粒体可像正常球状带或索状带透明细胞内的线粒体。致密细胞样的瘤细胞内有多量溶酶体和丰富的光面内质网，基底膜完整。间质胶原纤维增多。⑥腺瘤邻近的肾上腺皮质和对侧肾上腺的改变文献报道不一，有的观察到索状带萎缩而球状带增生，有的则认为正常。

2）皮质癌

【诊断要点】

罕见，皮质癌体积较大，重500~2000g不等。有包膜、黄白或灰粉色，有出血坏死。癌细胞异型性明显，可有灶性或大片凝固性坏死。易侵犯血管和转移至肝、肺、骨和腹膜后等处。

3）皮质增生

【诊断要点】

①皮质弥漫性或结节状增生，多数为双侧性，偶尔为单侧性。一侧肾上腺重5~8g。②增生的细胞主要为富含脂质的透明细胞，夹杂成堆致密细胞。球状带弥漫性或灶性增宽。③电镜下增生细胞内有成堆排列的光面和粗面内质网。线粒体嵴为管泡状。

青少年皮质增生以男性为多见，血压常为恶性高血压。中老年病人则以女性多见，血压较青少年组为低。

3. 肾上腺性激素分泌过多（肾上腺生殖器综合征）

肾上腺性激素分泌过多可由于先天性肾上腺增生（congenital adrenal hyperplasia CAH）或由于肾上腺皮质腺瘤或癌引起。

1）先天性肾上腺增生

【概述】

先天性肾上腺增生多数发生在婴幼儿和儿童，女性约占80%。

【诊断要点】

①肾上腺皮质呈弥漫性或结节状增生。增生的肾上腺一侧平均重15g。②肾上腺表面呈脑回状或结节状。切面棕色。形态像Cushing综合征的肾上腺。③由于血内高水平的ACTH，索状带和网状带融合成一致密细胞带，此致密细胞带可伸展到球状带之下，但常常总是有薄层索状带与球状带分隔。球状带呈不同程度增生。21-羟化酶部分缺乏的病例球状带可2~4倍于正常。21-羟化酶完全缺乏的病例则球状带厚度变异较大，从增生到完全消失。

2）皮质腺瘤和癌

【概述】

皮质腺瘤和癌可发生在任何年龄，但半数以上为12岁以下的儿童。男女发病率无明显差别。临床表现有性早熟、男性化或女性化，有的则可出现混合型皮质功能亢进症状如同时出现男性化和Cushing综合征。

（1）腺瘤

【诊断要点】

①一般重30~100g，有包膜，切面红棕色肉样。大肿瘤呈分叶状。可有出血、坏死和钙化。②大多数瘤细胞像网状带细胞，夹杂有少量透明细胞。③核可显不同程度的异型性，核分裂不常见（图12-6）。

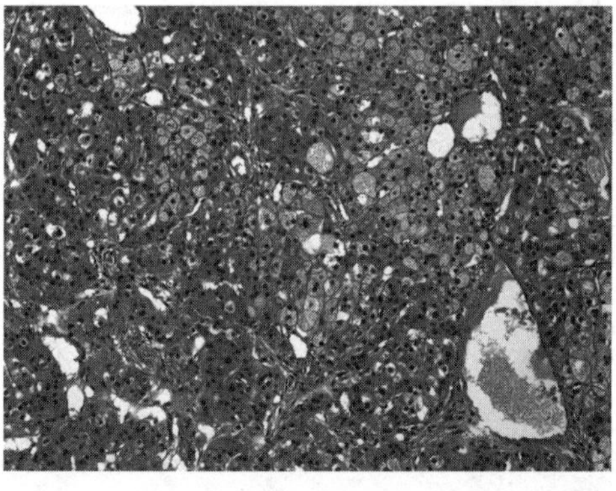

图12-6 肾上腺皮质腺瘤。肿瘤细胞成片排列，细胞体积较大，胞浆淡染或嗜酸性

（2）皮质癌

【诊断要点】

①亦常有包膜。大者重量可达3000g，分叶状。切面因出血、坏死、钙化和囊性变而呈粉、黄、棕、红杂色相间。②核异型性明显，核分裂常见，甚至可见不正常核分裂。③转移部位主要为淋巴结、肝、肺和骨等处。腺瘤和癌均以致密细胞为主，线粒体为圆形，有丰富的光面内质网排列成堆或平板状。有散在粗面内质网片断和大量溶酶体。细胞膜指状突发达。

（二）肾上腺皮质功能减退

【概述】

肾上腺皮质功能减退可原发于肾上腺皮质结构破坏或代谢失常，亦可继发于下丘脑–垂体的病理或生理功能异常。原发性皮质功能减退常见的临床病理类型有：①原发性慢性肾上腺皮质功能减退（Addison病）；②原发性急性肾上腺皮质功能减退（急性肾上腺广泛出血，肾上腺危象）；③继发于下丘脑–垂体病变或功能异常的肾上腺萎缩。

Addison病罕见，临床特点为低血压、虚弱、皮肤和口腔黏膜色素沉着、低血糖和电解质紊乱，为一种自身免疫性疾病，常合并恶性贫血、胰岛素依赖性糖尿病、慢性黏膜皮肤念珠菌病、甲状旁腺功能减退、性机能减退和自身免疫性甲状腺疾病。这些总称为多腺体自身免疫综合征（polyglandular autoimmune syndrome）。

【诊断要点】

① 肾上腺萎缩变形。整个肾上腺像薄饼样薄。二侧共重仅2.5g或更小。②皮质萎缩甚至不连续，代之以散在的皮质细胞小结节，有淋巴细胞浸润甚至有生发中心的淋巴滤泡形成。③髓质基本正常。

（三）无功能性肾上腺皮质肿瘤

1. 无功能性肾上腺皮质结节和腺瘤

【诊断要点】

①大小自数毫米至数厘米。小者位于包膜内，大者突至包膜外。黄色或橘黄色。②主要由透明细胞构成。增生的结节与腺瘤的区别以直径1cm为界，≥1cm者为腺瘤，<1cm者为结节。③结节常为多发性和双侧性，多见于高血压病人，高血压病人皮质结节的检出率可2~4倍于正常人群。④腺瘤大小直径1~5cm。包膜完整或不完整。有纤维间隔将腺瘤分隔成小叶。大腺瘤常有出血、玻璃样变和黏液性变。

2. 无功能肾上腺皮质癌

【概述】

较少见。多数发生于成人。男女比例约2∶1。病人常因腹痛、腹块而就诊。癌体积可很大，大者直径>20cm，重≥1000g。有包膜。切面黄色，常有广泛坏死、出血和囊性变。

【诊断要点】

①纤维血管间隔将瘤组织分隔成大小不等的小叶，②不同肿瘤甚至同一肿瘤的不同部位瘤细胞分化程度不一，有的分化好形如腺瘤，有的分化差，细胞呈梭形或有多量瘤巨细胞和核分裂。③肾上腺皮质癌易侵入肾上腺静脉、下腔静脉和淋巴管。④转移至肝、肺、淋巴结和其他脏器。⑤手术后5年存活率约30%。

【鉴别诊断】

腺瘤与癌的鉴别主要根据浸润和转移。其他形态指标如癌常显大片坏死、重量>100g、有宽的纤维带、弥漫性生长、正常和不正常核分裂、血管浸润等，但这些指标无一特异，就以重量来说良性腺瘤重量可>1000g，而癌也可很小，重量仅38g。至于瘤巨细胞和核异型性更无鉴别意义，因这些在腺瘤中均能见到。

功能性和无功能性肾上腺皮质肿瘤单从形态不能鉴别。鉴别诊断主要依据临床症状、生化和激素测定。皮质肿瘤免疫组化显示Syn和Melan-A阳性，有时α-inhibin亦可阳性。

二、肾上腺髓质疾病

WHO 2017年版中肾上腺髓质肿瘤，包括：

嗜铬细胞瘤

肾上腺外副节瘤

头颈副节瘤

交感神经副节瘤

肾上腺神经母细胞瘤

混合性嗜铬细胞瘤

混合性副节瘤

（一）嗜铬细胞瘤

【概述】

嗜铬细胞瘤多见于20~50岁。20%发生于儿童，儿童患者年龄高峰为9~14岁。性别无明显差异。肾上腺嗜铬细胞瘤右侧较多见，家族性嗜铬细胞瘤左侧较多见。约10%为双侧性或多发性。肾上腺外嗜铬细胞瘤最常见的部位为沿后颈部到盆底的交感神经链，主要是腹膜后和后纵隔，30%~50%发生于Zuckerkandl器，10%来自膀胱，其他少见部位有肝门、肾门、下腔静脉背侧、肛门、阴道、睾丸和尾骶部等。

【诊断要点】

①肿瘤重量平均100g，直径1~10cm，平均3~5cm。②多数肿瘤界限清楚有完

整包膜。③位于肾上腺内的小肿瘤有一薄的纤维包膜或由周围被压迫的肾上腺组织构成的假包膜。膀胱的嗜铬细胞瘤位于膀胱肌层内，可突入膀胱腔，界限清楚，但无包膜。④切面灰白或粉红色。经福尔马林固定后成棕黄色或棕黑色。⑤大肿瘤切面常有出血、坏死和囊性变，有时有钙化。由包膜发出的纤维条索伸入瘤组织内将瘤组织分隔成分叶状。⑥瘤细胞多数为多角形，少数为梭形或柱状。小的多角形细胞与正常髓质中嗜铬细胞大小相似，而大的多角形细胞可比正常嗜铬细胞大2~4倍。⑦瘤细胞胞浆丰富，颗粒状，丝状或空泡状。经福尔马林固定的组织，瘤细胞胞浆嗜碱。瘤细胞核呈圆形或卵圆形，核仁明显，核异型性多见，但核分裂少或无。⑧瘤细胞排列成巢、短索、小梁或腺泡状（图12–7）。有富含血管的纤维组织或薄壁血窦分隔。有些肿瘤中可见到像神经母细胞样的小细胞，有些则可见成熟的神经节细胞。瘤细胞核呈圆形或卵圆形，有的则核形极不规则，有核内假包涵体。核仁明显，呈岩石或线团样。胞浆内有丰富的细胞器如大量线粒体、丰富的粗面和光面内质网、核糖体和溶酶体等，高尔基体较发达。⑨胞浆内有不等量的神经分泌颗粒，其形态与正常髓质嗜铬细胞的分泌颗粒相似。分泌肾上腺素的颗粒直径50~500nm，形态不规则，除圆形和卵圆形外还有棍棒形、哑铃形或逗点形等。分泌颗粒核心电子密度高，界膜与核心之间的空晕窄。分泌去甲肾上腺素的颗粒大小较一致，直径100~300nm，呈圆形或卵圆形。核心电子密度高，均质或花心状。核心偏位，空晕很宽以致有的颗粒像鸟眼。同时分泌去甲肾上腺素和肾上腺素的嗜铬细胞瘤，上述二种不同的颗粒一般储存在不同的瘤细胞内，但亦有同一瘤细胞内含二种颗粒者。

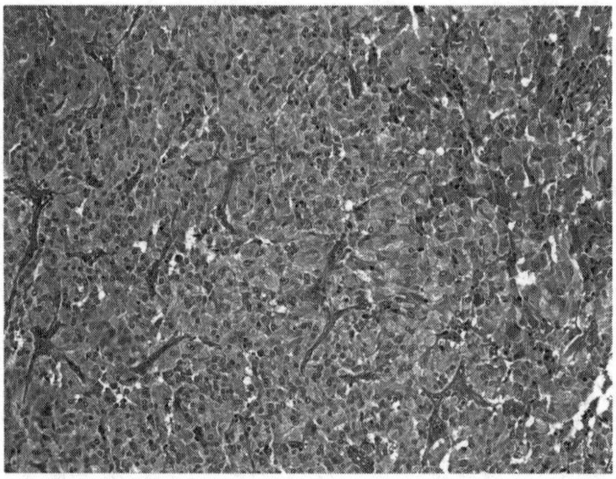

图12–7　嗜铬细胞瘤。呈明显巢状、小梁状结构，胞浆嗜碱性

【免疫组化】

主要是CgA强阳性，epinephrine、Syn也可阳性，其他标记有NSE、Leu7、Leu–enkephalin、metenkephalin、somatostatin、calcitonin、VIP、ACTH等，S–100染色支柱细胞（sustentacular cell）阳性，分子生物学技术检测出CgA 和 CgB mRNA。

家族性嗜铬细胞瘤发病年龄早，双侧性多见（可高达70%）。每一家族中发生嗜铬细胞瘤的病人的年龄和部位常常相同。这是一种常染色体显性遗传伴很高的外显率（penetrance）。由于有此遗传背景，所以家族性嗜铬细胞瘤常合并一些遗传基因缺陷病如Von Hippel-Lindau病、神经纤维瘤病和脊髓发育异常等，亦合并其他内分泌肿瘤如甲状腺髓样癌、甲状旁腺增生或腺瘤，三者构成MEN 2型。

WHO2017版内分泌肿瘤分类中将嗜铬细胞瘤统一归在恶性肿瘤，不再分为良性或恶性，可根据以下指标对肿瘤的预后进行评估，包括

（1）浸润（血管、肾上腺被膜、肾上腺周围软组织）；

（2）结构形态（不规则、增大及融合的细胞巢，弥漫性生长）；

（3）细胞形态（梭形、小细胞、高细胞密度、细胞一致、显著异型性）

（4）坏死（局灶性或融合性坏死、在细胞巢中出现粉刺样坏死）

（5）增殖活性（核分裂相增加、不典型核分裂、Ki-67增殖指数）；

（6）其他（肿瘤>5cm、粗结节状、缺乏玻璃样变小球、异常血管类型、支持细胞减少或缺失）。

常见的转移部位为淋巴结、肝、肺和骨等。

嗜铬细胞瘤周围的脂肪常呈棕色脂肪性变即脂肪组织像胚胎或冬眠动物的脂肪组织。据认为这是由于儿茶酚胺的溶脂作用所致。

【鉴别诊断】

有功能的嗜铬细胞瘤的诊断不困难。有少数功能不明显（只分泌多巴胺的肿瘤）与肾上腺皮质肿瘤、软组织腺泡状肉瘤、肾细胞癌等鉴别会有一定困难。电镜及免疫组化有一定帮助。嗜铬细胞瘤电镜下有典型的神经分泌颗粒，免疫组化显示CgA强阳性，Syn、NSE、CD15阳性。皮质肿瘤Syn、D11、α-inhibin和melan A阳性，NSE部分阳性；肾细胞癌CK、EMA和Vim阳性；软组织腺泡状肉瘤PAS染色胞浆内有晶状体样物，肌源性标记为阳性。

（二）肾上腺髓质增生

【概述】

正常肾上腺不同部位皮髓质的比例不同（皮髓质之比：头部5：1，体部15：1，尾部∝：1）。大部分的髓质位于肾上腺的头部和体部，而尾部和体的两翼部几乎完全由皮质构成，所以只有在尾部和翼部出现髓质才能考虑髓质增生。诊断髓质增生需先对切除的肾上腺作面积测量研究。临床考虑髓质增生是病人有嗜铬细胞瘤的症状，血内和尿内儿茶酚胺试验异常，但无嗜铬细胞瘤。髓质增生可见于MEN2和Von Hippel-Lindau病。

【诊断要点】

①髓质增生可单侧或双侧性。肾上腺的重量和外形正常或增大。切面髓质弥漫性扩大，伸入尾部和两翼，可有孤立的小结节。②结节直径<1cm者为髓质结节状增生，如>1cm应诊断为嗜铬细胞瘤。③髓质嗜铬细胞核肥大，可见多核或巨核细胞，胞浆空泡状或颗粒状，胞浆内常见玻璃样点滴。④免疫组化和电镜形态与嗜铬细胞瘤相同。

（三）副节瘤（paraganglioma）

【概述】

副神经节包括颈动脉体（carotid body）、主动脉肺动脉体（aortic-pulmonary）、颈静脉鼓室（jugulotympanic）、迷走神经体（vagal body）、喉（laryngeal）和散布在身体其他部位的副神经节。副神经节与副交感神经系统有密切关系，对血氧和二氧化碳张力的变异起反应，因此参与调节呼吸功能。副神经节发生的肿瘤（副节瘤，paraganglioma）一般均以解剖部位命名，如颈动脉体瘤。副节瘤一般无症状，约1%副节瘤可分泌儿茶酚胺或儿茶酚胺合成酶，从而产生嗜铬细胞瘤样的临床症状。

1.颈动脉体副节瘤（carotid body paraganglioma）

【概述】

副节瘤中以颈动脉体副节瘤最多见。各年龄段均能发生，最小3个月，但多数为40~50岁。女性稍多见。散发病例中3%~8%为双侧性，而有家庭史的病例中38%为双侧性。

【诊断要点】

①多数颈动脉体副节瘤最大径3~6cm，亦有>20cm者。肿瘤界限清楚，可有假包膜。②瘤细胞卵圆或多角形，较正常大。核可有异型性，但核分裂罕见。③瘤细胞排列成巢（细胞球）、索或腺泡状。巢索之间有丰富的血窦，间质可硬化或血窦显著扩张而出血。④转移发生率1%~10%不等，可转移至淋巴结、骨、肺、肝等。⑤免疫组化显示瘤细胞CgA强阳性，支柱细胞S-100阳性。

2.其他

还有颈静脉鼓室副节瘤，迷走副节瘤，喉副节瘤，主动脉肺副节瘤由位于心底部与大血管相关的播散的副神经节发生。可分为心脏和心外副节瘤。这些肿瘤的相当一部分可功能活跃，分泌过量的儿茶酚胺而产生嗜铬细胞瘤样临床症状；其他少见部位副节瘤有眼眶、翼状窝、鼻咽、食管、气管、甲状腺、涎腺、口腔等等。

（四）神经母细胞瘤和神经节瘤

【概述】

神经母细胞瘤和神经节瘤是一组来自神经母细胞的肿瘤（包括神经母细胞瘤、节细胞神经母细胞瘤和神经节瘤，它们与嗜铬细胞瘤均来自交感神经原细胞。神经母细胞瘤是这组中最不成熟和最恶性的肿瘤，神经节瘤是分化成熟的良性肿瘤，节细胞神经母细胞瘤则是从神经母细胞瘤向神经节瘤分化过程中的中间阶段。这三种肿瘤都能分泌儿茶酚胺和它的产物如去甲肾上腺素、香草扁桃酸、多巴胺、高香草酸和多巴。尿内多巴胺和HVA排出量的增加是神经母细胞瘤的特征。神细母细胞瘤本身含很小量的儿茶酚胺，而且所分泌的儿茶酚胺在肿瘤内很快代谢，故多数神经母细胞瘤病人无高血压的症状和体征。

1.神经母细胞瘤

【概述】

神经母细胞瘤好发于婴幼儿，80%为5岁以下，35%为2岁以下。少数亦可发生于青少年或成人。成人年龄高峰20~40岁，最大者70岁以上。年龄与预后有密切关系，1岁以下的患儿较1岁以上者预后好。神经母细胞瘤、Wilm瘤、胶质瘤和白血病是儿童期主要的肿瘤。部分神经母细胞瘤有家族史。

预后：神经母细胞瘤的转移发生得早而广泛。除局部浸润和局部淋巴结转移外，主要是由血行转移至肝、肺、骨和骨髓内播散。骨转移可呈溶骨性改变或伴新骨形成，以致X线下病变骨呈毛刺状或洋葱皮样。肾上腺神经母细胞瘤的预后比肾上腺外的差。分子生物学技术检测有N-myc癌基因表达者预后差。一部分神经母细胞瘤及其转移灶可分化成神经节神经母细胞瘤或神经节瘤。约1%~2%的神经母细胞瘤可自行消退。

【诊断要点】

①神经母细胞瘤的好发部位为肾上腺髓质和腹膜后，约占50%~80%；其次为后纵隔脊椎旁、盆腔、颈部和下腹部交感神经链；偶尔亦可见于后颅凹或其他部位。②肿瘤软，分叶状，有完整或不完整的包膜。重量多数为80~150g，亦有<10g者。切面灰红色。大肿瘤常有出血、坏死和/或钙化。③瘤组织由弥漫成片或片块状排列的淋巴细胞样细胞构成。瘤细胞呈圆形、卵圆形或短梭形。核深染。胞浆极少。④多数肿瘤中可找到假菊形团（Homer Wright rosette），假菊形团中央为纤细的神经纤维微丝。

【免疫组化】

NF、Syn、NSE及CgA阳性。

【鉴别诊断】

主要与其他小细胞恶性肿瘤如淋巴瘤、Ewing/PNET瘤、小细胞未分化癌和胚胎性横纹肌肉瘤鉴别。

2.神经节神经母细胞瘤

【概述】

罕见的恶性肿瘤。约1/3发生于肾上腺，其余可位于腹膜后、纵隔和其他部位。多见于年龄较大的儿童和成人。

【诊断要点】

镜下特点为由未分化神经母细胞、假菊形团、神经纤维和神经节细胞混合而成。神经节细胞越多预后越好。

【免疫组化】

CgA、Syn、NSE、NF及S-100阳性。

3.神经节瘤

【概述】

良性肿瘤。儿童和成人都能发生。最常见的部位为后纵隔和腹膜后，其他部位有肾上腺和有交感神经链处，亦可发生于消化道、子宫、卵巢和皮肤。神经节瘤可分泌过量儿茶酚胺而导致高血压。

【诊断要点】

①肿瘤为圆形，有包膜，质实。②切面灰白色波纹状，可有散在的钙化和黏液性变区。③为无髓鞘的神经纤维中有成片或散在分化成熟的神经节细胞。④电镜神经节细胞核大，核仁明显。胞浆内含丰富的细胞器。有大量形态不一的线粒体、粗面内质网和扩张的光面内质网，高尔基体发达。神经分泌颗粒直径100nm~700nm。免疫组化S-100和NSE阳性。

（五）组合性嗜铬细胞瘤/副节瘤

【概述】

指由嗜铬细胞瘤或副节瘤与神经母细胞瘤系列肿瘤或外周神经鞘瘤组合而成的肿瘤。

三、肾上腺其他肿瘤和瘤样病变

（一）髓脂肪瘤

【概述】

髓脂肪瘤为肾上腺少见的良性肿瘤，由成熟的脂肪组织和造血组织构成。大部分为无功能性，近年来有少数功能性髓脂肪瘤的报道。症状有气短、腹痛、血尿、性激素分泌过多综合征或Cushing综合征等。

【诊断要点】

①肿瘤大小差别很大，从显微镜下可见到直径20cm或更大。肿瘤呈圆形。质软。常无包膜，但与残留的肾上腺组织界限清楚。②切面红黄相间，红色区为造血组织，黄色区为脂肪组织。③大肿瘤常有出血、钙化或骨化。

（二）肾上腺囊肿

【概述】

少见。体积小。多数为尸检时或手术时偶然发现，偶尔有直径达数cm因引起症状而手术者。

【诊断要点】

组织学分类有：出血性假囊（囊壁内有含铁血黄素沉着、钙化和肾上腺组织结节）、淋巴管瘤样囊肿、寄生虫性囊肿和上皮性囊肿，后者最少见。

（三）其他有肾上腺间叶组织肿瘤

如间叶组织来源的肿瘤有血管瘤和血管肉瘤、淋巴管瘤、神经纤维瘤、神经鞘瘤、脂肪瘤、平滑肌瘤和平滑肌肉瘤等；淋巴瘤；转移瘤等。

第五节　内分泌胰腺疾病

胰岛在胰腺内的分布不均匀，以尾部最多，体部次之，头部最少。体尾部的胰岛一般呈圆形或卵圆形，形态较规则；而胰头部的胰岛体积小而且形态不规则。全部胰岛的重量约1~2g，占整个胰腺体积的1%~2%。成人胰岛内主要含4种细胞，即分泌胰岛素的B细胞、分泌高血糖素的A细胞、分泌生长抑素的D细胞和分泌胰多肽的PP细胞。第5种细胞（D1细胞）据认为能分泌VIP样活性肽，但并不是所有抗VIP的血清均能染出这种胰岛细胞。除上述外还有极少数分泌生物胺的肠嗜铬细胞（EC细胞）和分泌促胰泌素的S细胞。胚胎和新生儿胰内可能有分泌胃泌素的G细胞。

胰腺内分泌肿瘤是神经内分泌肿瘤的重要部分，从临床有无功能可分为功能性和非功能性胰腺内分泌肿瘤两类；功能性胰腺内分泌肿瘤（过去称胰岛细胞瘤）是指因内分泌肿瘤分泌激素过多，引起临床上激素失衡而出现明显的临床表现或综合征的肿瘤。依据其分泌的激素和引起的临床表现可分为胰岛素瘤、胃泌素瘤、胰高血糖素瘤、生长抑素瘤、致腹泻性肿瘤（VIP瘤）和胰腺多肽瘤（PP瘤）。胰腺偶可见分泌异位ACTH、甲状旁腺素样激素、生长激素释放激素或5羟色胺等的神经内分泌肿瘤。依据2017年WHO分类，胰腺内分泌肿瘤分成分化好的神经内分泌肿瘤，分化差的神经内分泌癌和混合性腺－神经内分泌癌。

胰腺内分泌肿瘤可分成三级：1级（Grade 1）指肿瘤细胞的核分裂数<2个/10高倍视野（HPF）；和/或Ki67指数≤3%。2级（Grade 2）为核分裂数在2~20/10HPF，Ki67指数3%~20%。3级（grade 3）为核分裂数>20/10HPF和/或Ki67指数>20%。数核分裂要求至少要数50个高倍视野，Ki67指数要求在增殖活跃区数500个细胞的基础上，计算Ki67阳性细胞数。1级和2级的肿瘤为神经内分泌瘤（NET），而3级肿瘤多数为神经内分泌癌（NEC），少部分为增殖活性高的神经内分泌瘤（NET，G3）。神经内分泌癌（G3）分为大细胞神经内分泌癌及小细胞神经内分泌癌。

混合型神经内分泌-非神经内分泌癌为腺癌等非神经内分泌成分和神经内分泌肿瘤混合构成，其中任一种成分至少不少于30%。包括混合性腺泡-神经内分泌癌、混合性导管-神经内分泌癌和混合性腺泡-内分泌癌-导管癌等。其中的非神经内分泌成分和神经内分泌肿瘤的成分均要进行相应的分级。

胰腺内分泌肿瘤在形态上很相似，若不结合临床症状和激素测定单纯根据大体或光镜下形态很难确定其类型。大体上：这些肿瘤体积一般较小，多数直径为1~5cm。包膜完整或不完整，与周围组织界限清楚。切面粉白至暗红色。一般质软，均质，但如间质纤维化、钙化和（或）砂粒体形成以及淀粉样变明显则质地韧或硬。光镜下：瘤细胞与正常胰岛细胞相似，核常表显不同程度的异型性，但核分裂罕见。组织学上高柱状或立方形的瘤细胞可排列成花带、小梁或脑回状，有丰富的薄壁血窦分隔；或排列成腺泡样、腺样或菊形团样；或呈实性团块排列或弥漫成片（图12-8）。由于不同功能的胰腺内分泌肿瘤在HE染色切片中的形态相似，只有免疫组化才能特异地鉴别出各种功能性胰腺内分泌肿瘤。如胰岛素瘤中抗胰岛素抗体免疫反应阳性，胃泌素瘤则胃泌素免疫组化阳性。电镜在鉴别诊断上有一定价值，但也有一定限制，因只有瘤细胞含像正常细胞那样典型的分泌颗粒时电镜才能起到鉴别的作用。然而大多数功能性胰腺内分泌肿瘤特别是神经内分泌癌常常只含不典型的分泌颗粒。

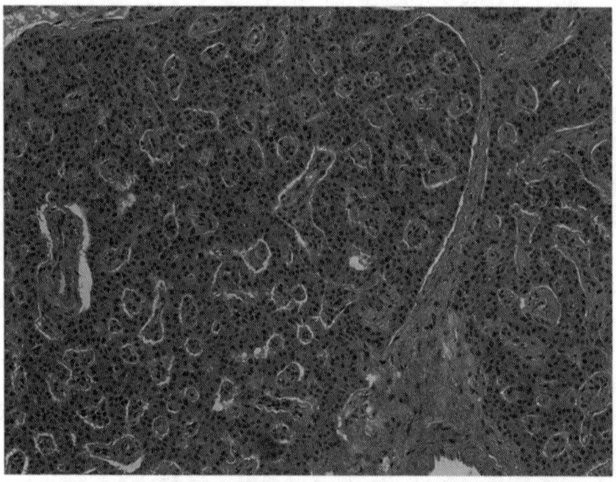

图12-8　胰腺神经内分泌肿瘤。肿瘤细胞成片或巢状排列，有粗大的纤维分割，肿瘤细胞大小一致，血窦丰富

一、功能性胰腺内分泌肿瘤

【概述】

功能性胰腺内分泌肿瘤（胰岛细胞瘤）已知的有6种，即：胰岛素瘤、胃泌素瘤、高血糖素瘤、生长抑素瘤、VIP瘤和PP瘤。这些功能性胰腺内分泌肿瘤在形态上很相似，单纯根据大体或光镜下形态不结合临床症状和激素测定很难确定其

类型。

【诊断要点】

①这些肿瘤体积一般较小，多数直径为1~5cm。包膜完整或不完整，与周围组织界限清楚。②切面粉白至暗红色。一般质软，均质，但如间质纤维化、钙化和/或砂粒体形成以及淀粉样变明显则质地韧或硬。③光镜瘤细胞与正常胰岛细胞相似，核常显不同程度的异型性，但核分裂罕见。④组织学主要有3种类型：高柱状或立方形的瘤细胞排列成：A.花带、小梁或脑回状，有丰富的薄壁血窦分隔；B.腺泡样、腺样或菊形团样；C.实性团块或弥漫成片。⑤有人提出肿瘤的组织形态可反映所分泌的激素种类，如花带、小梁或脑回状多见于胰岛素瘤或高血糖素瘤，而腺泡样、腺样或菊形团样多见于胃泌素瘤或VIP瘤，但多数研究者分析的结果不能证实上述观点。

（一）胰岛素瘤

【概述】

由B细胞发生的胰岛素瘤（insulinoma）的临床特点为：①高胰岛素血症和低血糖；②病人发作时出现恍惚、意识障碍甚至昏迷，进食或注射葡萄糖可缓解；③空腹血糖一般低于50mg/dl。胰岛素瘤是最早发现和最常见的功能性胰腺内分泌肿瘤，约占胰腺内分泌肿瘤的70%~75%。任何年龄都能发生。无性别差异。胰岛素瘤多数为良性，恶性率<10%。90%为单发，10%为多发性，大多数肿瘤的最大径1~2cm。切面像淋巴结。

【诊断要点】

部分肿瘤细胞含典型的B细胞分泌颗粒，即颗粒含电子密度高的晶体状核心和很宽的空晕。另有些胰岛素瘤只含不典型的分泌颗粒。不同肿瘤和不同瘤细胞中分泌颗粒的量和分布变异很大。

【免疫组化】

胰岛素瘤中抗胰岛素抗体免疫反应阳性，但阳性的瘤细胞的量和分布不均匀，而且瘤细胞的免疫反应性总是比邻近正常胰岛中的B细胞要弱得多。放射免疫测定证实胰岛素瘤中瘤细胞内胰岛素含量较正常B细胞少，而病人血清中前胰岛素proinsulin较正常为高，50%左右的胰岛素瘤为多激素分泌。免疫组化显示除B细胞外还含不等量的A、D、PP和G细胞等。有些胰岛素瘤特别是分化差和分泌颗粒少的CgA阴性而Syn总是阳性。分子生物学技术检测显示大多数肿瘤有CgA mRNA。

（二）胃泌素瘤

【概述】

胃泌素瘤是第二个常见的功能性胰腺内分泌肿瘤，占胰腺内分泌肿瘤的20%~25%。男性稍多见。1955年Zollinger和Ellison报道2例临床有严重的上消化道溃疡病和显著的胃酸分泌过多，胰内有非B细胞肿瘤。以后发现胰内肿瘤能释放大量胃泌素，过多胃泌素造成高胃酸和顽固性消化性溃疡。此瘤遂命名为胃泌素瘤。有上述症状、体征和胃泌素瘤者为Zollinger-Ellison综合征（ZES）。ZES病人75%的溃疡位于十二指肠近端，其次为胃，少数位于十二指肠第二段以远，甚至空肠。病人除反复发作的消化性溃疡外还可有腹泻、脂肪泻和维生素B_{12}吸收不良，少数病人可以只有腹泻的症状而无溃疡。

虽然正常成人胰内没有G细胞，但60%~90%的胃泌素瘤发生在胰内，约14%位于十二指肠。其他少见部位有空肠、胃、肝门、脾门、卵巢、甲状旁腺和淋巴结等。胃泌素瘤恶性率高（50%~70%），体积小而多发（40%~60%为多发），所以手术时常常不易切净，一般认为只有肿瘤切除后血清胃泌素水平降至正常才能认为已切除干净。胃泌素瘤虽恶性率高但预后较好。

【诊断要点】

肿瘤直径一般<2cm。多发性多见。免疫组化胃泌素和CgA阳性。

（三）高血糖素瘤

【概述】

高血糖素瘤占胰腺内分泌肿瘤的1%左右。1966年Mc Gavran等报道了第1例分泌高血糖素的A细胞瘤。病人的临床特点为坏死性游走性红斑、血中高血糖素水平高、葡萄糖耐量试验不正常、消瘦、贫血、舌炎、口炎和易患静脉血栓等。此后文献上陆续有此瘤的报道。部分高血糖素瘤临床无症状，只是在血清测出血内高血糖素增高。80%的高血糖素瘤为恶性。高血糖素瘤多见于中年人，女性较多见。

【诊断要点】

肿瘤大多数位于胰尾部，一般为单个。镜下瘤细胞多呈条带状排列（图12-9）。

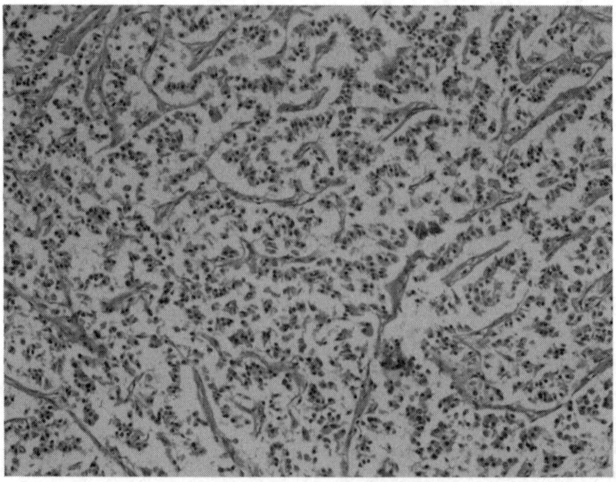

图12-9　胰高血糖素瘤，瘤细胞呈条带状排列。HE

【免疫组化】

高血糖素呈不同程度阳性（图12–10）。由前高血糖素衍生来的多肽如glicentin和glucagon样肽1和2则总是阳性。

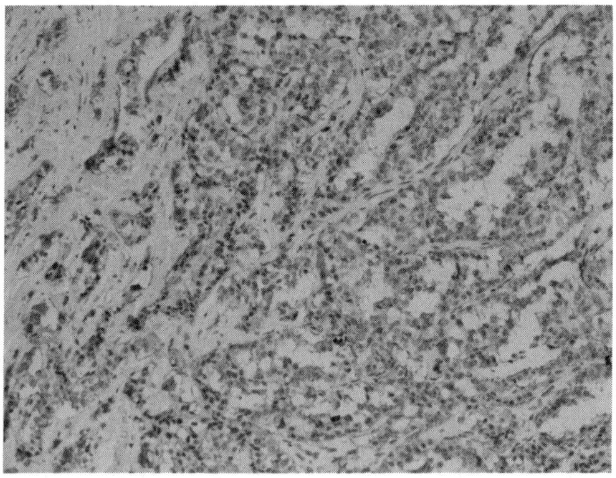

图12–10　胰高血糖素瘤，免疫组化胰高血糖素阳性

【电镜】

瘤细胞的分泌颗粒形态变异大，大小自150~300nm不等。

（四）生长抑素瘤

【概述】

生长抑素瘤较少见。1977年Larsson等报道了第1例。临床特点为糖尿病、低胃酸或无胃酸、胆石症、腹泻、脂肪泻、血内生长抑素水平增高等。生长抑素瘤多见于中老年妇女。多数为恶性。

【诊断要点】

胰内好发部位为胰头，胰外好发于十二指肠和壶腹部，十二指肠生长抑素瘤常含不等量的砂粒体。

【免疫组化】

除somatostatin阳性外其他胰腺的肽类激素亦可阳性。

（五）致腹泻性肿瘤（VIPoma）

【概述】

约占胰腺内分泌肿瘤的3%~4%，这种病人有严重和顽固性的水样泻、低钾、低胃酸或无胃酸。胰内有非B细胞肿瘤。这一综合征称为Verner–Morrison综合征（VMS）。VMS多数由胰内VIP瘤引起，但神经节瘤、神经节神经母细胞瘤以及分泌VIP的嗜铬细胞瘤亦能引起。多数VIP瘤用放射免疫测定和免疫组化可测出VIP，而且病人血清VIP水平也升高。虽然正常成人胰腺内无VIP细胞，但大多数VIP瘤发生于胰腺。50%~75%的肿瘤为恶性。

【诊断要点】

肿瘤体积一般较大，直径2~7cm。免疫组化显示VIP和PP阳性。

（六）胰多肽瘤

【概述】

胰多肽瘤少见。这些肿瘤不仅在电镜下和用免疫组化证实瘤细胞主要为PP细胞，而且从病人血内及瘤组织的提取物中可测出高浓度PP，手术后血内PP水平下降。胰多肽瘤所引起的临床症状不特异，与VIPoma症状相似，所以有些学者将此瘤归入VIPoma。另有一些胰多肽瘤临床功能不明显，因此此类胰多肽瘤被归入无功能胰腺内分泌肿瘤。Tomita等报道1例26岁男性患胰多肽瘤发生转移。

（七）多激素分泌性胰腺内分泌肿瘤

【概述】

至少有50%或更多的功能性胰腺内分泌肿瘤为多激素分泌性。胰多肽是最常见的一种，特别是高血糖素瘤中可含多量胰多肽。其他胺和肽类激素有5-羟色胺、前列腺素、绒毛膜促性腺激素、神经降压素、ACTH、促黑色素细胞激素（MSH）、降钙素、促胰泌素、VIP、胃泌素、胰岛素、高血糖素和生长抑素等。多激素分泌性肿瘤少则分泌2种激素，多则可达5种以上，如胃泌素瘤中可测出胰岛素、高血糖素、胰多肽、VIP、促胰泌素、ACTH、MSH、绒毛膜促性腺激素和生长抑素等。

多激素分泌肿瘤在临床上绝大多数只表现为一种激素引起的症状，如胃泌素瘤可含其他激素，但临床大多数只表现为ZES。很少数肿瘤可同时出现二种或二种以上激素所引起的症状或相继出现不同的综合征，如分泌胰岛素和胃泌素的肿瘤可同时或相继出现高胰岛素血症和ZES。

（八）分泌异位激素的胰腺肿瘤

【概述】

有的胰腺肿瘤可分泌ACTH引起Cushing综合征或分泌生长激素释放激素（GHRH）引起肢端肥大症或分泌PTH而引起甲旁亢，这种肿瘤多数为恶性，有局部或远处转移。文献报道一组42例由胰腺肿瘤引起的Cushing综合征，5年存活率仅16%。

二、无功能性胰腺内分泌肿瘤

【概述】

无功能性胰腺内分泌肿瘤占胰腺内分泌肿瘤的15%~20%。多见于青年女性。由于无症状，所以肿瘤体积较大，平均直径可达10cm。有完整的包膜。切面常显出血、坏死及囊性变。光镜下形态与功能性肿瘤无区别。

近年来由于放射免疫测定和免疫组化等技术的应用已发现不少所谓的无功能

性胰腺内分泌肿瘤，实际上含多种内分泌细胞，能分泌多种激素，只是这些激素不产生临床症状而已。一组26例无功能胰腺内分泌肿瘤中88.5%含1~4种肽类激素，69.2%（18/26）含多种（2~4种）激素，其中38.8%（7/18）同时分泌4种激素。

电镜多数能找到不等量的神经分泌颗粒。一般无功能胰腺内分泌肿瘤免疫组化均显CgA、NSE和Syn阳性。

三、胰岛增生

【概述】

一些具有高胰岛素血症的病人，手术时找不到胰岛肿瘤。这部分病人有些可能是由于胰岛增生所致。

【诊断要点】

胰岛增生，大小形态不一，弥漫分布于外分泌胰腺中。这种胰岛内的B细胞增生肥大，功能活跃，称为胰腺内分泌细胞增殖症（nesidioblastosis）。

第六节　多发性内分泌腺肿瘤

多发性内分泌腺肿瘤（multiple endocrine neoplasia，MEN）是指病人的数个内分泌器官均有病变如增生、腺瘤或癌。MEN是一独特的临床综合征。研究MEN病人及其家族，发现大多数病人家族的其他成员有类似的内分泌腺病变。1954年Wermer提出家族内这类病人聚集是单个染色体基因突变后按显性方式传递的结果。对病人的有关家族进行早期和定期检查，以期在某些癌转移之前，或某些功能性腺瘤产生不良影响之前，发现新的MEN家族成员是治疗MEN的有效措施。

一、MEN 1型

MEN 1型（简称MEN1）是由MEN1基因（11q13）种系突变所致，其主要病变为甲状旁腺增生或腺瘤、胰腺内分泌肿瘤和垂体腺瘤。胰腺和垂体肿瘤可以是功能性或无功能性。除上述外，近来越来越多的病人还发生支气管或十二指肠类癌以及皮下或内脏脂肪瘤。有的病人还合并肾上腺皮质增生或腺瘤，和甲状腺肿或腺瘤。这些肾上腺皮质和甲状腺病变在常规尸检中亦很常见，因此可能与基因突变无关。MEN 1各内分泌腺病变的临床表现不一，但总是以甲状旁腺功能亢进为主要症状。一组122例MEN 1中97%主要症状为甲旁亢。

（一）甲状旁腺功能亢进症

约10%~15%原发性甲旁亢有家族史。这些病人大多数属于MEN 1或MEN 2。许多MEN 1家族成员在接受检查时，他们唯一内分泌异常为甲旁亢。MEN 1中

80%以上的甲旁亢是由甲状旁腺增生或多发腺瘤引起。多数学者认为增生（弥漫性或结节状）是MEN 1甲旁亢的主要病变，真正腺瘤可能是从增生基础上发生的。

（二）胰腺内分泌肿瘤

这些肿瘤多数为功能性，主要分泌胃泌素或胰岛素。有些肿瘤分泌高血糖素或胰多肽，另一些可分泌异位激素如ACTH或降钙素等。免疫组化显示多数肿瘤含有多种激素分泌的细胞，但临床症状常以一种激素为主。胰腺内分泌肿瘤为多中心性。

1.胃泌素瘤

MEN 1的胰腺内分泌肿瘤中约2/3为胃泌素瘤，其临床特点和过程与散发性的胃泌素瘤同。有些经家族普查检出的MEN 1病人可有无症状性高胃泌素血症。胃泌素瘤不管是散发性或是MEN 1的一个组成，其原发瘤多数为多发性，只是MEN 1中胃泌素瘤的多发性频率更高，可达70%；MEN 1胃泌素瘤的转移率略低于散发性，前者为40%，后者为50%~70%。MEN 1胃泌素瘤的部位为胰腺或十二指肠壁。胃泌素瘤所引起的反复发作的消化性溃疡的合并症如溃疡穿孔或出血是MEN 1病人死亡的主要原因之一。

2.胰岛素瘤

约占MEN 1胰腺内分泌肿瘤的1/3。大约10% MEN 1胰腺内分泌肿瘤同时有胃泌素瘤和胰岛素瘤。临床上可出现高胃泌素血症和高胰岛素血症。这些肿瘤亦可相继发生。75%~90% MEN 1病人有多发的胰岛素瘤，而一般散发性胰岛素瘤仅10%为多发性。有些病人有弥漫性胰腺B细胞增生。MEN 1胰岛素瘤的转移率为5%~15%，略高于散发性胰岛素瘤。

3.其他胰腺内分泌肿瘤

虽然不少，MEN 1病人血中高血糖素水平升高，但仅少数病人有高血糖素瘤。患高血糖素瘤的MEN 1病人没有像散发性病人那种典型的皮疹、舌炎或口炎等。一些病人唯一的临床表现为糖尿病。有些病人的高血糖是由于其他原因如生长激素或皮质醇分泌过多引起，或由于原发性糖尿病。许多MEN 1病人血内胰多肽水平升高。胰多肽升高可能是由于PP细胞增生而非肿瘤；此外患胰腺其他功能性肿瘤如胃泌素瘤或胰岛素瘤时血内胰多肽亦可升高。

（三）垂体腺瘤

MEN 1中垂体腺瘤的发病率为50%~60%，但真正的发病率可能要高得多。MEN 1垂体腺瘤的症状与散发性同，主要取决于肿瘤大小和分泌状态。MEN 1垂体腺瘤中以催乳素细胞腺瘤最多见，其次为生长激素细胞腺瘤。促肾上腺皮质激素细胞腺瘤最少见。

（四）其他内分泌异常

约25%~40% MEN 1病人有肾上腺皮质增生或腺瘤，但很少出现血内糖皮质激素或盐皮质激素增高。少数MEN 1病人出现Cushing综合征，本药是由于垂体分泌过多ACTH或由于异位肿瘤分泌ACTH的结果，因此MEN 1病人的肾上腺病变不是基因突变的结果。

（五）类癌

5%~9% MEN 1 病人可发生类癌，主要部位在支气管、胃、十二指肠和胸腺。良恶性均能发生。虽然病人尿内 5 –羟吲哚乙酸（5–hydroxyindoleacetic acid，5HIAA）可增高，但很少出现典型的类癌综合征。除5–羟色胺外，MEN 1类癌还可分泌降钙素和ACTH等异位激素。

（六）非内分泌肿瘤

许多MEN 1病人发生皮下多发性脂肪瘤，偶尔发生内脏脂肪瘤，多数人认为这亦是基因突变的结果。其他如胃肠道腺瘤等则可能是偶合。

MEN 1病人死亡的原因除消化性溃疡穿孔出血外尚有甲旁亢危象、低血糖昏迷、垂体瘤、感染和恶病质等。

二、MEN 2型

MEN 2型分为2A和2B，MEN2是由RET基因（10q11.2）种系突变所致。

（一）MEN 2A型

主要病变为甲状腺髓样癌、嗜铬细胞瘤和甲状旁腺腺瘤或增生。1961年Sipple发现甲状腺髓样癌病人中嗜铬细胞瘤的发病率较一般人群高14倍。1962年Cushman首先注意到此综合征的家族性，他报道一家族患有甲状腺髓样癌和嗜铬细胞瘤。1968年Steiner等提出了MEN 2型（MEN 2A）这一名称以区别于MEN 1型（MEN 1）。甲状腺髓样癌是MEN 2A的标志，所有受累家族均有甲状腺髓样癌。50%的家族以嗜铬细胞瘤为主要症状。40%~80%病人进行甲状旁腺探查可查见腺瘤或增生，但仅一小部分出现高血钙症。MEN 2A的嗜铬细胞瘤、甲状腺髓样癌和甲状旁腺腺瘤多数为多发中心，而且肿瘤发生前有C细胞和肾上腺髓质增生。MEN 2A亦为常染色体显性突变。

1.甲状腺髓样癌

甲状腺髓样癌除分泌降钙素外还能分泌其他生物活性物质和酶如L–多巴脱羧酶、Katacalein（一种从降钙素前身裂解下来的非降钙素肽）、CEA、5–羟色胺、前列腺素、ACTH、组织胺酶和P物质等。甲状腺髓样癌引起的死亡主要是肿瘤广泛扩散所致。

2.嗜铬细胞瘤

MEN 2A病人的嗜铬细胞瘤60%~70%为双侧性，肾上腺外嗜铬细胞瘤罕见。MEN 2A嗜铬细胞瘤发生前常有双侧肾上腺髓质增生，弥漫增生的髓质伸展至肾上腺的体、尾部和两翼，使该处皮髓质比例下降。MEN 2A嗜铬细胞瘤所产生的临床症状亦随病人而异，有的症状典型而且严重，有的则很轻甚至无症状。

3. 甲状旁腺功能亢进

MEN 2A病人伴甲状旁腺增生者50%~70%血钙正常而且血内PTH水平亦正常，所以不少MEN 2A病人的甲状旁腺病变是在做甲状腺髓样癌手术时才发现。MEN 2A甲状旁腺增生有人认为是降钙素刺激的结果，但MEN 2A病人亦有只有髓样癌而无甲状旁腺增生或腺瘤者。

（二）MEN 2B型

MEN 2B型　主要病变为甲状腺髓样癌、嗜铬细胞瘤、黏膜神经瘤和胃肠道神经节瘤，Marfanoid 体型和/或有髓角膜神经纤维（medullated corneal nerve fiber）。病人有典型的脸部和骨骼改变。MEN 2B虽然亦是常染色体显性遗传，但约半数病人无家族史，这可能代表一种新的突变。

1. 甲状腺髓样癌和嗜铬细胞瘤

MEN 2B甲状腺髓样癌常在儿童或青少年时发生，而MEN 2A甲状腺髓样癌则好发于中老年。有报道MEN 2B甲状腺髓样癌年龄最小的病人为15个月。一个3岁儿童的髓样癌诊断时已发生转移。病人平均年龄20岁。MEN 2B甲状腺C细胞增生较MEN 2A少见。MEN 2B 的嗜铬细胞瘤的发病率与MEN 2A同。由于MEN 2B甲状腺髓样癌恶性度高，所以因嗜铬细胞瘤死亡者少。

2. 黏膜神经瘤和胃肠道神经节瘤

主要累及唇和舌，其他部位有颊、龈、鼻、结膜和喉黏膜，亦可发生于消化道、胰、阑尾和胆囊等处。肿瘤呈黄白色或粉色结节。病人唇增大、外翻、嘴唇张开，形成典型的MEN 2B型脸，睑板的神经瘤使眼睑增厚、结节状和外翻。胃肠道神经节瘤由黏膜下层和肌内神经丛中增生的神经节细胞和雪旺细胞构成。主要症状为便秘，有时可合并毒性巨结肠和结肠憩室等。如累及食管和胃则可出现吞咽困难、呕吐和胃内容滞留等。

3. 肌肉骨骼异常

病人可呈Marfan样虚弱体型，细长指（趾）、关节松弛、高的弓形腭、臂距增大、鸡胸或凹陷胸、脊柱侧凸、弓形足或畸形足等。

MEN 1和2可重叠，例如病人有嗜铬细胞瘤或甲状腺髓样癌同时又有类癌，有的病人患垂体腺瘤（肢端巨大症）和嗜铬细胞瘤，有的患垂体腺瘤、嗜铬细胞瘤和甲状旁腺增生。这些重叠病例无常染色体显性遗传的迹象。

近年发现一些病人患嗜铬细胞瘤和无功能胰腺内分泌肿瘤。这类病人有常染色体显性遗传迹象，病人年龄都较年轻。嗜铬细胞瘤和胰腺肿瘤都为多发中心，这类病人称MEN 混合型。

三、MEN 4型

又称多发性神经内分泌肿瘤I型样的综合征，与CDKN1B基因有关，发病率低。

第十三章　神经系统疾病

本章重点介绍神经外科活检、手术等病例的临床病理诊断中经常遇到的肿瘤、囊肿性病变，以及目前逐渐增加的癫痫外科手术标本的病理诊断。对炎症、脱髓鞘病及脑血管病等外科病理学不常遇到的内科疾病不作介绍。

第一节　神经上皮组织发生的肿瘤

一、弥漫性星形和少突胶质细胞肿瘤

（一）弥漫性星形细胞瘤，IDH突变型

【概述】

弥漫性星形细胞瘤，IDH突变型是一组细胞密度中度、分化较好、生长相对缓慢的弥漫浸润性星形细胞起源的肿瘤，伴有异柠檬酸脱氢酶1/2（*IDH1/2*）基因突变。该肿瘤主要发生于成人（中位发病年龄36岁），最常见于额叶和颞叶。临床以头痛、癫痫发作、运动障碍为主要症状。

【诊断要点】

肉眼特点：肿瘤弥漫浸润生长，常无边界，病变部位肿大、但结构没有破坏，常有不同大小的囊肿形成。镜下特点：①肿瘤组织由分化尚好的纤维性星形胶质细胞组成，细胞密度轻至中等，胞质不明显，细胞核常呈“裸核”状；此外部分病例以大量肥胖的肿瘤性星形细胞为特点，并常见血管周围淋巴细胞套袖形成；②肿瘤细胞可见轻度核异型，但缺少核分裂、坏死和微血管增生；③瘤组织内可伴有囊性变和黏液变性；④相当于 WHO II级；⑤IDH1 R132H突变型抗体特异性地表达于IDH1 R132H突变的肿瘤细胞，表现为肿瘤细胞胞浆或胞核弥漫强阳性，（图13-1），在小活检标本中辅助判断肿瘤的边缘也很有帮助（图13-2）。ATRX常在肿瘤细胞核表达缺失，提示该基因失活突变；p53常弥漫性表达，提示*TP53*基因突变。肿瘤细胞可弥漫性表达GFAP和Vimentin，但有时可表现为表达强度不一；Olig-2常表现为肿瘤细胞核弥漫性强阳性；Ki-67一般增值指数不高，常<4%。分子特点：IDH基因突变包括IDH1或IDH2基因突变，其中IDH1 R132H为主要突变位点（占IDH突变型胶质瘤的90%左右）。需要注意的是，IDH1R132H免疫组化阴性的胶质

瘤尚不能完全除外IDH突变，需要基因测序以检测IDH其他少见的突变位点。IDH突变型的弥漫性星形细胞瘤表现为染色体1p/19q完整，通常伴有*TP53*基因突变以及*ATRX*失活突变，不伴有TERT启动子突变等。

【鉴别诊断】

星形细胞增生；弥漫性星形细胞瘤–IDH野生型；少突胶质细胞瘤。

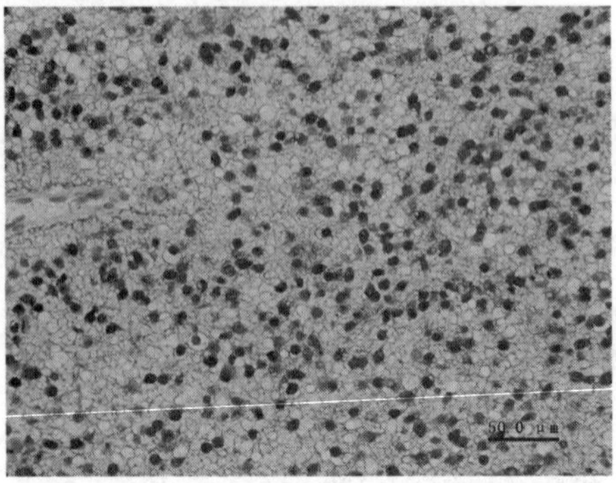

图13–1　弥漫性星形细胞瘤，IDH1R132H免疫组化染色，肿瘤中心区域

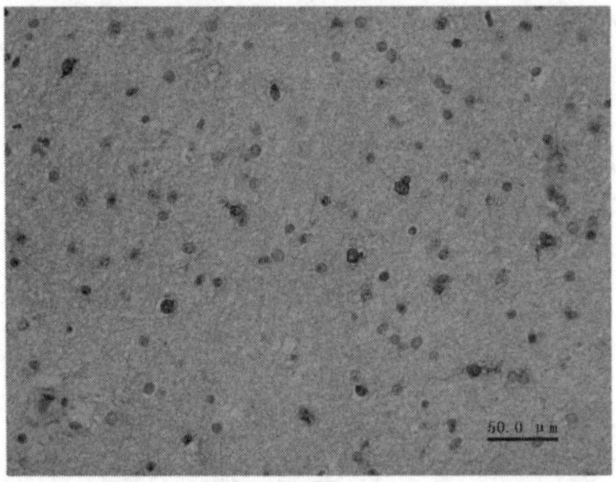

图13–2　弥漫性星形细胞瘤，IDH1R132H免疫组化染色，肿瘤边缘区域仅散在的个别肿瘤细胞阳性表达

（二）弥漫性星形细胞瘤，IDH野生型

【概述】

弥漫性星形细胞瘤，IDH野生型形态表现为弥漫浸润性星形细胞瘤，但不伴有IDH基因突变，该组肿瘤预后常较IDH突变型弥漫性星形细胞瘤差。

【诊断要点】

①形态上与IDH突变型弥漫性星形细胞瘤相似，但IDH基因检测为野生型。②部分病例可表现为大脑胶质瘤病生长模式。③单纯性IDH野生型弥漫性星形细胞瘤的病例较少见，因为IDH野生型的弥漫性星形细胞瘤往往存在其他分子改变，如发生在中线部位的伴有H3K27M突变的弥漫性中线胶质瘤，发生在大脑半球伴有H3G34V/R等突变的胶质瘤，以及伴有BRAF基因变异的低级别胶质瘤等；因此应当谨慎诊断IDH野生型弥漫性星形细胞瘤。

【鉴别诊断】

弥漫性星形细胞瘤，IDH突变型。

（三）弥漫性星形细胞瘤，非特指型（NOS）

【概述】

弥漫性星形细胞瘤，非特指型是一组形态表现为弥漫性星形细胞瘤特征的浸润性胶质瘤，但因检测技术、组织中肿瘤细胞成分少或其他因素影响到IDH1/2基因突变检测结果的判定时，定义为弥漫性星形细胞瘤，非特指型。

（四）间变性星形细胞瘤，IDH突变型

【概述】

肿瘤主要发生在大脑半球，从发病到就诊的时间要较弥漫性星形细胞瘤短。影像学检查可见界限不清的肿块，可有强化和瘤周水肿。

【诊断要点】

肉眼表现为受累脑组织的肿胀，很少有囊性变。镜下特点：①细胞密度、核的非典型性都有明显的增加，核分裂数量也增多，可见微血管增生；②有时见有核内包涵体或多核瘤巨细胞，但很少出现坏死；③肿瘤细胞表达IDH1 R132H突变型抗体；④WHO III级。分子特点：具有IDH1/2基因突变。

【鉴别诊断】

胶质母细胞瘤。

（五）间变性星形细胞瘤，IDH野生型

【概述】

间变性星形细胞瘤，IDH野生型形态表现为间变性弥漫性星形细胞瘤，且不伴有IDH基因突变，该组肿瘤预后常较IDH突变型的间变性弥漫性星形细胞瘤差，预后类似于胶质母细胞瘤。

【诊断要点】

①形态上与IDH突变型间变性星形细胞瘤相似，但IDH基因检测为野生型。

【鉴别诊断】

胶质母细胞瘤。

（六）间变性星形细胞瘤，非特指型（NOS）

【概述】

间变性星形细胞瘤，非特指型是一组形态表现为间变性星形细胞瘤特征的弥漫性胶质瘤，但因检测技术、组织中肿瘤细胞成分少或其他因素影响到IDH1/2基因突变检测结果的判定时，定义为间变性星形细胞瘤，非特指型。

（七）胶质母细胞瘤，IDH野生型

【概述】

胶质母细胞瘤，IDH野生型是以星形胶质细胞分化为主、缺乏IDH基因突变的一组浸润性高级别胶质瘤。此类肿瘤初发即为胶质母细胞瘤。IDH-野生型胶质母细胞瘤占所有胶质母细胞瘤的90%左右，多发于成人，发病高峰年龄为55~85岁，平均发病年龄为62岁，男女比例1.35∶1。好发部位依次是颞叶、顶叶、额叶和枕叶。胶质母细胞瘤也可发生于基底节和丘脑，特别儿童患者。IDH-野生型胶质母细胞瘤进展迅速，病程常小于3个月。病人突出的表现是进行性的颅内压升高。影像学显示不规则的占位病变，病变中心有坏死，周边部有典型的环形增强。

【诊断要点】

肉眼特点：常观察到假包膜。切面表现为多种颜色。肿瘤多为单侧，但也可沿胼胝体侵及对侧呈典型的"蝴蝶状"外观。另有少许胶质母细胞瘤为多中心生长。镜下特点：①细胞密集，体积较小的核深染的肿瘤细胞或者是多形性的单核和/或多核瘤巨细胞增生。有的肿瘤细胞胞浆含有大量的脂质成分，有的肿瘤细胞为双极或纺锤状；②核分裂多，出现核内包涵体；③瘤组织内有明显的血管增生，一种是"肾小球样"的小血管内皮和周细胞增生。另一种表现是管壁薄厚不均，口径较大的畸形血管增生；④肿瘤内可出现大片和/或多处的坏死，坏死灶周边有分化差的肿瘤细胞呈"假栅栏状"排列；⑤瘤组织周边出现各种各样的继发结构，如瘤细胞沿软膜下分子层生长，在神经元周围和血管周围浸润以及在传导束间浸润；⑥部分病例中，肿瘤细胞排列成"腺样"结构或出现鳞状上皮、骨和软骨的化生，部分病例呈现小细胞胶质母细胞瘤、伴有少突胶质细胞瘤结构的胶质母细胞瘤或伴有原始神经外胚层结构的胶质母细胞瘤等特点。⑦WHO IV级。分子特点：IDH基因检测为野生型，且常存在TERT启动子区突变、CDKN2A/CDKN2B纯合性缺失、7p获得、10q缺失、EGFR扩增、PTEN突变或缺失、TP53突变和PI3K突变等。

【鉴别诊断】

间变性星形细胞瘤。

IDH野生型胶质母细胞瘤的其他亚型

1.巨细胞胶质母细胞瘤

【概述】

巨细胞胶质母细胞瘤是一种少见的IDH-野生型胶质母细胞瘤的组织学亚型，显著特点是含有较多形状怪异的多核巨细胞。

【诊断要点】

①巨细胞胶质母细胞瘤主要由形态怪异的单个核和多核巨细胞组成，核仁明显，可见核内包涵体。②瘤内可见栅栏状坏死和大片缺血性坏死。③肿瘤细胞可围绕血管形成假菊形团，偶见血管周围淋巴套；④微血管增生不常见；⑤可含有丰富的网状纤维；⑥常伴有TP53基因突变、PTEN突变和微卫星不稳定（MSI）；⑦WHOIV级。

【鉴别诊断】

多形性黄色星形细胞瘤。

2.胶质肉瘤

【概述】

胶质肉瘤是在胶质母细胞瘤的基础上出现间叶性分化，且间叶性分化的细胞呈现肿瘤性增生。

【诊断要点】

①同时具有胶质成分和肉瘤成分；②胶质成分显示典型的胶质母细胞瘤特点，部分病例可出现上皮样分化，表现为腺样或鳞状上皮化生。③肉瘤区域常表现为致密的梭形肿瘤细胞成束排列，富含网状纤维，并将胶质成分分割包绕。④细胞核异形性明显、核分裂易见和坏死。⑤部分病例可表现为向其他间叶组织分化，如软骨、骨、平滑肌和横纹肌成分等。⑥WHOIV级。

【鉴别诊断】

经典的胶质母细胞瘤；肉瘤脑转移。

3.上皮样胶质母细胞瘤

【概述】

上皮样胶质母细胞瘤可出现胞浆丰富、核偏位的上皮样肿瘤细胞，约50%的病例存在BRAFV600E突变。

【诊断要点】

①具有胶质母细胞瘤形态特点；②肿瘤细胞核偏位，胞浆丰富、粉染呈上皮样或横纹肌样；③部分细胞围绕血管生长；④细胞核异形性明显、核分裂和坏死易见；⑤约50%存在BRAFV600E突变，部分病例存在TERT启动子突变；⑥WHOIV级。

【鉴别诊断】

间变性多形性黄色星形胶质细胞瘤；转移癌。

（八）胶质母细胞瘤，IDH突变型

【概述】

胶质母细胞瘤，IDH突变型是具有IDH1或IDH2基因突变的一组胶质母细胞瘤。形态学可见显著的细胞密度增加、核异形性和多形性、核分裂多见、微血管增生显著、并可见坏死。可由低级别的星形细胞瘤发展而来，病程比IDH-野生型胶质母细胞瘤长，因而又称继发性胶质母细胞瘤。

【诊断要点】

①好发于额叶；②组织学特征与IDH野生型胶质母细胞瘤相似：肿瘤细胞密度高、核异形性和多形性明显、核分裂多见、微血管增生；肿瘤内可出现坏死，可见

"假栅栏状"坏死；③有时可见到大量肥胖样肿瘤细胞，提示肿瘤由较低级别的肥胖型星形细胞瘤进展而来；④存在IDH1/2基因突变；⑤WHO IV级。

【鉴别诊断】

IDH野生型胶质母细胞瘤。

（九）胶质母细胞瘤，非特指型

【概述】

形态学表现为胶质母细胞瘤但未能检测IDH基因突变状态，称为胶质母细胞瘤，非特指型（NOS），WHOIV级。

（十）弥漫性中线胶质瘤，H3 K27M突变

【概述】

发生于中线部位，形态学主要表现为胶质细胞分化并伴有H3K27M突变的一组浸润性高级别胶质瘤，WHO分级为IV级。

【诊断要点】

①主要发生在中线部位，如脑干、丘脑、脊髓等。②病变位于桥脑时，临床多表现为头痛、呕吐、复视和共济失调等特征；病变位于丘脑时，临床多表现为颅压升高和运动障碍等。③肿瘤呈弥漫浸润性生长，与正常脑组织无明显界限，灰红灰白色，部分呈灰黄色，质地软，可伴有出血及坏死。④形态上可表现为从WHO Ⅱ级的弥漫性胶质瘤（以星形细胞瘤为主）到WHO Ⅳ级的胶质母细胞瘤等不同形态学特征（图13-3）。⑤免疫组化H3K27M抗体在H3.3K27M/H3.1K27M突变型弥漫性中线胶质瘤中表现为肿瘤细胞核弥漫强阳性（图13-4），H3K27me3常表达缺失；肿瘤细胞可表达Olig-2、S100、CD56、MAP2等，GFAP呈弥漫性或部分阳性；此外ATRX肿瘤细胞核表达缺失提示伴有ATRX失活突变，p53肿瘤细胞核呈弥漫性阳性提示伴有TP53基因突变；⑥分子检测存在组蛋白H3.3或H3.1K27M突变。⑦WHO IV级。

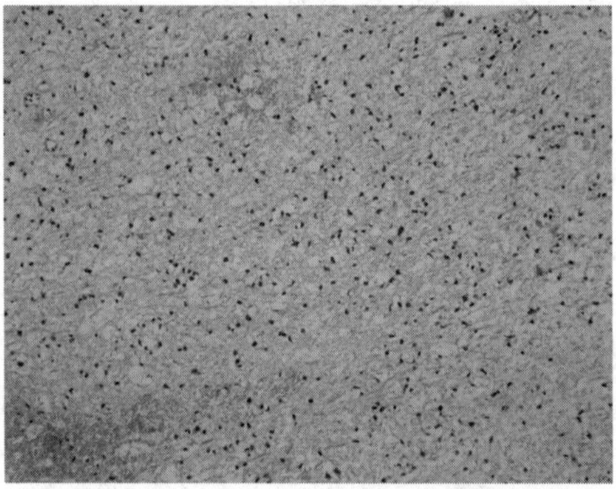

图13-3　弥漫性中线胶质瘤的形态可以表现为WHO Ⅱ级的星形细胞瘤

【鉴别诊断】

胶质母细胞瘤，室管膜瘤，累及多个脑叶并部分累及中线部位的胶质瘤（以往称之为大脑胶质瘤病），IDH突变型胶质母细胞瘤，少突胶质细胞瘤。

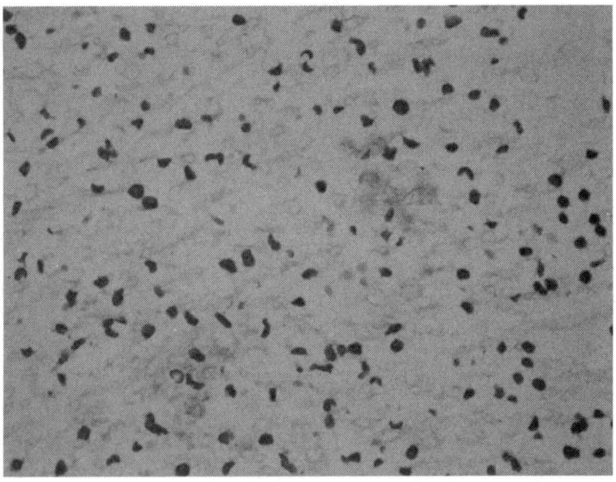

图13-4　H3K27M抗体在H3.3K27M/H3.1K27M突变型弥漫性中线胶质瘤中表现为肿瘤细胞核弥漫强阳性

（十一）少突胶质细胞瘤，IDH-突变及1p/19q-共缺失型

【概述】

主要发生于额叶，形态学上常伴有微钙化和致密鸡爪样分支状毛细血管网，具有形态一致的圆形核和核周空晕的少突胶质样细胞，并伴有IDH1/2基因突变和染色体1p/19q-共缺失的一组生长较缓慢的浸润性胶质瘤，WHO分级为Ⅱ级，但预后明显好于同级别的星形细胞瘤。男:女比例约为1.3∶1。临床的主要症状是癫痫发作和头痛。CT可见明显钙化；MRI示T1低信号，T2高信号，界线较清，瘤周水肿不明显。由于瘤内出血和/或囊变，部分病例表现为混杂信号。

【诊断要点】

肉眼特点：界限清晰、质软的肿块。部分病例可表现为胶胨状。肿瘤的周围和邻近皮层的钙化是特点。镜下特点：①瘤组织呈蜂窝状结构，细胞核均匀一致，多呈圆形，在石蜡切片中核周胞浆呈透明状或空晕；②瘤组织内血管呈枝芽状；③部分病例可有黏液变性；钙化可为细颗粒状钙盐沉积，或是形成较大的钙化球，也可沉积在枝芽状的血管壁上；④肿瘤细胞表达Olig-2、GFAP,、IDH1R132H。⑤WHO Ⅱ级。分子特点：存在IDH基因突变，染色体1p/19q-共缺失，此外还常发生TERT启动子突变、CIC及FUBP1的失活性突变。

【鉴别诊断】

与透明细胞室管膜瘤、中枢性神经细胞瘤及胚胎发育不良性神经上皮肿瘤鉴别。

（十二）少突胶质细胞瘤，非特指型

【概述】

形态为典型的少突胶质样细胞的浸润性胶质瘤，当未做IDH1/2基因突变和染色体1p/19q-共缺失的分子检测，定义为少突胶质细胞瘤，非特指型，WHO Ⅱ级。

（十三）间变性少突胶质细胞瘤，IDH-突变及1p/19q-共缺失型

【概述】

主要发生在额叶和颞叶，形态上具有微血管增生和/或明显的核分裂相、坏死等间变形态特征，伴有IDH1/2基因突变和染色体1p/19q-共缺失的少突胶质细胞瘤，WHO分级为Ⅲ级。

【诊断要点】

肉眼特点：常在肿瘤病灶中发现坏死，可呈胶胨样。镜下特点：①在少突胶质细胞瘤组织学的背景下可见局灶或弥漫的细胞密度增加；②细胞显著的非典型性；③核分裂增多；④伴有微血管增生和坏死；⑤WHO Ⅲ级。分子特点：IDH基因突变和染色体1p/19q-共缺失。

（十四）间变性少突胶质细胞瘤，非特指型

【概述】

形态为间变特征的少突胶质样细胞的弥漫性胶质瘤，当未做IDH1/2基因突变和染色体1p/19q-共缺失的分子检测，定义为间变性少突胶质细胞瘤，非特指，WHO分级为Ⅲ级。

（十五）少突星性细胞瘤，非特指型

【概述】

组织学上由两种明显不同形态的肿瘤细胞构成，既有类似少突胶质细胞瘤又有弥漫星形细胞瘤的区域，当未做IDH1/2基因突变和染色体1p/19q-共缺失的分子检测，称为少突星形细胞瘤，非特指型，WHO分级为Ⅱ级。

依据2016 WHO第4版修订版中枢神经系统肿瘤分类所提出的整合诊断标准，该类肿瘤较少存在，绝大多数都可通过分子检测划分为弥漫性星形细胞瘤，IDH突变型或少突胶质细胞瘤，IDH突变及染色体1p/19q-共缺失型。

（十六）间变性少突星性细胞瘤，非特指型

【概述】

组织学上为少突星形细胞瘤，伴有局部或弥漫的间变特征，例如细胞密度增高，核异形明显，以及明显核分裂相时，称为间变性少突星形细胞瘤，WHO分级为Ⅲ级。当未做IDH1/2基因突变和染色体1p/19q-共缺失的分子检测，定义为间变性少突星形细胞瘤，非特指。

二、其他星形细胞肿瘤

（一）毛细胞型星形细胞瘤

【概述】

儿童最常见的胶质瘤。主要发生在视神经，视丘下部，小脑半球和脑干。肿瘤生长缓慢，病程较长。有三分之一的病例出现在神经纤维瘤病疾病谱中。

【诊断要点】

肉眼特点：呈相对局限的肿块，在瘤内或瘤周常有囊肿形成。病史长的肿瘤可有钙盐或含铁血黄素沉积。镜下特点：①相当于WHO分级I级；②星形细胞分化好，有毛发状突起，构成纤维网的背景，常可见Rosenthal纤维或嗜酸性颗粒小体；③GFAP免疫组化标记阳性，瘤组织内散在原浆型星形细胞和少突胶质细胞样细胞；④有些瘤组织内细胞核深染和多形性（细胞退变），而且可见有微血管增生；⑤有些毛细胞型星形细胞瘤可以在蛛网膜下隙内种植并沿蛛网膜下隙或室管膜播散。⑥很少见的情况下，出现间变的转化，表现为明显增多的核分裂和坏死。分子特点：超过70%的病例具有BRAF-KIAA1549的基因融合，其他少见的遗传学改变还包括BRAFV600E突变、FGFR1基因异常、NTRK家族基因融合等。

【鉴别诊断】

颅内纤维型脑膜瘤、神经鞘瘤。

（二）毛黏液型星形细胞瘤

【概述】

多发生于婴幼儿。最常见的部位是视丘下部和视交叉。

【诊断要点】

①组织学与毛细胞型星形细胞瘤非常相近，但是以显著的黏液为背景，瘤细胞呈均一的双极，并围绕血管排列，常常缺乏Rosenthal纤维和嗜酸性颗粒小球；②可见核分裂相；③目前生物学行为尚不明确，暂不推荐分级；④免疫组化染色呈GFAP、S-100和波形蛋白阳性。⑤分子特征类似毛细胞型星形细胞瘤。

（三）多形性黄色星形细胞瘤

【概述】

主要发生在儿童的少见的颅内肿瘤。98%的病例发生在大脑半球，特别是在颞叶。临床的主要表现是癫痫发作。

【诊断要点】

肉眼特点：通常生长在皮层表面，有的可与脑膜附着。多有囊性变，且多表现为“瘤在囊内”。镜下特点：①组织学上显示瘤细胞的多形性。在梭形星形细胞的背景下有单核或多核瘤巨细胞。有些瘤巨细胞胞浆内富含脂质，呈泡沫状，表达GFAP；②因发生在皮层的浅表部位，常出现促纤维增生现象，有大量网状纤维；③肿瘤内可见散在的淋巴细胞浸润；④通常见不到核分裂、坏死及血管成分的增生；⑤WHO分级为II级。⑥免疫组化表达GFAP、S100，也可以表达神经元分化的标记物，如SYN、NF等。周围神经毡常常表达CD34。分子特点：约半数的病例具有BRAFV600E的突变。

【鉴别诊断】

恶性纤维组织细胞瘤和多形性胶质母细胞瘤。

（四）间变性多形性黄色星形细胞瘤

【概述】

多形性黄色星形细胞瘤的恶变形式，可以在首次诊断时出现，也可以在复发时出现。主要表现为核分裂的显著增加。

【诊断要点】

①组织学上的特征类似于多形性黄色星形细胞瘤，②但出现显著增加的核分裂相，通常≥5/10HP；灶状坏死常见，微血管增生常不多见；③可出现成片的上皮样或横纹肌样细胞；④WHO分级为III级；⑤BRAFV600E的突变率低于多形性黄色星形细胞瘤。

【鉴别诊断】

上皮样胶质母细胞瘤。

（五）室管膜下巨细胞星形细胞瘤

【概述】

室管膜下巨细胞星形细胞瘤是特殊类型的星形细胞肿瘤，常伴有结节性硬化症。多见于20岁以前的年轻人。

【诊断要点】

肉眼特点：肿瘤多位于侧脑室壁，室管膜下多发的结节状病灶。镜下特点：①肿瘤由发育畸形的、体积较大有丰富嗜酸性胞浆、似神经节细胞的多角形细胞组成。瘤细胞核圆形或卵圆形，染色质细颗粒状，可见小的核仁；②通常见不到病理性核分裂、血管反应及坏死，可有钙化灶；③WHO I级；④大多数肿瘤细胞具有双重免疫组化表达特点，既表达GFAP，也表达NF和S-100蛋白。

【鉴别诊断】

肥胖型星形细胞瘤。

三、神经元和混合性神经元-胶质肿瘤

（一）节细胞胶质瘤和神经节细胞瘤

【概述】

节细胞胶质瘤和神经节细胞瘤是一组由成熟的神经节细胞、或和肿瘤性胶质

细胞一起组成的分化好的，生长缓慢的神经上皮肿瘤。可发生在大脑，小脑，脑干和脊髓。主要的幕上病变多侵及颞叶，肿瘤实性，也可为囊性；一般占位效应不明显，可有钙化。病人往往表现为难治性癫痫。

【诊断要点】

①神经节细胞瘤由大而多极的神经元组成，常常显示发育不良的特点，肿瘤的基质由非肿瘤性的胶质成分和血管周围分布的网状纤维组成；②节细胞胶质瘤由发育不良的神经节细胞和肿瘤性的胶质成分组成，一般胶质成分是星形细胞，肿瘤组织中淋巴细胞浸润是其特点，常见囊性变和钙化；③免疫组化标记，神经节细胞表达神经元的标记物，如突触素和神经丝蛋白，胶质成分可表达GFAP，大部分的节细胞胶质瘤表达CD34；④WHOI级；⑤分子特点：没有IDH基因的改变，但20%~60%的病例存在BRAFV600E的突变；⑥节细胞胶质瘤中出现异常的节细胞和间变的胶质成分时，可以诊断为间变性节细胞胶质瘤，WHOIII级。

（二）促纤维生成性婴儿星形细胞瘤和节细胞胶质瘤

【概述】

发生在婴儿大脑的囊性肿物，肿瘤多侵及皮层和软脑膜，部分肿瘤附着在硬膜。

【诊断要点】

①组织学特点是有明显促纤维生成的基质，散在有神经上皮成分，主要是肿瘤性星形细胞者称之为促纤维生成性婴儿星形细胞瘤，同时还存在神经元成分者称为促纤维生成性婴儿节细胞胶质瘤；②WHO I级；③在神经上皮之间围绕有丰富的胶原和网状纤维，有时还排列成漩涡状，甚至出现“storiform”结构，容易误诊为间叶性肿瘤；④免疫组织化学标记，胶质成分表达GFAP和Vimentin，神经元成分表达突触素和NF，间叶成分表达Vimentin和IV型胶原。

（三）胚胎发育不良性神经上皮肿瘤（DNT）

【概述】

胚胎发育不良性神经上皮肿瘤是一组多见于青少年幕上的神经元-胶质混合性肿瘤，多发生在颞叶。临床主要表现是长期难治性癫痫。手术切除后预后良好。

【诊断要点】

①皮层内多结节病变，肿瘤切面为灰白色胶胨样，可见囊性变和钙化；②镜下肿瘤由圆形核，胞浆透明的少突胶质细胞样细胞、神经细胞和星形细胞混合组成，间质内分布有枝芽状小血管；③可以合并皮层发育不良；④典型病例中可见所谓“特殊的胶质神经元成分”，是一垂直朝向皮层表面的柱状结构，在柱状结构之间的嗜酸性基质中漂浮着形态正常的神经细胞；⑤少突样细胞表达ologo-2，星形细胞表达GFAP，神经元表达NeuN、NF，周围的神经毡不同程度表达CD34；⑥WHO I级；⑦分子特点：约30%的病例可以存在BRAFV600E的突变。

（四）中枢神经细胞瘤和脑室外神经细胞瘤

1. 中枢神经细胞瘤

【概述】

中枢神经细胞瘤是发生在侧脑室内或侧脑室旁的肿瘤，多见于青年人。组织发生来源于侧脑室壁的室管膜下基质。组织学相当于WHO Ⅱ级。

【诊断要点】

①肿瘤组织由成片的小圆形、胞质透明的细胞组成，瘤细胞群之间是神经毡样的基质和毛细血管，可见灶状钙化；②可见Homer-Wright菊形团；③瘤细胞有神经元分化的特点；④少数病例的瘤组织内有间变，见有核分裂、坏死灶和血管内皮细胞增生；⑤NF、NSE、Leu-7和Synaptophysin阳性，不表达oligo-2，可以出现GFAP阳性的胶质细胞。

2. 脑室外神经细胞瘤

【概述】

脑室外神经细胞瘤可出现在中枢神经系统的任何部位。与中枢神经细胞瘤相比，具有更宽的组织学谱系。

【诊断要点】

①瘤细胞可排列成片、成簇、条索状或菊形团样；②瘤细胞之间常可见到神经毡样结构；③常出现灶性或成片的神经节细胞或神经节样细胞；④钙化和血管壁的透明样变性较常见；⑤免疫表型基本同中枢神经细胞瘤。

（五）发育不良性小脑神经节细胞瘤

【概述】

发育不良性小脑神经节细胞瘤一般限于一侧小脑半球，表现为小脑的肿块，常伴有共济失调和颅内压增高的症状。MRI显示受累的小脑半球有特征性的、增大的小脑叶片影（条纹状影）和囊性变。

【诊断要点】

肉眼特点：受累小脑半球弥漫肥大。镜下特点：①病变小脑皮层外层是平行排列的异常的有髓轴索，内层由发育不良的神经细胞构成；②发育不良的神经细胞呈体积不等的多角形，有丰富的胞浆和鲜明的核仁。

（六）乳头状胶质神经元肿瘤

【概述】

乳头状胶质神经元肿瘤是一种罕见类型的肿瘤实体，相当于WHO I级。临床表现为发作性头痛或慢性难治性癫痫。MRI显示颞叶脑实质内有边缘清晰的囊性病灶，囊壁内附有实性结节。

【诊断要点】

①肿瘤呈特征性的乳头结构，乳头中心为玻璃样变的血管，乳头表面为单层GFAP阳性的胶质细胞（图13-5）；②乳头之间有成片排列的小圆形Syn阳性的神经元分化的细胞，散在有神经节样细胞和/或神经节细胞，可伴有黏液变性；③可出现毛细胞型星形细胞瘤样或少突胶质细胞瘤样表现，以及Rosenthal纤维、含铁血黄素沉积、泡沫细胞聚集、钙化和淋巴细胞浸润；④无坏死及细胞的异型性，核分裂相少见，MIB-1标记指数低。

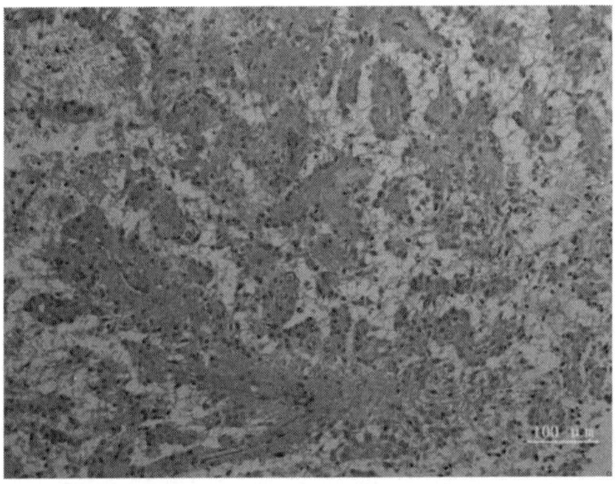

图13-5　乳头状胶质神经元肿瘤，特征性的乳头结构，中心为玻璃样变的血管

（七）第四脑室形成菊形团的胶质神经元肿瘤

【概述】

发生于第四脑室的罕见肿瘤，多见于年轻人和儿童，相当于WHO Ⅰ级。临床表现为继发于梗阻性脑积水的头痛和共济失调。影像学上显示多位于第四脑室，病灶实质性或多囊性，可有局灶性结节状增强。

【诊断要点】

①具有特征性的双相结构，包含神经细胞成分和胶质细胞成分；②神经细胞成分由一致的小圆形细胞排列成Homer-Wright菊形团或围绕血管的假菊形团结构，菊形团多是单层细胞围绕形成，中央为均质红染的无结构物，免疫组织化学染色突触素阳性；③胶质成分经常表现为典型的毛细胞型星形细胞瘤，免疫组织化学染色GFAP阳性；④无核分裂相，MIB-1标记指数很低。

（八）小脑脂肪神经细胞瘤

【概述】

发生于成年人小脑内的肿瘤，临床预后好，但容易复发，属于WHO Ⅱ级。

【诊断要点】

①由较一致的小圆形细胞组成，常有透明的胞质，组织形态类似神经细胞瘤；②瘤组织内可见灶状分布的脂肪样细胞和多样性的星形细胞成分；③免疫组化小圆形

肿瘤细胞表达NSE、Syn、MAP2 等神经元的标记物，部分脂肪样细胞可表达神经元标志物和GFAP；④核分裂少见，MIB-1标记指数通常小于6%。

（九）脊髓副神经节瘤

【概述】

脊髓副神经节瘤是一类罕见的神经内分泌肿瘤，中枢神经系统的副神经节瘤几乎均发生在脊髓的马尾终丝部位。相当于WHO Ⅰ级。神经影像学上表现为界限清楚、强化的肿块。

【诊断要点】

肉眼特点：肿物被覆菲薄的包膜，质软，血供丰富。镜下特点：①肿瘤细胞大小一致，排列成分叶状或巢状，小叶周围绕以纤细的毛细血管网和支持细胞，网格纤维染色可证实小叶的清晰轮廓；②肿瘤细胞即主细胞核圆形，异型性不明显，胞浆嗜酸、微细颗粒状，有时呈透明状；③近半数病例于结缔组织背景中可见成堆的节细胞，并与主细胞之间呈过渡性表现；④主细胞表达突触素、嗜铬粒蛋白A及神经丝蛋白，支持细胞表达S-100蛋白。

四、室管膜肿瘤

（一）室管膜下瘤

【概述】

常见于中老年男性，最常发生在第四脑室和侧脑室，在脊髓好发于颈胸段。临床病程进展缓慢，有的在尸检中偶然发现。

【诊断要点】

肉眼特点：肿瘤表现为灰白色实性结节，突向脑室内。镜下特点：①肿瘤细胞形态一致，呈圆形和卵圆形，染色质为细颗粒状，胞浆少；②肿瘤细胞成簇的包埋在由胶质纤维构成的纤维基质中；③肿瘤组织常有囊性变；④较少表达EMA；⑤WHO Ⅰ级。

（二）室管膜瘤

【概述】

室管膜瘤是脊髓内最常见的神经上皮肿瘤。小脑幕下的肿瘤主要见于儿童，而幕上的肿瘤多见于成人。脊髓和第四脑室是最为好发部位。影像学可见到脑室部位界限清楚的肿物，脑室或脑干受压移位及脑积水的征象。

【诊断要点】

肉眼特点：肿瘤大多附在脑室壁上，瘤体大小不一，结节状或分叶状，和周围脑组织间界限比较清楚，瘤内可见囊性变或出血和坏死。脊髓肿瘤可累及数个节段。镜下特点：①肿瘤组织与脑实质界限比较清楚，脊髓的室管膜瘤有时界限不清；②瘤细胞比较一致，核为圆形或卵圆形；③特征性的组织学表现为血管周围假菊形团和室管膜菊形团；④EMA于室管膜菊形团腔面、室管膜上皮样结构强阳性表达，细胞内微腔结构的表面会呈点灶状阳性，非常有助于室管膜瘤的诊断；⑤其他亚型有：乳头型、透明细胞型及伸展细胞型；⑥分级为WHO Ⅱ级。

【鉴别诊断】

乳头型室管膜瘤需与脉络丛乳头状瘤和转移性乳头状癌鉴别。透明细胞型室管膜瘤要与少突胶质细胞瘤、中枢性神经细胞瘤、透明细胞癌和血管母细胞瘤鉴别。

（三）间变性室管膜瘤

【概述】

发生在后颅窝的室管膜瘤病例远较脊髓室管膜瘤易恶变。症状发展的更迅速，在疾病的早期就可引起颅内压增高。MRI可见肿瘤有显著的增强。

【诊断要点】

①肿瘤细胞密度增加，核分裂增多，可见小血管增生和肿瘤细胞在坏死灶周围假栅栏状排列；②血管周围假菊形团是间变型室管膜瘤的组织学特点，很少见到室管膜菊形团结构。

（四）伴有RELA融合的室管膜瘤

【概述】

一组发生在幕上的室管膜瘤，具有特征性的RELA基因的融合。儿童明显多于成人。而发生在后颅窝和脊髓的室管膜瘤不具有该分子特征。预后相对要差。

【诊断要点】

①形态类似于经典的室管膜瘤或间变性室管膜瘤；②免疫组化可以表达L1CAM或cyclinD1；③分子特点：具有RELA基因的融合，其中C11orf95-RELA是最常见的融合形式。

（五）黏液乳头型室管膜瘤

【概述】

绝大多数生长在脊髓的圆锥-马尾-终丝部，主要症状是腰背部的疼痛。

【诊断要点】

肉眼特点：肿瘤为分叶状，质软，灰白色，常有完整包膜。镜下特点：①从立方状到长形的肿瘤细胞围绕血管和纤维间质为核心排列成乳头状，在肿瘤细胞和血管之间有大量黏液物质蓄积，也可聚集形成微囊肿；②很少见有核分裂；③肿瘤细胞表达GFAP，S-100蛋白；④WHO Ⅰ级。

【鉴别诊断】

需与脊索瘤、黏液软骨肉瘤、副神经节瘤、间皮瘤及转移性乳头状腺癌鉴别。

七、松果体实质肿瘤

（一）松果体细胞瘤

【概述】

肿瘤位于松果体区，多见于成年人。肿瘤压迫四叠体所致的双眼上视不能是松果体区占位的典型表现。

【诊断要点】

肉眼特点：肿瘤边界清楚，质软，灰红色，均质性或颗粒状，有时见有出血和囊性变。镜下特点：①肿瘤由体积小、形态一致，与松果体细胞相似的成熟细胞组成；②瘤细胞排列成边界不清的小叶结构或片状结构；③瘤细胞核圆形或卵圆形，胞浆均质红染，有短的胞浆突起；④出现松果体细胞瘤性菊形团结构；⑤相当于WHO Ⅰ级；⑥肿瘤内可以见有神经节细胞、胶质细胞（表达GFAP）和光感受器装置（表达视网膜S-抗原）的分化；⑦免疫组化标记肿瘤细胞表达Synaptophysin、NSE、NF或神经多肽。

（二）中间分化型松果体实质细胞肿瘤

【概述】

可发生在任何年龄，中度恶性。

【诊断要点】

①瘤细胞弥漫或分叶状分布，细胞密度中等，轻到中度的核异型，低到中度的核分裂活性；②相当于WHO Ⅱ级或Ⅲ级；③处在从松果体细胞瘤到松果体母细胞瘤的疾病谱系中；可以显示出细胞密度增高、细胞异型明显以及核分裂相增多，或者核变小、胞浆稀少、神经丝蛋白的表达程度下降等中分化的表现，因核分裂指数的变异比较大，故小块组织活检诊断会有困难。

（三）松果体母细胞瘤

【概述】

高度恶性、少见的松果体区胚胎性肿瘤。好发于儿童和青少年，临床表现与其他松果体区肿瘤相同，但进展迅速。

【诊断要点】

肉眼特点：质软，易碎，肿瘤的边界不清，切面可见有出血和坏死。瘤组织常侵犯包括脑膜在内的周围结构，且易随脑脊液播散。镜下特点：①由密集的小细胞组成，瘤细胞小而圆，胞浆很少；缺少松果体细胞瘤样的菊形团，有时可见Homer-wright菊形团；②基本形态与髓母细胞瘤和其他中枢神经系统的原始神经外胚叶肿瘤相似；③肿瘤组织中常见有出血和坏死，核分裂易见；④相当于WHO Ⅳ级。

（四）松果体区乳头状肿瘤

【概述】

一种罕见的，好发于成年人松果体区的神经上皮肿瘤。神经影像显示肿瘤体积大，界限清楚，偶有特征性囊性变。

【诊断要点】

肉眼特点：肿瘤体积比较大，界限清楚，与松果体细胞瘤无法区别。镜下特点：①是一个具有乳头状结构和细胞较密集区的上皮样肿瘤，常显示室管膜分化；②在乳头状结构区，管腔表面被覆多层大的、淡染到嗜酸性的柱状细胞；③在细胞密集区，肿瘤细胞核圆形到卵圆形、胞浆稍透亮或空泡样，偶见嗜酸性、PAS阳性的胞浆团块；④核分裂指数0~10/10HPF，常见坏死灶；⑤相当于WHO Ⅱ或Ⅲ级；⑥角蛋白（尤其是CK18）阳性（特别是在乳头区），波形蛋白、S-100、NSE、MAP2和甲状腺转运蛋白染色阳性，GFAP仅灶状阳性，有时可见膜状或点样EMA染色阳性。

八、胚胎性肿瘤

（一）髓母细胞瘤

【概述】

髓母细胞瘤是好发于儿童小脑的恶性胚胎性肿瘤。75%的髓母细胞瘤发生在小脑蚓部，并突入第四脑室。小脑半球受累随年龄增加而增多。肿瘤有随脑脊液播散的倾向。主要临床表现有共济失调，步态异常，颅内压增高。CT和MRI显示肿瘤为实性、致密均质和对比增强的肿块。

【诊断要点】

肉眼特点：髓母细胞瘤的质地和界限变异很大。大多数肿瘤为灰白色，质地很软，呈胶胨状。累及软脑膜或脉络丛的肿瘤可致促纤维增生，瘤体较硬。镜下特点：①瘤组织内小细胞密集，胞浆少，核深染，核分裂多见；②大约半数病例的瘤组织内见有Homer-Wright菊形团结构；③部分瘤细胞向神经元或胶质细胞分化；④还可以伴有肌源性分化和黑色素分化；⑤形态和分子各分为四种亚型，形态学分型：即经典型髓母细胞瘤、促纤维增生/结节型髓母细胞瘤、髓母细胞瘤伴广泛结节形成、大细胞/间变型髓母细胞瘤；分子分型：WTN通路，SHH通路，Group3和Group4类型；⑥髓母细胞瘤没有特异的免疫组化标记物，少数肿瘤细胞Vimentin，CD56及Nestin表达阳性，如有胶质细胞分化则GFAP表达阳性，有神经元分化则NF、NSE和Synaptophysin表达阳性。

髓母细胞瘤，组织学分型：

1.经典型髓母细胞瘤

小圆形肿瘤细胞，染色质丰富、异型性明显，胞质少，核分裂易见。可见神经母细胞HomerWright菊形团。有时可形成结节状结构，但没有促纤维增生。免疫组化染色Syn、NSE、Nestin表达阳性。

2.促纤维增生/结节型髓母细胞瘤

瘤组织内网状纤维和胶原纤维丰富，瘤细胞被分隔包绕成串或岛状排列其间，菊形团结构少见。肿瘤可出现神经元分化或胶质细胞分化。

3.伴有广泛结节的髓母细胞瘤

与促纤维增生/结节型不同的是具有大量的结节状结构，但却没有显著的网状纤维，结节周围的淡染区是神经毡样结构，其中的细胞呈神经细胞分化并呈流水样排列，这些区域的核分裂指数较低。

4.大细胞/间变型髓母细胞瘤

间变型髓母细胞瘤的肿瘤细胞呈显著的异型性、高增殖活性，细胞的凋亡明显。常见大片坏死。大细胞髓母细胞瘤的细胞多形性不明显，但细胞体积明显增大，核仁明显。间变型和大细胞髓母细胞瘤在形态学上有重叠。

髓母细胞瘤，基因分型

1.髓母细胞瘤，WNT激活型

Wnt通路激活亚型多见于儿童和成人，约占所有髓母细胞瘤的11%，是最少见的亚型。该亚型具有典型的髓母细胞瘤组织学形态，预后在4种亚型中最好。。

2.髓母细胞瘤，SHH激活型

约30%的髓母细胞瘤患者出现SHH通路激活，组织学上多为促纤维增生/结节亚型。这其中10%~20%的SHH激活型存在体细胞TP53基因突变，其具有重要生物学及预后意义。因此根据TP53状态SHH激活型又分为TP53突变型和TP53野生型。TP53突变型多见于青少年，常具有高水平的MYC扩增和染色体不稳定性，预后较差，5年总体生存率约40%。TP53野生型多见于婴儿和成人，预后中等，总生存率约80%。SHH激活型髓母细胞瘤转移少见。

3.髓母细胞瘤，非WNT/非SHHGroup3亚型

Group3亚型的特征是MYC原癌基因的高水平扩增以及基因组高度不稳定性，几乎所有的病例都显示出异常的MYC表达。Group3亚型约占髓母细胞瘤的25%，多见于男性，可发生于小儿和儿童，成人少见。常见的组织学形态是经典型和间变/大细胞型髓母细胞瘤，在4个亚型中预后最差，在诊断时常已发生转移。

4.髓母细胞瘤，非WNT/非SHHGroup4亚型

多数Group4亚型可见原癌基因MYCN的扩增，其他细胞遗传学异常还包括染色体17q、17p的异常和KDM6A、CDK6等基因的突变或扩增。Group4亚型见于约

1/3的髓母细胞瘤，男性、青少年多见。组织学形态常见经典型。Group4亚型儿童的预后类似于SHH亚型，而成人患者的预后相对较差。

（二）伴有多层细胞菊形团的胚胎性肿瘤，C19MC变异型

【概述】

伴有多层细胞菊形团的胚胎性肿瘤，C19MC变异型是一组发生在婴儿和儿童的，恶性胚胎性脑肿瘤。临床主要表现是颅内压增高和脑积水。肿瘤主要发生在幕上，多与脑室系统有关联。CT和MRI显示对比增强的大肿块伴周围大面积的水肿。形态上包括了三种亚型：富于神经原纤维和真菊形团的胚胎性肿瘤（embryonal tumor with abundant neuropil and true rosettes，ETANTR）、室管膜母细胞瘤和髓上皮瘤。其共同的分子特征是位于19q13.42的C19MC micRNAs簇扩增。

【诊断要点】

肉眼特点：肿瘤边界比较清楚，灰红色，常伴有局部软脑膜侵犯。镜下特点：①小圆形的原始神经上皮细胞弥漫分布，形成许多菊形团结构；菊形团周围细胞多层排列，中间为空腔或可见嗜酸性基质，有些菊形团具有显著的内界膜；②瘤细胞核小而深染，胞浆极少，核分裂常见；③免疫组化显示神经毡区域表达Syn；在细胞密集区及多层细胞菊形团呈Nestin阳性表达；神经元分化区域NeuN阳性，④WHO Ⅳ级。⑤在出现上述组织形态时，若有C19MC扩增，诊断为伴有多层菊形团的胚胎性肿瘤，伴C19MC改变；若无C19MC扩增则诊断为伴有多层菊形团的胚胎性肿瘤，NOS。

（三）其他中枢神经系统胚胎性肿瘤

一组罕见的来源于神经外胚层的胚胎性肿瘤。其缺乏特异性组织学表型和分子特征。

1.髓上皮瘤（Medulloepithelioma）

【概述】

髓上皮瘤是很少见的幼儿恶性肿瘤，多位于大脑半球内，尤其是脑室旁，或出现在鞍区和马尾部。容易发生蛛网膜下隙播散和颅外转移。

【诊断要点】

①瘤组织内是立方或柱状细胞构成的管状和乳头结构，很像原始的神经管；②上皮的外表面具有PAS和Ⅳ型胶原蛋白免疫组化阳性的界膜；③核分裂相多见；④瘤细胞可能向神经元、星形胶质细胞、室管膜母或少突胶质细胞分化；⑤WHO Ⅳ级；⑥不具有C19MC的基因改变。

2.中枢神经系统神经母细胞瘤和节细胞性神经母细胞瘤

【概述】

颅内的神经母细胞瘤罕见，多为5岁以前的儿童。好发于大脑的额、颞、顶和枕叶的深处，一般瘤体较大，界限清楚，可有囊状变性、坏死及钙化。

【诊断要点】

①小细胞型肿瘤，似髓母细胞瘤；②组织学表现差异较大，可以从无明显的排列到菊形团结构、束状排列等；③可以见到Homer-Wright菊形团；可出现分化成熟的神经节细胞；④免疫组化显示突触素、Nestin和NF表达阳性，部分成熟的节细胞表达NeuN，并可见GFAP阳性的反应性星形胶质细胞。

3. 中枢神经系统胚胎性肿瘤（CNS embryonal tumor），NOS

【诊断要点】

①发生于小脑以外的罕见胚胎性神经上皮肿瘤。②肿瘤可有神经元、星形细胞、室管膜细胞、肌细胞或黑色素细胞等多潜能分化。③ 无其他中枢神经系统肿瘤组织学和（或）分子遗传学变异特征，是一种排除性诊断。④ WHO Ⅳ级。

（四）非典型畸胎样/横纹肌样瘤（AT/RT）

【概述】

非典型畸胎样/横纹肌样瘤是一种罕见的高度恶性肿瘤，好发于婴幼儿，偶见于成年人。可以发生于整个中枢神经系统，但更常发生于后颅凹，倾向发生在桥小脑角等非中线部位。

【诊断要点】

①肿瘤细胞由宽而水肿的纤维血管间隔分割，常见坏死和钙化；②肿瘤由中型到大型细胞混杂形成中等密度，肿瘤细胞具有核仁和清晰可见的细胞浆，部分病变含有横纹肌样细胞；③有些病例主要表现为小细胞，以至于和髓母细胞瘤难以区分，但多具有多形性和混杂的特征，经常出现梭形的肉瘤样区域，也经常见空泡状细胞成片或单个出现；④GFAP、EMA、CK、SMA及vimentin可为阳性，MIB-1增殖指数很高；⑤分子特征：22号染色体上SMARCB1基因的失活，或SMARCB1的突变（少数SMARCA4的突变），导致INI1（SMARCB1）或BRG1（SMARCA4）抗体核染色缺失，可作为AT/RT的敏感性和特异性指标；⑥如果肿瘤具有上述组织学特征，但不具有SMARCB1或SMARCA4基因突变，则描述性地诊断为具有横纹肌样特征的中枢神经系统胚胎性肿瘤。

第二节　颅神经和脊神经肿瘤

一、神经鞘瘤

【概述】

神经鞘瘤主要发生在第八颅神经的前庭支，也称听神经瘤。其他颅神经和脊神经也可发生，但主要发生在感觉神经（根）。发生在椎管内时常见于腰骶区的髓外硬脊膜下，也可通过椎间孔呈哑铃状生长。多发性神经鞘瘤往往和神经纤维瘤病II型相关。

【诊断要点】

肉眼特点：一般为球形肿物，常从神经干的一侧向外突出，界限清楚，有一薄层完整的包膜。可发生囊性变，形成大小不一的囊肿。镜下特点：①主要有两种组织学排列即Antoni A区和Antoni B区；②颅内的神经鞘瘤多以Antoni B型结构为主，常伴玻璃样变的厚壁血管，含铁血黄素沉着和泡沫样的吞噬细胞，较易发生囊性变；③椎管内神经鞘瘤多以Antoni A型结构为主，有些病例可含有黑色素细胞；④其他的形态学亚型还包括细胞性神经鞘瘤、丛状神经鞘瘤和黑色素性神经鞘瘤；⑤免疫组化弥漫表达S-100，常常表达SOX-10、calretinin，也可以局灶表达GFAP。

【鉴别诊断】

纤维型星形细胞瘤和毛细胞型星形细胞瘤。

二、神经纤维瘤

【概述】

神经纤维瘤起源于神经内衣，由雪旺细胞，成纤维细胞和周细胞构成。发生在中枢神经系统者通常伴有神经纤维瘤病。神经丛或大的神经干被丛状神经纤维瘤侵犯是神经纤维瘤病I型的特征性改变。

【诊断要点】

肉眼特点：孤立性神经纤维瘤通常是卵圆形灰色或棕褐色肿瘤，表面光滑，无包膜。切面灰白色有光泽，一般无囊变区。发生肿瘤的神经增粗膨胀，丛状神经纤维瘤可使多个神经干或神经丛不规则增粗肿胀，像生姜的根。镜下特点：①有波浪状的梭形细胞分布在黏液样基质或胶原束之间；②肿瘤细胞在神经束内浸润生长而不破坏或替代它们；③S-100的表达不像神经鞘瘤强而弥漫，可以斑片状的表达，可以表达SOX-10，GFAP也可以阳性；④WHO I级，但因肿瘤无包膜复发率较高。

三、恶性周围神经鞘肿瘤（MPNST）

【概述】

恶性周围神经鞘肿瘤可以是散发病例，也可伴发于I型神经纤维瘤病（NF1）。在NF1病人中，发生率高于一般人群，而且发病年龄年轻且以男性占优势。MPNST可以发生在一条完全正常的神经上，但更多是由于孤立性或丛状神经纤维瘤的恶变。

【诊断要点】

肉眼特点：一般体积较大，呈多结节状，质地软硬不一。肿瘤没有完整的包膜，常常侵犯神经周围的软组织。镜下特点：①组织学表现变异很大，肿瘤主要由成束致密的梭形肿瘤细胞组成，有时可见鲱鱼骨样结构和车辐状排列；②肿瘤细胞核浆比例增高，可见病理性核分裂和大片的坏死，坏死周围的细胞呈栅栏状排列；③约有10%~20%的病例出现异源性分化，可有横纹肌肉瘤成分出现，即所谓的恶性蝾螈瘤；④根据分化程度又可以分为低级别和高级别。⑤S-100和SOX-10的表达在高级别肿瘤中可以减弱，异源性成分表达相应的标记物。

第三节　脑膜的肿瘤

一、脑膜瘤

【概述】

脑膜瘤随年龄增长发病率上升。在颅内，脑膜瘤的发生部位与蛛网膜颗粒分布相对应（矢状窦旁，大脑镰旁，蝶骨嵴，鞍结节，嗅沟，小脑桥脑角，小脑幕和侧脑室三角区）。脑膜瘤是雌激素依赖肿瘤，女性占优势。II型神经纤维瘤病（NF2）的病人常发生脑膜瘤。富于淋巴浆细胞型脑膜瘤常与多克隆免疫球蛋白病相关。

【诊断要点】

肉眼特点：肿瘤多呈结节状或分叶状，生长在小脑幕或椎管内者可呈哑铃状。肿瘤有清楚的包膜，与硬脑膜附着。切面多为灰白色，半透明或均质性粉红色，很少出现坏死。切面有砂粒感是存有砂粒体的脑膜瘤的特点，血管瘤型脑膜瘤的切面可见粗糙的血管网。镜下特点：脑膜瘤分为15个组织学亚型，如下：①脑膜内皮型（合体型）：由成片分布细胞界限不清的蛛网膜内皮细胞组成，常见核内假包涵体和核内开窗，WHO I级；②纤维型（成纤维细胞型）：由梭形细胞形成的束状结构组成，可形成典型旋涡状结构，肿瘤内含丰富的胶原和网状纤维，WHO Ⅰ级；③过渡型（混合型）：肿瘤中可见脑膜内皮型和纤维型结构混合排列，WHO Ⅰ级；④砂粒体型：在合体型或过渡型脑膜瘤的背景下出现多量的砂粒体，WHO Ⅰ级；⑤血管瘤型（血管母细胞型）：在成片或散在的脑膜内皮型瘤细胞之间分布有多数大小不等的血管，血管壁增厚，伴玻璃样变，肿瘤细胞核可见一定程度的多形性，WHO Ⅰ级；⑥微囊型：肿瘤细胞的胞浆突起被细胞外液体分隔产生一个微囊肿的网，肿瘤间质中含有厚壁血管和泡沫细胞区，瘤细胞经常出现轻度多形性，稀疏的旋涡和砂粒体，WHO Ⅰ级；⑦分泌型（假砂粒体型）：特点是肿瘤性的蛛网膜内皮细胞出现了上皮的分化，甚至出现腺管样结构，细胞浆内含有PAS阳性、嗜酸性的球状包涵体，免疫组化标记，有包涵体的瘤细胞表达CEA和细胞角蛋白等上皮细胞标记物，WHO Ⅰ级；⑧富于淋巴浆细胞型：肿瘤实质内可见丰富的淋巴浆细胞浸润，甚至可以有生发中心形成，背景多为纤维型脑膜瘤结构，临床可合并多克隆免疫球蛋白病，WHO Ⅰ级；⑨化生型：在瘤组织中有显著的局部间叶分化，在内皮型、纤维型和过渡型脑膜瘤中出现了脂肪，软骨，骨的分化或有黏液、黄瘤样的成分，WHO Ⅰ级；⑩脊索瘤型：局部区域组织形态与脊索瘤相似，在黏液的基质中有星芒状的肿瘤细胞，混有小叶状的脑膜内皮细胞，间质内散在淋巴、浆细胞浸润，此型术后易复发，WHO Ⅱ级；⑪透明细胞型：由具有透明的、富含糖原（PAS染色阳性）的胞浆的多角形细胞构成，可见少许经典脑膜瘤的结构，常具有侵袭的行为，WHO Ⅱ级；⑫非典型脑膜瘤：脑膜瘤如果出现核分裂增多（≥4/10HP）或者脑实质的浸润，再或者具有以下5个指标中至少3个可以诊断为非典型脑膜瘤，即细胞密度增加、核浆比高的小细胞、鲜明的核仁、脑膜瘤固有的结构消失、自发性或地图样坏死，WHO Ⅱ级；⑬乳头型：部分肿瘤细胞围绕血管形成假乳头的排列，瘤细胞核浆比大，核分裂多，细胞间有网状纤维，散在漩涡和砂粒体，肿瘤有局部或脑组织浸润、复发及转移，WHO Ⅲ级；⑭横纹肌样脑膜瘤：在脑膜瘤中含有散在或片状分布的横纹肌样细胞，细胞为圆形，核偏位，常有明显的核仁，增殖指数高，并可有其他恶性的组织学特点，WHO Ⅲ级；⑮恶性/间变型脑膜瘤：结构与非典型脑膜瘤相同，同时出现大片坏死，多数病理性核分裂（每10的高倍视野20个以上的核分裂），和/或有周围脑组织的浸润，WHO Ⅲ级。各亚型的免疫组化特征基本一致，多数同时表达EMA和Vimentin，SSTR-2是最近发现的敏感性较高的脑膜瘤标记物。

【鉴别诊断】

纤维型脑膜瘤要与脑膜发生的孤立性纤维性肿瘤鉴别。

二、非脑膜内皮来源的间胚叶肿瘤

身体其他部位发生的间胚叶起源的肿瘤都可发生在脑膜，其组织学特点和生物学行为与其他部位发生的同类肿瘤没有差别。其中，最常见的是孤立性纤维性肿瘤/血管周细胞瘤。

（一）孤立性纤维性肿瘤/血管周细胞瘤

【概述】

多数血管周细胞瘤发生在幕上，颅底、矢状窦和镰旁最常见。临床症状取决于发生部位，影像上与脑膜瘤类似，表现为界限较清楚的 形态欠规则的实性占位。

【诊断要点】

肉眼特点：边界清楚，切面灰白、灰粉的实性肿物，可伴有黏液变或出血。镜下特点：①肿瘤细胞呈梭形至卵圆形，呈编织状、漩涡状、席纹状等排列，细胞稀疏区和密集区交错存在，可伴有间质显著的纤维化，形成胶原分割带；②间质内薄壁的鹿角样分支血管是其特征；③根据肿瘤细胞的异型性、细胞密度、核分裂数量，坏死等分为3级。④免疫组化表达CD34、Vimentin、CD99、Bcl-2等，近来发现肿瘤细胞核强表达STAT6蛋白，对诊断SFT/HPC具有高灵敏度和特异度，但在高级别或分化差的病例中可能STAT6表达缺失；⑤分子特征：最主要的基因改变是12q13的NAB2和STAT6基因融合，这也导致了STAT6蛋白定位于细胞核，使瘤细胞核表达STAT6蛋白。

（二）血管母细胞瘤

【概述】

主要发生在有Von Hippel–Lindau 病（VHL）的病人。病人多为成人。肿瘤主要位于小脑半球、脑干和脊髓，很少发生在幕上。生长缓慢，常伴有囊性变。

【诊断要点】

肉眼特点：发生在脑干和脊髓的肿瘤多为界限清楚，富含血管的结节状肿瘤。肿瘤切面呈紫红色，常见出血和含铁血红素沉积。发生小脑半球的肿瘤常为大的囊肿壁上有一个富含血管的瘤结节。镜下特点：①肿瘤由两种主要成分组成：一是体积较大、胞浆内富含脂质的间质细胞，二是有丰富的毛细血管网；②间质细胞核可以大小不等，甚至出现非典型性，但不作为肿瘤间变的形态指征；③瘤内可见出血和囊性变，少见坏死；④邻近肿瘤的组织特别是肿瘤囊壁内可见Rosenthal纤维；⑤肿瘤内富含网状纤维；⑥间质细胞表达Vimentin，α-抑制素，D2-40，EGFR，TGF-α，不表达上皮细胞和血管内皮细胞的标记物。

【鉴别诊断】

转移性透明细胞癌。

三、原发性黑色素细胞病变

【概述】

在软脑膜上正常存有一定的黑色素细胞，一般以脑底部脑干腹侧脑膜为多。与之对应的出现一组原发脑内的黑色素细胞病变，包括：弥漫性黑色素细胞增生症、黑色素细胞瘤和恶性黑色素瘤。弥漫性黑色素细胞增生症主要发生在儿童，可发生在幕上和幕下的软脑膜上，主要表现为癫痫，精神症状和由于脑积水引起的颅内压增高。黑色素细胞瘤好发于50岁左右的女性的后颅窝和胸段椎管内，生物学行为相当于中间型的肿瘤。黑色素细胞瘤和恶性黑色素瘤主要表现是颅内压增高，脊髓压迫症状等。

【诊断要点】

①弥漫性黑色素细胞增生症病变部位的蛛网膜下腔和软脑膜可见形态一致的多角形细胞弥漫或多灶状浸润，增生的黑色素细胞也可随血管周围间隙进入脑实质，部分病人躯干或四肢皮肤可见大片长毛的皮肤黑痣，黑痣略高出皮肤；②颅内黑色

素瘤和黑色素细胞瘤是实体瘤，常有包膜，肿瘤可呈黑色、红棕色、蓝色，有的肿瘤肉眼可无色素；③黑色素细胞瘤由单一形态的梭形细胞、上皮样细胞、多边形细胞组成，瘤细胞有泡状核、小的嗜酸性核仁、胞浆内有丰富的黑色素，很少见有坏死和核分裂；④恶性黑色素瘤细胞可表现多形性，可见体积大、核怪异的瘤细胞，甚至多核瘤巨细胞，胞浆内往往有黑色素，肿瘤组织内可见出血，坏死和多量的核分裂，在无黑色素的黑色素瘤的亚型中，瘤细胞有丰富嗜酸性胞浆，核偏位分布，有明显的核仁。

【鉴别诊断】

弥漫性黑色素细胞增生症应与脑膜胶质瘤病和脑膜癌病鉴别。

第四节　中枢神经系统的淋巴造血系统肿瘤

淋巴造血系统肿瘤

发生在中枢神经系统的淋巴造血系统肿瘤主要包括恶性淋巴瘤和组织细胞来源的肿瘤两大类。前者最常见的是原发性的弥漫性大B细胞淋巴瘤。

一、中枢神经系统弥漫性大B细胞淋巴瘤

【概述】

绝大多数中枢神经系统淋巴瘤是弥漫性大B细胞淋巴瘤，但不包括发生在脑膜、血管内的大B细胞淋巴瘤，也不包括系统性淋巴瘤累及中枢。

【诊断要点】

①弥漫性大B细胞淋巴瘤的肿瘤细胞弥漫分布，往往以血管为中心浸润生长，形成套袖状结构；②肿瘤细胞也可以排列成致密的团块或者单个肿瘤细胞弥漫浸润，类似于脑膜炎改变；③常见大片的地图样坏死，可见岛状分布的残存瘤细胞围绕在血管周围；④常伴有灶状反应性增生的星形细胞和小胶质细胞、巨噬细胞、小淋巴细胞浸润；⑤肿瘤细胞体积较大，细胞核形态多样，核仁显著，呈母细胞样（中心母细胞或免疫母细胞）形态；⑥表达B淋巴细胞的标记物CD20和CD79a，大多数表达Bcl-6和MUM-1，部分病例也表达BCL-2蛋白，与系统性大B细胞淋巴瘤相比，多数不表达CD10。

【鉴别诊断】

胶质母细胞瘤、脱髓鞘病变、系统性淋巴瘤累及中枢神经系统以及一些炎症性病变。

二、郎格汉斯细胞组织细胞增生症

【概述】

中枢神经系统最常见的组织细胞来源的肿瘤。根据临床特点进行分类，包括单灶性（嗜酸性肉芽肿）、多灶性（Hand–Schüller–Christian病）和播散性（Letterer–Siwe病）。

【诊断要点】

①增生的郎格汉斯细胞、伴有数量不等的巨噬细胞、淋巴细胞、浆细胞和嗜酸性粒细胞的浸润，多量嗜酸性粒细胞聚集可形成嗜酸性脓肿；②郎格汉斯细胞胞浆丰富淡染或嗜伊红色，细胞核呈卵圆或肾形，核仁不明显，有特征性的核沟；③诊断的标准必须具备有核沟的郎格汉斯细胞表达CD1a或电镜检测到Birbeck颗粒；④郎格汉斯细胞表达S–100蛋白、CD1a 、Vimentin和其他一些组织细胞标记物，CD68的表达不确定，不表达CD15、CD45和溶菌酶；⑤部分病例具有BRAF V600E的突变。

【鉴别诊断】

霍奇金淋巴瘤、慢性淋巴细胞性白血病等。

三、Rosai–Dorfman病

【概述】

常见于成年人，属于非郎格汉斯细胞增生的组织细胞增生性病变。该组病变缺乏树突状郎格汉斯细胞的特点，大多数具有巨噬细胞分化。

【诊断要点】

肉眼特点：硬膜上的孤立性或多发性包块，眼眶、鼻腔和鼻腔旁的包块也可扩展到脑实质、鞍内和颅内；镜下特点：①胞浆空泡状或嗜伊红的组织细胞片状或结节状分布，淋巴细胞和浆细胞灶状分布，胶原纤维组织增生；②组织细胞内见到吞噬的完整淋巴细胞、浆细胞和红细胞是其典型的组织学特点，但并非所有病例中均可见到；③增生的组织细胞表达CD68、S–100和MAC387，lysozyme–/+、CD1阴性。

第五节　生殖细胞肿瘤

一、生殖细胞瘤

【概述】

生殖细胞瘤是最常见的中枢神经系统生殖细胞源性肿瘤，多数发生于青年人和儿童，男性明显多于女性。最常见的部位是在松果体区。

【诊断要点】

①肿瘤大小不一，浸润性生长，可见有出血、囊性变和钙化；②镜下肿瘤细胞排列成片状、分叶状，少数情况下可伴有显著的促纤维增生；③肿瘤内可见两种细胞成分，一种是胞体稍大、浅染的上皮样细胞，胞浆丰富，核仁明显，核分裂易见，同时肿瘤中伴有数量不等的小淋巴细胞浸润；④瘤组织内还可见上皮样细胞结节和多核巨细胞。但无干酪样坏死；⑤免疫组化染色，生殖细胞瘤几乎都表达PLAP、OCT4、CD117、D2-40、SALL4，偶尔会表达细胞角蛋白，不表达β-hCG、AFP和hPL。生殖细胞瘤中浸润的淋巴细胞通常表达T淋巴细胞的标记物如CD3、CD45RO。

【鉴别诊断】

发生在松果体区的生殖细胞瘤主要和松果体实质的肿瘤鉴别。发生在鞍区时要和垂体腺瘤鉴别。其他还需鉴别的包括中枢神经细胞瘤，恶性黑色素瘤，少突胶质细胞瘤，转移癌。

二、畸胎瘤

【概述】

颅内畸胎瘤小儿和青年人较多见，好发部位是松果体区，其次是蝶鞍区，偶见于基底节。根据所包含三个胚层的分化程度的不同分为成熟型畸胎瘤、未成熟型畸胎瘤及畸胎瘤伴有恶性变。

1.成熟型畸胎瘤

【诊断要点】

①界限清楚，呈膨胀性生长压迫周围组织。切面上常见囊腔和骨、软骨、毛发、牙齿成分；②镜下见分化成熟的三个胚层的器官样组织结构；③少数病例中可以见到肝组织，胰腺或甲状腺结构；④免疫组化可以帮助鉴别来源于各胚层的不同结构。

【鉴别诊断】

成熟型畸胎瘤需要和表皮样囊肿鉴别。肿瘤位于鞍上时尚需和Rathke囊肿及颅咽管瘤鉴别。如果肿瘤内含有显著的成熟神经上皮组织时需要和脑组织异位、下丘脑的错构瘤及分化好的节细胞胶质瘤鉴别。

2.未成熟型畸胎瘤

【诊断要点】

①瘤组织内含有原始的胚胎性间叶组织和原始神经外胚层成分，后者表现为神经上皮菊形团和神经管结构；②有时可以见到被覆黑色素性神经上皮成分的裂隙，

代表了未成熟的视网膜分化。

【鉴别诊断】

（1）其他一些未成熟的正常中枢神经成分；

（2）中枢神经系统的胚胎性肿瘤，如髓上皮瘤、髓母细胞瘤、PNET、室管膜母细胞瘤、松果体母细胞瘤和神经母细胞瘤等。

3. 畸胎瘤伴有恶性转化

【诊断要点】

①大体上常边界不清，浸润周边组织，可见多灶性的出血和坏死；②镜下最常见的是间叶源性成分的恶性变，如横纹肌肉瘤。其他可有鳞状上皮癌或肠道上皮来源的腺癌。

【鉴别诊断】

主要是排除转移癌和转移性肉瘤的可能，同时不要将成熟型畸胎瘤中不规则排列的腺样结构误认为是腺癌浸润。

三、胚胎癌

【诊断要点】

肉眼特点：灰白实性，浸润性生长伴有出血和坏死。镜下特点：①胞浆丰富，异型性显著的大细胞构成，核分裂多见，可见瘤巨细胞；②瘤细胞排列成实性、索状、腺样或呈小叶结构；③可见排列成早期胚胎样结构，形成所谓“胚胎样小体”；④肿瘤常伴有大片出血、凝固性坏死。免疫组化：肿瘤细胞可以弥漫的表达细胞角蛋白（CK），还可以表达 PLAP、AFP、OCT4、SALL4 和 CD30。

【鉴别诊断】

转移癌和其他的生殖细胞源性肿瘤。

四、卵黄囊瘤

【概述】

颅内的卵黄囊瘤很少见，多位于松果体区及鞍上部位。

【诊断要点】

镜下的组织学结构多样，并可以混合存在。①囊状结构：瘤组织由原始上皮细胞构成，扁平或星芒状的瘤细胞形成疏松的网状和小囊或微囊结构；②网状结构：扁平、立方或低柱状瘤细胞可以形成大小不等的囊腔相互沟通成网状，其间隔以致密的梭形细胞间质或疏松的黏液样间质；③实性细胞团结构：肿瘤细胞也可以排列成实片状，由小的多角形上皮样细胞聚集而成，核分裂相多见，类似胚胎癌；

④ Schiller–Duval（S–D）小体：肿瘤细胞围绕血管形成的乳头状结构，类似肾小球，具有诊断意义；⑤嗜酸性透明小体：间质内常可以见到PAS染色阳性的嗜酸性小球样结构；⑥肝样结构：是实性结构的一种亚型，又被称作肝样卵黄囊瘤，需与转移性肝癌鉴别；⑦表达PLAP、SALL4，肿瘤细胞及嗜酸性透明小滴AFP表达阳性，不表达CD30、OCT4。

【鉴别诊断】

实性的生殖细胞瘤和胚胎癌。

五、绒毛膜上皮癌

【概述】

颅内原发的绒毛膜上皮癌很少见。胚胎癌或恶性生殖细胞源性肿瘤中常可见到散在的滋养叶样的巨细胞。

【诊断要点】

①绒癌组织由多核的合体滋养叶细胞和细胞滋养叶细胞组成；②肿瘤中可见到丰富的血窦，并伴有广泛的出血、坏死；③合体滋养叶细胞表达β–hCG和hPL。

【鉴别诊断】

其他生殖细胞肿瘤和转移癌。

六、混合性生殖细胞肿瘤

【概述】

由一种以上的生殖细胞肿瘤成分构成的一类肿瘤，在中枢神经系统发生率较性腺高，可达20%。

【诊断要点】

①最常见的混合方式是生殖细胞瘤或畸胎瘤和其他生殖细胞肿瘤成分共存；②作到尽量的广泛取材，保证诊断的完整性。并要仔细寻找是否含有其他类型的成分，不易鉴别时可以利用免疫组化标记帮助诊断。

【鉴别诊断】

转移性的生殖细胞肿瘤或转移性的癌，以及恶性黑色素瘤、胶质母细胞瘤等。

第六节　鞍区肿瘤

一、颅咽管瘤

【概述】

是鞍区的一种良性上皮肿瘤，WHO Ⅰ级。

【诊断要点】

肿瘤多位于鞍内或者鞍上，呈分叶状，实性或囊实性。分为造釉细胞型颅咽管瘤和乳头型颅咽管瘤两种类型。①造釉细胞型颅咽管瘤：多为囊实性，囊内可含有暗棕绿色“机油样”液体。其典型的组织学表现为鳞状上皮巢周边的柱状上皮呈栅栏状排列成三叶草状结构上皮结节，以及具有诊断意义的“湿角化物”结构。可伴有纤维化、钙化、骨化和胆固醇结晶形成等继发改变，肿瘤周边区域可见大量的Rosenthal纤维。免疫组化：多数病例有β-catenin蛋白的异常核聚集，阳性区域主要集中在指状突起、漩涡状细胞丛、湿性角化物周边。遗传学分析证实多达95%的肿瘤具有CTNNB1基因突变。②乳头型颅咽管瘤更多位于鞍上，呈实性。镜下为分化好的鳞状上皮实性团巢，以纤维血管为间隔，形成假乳头状突起，表面上皮欠成熟。无湿角化物，通常不伴有钙化。偶见纤毛上皮和杯状细胞。免疫组化：EMA、CK、CK7阳性，CK8、CK20阴性。绝大多数具有BRAF V600E的突变。

【鉴别诊断】

鞍区黄色肉芽肿，另外，当拉特克裂隙囊肿出现广泛的鳞状上皮化生时需与颅咽管瘤加以鉴别。

二、鞍区颗粒细胞瘤

【概述】

鞍区颗粒细胞瘤是由巢状大细胞构成的鞍内和（或）鞍上肿瘤，WHO Ⅰ级。无症状的颗粒细胞瘤更常见，而有症状的颗粒细胞瘤相对罕见，多发于成人，极少数发生于儿童。女性多见。颗粒细胞瘤好发于鞍上区域，也可见于鞍内，在脊膜、脑膜、第三脑室和大脑半球等部位也有极少数报道。最常见的症状是继发于视交叉受压而引起的视野缺损。影像学表现为界限清晰，均匀或不均匀强化的肿块。

【诊断要点】

肉眼特点：颗粒细胞瘤通常为小叶状，界限清晰，质地软而韧。切面为典型的灰黄色，坏死、囊性变和（或）出血少见。肿瘤可以侵及周围视交叉和海绵窦等结构。镜下特点：①致密的多角形细胞构成小结节状、片状、纺锤状或束状结构；②肿瘤细胞核小，核仁不明显，染色质均匀分布。胞浆丰富，由于富含溶酶体而呈颗粒状，嗜伊红，颗粒性胞质PAS抗淀粉酶消化染色阳性。有时可见小灶状的泡沫细胞；③血管周围常见淋巴细胞浸润。④核分裂不多见，增殖活性常很低。免疫组化：颗粒细胞瘤呈不同程度的CD68（KP1）、S-100蛋白、α1-抗胰蛋白酶，α1-抗糜蛋白酶和组织蛋白酶B阳性，而神经丝蛋白、细胞角蛋白、嗜铬粒蛋白A、突触素、结蛋白、平滑肌肌动蛋白和垂体激素阴性。多数肿瘤GFAP呈阴性，但部分可见GFAP不均一阳性染色。

三、垂体细胞瘤

【概述】

垂体细胞瘤是罕见的实性低级别梭形细胞胶质肿瘤，位于鞍内或者鞍上。WHO Ⅰ级。发生于成年人。临床表现为视觉障碍，头痛以及垂体功能低下。影像学表现为界限清楚的均匀强化肿块。极少数的病例有囊性结构。

【诊断要点】

肉眼特点：质硬、界限清楚，呈橡胶样质地。镜下特点：①双极梭形细胞排列成紧密的梭形结构或者旋涡状结构；②肿瘤和相邻组织紧密粘连；③肿瘤细胞形状可由短小、饱满至长梭状。细胞间界限清楚，胞浆丰富、呈嗜酸性、没有明显的颗粒及空泡。细胞核呈中等大小，椭圆至长梭形，可见小核仁，核异型性不明显；④核分裂相少见，增殖指数较低，在0.5%~2.0%之间。垂体细胞瘤通常波形蛋白、S-100蛋白及GFAP阳性。EMA呈胞浆斑片状阳性。神经元及神经内分泌标记物常为阴性。

【鉴别诊断】

①正常的漏斗结构；②毛细胞型星形细胞瘤。

四、腺垂体梭形细胞嗜酸细胞瘤

【概述】

腺垂体梭形细胞嗜酸细胞瘤是一种发生于成人腺垂体的少见肿瘤，WHO Ⅰ级。患者可表现为垂体功能低下及视野缺损，而头痛、恶心及呕吐少见。影像学表现为鞍内或鞍上边界清晰、实性强化占位，可伴有蝶鞍或颅底破坏。肿瘤质软、油脂状、易于切除，部分病例质硬、与周围组织紧密相连。较少侵袭蝶鞍底部。

【诊断要点】

镜下特点：①肿瘤由胞浆嗜伊红的梭形至上皮样肿瘤细胞束交织而成，核异型性轻至中度；②病灶中常伴有少量成熟淋巴细胞浸润；③核分裂相少见；③电镜特点：肿瘤细胞呈梭形和多角形并充满线粒体，对诊断SCO很有帮助。与垂体腺瘤不同该肿瘤细胞缺乏分泌颗粒，另可见完整的桥粒和中间连接。④免疫组化：垂体激素标记阴性，波形蛋白、EMA、S-100蛋白以及抗线粒体抗体113-1阳性。Galectin-3标记不特异，但提示其与滤泡星状细胞的关系。GFAP、角蛋白、突触素、嗜铬粒蛋白、bcl-2、平滑肌肌动蛋白以及结蛋白阴性。MIB-1标记指数通常很低。

第七节　中枢神经系统转移性肿瘤

【概述】

中枢神经系统转移瘤的发病率随年龄的增长而增加，在癌症病人的尸检中颅内转移的发生率是24%，椎管内转移的发生率为5%。50%神经系统转移瘤的原发部位是在呼吸道。临床病史比较短，多数症状仅有几天或数周。临床症状多为头痛，呕吐，视神经乳头水肿等颅内压增高的表现。脑膜癌病的患者可有脑膜刺激征和多组颅神经的损伤。脑转移瘤在临床上有三种情况：①原发肿瘤的症状和转移瘤的症状同时出现；②原发瘤的症状出现后再出现转移瘤的症状；③转移瘤的症状出现在先，以后才出现原发瘤的症状。转移途径：①肿瘤经血流转移：是转移至中枢神经系统最重要、最常见的途径；②肿瘤经淋巴道转移：瘤细胞经淋巴系统沿脊神经或颅神经周围的淋巴间隙侵入椎管内或颅内；③肿瘤直接蔓延侵入：邻近部位的肿瘤破坏颅骨或脊椎骨，侵入中枢神经组织，也可沿颅底和椎间孔侵入。如鼻咽癌，乳腺癌，眼眶的视网膜母细胞瘤等。

【诊断要点】

肉眼特点：①脑实质内转移灶可单发，也可多发；②转移灶可发生在CNS任何部位，但以分水岭区和灰白质交界处为好发部位；③转移病灶多为圆形、卵圆形，界限清楚，无包膜；切面呈瓷白色，颗粒状，可见出血和坏死；④转移病灶周围可有明显的水肿和坏死，转移病灶也可为囊性；⑤脑膜转移肿瘤又称为脑膜癌病，可呈结节状，更多的是沿脑脊液通路播散，病变脑膜灰白色增厚，以脑底部为主。镜下特点：①神经系统转移瘤的组织学，超微结构和免疫组化多与原发瘤相同；②肿瘤组织中可见出血，坏死；③绒癌的瘤细胞往往埋在大的出血块儿内不易发现；④瘤组织间质内可见明显的血管增生，增生的主要成分是血管内皮细胞和血管周细胞，增生的血管可形成典型的“肾小球”样结构；⑤脑膜癌病时，癌细胞沿蛛网膜下腔浸润，并沿血管周围间隙向脑组织深部生长。

第八节　神经系统囊肿性病变

一、表皮样囊肿

【概述】

表皮样囊肿主要发生在颅内。多集中在小脑桥脑脚、蝶鞍周围区等颅骨缝隙多的部位。椎管内的病变非常少见。

【诊断要点】

肉眼特点：表皮样囊肿表面光滑，呈灰色。内含质脆，有蜡样光泽的鳞屑。镜下特点：表皮样囊肿被覆鳞状上皮，囊内含红染的角化鳞屑。

二、第三脑室胶样囊肿

【概述】

这种囊肿的起源尚不清楚。一般认为胶样囊肿是先天性的，但病人多在20~50岁之间发病。由于胶样囊肿就生长在第三脑室内靠近室间孔，影响脑脊液循环而产生反复的头痛。如果梗阻发生过快，且无及时缓解，可引起猝死。几乎所有的胶样囊肿都发生在第三脑室的前部，也有个别的病例发生在第三脑室后部，罕见的病例发生在侧脑室和第四脑室。

【诊断要点】

肉眼特点：囊肿界限清楚、单房，内容半透明胶胨样物质。镜下特点：囊壁被覆单层柱状细胞，一些上皮可见纤毛或黏液。

三、室管膜囊肿

【概述】

这种神经胶质囊肿可发生在脑实质内，脑室内或软脑膜。

【诊断要点】

囊肿内容脑脊液，囊壁被覆与室管膜相似的单层柱状上皮，不含杯状细胞，可看到薄层的基底膜。免疫组织化学标记，被覆上皮细胞表达胶质纤维酸性蛋白。

四、蛛网膜囊肿

【概述】

蛛网膜囊肿发生在颅内和椎管内的蛛网膜上，特别是颞叶的外侧裂区。其他部位可有：小脑桥脑角，四叠体区和枕大池。

【诊断要点】

囊肿内含脑脊液，可产生局部压迫症状。蛛网膜囊肿是薄壁透明的囊肿，被覆薄层的脑膜内皮细胞，这些脑膜内皮细胞既无纤毛也不表达GFAP，可根据这些特点与室管膜囊肿鉴别。

五、肠源性囊肿

【概述】

这是一种少见的，发生在椎管内髓外硬膜下的囊肿。病变多发生在颈段脊髓的腹侧，有发生在颅内的非常少见的报告。一些囊肿同时伴有发育异常；如：局部椎体的骨缺陷和胃肠道重复。

【诊断要点】

这种内胚层起源的囊肿是一个充满液体的单房囊肿。薄壁被覆一层立方上皮，围有结缔组织间质，可见杯状细胞，与小肠的被覆上皮非常相似。有的囊肿被覆呼吸道的假复层纤毛柱状上皮，也有的囊壁上皮发生鳞状上皮化生。

六、拉特克裂囊肿（Rathke裂囊肿）

【概述】

约1/4的尸检垂体有肉眼可见的Rathke裂囊肿，但多数无临床症状，只有当直径超过1cm并压迫邻近组织结构是才产生视交叉受压和/或垂体功能减退等症状。病变多位于鞍内和/或鞍上，另可位于鞍旁，偶见于蝶骨内。影像学表现为单发、边缘清楚，不分叶，无钙化的囊性占位。

【诊断要点】

Rathke裂囊肿是一薄壁，单房，充满液体的囊性结构。囊壁菲薄，外层为纤维组织包膜，内腔面被覆分化好的单层立方上皮和/或纤毛柱状上皮，其间可夹杂分泌黏液的杯状细胞，以及产生腺垂体激素的内分泌细胞。部分病例可伴有鳞状上皮化生，当其出现广泛的鳞状上皮化生时需与颅咽管瘤加以鉴别。囊壁被覆上皮不同程度的表达CK，EMA和GFAP。散在的内分泌细胞可表达腺垂体激素及嗜铬粒素，部分上皮细胞可表达CEA，不表达BRAFV600E突变蛋白。

第九节　癫痫相关病变

一、海马硬化

【概述】

海马硬化是颞叶癫痫手术切除标本中最常见的病理变化。从组织学角度，海马和齿状回属于3层细胞结构的古皮质。在冠状切面上，海马可以分为CA1、CA2、CA3、CA4四个区域，齿状回颗粒细胞呈“C”形骑跨着CA4区神经元。

【诊断要点】

肉眼见海马萎缩，质地硬韧，镜下特点：①神经元缺失及胶质细胞增生；②按国际抗癫痫联盟（ILAE）将海马硬化分为3种类型：海马硬化1型指海马CA1、4段或CA1、3、4段神经元重度减少、缺失；海马硬化2型指仅有海马CA1区神经元重度丢失；海马硬化3型指仅有CA4区神经元重度丢失。

二、局灶性皮质发育不良

【概述】

局灶性皮质发育不良（focal cortical dysplasia，FCD）可见于任何脑叶，通常为单侧病变。其临床表现多种多样，以癫痫最为常见。FCD典型的MRI表现有灰白质分界不清，T2WI见白质内异常的高信号病变。大体检查许多病例常无明显的异常，有些病例可见脑表面较光滑，缺乏脑沟，或皮层增厚，灰白质分界模糊，质地较硬韧。ILAE局灶性皮质发育不良分类将FCD分为FCDI型（包括FCDIa、Ib、Ic）、FCD Ⅱ型（包括FCD Ⅱ a、Ⅱ b）、FCD Ⅲ型（包括FCD Ⅲ a、Ⅲ b、Ⅲ c、Ⅲ d）。

【诊断要点】

①FCDI型指独立存在的局灶皮质发育不良，周围不伴有其他癫痫相关病变，FCDIa是指皮层垂直方向排列紊乱，出现微柱状结构，这种微柱状结构在皮层第三层（即外锥体层）最明显，FCDIb指皮层出现水平方向排列紊乱，包括神经元6层结构完全消失或部分神经元层状缺失，FCDIc指既有垂直方向排列紊乱也有水平方向排列紊乱；②FCD Ⅱ型分为FCD Ⅱ A和Ⅱ B，FCD Ⅱ A皮层结构紊乱，可见不成熟神经元及巨大神经元、异常神经元；FCD Ⅱ B皮层结构紊乱，可见不成熟神经元、巨大神经元、异常神经元及气球样细胞；③FCD Ⅲ型是新增加的类型。FCD Ⅲ a是指皮层排列紊乱伴有海马硬化；FCD Ⅲ b指皮层排列紊乱周围伴有难治性癫痫相关低级别肿瘤（节细胞胶质瘤，胚胎发育不良性神经上皮肿瘤等），FCD Ⅲ c皮层排列紊乱周围伴有血管畸形（包括海绵状血管瘤、毛细血管扩张症，脑膜血管瘤病、脑膜血管畸形）；FCD Ⅲ d指皮质结构异常临近其他幼年时期获得的病变（如外伤、缺血性损伤、脑炎等），组织学改变可以出现微柱状结构、皮质6层结构除分子层外可完全无法分辨，没有形态异常神经元及气球样细胞。

三、结节性硬化

【概述】

结节性硬化是常染色体显性遗传疾病，散发的病例也很多见。主要的临床表现是难治性癫痫发作和精神发育迟缓。

【诊断要点】

肉眼特点：在大脑皮层中形成多个结节样病变，结节主要位于脑回顶部，颜色灰白，质地较硬；镜下特点：①组织学表现为皮层分层结构紊乱，出现异常的神经元和气球样细胞；②伴有胶质细胞的增生，并常常伴有钙化；③脑室周围也常可见多个突向脑室腔的结节，形成“烛滴样”改变；④结节性硬化还常合并有室管膜下巨细胞星形细胞瘤。

四、灰质异位

【概述】

灰质异位是指白质中出现异位的灰质团或岛，常常导致病人癫痫发作。根据异位灰质岛出现的部位不同，可以分为皮质下、室管膜下或脑室旁灰质异位。又根据病变的形态分为结节状和带状灰质异位。临床常表现为癫痫发作。MRI可见白质内孤立的、沿脑室壁周围分布的圆形或椭圆形结节样病变，病灶信号与正常灰质信号相似。

【诊断要点】

由没有正常迁移的神经元呈结节状或巢状的聚集于皮质下、脑室周围或室管膜下，可见发育成熟的神经元和胶质细胞，细胞极向紊乱，无明显分层结构，同时可见血管、神经毡和少量髓鞘形成。

五、半侧巨脑回畸形（Hemimegalencephaly）

【概述】

在脑组织的发育过程中，神经元和神经胶质异常过度增殖可以影响一侧半球的一部分或整个半球的发育，从而形成半侧巨脑回畸形。典型的临床表现为难治性癫痫、智力减退及出现单侧神经系统症状。MRI 表现为两侧大脑半球不对称，至少一个脑叶增大，半数以上病人为一侧半球均增大，脑白质信号异常、体积增大。病理学大体所见为一侧大脑半球弥漫性增大，常伴有同侧侧脑室扩张，中线结构向对侧偏移，灰白质分界不清。

【诊断要点】

镜下特点：见病变皮质明显增厚，出现许多大的、形态怪异的神经元从而使正常的皮质分层结构变得模糊不清。白质中可见到一些形态异常神经元（dysmorphic neuron）和气球样细胞（balloon cell），类似于局灶皮层发育不良Ⅱb，需要结合临床及影像做出诊断。

六、血管畸形

【概述】

脑血管畸形是胚胎期血管胚芽在进化过程中发生的先天性异常。临床上最常见的是动静脉畸形（AVM）和海绵状血管瘤，并且是引发癫痫的重要原因。

【诊断要点】

肉眼特点：动静脉畸形大体上为一团异常、扭曲的血管团；海绵状血管瘤大体上由境界比较清楚的分叶状血管团组成，切面蜂窝状，形似海绵，镜下特点：①AVM见畸形血管，管腔形状不规则，大小不一，管壁厚薄不均，同一管壁既可呈现动脉，也可呈现静脉结构，弹力纤维染色可以发现血管壁的弹力纤维有灶状的缺失；②海绵状血管瘤镜下病变由大小不一的血管组成，管壁较薄，管腔内衬内皮细胞，管壁内缺乏平滑肌和弹力纤维。

首都医科大学宣武医院　卢德宏　滕梁红

第十四章　软组织及腹膜后疾病

第一节　软组织肿瘤

近年来，软组织肿瘤在细胞遗传学和分子遗传学方面发展较快，人们对软组织肿瘤的分类及其生物学行为的认识更加深刻。绝大多数软组织肿瘤为良性肿瘤，手术切除后治愈率高。恶性间叶组织肿瘤较少，占人类所有恶性肿瘤不到1%。软组织肉瘤的组织学类型有50多种，都有各自独特的临床和病理学特点。在过去的10年中，医学工作者对这些肿瘤组织病理学和遗传方面的认识有了进一步提高，通过病理医师、外科医师和肿瘤科医师的密切配合，肿瘤的无病生存期显著延长，肢体软组织肉瘤的5年总体存活率达65%~75%。软组织肿瘤类型繁多，形态多样，相互之间形态学上有交叉，因此给病理诊断带来了很大困难，病理工作者对软组织肿瘤的诊断不仅仅依赖形态学和免疫组化，随着分子生物学检测方法的改进，分子病理诊断必将广泛应用于软组织肿瘤的病理诊断之中。

一、脂肪细胞性肿瘤

1.脂肪瘤

【概述】

脂肪细胞性肿瘤是由成熟脂肪细胞构成的良性肿瘤，是成年人最常见的间叶性软组织肿瘤。一般表现为无痛性软组织肿物，较大脂肪瘤压迫外周神经时可有疼痛。表浅脂肪瘤一般较小（<5cm），深部脂肪瘤一般较大（>5cm）。

【诊断要点】

①大体界限清楚，切面黄色油脂状。②肿瘤由分叶状成熟脂肪细胞构成。③肿瘤内脂肪细胞与周围脂肪组织内的脂肪细胞基本相同，仅大小和形状略有差异。

成熟脂肪细胞vimentin、S-100染色阳性。

【鉴别诊断】

脂肪瘤有时可以伴有黏液变性，需要和黏液瘤，高分化脂肪肉瘤及黏液样脂肪肉瘤鉴别。高分化脂肪肉瘤脂肪细胞大小差别显著，可以见到脂肪母细胞以及硬化区内的异型细胞。黏液型脂肪肉瘤内细胞核深染有异型，间质血管表现为“鸡爪”样分支。

2.脂肪瘤病

【概述】

脂肪瘤病指成熟的脂肪组织弥漫性过度生长，可累及身体不同部位。类型包括弥漫性脂肪瘤病、对称性脂肪瘤病、类固醇脂肪瘤病等。大体表现为受累部位黄色脂肪组织积聚，无明确界限，部位和分布异常。

【诊断要点】

病变由小叶状和片状成熟脂肪细胞构成，可以浸润骨骼肌组织。免疫组化染色vimentin和S-100染色阳性，和正常脂肪相似。

3.神经脂肪瘤病

【概述】

神经脂肪瘤病的特征是脂肪组织和纤维组织浸润神经外膜，并在神经束衣之间和周围生长，导致受累神经增粗。神经脂肪瘤病经常在出生时即有或于幼儿期开始出现，但也可能到青年或中年时才就诊，患者年龄11~39岁。约1/3患者伴有巨指。正中神经及其手指分支最常受累，其次为尺神经。

【诊断要点】

①受累神经呈纺锤形增粗，内有黄色纤维脂肪组织浸润，一般局限于神经鞘膜内。②受累神经鞘膜内及周围有成熟脂肪组织和纤维组织混合性浸润，分隔神经束。③神经周围纤维组织呈同心圆状是其显著特点之一。④受累神经的其他改变包括：神经周围分隔、微束形成和假洋葱皮样结构，类似神经内外周神经瘤。偶尔有骨化生。

4.脂肪母细胞瘤/脂肪母细胞瘤病

【概述】

是有分叶结构的局灶性（脂肪母细胞瘤）或弥漫性（脂肪母细胞瘤病）肿瘤，肿瘤组织相似于胎儿脂肪组织。最常见于3岁以内儿童。偶而出生时即有或发生于较大儿童。男性多见。四肢最常受累，也有发生在纵隔、腹膜后、躯干、头颈部以及多种其他器官（肺、心腮腺）的报道；大部分病例表现为缓慢生长的软组织结节/肿物，界限清楚。

【诊断要点】

①脂肪母细胞瘤相对较小（一般2~5cm）。②分叶状结构。③局灶性的黏液样基质。④丛状血管以及含有脂肪母细胞的大量脂肪成分

脂肪母细胞瘤（病）为良性病变，不发生恶变或转移。

【鉴别诊断】

主要与黏液样脂肪肉瘤和脂肪瘤病鉴别。黏液样脂肪肉瘤主要见于成年人，细胞异型性大，分叶状结构不明显。脂肪瘤病界限不清楚，浸润性生长，镜下由成熟

的脂肪细胞构成。

5. 血管脂肪瘤

【概述】

血管脂肪瘤是由脂肪细胞和薄壁小血管交织在一起构成的皮下结节，小血管内常有纤维素血栓。本瘤相对常见，患者一般为20岁左右年轻人。男性相对较多，并有家族倾向。前臂是最常见的受累部位，最常见的表现是多发性皮下小结节，常有触痛。

【诊断要点】

①肿物为有包膜的黄色或红色结节，多数<2cm。②典型的血管脂肪瘤含两种间叶成分：成熟脂肪细胞和有分支的毛细血管，血管内常有纤维素血栓（图14–1）。

【鉴别诊断】

富于细胞的血管脂肪瘤应与血管肉瘤和Kaposi肉瘤相鉴别。

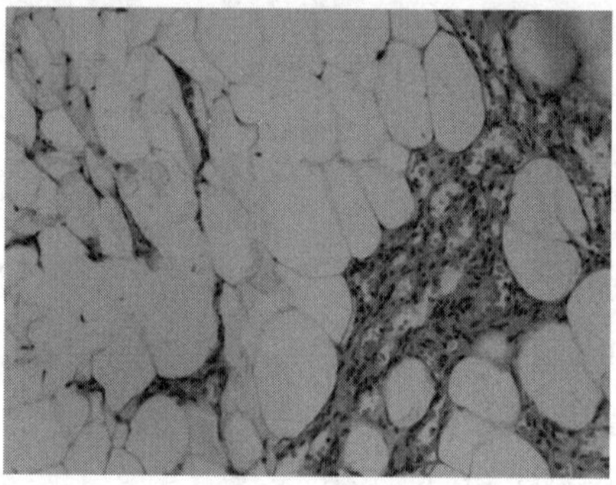

图14–1　血管脂肪瘤

6. 平滑肌脂肪瘤

【概述】

平滑肌脂肪瘤是由成熟平滑肌和成熟脂肪组织构成的良性肿瘤，本瘤非常罕见，发生于成年人，男女发病率之比为1∶2。大部分肿瘤位于腹腔、腹膜后和腹股沟区的深部组织。也可以是胸壁和四肢的皮下肿物，向深部生长侵及浅表肌筋膜。

【诊断要点】

①只有平滑肌和脂肪两种成分。②平滑肌细胞有强嗜酸性胞浆，核染色质均匀分布，核仁不明显，无核分裂。③平滑肌脂肪瘤中的成熟脂肪成分无任何异型性。无花环状细胞和脂肪母细胞，无血管平滑肌脂肪瘤中的中等大小厚壁血管。

【免疫组化】

SMA和desmin染色平滑肌成分弥漫强阳性。

7. 软骨样脂肪瘤

【概述】

软骨样脂肪瘤是一种独特的良性脂肪组织肿瘤，含有脂肪母细胞、成熟脂肪和软骨样基质，与黏液样脂肪肉瘤和骨外黏液样软骨肉瘤非常相似。

【诊断要点】

①大量单泡和多泡脂肪母细胞排列成巢和索，埋藏于明显的黏液样或玻璃样变的软骨样基质中，其中混杂有数量不等的成熟脂肪组织（图14–2）。②细胞可有颗粒状嗜酸性胞质。血管丰富，常有出血和纤维化。③甲苯胺蓝和特定pH值阿尔辛蓝染色证实基质中含有硫酸软骨素。

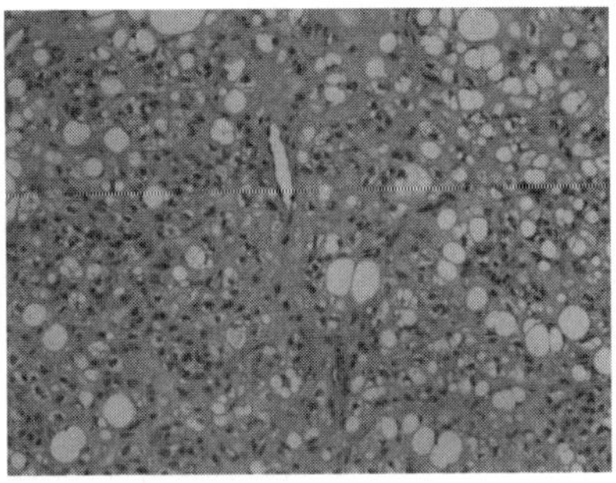

图14–2　软骨脂肪瘤

【免疫组化】

脂肪母细胞S–100弱阳性。所有细胞vimentin阳性。少数病例CK阳性，EMA阴性。M1BI增殖指数较低。

8.梭形细胞脂肪瘤/多形性脂肪瘤

【概述】

为境界清楚的皮下结节，典型病变常位于男性颈部和背部，由数量不等的良性梭形细胞、核深染的圆形细胞、多核巨细胞和绳索状胶原混合构成。典型病变见于老年人。本病为良性行为，采取保守局部切除即可。现在的文献中又出现了一类不典型梭形细胞脂肪瘤样肿瘤，形态与典型梭形细胞脂肪瘤有区别。

【诊断要点】

①梭形细胞脂肪瘤，脂肪细胞之间有平行排列分化良好的梭形细胞，分裂象少见，伴有粗大的绳索样胶原束。梭形细胞之间常有大量肥大细胞，也可有淋巴细胞和浆细胞，在多形性脂肪瘤中尤其明显。某些梭形细胞脂肪瘤间质有黏液变或血管样裂隙（“假血管瘤样亚型”）。②多形性脂肪瘤，含有核深染的梭形和圆形细胞以及细胞核呈“花环状”的多核巨细胞。

【免疫组化】

CD34强阳性，S~100偶尔阳性。

9.冬眠瘤

【概述】

冬眠瘤是一种罕见的良性脂肪组织肿瘤，由不同比例的棕色脂肪和白色脂肪构成。患者主要为年轻人。男性略多见。量常见的是大腿，其次为躯干、上肢和头颈部。表现为生长相对缓慢的皮下肿物。

【诊断要点】

包括6种亚型：①颗粒状或嗜酸细胞型；②混合型冬眠瘤；③浅染型；④脂肪瘤样亚型；⑤黏液样亚型（间质呈黏液样）；⑥梭形细胞亚型（伴有梭形细胞成分、粗的胶原纤维束、散在的肥大细胞和成熟脂肪组织）。

【免疫组化】

冬眠瘤细胞不同程度表达S-100蛋白。梭形细胞亚型中细胞CD34阳性，其他冬眠瘤亚型CD34阴性。

冬眠瘤为良性肿瘤，局部完整切除后不复发。所有亚型的预后相同。

10.非典型性脂肪瘤性肿瘤/高分化脂肪肉瘤

【概述】

本病是具有局部侵袭性的中间型肿瘤，肿瘤全部或部分由成熟脂肪组织构成，细胞大小有显著差异，脂肪细胞和间质细胞有一定异型性。占全部脂肪肉瘤的40%~45%，患者大多为中年人，发病高峰年龄50~60岁，儿童病例相当罕见。最常见于肢体深部软组织。一般为深在性、无痛性肿物，尤其发生在腹膜后者体积可较大。大体表现为界限清楚的分叶状肿物。根据脂肪细胞、纤维成分和黏液成分含量的不同可呈黄色至白色（质硬）。较大病变常见坏死区域。几乎所有该类肿瘤均具有MDM2基因扩增。

【诊断要点】

包括3种主要亚型：脂肪瘤样型、硬化型和炎症型。脂肪瘤样型以脂肪组织为主，脂肪细胞大小不一，局部可有硬化区域，其中可见异型细胞；硬化型以硬化的纤维胶原为主，其中见较多核深染的异型细胞，可有散在的脂肪组织；炎症型表现为在脂肪瘤样区域、硬化型区域基础上伴有较多的慢性炎细胞浸润，常常聚集成片。

【免疫组化】

肿瘤细胞可以表达CD34、S100、MDM2和CDK4。

11.去分化脂肪肉瘤

【概述】

去分化是指首发或复发脂肪肉瘤，显示从非典型性脂肪瘤性肿瘤/高分化脂肪肉瘤形态向非脂肪肉瘤样形态转变的过程。一般为大的无痛性肿物，可偶然发现（尤其发生于腹膜后者）。

【诊断要点】

脂肪成分和去分化肿瘤区域之间可逐渐移行。富于脂肪区域类似脂肪瘤样高分化脂肪肉瘤；而去分化区域常常表现为梭形细胞，梭形细胞呈束状、漩涡状或不规则排列，异型性和多形性程度不一。也可表现为多形性细胞或伴有骨、软骨、平滑肌、骨骼肌等异质性间叶成分。但通常无明确脂肪分化的形态特点。

【免疫组化】

肿瘤细胞可以表达CD34、MDM2、CDK4。根据分化方向不同，去分化区域也可以表达纤维母细胞、平滑肌等标记。

12.黏液型/圆形细胞脂肪肉瘤

【概述】

是脂肪肉瘤中较常见的亚型。好发于四肢深部软组织。表现为四肢深部软组织内大的、无痛性肿物。低度恶性者切面褐色、胶胨状。高度恶性的圆形细胞区域呈白色、肉质感。常无肉眼可见的坏死。黏液/圆细胞脂肪肉瘤以t（12；16）（q13：p11）为特征，可见于90%~95%的病例，导致DDIT3/FUS融合基因。（DDIT3以往称为CHOP）。

【诊断要点】

①低倍镜下，呈分叶状结构，小叶周边部分细胞丰富。②一致性圆形和椭圆形幼稚间叶细胞和小的印戒样脂肪母细胞混合存在；③间质呈明显黏液样，含有丰富的“鸡爪”样小血管，常见间质内出血。

13.多形性脂肪肉瘤

【概述】

多形性脂肪肉瘤是一种高度恶性肉瘤，含有数量不等的多形性脂肪母细胞。是脂肪肉瘤的少见类型。大多数患者50岁以上，无性别差异。好发于四肢，大多数为质硬、不断增大的肿物。

【诊断要点】

①肿物无包膜，与周围组织界限不清，侵袭性生长，②背景为高级别多形性肉瘤，其中有数量不等的多形性脂肪母细胞。③常见细胞内和细胞外嗜酸性玻璃样小滴或小球，很可能是溶酶体结构。

【免疫组化】

肿瘤细胞vimentin阳性。部分病例S-100阳性。某些上皮样多形性脂肪肉瘤局灶表达上皮性标记物。

14.混合型脂肪肉瘤

【概述】

混合型脂肪肉瘤由黏液样/圆形细胞脂肪肉瘤和非典型性脂肪瘤性肿瘤（高分化脂肪肉瘤）/去分化脂肪肉瘤构成。或者由黏液样/圆形细胞脂肪肉瘤和多形性脂肪肉瘤共同构成的恶性肿瘤。非常罕见，主要发生于老年人。大部分发生于腹膜后和腹腔内。肿物一般较大.经常为多结节性，伴有囊性和实性区域，切面灰黄色。

二、纤维母细胞/肌纤维母细胞性肿瘤

1.结节性筋膜炎

【概述】

结节性筋膜炎是一种良性纤维母细胞增生性病变，一般发生在皮下组织。常见于青年人。一般位于皮下，偶尔位于肌肉内。全身各部位均可受累，但以上肢、躯干和头颈部最常见。生长迅速，病程大多不超过1~2个月。可有疼痛和触痛。大小一般2cm或<2cm，极少超过5cm。可为局限性或浸润性病变，无包膜。切面黏液样或纤维性，偶尔中心有囊性变。血管内筋膜炎病变为结节状或丛状，丛状轮廓的原因是病变在血管内弥漫性生长。研究表明，结节性筋膜炎常见的分子遗传学异常为MYH9-USP6融合。

【诊断要点】

①由大小一致的肥胖的梭形纤维母细胞或肌纤维母细胞构成；②细胞核无深染和多形性；③分裂象可以较多，但无非典型性核分裂相；④细胞丰富，部分区域疏松、黏液样，可见部分慢性炎症细胞浸润和红细胞渗出（图14-3）。

【免疫组化】

SMA和MSA一般阳性，Desmin通常阴性。破骨细胞样巨细胞CD68阳性，梭形细胞偶尔阳性。角蛋白和S100阴性。

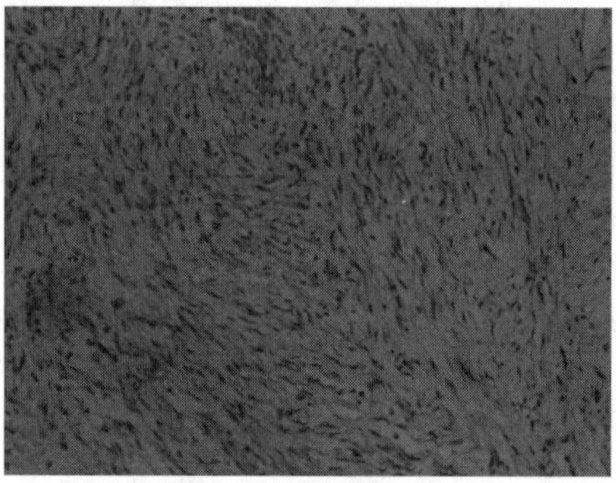

图14-3 结节性筋膜炎

2.增生性筋膜炎和增生性肌炎

【概述】

增生性筋膜炎是发生于皮下的一种良性纤维母细胞增生性病变，除了具有肥胖性纤维母细胞/肌纤维母细胞增生之外，尚有神经节细胞样细胞。增生性肌炎和增生性筋膜炎的细胞成分相同，但前者发生于骨骼肌内。增生性筋膜炎和增生性肌炎以生长迅速为特征，病程一般不超过2个月。增生性筋膜炎形成的肿物几乎全部

<5cm，大多<3cm，增生性肌炎可稍大。两者均可有疼痛和触痛，但以增生性筋膜炎更常见。

【诊断要点】

①界限不清的肿物。②肥胖的纤维母细胞/肌纤维母细胞增生。③核圆形、核仁明显、胞质丰富、嗜双染或嗜碱性的神经节细胞样细胞。④可有分裂象，有时甚至较多见，但无非典型性分裂象。⑤间质黏液样或富于胶原。边界不清，浸润性生长。⑥增生性肌炎在肌纤维间浸润，形成特征性“棋盘”样结构。

【免疫组化】

SMA和MSA阳性。Desmin阴性。但神经节细胞样细胞Actin仅局灶阳性或弱阳性。某些细胞CD68可阳性，但角蛋白和S100阴性。

3.骨化性肌炎和指（趾）纤维骨性假瘤

【概述】

骨化性肌炎（MO）和指（趾）纤维骨性假瘤（FP）是局灶性、自限性、修复性病变。由细胞丰富的反应性纤维母细胞和骨构成。形态类似的病变可发生于皮下、腱鞘或筋膜，分别称为骨化性脂膜炎和骨化性筋膜炎。病变生长迅速，细胞丰富并有一定异型性，生长较活跃，临床上经常怀疑为恶性病变，是一种典型的软组织假肉瘤。MO可发生于身体各部位，包括四肢、躯干和头颈部，以容易受到创伤的部位最常见，如肘部、大腿、臀部和肩部。FP一般累及手指近端指节皮下组织。骨化性肌炎是界限清楚的椭圆形褐色肿物，中心质软有光泽，外周质硬灰白色砂砾感。大小2~12cm，最大直径大多5cm左右。

【诊断要点】

①纤维母细胞和骨母细胞呈区带状分布为特点。②富于细胞的中心区，类似结节性筋膜炎，纤维母细胞界限不清，两端尖，胞质弱嗜酸，核空泡状或细颗粒状，核膜光滑，核仁大小不等。核分裂多见，但无非典型性分裂象。散在的慢性炎症细胞和骨母细胞样巨细胞。③病变外周过渡为不规则骨小梁和片状无钙盐沉积的编织骨，编织骨内有体积大的骨细胞，边缘排列有明显的骨母细胞。

【鉴别诊断】

主要是要和骨外骨肉瘤鉴别，后者缺乏区带状表现，以不规则排列的深染的多形性细胞为特征，伴有花边状骨样组织形成。

4.缺血性筋膜炎

【概述】

是一种独特的假肉瘤性纤维母细胞增生性病变，典型病变发生在骨突起部位，一般见于活动不便的患者。一般发生在反复受压的骨骼突起处（如大转子或肩部）形成无痛性界限不清的软组织肿物，直径一般<10cm，病变位于皮下，有时蔓延至

肌肉和真皮。

【诊断要点】

①有多结节性纤维素样（凝固性）坏死、纤维化、脂肪组织黏液样变性和血管增生。②坏死具有特征性：中心是液化性纤维素样坏死，边界清楚但不规则，坏死灶周围是花边状或栅栏状排列的增生的毛细血管和纤维母细胞。③肌性血管管壁常有纤维素样变性，管腔内有血栓形成和不同程度机化再通，少量继发性急性炎症反应和红细胞外渗。

【免疫组化】

Vimentin阳性，偶尔SMA和CD68阳性。所有细胞S100和Desmin阴性。增大的奇异型纤维母细胞性细胞CD34可阳性。

5.弹力纤维瘤

【概述】

弹力纤维瘤是一种界限不清的弹力纤维性肿瘤样病变，主要发生于老年人肩胛骨下部和胸壁之间的软组织，以含有大量粗大的、增生肥大的弹力纤维为特征。

【诊断要点】

病变由细胞稀少的胶原组织和大量弹力纤维构成，伴有少量黏液样间质，内有成熟脂肪细胞。弹力纤维强嗜酸性、呈串珠状排列的球形或锯齿状排列的圆盘形。弹力染色可见大的分支或不分支的纤维，有致密轴心和不规则锯齿状边缘。胰蛋白酶消化后弹性蛋白样物质消失。

6.婴幼儿纤维性错构瘤

【概述】

婴幼儿纤维性错构瘤是发生于儿童的界限欠清的良性表浅软组织肿瘤，由下述3种成分混合构成特征性的器官样结构：交叉束状排列的致密纤维组织，不成熟小圆形细胞的原始间叶组织，以及成熟脂肪组织。

7.肌纤维瘤/肌纤维瘤病

【概述】

本病是具有收缩功能的肌样细胞排列在薄壁血管周围形成的良性肿瘤。孤立性者称为肌纤维瘤，多发性者为肌纤维瘤病。

【诊断要点】

①结节状或多结节状增生，呈带状分布。②结节周边肌纤维母细胞排列成短束状或漩涡状结构，常有玻璃样变，呈假软骨样。③结节中心部位为发育不良的圆形、多角形或梭形细胞，核稍大、深染。

【免疫组化】

Vimentin和SMA阳性，S100蛋白、EMA和角蛋白均阴性。

8. 颈纤维瘤病

【概述】

颈纤维瘤病是累及婴幼儿胸锁乳突肌特定部位的良性纤维母细胞增生性病变。使肌肉梭形增粗缩短，并引起斜颈。主要累及胸锁乳突肌的下1/3段。左右侧无差异。肿物局限于肌肉内，褐色，砂砾感。无出血或坏死区。

【诊断要点】

在富于细胞性增殖期，黏液样或胶原背景中肥胖梭形纤维母细胞/肌纤维母细胞增生，其中可混有萎缩的多核骨骼肌细胞。病变明显侵及骨骼肌或将骨骼肌细胞包裹在内。

【免疫组化】

Vimentin和肌动蛋白阳性。

9. 幼年性玻璃样变纤维瘤病

【概述】

本病是婴幼儿非肿瘤性功能紊乱性疾病，以皮肤、躯体软组织和骨骼肌内有细胞外“玻璃样变物质”沉积并形成瘤样肿物为特征。玻璃样变物质由异常的纤维母细胞产生。分子遗传学研究表明，部分肿瘤伴有ANTXR2基因突变。

【诊断要点】

①结节呈实性、白色或蜡样外观。②结节由肥胖的纤维母细胞样细胞和细胞外一致性玻璃样物质混合构成。③无细胞异型性和坏死。④玻璃样物质PAS染色强阳性，并拮抗淀粉酶的消化。

【免疫组化】

Vimentin阳性，肌动蛋白和S100阴性。

10. 包含体性纤维瘤病

【概述】

为纤维母细胞和肌纤维母细胞良性增生性病变，主要见于年幼儿童指/趾部。因病变内少部分细胞含有胞质内包含体而得名。

【诊断要点】

①病变位于真皮内，由束状排列的梭形细胞和数量不等的细胞外胶原混合构成。②部分细胞胞质内有球形嗜酸性包含体，包含体三色染色阳性，PAS染色阴性。

【免疫组化】

病变内细胞Vimentin和肌动蛋白阳性。

11. 腱鞘纤维瘤

【概述】

腱鞘纤维瘤是一种少见的位于肌腱附近的良性纤维性小结节，大多见于成年男性手部。典型的表现为小的质硬无痛性缓慢增大的肿物，可有神经压迫症状、腕管综合征、疼痛、指弹响等症状。

【诊断要点】

①由界限清楚的结节构成。②结节之间有狭窄的裂隙穿插。③典型病变结节内细胞成分较少，胶原性间质内含有一些梭形纤维母细胞。④常见散在的裂隙状血管腔隙。

【免疫组化】

细胞表达SMA和Vimentin。

12.促纤维组织增生型纤维母细胞瘤

【概述】

本病是一种罕见的细胞稀少的良性肿瘤，主要见于成年男性，由致密胶原和星芒状的纤维母细胞构成。可有黏液样间质。生物学行为良性.需要与韧带样瘤相鉴别。

【免疫组化】

肿瘤细胞Vimentin阳性，SMA不同程度阳性。角蛋白AEl/AE3偶尔阳性。Desmin、EMA、S100和CD34阴性。

13.乳腺型肌纤维母细胞瘤

【概述】

本病是由具有肌纤维母细胞特征的细胞构成的良性间叶性肿瘤，间质内含有玻璃样变的粗大胶原纤维，明显的肥大细胞。伴有数量不等的脂肪组织。肿瘤的组织学特点显示与乳腺的肌纤维母细胞瘤相似。分子遗传学研究表明，部分肿瘤伴有RB1和FOXO1基因缺失。

【诊断要点】

①肿瘤无包膜，但界限清楚，由梭形细胞和脂肪组织混合构成，形态与乳腺的肌纤维母细胞瘤一致。②间质为胶原性，内有束状的粗大玻璃样变胶原。间质内常有大量肥大细胞。③可有上皮样细胞、局灶核增大的非典型性细胞和多核细胞。

【免疫组化】

梭形细胞弥漫性Desmin和CD34双表达。1/3病例表达SMA。

14.钙化性腱膜纤维瘤

【概述】

钙化性腱膜纤维瘤是一种多发生于儿童手掌和足底的小肿瘤，易局部复发。以钙化灶、栅栏状排列的圆形细胞和放射状排列的纤维母细胞为特征。分子遗传学研究表明，部分肿瘤伴有FN1-EGF基因融合。

【诊断要点】

典型病变包括2种成分：①结节状钙化，钙化灶周围有平行排列的圆形细胞或软骨细胞样细胞呈栅栏状围绕；②融合的钙化结节之间为稀少的梭形纤维母细胞，常浸润至周围软组织。

【免疫组化】

不同程度表达Vimentin、SMA、MSA、CD99和S100。

15. 血管肌纤维母细胞瘤

【概述】

血管肌纤维母细胞瘤一种界限清楚的良性肌纤维母细胞性肿瘤，一般位于盆腔会阴区，尤其外阴部位，由该解剖部位独特的间质细胞构成。形态上与富于细胞性血管纤维瘤有重叠。

【诊断要点】

①肿物一般界限清楚，周围有薄的纤维性假包膜。②病变内可见明显的薄壁扩张的小血管，周围有丰富的疏松水肿性间质。③细胞集中位于血管周围。罕见核分裂，常见双核和多核肿瘤细胞。

【免疫组化】

Desmin、SMA、ER、PR阳性，偶尔CD34阳性；S100、角蛋白和快速肌球蛋白（Fastmyosin）阴性。

16. 富于细胞性血管纤维瘤

【概述】

富于细胞性血管纤维瘤是一种良性、细胞较密集、血管丰富的间叶性肿瘤，一般位于外阴和男性腹股沟阴囊区浅表软组织。较少见。

【诊断要点】

①界限清楚，可有/无纤维性假包膜；②细胞密度不等；③梭形细胞良性，无非典型性核分裂和坏死；④整个病变内均匀分布有较多一致的小到中等大的血管。有一定程度的血管周围玻璃样变性；⑤间质主要由纤细的胶原纤维构成。

【免疫组化】

近1/3病例Vimentin和CD34弥漫强阳性。女性病例一般不表达Actin和Desmin，男性病例MSA、SMA和Desmin的表达不确定。

17. 项型纤维瘤

【概述】

项型纤维瘤是一种少见的良性纤维母细胞增生性疾病，累及真皮和皮下组织。典型病例位于颈后部或上背部，也可见于面部、四肢等其他部位。

【诊断要点】

①无包膜，界限不清，细胞成分稀少。②主要由粗大的杂乱分布的胶原纤维束构成，纤维束间常常可见裂隙。③病变中心部位的胶原纤维束交叉排列，形成模糊的小叶结构。病变周围境界欠清楚，常常含有包裹入内的神经或皮肤附属器结构。

【免疫组化】

Vimentin、CD34和CD99阳性，Actins和Desmin阴性。

18. Gardner纤维瘤

【概述】

Gardner纤维瘤是一种良性软组织病变。粗大胶原纤维束背景上散在分布良性纤维母细胞。肿物边界不清，可包裹周围正常组织，与韧带样型纤维瘤病和家族性腺瘤性息肉病/Gardner综合征有相关性。

【诊断要点】

①病变内细胞成分稀少；②有杂乱分布的粗胶原纤维束，散在分布的良性梭形细胞和小血管；③病变中心部位结构较一致，致密胶原束间有裂隙，可能为人工假象；④外周部胶原组织浸润性穿插分布，并包裹脂肪、肌肉和神经。

【免疫组化】

梭形细胞Vimentin和CD34阳性；SMA、MSA、Desmin、PR、ER阴性。

19. 钙化性纤维性肿瘤

钙化性纤维性肿瘤是一种罕见的良性纤维母细胞增生性病变，一般见于儿童和青年。肿瘤细胞稀少，有纤维母细胞、致密胶原、砂砾体性及萎缩性钙化及斑片状淋巴浆细胞浸润。

20. 表浅性纤维瘤病

【概述】

表浅性纤维瘤病是发生于手掌和足底软组织的纤维母细胞/肌纤维母细胞增生性病变，以浸润性生长为特征。有局部复发的倾向，但不转移。

【诊断要点】

①肥胖的纤维母细胞/肌纤维母细胞增生；②细胞丰富；③细胞较一致，大小和形状差异非常小，细胞核无深染，核仁极小；④病变内有中等量的胶原和细长血管。

21. 韧带样型纤维瘤病

【概述】

韧带样型纤维瘤病是纤维母细胞/肌纤维母细胞克隆性增生性病变，位于深部软组织，以浸润性生长和易于局部复发为特征，但不转移。分子遗传学研究表明，部分该肿瘤常常有CTNNB1和APC基因突变。

【诊断要点】

①病变界限不清，浸润至周围软组织；②一致性纤细的纤维母细胞/肌纤维母细胞增生，周围有胶原性间质和数量不等的血管；③细胞核无异型性，核小、浅染，有小核仁；④细胞呈明显的束状排列。

【免疫组化】

Vimentin强阳性，MSA和SMA阳性程度不等。少数细胞可同时表达Desmin和S100蛋白。

22.脂肪纤维瘤病

【概述】

脂肪纤维瘤病一种发生于儿童的组织学表现独特的纤维脂肪性肿瘤，过去称为婴儿非韧带样型纤维瘤病，好发于四肢末端。

【诊断要点】

①肿瘤含有交错分布的成熟脂肪组织和纤维母细胞性梭形细胞成分，但缺乏黏液样间质和原始幼稚的圆形细胞成分；②分裂活性低，细胞核无异型性；③部分病变在纤维母细胞成分和成熟脂肪细胞交界处可有小空泡状细胞的小聚集灶。

【免疫组化】

表达CD34、Bcl-2、S100、Actin，EMA可局灶阳性，也可有CD99表达。Desmin和CK阴性。

23.胸膜外孤立性纤维性肿瘤和血管外皮细胞瘤

【概述】

目前WHO分类中将两者归为同一类病变介绍。血管外皮细胞瘤样结构可见于多种软组织肿瘤，它可能不再是一种独立的病变类型，而是一种肿瘤的生长方式。分子生物学研究表明，该类肿瘤常常伴有NAB2-STAT6融合。

【诊断要点】

①细胞稀少区和细胞丰富区交替分布；②两者之间有粗的玻璃样变胶原和分支状“鹿角样”血管分隔；③圆形和梭形肿瘤细胞无异型性，胞质少，细胞界限不清，核空泡状；④常见黏液变、纤维化和间质肥大细胞浸润；⑤分裂象少（图14-4）。

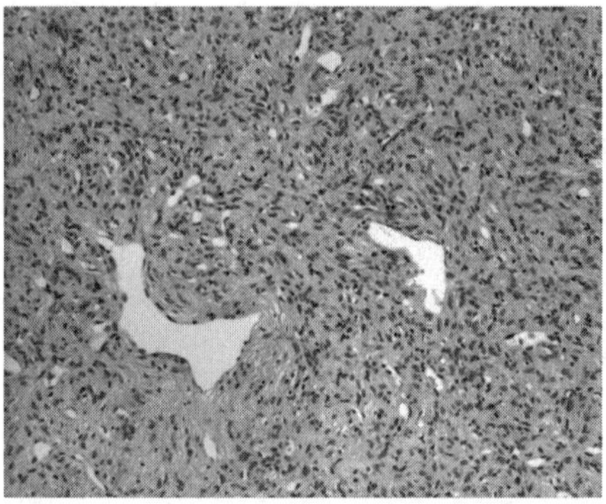

图14-4　孤立性纤维性肿瘤

【免疫组化】

肿瘤细胞特征性表达CD34、STAT6和CD99。不同程度表达EMA、Bcl-2和SMA。偶尔CK和Desmin局灶性弱阳性。

24.炎症性肌纤维母细胞性肿瘤

【概述】

炎症性肌纤维母细胞性肿瘤是由肌纤维母细胞性梭形细胞和浆细胞、淋巴细胞、嗜酸性粒细胞等慢性炎症细胞构成的肿瘤。主要发生于儿童和年轻人的软组织和内脏。可发生在全身各处，最常见的部位是肺、肠系膜和网膜。分子遗传学研究表明，该肿瘤常见分子改变为ALK、ROS1、PDGFRβ 突变以及ETV6-NTRK3融合。

【诊断要点】

三种结构①梭形肌纤维母细胞疏松排列，有水肿性黏液样背景，其中有大量血管和浆细胞、淋巴细胞和嗜酸细胞浸润；②增生的梭形细胞密集束状排列，以及独特的弥漫性炎细胞浸润、浆细胞小灶状聚集和淋巴细胞结节；③类似瘢痕或韧带样型纤维瘤病，有致密胶原，梭形细胞和炎症成分相对稀少，有浆细胞和嗜酸细胞。

【免疫组化】

Vimentin、SMA和MSA局灶或弥漫阳性，多数病例Desmin阳性。

25.低度恶性肌纤维母细胞肉瘤

【概述】

低度恶性肌纤维母细胞肉瘤是一种中间型肌纤维母细胞性肿瘤，常有纤维瘤病样结构，好发于头颈部。

【诊断要点】

①弥漫性浸润生长；②富于细胞的肌纤维母细胞束构成，或者梭形细胞排列成编织状结构；③肿瘤细胞胞质界限不清，淡嗜酸性，细胞核细长形或波浪状，染色质均匀分布；④肿瘤细胞核至少有局灶中度非典型性，核增大、深染、不规则；⑤肿瘤内可含有大量薄壁血管。

【免疫组化】

免疫表型多样，可有几种表达方式：Actin阳性/Desmin阳性、Actin阴性/Desmin阴性、Actin阳性/Desmin阴性。此外，肿瘤细胞可有纤维连接蛋白（Fibronectin）阳性，局灶性CD34和CD99阳性，但S100、上皮细胞标记物、层黏连蛋白和H-caldesmon通常阴性。

26.黏液炎症性纤维母细胞性肉瘤

【概述】

本病是一种低度恶性或中间型纤维母细胞/肌纤维母细胞肿瘤，具有黏液样间质、炎细胞浸润和病毒细胞样细胞，主要累及手足。肿瘤好发于肢体远端。分子遗传学研究表明，该肿瘤常见基因改变TGFBR3（1p22）、MGEA5（10q24）重排。

【诊断要点】

①有明显的急性和慢性炎症细胞浸润；②交替分布的玻璃样变间质带和黏液

带；③巨噬细胞和单核细胞聚集、以及局灶含铁血黄素沉积；④肿瘤细胞成分主要有3种：梭形细胞、具有包含体样核仁的大的多角形和奇异型神经节细胞样细胞、大小不等的多空泡脂肪母细胞样细胞。

【免疫组化】

Vimentin强阳性，CD68和CD34不同程度阳性，SMA罕见阳性。偶尔CK弱阳性。LCA、T和B细胞标记物和CD30阴性。

27.婴儿型纤维肉瘤

【概述】

婴儿型纤维肉瘤的组织学表现与典型的成人型纤维肉瘤相同，但预后明显较好。发生于婴儿和年幼儿童，罕见转移，自然病程类似于纤维瘤病。形态和遗传学表现与先天性中胚叶肾瘤有一定相关性。分子遗传学研究表明，该肿瘤常见基因学改变为ETV-NTRK3融合。

【诊断要点】

①细胞非常丰富，幼稚的梭形肿瘤细胞排列成束状，并交叉排列形成鱼骨样结构，或片状结构。②常见带状坏死和出血，并可伴有营养不良性钙化。③肿瘤细胞多形性不明显，一般无巨细胞。胶原含量不等，细胞分裂活性明显。④大多数有慢性炎症细胞散在分布，可有局灶性髓外造血。

28.成人型纤维肉瘤

【概述】

是一种由纤维母细胞及其产生的数量不等的胶原构成的恶性肿瘤，典型病例有“鱼骨样”或人字形排列结构，常见于中年和老年人。

【诊断要点】

①梭形细胞排列成特征性的束状结构，细胞束排列成角，类似V形臂章或鱼骨样。可见编席状结构。②细胞核两端尖细、深染，核仁明显或不明显，胞质稀少。可见多少不一的核分裂相。③间质含有数量不等的胶原成分（图14-5）。

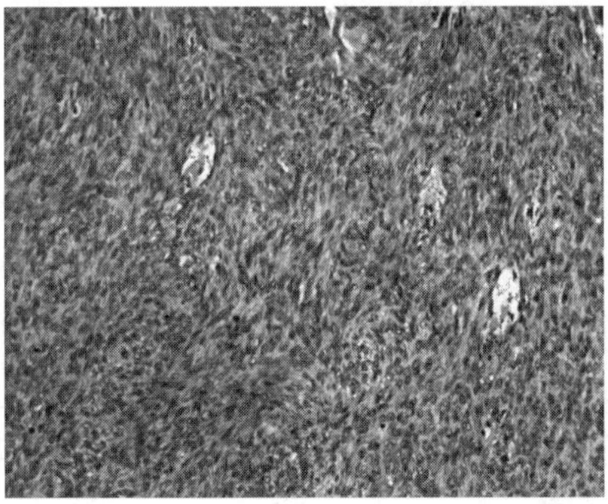

图14-5　纤维肉瘤

【免疫组化】

Vimentin阳性，SMA灶状阳性。某些来源于皮肤隆突性纤维肉瘤或孤立性纤维性肿瘤的病例CD34阳性。

29.黏液纤维肉瘤

【概述】

黏液纤维肉瘤是一种恶性纤维母细胞性肿瘤，有不同程度的黏液样间质。肿瘤细胞通常表现为梭形，并有间质独特的曲线形血管。是老年人最常见的肉瘤之一。

【诊断要点】

①多结节性生长；②透明质酸构成的黏液样间质；③细胞成分少，梭形、卵圆形或不规则形，细胞浆略嗜酸，并且核有异型性、大而深染，分裂象不常见；④存在显著的拱形、曲线形、薄壁血管，血管周围分布有密集的梭形或多角形肿瘤细胞和/或炎症细胞。

【免疫组化】

Vimentin阳性，少数肿瘤细胞表达肌动蛋白和/或SMA。Desmin、CD68、Mac387、FXIIIa阴性。

30.低度恶性纤维黏液样肉瘤

【概述】

本病是一种特殊类型的纤维肉瘤，以明显纤维胶原区域和黏液样区域混合存在为特征，梭形纤维母细胞异型性较小，呈束状或漩涡排列；黏液样区域常呈结节状排列，其中常见拱形、S形以及弯曲细长的血管结构，管腔不明显。分子遗传学研究表明，其常见基因学改变为FUS-CREB3L2、FUS-CREB3L1融合。

【诊断要点】

①一种区域由纤维细胞、胶原构成；②另一种区域为细胞较丰富的黏液样结节；③纤维母细胞呈短束状和旋涡结构；④可见“弓形”以及“S”形不规则小血管，伴有血管周围硬化；⑤细胞非常良善，只有散在的核深染细胞。分裂象非常少见。

【免疫组化】

典型的低度恶性纤维黏液样肉瘤表达Vimetin，MUC4；偶尔可见局灶SMA阳性，不表达Desmin、S-100蛋白、EMA和CD34。

31.硬化性上皮样纤维肉瘤

【概述】

本病是一种特殊类型的纤维肉瘤，在硬化性胶原性间质背景中有上皮样肿瘤细胞呈巢或索状排列，因此类似于分化差的癌或硬化性淋巴瘤。分子遗传学研究表明，该肿瘤常见基因改变为EWSR1-CREB3L1、FUS-CREB3L2融合。

【诊断要点】

①明显间质硬化，上皮样细胞散在或呈小巢状、条索状或腺泡状排列；②异型性不明显，分裂象少见；③肿瘤有丰富的胶原性间质，可排列成粗大的条带、花边状或弥漫分布；④可有血管周细胞瘤样血管结构。

【免疫组化】

Vimentin阳性，但CD34、LCA、HMB5、CD68、Desmin、GFAP和TP53阴性。少数病例EMA和S-100蛋白局灶弱阳性，细胞角蛋白可以局部或弱阳性。

三、所谓的纤维组织细胞性肿瘤

1.局限性腱鞘巨细胞瘤

【概述】

局限性单核细胞增生，伴有数量不等的多核破骨细胞样细胞、泡沫细胞、吞噬含铁血黄素细胞和炎症细胞，最常见的发病部位是手指。是最常见的一种巨细胞肿瘤。

【诊断要点】

①肿瘤为分叶状，界限清楚，至少部分区域有纤维性包膜。②破骨细胞样细胞。③单核细胞。④上皮样细胞。⑤多核巨细胞。⑥黄瘤细胞。⑦含铁血黄素沉积。⑧间质有不同程度玻璃样变。

【免疫组化】

单个核细胞CD68阳性。有些细胞可以同时表达肌特异性肌动蛋白（HHF35）。据报道约50%病例含有Desmin阳性的树状突细胞。多核巨细胞表达CD68、CD45和酒石酸拮抗性酸性磷酸酶等标记物。

2.弥漫型腱鞘巨细胞肿瘤

【概述】

表现为单核细胞破坏性增生，肿瘤内混有多核巨细胞、泡沫细胞、吞噬含铁血黄素的细胞和炎症细胞。发生在关节外者表现为浸润性生长的软组织肿物，伴有/不伴有临近关节受累。

【诊断要点】

①大多数肿瘤具有浸润性，为弥漫性或膨胀性生长。②细胞密度不等，致密区与疏松区域交替分布。③常有裂隙或有滑膜上皮被覆的腔隙。④单个核细胞有2种：小的组织细胞样细胞和较大细胞。⑤大多数病例可见成片泡沫细胞和含铁血黄素沉积。

【免疫组化】

单核细胞CD68和其他巨噬细胞标记物阳性。巨细胞CD68和CD34阳性。

3.深在性良性纤维组织细胞瘤

【概述】

本病是一种良性纤维组织细胞性肿瘤，肿瘤位于皮下组织、深部软组织或实质器官内。罕见，最常见的发病部位是下肢和头颈部。由于具有血管外皮瘤样结构，需要与孤立性纤维性肿瘤鉴别。

【诊断要点】

①明显的编织状（storiform）结构。②血管外周细胞瘤样区域。③病变结构单一。④肿瘤细胞形态良善。

【免疫组化】

上皮标记物、Desmin和S-100阴性。有些区域SMA阳性。CD34一般阴性。

4.丛状纤维组织细胞性肿瘤

【概述】

本病是一种发生于儿童、青少年和年轻人的间叶性肿瘤，以肿瘤细胞呈多结节性生长方式为特征。罕见转移。

【诊断要点】

①由丛状分布的小结节或细胞簇构成。②结节包含3种类型细胞：单核组织细胞样细胞、梭形纤维母细胞样细胞和多核巨细胞。③3种组织学亚型：纤维组织细胞性亚型；纤维母细胞性亚型；混合型。

【免疫组化】

Vimentin、CD68和SMA阳性。CD68阳性的细胞主要是多核巨细胞和单核组织细胞样细胞。纤维母细胞样细胞SMA阳性，组织细胞样细胞偶尔SMA阳性。

5.软组织巨细胞肿瘤

【概述】

本病原发于软组织，其临床和组织学表现类似于骨的巨细胞肿瘤，很少转移。

【诊断要点】

①为多结节状。②富于细胞性结节间有厚薄不一的纤维结缔组织间隔，并有吞噬含铁血黄素细胞。③结节由单核的圆形或椭圆形细胞和破骨细胞样多核巨细胞混合构成，两种细胞周围有血管丰富的间质。

【免疫组化】

Vimentin、CD68和SMA阳性。CD68多核巨细胞强阳性，而单个核细胞仅局灶阳性。SMA染色少数单个核细胞阳性，而多核巨细胞阴性。少数情况下，局灶性CK和S-100阳性。

6. 多形性恶性纤维组织细胞瘤/未分化高级别多形性肉瘤

【概述】

目前指少数未分化多形性肉瘤。两个名称可作为同义词使用。目前的技术水平还不能确定肿瘤的分化方向。

【诊断要点】

①经充分取材和使用各种辅助检查手段之后做出的一种排除性诊断。②细胞及细胞核有明显多形性，常伴有奇异型肿瘤细胞，并混合有数量不等的梭形细胞和圆形组织细胞样细胞。③常有编席状结构和间质慢性炎细胞浸润。④梭形细胞最常表现为纤维母细胞和肌纤维母细胞。

7. 巨细胞恶性纤维组织细胞瘤/伴有巨细胞的未分化多形性肉瘤

【概述】

本病以往称为伴有明显破骨细胞样巨细胞的恶性纤维组织细胞瘤（MFH）亚型，现在认识到这种形态可见于多种类型的肿瘤。巨细胞MFH目前指有明显破骨细胞样巨细胞的未分化多形性肉瘤。

【诊断要点】

（1）不同程度多形性的椭圆形至梭形细胞。

（2）间质有明显破骨细胞样巨细胞（图14–6）。

【免疫组化】

梭形细胞成分SMA和Desmin可阳性。

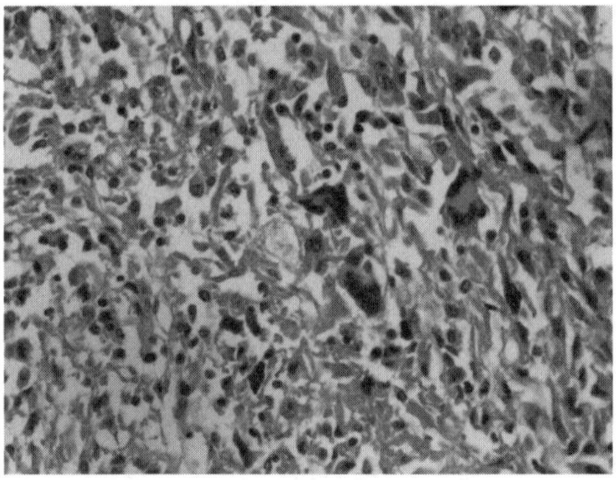

图14–6　未分化多形性肉瘤

8. 炎症性恶性纤维组织细胞瘤/伴有明显炎症反应的未分化多形性肉瘤

【概述】

一种含有大量黄瘤细胞、非典型梭形细胞和急、慢性炎症细胞的恶性肿瘤。最初被认为是所谓的恶性纤维组织细胞瘤（MFH）的一种亚型，目前对该肿瘤的了解仍很少。

【诊断要点】

梭形及多形性肿瘤细胞背景上出现多量慢性炎细胞和部分急性炎症细胞。

【免疫组化】

肿瘤表达Vimentin，偶尔表达CD68，但CDl5、CD20、CD30、CD43和CD45阴性。

四、平滑肌肿瘤

1.血管平滑肌瘤

【概述】

平滑肌肿瘤是皮下或真皮良性肿瘤，常有疼痛，肿瘤内成熟的平滑肌束位于血管周围或穿插分布于血管之间。

【诊断要点】

①血管平滑肌瘤内的平滑肌成熟、分化好，分裂象罕见。②包含3种亚型：实性型、静脉型和海绵型。

【免疫组化】

大多数细胞a-SMA、Desmin、Vimentin和Ⅳ型胶原阳性。

2.深部软组织平滑肌瘤

【概述】

本病是一种非常罕见的平滑肌瘤，发生于深部软组织或腹膜后/腹腔。原发于软组织。

【诊断要点】

肿瘤细胞类似于正常的平滑肌细胞。

【免疫组化】

肿瘤细胞Actin阳性，Desmin阳性。

3.平滑肌肉瘤

【概述】

平滑肌肉瘤是由具有明确平滑肌特点的细胞构成的恶性肿瘤。

【诊断要点】

①梭形细胞束呈交织状排列，界限清楚。②肿瘤细胞核长形，两端钝，可有切迹或呈分叶状。③细胞核常深染并有多形性。④核分裂易见，常见非典型性核分裂。⑤常有明显的胞质空泡，横切面尤其明显（图14-7）。

【免疫组化】

SMA、Desmin和H-caldesmon阳性。

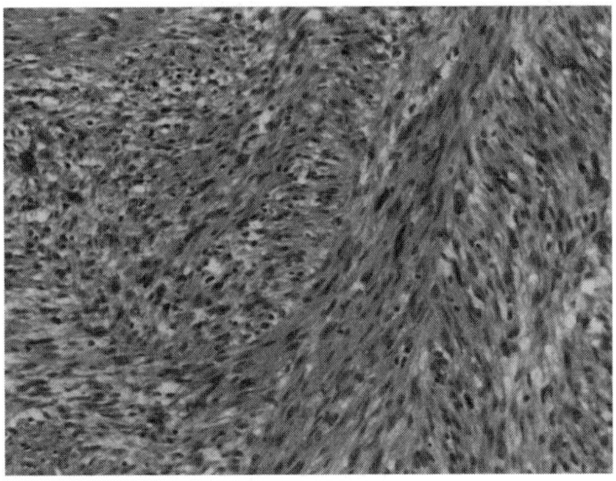

图14-7 平滑肌肉瘤

五、血管周细胞性肿瘤

1.血管球瘤

【概述】

血管周细胞性肿瘤是由与正常血管球小体中的特殊平滑肌细胞非常类似的细胞构成的间叶性肿瘤。大部分血管球肿瘤发生于四肢末端，常有长期疼痛史，疼痛尤其容易发生在受寒和轻触刺激时。

【诊断要点】

①边界清楚的结节。②均匀一致的圆形细胞围绕血管成片或者成巢排列，细胞核较深染，核分裂相少见。

【免疫组化】

表达Vimentin，SMA；细胞周围有丰富的Ⅳ型胶原。H-caldesmon阳性。其他标记物一般阴性，如Desmin、CD34、细胞角蛋白和S-100。

2.肌周细胞瘤

【概述】

肌周细胞瘤是一种良性肿瘤，一般位于皮下，由椭圆形或梭形的肌样细胞构成，在血管周围呈显著的同心圆状排列。细胞有明显向血管周肌样细胞和肌周细胞分化的趋势。

【诊断要点】

①无包膜，大多为局限性。②由相对单形性的椭圆形至短梭形肌样细胞构成。③肿瘤细胞围绕血管周围呈同心圆状增生。④含有较多大小不等的血管。

【免疫组化】

梭形细胞SMA、CD34阳性，一般为弥漫阳性，但也可以在血管周围局灶阳性。Desmin偶尔局灶阳性。某些病例S-100局灶阳性。大部分病例细胞角蛋白阴性。

六、骨骼肌肿瘤

1. 横纹肌瘤

【概述】

横纹肌瘤是一种有骨骼肌分化的间叶组织良性肿瘤，根据部位分为心和心外两种类型。横纹肌瘤包括三种类型：①成人型横纹肌瘤。②胎儿型横纹肌瘤。③生殖系统横纹肌瘤。

2. 胚胎性横纹肌肉瘤

【概述】

胚胎性横纹肌肉瘤具有胚胎性骨骼肌表型和生物学特征，是一种恶性软组织肉瘤。包括梭形细胞亚型、葡萄状亚型和间变性亚型。是儿童和青少年软组织肉瘤中最常见类型。

【诊断要点】

①由不同发育阶段的成横纹肌性原始间叶细胞构成，这些细胞是不同分化阶段的横纹肌母细胞。②组织学结构类似于胚胎时期的肌肉组织。

【免疫组化】

大多数原始细胞只表达Vimentin，横纹肌母细胞在分化过程中逐渐出现Desmin和Actin标记物。分化较好的细胞可表达Myoglobin、Myosin和肌氨酸激酶M这些终末分化的标记物。

横纹肌肉瘤具有发育中横纹肌细胞的超微结构特点。

3. 腺泡状横纹肌肉瘤

【概述】

腺泡状横纹肌肉瘤是一种细胞学形态类似淋巴瘤的圆形细胞恶性肿瘤，并有部分骨骼肌分化特点。常发生于四肢。分子遗传学研究表明，大部分腺泡状横纹肌肉瘤具有PAX3/FOXO1A或PAX7/FOXO1A基因融合性改变。

【诊断要点】

①包括3种组织学亚型：经典型、实性型以及混合型。②由圆形细胞构成，类似淋巴瘤，但具有原始肌母细胞性分化。③含有纤维血管间隔，肿瘤细胞被分隔成清楚的巢状结构。④细胞巢中心部位的细胞呈簇状，而外周细胞黏附性差。

【免疫组化】

肿瘤细胞表达Myoglobin、MyoDl、Myogenin和Desmin。偶尔局部表达CK或NSE。

4. 多形性横纹肌肉瘤

【概述】

多形性横纹肌肉瘤是一种高度恶性的肉瘤，几乎只发生在成年人，由具有骨骼肌分化的奇异的多边形、圆形和梭形细胞构成，以肿瘤细胞的多形性为特点。不存在胚胎性或腺泡状横纹肌肉瘤成分。

【诊断要点】

①以细胞多形性为特点，由未分化圆形至梭形细胞以及胞质明显嗜酸性的梭形、蝌蚪形和球拍样多边形细胞混合构成。②横纹罕见。③常规HE染色切片中存在多形性或多边形横纹肌母细胞，并且免疫组化至少一项骨骼肌特异性标记物阳性，才能做出诊断。

【免疫组化】

肿瘤细胞表达Myoglobin、MyoDl、Myogenin和Desmin。不同程度表达MSA、SMA。不表达上皮标记物和S-100。

七、血管肿瘤

1.血管瘤

（1）滑膜血管瘤

【概述】

滑膜血管瘤是一种良性血管增生性病变，发生在表面有滑膜被覆的组织，包括关节内腔隙和关节囊。发生在腱鞘内的类似病变不属于该诊断类型。

（2）肌内血管瘤

【概述】

肌内血管瘤是骨骼肌内良性血管增生，大多伴有数量不等的成熟脂肪组织。虽然相对少见，但却是最常见深在性软组织肿瘤之一。发病年龄广。

（3）静脉性血管瘤

【概述】

静脉性血管瘤由大小不等的、常有厚肌层的静脉构成。肌内血管瘤和血管瘤病可以几乎全部由静脉构成，但也经常与其他类型血管混合存在。

（4）动静脉性血管瘤

【概述】

有人认为动静脉性血管瘤是一种非肿瘤性血管畸形，以存在动静脉分流为特征。包括2种独立亚型：深在型和皮肤型。

2.上皮样血管瘤

【概述】

上皮样血管瘤是一种良性血管肿瘤，由管腔形成良好但不成熟的血管构成，大部分血管衬覆肥胖的上皮样（组织细胞样）内皮细胞，胞质嗜双染或嗜酸性，核大、浅染、有中位核仁。发生于皮下者一般与肌性动脉有关。大部分病变伴有明显的炎性成分。又称为血管淋巴样增生伴嗜酸细胞增多。

【诊断要点】

①小的毛细血管型血管明显增生，血管腔衬覆肥胖的上皮样内皮细胞。②血管有不成熟表现，缺乏形成良好的血管腔，但有单层内皮细胞层和完整的肌外周细胞层。③内皮细胞的胞质嗜双染或嗜酸性，常有中位核仁。

【免疫组化】

CD31、角蛋白和因子ⅤⅢ CD34阳性。

3. 血管瘤病

【概述】

血管瘤病是一种弥漫性血管瘤，累及身体大片连续区域，或者垂直蔓延累及多个组织平面（如皮肤、皮下、肌肉和骨），或者穿过肌肉分隔累及相似组织（如多个肌肉）。

【诊断要点】

①诊断需结合临床情况和病理所见。②界限不清的肿物。③多数病变因含成熟脂肪组织，外观呈脂肪样。④两种结构。较常见的一种结构是静脉性、海绵状血管和毛细血管型血管混合构成。静脉型血管的管壁不规则变薄，自血管壁蔓延出密集排列的簇状毛细血管型小血管。第二种结构类似浸润性毛细血管型血管瘤。

4. 淋巴管瘤

【概述】

本病是由扩张的淋巴管构成的海绵状/囊性良性淋巴管病变。是常见的儿童肿瘤。

【诊断要点】

①含有大小不等的薄壁扩张的淋巴管。②管壁衬覆扁平内皮细胞。③周围常有淋巴细胞聚集。④管腔空或含有蛋白性液体和淋巴细胞，有时有红细胞（图14–8）。

【免疫组化】

内皮细胞不同程度表达FVⅢ、CD31和CD34。

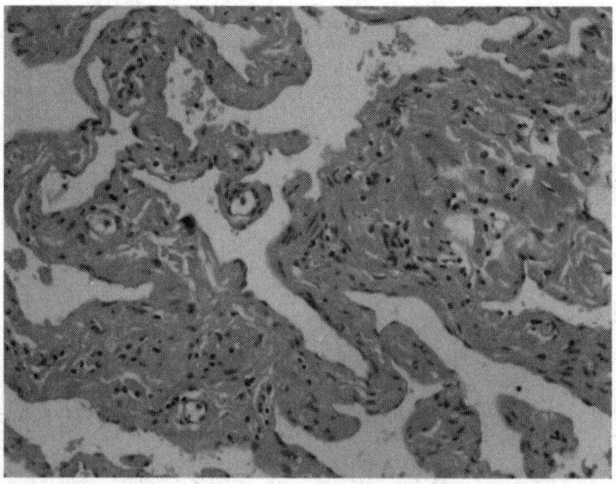

图14–8　淋巴管瘤

5. Kaposi型血管内皮细胞瘤

【概述】

本病是具有局部侵袭性的、由不成熟血管构成的肿瘤，主要含有Kaposi肉瘤样束状梭形细胞结构。

【诊断要点】

①肿物浸润性生长，由纤维间隔分隔成隐约小叶结构。②主要含有交叉排列的梭形细胞束，其中间杂有毛细血管。③细胞束或弯或直，可排列紧密，也可较疏松，之间有裂隙状、筛状或月牙形血管腔。④细胞核异型性和分裂活性一般不明显。

【免疫组化】

梭形细胞一般Ⅷ因子相关抗原阴性，但CD34和CD31阳性。

6. 网状型血管内皮细胞瘤

【概述】

本病是一种具有局部浸润性的罕见转移型血管病变，含有独特的、衬覆特征性鞋钉状内皮细胞的分支状血管。此肿瘤和乳头状淋巴管内血管内皮瘤密切相关。

【诊断要点】

①长形、狭窄的分支状血管网，类似于正常的睾丸网结构。②血管壁衬覆一致性核深染的内皮细胞，细胞核明显突起呈特征性墓碑样或鞋钉样。③细胞无多形性，罕见分裂象。

【免疫组化】

CD31、CD34和VWF（von Willebrand因子）阳性。

7. 乳头状淋巴管内血管内皮细胞瘤

【概述】

本病是一种具有局部侵袭性的罕见转移型血管病变，以淋巴管样腔隙和乳头状排列的内皮细胞增生为特征。此肿瘤似乎和网状型血管内皮瘤密切相关。

【诊断要点】

①由扩张的薄壁血管腔隙构成，类似于海绵状淋巴管瘤。②管腔内有明显乳头状皱褶形成，乳头有玻璃样变轴心并衬覆鞋钉状内皮细胞。③衬覆管腔的内皮细胞胞质稀少、粉红色，细胞核显著、无异型性或异型性很小，典型细胞为鞋钉状或图钉状。④玻璃样变的轴心内含有肿瘤细胞合成的基底膜物质。

【免疫组化】

CD31、von Willebrand因子和CD34阳性。

8. 混合性血管内皮细胞瘤

【概述】

本病是一种具有局部侵袭性但罕见转移的血管肿瘤，由组织学良性、中间性和恶性的血管肿瘤成分混合构成。

【诊断要点】

①一种界限欠清的浸润性病变，以真皮和皮下组织为中心。②组织学上由良性、中间性或恶性血管肿瘤成分混合构成，各种成分相对比例可有很大变异。

【免疫组化】

肿瘤对血管性标记物有阳性反应，如CD13、CD34和von Willebrand因子。

9. Kaposi肉瘤

【概述】

本病是一种具有局部侵袭性的血管内皮细胞肿瘤，典型病变表现为皮肤多发性斑点状、斑块状或结节状病损，也可累及黏膜、淋巴结和内脏器官。此病和人类第8型疱疹病毒（HHV-8）感染有关。包括4种不同类型：①经典惰性型；②非洲地方性；③医源性；④获得性免疫缺陷综合征相关性，是KS最具侵袭性的类型。KS的4种不同流行病学—临床类型在显微镜下没有区别。早期皮肤病损没有特征性，表现为轻微血管增生。

【免疫组化】

内皮细胞一般血管标记物阳性，梭形细胞CD34恒定阳性，CD31经常阳性，而Ⅷ因子阴性。所有病例，不管属于哪个流行病学亚型，全部HHV8阳性。新的标记物FLi-1是一种细胞核转录因子，几乎100%表达于各种血管肿瘤，其中包括KS。

10. 上皮样血管内皮细胞瘤

【概述】

本病是一种低度恶性的血管肿瘤，有转移潜能，由排列成短条索和巢状结构的上皮样内皮细胞构成，细胞周围有独特的黏液玻璃样间质。

【诊断要点】

①圆形或卵圆形的胞浆嗜酸性内皮细胞形成短条索状和实性巢状结构。③肿瘤细胞有内皮细胞分化证据，可出现细胞内空泡以及所谓的一个细胞、一个管腔以及一个红细胞的所谓“三个一”现象，肿瘤细胞表现非常良善，分裂活性低或无。④肿瘤性上皮样内皮细胞被包埋在独特的富于硫酸盐的间质中，间质颜色从淡蓝色（软骨样）至深粉色（玻璃样）（图14-9）。

【免疫组化】

上皮样血管内皮瘤可表达多种血管内皮标记，但CD31、CD34和FLI-1比von Willebrand因子更敏感更可靠。约25%~30%病例局灶性表达细胞角蛋白。

电镜观察，肿瘤细胞位于清楚的基底膜上，表面有吞饮泡，偶有Weibel-Palade小体。与正常内皮细胞不同的是，肿瘤细胞含有丰富的中间丝（Vimentin）。

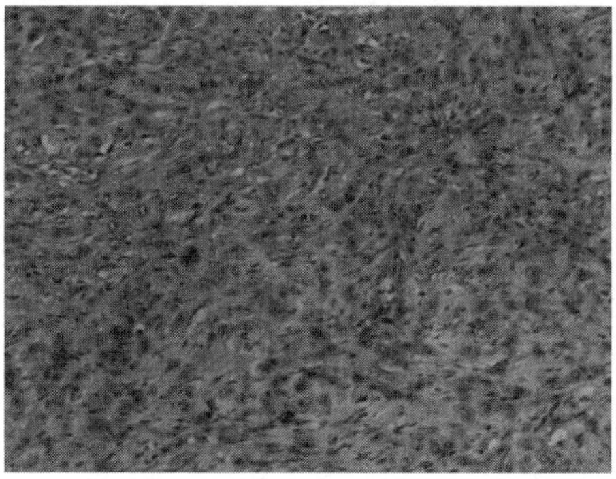

图14-9　上皮样血管内皮细胞瘤

11. 软组织血管肉瘤

【概述】

本病是一种恶性血管肿瘤，肿瘤细胞在一定程度上具有血管内皮细胞的形态和功能特点。

【诊断要点】

①病变为多结节性出血性肿物，直径达数厘米。②细胞形态从梭形至上皮样不等。肿瘤细胞梭形时可类似纤维肉瘤或Kaposi肉瘤，而肿瘤细胞表现为上皮样时则可类似于未分化癌。

【免疫组化】

肿瘤细胞von Willebrand因子、CD31和CD34阳性。

八、软骨-骨性肿瘤

1. 软组织软骨瘤

【概述】

本病是一种发生在骨外和滑膜外部位的良性软组织肿瘤，主要由成人型透明软骨构成，除骨性、纤维性和/或黏液样间质外无其他成分分化。

【诊断要点】

①由成熟的成人型透明软骨小叶构成。软骨细胞位于陷窝内，常呈簇状。②细胞丰富的亚型可称为软骨母细胞性软骨瘤。③有显著纤维化的肿瘤可称为纤维软骨瘤。④明显骨化或黏液变的肿瘤可分别归为骨软骨瘤或黏液软骨瘤。

【免疫组化】

软组织软骨瘤的细胞S-100阳性。

2. 骨外骨肉瘤

【概述】

本病是一种软组织恶性间叶性肿瘤，肿瘤细胞具有骨母细胞表型并合成骨样组织。某些骨外骨肉瘤同时含有向软骨母细胞和纤维母细胞分化的细胞成分，因此，所有骨外骨肉瘤均有肿瘤性骨组织，同时也可含有软骨性和纤维母细胞性成分。根据定义，肿瘤无其他方向分化的证据。

【诊断要点】

组织形态和免疫表型与起源于骨的骨肉瘤相似。

【免疫组化】

同骨内骨肉瘤。

九、分化不确定的软组织肿瘤

1. 肌内黏液瘤

【概述】

本病是一种良性软组织肿瘤，其形态特征表现为：间质有丰富黏液成分，血管较少，含有少量良性的梭形或星状细胞。部分肌内黏液瘤可富于细胞，并有富含血管的区域（富于细胞性黏液瘤）。好发于女性。

【免疫组化】

Vimentin阳性，CD34、Desmin和Actin染色结果不一致。S-100阴性。

普通肌内黏液瘤一般不复发。富于细胞黏液瘤局部复发的风险稍高。

2. 关节旁黏液瘤

【概述】

本病是罕见的良性软组织肿瘤，一般位于大关节附近，组织学表现类似富于细胞性黏液瘤，常伴有腱鞘囊肿样囊性变。大部分肿瘤发生在膝关节附近。

【诊断要点】

①血管稀少的黏液样间质内含有良性的梭形细胞。②分裂象无或罕见。③腱鞘囊肿样腔隙，囊腔衬覆薄纤维层或较厚的胶原纤维层。④肿物与周围界限不清，可浸润周围组织。可见出血、含铁血黄素沉积、慢性炎症性纤维化和纤维母细胞增生区域。

3. 深部“侵袭性”血管黏液瘤

【概述】

本病是一种好发于盆腔和肛周的软组织肿瘤，易局部复发。肿瘤由小的星形和梭形细胞及其周围黏液水肿性基质构成，并将局部固有的组织结构包裹在肿瘤之内。

【诊断要点】

①细胞密度低至中等，由相对一致性的小的星形和梭形细胞构成。②背景为疏松的胶原或黏液水肿性间质。③其中散在直径大小不等的血管，并有局部正常组织结构被包围在肿瘤之内。④肿瘤细胞胞质稀少、淡染、嗜酸性、界限不清，细胞核

无明显异型性、染色质浅染，有单个小的中位核仁，偶尔可见多核细胞，分裂象不常见。

【免疫组化】

一般vimentin弥漫性阳性，雌激素受体和孕激素受体中度至弥漫性细胞核阳性，Actin和CD34不同程度阳性。几乎所有病例Desmin阳性。S-100阴性。

4.软组织多形性玻璃样变血管扩张性肿瘤

【概述】

本病是一种分类尚未确定的非转移性软组织肿瘤，以含有扩张的、血管壁有明显纤维素沉着的薄壁血管簇为特征，血管簇周围有多形性梭形肿瘤性间质细胞，其中含有不同程度炎性成分。约50%肿瘤局部复发，但无转移报道。复发肿瘤一般无破坏性。

【诊断要点】

①增生的梭形细胞病变中散在薄壁扩张的血管，从小的镜下血管至肉眼可见的大血管，大小不一，并有簇状聚集趋势。②血管有内皮细胞衬覆。③玻璃样物质穿过血管壁蔓延至周围间质，将肿瘤细胞包围并形成间质玻璃样变区域。④间质细胞为肥胖的梭形、圆形及多形性细胞，有深染的多形性核，常有核内胞质性包含体（假包含体）。

【免疫组化】

肿瘤细胞稳定表达Vimentin、Desmin，偶尔表达CD34。有些病例EMA阳性。需要注意的是，肿瘤不表达S-100蛋白，也不表达Actin、CK和CD31。

5.异位性错构瘤性胸腺瘤

【概述】

本病是一种下颈部良性肿瘤，由梭形细胞、上皮细胞岛和脂肪细胞混合构成，提示其可能起源于腮囊。

【诊断要点】

肿瘤组织由梭形细胞、上皮细胞岛和脂肪细胞构成，三者比例可有很大变异。梭形细胞呈束状或格子状生长，细胞核长、两端尖、无恶性表现，胞质浅染。有些梭形细胞胞质嗜酸性，呈肌样表现。上皮成分可表现为下述形式：鳞状细胞岛、汗腺腺瘤样小管、吻合的条索、简单的腺体结构和囊肿。上皮细胞岛周围有纤维鞘或逐渐移行为梭形细胞。

【免疫组化】

上皮和梭形细胞CK染色均弥漫强阳性，尤其是高分子量CK，提示梭形细胞也是上皮性。某些病例梭形细胞表达Actin或Myoglobin，但Desmin阴性。

6. 血管瘤样纤维组织细胞瘤

【概述】

本病一般发生于儿童和年轻人，具有部分肌样表型，转移潜能低。此瘤不同于皮肤的动脉瘤性纤维组织细胞瘤，两者不应混淆。

【诊断要点】

包括4种主要形态特点：①嗜酸性细胞、组织细胞样细胞和肌样细胞呈多结节状增生；②假血管瘤样腔隙；③厚的纤维性假包膜；④包膜周围常有淋巴细胞、浆细胞浸润。

【免疫组化】

50%的病例Desmin阳性。约40%病例EMA阳性。许多病例CD68阳性。半数病例可显示非特异性标记物CD99阳性。肿瘤细胞对其他标记物阴性，如网状细胞肿瘤标记物（CD21和CD35）、S-100、HMB45、角蛋白、CD34和血管特异性标记物（CD31和VⅢ因子）。

7. 骨化性纤维黏液样肿瘤

【概述】

本病是一种分类尚未确定的少见肿瘤，在纤维黏液样基质中有排列成条索和小梁状结构的椭圆形细胞，肿物周围经常有不完整的板层骨壳包绕。偶尔可见恶性表型。

【诊断要点】

①呈分叶状，一致的圆形或卵圆形细胞排列成巢和索。②含有多少不等的纤维黏液样基质。③周围环绕有不完整的化生性（细胞成分少）板层骨壳。④血管丰富。可有血管周围玻璃样变。偶见钙化和/或化生性软骨结节。

【免疫组化】

Vimentin和S-100 70%为阳性。Desmin常阳性，也可表达leu-7、NSE、GFAP和SMA（罕见）。极少数病例角蛋白局灶阳性。

8. 混合瘤/肌上皮瘤/肌上皮癌

【概述】

软组织肌上皮性肿瘤含有不同比例的上皮和/或肌上皮成分，形态及免疫表型类似涎腺的肌上皮肿瘤，间质玻璃样变或为软骨黏液样。其中主要由肌上皮细胞构成的肿瘤称为肌上皮瘤，混合瘤含有肌上皮和导管结构。肌上皮癌具有恶性的组织学形态和生物学行为。

【诊断要点】

①组织学表现与涎腺的相应肿瘤相同。②玻璃样或软骨黏液样间质中有数量不等的一致性肌上皮细胞，并可有/无梭形细胞，导管成分有或无。③可见鳞状上皮、脂肪细胞、骨和软骨化生等多种分化。肌上皮癌由异型的肌上皮细胞组成，结节状

排列，可有坏死，呈浸润性生长。

【免疫组化】

可表达细胞角蛋白、SMA、Vimentin和S-100蛋白。阳性率较低的标记物有Calponin、GFAP、Desmin和EMA。

9.滑膜肉瘤

【概述】

本病是一种显示一定程度上皮分化的间叶组织梭形细胞肿瘤，具有特征性染色体易位t（X；18）（p11；q11），几乎所有肿瘤都具有SYT基因重排。

【诊断要点】

（1）组织学上有双相性和单相性。双相性具有上皮和梭形细胞成分，两者比例不定。

（2）上皮细胞胞质丰富，核椭圆形，上皮细胞可形成腺样腔隙，也可呈乳头结构，细胞大小较一致，常为单层，偶见复层。有时以腺体为主要结构，可见大的腺体紧密排列，而梭形细胞成分稀少易被忽略，误认为腺癌。

（3）上皮成分也可形成实性条索、巢状或簇状结构。大约1%病例发生鳞状上皮化生，有时有角化。

（4）梭形肿瘤细胞具有一致性，核椭圆形、浅染，核仁不明显。胞质稀少，并且细胞界限不清。除分化差的SS之外，分裂象少见。

【免疫组化】

90%表达CK，上皮成分和少数梭形细胞成分阳性。单相性SS中CK阳性的细胞散在、条索状、巢状或片状分布，也可为局灶阳性。CK7和CKl9也偶有表达。EMA比CK的表达更常见和广泛，尤其是分化差的SS。它可勾画出腺腔、实性上皮性区域的裂隙样腔隙、以及单相性SS中的单个或小巢状上皮细胞。某些病例EMA阳性、但CK阴性，或者表达方式完全相反，因此两种标记物应同时使用。大约80%的滑膜肉瘤表达TLE1。

约30%滑膜肉瘤中可检测到S-100蛋白的表达，其中包括单相性SS。62%滑膜肉瘤CD99阳性。大部分滑膜肉瘤均弥漫性表达bcl-2蛋白，尤其是梭形细胞。但CD34一般阴性。在肌标记物中，大多数滑膜肉瘤表达Calponin。Desmin阴性，但单相性SS偶尔MSA或SMA局灶阳性。梭形细胞Vimentin阳性。

10.上皮样肉瘤

【概述】

本病是一种独特的分类未明的肉瘤，在形态上主要由上皮样细胞构成，主要见于青少年和年轻人，可能被误诊为良性病变，特别是良性肉芽肿性病变。

【诊断要点】

①呈特征性结节性生长。②主要由上皮样细胞构成，细胞浆丰富嗜酸性，也可有少数梭形细胞混合性增生。③细胞核有轻度异型性，核空泡状并有小核仁。④肿瘤结节常有中心坏死，形成假性肉芽肿。近端型上皮样肉瘤细胞多呈弥漫性分布，细胞浆丰富嗜酸性，细胞核偏位，核仁明显，似横纹肌样细胞。

【免疫组化】

Vimentin和上皮标记物阳性，如低分子量和高分子量细胞角蛋白、Keratin8、Keratin19和（或）EMA。半数病例同时CD34阳性。肌特异性肌动蛋白和平滑肌肌动蛋白、NSE和S-100也有偶尔阳性的报道。

11.腺泡状软组织肉瘤

【概述】

本病是一种主要累及青少年和年轻人的少见肿瘤。由含有丰富嗜酸性颗粒状细胞浆的一致性上皮样细胞构成，肿瘤细胞排列成实性巢或腺泡状结构，之间有薄的窦状血管分隔。

【诊断要点】

①最具特征性的表现是器官样或巢状结构。②巢间纤细结缔组织间隔内含有扁平内皮细胞衬覆的窦状血管。细胞巢中心的肿瘤细胞缺乏黏附性，并有坏死，形成常见的假腺泡状结构。③肿瘤细胞为大圆形或多角形，大小和形状差异较小，含1个或2个空泡状核，核仁明显，偶尔同一细胞内可见多个核仁。④细胞内常含有菱形或棒状晶体样包含体，淀粉酶消化后PAS染色可较清楚显示。

【免疫组化】

肿瘤细胞常常表达TFE3。在肌源性标记物中，Desmin有时阳性（尤其是冷冻切片），MyoDl经常胞质阳性（而不是核阳性）。Myogenin阴性。约1/4病例S-100蛋白或NSE阳性，但这些标记物的表达并无诊断价值，对分析肿瘤的组织起源也无意义。不表达Syn、CSA、NF、CK和EMA。

12.软组织透明细胞肉瘤

【概述】

本病是一种发生于年轻人的具有黑色素细胞分化特点的软组织肉瘤，典型病变累及肌腱和腱膜。

【诊断要点】

①巢状或束状排列。②肿瘤细胞为多角形或梭形，有丰富的嗜酸性或透明胞质。③纤维组织间隔包绕肿瘤细胞巢。

【免疫组化】

大部分病例S-100、CD57（Leu-7）、HMB45和其他黑色素抗原阳性。HMB45

比S-100阳性更弥漫。NSE、Syn、CK和Actin偶可阳性。

大部分病例存在不同发育阶段的黑色素小体，以及数量不等的胞质内糖原、肿胀的线粒体和基底膜。细胞遗传学标志是存在倒置易位t（12；22）(q13；q12)。

13.骨外黏液样软骨肉瘤

【概述】

本病是一种少见的恶性软组织肿瘤，组织学特点包括多结节结构、丰富的黏液样间质、恶性软骨母细胞样细胞呈条索状、簇状和纤细网状排列。虽然名称如此，但该肿瘤没有软骨性分化令人信服的证据。70% 的EMC病例中发现t(9；22)(q22；q12)，导致 EWSR1（22q12）与 NOR1的融合基因（NOR1也被称为NR4A3 or TEC），位于9q22；其他约 20% 的病例出现 t（9；17）(q22；q11)，导致 NOR1 与 RBP56（17q11）融合基因。

【免疫组化】

Vimentin是该肿瘤唯一恒定表达的标记物。少部分肿瘤表达S-100、CK和EMA，并且一般只是局灶阳性。有些肿瘤表达Syn或NSE。

14.恶性间叶瘤

【概述】

“恶性间叶瘤”指有两个或更多方向特异分化的肉瘤。本组肿瘤并不是一个独立的临床病理学类型，可以采用其他更合适的分类方式进行命名。如含有脂肪成分的恶性间叶肿瘤包括：伴有软骨化生的黏液样脂肪肉瘤；伴有骨、软骨、平滑肌或骨骼肌成分的高分化脂肪肉瘤；有上述去分化成分的去分化脂肪肉瘤；伴有骨形成的多形性脂肪肉瘤等。符合此定义的非脂肪性肿瘤包括：罕见的伴有骨肉瘤样和横纹肌肉瘤样区域的平滑肌肉瘤；具有局灶软骨成分的胚胎性横纹肌肉瘤等。

【免疫组化】

肿瘤细胞表达Vimentin，特定方向分化的间叶成分表达相应的标记物，如脂肪、软骨可表达S100，横纹肌和平滑肌可表达相应的肌源性标记物。

15.促纤维组织增生性小圆细胞肿瘤

【概述】

本病由组织起源未定的小圆形肿瘤细胞构成，伴有明显间质硬化和多种表型分化。T（11；22）(p13；q12）易位是其稳定存在的细胞遗传学特点，表型为EWSR1和WT1基因的融合。

主要累及儿童和年轻人。绝大多数肿瘤位于腹腔内。

【诊断要点】

①肿瘤细胞为小圆形，构成大小和形状不等的细胞巢。②细胞巢周围有明显硬化性间质。③细胞巢大小不等，从小簇状至大的不规则融合片状，中心常见坏死，

并可见囊性变。④有些肿瘤有局灶上皮分化，即出现腺体或菊形团结构。⑤肿瘤细胞大小一致，核小而深染，胞质稀少，界限不清。

【免疫组化】

大多数病例CK、EMA、Vimentin、Desmin和NSE阳性。Myogenin和MyoDl阴性。细胞核一般表达WT1。硬化性反应性增生间质Vimentin阳性，或者SMA阳性。提示来源于肌纤维母细胞。

16.肾外横纹肌样瘤

【概述】

本病是发生于婴儿和儿童的恶性肿瘤，特征为肿瘤细胞核大、核仁明显。胞质丰富、偏位，有数量不等的明显的细胞质内嗜酸性“包含体”。超微结构显示包含体为中间丝漩涡结构。由于多种类型肿瘤内可有横纹肌样细胞，尤其是成人肿瘤，因此诊断横纹肌样瘤需要排除其他肿瘤伴有横纹肌样分化。

【诊断要点】

①细胞较密集，排列成片或实性、梁状，核大空泡状，圆形或豆形，有明显的中位核仁，胞质丰富。②核分裂相多见，常见坏死。③独特的球形、玻璃样、嗜酸性胞质内包含体。

【免疫组化】

肿瘤同时表达Vimentin和上皮性抗原，如Keratin、EMA和/或CAM5.2。此外，部分肿瘤表达神经外胚层抗原，如CD99、Syn和/或NSE。MSA阳性和S-100局灶阳性并不少见，但不表达Desmin、Myoglobin和CD34。

17.血管周上皮样细胞肿瘤（PEComas）

【概述】

本病是由血管周上皮样细胞构成的间叶性肿瘤，具有独特的组织学及免疫表型。PEComas家族肿瘤包括：血管平滑肌脂肪瘤、肺透明细胞“糖”瘤、淋巴管平滑肌瘤病、镰状韧带透明细胞肌黑色素细胞性肿瘤和少见的发生于胰腺、直肠、腹膜、子宫、阴道、大腿和心脏的透明细胞肿瘤。

【诊断要点】

①肿瘤细胞分布于血管周围，常在血管腔周围呈放射状排列。②大多数紧邻血管的细胞呈上皮样改变。③离血管较远的肿瘤细胞多呈梭形，类似平滑肌细胞（图14-10）。上皮样细胞和梭形细胞的相对比例有较大差异。

【免疫组化】

黑色素细胞标记物阳性是PEComa的特征，如HMB45、MelanA、酪氨酸酶、小眼转录因子（microphthalmia转录因子）、NKI/C3。同时，肿瘤细胞肌源性标记物阳性，如SMA、pan-muscle actin和肌钙蛋白。Desmin阳性少见，角蛋白和S-100

一般阴性。PEComas最敏感的黑色素细胞性标记物是HMB45、MelanA和小眼转录因子。

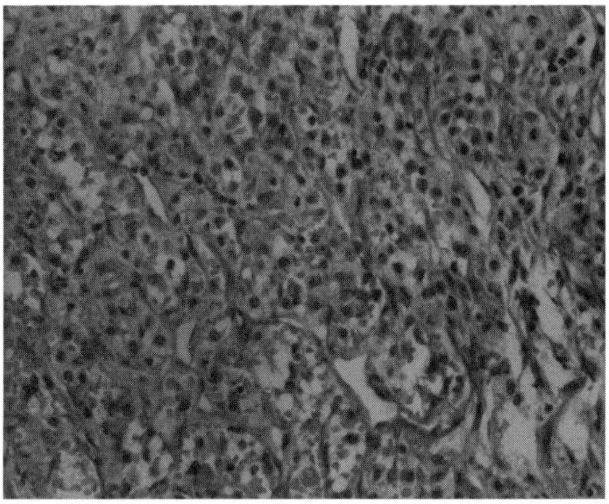

图14-10 血管周上皮样细胞肿瘤

18. 内膜肉瘤

【概述】

内膜肉瘤是发生在体循环和肺循环大血管壁内膜的恶性间叶肿瘤。主要在血管腔内生长并阻塞血管腔，并可产生肿瘤性栓子。发生外周器官栓塞或种植是其特征性表现。

内膜肉瘤由具有纤维母细胞或肌纤维母细胞分化的低分化恶性间叶组织肿瘤，由梭形细胞构成，细胞具有不同程度异型性，分裂活性高，并可见坏死和核多形性。有些肿瘤含有由上皮样细胞构成的大片黏液样区域。梭形肿瘤细胞明显时可类似平滑肌肉瘤。少数病例可含有横纹肌肉瘤、血管肉瘤或骨肉瘤分化区域。与肺动脉内膜肉瘤不同，主动脉内膜肉瘤除纤维母细胞分化外，少见其他特殊分化，但也有一些有血管肉瘤和横纹肌肉瘤分化的病例报道。

【免疫组化】

肿瘤细胞一般Vimentin和Osteopontin阳性。也曾观察到SMA不同程度阳性。某些肿瘤Desmin一定程度阳性。血管标记物CD31、CD34和VⅢ因子在典型的内膜肉瘤中阴性，但在血管肉瘤分化区域可阳性。

第二节 腹膜后肿瘤

【概述】

腹膜后腔隙是一个潜在性腔隙，其上端以第十二肋骨及椎骨为界，前端为腹膜，后端为后腹壁，两侧为腰肌，下端为骶骨及髂嵴部。腹膜后腔隙内有肾上腺、肾脏、主动脉及其分支、下腔静脉及分支、输尿管等。严格说来腹膜后肿瘤应该包括起源于上述器官的肿瘤，但习惯上腹膜后肿瘤指这些器官以外的原发肿瘤。

腹膜后原发肿瘤的分类：

一、间叶组织起源的肿瘤

1.脂肪肉瘤

【概述】

脂肪肉瘤是腹膜后软组织肉瘤中最多见的一种，尤其好发于肾脏周围区域。肿瘤生长缓慢，临床发现时肿瘤体积常常非常巨大。有些脂肪肉瘤表现为多个孤立结节。位于腹膜后的脂肪肉瘤预后较四肢发生的脂肪肉瘤预后差。Enzinger统计的数字表明：四肢发生的脂肪肉瘤术后10年存活率为71%左右，而腹膜后脂肪肉瘤的存活率仅为39%。

【诊断要点】

腹膜后脂肪肉瘤绝大部分为高分化脂肪肉瘤（也有人称之为不典型脂肪瘤性肿瘤）或多型性脂肪肉瘤。黏液型脂肪肉瘤较少见。腹膜后脂肪肉瘤术后多数复发，复发的脂肪肉瘤可以发生去分化，在脂肪肉瘤的基础上出现其他肉瘤形态，如恶性纤维组织细胞瘤样区域，平滑肌肉瘤区域等等，称为去分化脂肪肉瘤，去分化区域可以表现为低级别，也可以表现为高级别。高分化脂肪肉瘤与去分化脂肪肉瘤多数都伴有MDM2和CDK4基因扩增。高分化肉瘤复发过程中也可以转化为其他脂肪肉瘤亚型，如原来的高分化脂肪肉瘤复发后变为黏液型、多型性或圆形细胞型。

【免疫组化】

高分化脂肪肉瘤可以表达CD34、S100、MDM2、CDK4等。去分化肉瘤区域可以表达相应的标记物，如纤维母细胞、平滑肌源性标记物。

2.脂肪瘤

【概述】

腹膜后脂肪瘤远远少于脂肪肉瘤。和脂肪肉瘤一样，脂肪瘤临床发现时也常常体积巨大，有的也表现为多结节生长。

【诊断要点】

腹膜后脂肪起源的肿瘤诊断时要非常慎重，任何程度的不典型区域的存在都应诊断为高分化的脂肪肉瘤或者不典型脂肪瘤。有学者认为文献中报道的腹膜后脂肪瘤大部分实际为高分化脂肪肉瘤。因此，诊断脂肪瘤必须做相关分子检测，如有MDM2基因扩增应诊断为高分化脂肪肉瘤。

【鉴别诊断】

主要的鉴别诊断为血管平滑肌脂肪瘤。不典型脂肪瘤样肿瘤和脂肪瘤均可伴有分化很好的平滑肌组织，如果为良性，则诊断为肌脂肪瘤。

3.未分化多形性肉瘤/未分化梭形细胞肉瘤

【概述】

以往被称为恶性纤维组织细胞肿瘤，但这一类型在新的WHO分类中已经取消，目前更多被诊断为富于炎细胞的未分化梭形细胞肉瘤或未分化多形性肉瘤。由于腹膜后脂肪肉瘤较多，腹膜后多形性肉瘤很可能更多的是高级别去分化或多形性脂肪肉瘤，需要分子生物学检测明确。

【诊断要点】

腹膜后未分化多形性肉瘤或未分化梭形细胞肉瘤的组织形态学与其他软组织发生的同类肿瘤相同，细胞多形性和异型性明显，分裂相易见，常见坏死，无明确脂肪肉瘤区域。肿瘤恶性程度较高，很容易复发并且可以发生转移。

【鉴别诊断】

主要与去分化或多形性脂肪肉瘤鉴别，有文献表明，腹膜后所谓的恶性纤维组织细胞瘤或未分化梭形细胞/多形性肉瘤大部分通过分子遗传学证实为去分化的脂肪肉瘤。

【免疫组化】

表达Vimentin，局部或弱表达SMA，Actin等肌源性标记物，炎症细胞和部分多形性细胞表达CD68。本病无特异性免疫组化染色标记物。

4.平滑肌肉瘤

【概述】

平滑肌肉瘤是腹膜后第三位最常见的肉瘤，并且常常发生囊性变。腹膜后平滑肌肿瘤绝大部分为肉瘤。而且，腹膜后平滑肌肉瘤预后很差，85%的病人诊断后2年内死亡。

【诊断要点】

组织学形态与其他部位软组织发生的平滑肌肉瘤相同。腹膜后平滑肌肿瘤核分裂相超过每高倍视野5个时应诊断为平滑肌肉瘤。肿瘤细胞坏死及肿瘤大小超过10cm时，尽管核分裂少见也多提示肿瘤为恶性。

【免疫组化】

可以表达平滑肌标记物如SMA、Actin、H-caldesmon、vimentin等。

5.血管平滑肌脂肪瘤

【概述】

血管平滑肌脂肪瘤也可以发生于腹膜后，是一种生物学行为多数良性的腹膜后肿瘤，由于该瘤的平滑肌成分常常伴有异型性，因而在活检标本很容易与平滑肌肉瘤混淆。但该瘤主要发生于肾内，而且伴有成熟脂肪及厚壁血管，免疫组化

HMB45、Melan-A阳性。但应该注意的是，该瘤偶而也可发生于肾外。

【诊断要点】

肿瘤组织学形态与发生于肾脏者相似，由血管、平滑肌和脂肪组成。各种成分的数量有时差异很大，肿瘤以其中某种成分为主。

【免疫组化】

表达黑色素标记物和肌源性标记物。

6.平滑肌瘤

【概述】

腹膜后平滑肌瘤极少，甚至有人认为腹膜后原发的良性平滑肌瘤根本就不存在。如果遇到平滑肌瘤样的肿瘤，应该想到可能是突向后面的子宫平滑肌瘤、分化好的平滑肌肉瘤、淋巴管肌瘤或者血管平滑肌脂肪瘤。

7.纤维瘤病

【概述】

纤维瘤病有时可以发生于腹膜后，而且有时可以同时累及纵隔。

【诊断要点】

形态同发生在其他部位软组织的纤维瘤病相同。

【鉴别诊断】

其主要鉴别诊断包括炎症性肌纤维母细胞瘤、富于炎细胞的未分化梭形细胞肉瘤以及特发性腹膜后纤维化等。纤维瘤病除边缘部血管周围可见袖套样淋巴细胞外，通常肿瘤内无明显炎细胞浸润；特发性腹膜后纤维化（Ormond's disease）是一种起因不明的炎症性疾病，以腹膜后纤维化和较多炎细胞浸润为特点，常常压迫输尿管、血管或消化管而引起相应的堵塞症状，有作者认为可能与IgG4相关的慢性硬化性炎症相关。炎症性肌纤维母细胞瘤最早描述的病例多数发生于肺脏，现在发现可以见于几乎任何部位，但尤其以年轻人腹腔脏器多见。该肿瘤由肌纤维母细胞组成，伴有丰富的炎症背景，根据形态学不同分为黏液样、结节性筋膜炎样和瘢痕样。

【免疫组化】

肿瘤细胞表达Vimentin，部分表达SMA、Actin，部分病例beta-catenin细胞核阳性。

8.横纹肌肉瘤

腹膜后横纹肌肉瘤主要见于儿童及婴幼儿，而且大部分为胚胎型（包括葡萄状肉瘤），少部分为腺泡型。

【免疫组化】

可以表达横纹肌标记物如Desmin、MyoD-1、Myogenin等。

二、神经组织起源的肿瘤

【概述】

腹膜后良性外周神经肿瘤相对纵隔部位少见，神经鞘瘤及神经纤维瘤均可发生于腹膜后。该部位恶性外周神经肿瘤相对多见，它们可以直接累及骨或发生广泛转移。腹膜后一些恶性外周神经肿瘤可以在节细胞神经瘤的基础上发生。

1.神经鞘瘤

【诊断要点】

细胞呈短梭形，核常常表现出波浪形弯曲，两端尖。肿瘤部分区域排列可见栅栏状排列。腹膜后及后纵隔神经鞘瘤常伴有明显的透明或黏液样变性，有时还可出现明显的囊性变。腹膜后神经鞘瘤除S100阳性外，有文献报道GFAP和AE1/AE3也常常阳性，阳性率分别为90%和70%，阳性区域主要为富于细胞的Antoni A区。GFAP阴性病例往往AE1/AE3也阴性。其他CK系列往往阴性。外周神经鞘瘤不同于腹膜后神经鞘瘤，GFAP和AE1/AE3阴性。典型的神经鞘瘤诊断不困难，但当有明显出血、囊性变、黏液变或退变时，由于细胞数量减少或形态不典型而容易误诊，该肿瘤境界清楚，常有包膜。腹膜后境界清楚有包膜的细胞稀少的梭形细胞肿瘤首先应该考虑到神经鞘瘤。

【免疫组化】

弥漫表达S100，不同程度表达Calretinin、CD56、SOX10、podoplanin。

2.神经纤维瘤

【诊断要点】

腹膜后神经纤维瘤组织学形态与软组织神经纤维瘤相同，由神经纤维、胶原纤维和少量雪旺细胞组成。细胞核以细长波浪状弯曲为特点，当伴有明显的节细胞时称为节细胞神经纤维瘤。

【免疫组化】

表达S100。

3.恶性外周神经鞘瘤

【诊断要点】

肿瘤主要由梭形细胞组成，细胞具有异型性，核分裂相多见。有时可见坏死。恶性神经鞘瘤有时可出现上皮样分化，细胞核圆形或卵圆形，核染色质淡染，有时甚至形成腺腔样结构，又称为上皮样恶性外周神经鞘肿瘤。另外，恶性神经鞘瘤偶尔伴横纹肌样分化，又称恶性蝾螈瘤。

【免疫组化】

部分病例表达S100、SOX10。

分化癌。但弥漫大B细胞淋巴瘤以及其他类型B细胞淋巴瘤细胞核可见明显的核裂或凹陷，这种形态在癌细胞是不可能出现的。另外，腹膜后淋巴瘤还要和精原细胞瘤、胃肠道外上皮型GIST、促反应增生性小圆形细胞肿瘤、恶性横纹肌样瘤、横纹肌肉瘤等鉴别，这些肿瘤各有特点，如精原细胞瘤有明显的大小两种细胞；上皮型GIST总能找到一些梭形细胞（梭形细胞在淋巴瘤是极为罕见的，尽管文献上有所谓间变淋巴瘤出现梭形细胞的报道）；恶性横纹肌样瘤有明显的横纹肌样分化，细胞浆丰富红染且细胞核偏位，而且有非常明显的核仁（尽管弥漫大B细胞淋巴瘤也可有明显核仁，但绝不如横纹肌样瘤明显）。促纤维增生性小圆细胞肿瘤多位于腹腔，而且细胞较小，无明显核分裂或核仁，免疫组化不表达淋巴细胞标记。与横纹肌肉瘤的鉴别见本章横纹肌肉瘤部分。当然，小细胞性淋巴瘤如CLL或淋巴母细胞性淋巴瘤需要与淋巴组织增生性病变如巨大淋巴结增生等鉴别，但细胞弥漫排列，有异型性、无明显浆细胞成分和透明变性的血管增生有助于淋巴瘤和巨大淋巴结增生鉴别。

五、其他肿瘤及瘤样病变

1. 交感神经肿瘤

交感神经肿瘤多见于肾上腺，也可以发生于肾上腺外腹膜后软组织。包括神经母细胞瘤、节细胞神经母细胞瘤、节细胞神经瘤。

2. 副节瘤

大约10%的副节瘤发生于肾上腺外。该肿瘤可见于腹膜后中轴的任何部位，最多见于位于肠系膜下动脉开口处的Zukerkandle体。腹膜后肾上腺皮质异位也有报道。

3. 髓脂肪瘤

髓脂肪瘤也可发生于骶前区，形态类似于肾上腺髓脂肪瘤的肿瘤。肿瘤境界清楚，由脂肪和造血组织组成。肿瘤体积可以较大，但通常是无症状的。

4. 类癌

腹膜后原发类癌文献中有报道。该肿瘤究竟为转移还是单胚层畸胎瘤的一种，抑或是原发于腹膜后的神经内分泌细胞还有待研究。

5. 苗勒管型肿瘤

腹膜后苗勒管型肿瘤多见于盆腔或阴道后隔。肿瘤可以为浆液型、黏液型、或子宫内膜型。可以为良性，也可以为恶性。该肿瘤可能起源于异位的卵巢组织，也可能由陷入的腹膜间皮化生而来。有的黏液性肿瘤细胞具有胃肠上皮分化特征，提示与上述肿瘤不同的组织学起源。

6.肾母细胞瘤

【概述】

肾母细胞瘤可原发于肾外腹膜后。它可能是一种以原始成肾组织为主的畸胎瘤。该肿瘤主要见于儿童，但也可见于成人。

【诊断要点】

肿瘤与儿童肾内肾母细胞瘤形态相同，由未分化始基成分、分化的间叶组织和上皮成分构成。未分化始基成分为小圆或卵圆细胞，胞浆很少。具有一定分化的间叶组织由梭形细胞组成，有平滑肌、骨骼肌分化的特点。上皮成分呈巢状、索状及腺样排列，并可见各发育阶段的肾小球或小管样结构。有的还可出现软骨、骨、脂肪、黏液、鳞状上皮、移形上皮、神经、神经内分泌等成分。尽管肾母细胞瘤可有始基、间叶及上皮成分，但很多情况下常常以某种成分为主。

7.肌上皮瘤

腹膜后肌上皮瘤也有报道。该肿瘤组织学形态上与神经鞘瘤相似。

8.腹膜后囊肿

腹膜后囊肿分为胚胎性或发育性囊肿、创伤性及炎症后囊肿、肿瘤性囊肿、感染性囊肿。胚胎性或发育性囊肿常见的有淋巴囊肿、肠源性囊肿、尿生殖源性囊肿、皮样囊肿等。

（1）淋巴囊肿：常发生于子宫摘除或肿瘤淋巴结清扫术后，由于淋巴液汇流障碍所致。为假性囊肿，囊壁由纤维组织组成，无被覆上皮，也无平滑肌，与淋巴管瘤不同。

（2）肠源性囊肿：与肠腔不相通，囊壁由纤维结缔组织及平滑肌构成，衬覆肠黏膜上皮。

（3）尿生殖源性囊肿：中肾管源性囊肿多见于女性，囊内壁衬覆低立方状或柱状上皮，外围是纤维结缔组织。囊内壁有时含原始肾小球或肾小管。苗勒管源性囊肿多见于男性，囊壁为纤维结缔组织，内有平滑肌纤维，囊内壁衬覆扁平或立方上皮。

（4）单纯性囊肿：囊壁为纤维结缔组织，内壁无上皮衬覆。该囊肿常常由外伤导致，因此，囊内常可见巧克力样液体，也可称腹膜后血肿。

（5）寄生虫性囊肿：如包虫性囊肿，囊壁为结缔组织，其内见较多嗜酸细胞浸润，还可见寄生虫虫卵等。

第十五章　骨与关节病变

【概述】

1.本节内容适用于大多数典型病变，不包括少见情况。

2.骨病送检病理的几率低，骨肿瘤仅占人类肿瘤总数的0.2%，绝大多数骨科、影像科和病理医生对此经验有限。

3.一些骨病异质性强或形态不典型，容易误诊（尤其穿刺活检）。防范的方法有三：a.提供更多标本与切片；b.对骨病有经验病理医生会诊；c.对骨病有经验的放射科–骨科–病理医生共同分析诊断。

4.冰冻切片病理诊断最适用于验证影像学典型的良性骨病变。

第一节　骨疾病

一、巨细胞瘤

【概述】

巨细胞瘤常有明显的侵袭性，刮除术后可能局部复发。少数有叵测的生物学行为：转移（主要肺转移）或/和恶变为肉瘤（常是高恶性的骨肉瘤或恶性纤维组织细胞瘤）。

【诊断要点】

①多核巨细胞有时满视野，有时很稀疏。较均匀混合在单核细胞间。②单核细胞核与多核巨细胞的核形态基本一致，类圆形，没有明显的异型性（图15–1）。③间质纤维少，微血管较多。④符合临床–影像学证据（参见骨科与影像学相关章节）。⑤巨细胞瘤局部含有其他形态，有时很瞩目：

1）纤维或纤维组织细胞瘤样组织。

2）出血或动脉瘤样骨囊肿。

3）坏死。

4）骨样基质。

5）少数轻度至中度不典型性的细胞。

6）多量核分裂相。

7）成片高度异型性的肉瘤细胞（提示巨细胞瘤恶变）。

【免疫组化】

破骨细胞样多核巨细胞可以表达CD51、CD45、CD33、CD68，但不表达CD14、CD163及HLA-DR。单核细胞可以表达P63等。骨巨细胞瘤大部分都具有H3F3A G34W突变，单核细胞免疫组化检测可呈阳性。

【遗传学】

最常见的染色体变异是端粒融合，大约50%的巨细胞瘤显示克隆性的染色体融合。69%~96%的骨巨细胞瘤存在H3F3A基因突变，大部分为G34W，少部分为G34L、V和R。

【鉴别诊断】

病理：①甲状旁腺机能亢进棕色瘤。②巨细胞修复性肉芽肿。③动脉瘤样骨囊肿。④软骨母细胞瘤。⑤骨母细胞瘤。⑥骨肉瘤。⑦巨细胞瘤局部恶变。

影像：①软骨母细胞瘤。②骨肉瘤。③恶性纤维组织细胞瘤。

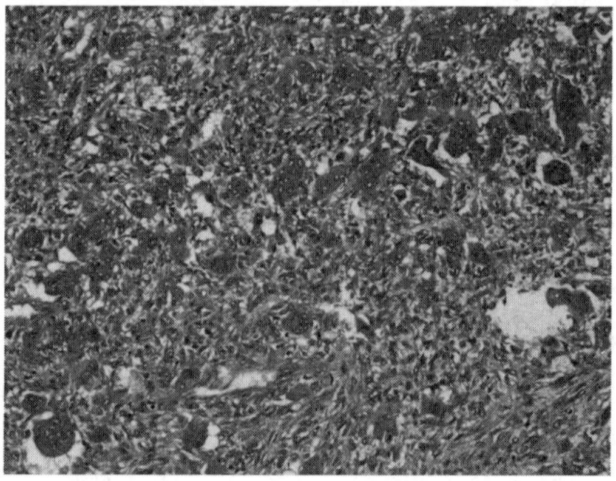

图15-1　骨巨细胞瘤

二、软骨性肿瘤

（一）骨软骨瘤

【概述】

骨软骨瘤是有软骨帽的骨性突起，发生在骨表面，其髓腔与附着骨髓腔相连。是最常见的骨肿瘤。可孤立，也可多发，长骨干骺端最常见。

【诊断要点】

①X线表现为骨表面的不规则隆起，骨软骨瘤的皮质与宿主骨的皮质相连，骨软骨瘤的髓腔与宿主骨的髓腔相通。②镜下为典型的三层结构：纤维层、透明软骨帽和软骨化骨。软骨帽厚度一般<1cm，均匀（图15-2）。

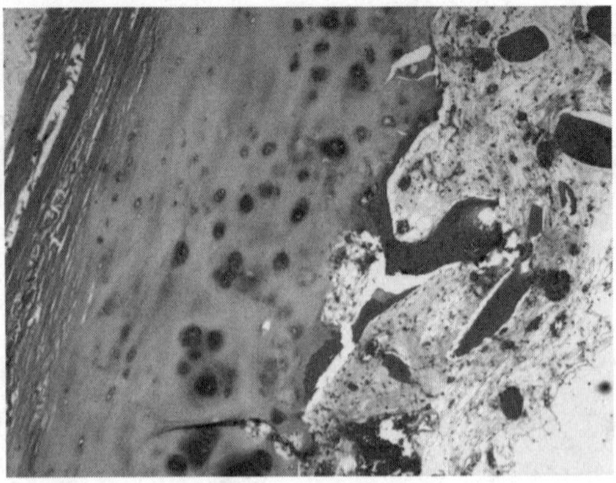

图15-2　多发骨软骨瘤

【免疫组化】

目前缺乏有意义的抗体。

【遗传学】

多数散发和有遗传倾向的多发骨软骨瘤中会出现位于8q22-24，1上的EXT1或EXT2双等位基因失活。没有IDH1基因或IDH2基因突变。

【预后】

孤立性骨软骨瘤恶变率<1%，多发性约为1%~3%。

【鉴别诊断】

继发性软骨肉瘤的软骨帽不规则增厚或结节状增生，厚度超过1cm应怀疑恶性，超过3cm肯定恶性，出现肿瘤快速生长及疼痛，考虑恶变。骨旁骨肉瘤为骨表面高密度的肿瘤，附着处骨皮质不缺损，两者之间常有低密度带，镜下为纤维母细胞增殖且细胞有异型性。

（二）软骨瘤

1. 内生软骨瘤

【概述】

本病为髓内良性透明软骨肿瘤，多为孤立，偶尔多发。半数以上位于指趾跖掌骨，也可发生在长骨和扁骨。

【诊断要点】

①X线表现为体积小（<3cm）的低密度病变，境界清楚，膨胀性生长。②镜下为细胞成分少，缺乏血管，伴丰富的透明软骨基质的分叶状或融合性软骨。③组织学表现因部位而不同，手足骨的软骨瘤细胞相对丰富，核可以比较大，有轻度异常，双核细胞常见，软骨基质可以有灶性黏液变；长骨和扁骨的良性内生软骨瘤细胞稀疏，核小，细胞位于陷窝内，很少有双核细胞，无坏死和核分裂。如软骨细胞丰富或出现异型性应警惕恶性可能。

【免疫组化】

缺乏有诊断意义的抗体。

【遗传学】

40%~50% 的孤立性内生软骨瘤可以出现DH1或IDH2突变，90%家族性多发内生软骨瘤病患者可出现上述两个基因的突变。

【预后】

内生软骨瘤发生在指趾跖掌骨者，几乎都是良性，发生在长骨和扁骨者，恶性多于良性。良性者手术刮除一般可彻底治愈，偶见复发。

【鉴别诊断】

主要与软骨肉瘤鉴别，需影像学检查、临床资料和组织学特征3方面结合做出诊断。在手足骨绝大多数为良性，除非肿瘤都表现为软骨肉瘤2~3级的细胞性特征方能诊断恶性。在长骨和扁骨有髓内和皮质浸润的影像学和组织学证据是比细胞学不典型性更可靠的恶性标志，软骨基质广泛黏液变性也是恶性的特征之一。去分化软骨肉瘤中的软骨成分分化较好与内生软骨瘤相似，但含有骨肉瘤、纤维肉瘤或恶性纤维组织细胞瘤等恶性肿瘤成分，且与软骨成分分界清楚。

2. 内生软骨瘤病

【概述】

本病包括多发性内生软骨瘤、Ollier病和Maffucci综合征。为多发的内生软骨瘤累及同一骨的多个部位或多个不同的骨。

【诊断要点】

①X线表现为多发病灶，病变为透亮区和钙化区。②镜下表现与内生软骨瘤相同，但长骨病变细胞密度及细胞不典型性增加。

【预后】

内生软骨瘤病预后取决于病变累及的范围和严重程度，25%~30%病例可发生恶变。

3. 骨膜软骨瘤

【概述】

本病是发生在骨膜的骨表面良性透明软骨肿瘤，少见。

【诊断要点】

①X线表现为透明或矿化的骨表面肿瘤，在皮质形成边界清晰的侵蚀。②大体为境界清楚的骨表面肿瘤，皮质有凹痕或增厚。镜下与内生软骨瘤相似，偶尔细胞较多或出现核多形性及双核细胞。

【遗传学】

多数骨膜软骨瘤通常也有IDH基因突变。

【预后】

骨膜软骨瘤手术切除后复发率低。

【鉴别诊断】

需与骨膜软骨肉瘤鉴别，后者体积大，细胞异型性明显，穿透骨膜或浸润骨皮质。

（三）软骨母细胞瘤

【概述】

本病是良性的成软骨性肿瘤，发生于骨骼未成熟患者的骺部。多累及长骨，年龄多在10~25岁之间，累及颅骨及颞骨者年龄较大。

【诊断要点】

①X线表现为溶骨性病变，常在骨骺，边界清楚。一般没有骨膨胀和骨膜反应，部分有硬化边缘。②镜下细胞有显著的单一性，圆形或多边形，细胞边界清楚，呈铺路石样。核圆形或卵圆形，常有核沟。有些病例可看到细胞周围纤细的网格状钙化。有些可出现类似动脉瘤样骨囊肿改变。S-100免疫标记阳性。

【免疫组化】

软骨母细胞瘤S-100和SOX-9常阳性，CK8、CK18、CK19和P63、DOG1可灶状阳性。文献统计显示，90%~95%的软骨母细胞瘤可以表达组蛋白H3F3B K36M，该抗体与骨巨细胞瘤等富巨细胞病变鉴别有意义。

【遗传学】

多数软骨母细胞瘤位于17号染色体的H3F3B K36M会发生突变，抑制H3K36甲基转移酶MMSET和SETD2，导致H3K36甲基化降低。这些表观遗传途径的改变可能阻断间叶原始细胞分化影响肿瘤的发生。流式细胞学显示软骨母细胞瘤是伴有低增殖指数的二倍体，部分病例中存在克隆性异常，软骨母细胞瘤不存在IDH1和IDH2基因突变。

【预后】

80%~90%病例单纯刮除可治愈，复发率14%~18%。颞骨软骨母细胞瘤50%复发。偶尔发生肺转移，通过手术切除转移灶疗效满意。

【鉴别诊断】

常需与骨巨细胞瘤鉴别：后者年龄大于20岁，X线下病变膨胀明显，少有钙化及硬化带形成，镜下单核细胞境界不清，多核巨细胞分布均匀，无软骨基质及网格状钙化，S-100免疫标记多阴性。

（四）软骨黏液样纤维瘤

【概述】

良性软骨性肿瘤，有特征性分叶结构，梭形或星形细胞位于丰富黏液样或软骨样基质中。

【诊断要点】

①X线表现为干骺部偏心的边界锐利的卵圆形透亮区，皮质膨胀变薄。②镜下为分叶状排列方式，黏液背景中含有梭形或星形细胞，小叶中央细胞稀疏，周边密集。少部分可以有透明软骨。S-100免疫标记阳性。

【免疫组化】

S-100阳性，小叶中心的细胞外基质CollegenII和SOX9常呈阳性，外周梭形细胞区域SMA和MSA呈阳性表达。

【遗传学】

6号染色体的6p23-25、6q12-15、6q23-27常出现异常。

【预后】

软骨黏液样纤维瘤预后好，采用刮除植骨治疗，15%复发。

【鉴别诊断】

主要与黏液软骨肉瘤鉴别：后者基质常有明显的液化或囊变，伴有大片坏死，呈浸润性生长。

（五）滑膜软骨瘤病

【概述】

关节滑膜内形成多发性化生性软骨结节和关节腔游离体。

【诊断要点】

①X线可见关节腔内多发性游离体阴影。②大体标本可见滑膜内形成数个至数百个软骨结节。③镜下为边界清楚的软骨岛，可发生骨化。

【预后】

滑膜软骨瘤病为自限性疾病，早期病变切除后可复发，少见恶变。

【鉴别诊断】

退行性骨关节病、创伤性关节炎，类风湿关节炎也可出现关节内游离体，但一般小于4个。

（六）软骨肉瘤

1.普通型软骨肉瘤

【概述】

纯软骨分化的恶性肿瘤，可伴有基质的钙化、骨化和黏液变性。多发生于成人和老年人。

【诊断要点】

①X线表现为干骺部或骨干的膨胀性透亮区伴皮质增厚或变薄，伴有点状或环状或絮状的钙化影。②大体呈半透明分叶状，可伴有黏液变性，钙化或坏死区域。

③镜下为分叶结构的透明软骨，细胞有非典型性，按异性程度分为Ⅰ~Ⅲ级，软骨基质常有明显黏液变性，浸润性生长方式包括髓内浸润、哈佛管浸润、皮质破坏、软组织浸润（图15-3）。

【免疫组化】

帮助作用有限。只有少数（20%）病例IDH1异位可以通过免疫组化证实。S-100多数软骨细胞阳性。

【遗传学】

染色体核型分析显示软骨肉瘤，尤其是高级别软骨肉瘤具有复杂的畸变，表现为许多染色体的非交互易位和缺失，其中1p和可能的染色体4，5，9和20的重排均为非随机。5q，9p，11p，13q和19q在软骨肉瘤中会出现杂合性丢失。在38~70%原发软骨肉瘤中会出现IDH1和IDH2突变。另有文献报道在中心性软骨肉瘤中存在一些基因的突变，丢失和扩增，如COL2A1基因、TP53基因、RB1基因、CDK4基因、CDKN2A及YEATS2基因等。

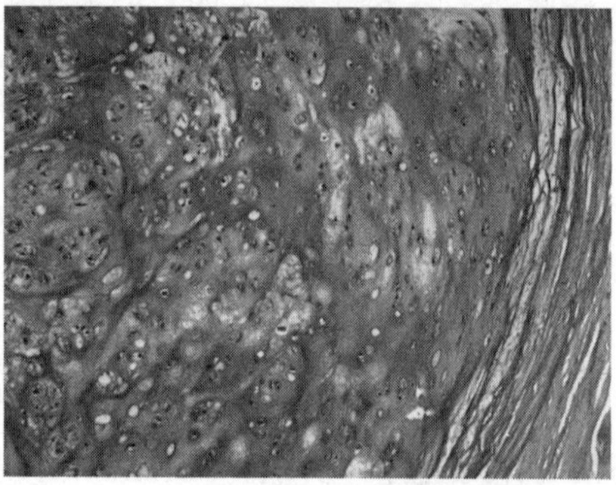

图15-3　软骨肉瘤

【预后】

软骨肉瘤预后与组织学分级有关，Ⅰ级5年生存率89%，Ⅱ~Ⅲ级为53%。复发肿瘤10%恶性程度增加。

【鉴别诊断】

分化好的软骨肉瘤需与良性内生软骨瘤鉴别，后者发生在手足骨时绝大多数为良性，发生在长骨和扁骨时，需体积小，长短径比<1.5∶1，边界清楚，不伴浸润表现和广泛黏液变性，否则应考虑恶性。与成软骨性骨肉瘤鉴别：软骨肉瘤多为高分化，常有黏液变性，不存在肉瘤细胞直接成骨，而骨肉瘤中的软骨成分多为低分化，青少年多发。

2.骨膜软骨肉瘤

【概述】

骨膜软骨肉瘤是发生在骨表面的透明软骨恶性肿瘤。好发于长骨干骺部。

【诊断要点】

①X线表现为贴附于皮质骨的有点状致密影的透亮病变，表面有骨膜覆盖，对皮质有不同程度的侵蚀，可侵入软组织。②大体为骨表面的分叶状半透明肿物，多大于5cm。③镜下与普通软骨肉瘤相似。

【遗传学】

可以伴有IDH1和IDH2基因突变。

【鉴别诊断】

见骨膜软骨瘤。

3.继发性软骨肉瘤

【概述】

继发性软骨肉瘤是发生于先前存在的良性病变内的软骨肉瘤，可继发于骨软骨瘤和内生软骨瘤。

【诊断要点】

①X线显示不规则的矿化和软骨帽厚度增加，骨皮质被渗透破坏或软组织肿块形成。②大体见骨软骨瘤的软骨帽呈分叶状，常有囊变，内生软骨瘤病的基质常有黏液变，③镜下与普通型软骨肉瘤相似，多为低级别肿瘤。

【遗传学】

80%~86%内生软骨瘤继发恶变为软骨肉瘤会出现IDH1和IDH2基因异常。

【预后】

骨软骨瘤继发的软骨肉瘤预后好，内生软骨瘤继发的软骨肉瘤预后与普通型软骨肉瘤相同。

【鉴别诊断】

与良性病变鉴别，见骨软骨瘤及内生软骨瘤。

（七）去分化软骨肉瘤

【概述】

去分化软骨肉瘤为软骨肉瘤的一种独特类型，含有两种分界清楚的成分，一种为高分化透明软骨肿瘤，另一种为高级别非软骨性肉瘤。

【诊断要点】

①X线表现为体积大，边界不清，局部有钙化的透亮肿物，半数以上有软组织块影。②镜下肿瘤由高级别间变性肉瘤和低级别软骨性肿瘤两种成分构成，两者突然转变，缺乏移行。间变性肉瘤成分可以是骨肉瘤、纤维肉瘤或恶性纤维组织细胞瘤。

【免疫组化】

少数病例出现IDH1阳性。高级别非软骨性肿瘤区域组织学分化方向影响免疫组化染色结果，CKpan和Desmin可以阳性。

【遗传学】

大约50%的去分化软骨肉瘤会出现IDH1和IDH2基因突变，而且这种突变在软骨部分及去分化肉瘤部分都可以被检测出来。1号和9号染色体的异常在不少报道中被提及。

【预后】

去分化软骨肉瘤预后差，90%的患者2年内出现转移并死亡。

【鉴别诊断】

与高级别软骨肉瘤和成软骨细胞型骨肉瘤鉴别：后两者的软骨成分为Ⅱ~Ⅲ级，且软骨成分与梭形细胞或肉瘤细胞分界不清，互相混杂。

（八）间叶性软骨肉瘤

【概述】

间叶性软骨肉瘤是罕见的高度恶性肿瘤，由幼稚的小圆细胞和高分化透明软骨岛构成。

【诊断要点】

①X线表现与普通型软骨肉瘤类似。②可伴有坏死和钙化，但少见黏液变性。③镜下为未分化的小圆细胞与透明软骨岛混合存在，两者分界较清，也可逐渐混合，软骨成分的含量变异很大，小细胞成分可类似于淋巴瘤、Ewing肉瘤和血管外皮细胞瘤。

【免疫组化】

分化差的小细胞部分CD99，SOX9，NSE，Leu-7，Vimentin常阳性，偶尔有文献报告S-100，Desmin可以少量细胞阳性，软骨部分S-100呈阳性。CD45，Fli-1，NKX2.2等常常阴性。

【遗传学】

70%~90%间叶性软骨肉瘤会出现HEY1-NCOA2（8；8）（q21；q13）融合基因，现在推荐可以在实际工作中使用此融合基因以帮助病理医师与其他小圆细胞恶性肿瘤鉴别，特别是在穿刺小标本中。另外最新发现IRF2BP2-CDX1也是不常见的间叶性软骨肉瘤会出现的融合基因。没有IDH1或IDH2基因突变。

【鉴别诊断】

Ewing肉瘤，与小细胞骨肉瘤鉴别：后者缺乏高分化软骨岛，但有小细胞直接形成骨样组织。

（九）透明细胞软骨肉瘤

【概述】

透明细胞软骨肉瘤是一种罕见的低级别软骨肉瘤，由温和的透明细胞和透明软骨组成。

【诊断要点】

①X线表现为长骨骺部的溶骨性病变，境界清楚，可有硬化缘和点彩状致密影。②大体标本质软，有沙砾感，可见囊变。③镜下由分叶状的透明细胞团构成，透明细胞间有反应性破骨细胞样巨细胞和新生骨，常含有普通软骨肉瘤成分。

【免疫组化】

透明细胞和软骨母细胞样细胞S-100阳性，Ⅱ型和Ⅹ型胶原阳性。

【遗传学】

没有IDH1或IDH2基因突变。有报道部分病例会出现二倍体或近二倍体克隆性异常，还会出现9号染色体结构异常或缺失，20号染色体的获得。

【鉴别诊断】

常需与软骨母细胞瘤鉴别，因为两者的发生部位和X线表现类似，但后者镜下为铺路石样的一致细胞，软骨基质可有网格样钙化，不含有透明细胞和软骨肉瘤成分。骨肉瘤鉴别：后者年龄较轻，不位于骨骺端，影像学为高度恶性表现，镜下细胞异型性明显，肿瘤细胞直接形成瘤骨而不是反应骨。

三、成骨性肿瘤

1.骨瘤

【概述】

成骨性肿瘤是成骨性良性病变，绝大多数位于颅骨及颌面骨。分为

（1）密致型；

（2）松质型；

（3）混合型。

【诊断要点】

（1）临床无明显症状，影像学示一般在皮质骨上呈致密半圆形、轮廓清晰突起的骨化影。

（2）组织学：致密型骨瘤有成熟镶嵌结构的板层骨构成。松质型骨瘤由成熟的板层骨及编织状小梁骨构成。间质增生疏松纤维血管。

【鉴别诊断】

主要与孤立性纤维结构不良鉴别，纤维结构不良发生在骨内而非皮质外，组织学有明显瘤样增生的单一性纤维细胞，新生骨一般为不规则的未钙化（幼稚）编织状骨。

2.骨样骨瘤

【概述】

成骨性良性肿瘤，分为

（1）皮质型；

（2）松质型；

（3）骨膜下型，绝大多数为皮质型。

【诊断要点】

（1）临床影像学；病变<2cm，夜间疼痛明显，常见于长管状骨骺及干骺端，影像学典型的表现是皮质内形成直径<2cm“巢状”低密度区及周围较厚的反应性高密度骨壳。

（2）组织学：瘤巢小，界限清晰，组织学多为互相交织形态较规则的钙化小梁骨，周围见顺序排列宽胞浆的大而多角形、无异型性的肿瘤性骨母细胞，间质为丰富的纤维血管。

【免疫组化】

Run×2、Osterix和SATB2阳性。

【遗传学】

仅在个别骨样骨瘤中检测到染色体22q13.1异常。

【预后】

瘤巢彻底切除，预后良好，偶见自愈。

【鉴别诊断】

主要与骨母细胞瘤鉴别：骨母细胞瘤发生在髓内而非皮质骨，病变范围较骨样骨瘤大，无骨样骨瘤的“巢状”结构及周围明显硬化，无夜间痛。组织学：骨母细胞瘤的新生骨欠规则，瘤性骨母细胞更丰富。

3.骨母细胞瘤

【概述】

骨母细胞瘤是良性成骨性肿瘤，以不等量新生骨及新生骨周围丰富的肿瘤细胞性骨母细胞增生为特点。

【诊断要点】

①临床及影像学特征：好发于脊柱附件及下肢骨干骺部，局部疼痛及不适感。影像学示：在骨内一般形成圆或卵圆形低密度区，边界清晰及见不等量反应骨。②与骨样骨瘤基本形态类似，但瘤体范围较大，骨母细胞更密集，肿瘤性编织状骨相对不规则，可见不典型核分裂及灶性透明软骨。

【免疫组化】

SATB2阳性，Ckpan可以在肿瘤细胞部分灶状阳性。

【遗传学】

已有文献报告FOS/FOSB基因异位在骨母细胞瘤和部分骨样骨瘤中重复检出。

【预后】

病灶刮除，一般预后良好，少见复发。

【鉴别诊断】

主要与高分化骨母细胞型骨肉瘤鉴别

（1）影像学示高分化骨母细胞性骨肉瘤病变周缘模糊及皮质破坏。

（2）组织学高分化骨母细胞性骨肉瘤的瘤性新生骨不规则，并见细网状骨，瘤细胞排列紊乱而非沿新生小梁骨排列，有轻度异型性并见少数病理核分裂，侵袭性瘤周缘。

4.普通骨肉瘤

【概述】

普通骨肉瘤是髓内高级别恶性成骨性肿瘤，骨肉瘤中最常见类型。按细胞形态特征及不同基质分为4型：成骨型骨肉瘤、成软骨型骨肉瘤、成纤维型骨肉瘤及混合型。

【诊断要点】

①临床特征：多见于青少年，好发长管状骨干骺端（尤其是下肢骨），渐进性疼痛、肿胀、功能障碍及发生病理骨折。②影像学髓内成溶骨、成骨及混合性破坏，骨膜反应（典型的codman三角）及软组织包快。③组织学示间变性肿瘤组织，与瘤细胞相移行的多为细网状新生骨及骨样组织，常见分化不一的肿瘤性软骨及被侵蚀的宿主骨（图21–4）。

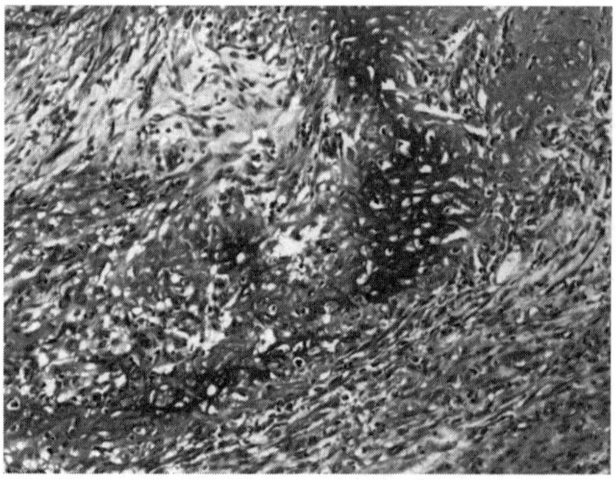

图15–4　骨肉瘤

【免疫组化】

骨肉瘤具有广泛的免疫组化表达谱，常见表达osteocalcin、osteonectin、Osteopontin、Runx2、SATB2、S–100、Actin、SMA、NSE、CD99，但均缺乏特异性。部分骨肉瘤细胞亦可表达keratin和EMA，不应误诊为上皮性肿瘤。值得注意的是，骨肉瘤不表达Factor Ⅷ、CD31、CD45。

【遗传学】

复杂的染色体数目、结构异常及非整倍体核型，高频度高密度大量基因突变，很难用一种或几种机制来解释。目前尚无有效手段可以辅助检测普通型骨肉瘤特异的分子异常，不推荐应用于临床。

【预后】

局限性外科手术（保肢术）再佐以化疗等综合治疗，治疗效果与术前化疗关系密切，疗效好，5年存活率达70%~80%。

【鉴别诊断】

与伴有骨化的软骨肉瘤鉴别。软骨肉瘤组织学示除了肿瘤性软骨及软骨样基质外，钙化及骨化灶与软骨相移行，而骨肉瘤肿瘤细胞直接成骨。软骨肉瘤大部分分化较好，小叶结构清晰，骨肉瘤的软骨分化一般较软骨肉瘤差。

5.特殊类型骨肉瘤

（1）毛细血管扩张型骨肉瘤

【概述】

本病是含丰富血腔及囊壁样结构的高级别恶性肿瘤。

【诊断要点】

影像学多见纯溶骨膨胀破坏（稍有膨胀/穿透性）可有骨膜反应及软组织肿块。组织学特征：低倍镜下类似动脉瘤样骨囊肿的丰富的血腔及囊壁结构，高倍镜示除反应性多破骨细胞样多核巨细胞及纤维细胞外，可见高度间变的肿瘤性大细胞，局灶有少量骨样组织。

【免疫组化】

部分细胞SATB2、Runx2阳性。

【遗传学】

缺乏特异性遗传学改变。

【鉴别诊断】

动脉瘤样骨囊肿：影像学与低倍镜下表现都很相似。唯独高倍镜不见高度间变的细胞。不会转移。

（2）小细胞骨肉瘤

【概述】

小细胞骨肉瘤由异型的肿瘤性小细胞及不等量的新生骨、骨样组织构成。

【诊断要点】

①临床症状同普通性骨肉瘤。影像学破坏范围较广，常出现渗透性骨破坏。②组织学：细胞小，形态不规则或短梭形，胞浆少呈粉染，新生骨多为编织状细网状骨。

【预后】

较普通型骨肉瘤略差。

【免疫组化】

SATB2、CD99、Osteocalcin、SMA、CD34可阳性。Fli-1和ERG阴性。

【遗传学】

缺乏特异性遗传学改变。

【鉴别诊断】

与①尤文肉瘤鉴别：与小细胞骨肉瘤发病部位不同，尤文肉瘤多发生在长骨的骨干或偏干，影像学呈虫蚀样骨破坏及葱皮样骨膜反应。组织学尤文肉瘤细胞小而圆形，单一，无明显胞浆，假菊花团结构，必要时借助免疫组化分析。②间叶性软骨肉瘤：明显高分化肿瘤性软骨及有血管外周细胞瘤样结构的未分化小细胞。③淋巴瘤：主要借助免疫组化鉴别。

6.低级别中心性骨肉瘤

【概述】

本病是生长缓慢的髓内高分化恶性成骨性肿瘤。

【诊断要点】

临床特征：较普通型骨肉瘤病史长，年龄偏大。影像学多样化，大部分示骨破坏范围较大。有周界，常伴硬化。灶性，见侵袭性表现。

组织学主要有以下3种形态：

（1）肿瘤性轻度异型的纤维细胞及较成熟规则排列新生小梁骨，组织形态酷似骨旁骨肉瘤，此型多见。

（2）丰富的轻度异型性的肿瘤性骨母细胞与形成欠规则的粗细不等的小梁骨或编织状骨。

（3）瘤组织呈片状钙化或骨化基质成分（象牙样硬化区）及埋于其中的稀少的轻度异型性的瘤细胞，又称为硬化型骨肉瘤。可见灶性肿瘤性软骨，局灶瘤组织呈侵袭性表现。

【免疫组化】

MDM2和CDK4可以表达核阳性，但不特异，不能仅依靠此二者免疫组化阳性结果就诊断该肿瘤，需要补充FISH或其他分子检测验证MDM2扩增。

【遗传学】

大约90%低级别中心型骨肉瘤会出现MDM2扩增，MDM2扩增偶尔还会出现在高级别骨肉瘤中。MDM2不出现扩增的低级别中心性骨肉瘤病例要更多依靠组织学和影像学证据。本肿瘤不存在GNAS突变。

【预后】

惰性生物学行为，彻底切除预后较好，部分可复发，少数继发高级别骨肉瘤。

【鉴别诊断】

主要与纤维结构不良、骨母细胞瘤与硬化性骨髓炎鉴别。

（1）纤维结构不良具有‘温和’的无肿瘤排列结构的纤维细胞及“字母”样化

生编织状骨。

（2）骨母细胞瘤细胞无异型性，不见病理核分裂，多围绕骨小梁顺序排列及新生骨更规则。

（3）硬化性骨髓炎主要表现片状纤维组织的基础上伴钙化及骨化，细胞为无异型性的普通增生纤维细胞，常见碎死骨。

7.骨旁骨肉瘤

【概述】

骨旁骨肉瘤是发生于骨表面低级别成骨性肿瘤。

【诊断要点】

①临床特征：好发于股骨下端后侧，其次为胫骨与肱骨近端骨表面。生长缓慢的硬性肿块，无明显症状或膝关节屈曲受限。②影像学示：多为股骨下端后侧高密度骨性肿物，宽基底附于骨皮质上，周界尚清。③组织学：单一性轻度非典型性肿瘤性成骨性纤维细胞（酷似I级纤维肉瘤结构），新生骨多为顺序排列的钙化骨小梁，小梁周围与纤维细胞移行（无成骨细胞围绕），不等量的分化型肿瘤性软骨，局灶瘤组织周围侵袭性表现。

【免疫组化】

MDM2和CDK4核阳性有帮助，但也建议必须完成MDM2分子检测。

【遗传学】

同低级别中心性骨肉瘤类似，85%病例会出现12q13-15 MDM2和CDK4扩增，分子检测可以帮助我们认识一些形态不典型的低级别骨肉瘤。

【预后】

彻底切除预后较好，5年生存率达91%，少数手术不完全可导致复发及退分化表现。

【鉴别诊断】

主要与骨化性肌炎鉴别，主要区别点：骨化性肌炎常有外伤史，发病快，病程短并有自限性，影像学病变周围较中央部密度高并有周界。组织学从中央到病变周围依次为活跃的纤维血管及骨母细胞——骨样组织及编织状骨小梁——成熟骨及骨壳结构（分带结构）。

8.骨膜骨肉瘤

【概述】

骨膜骨肉瘤是发生在骨表面中等恶性并以成软骨为主要结构的成骨性肿瘤。生物学行为界于骨旁骨肉瘤和表面高恶性之间中分化肿瘤。

【诊断要点】

①临床特点：好发于长骨骨干或偏干部，一般疼痛及肿胀持续6个月到1年。

②影像学特征：形成垂直骨表面钙化及模糊的针状骨的骨膜下瘤体，骨膜呈梭形增厚。③组织学特点：主要为中—高分化的分叶状肿瘤性软骨，瘤软骨可伴钙化及骨化，在软骨小叶间往往见灶状异型性成骨性肿瘤细胞及不规则新生骨。

【免疫组化】

骨膜骨肉瘤目前没有特异性抗体应用于临床诊断。

【遗传学】

骨膜骨肉瘤遗传学改变多种多样，可以表现为8q增益、6q缺失、8q11-24和12q11-15扩增，部分病例可存在复杂染色体变异。TP53突变在40%的骨膜骨肉瘤中存在，与普通型骨肉瘤相似。不存在MDM2、CDK4、IDH突变。

【预后】

介于皮质旁骨肉瘤与表面骨肉瘤之间，部分病例复发后级别升高，预后较差。

【鉴别诊断】

主要与骨膜软骨肉瘤鉴别：

（1）一般骨膜软骨肉瘤较骨膜骨肉瘤年龄稍大，好发于长骨（尤其是股骨）下段或远端。

（2）影像学骨膜骨肉瘤在骨表面多呈球形肿块，伴有钙化球、斑块及环形钙化，局部皮质见模糊的压迹。

（3）组织学骨膜软骨肉瘤均为分叶状肿瘤性软骨，钙化与骨化灶与软骨相移行，见不到骨膜骨肉瘤的肿瘤细胞直接成骨表现，骨膜骨肉瘤的软骨小叶结构一般不如骨膜软骨肉瘤明显。

9.高级别骨表面骨肉瘤

【概述】

高级别骨表面骨肉瘤是发生在骨表面的高度恶性成骨性肿瘤，与普通型骨肉瘤形态特征及预后相近，主要好发类型为纤维型与成骨型，偶见血管扩张型及小细胞型骨肉瘤。

【诊断要点】

①临床特征：好发于长管状骨的（尤其是股骨）骨干或偏干区域。病程短，以疼痛、肿胀及局部肿块作为主要症状。②影像学特征。皮质旁边界模糊的肿块伴有不规则皮质破坏及骨膜反应。③组织学与普通型骨肉瘤相同，高度间变瘤细胞（成骨细胞、成骨性纤维细胞、肿瘤性小细胞及混合性瘤细胞成分），分布不均的及不规则的肿瘤性新生骨（多为网状新生骨，编织状骨及骨样组织），也可见少量肿瘤性软骨，瘤组织内见残蚀的宿主成分及浸润性周缘。

【免疫组化】

同普通型骨肉瘤。

【预后】

本病预后不佳，5年存活率34%，影响预后的最主要因素是组织学分级。

【鉴别诊断】

①骨促结缔组织增生性纤维瘤，与高分化骨纤维肉瘤相比，受累范围更局限，细胞成分稀少且成熟，以丰富胶原结构为主要成分，缺乏典型鱼骨样结构，细胞也没有异型性。②恶性纤维组织细胞瘤，是一种多形性肉瘤，梭形细胞有明显车辐状排列，可出现上皮样组织细胞及多核瘤巨细胞。③成纤维性骨肉瘤，仔细取材后在纤维性背景下一定要发现肿瘤性成骨此诊断才可以成立。④转移性梭形细胞肿瘤，常可借助免疫组化方法鉴别。

3.骨的良性纤维组织细胞瘤

【概述】

本病是骨的良性病变，基本特征是梭形纤维母细胞排列成漩涡状或车辐状结构（storiform结构），其间散在多少不等的小破骨细胞样多核巨细胞，常见泡沫细胞、慢性炎细胞、间质出血和含铁血黄素。

【诊断要点】

①影像学境界清楚，透射线髓质缺损，大约2/3病例有硬化缘。②灰褐色或淡黄色破碎组织。③梭形纤维母细胞呈车辐状排列，散在多少不等多核巨细胞。④少数病例梭形细胞有轻度核不典型性，更适于诊断为非典型纤维组织细胞瘤。⑤黄瘤细胞常见，可伴有慢性炎细胞及含铁血黄素沉着。

【免疫组化】

CD68和CD163常阳性，H3.3阴性。

【遗传学】

在散发性NOF中，Kras和FGFR1中相互排斥的热点突变在80%以上的病例中被发现。

【预后】

预后好，可治愈。

【鉴别诊断】

①骨巨细胞瘤，常发生在成年人骨骺或扁骨，表现为溶骨性破坏，巨细胞瘤经典区域常见的外周或出血区周围常见类似良性纤维组织细胞瘤区域。②纤维组织退变或修复性组织，细胞较杂，常有出血炎性反应区域，而良性纤维组织细胞瘤为真性肿瘤，细胞有storiform结构排列。③非骨化性纤维瘤，病理形态无法区分，只能依靠临床和影像鉴别。④干骺端纤维缺损发病年龄轻，可自行消退，如果病变累及髓腔成为非骨化性纤维瘤。

4.骨的恶性纤维组织细胞瘤

【概述】

本病是高度恶性肿瘤，由纤维母细胞和多形性细胞构成，可见storiform结构。

【诊断要点】

①影像学干骺部溶骨性破坏可伴有硬化区域，边缘常模糊，无骨膜反应，可伴有软组织侵犯及病理性骨折。②灰白/灰红色，部分可质软鱼肉样或质硬。③多种细胞混杂，异型性及多形性明显的瘤细胞可呈车辐状排列伴多核巨细胞及泡沫细胞、慢性炎细胞，核分裂相易见。④少数为低级别病变。

【免疫组化】

免疫组化主要作用协助排除其他恶性肿瘤的诊断。SMA和CKpan可以阳性。

【遗传学】

常有复杂的核型改变。TP53、MDM2、CDKN1A突变常见，还可见MYC基因过表达和8q24拷贝数增加。

【鉴别诊断】

①骨肉瘤的成纤维型也是以异型性和多形性明显的梭形细胞为主要成分伴有或多或少肿瘤性成骨，青少年为好发人群。②纤维肉瘤，骨内纤维肉瘤可见明确的鲱鱼骨样排列肿瘤细胞，一般为异型性较明显的恶性梭形细胞，③梭形细胞转移癌，有原发灶，梭形细胞部分有器官样结构，免疫组化可资鉴别。④恶性黑色素瘤，骨内恶黑较罕见，部分梭形细胞可有或无色素，免疫组化S-100、Melan-A、HMB45可帮助鉴别。

5.尤文肉瘤/PNET（Ewing sarcoma/primitive neuroectodermal tumour，PNET）

【概述】

高度恶性小圆细胞肿瘤，显示不同程度的神经外胚层分化。Ewing肉瘤用于在光镜、电镜和免疫组化水平缺乏明确神经外胚层分化证据的病例，而PNET诊断则用于具有一项或多项神经外胚层分化证据的肿瘤。现将Ewing肉瘤与PNET归为一类肿瘤。

【诊断要点】

①影像学渗透性或虫蚀样骨破坏，常伴葱皮样多层骨膜反应。瘤体表面的皮质不规则变薄或增厚，可伴有软组织包块。②好发于长骨干骺和骨干。③棕黄色质软组织常伴出血、坏死。④细胞丰富，大部分区域由单一的小圆细胞构成，核圆形，染色质细腻，胞浆透亮或轻度嗜酸，有时可见核仁。⑤肿瘤细胞部分可呈梭形，部分可见Homer-wright菊形团。⑥坏死及挤压常见。

【免疫组化】

CD99、FLI-1、NSE、CD56、Vim、EGR、NKX2.2常阳性，部分病例CKpan、

SYN可阳性。

【遗传学】

大约85%的ES发生t（11；22）（q24；q12）染色体易位，另外10%~15%的病例具有另外一种不同的t（21；22）（q22；q12）易位，即EWS基因与21q22上的ERG基因发生融合，而后者是一个与ETS密切相关的基因。在1%甚至更少的病例可发生EWS基因与其他ETS家族成员ETV1、ETV4、FEV发生t（7；22）、t（17；22）、t（2；22）易位。极少数病例存在FUS–ERG或FUS–FEV易位。

【预后】

预后较差，与临床分期、解剖位置、肿瘤大小及对化疗是否敏感有关。体积大、发生在骨盆或诊断时已有转移的患者预后更差。

【鉴别诊断】

①小细胞骨肉瘤，小圆细胞间可见肿瘤性骨样组织。②转移性小细胞癌，有原发病灶，免疫组化上皮来源抗体可帮助鉴别。③淋巴瘤，老年人好发，瘤细胞体积略大，常有大小两种淋巴细胞混杂，核形不规则，影像学肿瘤呈髓内弥漫浸润。免疫组化LCA等有重要价值。④浆细胞骨髓瘤，细胞常有明显浆样分化，免疫组化MUM–1、CD38、CD138等可助鉴别。⑤间叶性软骨肉瘤，小圆细胞间可见高分化肿瘤性软骨是鉴别要点。⑥转移性神经母细胞瘤，有原发灶，年龄多在5岁以下，尿中儿茶酚胺代谢产物水平明显升高，免疫组化可以提示，少数鉴别可以采用分子生物学方法。

五、造血系统肿瘤

1. 骨髓瘤

【概述】

骨髓瘤是骨髓浆细胞发生的恶性肿瘤，常有多骨破坏，和血清单克隆性免疫球蛋白异常升高等特征。

【诊断要点】

①典型影像学表现为穿孔样溶骨性破坏，边界清楚，但缺乏硬化缘，少数骨质破坏不明显，类似于全身骨质疏松改变。②肿瘤灰粉色，质软，鱼肉样，弥漫性或跳跃性分布。③肿瘤细胞排列紧密，细胞间质少。④细胞核卵圆形，偏位，染色质呈车辐状，可见核周空晕，胞浆嗜酸性，细胞可具有从成熟浆细胞到高度异型性的不同分化程度（图15–5）。⑤免疫球蛋白出现在胞浆中呈桑葚样外观，称为Mott细胞，在细胞外聚集形成小球状，称为Russell小体。

【免疫组化】

CD38、CD138、CD79α、Mum–1等浆细胞相关抗原阳性。

【遗传学】

具体参见血液系统肿瘤章节。

【预后】

浆细胞骨髓瘤难以治愈，预后不良因素包括临床分期高，肾功能不全，骨髓被肿瘤替代范围广，细胞不成熟及明显非典型性，Ki-67增殖指数高，染色体13q14和17p13缺失。孤立性者预后较好。

【鉴别诊断】

主要与骨原发性及转移性小细胞肿瘤鉴别，包括恶性淋巴瘤、尤文肉瘤、小细胞骨肉瘤、转移性低分化癌。免疫组化有助于鉴别诊断。

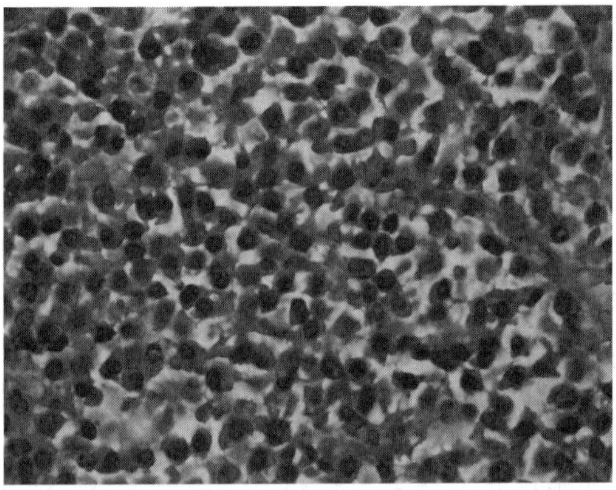

图15-5　浆细胞骨髓瘤

2.恶性淋巴瘤

【概述】

恶性淋巴瘤是指由恶性淋巴细胞构成的肿瘤。可以为原发性或继发性累及骨，并在骨内形成肿块。

【诊断要点】

①影像学表现多样且无特异性，多为溶骨性及硬化性改变混合存在，可见骨质破坏及软组织包块形成。有时X线平片改变不明显但核磁共振可显示骨髓信号异常。②肿瘤质软呈鱼肉样，原发性者多见于四肢，继发性者多见于中轴骨。③多数肿瘤呈弥漫性生长，倾向于保留原有正常结构，如骨小梁和骨髓脂肪细胞，肿瘤在正常组织间呈渗透性浸润并取代骨髓造血组织。骨小梁可增粗，变细或不规则，呈Paget样改变，也可表现正常。④组织学分类和形态与骨外淋巴瘤类似，大多数为弥漫大B细胞淋巴瘤。其他类型还有弥漫滤泡中央型，间变大细胞型，免疫细胞瘤，霍奇金淋巴瘤和白血病。⑤肿瘤细胞容易挤压导致结构不清。

【免疫组化】

与骨外淋巴瘤类似。

【遗传学】

请参考血液系统肿瘤章节。

【预后】

恶性淋巴瘤治疗以化疗和放疗为主，不主张截肢，预后因素包括组织学类型，临床分期等，年龄大于60岁，免疫母细胞型预后差，单骨型较多骨型预后好。

【鉴别诊断】

主要与骨原发性及转移性小细胞肿瘤鉴别，包括尤文肉瘤，小细胞骨肉瘤，浆细胞骨髓瘤，转移性低分化癌。免疫组化是重要的鉴别诊断手段。

六、脊索瘤

【概述】

脊索瘤是发生于原始脊索残余的低到中度恶性肿瘤。分为经典型，软骨样型和去分化型。

【诊断要点】

①均位于中线部位，最常见部位依次为骶尾区，蝶枕区，颈椎，其他椎体非常罕见。②典型影像学改变为中轴骨孤立性，中位性溶骨性破坏，可见软组织肿块及肿瘤内钙化。③肿瘤呈分叶状，质地软，灰白色、半透明或黏液样。④肿瘤小叶见有纤维性分隔带，瘤细胞片状，条索状或散在分布于黏液性间质中，胞浆内亦可见黏液而呈空泡样，细胞轻到中度异型性，分裂象不易见（图15-6）。⑤软骨样脊索瘤多位于颅底，具有软骨肉瘤和脊索瘤的双重组织学特征。⑥去分化脊索瘤（肉瘤样脊索瘤），即脊索瘤伴发高级别肉瘤。

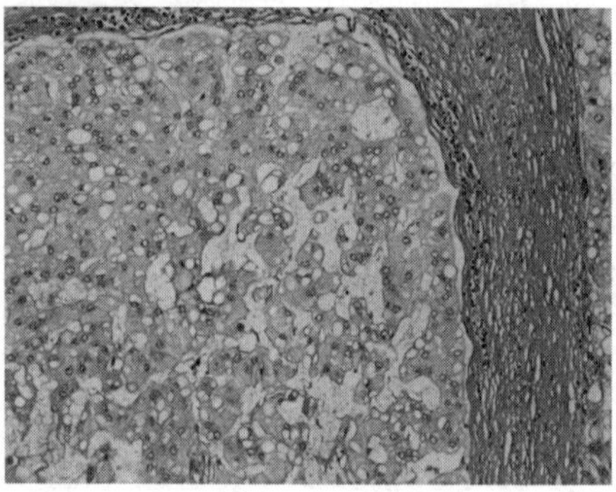

图15-6　脊索瘤

【免疫组化】

波形蛋白、S-100蛋白、广谱CK、低分子量CK、EMA阳性，brachyury阳性，部分脊索瘤PTEN和INI-1可以丢失。去分化脊索瘤中去分化部分可以不表达上述抗体。

【遗传学】

脊索瘤分子遗传学异常主要体现在两方面，一方面是部分染色体拷贝数出现丢失，包括1p（21%），3p（36%），4q（27%），10q（21%）和13q（24%）；另一方面集中在基因以及蛋白质表达水平异常，相关研究热点包括CDKN2A，CDKN2B，EGFR，PTEN，SMARCB1，Brachyury，CD24等。

【预后】

脊索瘤是惰性的，低到中度恶性肿瘤，但由于中轴骨肿瘤难以完全切除而导致高复发率。软骨样型预后相对较好，去分化型多见于复发者，预后相对较差。晚期可发生远处转移，多见于肺。

【鉴别诊断】

主要与软骨肉瘤鉴别，后者免疫组化CK、EMA阴性。

七、血管肿瘤

1.血管瘤

【概述】

血管瘤是来源于内皮的具有脉管分化的良性病变。

【诊断要点】

①典型影像学表现为局部密度降低和纵向排列的条纹状反应性新生骨，形成“灯芯绒布”样结构。②好发于脊椎骨，尤其是胸椎，其次为颅骨，颌骨，其他部位相对少见。③肿瘤呈红褐色，蜂窝状或多房性，房间隔内有骨小梁。④组织学与软组织血管瘤类似，以海绵状血管瘤多见，也可以是毛细血管瘤，动静脉血管瘤或上述几种成分混合。⑤上皮样血管瘤。肿瘤性内皮细胞呈多角形，有泡状核和丰富嗜酸性胞浆，可形成良好的血管腔或呈条索状或片状排列。⑥淋巴管瘤。管腔扩张，内充以淋巴液，内皮细胞扁平。

【免疫组化】

CD31、CD34、Ⅷ因子、Fli1、ERG蛋白阳性，上皮样血管瘤亦可表达CK、EMA或CEA。

【遗传学】

部分骨的血管瘤会出现FOSB基因异常，但不会出现WWTR1–CAMTA1融合基因。

【鉴别诊断】

高分化血管肉瘤，转移癌，造釉细胞瘤。

2.血管肉瘤

【概述】

内皮细胞构成的恶性肿瘤。

【诊断要点】

①影像学多为溶骨性改变，边界不清，可以有硬化缘及软组织肿块形成，常常为多中心性。②肿瘤质地软，灰白色或出血明显。③肿瘤均具有形成血管的倾向，高中分化者肿瘤形成迷路样血管网，缺乏分叶结构，甚至单个肿瘤细胞亦可形成管腔。④内皮细胞具有不同程度的非典型性，核分裂易见，可形成实性细胞团，肿瘤分化越低，细胞团越明显。⑤肿瘤内及边缘可见新骨形成，被覆成熟的骨母细胞。⑥上皮样血管肉瘤。细胞见丰富的嗜酸性胞浆及明显核仁，胞浆内有含铁血黄素沉积。

【免疫组化】

表达CD31、CD34、Ⅷ因子、Fli1，ERG蛋白，上皮样血管肉瘤可表达CK、EMA。

【遗传学】

血管肉瘤可以出现染色体丢失、增益和扩增或复杂畸变。MYC基因扩增常出现在放疗继发的血管肉瘤中。

【鉴别诊断】

血管瘤，富含血管的其他肉瘤

八、炎症与瘤样病变

1.化脓性骨髓炎

【概述】

化脓性骨髓炎可能源于局灶性或外源性因素（如复合性骨折），或经由血行感染。细菌性骨髓炎可由多种不同的致病微生物引起，70%~90%是由凝固酶阳性的葡萄球菌引起。临床可呈急性过程，亦可为亚急性或慢性经过。

【诊断要点】

化脓性骨髓炎病理形态包括：①炎性渗出：中性粒细胞与坏死液化组织共同形成脓液；②新骨形成；③死骨形成。急性骨髓炎如治疗不彻底可转为慢性。

2.结核性骨髓炎

【概述】

本病为血源性感染，是体内继发性结核病灶。

【诊断要点】

①干酪样坏死型可见明显干酪样坏死和死骨形成。病变常累及周围软组织，引起干酪样坏死和结核性肉芽肿形成。②增生型主要形成结核性肉芽组织，但无明显的干酪样坏死。

3. 动脉瘤样骨囊肿

【概述】

骨的良性囊性病变，由纤维结缔组织分隔成充盈血液的囊腔，间隔内含有纤维母细胞、破骨细胞样巨细胞及反应性新生骨。可以是原发性或继发性。

【诊断要点】

①影像学显示溶骨性、偏心性和膨胀性的肿块。CT和MRI可显示囊内部的间隔和特征性的多液平面。②原发性动脉瘤样骨囊肿境界清楚，由纤维间隔分隔的充盈血液的囊腔构成，间隔由中等细胞密度成分构成，包括温和的纤维母细胞、散在的破骨细胞样巨细胞及围绕骨母细胞的编织骨成分。继发性多与骨的良性肿瘤有关，如骨巨细胞瘤、骨母细胞瘤、软骨母细胞瘤，也可继发于恶性肿瘤如骨肉瘤。

【免疫组化】

SMA、SATB2可见阳性，H3.3阴性。

【遗传学】

70%原发动脉瘤样骨囊肿会出现17p13 USP6基因异位，可以和CDH11-USP6、ThRAP3-USP6、CNBP-USP6、OMD-USP6、COL1A1-USP6等形成融合基因。

【预后】

是具有局部复发潜能的良性病变，刮除后可复发。

【鉴别诊断】

①血管扩张型骨肉瘤，影像学边界不清伴皮质破坏，组织学囊壁内可见异型肿瘤细胞及肿瘤性成骨。②继发性动脉瘤样骨囊肿，如骨巨细胞瘤和软骨母细胞瘤可继发动脉瘤样骨囊肿。③单纯性骨囊肿，纤维囊壁组织，囊内含淡黄色液体。

4. 单纯性骨囊肿

【概述】

骨髓腔内呈囊样充盈血样液体的病变，常呈单房性。

【诊断要点】

①X线显示干骺-骨干的透亮区域，可扩展至骺板。腔内可有部分或完全的间隔。②囊肿内衬一层光滑的纤维膜，常见血管丰富的结缔组织、含铁血黄素和胆固醇结晶。

【免疫组化】

无特殊意义。

【遗传学】

无特殊意义的遗传学异常。

【预后】

10%~20%病例可以复发。

5. 纤维结构不良

【概述】

髓腔内良性的纤维–骨性病变，可累及单骨或多骨。

【诊断要点】

①X线显示为非侵袭性的地图样，有毛玻璃样基质。②由纤维性和骨性成分构成。纤维性成分由温和的梭形细胞构成，骨性成分由不规则的弯曲编织骨骨小梁构成（图15–7）。

【免疫组化】

SATB2可以阳性，SMA可不同程度阳性，CKpan阴性。

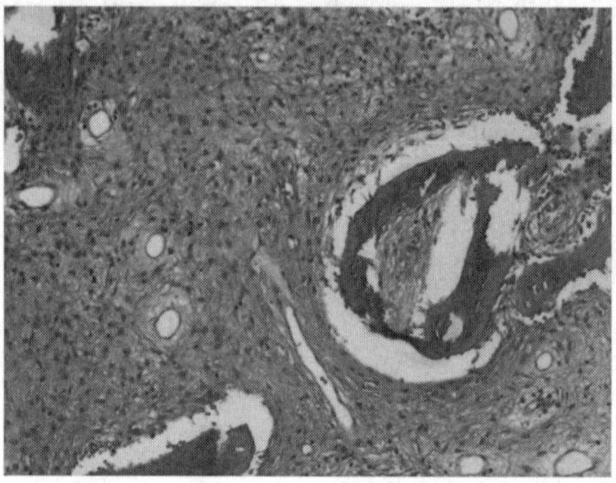

图15–7　纤维结构不良

【遗传学】

纤维结构不良存在*GNAS*基因（20q13）激活性突变，该基因编码G蛋白的 α 亚基。*GNAS*基因异常还与McCune–Albright 综合征和非骨相关的内分泌疾病有关，提示这类疾病源于相同的基因表达谱。

【预后】

预后好，很少恶变。

【鉴别诊断】

①骨性纤维结构不良，多发生于胫腓骨皮质。骨小梁周围可见增生活跃的骨母细胞。②低级别中心性骨肉瘤，较一致的梭形细胞显示轻度异型性，侵蚀骨皮质。

6. 骨性纤维结构不良

【概述】

皮质发生的良性自限性纤维–骨性病变。

【诊断要点】

①病变位于皮质，境界清楚，皮质变薄、膨胀甚至消失。②不规则的编织骨碎片，边缘常衬覆板层骨，板层骨由轮廓分明的骨母细胞产生。纤维成分由温和的梭形细胞及其产生的胶原纤维构成。15岁逐渐自行消退并康复。

【免疫组化】

骨性纤维结构不良中纤维性细胞Vimentin阳性，部分表达S-100和Leu7，Podoplanin可以阳性表达，部分病例可见散在CKpan阳性细胞。

【遗传学】

存在7、8、12染色体三体畸形。无GNAS基因突变。

【鉴别诊断】

①纤维结构不良，发生于髓腔内，骨小梁周围多无骨母细胞围绕。②骨性纤维结构不良样釉质瘤，骨性纤维结构不良背景中存在上皮细胞巢。

九、转移瘤和其他少见肿瘤

1.骨的转移瘤

【概述】

任何发生于远隔部位的恶性肿瘤都可能累及到骨，绝大部分是上皮来源。

【诊断要点】

与原发肿瘤形态相似。

2.骨的平滑肌瘤

【概述】

骨的良性梭形细胞肿瘤，有平滑肌分化。

【诊断要点】

①影像学显示溶骨性病变，常为多灶性，可出现硬化缘，有时出现骨皮质膨胀。②形态单一的梭形细胞呈束状排列，核分裂相极为罕见。

【免疫组化】

SMA和Desmin阳性。

3.骨的平滑肌肉瘤

【概述】

本病是骨的极罕见的梭形细胞肉瘤，免疫组化和电镜分析显示平滑肌分化。

【诊断要点】

①影像学显示为侵袭性的溶骨性改变，边界不清，渗透性，有皮质破坏。②肥硕的、多形性的梭形细胞呈束状排列，核分裂相多见，常见坏死。

【免疫组化】

SMA、Desmin和h-Caldesmon阳性。

4.骨的脂肪瘤

【概述】

本病是脂肪细胞的良性肿瘤，发生于髓腔、皮质或骨表面等部位。

【诊断要点】

①影像学显示髓内脂肪瘤为境界清楚的溶骨性改变，外周有薄的硬化缘，病变内可有小梁或中心性的钙化。骨旁脂肪瘤为邻近皮质表面的透亮包块，可出现皮质增厚或骨膜反应。②髓内脂肪瘤境界清楚，由分叶状排列的成熟的脂肪细胞组成。骨旁脂肪瘤特征为境界清楚的具有成熟外观的脂肪细胞构成的分叶状结构。

【免疫组化】

S-100和Desmin阳性。

5.神经鞘瘤

【概述】

神经鞘瘤是发生于骨内Schwann细胞起源的良性肿瘤。

【诊断要点】

由梭形细胞构成，波纹状核，常呈栅栏状排列，低密度区域与高密度区域交错排列。

【免疫组化】

S-100阳性。

【预后】

局部完整切除后可治愈。

6.釉质瘤

【概述】

釉质瘤很罕见，是低级别恶性双向性肿瘤，形态多样，最常见上皮细胞团被相对温和的梭形细胞和骨-纤维成分包围。

【诊断要点】

①X线的典型表现是皮质内境界清楚的分叶状溶骨性改变，伴病变内不透亮阴影、间隔和周缘硬化等。②以上皮性和骨纤维性两种成分为特征。经典釉质瘤有四种形态：基底细胞样、管状、梭形细胞和鳞状细胞。经典釉质瘤中央为显著的上皮成分，少量不成熟的骨小梁散在于纤维组织中（图15-8）。此外，还包括骨性纤维结构不良样变型。其病变中央是纤维组织，其间散在少量细的不成熟的编织骨小梁和上皮成分。

【免疫组化】

纤维组织Vimentin阳性；上皮细胞同时表达广谱CK、EMA、podoplanin，Vimentin和P63。

【遗传学】

主要是染色体7、8、12、19和（或）21出现多倍体。釉质瘤中上皮样成分常出现TP53突变。

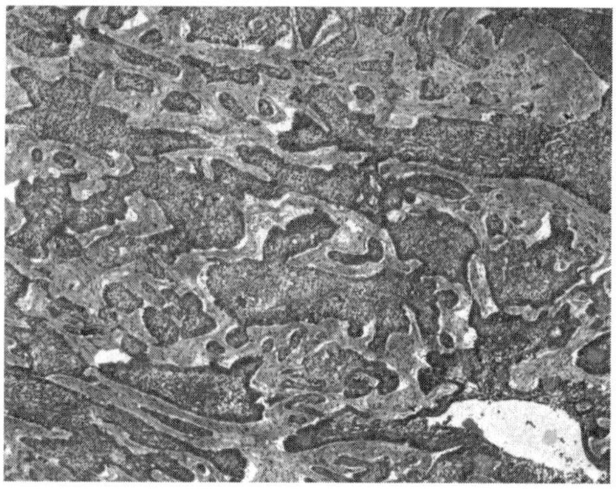

图15-8　釉质瘤

【预后】

复发危险因素为手术病灶内切除或边缘切除和间室外有肿瘤生长，非根治性手术后复发率达90%。

【鉴别诊断】

①骨性纤维结构不良，可以出现CK阳性细胞，但为散在、单个阳性细胞，釉质瘤的上皮细胞呈巢状。②转移癌，患者年龄偏大，上皮细胞异型性大。

7.朗格汉斯细胞组织细胞增多症

【概述】

本病是朗格汉斯细胞的肿瘤性增生。

【诊断要点】

①X线表现为溶骨性病变，境界清楚，常伴有厚的骨膜新生骨形成。②朗格汉斯细胞呈巢状或簇状，细胞中度大小，界限不清，胞浆透明或嗜酸性，卵圆形核的外形不规则，常有切迹，可见特征性核沟。

【免疫组化】

CD1a、CD68、Langerin、S-100阳性表达，不表达CD45。

【遗传学】

50%~65%朗格汉斯细胞组织细胞增生症病人会出现BRAF V600E突变。

【预后】

单骨型和限制性多骨型病变预后良好。

【鉴别诊断】

①慢性骨髓炎，病灶内常含有死骨和大量中性白细胞，髓腔纤维化，很少出现朗格汉斯细胞。②霍奇金病，缺少朗格汉斯细胞，有CD15、CD30阳性的R-S细胞和霍奇金细胞。

第二节　关节疾病

一、腱鞘囊肿

【概述】

腱鞘囊肿发生于关节及腱鞘周围，由关节囊或腱鞘结缔组织黏液变性和囊性变而成。

【诊断要点】

囊壁由致密纤维组织构成，无滑膜衬覆。

二、骨性关节炎

【概述】

因关节退行性变而引起。

【诊断要点】

早期改变是关节面透明软骨的均匀变性。开始表现为以垂直裂隙为特征之软骨基质的原纤维变性，最后可导致在表面形成乳头状突起，有时还有软骨碎片脱落。关节软骨一旦消失，两侧的关节骨面就会发生直接接触，并引发骨小梁的进行性骨质增生（骨质象牙化）。滑膜可保持正常，亦可增厚，并可形成乳头状化生性软骨、骨或脂肪组织瘤块。肿物大量脱落即成为关节腔内的游离体。

三、类风湿关节炎

【概述】

是一种免疫复合物性疾病，表现为慢性多关节炎。

【诊断要点】

早期，滑膜充血，衬覆细胞增生和浆细胞、淋巴细胞浸润，常有淋巴滤泡形成。滑膜小血管被覆的内皮细胞肥大。紧靠滑膜表面或间质中常可见纤维素沉积。第二阶段，肉芽组织长入软骨下骨髓。关节软骨表面可形成血管翳。血管翳中亦可见软骨或骨。软骨下的肉芽组织和关节中的血管翳可侵袭软骨。软骨破坏后出现纤维性关节强直，最后是骨性关节强直。

四、痛风

【概述】

痛风患者由于尿酸盐沉积进行性破坏软骨、可致溶骨，并造成不规则的软骨下骨损伤。

【诊断要点】

炎性背景中可见大量组织细胞和异物巨细胞，并见尿酸盐结晶沉积。

五、滑膜骨软骨瘤病

【概述】

滑膜组织中有骨软骨小体形成。

【诊断要点】

骨软骨小体可在滑膜内，也可脱落至关节腔。常伴有钙化，骨化。软骨小体为透明软骨，软骨细胞可呈一定程度异型性。

【免疫组化】

无特殊意义。

【遗传学】

部分病例出现6号染色体异常（1P22，1P13重排）及5号染色体多体。不存在IDH1和IDH2突变。

【预后】

术后可局部复发，偶有恶变。

六、弥漫型巨细胞肿瘤

同软组织。

第十六章　眼及耳鼻咽喉疾病

眼及耳鼻咽喉疾病种类繁多。其中多种软组织、骨组织、淋巴组织及皮肤疾病的病理表现与身体它处相应疾病表现类似，可参考相关章节，本章重点涉及眼及耳鼻咽喉较常见和特色疾病。

第一节　眼部疾病

眼部疾病包括眼睑、结膜、角膜、葡萄膜、视网膜、晶状体、泪器及眼眶疾病。病理科接收的标本包括眼球摘除和活检两类。眼球摘除标本见于眼内肿瘤、交感性眼炎，继发性青光眼和角膜溃疡等，前两者其病理检查诊断结果对确立疾病的治疗方针非常重要。眼内肿瘤包括恶性黑色素瘤、转移性肿瘤、恶性淋巴瘤及视网膜母细胞瘤等。

一、葡萄膜恶性黑色素瘤

【概述】

葡萄膜恶性黑色素瘤是起源于葡萄膜基质内黑色素细胞的恶性肿瘤。多为单眼发病，约半数发生于眼底后极部，半数见于眼底周边部和睫状体及眼底后极部和睫状体之间，初期几无自觉症状，随着肿瘤的增大可出现视网膜剥离、青光眼及白内障等并发症。

【组织学分型及诊断要点】

1. 梭形细胞A型梭形细胞紧密排列，染色质丰富，核呈椭圆形，常见线状核膜纵褶，核分裂常见，核仁不明显，核浆比要比痣细胞高。

2. 梭形细胞B型梭形细胞，核呈大的椭圆形，核仁明显，有丝核分裂较常见，瘤细胞呈簇状密集增生，常见血管周围密集排列，有时可见核分裂呈波浪状，似神经纤维瘤，此时也称为纤维束型。

3. 上皮样细胞型有大的多形性的细胞核，肿瘤细胞体积大，呈不整形，核染色质丰富，常见大的核仁，核分裂多见，也常见到多核巨细胞，细胞间结合弱，石蜡切片上可见瘤细胞破损产生的“人工产物”。

4. 气球样细胞型较少见，可见成堆的气球样细胞聚集，细胞体积大，胞浆丰富，呈空泡状，核固缩变小、位于细胞一侧。

5.坏死型较少见，可见大片坏死，常合并出血。

【预后相关因素】

梭形细胞型15年后的死亡率约2%，上皮样细胞型约75%，混合细胞型及坏死型的死亡率居二者之间。肿瘤愈靠近葡萄膜前方，生存率愈高。通常葡萄膜恶性黑色素瘤正确诊断需要充分的脱色素处理，瘤细胞色素含量愈丰富预后愈差。肿瘤的体积在$1mm^2$以下者其预后较大于$1mm^2$者好，其死亡率<14%。脉络膜恶黑直径小于7mm，高度<2mm者，行眼球摘出后其死亡率为0。肿瘤浸及巩膜则眼球摘除术后眶内复发率高，而无巩膜浸及者则预后较好。诊断延迟及肿瘤浸至巩膜外是其预后不良的原因，此时死亡率可达50%，与组织学类型无关。其他预后差的原因还有肿瘤浸润视神经、血管尤其是窝静脉。

二、视网膜母细胞瘤

【概述】

视网膜母细胞瘤是发生于视网膜母细胞的恶性肿瘤，为婴幼儿期眼内最常见的恶性肿瘤，平均诊断年龄为13个月，80%发生于3岁以前，10岁以后罕见。可发生于双眼或单眼，双眼患儿平均年龄为10个月，单眼患儿平均年龄为2岁，罕见于成年人。分为遗传型和非遗传型。遗传型又分有家族史（占10%）和无家族史（占90%）。有家族史者为常染色体显性遗传，伴有高而不完全的外显率（80%~90%），在父母生殖细胞内发生第一次突变，在体细胞内发生第二次突变，临床上发病早，2/3为双眼患者，每眼可发生多个独立肿瘤，易发生第二肿瘤；1/3为单眼发病。散发患者则由基因新的突变引起。非遗传型占55%~56%，二次基因突变均在体细胞发生，临床表现发病晚，多为单眼发病，单个肿瘤病灶，无家族史。

【组织学分型及诊断要点】

（1）分化型镜下肿瘤由小圆形细胞组成，可见Flexner-Winterstainer（F-W）菊形团，由核位于周边细胞质向腔内伸出的数个及十数个肿瘤细胞围成，中心有空腔，呈整齐的花环状，为Rb特征性的形态结构，电镜下菊形团的中心腔内可见刷状突起，酷似视细胞花状饰（fleurette）的扇状突出的超微结构。此外还可见Homer-Wright（H-W）菊形团。

（2）未分化型瘤细胞核深染，胞质少，常见以血管为中心的假菊形团及肿瘤周血管生长（图16-1），周围伴坏死和钙化，引起继发性青光眼的虹膜血管增生多见于此型。电镜下肿瘤细胞间可见连接结构，说明其为上皮性肿瘤。

【预后】

分化型恶性度较低，预后较好。肿瘤向周围浸润的通路如下：①通过视神经进入脑脊液。②通过葡萄膜、巩膜呈连续性浸入眶内。③通过葡萄膜或偶尔通过视网膜的静脉血行播散至骨及其他全身血管。摘除眼球视神经断端或眼球壁外浸润的有无及葡萄膜浸润本身并不意味着预后不良。也可见未经治疗的自愈病例。

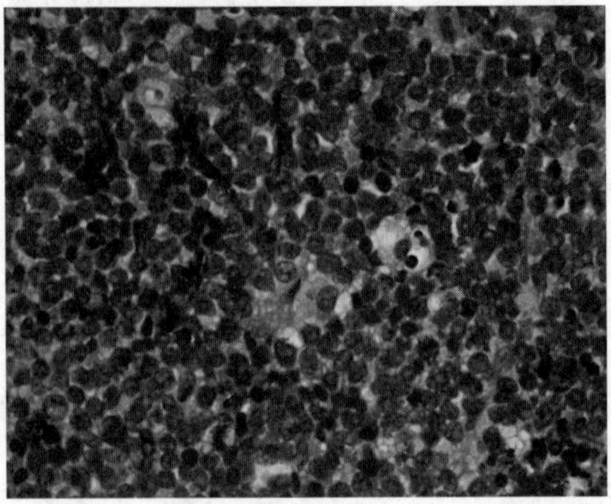

图16–1 视网膜母细胞瘤，未分化型

肿瘤细胞呈小圆细胞型，可见Homer–Wright假菊型团结构及肿瘤细胞的凋亡现象

三、眼部活检标本

占眼科送检标本的绝大部分，常见的包括眼睑、结膜、角膜（分类见表16–1~3）及眶内的病变（见后）。大部分病变与皮肤、淋巴造血组织、软组织及中枢神经系统相应病变相似，可参照相关部分。

表16–1 眼睑活检病变

良性病变	
炎症	眼睑炎（化脓性肉芽肿）、麦粒肿、霰粒肿、传染性软疣、寻常疣、结节病
表皮肿瘤及瘤样病变	乳头状瘤、假上皮瘤样增生、角化棘皮瘤、脂溢性角化病、日光性角化病、表皮内Bowen病、表皮样囊肿、皮样囊肿
色素性肿瘤	雀斑、痣、蓝痣、太田痣
附属器肿瘤及瘤样病变	汗腺囊肿、皮脂腺囊肿、皮脂腺增生、皮脂腺腺瘤、毛孔瘤、钙化上皮瘤、毛囊瘤、外毛根鞘瘤、毛发上皮瘤、汗管瘤、汗孔瘤、乳头状汗管囊腺瘤、大汗腺囊腺瘤
间叶组织良性肿瘤及瘤样病变	神经纤维瘤、神经鞘瘤、颗粒细胞瘤、黄斑瘤、淀粉样变、类脂质蛋白沉积症
恶性肿瘤	基底细胞癌、皮脂腺癌（包括睑板腺癌）、鳞状细胞癌、恶性黑色素瘤、恶性淋巴瘤、汗腺癌、Merkel细胞癌、横纹肌肉瘤、转移性肿瘤

表16–2 结膜活检病变

炎症	霰粒肿、化脓性肉芽肿、结节性筋膜炎、淀粉样变、春季卡他性结膜炎、巨乳头型结膜炎、翼状胬肉
上皮性肿瘤及瘤样病变	乳头状瘤、假上皮瘤样增生、角化棘皮瘤、囊肿、日光性角化病

续表

附属器肿瘤	多形性腺瘤、嗜酸性颗粒细胞瘤、黏液表皮样癌、皮脂腺癌
色素性肿瘤	黑变病、交界痣、皮内痣、复合痣、幼年性黑色素瘤、蓝痣、太田痣、恶性黑色素瘤
软组织肿瘤	睑裂斑、幼年性黄色肉芽肿、纤维黄色瘤、胎儿性横纹肌肉瘤、血管瘤、神经纤维瘤、神经鞘瘤
畸胎瘤、错构瘤	皮样囊肿、表皮样囊肿、骨瘤
淋巴造血组织肿瘤	
继发性肿瘤	

表16–3　角膜活检病变

炎症	翼状胬肉、春季卡他环状型、药物变态反应、特殊感染
肿瘤	皮样囊肿、乳头状瘤、原位癌、鳞状细胞癌、恶性淋巴瘤、恶性黑色素瘤

（一）麦粒肿

麦粒肿是睑缘毛囊汗腺（Moll腺）睫毛皮脂腺（Zeis腺）及睑板腺（Meibom腺）的急性化脓性炎症。

（二）霰粒肿

霰粒肿是从眼睑皮脂腺溢出脂质引起的慢性脂性肉芽肿。

（三）皮脂腺癌

皮脂腺癌包括由睑板腺及睫毛皮脂腺发生的癌。由睑板腺发生者也称为睑板腺癌。

（四）黄色瘤

黄色瘤多为对称性发生于上睑内眦部的黄色斑块，镜下为真皮内弥漫分布的大型组织细胞，内含脂肪。

（五）翼状胬肉

翼状胬肉是睑裂部球结膜及结膜下组织发生变性、肥厚、增生，向角膜侵袭生长，呈三角形。镜下胬肉的尖端部可见纤维母细胞及胶原纤维向上皮基底细胞和Bowman膜间增生，Bowman膜消失，上皮变薄，胬肉体部为类似变性弹力纤维和毛细血管的结缔组织。

（六）皮样囊肿

皮样囊肿也称皮样瘤，属迷芽瘤，常发生在球结膜，有时累及部分角膜，可附有毛发。镜下为被覆表皮的结缔组织，通常含有毛囊、皮脂腺，也可见到软骨、骨及泪腺等。

（七）角膜移植

角膜移植除了圆锥角膜、颗粒状角膜等特异性改变外，还可见到多种非特异性改变。包括①角膜上皮萎缩、水肿、增生及角化，基底细胞与Bowman膜剥离、基底膜样物质增多、纤维血管组织长入，炎症细胞浸润，Bowman膜破坏。②移植角膜周边部Bowman膜消失，被伴有淋巴细胞、浆细胞及嗜中性粒细胞浸润的纤维血管组织取代。境界清楚的Bowman膜的缺失，提示既往曾有外伤。③细胞外基质沉着，见于Bowman膜和表层，有钙化、玻璃样物质、弹性纤维样变性物、含铁血黄素及黑色素等。④组织实质改变：包括排列紊乱、实质细胞的纤维母细胞样改变，其增生明显时可呈纤维瘤样。当周边出现伴有淋巴细胞、浆细胞的毛细血管侵入时，提示为角膜感染及移植后免疫反应的末期改变。⑤Descemet膜可见肥厚、变薄、复层化，向前房内结节状突出。内皮可见色素沉着、萎缩、变薄及消失。

（八）黑色素细胞瘤

【概述】

本病多发生于虹膜、睫状体前部及视盘。属于痣细胞的良性增生性病变。临床在相应部位可见黑色病变。睫状体的黑色素细胞瘤如能早期诊断，可行肿物局部切除术。视盘黑色素细胞瘤起源于视盘内筛板区存留有黑色素细胞的人，属错构瘤，极少恶变，恶变几率同脉络膜痣。

【诊断要点】

镜下细胞内可见浓密黑色素颗粒沉积，脱色素后细胞呈扁圆形或多角形，细胞较大，胞浆丰富，核小圆形，核仁不清，无病理性核分裂象。

四、眼眶常见疾病

（一）眼眶内炎症

眼眶可见急性炎症和慢性炎症。急性炎症较少见，包括由细菌、弓形虫等感染引起的眼眶蜂窝织炎、脓肿、骨髓炎及泪腺炎。慢性炎症包括非特异性炎症、一些特异性肉芽肿（如结核、霉菌病、结节病）及炎性假瘤等，其中原因不明的眼眶特发性炎性假瘤较常见。此外一些原因不明的疾病如Wegener肉芽肿、动脉炎、Sjogren综合征、Mikülicz病、淀粉样变性等也可见到。

（二）眼眶内肿瘤

眼眶内可以发生各种软组织、淋巴造血组织、骨软骨组织的良恶性肿瘤及瘤样病变，泪腺可以发生各种形态同涎腺组织来源的相应肿瘤。常见肿瘤分类如下：

1.软组织肿瘤

1）肌源性肿瘤（平滑肌瘤，平滑肌肉瘤，横纹肌瘤，横纹肌肉瘤）。

2）神经系统/来源肿瘤（脑膜瘤，颗粒细胞瘤，视神经胶质瘤，神经鞘瘤，神经纤维瘤，化感瘤，副神经节细胞瘤，原始神经外胚层肿瘤，神经母细胞瘤，恶性黑色素瘤）。

3）血管源性肿瘤及淋巴管瘤。

4）纤维组织源性肿瘤（纤维瘤，骨化性纤维瘤，纤维组织细胞瘤）。

5）骨及软骨组织肿瘤（纤维结构不良，骨瘤，骨巨细胞瘤，骨肉瘤，软骨瘤，软骨肉瘤）。

6）脂肪组织来源肿瘤（脂肪瘤，脂肪肉瘤）。

7）来源组织不明的肿瘤（巨细胞瘤，滑膜肉瘤，腺泡状软组织肉瘤，未分化肉瘤）。

8）瘤样病变（先天性皮样囊肿，表皮样囊肿，错构瘤）。

2.淋巴造血系统肿瘤

淋巴造血系统肿瘤具有一定特征的淋巴组织增生、恶性淋巴瘤、绿色瘤、Langerhans细胞组织细胞增生症，浆细胞瘤。

3.泪腺肿瘤

泪腺肿瘤多形性腺瘤，腺样囊性癌，黏液表皮样癌，上皮肌上皮癌，腺癌。

4.周围器官

周围器官眼球、眼睑、附属器、鼻腔鼻窦和鼻咽部等直接浸润而来的肿瘤（视网膜母细胞瘤，脉络膜恶性黑色素瘤，眼睑鳞癌及基底细胞癌，鼻咽癌等）。

5.转移性恶性肿瘤

转移性恶性肿瘤乳腺癌，肺癌，前列腺癌，肾癌，食道癌，甲状腺癌，肝癌，神经母细胞瘤，Ewing肉瘤。

良性间叶组织肿瘤中以血管瘤、脑膜瘤和神经鞘瘤为最常见，良性上皮性肿瘤中以泪腺多形性腺瘤为最常见。恶性肿瘤中以B细胞淋巴瘤、泪腺腺样囊性癌及胚胎型横纹肌肉瘤为最常见。

（三）眼眶内重点疾病

1.眼眶炎性假瘤

【概述】

是指除外了全身与局部原因的特发性眼眶炎性肿块，既可以弥漫性累及各眶内组织，也可以局限于某一结构如视神经周围、眼外肌或泪腺等，临床上可表现为急性起病，也可自一开始就表现为慢性经过。常需与其他眼眶内原发性良恶性肿瘤及转移癌相鉴别。近来报告眼眶炎性假瘤中可能存在IgG4相关硬化性疾病。

【诊断要点】

组织学上病变表现为慢性非特异性炎症，包括以淋巴细胞为主的炎症细胞浸润，还可见浆细胞、组织细胞、嗜酸性粒细胞或中性粒细胞，有时可见数量不等的有生发中心形成的淋巴滤泡，纤维组织明显增生，出现纤维化甚至玻璃样变。根据上述主要病变成分的不同，组织学上一般将其分为三型。即①淋巴细胞浸润型；②硬化型；③混合型。以后者居多。其类型与年龄无关，而与病程长短有关。

【鉴别诊断】

①眶内淋巴组织反应性增生；②高度分化的黏膜相关淋巴瘤。

2.眼眶内淋巴组织反应性增生及恶性淋巴瘤

1）淋巴组织反应性增生发生于眼葡萄膜组织的淋巴组织反应性增生可累及眼眶。组织病理学特征是密集而成熟的单一性小淋巴细胞弥散浸润。中间夹杂有浆细胞和少数吞噬细胞，可见淋巴滤泡和PAS染色阳性的Dutcher小体，纤维基质较少，免疫组织化学染色显示淋巴细胞为多克隆性增生。

2）非典型性淋巴组织增生是指那些非反应性增生，但在细胞形态上也不能明确为恶性的淋巴组织增生病变，免疫球蛋白检测其为多克隆性，免疫组化染色为单克隆增殖，基因分析可有基因重排现象，临床治疗上对激素不敏感。有人认为此类病人中约1/3左右可发展为恶性淋巴瘤，应引起注意。

3）淋巴瘤可分为原发性及继发性，后者少见，为全身淋巴瘤在眼眶内的表现，多有全身淋巴瘤的病史。原发者多见，占眼眶肿瘤的10%，可与眼球内及脑内淋巴瘤同时存在。

【诊断要点】

镜下以黏膜相关淋巴组织结外边缘区B细胞淋巴瘤（黏膜相关淋巴瘤）最多见，其次为弥漫性大B细胞淋巴瘤。Bukkit淋巴瘤可以眶周脓肿的形式出现。T细胞淋巴瘤少见，偶见浆细胞瘤及粒细胞肉瘤。

第二节　耳部疾病

包括发育异常（先天性畸形）、炎症、肿瘤及瘤样病变。

一、耳前瘘管

【概述】

耳前瘘管多发生在耳轮脚前，是耳廓形成过程中耳丘融合不良或第一鳃沟封闭不全所致。可为单侧或双侧，以单侧耳前瘘管多见。

【诊断要点】

耳前瘘管是只与外界相通的盲管结构。可分为两型，Ⅰ型瘘管衬覆复层鳞状上皮或纤毛柱状上皮，管壁常伴有慢性炎症。Ⅱ型瘘管发生过程中还有中胚层成分的参与，除含上皮、皮肤附属器结构外，深部管壁可见弹性软骨。

二、鳃裂囊肿和瘘管

【概述】

鳃裂囊肿被分为第一、二和第三鳃裂来源。耳区鳃裂囊肿和鳃裂瘘管是第一鳃弓或第一鳃囊发育异常所致。位于耳–下颌脚后方。

【诊断要点】

鳃裂囊肿或瘘管内衬复层鳞状上皮或假复层纤毛柱状上皮。囊壁内可见大量淋巴组织，有时伴有淋巴滤泡。鳃裂瘘管囊壁结构与鳃裂囊肿基本相同，但存在与外界相通的开口。

三、耳息肉

【概述】

耳息肉常继发于慢性中耳炎，胆脂瘤也是中耳息肉形成的重要原因之一。又称炎性耳息肉、听道息肉。主要发生于中耳，为红色肿块。息肉进一步生长可穿透鼓膜，形成外耳道肿物，似为外耳道源性病变。耳息肉也可原发于外耳道。该病儿童多见，成人发生者也不少，无性别差异。

【诊断要点】

镜下改变为炎性肉芽组织。也可见多核巨细胞、胆固醇肉芽肿及钙化灶。慢性病例的间质内可见腺性包涵体。被覆上皮为假复层柱状、立方状上皮，有或无纤毛，可发生鳞化。

【鉴别诊断】

中耳腺瘤。鉴别点是耳息肉间质内可见腺性包涵体，其没有肌上皮，细胞缺乏神经内分泌肿瘤的形态和免疫组化染色特征。

四、恶性耳炎

【概述】

恶性耳炎是一种具强侵袭性、可引发死亡的外耳道感染，多由绿脓杆菌引起。也称坏死性外耳道炎。常发生于老龄糖尿病患者，免疫抑制者发病风险增高。该病起始于外耳道，随着疾病的发展病变可累及周围软组织、软骨、骨组织、颅底、中耳腔，导致颞骨或颅骨骨髓炎、脑神经瘫痪、脑膜炎、颅内静脉血栓形成及脑脓肿。

【诊断要点】

镜下主要为坏死物及肉芽组织。常有溃疡形成，皮下组织见弥漫、大量急性及慢性炎细胞浸润，并常见坏死性血管炎、骨及软骨坏死。革兰染色易见革兰阴性杆菌。

五、特发性囊性软骨软化

【概述】

病因不明，为耳廓软骨板的囊性、退行性病变。好发于中、青年男性，发生于女性者极少。主要发生于耳廓软骨，耳舟状窝是最常见的部位，病变部位局限性肿胀。多为单侧性，也有双侧发病。病变为无痛性，且表面皮肤无改变。

【诊断要点】

送检标本常为囊壁碎片，完整的囊肿为软骨内一境界清楚的长形裂隙，切开时腔内有黄色（橄榄油样）液体流出，囊内壁光滑或有灰褐色附着物，后者为陈旧性出血或纤维、肉芽组织。囊壁为软骨组织，囊腔无上皮衬覆（假囊肿）。在软骨与囊腔之间有一层纤维组织或肉芽组织。周围软骨组织内无炎性细胞浸润。

六、慢性结节性耳轮软骨皮炎

【概述】

本病以皮肤胶原渐进性坏死及软骨板退行性变为特点。多发于男性，多数病例为50岁以上。常位于耳轮或对耳轮，可发生于耳廓任一部位。临床常表现为一自发的单侧性剧痛硬节。

【诊断要点】

肉眼改变为圆形结节，中心为火山口状，含黄褐色坏死物。镜下改变为表皮的中心形成溃疡，邻近上皮示棘层增厚、角化过度、角化不全及假上皮瘤样增生。胶原可由溃疡口排出。

七、复发性多软骨炎

【概述】

本病是一种以Ⅱ型胶原为靶抗原的系统性自身免疫性疾病，导致全身多处软骨组织或富含蛋白多糖的组织受损。也称多发性软骨病。极少见，85%~90%以上患者有耳廓软骨炎，于耳翼最常见，其次是鼻部。

【诊断要点】

镜下病变软骨组织基质丧失正常的嗜碱性，而变得嗜伊红性增强。软骨周及软骨区见中性粒细胞、淋巴细胞、浆细胞及嗜酸性粒细胞浸润。病变晚期，软骨细胞消失、软骨窝变形，受损软骨最终被肉芽组织、纤维、瘢痕取代。

八、耳硬化症

【概述】

耳硬化病变是累及颞骨听囊的异常骨重构性疾病，始于窗前缝，随病程进展波及蹬骨、耳蜗、骨迷路、半规管等多个部位。

【诊断要点】

肉眼上为结节状，质硬，粉红色或黄色弥漫或局限性病变。听骨链变形、蹬骨粘连等。组织学上，正常骨质为硬化骨取代，病灶处可同时存在骨吸收和骨形成，形成paget病样有显著黏合线的异常骨。

九、耳部特征性肿瘤及瘤样病变

（一）外耳道

主要为耵聍腺肿瘤。也可发生内翻性乳头状瘤，其病理形态与鼻腔内翻性乳头状瘤相同。

1.耵聍腺腺瘤

【概述】

耵聍腺腺瘤约占全部耵聍腺肿瘤的8.9%~38%。发病年龄分布广泛，40~60岁多见，男性多于女性。为缓慢生长的外耳道肿物或堵塞伴耳聋，分泌物少见。

【诊断要点】

肿瘤一般较小，圆形或息肉状灰白色肿物，可有蒂。肿瘤表面被覆皮肤，光滑无溃疡，切面灰白色，可见小囊腔。镜下肿瘤界限清楚，但无包膜。肿瘤细胞呈腺样或腺管状结构，可有囊性扩张，可伴腔内突起和乳头状增生。有少量纤维性间质。形态上近似耵聍腺，但缺乏正常耵聍腺的小叶结构。腺上皮由两层细胞构成，内层细胞可见顶浆分泌，胞浆丰富、呈酸性，核圆，染色质致密（图16-2）。外层肌上皮细胞可增生，但并不是肿瘤所有部分都明显存在肌上皮细胞。

【免疫组织化学】

内层细胞CK7阳性，外层细胞表达P63、CK5/6、S-100，CD117优先表达于内层细胞。

【鉴别诊断】

①耵聍腺腺癌：呈浸润性生长，细胞有异型性。有时表皮下的腺癌很像腺瘤，到深部才表现出异型性和浸润性生长的特点。②中耳腺瘤：具有神经内分泌肿瘤标记的特点。

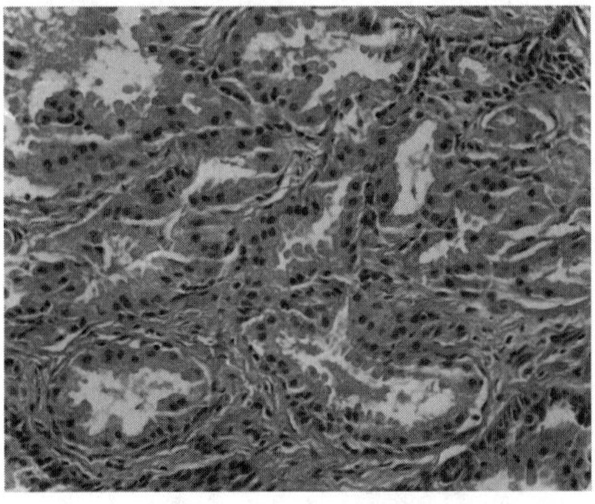

图16-2　耵聍腺腺瘤

腺样结构由双层细胞组成，腺腔内可见顶浆分泌，内层细胞胞浆嗜酸性，外层细胞为肌上皮

2. 软骨样汗腺瘤

又称多形性腺瘤或混合瘤。有人认为该肿瘤起源于外耳道异位涎腺组织。

镜下组织学形态与涎腺多形性腺瘤相似。

3. 生乳头状汗腺囊腺瘤

常为先天性，多发生于面部和头皮，一般无特殊症状。发生于外耳道及耳廓者罕见。形态与同类皮肤附属器肿瘤相似。表面上皮形成囊性凹陷，被覆双层上皮的乳头突向囊腔，该上皮可表现出耵聍腺典型的全浆分泌。

4. 耵聍腺恶性肿瘤

耵聍腺恶性肿瘤包括耵聍腺腺癌、腺样囊性癌及黏液表皮样癌。肿瘤无包膜，浸润周围软组织和骨组织，瘤细胞呈实性、囊状、筛状、腺样及单细胞等多种生长方式。核呈多形性、核仁明显，核分裂易见。耵聍腺腺癌肿瘤细胞可见胞浆嗜酸性，但顶浆分泌及肌上皮层不如在良性耵聍腺腺瘤常见。腺样囊性癌及黏液表皮样癌其镜下特点近似于发生于涎腺者。应排除起源于邻近腮腺的肿瘤。

（二）中耳

1. 中耳神经内分泌腺瘤

【概述】

本病是发生于中耳黏膜的良性肿瘤，又称中耳腺瘤、中耳腺瘤样瘤和中耳类癌等，具有神经内分泌和黏液分泌双重分泌的特点。

【诊断要点】

镜下肿瘤无包膜，组织学及细胞学形态似类癌。

【特殊检查】

免疫组织化学CK7、CK5.2、AE1/AE3弥漫阳性，CK20局灶弱阳性。肿瘤细胞可表达神经内分泌标记如CgA、Syn、NSE及多种多肽激素（人胰多肽、5-羟色氨、胰高血糖素、Leu-7）。vimentin可阳性。肿瘤细胞可具亲银性和嗜银性。超微结构肿瘤细胞显示黏蛋白性腺样分化和神经内分泌样双向分化。

【鉴别诊断】

①鼓室球瘤；②脑膜瘤；③听神经瘤；④继发于中耳炎的化生性腺体增生；⑤耵聍腺腺瘤；⑥中耳腺癌。

2. 中耳侵袭性乳头状肿瘤

【概述】

中耳侵袭性乳头状肿瘤，也称颞骨侵袭性乳头状肿瘤，具有侵袭性。该肿瘤是一独立的疾病还是源于内淋巴囊的低级别腺癌尚存争议。肿瘤只存在中耳而无内淋巴囊受累。女性多见。发病年龄平均34岁。多数病例的临床及听力学特征均指向中耳病变。影像学上，大多数病例的岩颞骨中部显示溶解性病变，表现为侵袭性肿瘤，可向后蔓延至颞骨外并侵犯小脑。15%的中耳侵袭性乳头状肿瘤具有Von Hippel-Lindau病。

【诊断要点】

镜下呈乳头状腺样排列，乳头衬附单层矮柱状至柱状上皮。细胞核一致、胞质嗜酸、细胞界清。可见甲状腺滤泡样区域。

【免疫组化染色】

瘤细胞CK、EMA、S-100可阳性、TG阴性。

3. 中耳脑膜瘤

分为原发性和继发性。累及耳及颞骨的脑膜瘤多数继发于膨出的颅内病变，当临床及影像学证实颅内无任何病变亦无“硬脑膜增强”时，才可诊断为耳及颞骨的原发性脑膜瘤。

4. 颈静脉鼓室副神经节瘤

【概述】

本病为肾上腺外的神经嵴源性低度恶性肿瘤，起源于位于邻近颈静脉或中耳（鼓室球）的中耳蜗岬的副神经节。也称颈静脉球瘤、鼓室球瘤及颈静脉鼓室化感瘤。

颈静脉鼓室副神经节瘤85%发生于颈静脉球（颈静脉球瘤），形成中耳或外耳道肿物；12%源于迷走神经耳后支（鼓室球瘤），表现为中耳肿物；3%源于舌咽神经鼓室支（鼓室球瘤），表现为外耳道肿瘤。

【诊断要点】

肿瘤包膜不完整，镜下表现与副神经节瘤一致。

【免疫组化染色】

主细胞表达CgA、Syn、NSE、CD56（膜）、NF及多种多肽，支持细胞S-100阳性。主细胞和支持细胞表达Vimentin的情况不定。

5. 中耳胆脂瘤

【概述】

本病是发生于中耳或乳突区的一种瘤样病变，非真正的肿瘤，也不含胆固醇物质。分为先天性和获得性两类。先天性胆脂瘤又称表皮样囊肿，多主张源于胚胎发育过程中残余的上皮原基，以鼓室前上部多见，发生时患者鼓膜完整，见于婴幼儿和儿童。获得性胆脂瘤一般有慢性中耳炎或中耳炎史，病期长。鼓膜可穿孔，通常发生在鼓膜上缘。

【诊断要点】

镜下诊断胆脂瘤须看到：角化的复层鳞状上皮、皮下纤维结缔组织或肉芽组织、角化物。角化的鳞状上皮通常为薄层、萎缩、缺乏上皮脚，无炎症反应（除非在炎症期），上皮细胞形态温和、成熟、无异型性。囊内角化物可引起异物肉芽肿反应。角化的鳞状上皮是诊断胆脂瘤的必要条件，若只是看到角化物则不足以做出胆脂瘤的诊断。

6.中耳胆固醇性肉芽肿

本病多见于中耳乳突及颞骨岩部，常为单侧，患者常有慢性中耳炎病史。镜下为炎性肉芽组织或纤维组织，内有柳叶状裂隙、异物巨细胞反应及细胞外的含铁血黄素沉积等。

（三）内耳

1.内淋巴囊肿瘤

【概述】

本病可能源于内淋巴囊，其生物学行为处于良、恶性肿瘤之间，肿瘤生长缓慢，呈侵袭性生长，可广泛侵犯岩骨，但不发生转移。故又称内淋巴囊低度恶性腺癌。因肿瘤镜下呈乳头状生长，也称侵袭性内淋巴囊乳头状瘤。与Von Hippel Lindau 综合征相关。临床应注意检测内淋巴囊肿瘤患者3号染色体断臂（3p25–26）的突变情况。

【诊断要点】

镜下肿瘤细胞呈乳头状、腺样排列，位于扩张的腔内。乳头被覆单层矮立方至柱状上皮细胞，类似于内淋巴囊的内衬上皮。瘤细胞无多形性及核分裂。有的病例可见扩张的管腔，内含胶样分泌物，类似甲状腺滤泡结构（图16–3）。少数病例以透明细胞为主，类似前列腺癌或透明细胞癌。

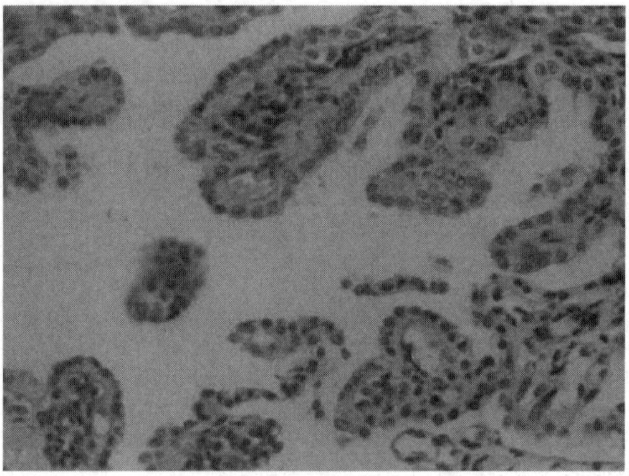

图16–3 内淋巴囊肿瘤

囊状乳头状增生，乳头被覆柱状上皮，局部与间质细胞界限不清

【特殊检查】

肿瘤细胞弥漫表达CK，EMA、S–100、Vimentin、NSE、GFAP等表达不稳定。

TG阴性。电镜显示细胞内连接复合体、微绒毛、基底膜物质、粗面内质网、胞浆内糖原及分泌颗粒。

【鉴别诊断】

①甲状腺乳头状癌（TG+、TTF-1+），②转移性肺癌（TTF-1+、CK7+、CEA+），③结肠癌（CK20+、CEA+），④肾细胞癌，⑤中耳神经内分泌腺瘤（表达神经内分泌标记）。

2. 前庭Schwann细胞瘤

【概述】

本病特异地发生于第Ⅷ对颅神经。又称听神经瘤、神经鞘瘤。合并NF2者存在NF2（22q12）基因突变。为颞骨最常见的肿瘤，占小脑桥脑脚肿瘤的90%。多数累及第8对脑神经的前庭神经，罕见起源于耳蜗神经者。大多数患者为单侧及散发，8%的患者可为双侧性，双侧性者合并2型神经纤维瘤病（NF2）的可能性大。

【诊断要点】

肿瘤无包膜。镜下改变与免疫组织化学染色同其他部位的神经鞘瘤。

3. 2型神经纤维瘤病

【概述】

本病是一种常染色体显性遗传病，以双侧前庭Schwann细胞瘤、其他颅内及外周神经的Schwann细胞瘤及其他颅内及脊柱内良性肿瘤的高发生率为特征。发病年龄通常10~20岁，30岁以内有听神经瘤或脑膜瘤的病人应注意排除NF2的诊断。眼科症状包括视力下降和白内障。70%的NF2病人伴发皮肤的肿瘤。

【诊断要点】

同散发的同种肿瘤。

（四）转移性肿瘤

较少见。最常见的原发性肿瘤是乳腺癌，其次是肺癌、肾癌、胃癌、前列腺癌、甲状腺癌、喉癌、肾上腺癌、睾丸癌、恶性黑色素瘤、结肠癌、子宫癌、恶性淋巴瘤及白血病。应用相关的免疫组化标记可识别其来源。

第三节　鼻腔和鼻窦疾病

一、鼻腔鼻窦疾病分类

鼻腔及鼻窦病变在耳鼻咽喉领域较为多见而复杂，可将其归类如下（见表16-4）。

表16-4　鼻腔及鼻窦疾病病理分类

一、炎症

非特异性炎症性疾病：急性鼻炎、慢性鼻窦炎鼻息肉等

特异性炎症性疾病：霉菌性鼻窦炎（4型）、鼻硬结病、结核病和诺卡菌病等

二、被覆上皮的肿瘤及瘤样病变

良性肿瘤及瘤样病变：假上皮瘤样增生；鳞状细胞乳头状瘤；呼吸上皮（Schneiderian细胞）乳头状瘤（3型）

恶性肿瘤：癌（鳞状细胞癌、淋巴上皮癌、未分化癌、NUT癌）

神经外胚层来源的肿瘤：嗅神经母细胞瘤、恶性黑色素瘤、Ewing肉瘤/PNET

三、腺源性肿瘤及瘤样病变

化生及增生：鳞状上皮化生、嗜酸性化生

涎腺型肿瘤

良性：多形性腺瘤、肌上皮瘤、嗜酸细胞瘤等

恶性：腺样囊性癌、腺泡细胞癌、黏液表皮样癌、上皮肌上皮癌、透明细胞癌等

非涎腺型腺癌：肠型、非肠型（高级别、低级别）

呼吸上皮腺瘤样错构瘤

四、异位颅内肿瘤及瘤样病变

异位垂体腺瘤、颅咽管瘤、原发性脑膜瘤、脑膜脑膨出、异位中枢神经系统组织/鼻胶质瘤

五、软组织肿瘤及瘤样病变

良性：血管源性肿瘤、黏液瘤、平滑肌瘤、Schwann细胞瘤、神经纤维瘤、嗜酸性血管中心性纤维化

交界性和潜在低度恶性：纤维瘤病、炎性肌纤维母细胞瘤、血管外皮细胞瘤、孤立性纤维性肿瘤

恶性：横纹肌肉瘤、纤维肉瘤、未分化肉瘤、平滑肌肉瘤、血管肉瘤、恶性外周神经鞘瘤、血管外皮细胞瘤肉瘤、双表型鼻腔鼻窦肉瘤

六、骨及软骨组织肿瘤及瘤样病变

骨组织良性肿瘤及瘤样病变：骨瘤、骨赘、纤维结构不良、骨化性纤维瘤、骨母细胞瘤、巨细胞瘤

骨组织恶性肿瘤：骨肉瘤

软骨组织肿瘤及瘤样病变：软骨瘤、骨软骨瘤、软骨母细胞瘤、软骨黏液纤维瘤、鼻软骨间叶性错构瘤

软骨组织恶性肿瘤：软骨肉瘤

脊索瘤

七、淋巴组织增生性疾病

淋巴瘤：NK/T细胞淋巴瘤、弥漫性大B细胞淋巴瘤、髓外浆细胞瘤、绿色瘤

其他淋巴组织增生性疾病：Langerhans细胞组织细胞增生症、嗜伊红淋巴肉芽肿、Rosai-Dorfman病累及鼻腔鼻窦

八、神经内分泌肿瘤：高分化、中分化、低分化、混合性神经内分泌型小细胞癌

九、其他部位浸润及转移性肿瘤（颅内、眶内、口腔）

十、系统性疾病在鼻腔鼻窦部的表现：Wegener肉芽肿、IgG4相关性疾病、结节病、白塞病

二、慢性鼻窦炎及鼻息肉

【概述】

慢性鼻窦炎及鼻息肉病因仍不明确，普遍认为多种因素（包括各种病原体感染、变应性反应、局部解剖结构异常及全身因素等）共同参与其发生、发展。有文献将慢性鼻窦炎及鼻息肉作为一个疾病单元，认为前者是后者的早期阶段，鼻息肉通常是鼻窦炎反复发作的结果。一般认为症状和体征持续时间在3个月以上者称为慢性鼻窦炎。

【诊断要点】

肉眼鼻息肉通常光滑、有光泽、半透明、灰粉色。镜下可分为5型，即①水肿型；②纤维增生型；③淋巴血管瘤型；④腺体增生型；⑤间质异型核细胞型。常见的是水肿型，以极度水肿的间质，缺乏或有很少浆液黏液腺，有不规则囊性扩张的腺体及嗜酸性粒细胞浸润为其特点；纤维增生型以纤维组织增生为主；淋巴血管瘤型以淋巴细胞浆细胞细胞浸润及血管增生为明显；腺体增生则是腺体增生型的特点；如在间质中出现较多的异形核肌纤维母细胞则称为间质异形核细胞型，鼻息肉常见黏液潴留囊肿形成，可继发出血、感染，伴发胆固醇性肉芽肿、泡沫样组织细胞及多核组织细胞反应、糜烂、溃疡及炎性肉芽组织形成。原发于上颌窦的息肉向后脱垂至后鼻孔或鼻咽部时称为后鼻孔息肉，后鼻孔息肉质硬不透明，镜下为纤维性，黏膜腺体减少或消失。

【鉴别诊断】

①鼻窦肿瘤，如内翻性乳头状瘤、横纹肌肉瘤及嗅神经母细胞瘤时，可伴有鼻窦黏膜的息肉样改变。②出血继发泡沫样组织细胞反应时应避免误认为鼻硬结病。③当病程较长，黏膜内腺体伴鳞化及增生和不典型增生时，应注意与内翻性乳头状瘤和鳞癌鉴别。④间质异型核细胞型应注意避免误诊为间叶组织的恶性肿瘤。

三、过敏性鼻炎、鼻窦炎

【概述】

过敏性鼻炎、鼻窦炎是由IgE介导的鼻黏膜变态反应性炎症。过敏性鼻窦炎常常和过敏性鼻炎同时存在。

【诊断要点】

镜下见黏膜水肿，黏膜及黏膜表面大量嗜酸性粒细胞浸润和渗出是本病的特点，此外，还有一定数量的淋巴细胞、浆细胞和肥大细胞的浸润。

四、真菌性鼻窦炎

【概述】

真菌性鼻窦炎分为两大类型：非侵袭性和侵袭性。按不同的发病机制和临床特征又将这两种类型划分为四个亚型，前者包括真菌球和变应性真菌性鼻窦炎，后者包括慢性侵袭性真菌性鼻窦炎和急性爆发性真菌性鼻窦炎。

非侵袭性者多发生于免疫功能正常的年轻人，而侵袭性的多发生于有基础疾病或免疫能力低下者。鼻腔及各组鼻窦均可发生，上颌窦更为多见。常见的致病菌主要是曲霉菌，占80%以上，其次为毛霉菌、白色念珠菌等。多数真菌成分HE染色着色效果不佳，可采取PAS染色、环六亚甲基四安银染色（GMS）或免疫组化染色方法查找真菌菌丝及孢子，以PAS染色、环六亚甲基四安银染色效果为佳。真菌培养是确认真菌种属的金标准，但有时需时较长，可为阴性结果；血清学检测抗体或抗原可作为早期诊断的方法，但有时机体免疫力低下的病人可为阴性；分子生物学方法为致病真菌的检测与鉴定带来新的可能。

（一）真菌球

多发生在全身免疫状态正常者，与鼻窦解剖结构异常有密切的关系。

【诊断要点】

肉眼为黄绿色、棕褐色或黑色不等的质硬易碎的团块。镜下为大量紧紧缠绕在一起的真菌菌丝及孢子。病灶鼻窦黏膜组织呈慢性炎症反应。黏膜无真菌侵犯。

（二）变应性真菌性鼻窦炎

中青年患者多见，常有特异性体质或哮喘病史。

【诊断要点】

肉眼改变为稠厚的分泌物，呈“油灰样”、“花生酱样”或“油脂样”外观，有臭味。镜下为无定形淡嗜酸性或淡嗜碱性的变应性黏蛋白成分，其内散布着大量的嗜酸性粒细胞，并可见较多的夏科-莱登结晶（Charcot-Leyden结晶），呈淡橙色，横切面呈六角形，纵切面则呈角锥形或纺锤形（图16-4）。偶有钙化。鼻窦黏膜内大量嗜酸性粒细胞和浆细胞浸润。真菌只存在于分泌到黏膜外的黏蛋白内，黏膜内无真菌成分。

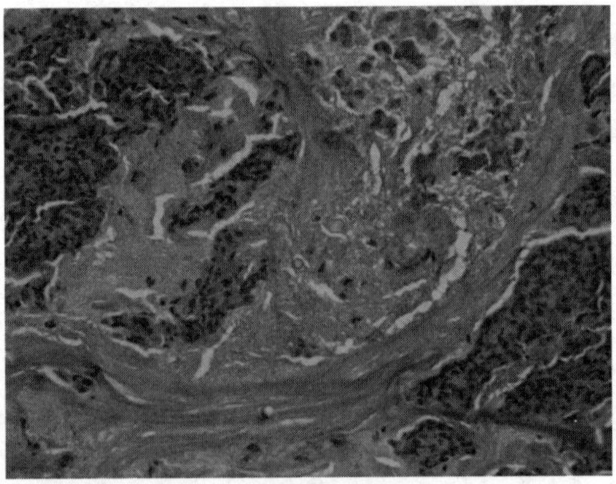

图16-4　变应性真菌性鼻窦炎

成片的黏液中散布着团簇状聚集的嗜酸粒细胞及Charcot–Leyden结晶。

（三）慢性侵袭性真菌性鼻窦炎

缓慢进行性侵犯组织，早期临床表现与非侵袭性真菌性鼻窦炎相似，但窦内病变多为泥沙样物，窦黏膜多表现为极度肿胀、暗红色、质脆、易出血和表面颗粒样改变或黏膜呈黑色、坏死样改变。

【诊断要点】

镜下改变以慢性化脓性肉芽肿性炎症为主，常伴有慢性非特异性炎症。其中有大量的真菌菌丝，多核巨细胞常吞噬真菌菌丝和孢子。肉芽肿反应是慢性侵袭性真菌性鼻窦炎的主要组织学特点。

（四）急性爆发性真菌性鼻窦炎

病程短，发展快（24h~1周），早期表现为发热、眶部肿胀，面部疼痛肿胀，进一步头痛加剧，视力下降，神情淡漠，嗜睡，甚至死亡。本病常伴有某些全身易感因素，包括代谢性酸中毒倾向，全身免疫功能严重抑制，如慢性肾功能衰竭、严重腹泻、胰腺炎或糖尿病、白血病、艾滋病、骨髓或器官移植后等。

【诊断要点】

以组织的大片凝固性坏死和真菌性血管炎为主，也可伴有化脓性肉芽肿形成。在坏死的组织中可找到侵袭的真菌菌丝，菌丝会因变性而肿胀变形，呈节段性无规律分布。真菌性血管炎表现为毛霉菌、曲霉菌等菌丝侵犯小静脉及小动脉。还可见真菌菌栓栓塞。

五、鼻硬结症

【概述】

鼻硬结症是由克雷伯鼻硬结杆菌（Klebsiella rhinoscleromatis，KR）引起的一种慢性进展性上呼吸道肉芽肿性病变，具有低传染性。人类是唯一确定的宿主。

鼻硬结杆菌可同时累及呼吸道的多个部位，鼻受累者占95%~100%；咽受累者占半数左右（18%~43%）；喉受累者占15%~80%，但单独喉受累者少见；其他受累部位还包括腭、咽鼓管、鼻窦、中耳、口、眼眶、气管（12%）及支气管（2%~7%）、上唇、鼻背皮肤及脑组织。

【诊断要点】

病变分为如下三期。三期可互相重叠。

（1）渗出期：以急性或慢性活动性炎症为特征。镜下可见鳞状上皮化生，黏膜内可见大量的浆细胞、淋巴细胞及中性粒细胞浸润，偶见胞浆空亮的“米库利兹细胞”（Mikuliz cell）。此期的炎症表现常不具有特异性，因此较难准确诊断。

（2）增生期：发生于数月至数年之后，亦称“肉芽肿期”。镜下特点为以黏膜内密集的淋巴细胞、浆细胞浸润及成簇或成片的米库利兹细胞浸润为特点，米库利兹细胞直径10~200微米，胞浆呈空泡状，内含病原菌，单个核被空泡挤压至一侧。

（3）瘢痕期：病变发展至晚期阶段，亦称“硬化期”，镜下，受累组织广泛致密瘢痕化，残存的肉芽肿周围绕以玻璃样变的胶原纤维；米库利兹细胞罕见。

【特殊检查】

鼻硬结杆菌在Warthin-Starry（WS）浸银染色中菌体呈黑色短棒状而较明显（图16-5）。Giemsa染色菌体呈红色。PAS染色时，细菌呈空心状，不如WS及Giemsa染色明显。各种染色方法观察鼻硬结杆菌均需在油镜下进行。透射电镜也可观察KR。

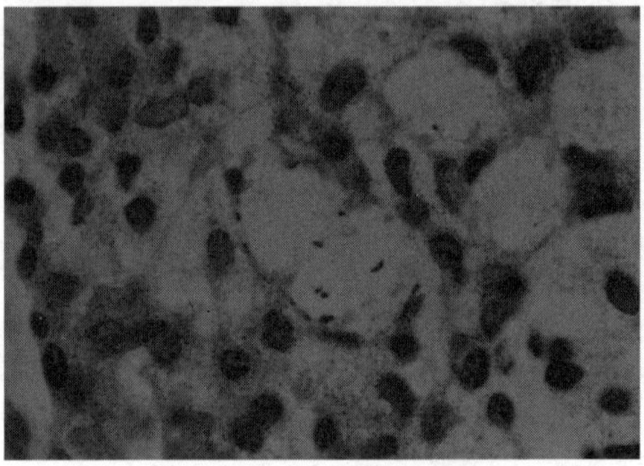

图16-5　鼻硬结病

Warthin-Starry银染色示Mikulicz细胞胞质内鼻硬结杆菌呈黑色、短棒状（油镜观察）

六、被覆上皮肿瘤及瘤样病变

（一）鳞状细胞乳头状瘤

本病见于鼻孔及鼻前庭处，形态上类似于皮肤的寻常疣。

（二）Schneiderian乳头状瘤

发生于鼻腔鼻窦的Schneiderian膜，是鼻腔鼻窦最常见的良性肿瘤，与HPV6/11感染有关。包括3种类型。可原发于鼻咽和中耳。

1. 内翻性乳头状瘤

多见于成年人，平均年龄50岁，男多于女。以单侧鼻腔侧壁发生者最多见。

【诊断要点】

镜下特点为鳞状上皮、呼吸上皮及黏液细胞混合性增生，向上皮下间质内嵌入（图16-6）。表层细胞常为柱状、胞浆常见空泡，基底层附近细胞可见散在核分裂，但无病理性核分裂。也常见合并外生性生长。

【预后】

此瘤临床根除困难，术后多复发，约10%发生恶变，大多恶变为鳞状细胞癌。

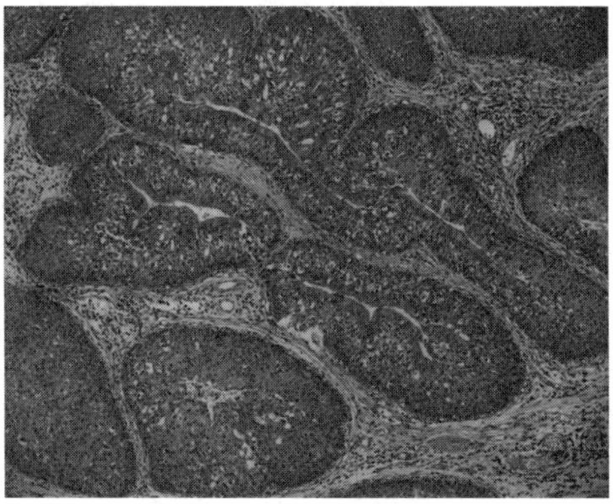

图16-6　内翻性乳头状瘤

肿瘤上皮呈实心性或窦道状向间质内生长，腔面可见柱状上皮被覆

2.外生性乳头状瘤

发病年龄较高，平均56岁，男多于女。几乎均见于鼻中隔。呈外生性（蕈状）生长。镜下以鳞状上皮增生为主，部分区以呼吸上皮增生为主，混有黏液细胞。约20%可复发，恶变罕见。

3.柱状细胞型或嗜酸性细胞型乳头状瘤

在三型中最少见，多见于50~60岁人群，男女发病率大致相同，多发生于鼻腔侧壁、上颌窦及筛窦。

【诊断要点】

镜下为呼吸上皮，胞浆具有嗜酸性，细胞多层，呈乳头状及叶状增生，夹杂有黏液细胞，并形成小的黏液囊肿，故又称为微囊性乳头状腺瘤。

（三）癌

包括鳞状细胞癌、具有腺样囊性结构的HPV相关性癌、淋巴上皮癌、未分化癌、NUT癌及鼻腔鼻窦SMARCB1缺失癌等。

1.鳞状细胞癌包括多种亚型。

1）角化性鳞状细胞癌：少见，是头颈部鳞癌最少累及的部位。多见于60~70岁，偶可见于年轻人，男:女=2∶1。最常见于上颌窦，其次是鼻腔和筛窦，蝶窦与额窦少见。镜下形态及分级同其他部位鳞状细胞癌，可分为高中低分化。发生于鼻腔者预后好于发生于鼻窦者。

2）非角化性鳞状细胞癌也被称为施耐德（Schneiderian）癌、柱状细胞癌和移行细胞癌，多见于上颌窦和鼻腔，占鼻腔鼻窦鳞状细胞癌10%~27%，也多见于60~70岁老年人，男性多于女性。病因不明，30%~50%病例可能与高危型HPV感染有关。

【诊断要点】

常见带状缺乏分化的细胞向黏膜外侧呈乳头状，或呈内翻性生长方式向黏膜内生长，肿瘤细胞呈界限清楚的实性片状结构，有基底膜样物质包绕，在癌巢中无明显角化，与泌尿道的移行细胞癌形态近似。免疫组化染色瘤细胞弥漫性表达CK（包括高分子量角蛋白，如CK5/6）、P63及P40。

【鉴别诊断】

该肿瘤可以表现为中分化和低分化两种，低分化者难以诊断为鳞状细胞来源，需和嗅神经母细胞瘤、神经内分泌癌、实性型腺样囊性癌及SMARCB1缺失癌鉴别。有时需和鼻腔鼻窦的乳头状瘤及癌变鉴别。

鳞状细胞癌的变型有疣状癌、乳头状鳞状细胞癌、基底样鳞状细胞癌、梭形细胞癌、腺鳞癌及具有腺样囊性结构的HPV相关性癌（HPV-related carcinoma with adenoid cystic-like features），均较少见到。

【预后】

鳞状细胞癌的治疗采用手术结合放疗和/或化疗。约15%的患者可发生颈部淋巴结的转移。

2. 具有腺样囊性结构的HPV相关性癌

【概述】

在组织形态和免疫组化上显示肿瘤起自黏膜表面上皮和涎腺的肿瘤。女性多发，男女之比为2∶7，发病年龄从40~75岁，平均55岁。目前归于鼻腔鼻窦非角化性癌中。

【诊断要点】

镜下观肿瘤细胞呈基底细胞样，排列成实性团巢，部分呈梁状、腺管状、筛孔状及微囊状结构，通常由两种细胞构成，多数为基底样或肌上皮样及少量的腔面细胞，分裂相较多，间有薄层的纤维间隔，肿瘤有坏死。

【特殊检查】

肿瘤细胞的免疫组化染色结果与腺样囊性癌的表达相似，基底细胞或肌上皮细胞表达P63、calponin、MSA、P40、S100等，腔面细胞表达CK、CD117，肿瘤细胞和表面上皮均表达P16。原位杂交检测肿瘤细胞高危型HPV阳性，主要为HPV33、HPV16/18，但与真正的腺样囊性癌不同，其没有MYB基因的融合。

【预后】

肿瘤总体恶性程度不高，较鼻腔鼻窦非角化性癌的预后好，但是不及口咽部HPV相关性癌，少数有复发，尚未有转移的报道。

3. 淋巴上皮癌

【概述】

本病是一种低分化的鳞状细胞癌或未分化癌，伴有明显的反应性淋巴细胞及浆细胞的浸润。少见，多见于50~70岁，男:女约为3∶1，鼻腔多于鼻窦，与EBV感染有关。

【诊断要点】

镜下改变类似于非角化性未分化型鼻咽癌，但炎症浸润可能较轻。

【特殊检查】

免疫染色瘤细胞AE1/AE3+，EMA+，大于90%病例瘤细胞EBER强表达。

【鉴别诊断】

诊断本病需除外鼻咽癌，同时应与鼻腔鼻窦未分化癌鉴别，后者核的异型性、核分裂及坏死易见，EBER–。另外需与恶性黑色素瘤及恶性淋巴瘤鉴别。

4.鼻腔鼻窦未分化癌

【概述】

本病罕见，具有高度的侵袭性，发病年龄广泛，为20~76岁，多为中老年人，白种男性多见。好发于鼻腔和筛窦。临床多表现巨大肿块（>4cm），多部位累及，常侵犯眼眶、颅底及脑内。

【诊断要点】

镜下可见巢状、叶状及片状分布，细胞巢边界清楚，无鳞癌或腺癌分化，核浆比例高，坏死及核分裂常见，多形性不明显。

【特殊检查】

免疫组化染色瘤细胞多表达CK（单一角蛋白，多为CK7，CK8，CK19），EMA阳性、NSE阳性、P53可阳性，Ki–67增殖指数极高。CgA及Syn可局灶阳性。CK5/6为阴性，P63弱表达或阴性，P40阴性，CEA阴性，S–100阴性，P16阳性。EBER原位杂交阴性。

【鉴别诊断】

未分化癌和神经内分泌癌的鉴别仍存有争议，它们之间可能存在交叉重叠，目前两者的鉴别对临床治疗没有意义。其他鉴别诊断包括淋巴瘤、非角化型鳞状细胞癌、具有腺样囊性结构的HPV相关性癌、基底样鳞状细胞癌、嗅神经母细胞瘤、NUT癌、腺泡状横纹肌肉瘤、PNET、实性型腺样囊性癌及恶性黑色素瘤。

5. NUT癌（NUT carcinoma）

【概述】

NUT癌是指伴有睾丸核蛋白（nuclear protein in testis，NUT）基因重排的癌，又称伴t（15；19）（q14；p13.1）易位的癌，或侵袭性t（15；19）阳性癌或中线致死性癌。是一种少见的高侵袭性的低分化癌，患者年龄范围0~82岁，近90%的病例发生于40岁以前，而儿童及青少年占70%左右。女性略多见。多数头颈部病例（65%）发生于鼻腔及鼻窦，偶见于眼眶、鼻咽、口咽、喉、会厌及大涎腺。

【诊断要点】

镜下肿瘤常由片状排列的低分化或未分化肿瘤细胞构成，瘤细胞较其他低分化肿瘤相比，显示单形性（克隆性），而没有多形性。少数病例可见纤维间质内呈巢状排列的瘤细胞，常见大片的凝固性坏死。瘤细胞常有特征性的“鳞状上皮突然分化”现象，即不成熟、分化较差的细胞突然过度为分化较好的成熟鳞状上皮细胞巢。

【特殊检查】

免疫组织化学染色NUT癌弥漫表达（>50%）特异性的NUT单克隆抗体（C52），其敏感性为87%。此外，弥漫或局灶性表达全角蛋白，P63及P40。分子遗传学特征是NUT癌有睾丸核蛋白基因的重排，约有70%的病例发生t（15；19）（q14；p13.1）易位，即位于15q14的NUT基因的第2号内含子与位于19P13.1的*BRD4*基因的第10号内含子融合，形成6.4 kb的*BRD4–NUT*融合基因，几乎整个睾丸核蛋白基因均包含于*BRD4–NUT*融合基因中。约有1/3的病例伴有睾丸核蛋白基因与其他基因发生的易位，形成NUT–variant融合基因。

【鉴别诊断】

主要是与发生于鼻腔鼻窦的各种小圆细胞肿瘤鉴别。

6. 鼻腔鼻窦SMARCB1缺失癌（SMARCB1（INI–1）–deficient carcinomas of the sinonasal tract）

【概述】

本病形态上表现为鼻腔鼻窦未分化癌或非角化性癌、但SMARCB1（INI–1）阴性的鼻腔鼻窦上皮性恶性肿瘤。发病年龄约28~78岁，平均54岁，性别无明显差别，主要侵及筛窦，表现为鼻塞、局部疼痛和眼部症状。

【诊断要点】

镜下黏膜上皮下癌细胞呈巢状、团块状生长，肿瘤细胞大部分呈基底细胞样，少数可呈浆样、横纹肌样，部分胞浆较丰富，核仁明显，可见分裂象及坏死，肿瘤侵及周围组织及骨组织。

【特殊检查】

瘤细胞表达CK，部分表达syn、P63和P40，偶表达S–100蛋白，少数患者可表达P16，增殖指数Ki67灶性较高，但是SMARCB1（INI–1）阴性，同时肿瘤细胞也不表达NUT。FISH检测大部分为SMARCB1（INI–1）纯合子的缺失，个别为SMARCB1（INI–1）杂合子的缺失；原位杂交HPV阴性，PCR也阴性。

【鉴别诊断】

1）非角化性癌或基底样鳞癌癌细胞分化或高或低，偶有鳞化，肿瘤细胞除了表达上皮性标记外，同时表达SMARCB1（INI–1）。

2）HPV相关性癌虽然少数的SMARCB1（INI-1）缺失的鼻腔鼻窦癌也可表达P16，但是与HPV相关性癌不同，FISH或PCR检测HPV是阴性，预后也更加差。

3）恶性黑色素瘤主要是无色素型恶性黑色素瘤与SMARCB1（INI-1）缺失的鼻腔鼻窦癌相混淆，免疫组化在两者鉴别上起关键作用，黏膜黑色素瘤表达HMB45、MelanA及SMARCB1（INI-1），而SMARCB1（INI-1）缺失的鼻腔鼻窦癌，相应的标记均为阴性。

4）NUT癌其形态上有较明显的特征，即团巢状的癌细胞边缘区瘤细胞分化差，中心区域有突然出现的鳞化及角化灶，免疫组化染色肿瘤细胞表达NUT或NUT-1等。

七、腺上皮肿瘤及瘤样病变

（一）涎腺型肿瘤

【概述】

鼻腔鼻窦柱状上皮及黏膜内分布的黏液浆液腺属小涎腺，可发生多种涎腺型肿瘤，其组织学类型及改变与口腔小涎腺肿瘤相同，其中恶性者多于良性。良性肿瘤以多形性腺瘤最多见，恶性肿瘤中以腺样囊性癌最多见。

【诊断要点】

同涎腺同类型肿瘤。

（二）非涎腺型腺癌

包括肠型腺癌、非肠型腺癌及肾细胞样癌。

1.肠型腺癌

【概述】

以老年男性多见，好发于筛窦、鼻腔及上颌窦。

【诊断要点】

形态与结肠腺癌近似。部分肿瘤内可见小肠型细胞。免疫组化染色：瘤细胞上皮标记物、CDX-2及ITACs阳性，CEA表达情况不一，另外神经内分泌细胞可见不同程度的表达CgA、激素肽（5-羟色胺、缩胆囊素、胃泌素、生长激素抑制素及脑啡肽）。在诊断为上呼吸道来源之前应排除结肠癌的转移。

2.非肠型腺癌

【概述】

非肠型腺癌既非小涎腺来源也无肠型腺癌特征的腺癌。发病年龄广，但老年男性多见。以筛窦和上颌窦多见。

【诊断要点】

低级别者因可见分化良好的腺腔，易于诊断；高级别者腺腔结构较少，不明显或呈较小的空泡状。

【鉴别诊断】

低分化癌瘤鉴别。鉴别要点是可见坏死，细胞分化差，核大异型性明显，总能找到小的腺腔样结构；免疫组化染色CK8/18阳性程度较强，神经内分泌标记物阴性。

（三）呼吸上皮腺瘤样错构瘤

【概述】

多见于中、老年人，男:女=7∶1，高峰年龄为50多岁。多数病例表现为鼻中隔后部或鼻侧壁单侧性肿块，也可见于鼻窦及鼻咽部。

【诊断要点】

肉眼呈息肉样肿块，最大径可达6cm。镜下为鼻窦黏膜小涎腺的良性过度增生性错构瘤病变，内衬呼吸性纤毛上皮，杂有黏液分泌细胞，细胞层数较多，但腺体结构分化良好，无异型性，周围可见粉红色增厚的基底膜样物质，偶见软骨及骨的成分。

八、神经外胚层来源的肿瘤

包括嗅神经母细胞瘤、恶性黑色素瘤及Ewing肉瘤/PNET。

（一）嗅神经母细胞瘤

【概述】

嗅神经母细胞瘤为嗅上皮基底细胞发生的恶性肿瘤。占鼻腔内肿物的3%。近来研究显示，发病年龄呈现一个50~60岁的单峰分布。好发生于嗅黏膜区，可呈局部浸润性生长，累及邻近的筛窦、上颌窦、蝶窦和额窦，也可向颅内和眼眶侵犯。

临床可分为四期：A期，肿瘤局限于鼻腔内；B期，肿瘤局限于鼻腔及鼻窦；C期，肿瘤超出鼻腔及鼻窦，可侵犯筛板、眼眶、颅底及颅内；D期，有颈部淋巴结及其他远处转移。

【诊断要点】

细胞形态学上兼具有神经上皮瘤和神经母细胞瘤的特征，肿瘤细胞大小形态一致，呈小圆形或小梭形，胞浆稀少，核膜不清，被明显的纤维血管性间质分隔，呈小叶状结构（图16-7）。间质血管有时增生明显，可呈血管瘤样。可见Homer – Wright型假菊形团或Flexner–Wintersteiner型真菊形团。有时可见嗅上皮的不典型增生、原位肿瘤及早期浸润。分化好的肿瘤嗅丝多而明显。作为特殊结构可见鳞状及黏液腺细胞分化，后者可形成小的黏液囊肿/黏液池。有的病例偶尔可以见到较多的钙化小球。

【病理分级】

1级分化最好，其特征为明显的小叶结构，大量的血管基质及神经原纤维矩阵，含有无核分裂的单一核的分化良好的细胞，可见到假菊形团，无坏死。2级，也有小叶结构、血管基质及神经原纤维矩阵，但有少量的核间变、有丝分裂的活性增加，能见到假菊形团及局部坏死。3级，有更多的核间变、核分裂活性增加，染色质浓聚，小叶结构及神经原纤维物质较难见到，能见到真菊形团及少量坏死。4级，肿瘤分化最差，缺乏小叶结构，核间变多，核分裂活性高，无菊形团，坏死常见。

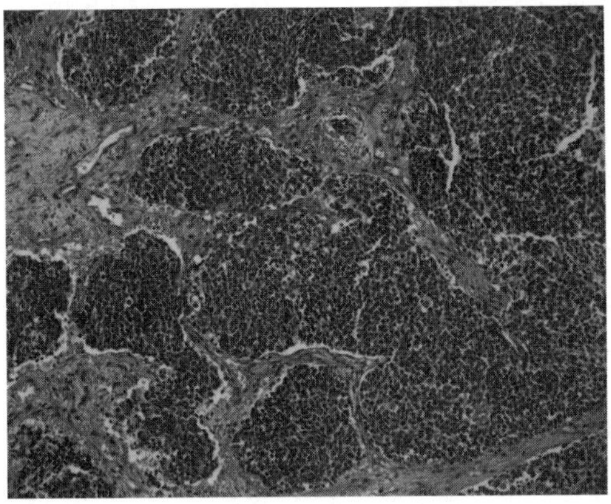

图16-7　嗅神经母细胞瘤

低倍镜下肿瘤细胞分叶状排列及小细胞形态

【特殊检查】

免疫组织化学肿瘤细胞神经内分泌标记物阳性，包括神经元特异性烯醇化酶（neuro－specific enolase，NSE）、嗜铬素A（CgA）、突触素（Syn）和S-100蛋白。其中NSE阳性是本瘤的主要特征，阳性率可达100%，可作为ONB诊断的必备条件之一。S-100蛋白着色于周边的支持细胞及神经丝束。CgA在分化差的肿瘤细胞阳性表达率低，Syn的敏感性优于CgA，且更具特异性。Syn、S-100和CgA等具有支持诊断价值，其阳性表达率较低，但阴性结果不能排除诊断。细胞角蛋白通常呈阴性表达，当有鳞状上皮分化时部分细胞呈散在灶状阳性表达。

电镜下在肿瘤细胞胞质或胞质突起内可见神经内分泌颗粒，直径在50~200nm，亦可见神经丝和神经管，细胞间有原始连接。

【鉴别诊断】

与鼻腔鼻窦的各种小圆细胞肿瘤相鉴别，见表16-5。此外包括：①腺样囊性癌，②B细胞淋巴瘤，③鼻窦异位垂体腺瘤，④神经内分泌型小细胞癌等。

表16-5　鼻窦“小圆细胞恶性肿瘤”的鉴别诊断比较

特征	鳞状细胞癌	鼻窦未分化癌	恶性黑色素瘤	嗅神经母细胞瘤	结外NK/T细胞淋巴瘤，鼻型	横纹肌肉瘤	尤文肉瘤/PNET
平均年龄 部位	55~65岁 鼻腔和/或鼻窦	55~60岁 通常多个部位	40~70岁 前鼻中隔>上颌窦	40~45岁 鼻腔顶	50~60岁 鼻腔>鼻窦>鼻咽	<20岁 鼻咽>鼻窦	<30岁 上颌窦>鼻腔

续表

特征	鳞状细胞癌	鼻窦未分化癌	恶性黑色素瘤	嗅神经母细胞瘤	结外NK/T细胞淋巴瘤，鼻型	横纹肌肉瘤	尤文肉瘤/PNET
放射学检查	很少破坏/扩散	显著的破坏/扩散	中央破坏性肿块	“哑铃形”筛板肿块	非特异的早期变化；后有中线破坏	溶骨性骨质破坏常见	肿块，伴骨质浸润
预后	5年生存率60%（取决于分期和肿瘤类型）	5年生存率<20%	5年生存率为17%~47%	5年生存率60%~80%	5年生存率30%~50%，（取决于分期）	5年生存率44%~69%（取决于年龄、分期及亚型）	5年生存率为60%~70%（分期，大小及FLI1）
侵及颅神经	不常见	常见	不常见	有时	有时	不常见	有时
排列方式	合胞体样	片状和巢状	变化不定	小叶状	弥散	片状，腺泡状	片状，巢状
细胞学	鳞状细胞分化，角化，不透明细胞质	中等大细胞，核仁不明显	大的多边形，上皮样，杆状，浆细胞样，梭形；细胞内色素	盐和胡椒样染色质，小核仁（取决于分级）	多形，小到大，折叠的，有核沟的细胞核	圆形，舌形，梭形，横纹肌母细胞，原始	中等大，圆形细胞，空泡样细胞质，染色质细腻
间变	存在	常见	常见	偶尔和局灶	常见	常见	最少
核分裂	存在	高	高	可变的	高	可变的	常见
坏死	局限	显著	局限	偶尔	显著（60%）	局限	常见
脉管浸润	罕见	显著	罕见	偶尔	显著（60%）	罕见	罕见
神经纤维间质	无	无	无	常见	无	无	无
假菊形团	无	无	罕见	常见	无	无	可见
角蛋白	阳性	>90%	阴性	局部，弱	阴性	阴性	罕见
CK 5/6	可见	阴性	阴性	阴性	阴性	阴性	—
EMA	可见	50%	罕见	阴性	阴性	阴性	—
NSE	阴性	50%	阴性	> 90%	阴性	阴性	阳性
S-100蛋白	阴性	<15%	阳性	阳性（支持细胞）	阴性	阴性	罕见
嗜铬素/突触素	阴性	<15%	阴性	>90%（可弱阳性）	阴性	阴性	阳性
HMB45	阴性	阴性	阳性	阴性	阴性	阴性	阴性
CD45RO	阴性	阴性	阴性	阴性	阳性	阴性	阴性

续表

特征	鳞状细胞癌	鼻窦未分化癌	恶性黑色素瘤	嗅神经母细胞瘤	结外NK/T细胞淋巴瘤，鼻型	横纹肌肉瘤	尤文肉瘤/PNET
CD56	阴性	阴性	阴性	阳性	阳性	阴性	罕见
CD99	阴性	<10%	阴性	阴性	阴性	罕见	>99%
Vimentin	阴性	阴性	阳性	阴性	阳性	阳性	阳性
Desmin	阴性	阴性	阴性	阴性	阴性	阳性	阴性
EBER原位杂交	无	无	无	无	几乎100%	阴性	阴性
电镜	上皮性连接	连接，罕见神经内分泌颗粒	前黑色素小体，黑素小体	类神经突起，神经丝，神经内分泌颗粒	—	粗、细肌丝，肌节，Z-带，糖原	糖原；原始细胞

[a] NK/T细胞淋巴瘤对CD3e，CD2，CD56，穿孔素，TIA1，粒酶B呈阳性反应。
[b] 横纹肌肉瘤对结蛋白，肌动蛋白，肌红蛋白，快肌红蛋白，MyoD1和肌浆蛋白呈阳性。

（二）恶性黑色素瘤和Ewing肉瘤（Ewing sarcoma，EWS)/外周原始神经外胚叶瘤（peripheral primitive neuroectodermal tumor，PNET）

两者的病理诊断标准同其他部位发生者相同，鉴别诊断同嗅神经母细胞瘤。

九、异位颅内肿瘤及异位组织瘤样病变

（一）异位垂体腺瘤

【概述】

本病是蝶鞍外的良性垂体腺肿瘤，它常独立存在，与鞍内垂体腺无关。又称为鞍外垂体腺瘤，最常发生于蝶窦、蝶骨和鼻咽。其他部位见于鼻腔、筛窦和颞骨。

【诊断要点】

与蝶鞍内垂体腺瘤一致。

【鉴别诊断】

①慢性蝶窦炎，②浆细胞瘤，③其他小圆型细胞肿瘤。

（二）异位中枢神经系统组织

【概述】

本病也称为鼻胶质瘤，是异位于鼻内和鼻周的神经胶质性肿块，罕见。大部分病人出生时就存在，90%的病人在2岁时确诊。病变位于鼻梁附近或鼻腔内，也可见于鼻窦、鼻咽、咽、舌、腭、扁桃体、眼眶。

【诊断要点】

镜下病变无包膜，由大小不一的神经胶质组织岛和相互交错的血管纤维组织带组成。神经胶质组织岛包括灰质、白质，神经元罕见或缺乏。有时可见脉络丛、室管膜样排列的裂隙、色素性视网膜上皮和脑垂体组织。

【鉴别诊断】

①鼻腔脑膨出或脑膜脑膨出：是脑膜内脑疝，通过颅骨的缺损区与颅内神经系统和蛛网膜下腔相连。鼻腔脑膨出由中枢神经系统组织组成，内易见神经元。②畸胎瘤：畸胎瘤包括3个胚层的组织。③纤维性息肉：缺乏胶质组织分化，GFAP阴性。

（三）脑膜及脑膜脑膨出

是指颅腔内组织自颅骨缺损处突出，若仅有脑膜突出称为脑膜膨出，如果同时有脑组织的突出，则称为脑膜脑膨出。

（四）原发性脑膜瘤

可见于鼻腔鼻窦，发病年龄在19~50岁，无明显性别差异。颅外脑膜瘤以眼眶多见，鼻腔和鼻窦少见。镜下组织学改变和分型同颅内脑膜瘤。

（五）颅咽管瘤

发生在鼻咽部和蝶窦者多见，也可原发在鼻腔和蝶窦，但很少见。镜下形态同颅内者。偶见病例上皮发生恶变，恶变以后细胞的异型性明显增加。诊断恶变应结合既往病史。

十、软组织肿瘤及瘤样病变

（一）良性肿瘤

可见毛细血管瘤、化脓性肉芽肿、海绵状血管瘤、血管平滑肌瘤、平滑肌瘤、黏液瘤、血管纤维瘤、血管球瘤、施万细胞瘤、神经纤维瘤、神经束衣瘤、纤维组织细胞瘤、巨细胞瘤、副神经节瘤、淋巴管瘤、Masson血管瘤及原发性造釉细胞瘤等。除血管瘤较多见以外，其他肿瘤的发病例均较低。

（二）嗜酸性血管中心性纤维化

【概述】

罕见，有报道与长期的过敏性鼻炎有关。患者以青-中年女性为主。主要发生于上呼吸道，鼻腔多见，可波及上颌窦、眼眶、颞下窝及翼腭窝。

【诊断要点】

镜下病变早期主要是小血管增生，内皮细胞肿胀，周围有密集的淋巴细胞、浆细胞、各种炎症细胞浸润，其中以嗜酸性粒细胞为多，也可以出现巨噬细胞。如病变进展，其特征性的病变是血管周围的胶原纤维束围绕血管，呈漩涡状洋葱皮样增生。血管壁不发生纤维素样坏死。

（三）交界性及潜在低度恶性肿瘤

包括硬纤维瘤病、炎性肌纤维母细胞瘤、鼻腔鼻窦型血管外皮细胞瘤、孤立性纤维性肿瘤、双表型鼻腔鼻窦肉瘤及低度恶性肌纤维母细胞肉瘤等。

1.炎性肌纤维母细胞瘤原发于鼻腔鼻窦者少见。

【诊断要点】

同其他部位炎性肌纤维母细胞瘤。

【鉴别诊断】

①低度恶性肌纤维母细胞肉瘤，②纤维瘤病，③血管外皮细胞瘤，④炎症性恶性纤维组织细胞瘤，⑤黏膜非特异性慢性炎症，⑥其他梭形细胞肿瘤如神经鞘瘤、单相型滑膜肉瘤及梭形细胞癌等。

2.鼻腔鼻窦型血管外皮细胞瘤

【概述】

发病年龄极广，平均发病年龄55岁。

【诊断要点】

镜下肿瘤形态同鼻腔鼻窦外者，不同点是弱表达CD34、Bcl–2，不表达CD99。当核分裂≥4/10HPF，出现出血坏死时应诊断为恶性血管外皮细胞瘤。

【鉴别诊断】

多种梭形细胞肿瘤如：①孤立性纤维瘤。②血管球瘤。③平滑肌肿瘤。④单相型滑膜肉瘤。⑤低度恶性肌纤维母细胞肉瘤。⑥纤维肉瘤。⑦恶性外周神经鞘瘤。

（四）恶性肿瘤

包括横纹肌肉瘤、纤维肉瘤、恶性纤维组织细胞瘤、平滑肌肉瘤、血管肉瘤、恶性外周神经鞘瘤、脂肪肉瘤及滑膜肉瘤等。

十一、畸胎癌肉瘤

【概述】

畸胎癌肉瘤是一种罕见的高度恶性、高度侵袭性的肿瘤，又名恶性畸胎瘤、畸胎癌和胚细胞瘤。由源自三个胚层的多种组织成分构成，这些成分成熟程度不同，既有良性成分也有恶性成分，具有畸胎瘤和癌肉瘤的特点，但缺少胚胎性癌、绒毛膜癌或精原细胞瘤的成分。患者常在较短时间内死亡（平均存活1.7年）。

【诊断要点】

①幼稚的非角化透明鳞状细胞巢；②癌肉瘤成分，最常见的癌是腺癌，肉瘤是横纹肌肉瘤（图16–8）；③嗅神经母细胞瘤成分。虽然幼稚的非角化透明鳞状细胞巢是一个重要的诊断因素，但它不是绝对特征，只要存在①畸胎瘤样成分；②癌肉

瘤成分；③嗅神经母细胞瘤成分就可诊断。

【鉴别诊断】

①嗅神经母细胞瘤：肿瘤成分相对单一，缺乏畸胎瘤和癌肉瘤成分。②未成熟型恶性畸胎瘤：肿瘤由来自两个或三个胚层的未成熟和成熟组织构成，未成熟组织多为不等量的原始神经组织和幼稚间叶组织，没有嗅神经母细胞瘤和癌肉瘤成分。可见原始神经组织，有神经管结构及大片的神经胶质细胞（GFAP阳性）。③畸胎瘤：肿瘤成分为源自两个或三个胚层的成熟组织，没有恶性成分。④畸胎瘤恶变：是畸胎瘤的一个胚层发生恶变，以鳞癌最多见，还可发生肉瘤变，主要是平滑肌肉瘤、血管肉瘤和骨肉瘤等，没有癌肉瘤成分以及嗅神经母细胞瘤成分。⑤癌肉瘤：多只由一种单一的恶性上皮成分和一种单一的恶性间叶细胞成分组成，没有畸胎瘤成分及嗅神经母细胞瘤成分。⑥恶性多形性腺瘤：没有畸胎瘤成分及嗅神经母细胞瘤成分。

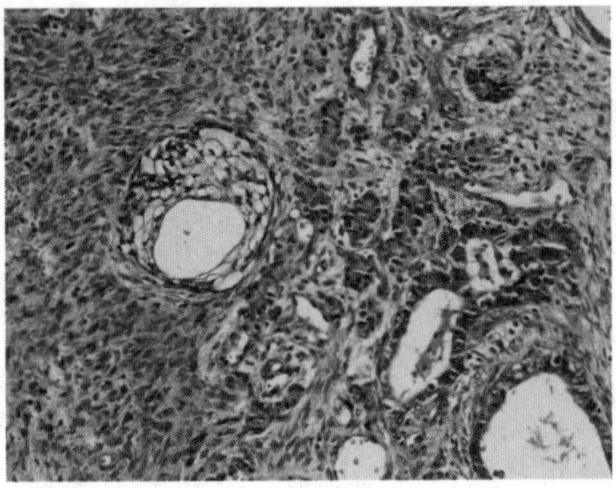

图16-8　畸胎癌肉瘤

视野中央偏左可见幼稚的非角化透明鳞状细胞巢，其左侧梭型细胞为平滑肌肉瘤成分，右侧为异型之浆液性腺体和腺癌成分

十二、骨及软骨组织肿瘤及瘤样病变

可以发生不同类型的骨软骨肿瘤及瘤样病变，其病理诊断要点与身体其他部位扁骨发生的肿瘤无明显差别。

十三、淋巴组织增生性疾病

（一）良性及瘤样病变

可见嗜伊红淋巴肉芽肿（木村病）、Langerhans细胞组织细胞增生症及Rosai-Dorfman病累及鼻腔等。后者常先有颈部淋巴结病变，黏膜病变其纤维化较明显，重点需与鼻硬结病鉴别。

（二）恶性淋巴瘤

鼻腔淋巴瘤主要为NK/T细胞淋巴瘤，位于鼻窦、Waldeyer咽环者多为B细胞淋巴瘤，且以弥漫性大B细胞淋巴瘤居多，其他还可见到淋巴母细胞性淋巴瘤、Burkitt淋巴瘤等，均极为少见。

1.鼻及鼻型NK/T细胞淋巴瘤

【概述】

本病与EB病毒感染有关。过去曾被称之为”中线恶性网织细胞增生症”、”鼻致死性肉芽肿”等。本瘤好发于亚洲及南美地区，尤以中国、日本及香港地区多见。以青、中年居多。

【诊断要点】

表现为弥漫性异型性明显的淋巴样细胞增生浸润，肿瘤细胞可分为小、中、大形三型；以中等大细胞为主型最多，其次为混合细胞为主型。细胞多型、扭曲状，胞浆透亮，常聚集在血管周围或浸润血管壁，可见核分裂。常可见多灶状或大片状肿瘤细胞团的坏死（图16-9），有时在肿瘤组织中可见混杂有较明显的嗜酸性粒细胞、浆细胞或胞浆透亮的组织细胞浸润，被覆的鳞状上皮可形成假上皮瘤样增生。

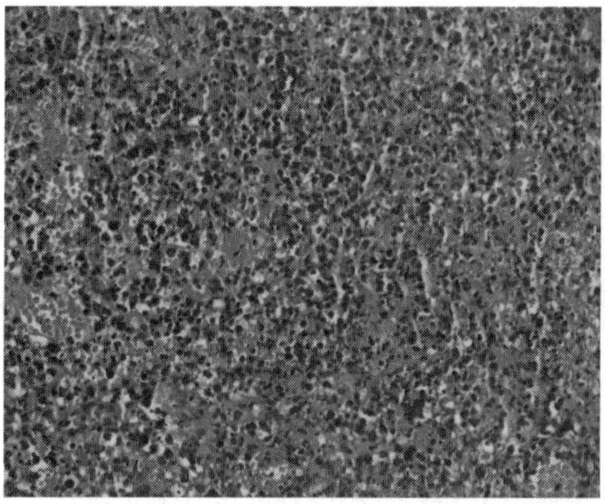

图16-9　鼻NK/T细胞淋巴瘤
坏死背景中可见异型淋巴样细胞

【特殊检查】

瘤细胞免疫表型为胞浆型CD3（cCD3）+、CD56+、CD45RO+、CD2+、CD20 —、胞膜型（sCD3）—，细胞毒性颗粒粒酶B（GrB）+、T细胞限制性中间细胞抗原（TIA-1）+，穿孔素（perforin）+，EBV+，EB病毒的小mRNA EBER1/2原位杂交检测阳性率几乎为100%；TIA-1较粒酶B敏感，表达强度强，Ki-67增殖指数在80%以上。

遗传学上瘤细胞αβ与γδTCR（T细胞受体）及TCR基因克隆性重排—。

极个别病例CD56可以阴性表达，认为来源于细胞毒性外周T细胞（cytotoxic

T cell，CTC），此时，cCD3、粒酶B及TIA-1等应该有所表达，EBER应该+。虽然有报告CD45RO对标记B细胞会有非特异性阳性反应，但在NK/T细胞淋巴瘤时几乎总是呈强阳性表达，包括坏死的肿瘤组织，明显强于CD3，有参考意义，如CD45RO仅散在阳性，则诊断值得可疑；另外，如炎症背景不明显时以CD20染色则显示肿瘤视野反应性B细胞极为少见。胞浆型和胞膜型CD3阳性在对实际病例鉴别时常比较困难。

【鉴别诊断】

①黏膜重度急慢性炎症及溃疡，②与黏膜重度慢性炎症并存，③鼻硬结病，④外周T细胞淋巴瘤，⑤与假上皮瘤样增生并存，⑥侵袭性真菌性鼻窦炎伴坏死，⑦鼻腔鼻窦的多种小圆细胞型恶性肿瘤。

2. 鼻窦B细胞淋巴瘤

主要为弥漫性大B细胞淋巴瘤。较少见。年龄范围6~78岁，中位年龄39.1岁，女性居多。临床上B症状多较轻或不明显。镜下表现及免疫表型同其他部位的弥漫性大B细胞淋巴瘤。

十四、继发性肿瘤

口腔、眶内及颅内等相邻解剖部位的肿瘤均可突破正常解剖间隔侵犯到鼻腔鼻窦，形成口-鼻、眶-鼻及颅-鼻穿通性病变。口腔者以牙源性肿瘤相对常见；颅内者可见垂体腺瘤、颅咽管瘤、脊索瘤等。

远处恶性肿瘤转移至此者少见，以上颌窦最多见，其次为蝶窦、筛窦、额窦，也可多个窦房同时受累，原发肿瘤包括肾癌、肺癌、乳腺癌、甲状腺癌及前列腺癌等。

十五、系统性疾病在鼻腔鼻窦部的表现

可见Wegener肉芽肿病、IgG4相关性疾病和结节病等。

第四节　咽部疾病

一、慢性扁桃体炎

【诊断要点】

肉眼可见扁桃体肿大，镜下黏膜鳞状上皮增生、角化，黏膜上皮可见乳头状增生，与扁桃体乳头状瘤不同，乳头间质内有淋巴组织。淋巴滤泡增大、增多，滤泡间淋巴组织增生，浆细胞浸润，免疫母细胞增生，可有纤维化。隐窝裂隙病变包括

上皮增生，隐窝内有淋巴细胞、中性粒细胞、脱落的鳞状上皮和放线菌等菌落。裂隙腔排出口堵塞，可形成潴留性囊肿。慢性纤维化性扁桃体炎，表现为淋巴组织萎缩，纤维组织增生，多见于成人。

鼻咽部黏膜淋巴组织慢性炎症及反应性增生也很常见，在儿童称其为腺样体肥大。

二、良性上皮性肿瘤及瘤样病变

包括鳞状上皮乳头状瘤、呼吸上皮型乳头状瘤、涎腺始基瘤和毛状息肉等。异位垂体腺瘤及颅咽管瘤也可见到。

1.涎腺始基瘤

【概述】

涎腺始基瘤是含有胚胎发育早期4~8周阶段的唾液腺混合性上皮和间充质成分的良性肿瘤。又名先天性多形性腺瘤（congenital pleomorphic adenoma），罕见。大部分病例在新生儿期或出生后6周时被诊断，男性多见（13∶3）。临床检查显示为中线带蒂的红色息肉。

【诊断要点】

肉眼上肿瘤质硬，表面光滑或结节状。镜下由未角化的鳞状上皮被覆多发性的细胞结节。结节由梭形细胞构成，被纤维和黏液性间质分隔，结节内含有丰富的管状结构和实性的或囊状的鳞状上皮巢。管状结构可与表面上皮相连接。间质可见出血，偶见骨质形成。

2.毛状息肉

【概述】

一种发育异常，多见于女婴，常见部位是鼻咽侧壁，软腭靠近鼻咽处。

【诊断要点】

镜下息肉由中心的中胚叶和周围的外胚层组织组成。中心为纤维脂肪组织，可见软骨、肌肉和骨组织，肿物表面被覆成熟的过度角化的复层鳞状上皮，下方可见毛囊、皮脂腺等皮肤附属器。肿物无内胚层来源的组织。

【鉴别诊断】

①畸胎瘤，②错构瘤，③皮样囊肿。

三、鼻咽癌

【概述】

鼻咽癌包括非角化型鳞状细胞癌、角化型鳞状细胞癌和基底样鳞状细胞癌。和EBV有密切关系。好发于鼻咽部的上壁和顶部，其次是侧壁的咽隐窝。镜下可分为如下三型。

【诊断要点】

1.非角化型鳞状细胞癌

不规则岛状、无黏着性的片状或梁状的肿瘤细胞巢及不同数量浸润的淋巴细胞和浆细胞。进一步可将其分为分化型和未分化型。未分化型更常见，肿瘤细胞呈大的合体样，细胞界限不清，核圆形或椭圆形泡状，大核仁位于中央。分化型瘤细胞呈复层和铺路石状，呈丛状生长，与膀胱的移行上皮癌相似。瘤细胞界限较清楚，偶见角化细胞。坏死和核分裂常见，纤维组织增生性间质不明显。

【特殊检查】

免疫组织化学染色几乎全部肿瘤细胞对全角蛋白（AE1/AE3）和高分子量角蛋白（CK5/6，34ßE12）表达强阳性，但对低分子量角蛋白（CAM5.2）等表达弱阳性或小灶状阳性。不表达CK7，K20。EB病毒检测几乎100%阳性。

2.角化性鳞状细胞癌

有明显的鳞状细胞分化，大部分肿瘤有细胞间桥和/或角化物，形态上与黏膜角化性鳞癌相似，分化程度分高中低三类。此亚型对治疗的敏感性差，预后比非角化性癌差。

3.基底样鳞状细胞癌

较为少见，形态上与其他部位发生的此类肿瘤相似。

【鉴别诊断】

主要是未分化非角化癌与免疫母细胞淋巴瘤区别。

四、鼻咽乳头状腺癌

【诊断要点】

镜下肿瘤起源于表面上皮，由微小的树状分支的乳头状小叶和密集的腺体构成。瘤细胞呈柱状或假复层，核呈圆形、卵圆形，温和，有小核仁，核分裂难见（图16–10）。肿瘤组织无包膜，呈浸润性生长。有时可见砂砾体结构，类似于甲状腺乳头状癌。

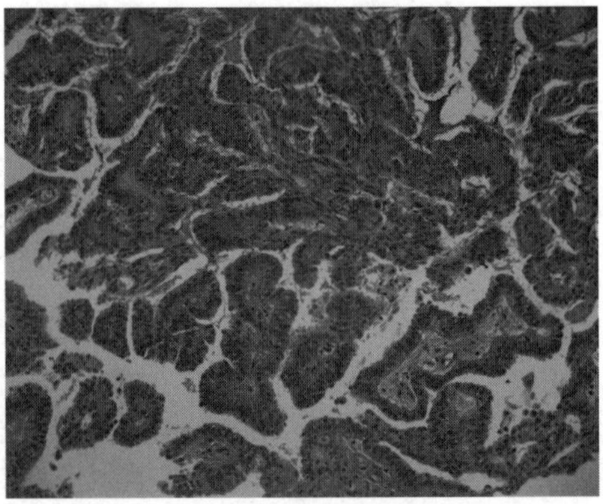

图16–10　鼻咽乳头状腺癌

乳头状增生似甲状腺乳头状癌

【特殊检查】

免疫组化染色对CK，EMA等上皮标记物强阳性，TG和S100阴性。

【鉴别诊断】

①呼吸上皮乳头状瘤，②甲状腺乳头状癌。

【预后】

是一种无潜在转移性的低度恶性肿瘤，可手术切除，预后好。

五、涎腺型癌

咽部涎腺型癌较少见。最常见的是腺样囊腺癌和黏液表皮样癌。下咽常见黏液表皮样癌和腺样囊腺癌。口咽部涎腺肿瘤罕见，一半是恶性，可见腺样囊性癌及上皮-肌上皮癌等。

六、鼻咽部血管纤维瘤

【概述】

常发生于10~25岁青年男性。可原发于鼻咽顶、鼻咽后壁咽腱膜和蝶骨翼板骨外膜等处。该病虽是良性肿瘤，但因可破坏颅底骨质并累及周围软组织结构可导致严重的并发症。

【诊断要点】

镜下肿瘤由纤维组织及血管组成，中央区纤维成分多，周边区血管成分多，纤维结缔组织由丰满的梭形、多角形或星形细胞及胶原纤维构成，血管口径不一、薄壁、裂隙状，肌层缺如。间质细胞可具有多形性，有时出现奇异核，可黏液变。

【鉴别诊断】

①息肉，②血管外皮细胞瘤，③孤立性纤维性肿瘤，④纤维瘤病。

七、口咽部HPV+鳞状细胞癌（Oropharyngeal squamous cell carcinoma（OPSCC）associated with high-risk HPV（OPSCC-HPV）

【概述】

本病是指发生于口咽部的与高危型HPV有关的鳞状细胞癌。占口咽部癌的45.8%，在欧美主要见于社会和经济地位较高的白种人，中位年龄50~56岁，男性:女性＝4∶1。国内报告其发病年龄范围30~69岁，中位年龄48岁，男性:女性＝1∶1。90%以上的病例HPV 16检测阳性，口腔性行为是其HPV感染的高风险因子。肿瘤主要发生于舌根和腭扁桃体。原发灶较小时即出现颈部淋巴结的转移，颈部淋巴结明显的囊性肿大为其常见临床表现，并成为其就诊的首发症状和原因。

【诊断要点】

镜下无论原发灶还是淋巴结等转移灶常表现为非角化性鳞状细胞癌，以基底样鳞癌多见。原发灶常发生于扁桃体等的隐窝上皮，呈巢状及分叶状浸润至被覆上皮下，可呈区域性累及多灶性生长。癌巢常伴中心性粉刺样坏死，明显的非角化基底样形态，高核浆比及高核分裂活性，常伴有淋巴样间质及淋巴细胞穿透。淋巴结转移者切面常见大小不一的囊性结构，囊壁可见癌组织浸润及淋巴组织的残留，淋巴结被膜呈纤维性增厚。该肿瘤被认为是浸润性肿瘤，不再进行组织病理学分级。

变型可见乳头状鳞状细胞癌。混合型鳞癌（NK/K）、非特异性腺癌、肉瘤样癌、小细胞型（神经内分泌癌标记物可阳性）、淋巴上皮癌、未分化癌、腺鳞癌伴腺样囊性结构（无*MYB-NFIB*基因融合）及疣状癌等。

【辅助检查】

免疫组化染色P16为强阳性，阳性率>70%；Ki-67强阳性，P53弱阳性或阴性。HPV mRNA16全部为强阳性，HPV mRNA18少数病例同时阳性。

【鉴别诊断】

①腮裂囊肿及其癌变；②食道鳞状细胞癌等的颈LN转移；③鼻咽癌颈LN转移。

八、其他软组织肿瘤

良性者可见咽部血管瘤、血管平滑肌脂肪瘤、纤维瘤病、神经节细胞瘤、血管内皮细胞瘤、纤维组织细胞瘤、平滑肌瘤、横纹肌瘤、血管外皮细胞瘤、神经鞘瘤、神经纤维瘤、脂肪瘤和错构瘤及骨纤维结构不良、骨瘤、软骨瘤和脊索瘤。恶性者可见横纹肌肉瘤、血管肉瘤、滑膜肉瘤、脂肪肉瘤、未分化肉瘤、脊索瘤、Kaposi肉瘤、软骨肉瘤、血管肉瘤、恶性神经鞘瘤、纤维肉瘤、平滑肌肉瘤、恶性血管外皮细胞瘤、恶性畸胎瘤等。其组织学形态与其他部位者相同。

九、淋巴造血组织肿瘤及瘤样病变

咽部淋巴造血组织主要集中于Waldeyer咽环（包括舌根、腭部及鼻咽部淋巴组织），此处淋巴瘤少见，但可以见到多种类型，可为系统性淋巴瘤如霍奇金淋巴瘤和多种非霍奇金淋巴瘤/白血病的累及，也可为原发性的。多种瘤样病变也可见到，如嗜伊红淋巴肉芽肿、Rosai-Dorfman病及传染性单核细胞增多症等。

十、咽部转移性肿瘤

皮肤恶黑色素瘤、肾癌、Wilms瘤、肺癌、乳腺癌、结肠癌、宫颈癌、白血病等可转移至咽部。

第五节　喉部疾病

一、声带小结及声带息肉

【概述】

在临床上声带小结（nodule）和息肉（polyp）不用作同义词。小结更多发于年轻女性，与滥用发音有关；而息肉可发生于任何年龄。

【诊断要点】

大体上，小结几乎都是双侧性的、水肿的、胶状的或出血性团块，累及声带中1/3处相对的表面，典型者为数毫米大小。相比之下，息肉通常累及室间隙或单侧声带的任克（Reinke’s）间隙，表现为软而有弹性、半透明或粉红色的团块。息肉可表现为无蒂或有蒂，质地可为软、有弹性或坚硬，颜色可为白色半透明或红色不等，大小可达数厘米。

镜下小结始于水肿，伴黏液性基质，随时间进展发生纤维样变。息肉时可见黏膜固有层水肿、出血、血浆渗出、血管扩张、毛细血管增生，间质黏液样变性、玻璃样变性、纤维化等。可有少量炎症细胞浸润。偶见钙化。依其成分的多少可分为4型：①水肿型。②血管型。③黏液型。④纤维型。被覆上皮可发生萎缩、角化或增生。

【鉴别诊断】

①淀粉样变。②血管瘤。③黏液瘤。④神经鞘黏液瘤。⑤鳞状细胞癌。

二、喉角化症

【概述】

喉角化症是喉鳞状上皮的一种常见的复杂的反应性病变。

【诊断要点】

在镜下有不同程度的角化层增厚，表现为过度角化或不全角化，可伴有上皮的单纯性增生、各级异型增生甚至原位癌。作为病理诊断应作具体描述和报告。

【预后】

约有4%早期确诊为角化症的患者最后确诊为鳞状细胞癌。

三、鳞状细胞乳头状瘤及乳头状瘤病

【概述】

一般将其分为幼年型和成人型两型。幼年型见于小儿和入学前儿童，发生于声带和室带，可播散到喉的其他部位并可侵犯气管。原因被认为是人类乳头状瘤病毒

（HPV）—6、11的感染。20%~60%患儿的皮肤及外生殖器也可见乳头状瘤，感染途径可能为小儿出生时通过患尖锐湿疣的产妇产道所致。该瘤在临床上有顽固复发的特点，部分病例可以自愈，少数可发生恶变。成人型一般多为单发，术后不复发，但癌变者较幼年型为多。

【诊断要点】

镜下两型形态一致，均为分化良好的鳞状上皮的乳头状增生，细胞无明显的异型性和浸润性生长。儿童型多无角化，有角化者多见于成人。恶变后异型性明显。

四、癌前病变

【概述】

癌前病变是指增加了进展成鳞癌可能性的上皮病变，在喉使用上皮异型增生（dysplasia），而不使用不典型增生一词。

【诊断要点】

镜下异型增生可分为轻度、中度和重度三级。轻度指异型细胞增生位于上皮层下1/3，中度指异型细胞达上皮层下1/3以上至中1/3以下，细胞异型性中等，核分裂增加，但上皮上1/3细胞分化良好，呈层状排列，重度指有高度异型核的细胞出现在上皮层2/3以上，无成熟形态，只上皮最上层显示不同程度的层状排列。修订版的Ljubljana分类将轻度异型增生称为低级别上皮内病变（SIL），中度及重度异型增生称为高级别上皮内病变（SIL），保留原位癌的分级；而新的WHO分类则将轻度异型增生称为低级别异型增生，将中度、重度异型增生及原位癌统称为高级别异型增生。

已经明确喉癌可以从异型增生的任何一个阶段发生，甚至是从形态上无著变的上皮发生。即喉的浸润癌可不需要经过全层异型增生（原位癌）阶段发展而来。

【鉴别诊断】

①反应性上皮病变。②感染性疾病。③微浸润癌。

【预后】

不伴异型增生的角化性上皮发展成癌的风险低，有1%~5%左右；而伴异型增生的角化上皮后继发展成癌前病变或癌的风险大大增加，约11%~18%，其癌变风险比无不典型性的角化病变提高了3~5倍；取决于不典型性/异型性的程度：其中轻度异型增生约为6%，中度异型增生约为23%；重度异型增生约为28%。诊断为伴不典型性的角化后，病变发展成浸润癌的平均潜伏期约为3.8年。

五、原位癌

是指黏膜上皮细胞的异型性增生累及全层，但尚未突破基底膜向间质浸润的上皮内癌。大体缺乏特征性表现，常为局部黏膜增厚、发白。

六、浸润癌

【概述】

浸润癌指突破上皮基底膜向深部组织浸润的癌。约占所有喉癌的95%。按肿瘤的发生部位，喉鳞癌分为声门上型、声门型、声门下型及跨声门型。跨声门癌是指原发于喉室或以喉室为中心上下发展或向周围扩展的癌，其中声门型最多见。早期浸润癌尚无明确的定义，一般是指浸润至基底膜下固有层内的癌，无脉管的浸润。有人限定其浸润深度在2mm以内。

【诊断要点】

与其他部位的鳞癌一致，分为高分化、中分化、低分化鳞癌。喉的鳞状细胞癌还可以见到如下变型：疣状癌、乳头状鳞状细胞癌、基底样鳞状细胞癌、梭形细胞癌、腺鳞癌、棘层松解性鳞状细胞癌、淋巴上皮癌、巨细胞癌，其形态及病理诊断和鉴别诊断标准同其他部位的同型鳞癌。

七、涎腺型肿瘤

喉黏膜也可以发生小涎腺的良性及恶性涎腺型肿瘤，但很少见，包括多形性腺瘤、嗜酸细胞性乳头状囊腺瘤、腺样囊性癌、黏液表皮样癌等。

八、接触性溃疡

【概述】

接触性溃疡又名接触性肉芽肿或消化性肉芽肿，是由多种因素引起的发生于喉的慢性炎症性疾病。多见于成人，男性居多。好发于声带后部。

【诊断要点】

肉眼呈息肉状，常累及双侧声带。组织学表现为炎性肉芽组织增生，表面溃疡形成，被覆纤维素性渗出物和/或纤维素样坏死物。常被误诊为化脓性肉芽肿、血管瘤、血管外皮细胞瘤、Kaposi’s肉瘤、血管肉瘤、梭形细胞癌及肉芽肿性感染性疾病。

【鉴别诊断】

①声带息肉，②血管瘤。

九、喉膨出

由于喉室小囊堵塞，喉室黏膜上外侧壁从喉室向声门旁间隙囊状膨出形成。镜下囊内被覆呼吸上皮并伴有不同程度的鳞化，间质慢性炎症细胞浸润。

十、淀粉样变

【概述】

耳鼻咽喉部位原发性局限性淀粉样变以喉部最为多见，其次为咽部，年龄22~68岁。

【诊断要点】

肉眼所见为黏膜隆起，灰白色，质硬。镜下见黏膜上皮下、小血管周围及腺体周围粉染的云絮状、小片状、大片状乃至团块状物质沉积，常有炎症细胞浸润，团块状淀粉样物质周围可有异物巨细胞吞噬淀粉样物质。

【特殊检查】

淀粉样物质经刚果红染色后呈桔红色，偏振光显微镜下呈绿色双折光，免疫组化染色，抗淀粉样P物质阳性，透射电镜下淀粉样蛋白结构呈特殊的淀粉样纤维，长30~1000nm，直径8~10nm，僵硬无分枝，杂乱无序地分布。

应注意与间质伴有纤维素渗出的声带息肉鉴别。

十一、良性软组织肿瘤

可见颗粒细胞、炎性肌纤维母细胞瘤、黏液瘤、横纹肌瘤、平滑肌瘤、血管平滑肌瘤、血管瘤、淋巴管瘤、神经纤维瘤、乳头状血管内皮细胞增生，脂肪瘤，幼年性黄色肉芽肿，纤维组织细胞瘤，巨细胞瘤，纤维瘤，纤维瘤病，神经鞘瘤，副神经节瘤等。

十二、肉瘤

喉部肉瘤较癌瘤少见，占头颈部恶性肿瘤的比率不到1%。可见血管肉瘤、滑膜肉瘤、未分化肉瘤、脂肪肉瘤、骨肉瘤、平滑肌肉瘤、横纹肌肉瘤、Kaposi’s肉瘤、低度恶性肌纤维母细胞肉瘤、恶性周围神经鞘瘤、血管黏液纤维肉瘤、恶性黑色素瘤、腺泡状软组织肉瘤及癌肉瘤等，但均较罕见。其组织学形态及免疫组化特点与其他部位者同。

喉部软骨肉瘤在恶性间叶组织源性肿瘤相对常见，来源于喉部软骨组织。环状软骨是最常见的好发部位，约占75%，也可见于甲状软骨、杓状软骨及会厌软骨。肿瘤生长缓慢、症状不特异、恶性程度低，因此有时误诊为软骨瘤，但是喉部真正的良性软骨性肿瘤很少见。

十三、喉的神经内分泌肿瘤

【概述】

喉的神经内分泌肿瘤是一组异质性的肿瘤和喉第二常见肿瘤，仅次于鳞状细胞癌。声门上区多见。其分类一直有争议。可将其分为四种：高分化神经内分泌癌（典型类癌）、中分化神经内分泌癌（不典型类癌）、低分化神经内分泌癌（神经内分泌型小细胞癌）、混合性神经内分泌型小细胞癌。因其治疗和预后均不同，因此组织学诊断尤为重要。

【诊断要点】

主要依靠形态学特点和神经内分泌分化的征象。其中不典型类癌最常见，其次为神经内分泌型小细胞癌、典型类癌。

【预后】

喉类癌是低度恶性肿瘤，很少转移，预后好；不典型类癌恶性程度高，就诊时常有淋巴结甚至远处转移；小细胞癌为高度恶性肿瘤，侵袭性生长，5年生存率极低。

十四、喉淋巴造血组织肿瘤

罕见，多为外周T、NK/T细胞淋巴瘤及浆细胞淋巴瘤。

十五、喉的继发性肿瘤

罕见。有远处转移至喉者，也有周围器官肿瘤直接蔓延至喉者。类型有肺癌、肾癌、乳腺癌、甲状腺乳头状癌、恶性黑色素瘤、小细胞神经内分泌癌、结直肠癌、胃癌、前列腺癌等。

第十七章　皮肤疾病

第一节　感染性皮肤病

一、寻常疣

【概述】

寻常疣主要由人类乳头瘤病毒2、4型感染引起，表现为表面过度角化、粗糙、不规则的丘疹，大小不一，好发于手和膝部。

【诊断要点】

①表皮疣状增生、棘层肥厚，②角化过度、垂直排列的角化不全；③颗粒层显著增厚，较多的嗜碱性角质透明颗粒；④表皮上层可见凹空细胞。

【鉴别诊断】

脂溢性角化病、日光性角化病。

二、传染性软疣（图17–1）

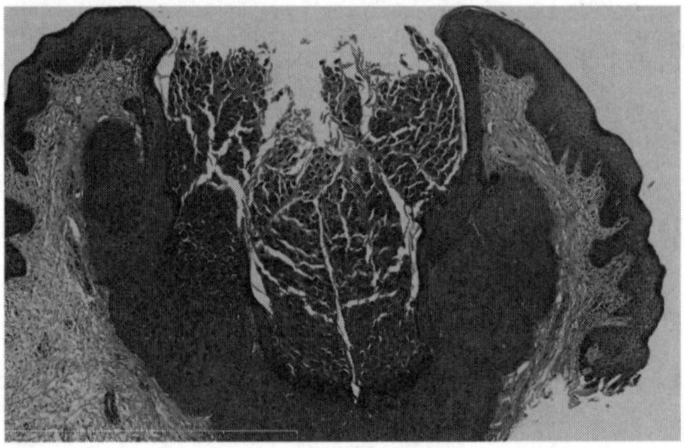

图17–1　传染性软疣的表皮内生性生长的结节，中央呈脐凹状，角质形成细胞胞质中巨大包涵体

【概述】

传染性软疣由痘病毒中的传染性软疣病毒感染引起，可直接接触传染，也可自体接种。多见于儿童及青年妇女。皮损为粟粒至绿豆乃至黄豆大半球形丘疹，呈

灰白或珍珠色，表面有蜡样光泽，中央有脐凹，可从中挑出或挤出乳白色干酪样物质。

【诊断要点】

①小叶状、表皮内生性生长的结节，边界清楚；②中央呈脐凹状；③角质形成细胞胞质中巨大包涵体，包涵体最初是嗜酸性的，逐渐变为嗜碱性的。

【鉴别诊断】

光泽苔藓、汗管瘤。

三、麻风

【概述】

麻风是由麻风分枝杆菌引起的慢性接触性传染疾病，主要累及皮肤和外周神经，表现为红斑、斑块、结节、溃疡、眉毛脱落、狮面征、关节畸形、神经粗大及局部感觉消失等等。临床存在两个表现极型：结核样型麻风和瘤型麻风。

【诊断要点】

（1）结核样型麻风：①真皮全层及脂肪组织中广泛的非干酪样坏死肉芽肿浸润；②浸润细胞包括上皮样细胞、多核巨细胞及淋巴细胞；③真皮小神经周围上皮样组织细胞浸润；④毛囊、汗腺、皮脂腺显示不同程度的破坏。⑤皮损病理组织切片抗酸染色查到少量麻风杆菌；

（2）瘤型麻风：①真皮弥漫特征性的组织细胞浸润，胞质呈泡沫状（麻风细胞）；②表皮下与浸润细胞间显示一无浸润带。③皮损病理组织切片抗酸染色查到大量麻风杆菌。

【鉴别诊断】

湿疹、结节病、环状肉芽肿、寻常狼疮。

四、皮肤结核病

【概述】

皮肤结核病是由结核分枝杆菌感染所引起的皮肤损害。临床常见的皮肤损害为寻常狼疮和疣状皮肤结核。

【诊断要点】

（1）寻常狼疮：①真皮内可见典型的结核结构，即由上皮样细胞和多少不等的多核巨细胞（朗格汉斯细胞）组成，中心可有干酪样坏死，外周绕以密集的淋巴细胞浸润；②表皮可形成溃疡，萎缩或棘层肥厚；③深层组织中可查到结核分枝杆菌。

（2）疣状皮肤结核：①真皮内少见典型的结核结构；②真皮内嗜中性粒细胞、淋巴细胞浸润，有时可见脓肿；③表皮棘层肥厚、乳头瘤样增生；④结核分枝杆菌罕见。

【鉴别诊断】

盘状红斑狼疮、麻风、结节病、皮肤鳞状细胞癌

五、孢子丝菌病

【概述】

孢子丝菌病是由一种双相型真菌申克孢子丝菌所引起的皮肤及皮下组织的感染，偶可播散至全身引起多系统的损害。临床上主要见皮肤淋巴管型、局限性及播散型孢子丝菌病。

【诊断要点】

①表皮棘层肥厚，假性上皮瘤样增生，常有溃疡形成；②真皮大量炎性细胞浸润，包括嗜中性粒细胞、浆细胞、淋巴细胞及组织细胞；③PAS染色偶能发现真皮内长圆到雪茄烟样小体；④表皮棘层可形成中性粒细胞脓肿。

【鉴别诊断】

着色性真菌病、皮肤结核、寻常疣。

六、着色性真菌病

【概述】

着色性真菌病是由一组暗色真菌所引起的皮肤及皮下组织的慢性感染，皮损以疣状增生、结节、化脓、并形成瘢痕为特征。

【诊断要点】

①表皮棘层肥厚，假性上皮瘤样增生，棘层可形成中性粒细胞脓肿；②真皮可见脓肿形成，伴坏死和周围肉芽肿和混合性炎性细胞浸润；③真皮内见到棕黄色、壁厚、圆形或卵圆形的中央有横隔的硬壳孢子。

【鉴别诊断】

皮肤结核、寻常疣、孢子丝菌病。

第二节　变态反应性皮肤病及神经功能障碍性皮肤病

一、湿疹

【概述】

湿疹是一种常见的由多种内外因素引起的表皮及真皮浅层的炎症性皮肤病，与变态反应有一定关系，是皮肤科最常见的一类疾病。急性皮损表现为红斑、水疱、糜烂、渗出，瘙痒剧烈，慢性皮损表现为鳞屑、肥厚，形成慢性苔藓化。

【诊断要点】

①表皮细胞内及细胞间水肿；②细胞间水肿常伴有淋巴细胞浸润；③急性皮损可见表皮内水疱及大疱；④亚急性皮损可见棘层肥厚和海绵水肿；⑤慢性皮损可见轻微海绵水肿，表皮棘层肥厚，常呈银屑病样改变；⑥真皮水肿，血管充血，血管周围淋巴细胞、组织细胞及少量嗜酸性粒细胞浸润。

【鉴别诊断】

副银屑病、玫瑰糠疹。

二、荨麻疹

【概述】

荨麻疹是一种常见的皮肤黏膜的过敏性疾病。由患者对某些食物、药物、吸入物及感染等产生的I型变态反应所致。其特征为具有剧烈瘙痒、水肿性风团。

【诊断要点】

①真皮水肿；②血管周围淋巴细胞浸润；③可见嗜酸性粒细胞。

【鉴别诊断】

丘疹性荨麻疹、多形红斑。

三、丘疹性荨麻疹

【概述】

丘疹性荨麻疹因昆虫叮咬所致，个别人可能与精神因素、消化障碍及某些食物过敏有关。好发于儿童，夏、秋季常见，表现为散在丘疹、丘疱疹，瘙痒。

【诊断要点】

①真皮水肿明显；②血管周围密集淋巴细胞浸润；③可见嗜酸性粒细胞；④表皮细胞内及细胞间水肿，海绵形成。

【鉴别诊断】

水痘、传染性软疣。

四、药疹

【概述】

药疹亦称药物性皮炎，系由于系统用药（口服、注射、灌注等）引起的一种急性发疹性反应。皮疹分布广泛，数量多，且多呈对称性。常伴发热等全身症状。重症患者可有心、肝、肾等内脏器官及造血系统等损害。

【诊断要点】

①表皮细胞内及细胞间水肿，海绵形成；②可见坏死的角质形成细胞；③基底

层细胞液化变性；④真皮水肿，严重时可形成表皮下水疱；⑤真皮浅层致密淋巴细胞浸润；⑥可见嗜酸性粒细胞。

【鉴别诊断】

麻疹、猩红热、多形红斑、扁平苔藓。

五、慢性单纯性苔藓

【概述】

慢性单纯性苔藓，又称神经性皮炎，是一种常见的慢性皮肤神经功能障碍性皮肤病。

【诊断要点】

①明显表皮角化过度；②灶性角化不全；③颗粒层增厚；④棘层肥厚，钉突不规则延长；⑤真皮浅层血管周围及间质内可见淋巴细胞浸润、组织细胞及少量嗜酸性粒细胞浸润。

【鉴别诊断】

结节性痒疹、慢性湿疹。

六、结节性痒疹

【概述】

结节性痒疹常见原因是昆虫叮咬，部分患者与精神因素、胃肠功能紊乱、内分泌失调有关。皮损为棕褐色或暗褐色丘疹、结节，粗糙呈疣状，剧烈瘙痒。患处常有色素沉着及苔藓样改变。

【诊断要点】

①表皮明显角化过度；②棘层肥厚；③表皮钉突增宽且不规则下延；④真皮浅层血管周围淋巴细胞浸润；⑤可见嗜酸性粒细胞。

【鉴别诊断】

原发性皮肤淀粉样变、扁平苔藓、丘疹性荨麻疹。

第三节　结缔组织病

一、红斑狼疮

1. 盘状红斑狼疮（图 17–2）

【概述】

盘状红斑狼疮是慢性皮肤型红斑狼疮之主要类型，多见于中年男女。分局限型和播散型两型。皮损为浸润性红斑，表面有黏着性鳞屑，剥下鳞屑见毛囊角栓形成的小棘。慢性皮损中央萎缩形成瘢痕，伴有毛细血管扩张、色素沉着或色素减退。

【诊断要点】

①角化过度，毛囊角栓，②表皮萎缩，③基底细胞液化变性，④基底膜增宽，⑤真皮血管及附属器周围淋巴细胞呈块状浸润。

【鉴别诊断】

扁平苔藓、多形红斑、银屑病

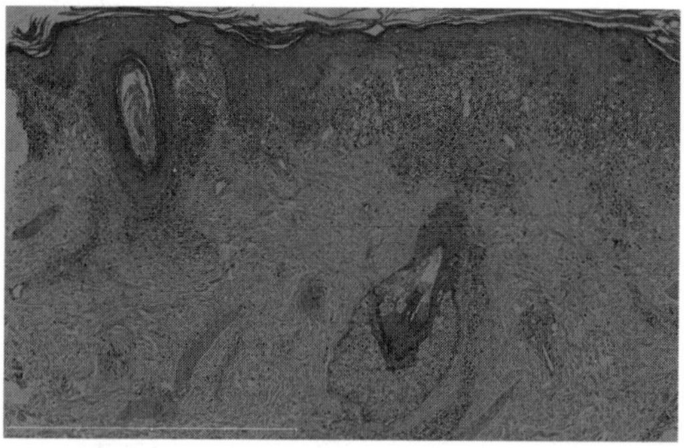

图17-2　盘状红斑狼疮：表皮角化过度，毛囊角栓，基底细胞液化变性，真皮血管及附属器周围淋巴细胞呈块状浸润

2.亚急性皮肤型红斑狼疮

【概述】

亚急性皮肤型红斑狼疮是一组以环形红斑或丘疹鳞屑性皮疹为皮损特征的红斑狼疮，可伴有轻度或中度全身症状。不侵犯肾脏和中枢神经系统。

【诊断要点】

①轻度角化过度，②基底细胞点状液化变性；③真皮水肿；黏蛋白沉积；④真皮血管及附属器周围淋巴细胞浸润。

【鉴别诊断】

扁平苔藓、多形红斑、银屑病、玫瑰糠疹。

二、皮肌炎

【概述】

皮肌炎为主要累及皮肤与肌肉的弥漫性非感染性炎症性疾病，可伴有肺纤维化和心肌受累，约30%的成人患者可能合并内脏恶性肿瘤。

【诊断要点】

①表皮角化过度；②棘层萎缩；③基底层细胞液化变性；④真皮水肿，黏蛋白沉积；⑤真皮浅层及血管周围、附属器周围淋巴细胞浸润；⑥病变肌肉示局灶性或弥漫性肌纤维变性、坏死和纤维化，纤维间淋巴细胞浸润。

【鉴别诊断】

红斑狼疮、硬皮病。

三、硬皮病

【概述】

本病是以局限性或弥漫性皮肤及内脏器官结缔组织的纤维化或硬化，最后发生萎缩为主要表现的结缔组织病。可分为局限性和系统性两型，系统性硬皮病常伴肺纤维化，以女性发病率为高。

【诊断要点】

①表皮萎缩，钉突平坦；②基底层色素增加；③早期为真皮中、下层的胶原纤维束肿胀和均质化。④晚期真皮胶原纤维增厚，⑤附属器减少或消失。

【鉴别诊断】

成人硬肿病、硬化萎缩性苔藓、类脂质渐进性坏死。

第四节　红斑鳞屑性皮肤病

一、银屑病

【概述】

银屑病是一种病因不明的常见慢性复发性炎症性皮肤病。皮损春冬季节加重，夏秋季节缓解，典型皮损表现为对称分布的红色斑块，上覆银白色鳞屑，可见蜡滴现象、薄膜现象、Auspitz征。临床分为四型：寻常型银屑病（图17-3）、脓疱型银屑病、红皮病型银屑病及关节病型银屑病。

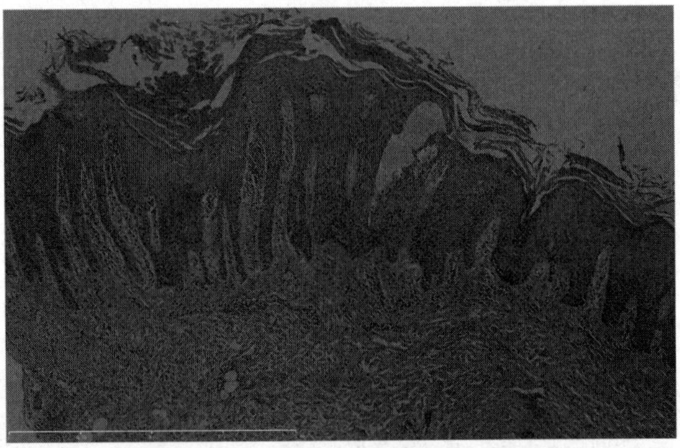

图17-3　寻常型银屑病：表皮角化不全，棘层肥厚，钉突延长，真皮乳头上方表皮变薄，乳头层下血管周围可见轻度淋巴细胞浸润

【诊断要点】

①早期主要为真皮改变，真皮浅层毛细血管迂曲、扩张和充血，伴有真皮乳头水肿和血管周围单一核细胞浸润。②棘层肥厚，表皮突一致性延长，在基底部呈棒槌状。③真皮乳头水肿，顶部亦呈棒槌状。④真皮乳头上方表皮变薄，角化不全，颗粒层减少或消失。⑤基底层上的细胞常可见活跃的细胞分裂。真皮乳头可见大而弯曲的毛细血管，乳头层下血管周围可见轻度淋巴细胞浸润。⑥Munro微脓肿表现为角化不全中多形核粒细胞的聚积。⑦Kogoj海绵水肿脓疱位于角质层下，在局灶性海绵水肿内中性粒细胞聚积，偶有淋巴细胞，见于脓疱型银屑病。

【鉴别诊断】

副银屑病、毛发红糠疹、扁平苔藓、玫瑰糠疹。

二、副银屑病

【概述】

副银屑病是一种病因不明的慢性红斑鳞屑性皮肤病，部分可发展为蕈样肉芽肿（皮肤T细胞淋巴瘤）或是其早期表现。以红斑、丘疹、鳞屑及脱屑而无自觉症状或轻微瘙痒为特征。根据临床表现可分为点滴型、斑块型、苔藓样型与痘疮样型四种类型。

【诊断要点】

①表皮轻度角化过度及角化不全；②局灶性棘层细胞内及细胞间水肿；③基底细胞点状液化、变性；④表皮内可见少量淋巴细胞；⑤真皮浅层血管周围少量淋巴细胞、组织细胞浸润。

【鉴别诊断】

银屑病、毛发红糠疹、扁平苔藓、玫瑰糠疹。

三、扁平苔藓（图17-4）

【概述】

本病为原因未明的一种皮肤黏膜炎症，具有特殊的临床和病理改变皮损为三角形、多角形的淡、红色或紫红色扁平丘疹，有蜡样光泽，常有白色小点或网状细纹，密集成片，皮损变肥厚。可发生于任何部位，也可发生于口腔、口唇、外生殖器，毛发等部位。

【诊断要点】

①表皮角化过度；②颗粒层楔形增厚；③棘层增生或萎缩，增生时上皮钉突不规则伸长呈锯齿状；④基底细胞液化、变性，基底膜不清晰；⑤真皮浅层淋巴细胞呈带状浸润，与深部结缔组织界限清楚。

【鉴别诊断】

银屑病、副银屑病。

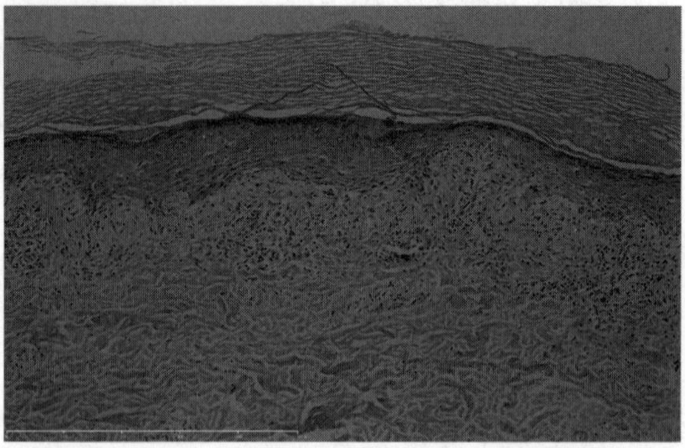

图17-4 扁平苔藓：表皮角化过度；颗粒层楔形增厚，基底细胞液化、变性，真皮浅层淋巴细胞呈带状浸润，可见色素颗粒

四、玫瑰糠疹

【概述】

玫瑰糠疹是一种常见的炎症性皮肤病，主要见于青中年人，好发于躯干和四肢近端，表现为大小不一、数目不等的圆形和椭圆形淡红斑，覆少量鳞屑，皮损长轴与皮纹一致。一般持续6~8周而自愈。

【诊断要点】

①表皮局灶性角化不全；②轻度棘层增厚；③棘层细胞内水肿，轻度海绵水肿；④真皮浅层血管扩张，周围淋巴细胞浸润；⑤有时见红细胞外溢。

【鉴别诊断】

银屑病、副银屑病。

五、单纯糠疹

【概述】

单纯糠疹是以发生于颜面部位的浅表性干燥鳞屑性色素减退为特征的一种慢性皮肤病。多发于儿童和青少年。病因不清，可能与皮肤干燥、日晒、或感染有关。

【诊断要点】

①角化过度、角化不全；②轻度棘层增厚、海绵形成；③基底层黑色素细胞减少和色素失禁。

【鉴别诊断】

白癜风、花斑癣。

六、毛发红糠疹

【概述】

毛发红糠疹是一种病因不明的丘疹鳞屑性疾病。皮损主要表现为毛囊角化性丘疹及播散性鳞屑性斑片，好发于躯干，四肢伸侧和臀部等处，常伴掌、跖角化过度。

【诊断要点】

①表皮角化过度及角化不全交替；②毛囊角栓形成，毛囊口附近有点状角化不全；③棘层不规则肥厚；④基底细胞点状液化、变性；⑤真皮浅层血管扩张，血管及毛囊周围淋巴细胞浸润。

【鉴别诊断】

银屑病、副银屑病。

七、多形红斑

【概述】

多形红斑是一种急性自限性炎症性皮肤病，常伴发黏膜损害，皮疹呈多形性，典型损害为靶样或虹膜状损害。与药物及感染等有关。

【诊断要点】

①表皮细胞内及细胞间水肿；②细胞间水肿常伴有淋巴细胞、嗜中性粒细胞浸润；③表皮细胞变性、坏死；④表皮内及表皮下水疱及大疱形成；⑤基底层细胞液化、变性；⑥真皮水肿，血管扩展、充血，血管周围淋巴细胞、嗜酸性粒细胞及嗜中性粒细胞浸润；⑦红细胞外溢。

【鉴别诊断】

湿疹、药疹。

八、离心性环状红斑

【概述】

离心性环状红斑是一种红斑性皮肤病，以躯干、四肢出现环形或多环形皮损，并缓慢离心性扩大为特征，多见于青壮年，可自然消退，但易反复发作，夏季和秋季多发。

【诊断要点】

①表皮通常无异常；②真皮血管周围境界清楚的淋巴细胞、组织细胞浸润，呈“袖口状”浸润；③可有少量嗜酸性粒细胞。

【鉴别诊断】

亚急性皮肤型红斑狼疮、多形红斑。

九、线状苔藓

【概述】

线状苔藓是一种慢性炎症性皮肤病。病因不明，可能与病毒感染有关。多见于儿童，女孩多见，多角形丘疹形成1~3cm宽的条带沿肢体长轴呈线状排列。

【诊断要点】

①表皮角化过度及角化不全；②细胞间水肿，淋巴细胞浸润及坏死的角质形成细胞；③轻度棘层肥厚；④局灶性基底层细胞液化变性，色素失禁；⑤真皮浅层及血管周围致密淋巴细胞、组织细胞浸润。

【鉴别诊断】

扁平苔藓、线状银屑病。

十、光泽苔藓

【概述】

光泽苔藓是一种原因未明的慢性皮肤病。临床表现为针头大小具有光泽的小丘疹，多数聚集，但不融合，好发于阴茎腹股沟及下腹部等处。预后良好。

【诊断要点】

①表皮萎缩、角化不全；②单个皮疹累及4~5个真皮乳头，皮疹两侧的表皮钉突延伸如抱球状；③基底层液化变性，可见胶样小体；④真皮致密浸润细胞，主要是淋巴细胞、组织细胞及少量上皮样细胞。

【鉴别诊断】

扁平苔藓、线状苔藓。

十一、硬化萎缩性苔藓

【概述】

硬化萎缩性苔藓是一种病因不明的皮肤黏膜的慢性炎症性疾病，皮损特点为多数境界清楚的白色硬化性丘疹，中央黑色角栓，相互融合成瓷白色斑，晚期为白色萎缩斑，呈“羊皮纸”样外观，好发于外阴和躯干。

【诊断要点】

①皮角化过度，毛囊或汗管口角栓形成；②棘层萎缩；③基底层液化变性；④真皮浅层胶原纤维水肿和均质化，弹性纤维稀少，其下方轻度淋巴细胞及组织细胞浸润。

【鉴别诊断】

硬皮病、扁平苔藓。

第五节　大疱与疱疹性皮病

一、天疱疮

【概述】

天疱疮是一种与自身免疫相关的表皮内大疱性皮病，共同特征是疱壁薄、松弛易破的大疱，尼氏征阳性，组织病理为棘刺松解所致的表皮内水疱，免疫病理显示角质形成细胞间IgG、IgA、IgM或C3网状沉积，血清中存在针对桥粒成分的天疱疮抗体。

【诊断要点】

1.寻常型天疱疮（图17-5）

①早期皮损表现为基底层上裂隙或水疱，疱内常含少量炎症细胞，偶可见棘刺松解细胞。②成熟水疱包含簇集或孤立的棘刺松解细胞。③典型者疱底为单层完好的基底细胞（“墓碑”样外观）。④真皮乳头突入疱腔内，真皮血管周围中度慢性炎症细胞浸润。⑤黏膜损害的组织学改变与皮肤相似。⑥直接免疫荧光：IgG、IgA、IgM或C3在角质形成细胞间网状沉积，间接免疫荧光：80%~90%患者血清存在天疱疮抗体。

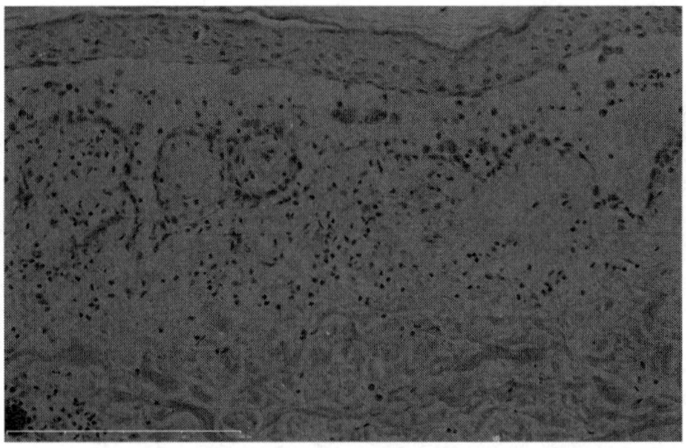

图17-5　寻常型天疱疮：表皮基底层上方大疱形成，疱液中可见棘层松解细胞，真皮乳头突入疱腔内

2.增殖型天疱疮

①表皮增生显著（有时可呈假上皮瘤样），②基底细胞上方棘刺松解轻微，形成裂隙，③致密的炎症细胞浸润，包括大量嗜酸性粒细胞，且表皮内嗜酸性粒细胞微脓肿常见。

3.落叶型天疱疮及红斑型天疱疮

①裂隙或水疱位于颗粒层内或角层下，疱壁常缺失，很难找到完整水疱，②仅可见少数棘层松解细胞附着于疱顶或疱底。③疱内可包含大量炎性细胞。④毛囊处

可见灶状的棘层层松解。

【鉴别诊断】

寻常型天疱疮应与毛囊角化病，Hailey-Hailey病鉴别；增殖性天疱疮需与感染性疾病导致的假上皮瘤样增生鉴别。

二、疱疹样天疱疮

【概述】

疱疹样天疱疮可能是落叶型天疱疮的一种变型。皮损为环形红斑，边缘水肿，有密集成群的小疱疹或小水疱，排列成环状、半环状等，疱壁紧张，尼氏征阴性。多见于老年人。

【诊断要点】

①表皮棘层水疱形成、细胞间水肿和海绵形成，②水疱内嗜酸性细胞浸润，可形成嗜酸性细胞小脓肿；③棘层松解细胞少见；④直接免疫荧光检查：表皮细胞间IgG沉积或C3沉积。

【鉴别诊断】

疱疹样皮炎、寻常型天疱疮。

三、IgA天疱疮

【概述】

IgA天疱疮又称表皮内嗜中性IgA皮病，病因不清。分为两种临床亚型：天疱疮型和角层下脓疱性皮病型。

【诊断要点】

1.天疱疮型

①表皮内水疱，②疱内浸润细胞以中性粒细胞为主，③可见嗜酸性粒细胞和棘层松解现象。④直接免疫荧光显示表皮内细胞间IgA沉积，且沉积范围较广泛。

2.角层下脓疱性皮病型

①表皮角质层下方水疱形成、②水疱内嗜中性粒细胞浸润；③直接免疫荧光检查：表皮上层细胞间IgA沉积。

【鉴别诊断】

疱疹样皮炎、湿疹、天疱疮、类天疱疮。

四、家族性良性慢性天疱疮（图17-6）

【概述】

家族性良性慢性天疱疮又名Hailey-Hailey病。是一种遗传性疾病，属于常染色体显性遗传。致病基因位于12q23-24.1，由于*ATP2C1*基因突变，致使上皮细胞钙离子代谢障碍，表皮细胞结构受损所致，可以累及皮肤或黏膜上皮。因此本病与毛囊角化病性质和发病机制相近。

【诊断要点】

①基底层上形成裂隙或水疱，②表皮内棘层细胞松解，呈“倒塌砖墙“样；③可见角化不良细胞。

【鉴别诊断】

毛囊角化病、天疱疮。

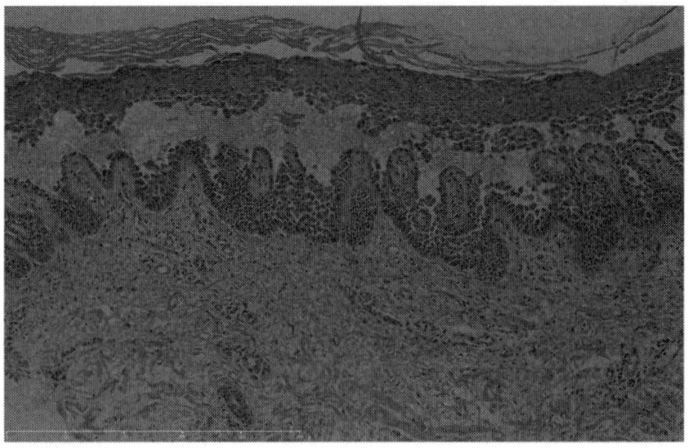

图17-6 家族性良性慢性天疱疮：基底层上形成水疱，表皮内棘层细胞松解，呈“倒塌砖墙“样，可见角化不良细胞

五、类天疱疮（图17-7）

【概述】

大疱类天疱疮是一种好发于中老年人的自身免疫相关的表皮下大疱性皮病。皮损表现为疱壁厚、紧张的大疱，尼氏征阴性。血清中存在针对基底膜带成分的自身抗体。多数患者血清中可检测出存在抗基底膜带成分的BP180和BP230自身抗体。

【诊断要点】

①表现为单房的表皮下水疱，疱顶为压扁的表皮。②水疱内容物为凝固的血清、纤维蛋白及大量炎症细胞，以嗜酸性粒细胞为主，还可能出现中性粒细胞。③乳头轮廓（齿缘样外观）像哨兵一样突入水疱腔内，④疱下方的真皮出现广泛的水肿，血管周围有嗜酸性粒细胞和单核细胞浸润，并延伸到相邻的胶原束间。⑤直接免疫荧光表皮基底膜带线状IgG和/或C3沉积，偶见IgM、IgA沉积。盐裂皮肤免疫荧光显示IgG型自身抗体结合于表皮侧。

【鉴别诊断】

疱疹样皮炎、线状IgA大疱性皮病、获得性大疱性表皮松解症和大疱性红斑狼疮。

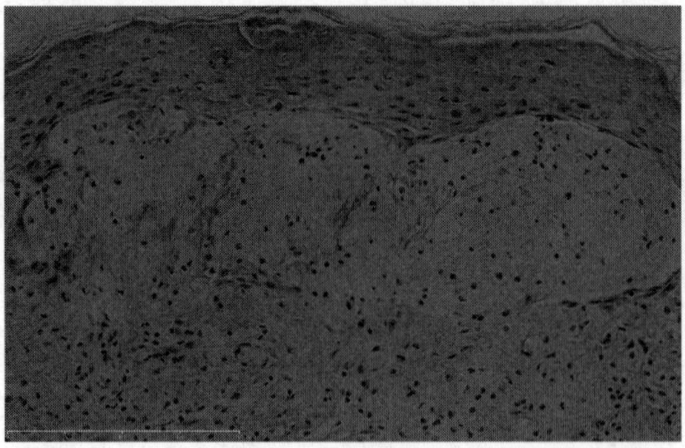

图17-7　类天疱疮：表皮基底层下方大疱形成，疱液中纤维蛋白网，嗜酸性粒细胞及嗜中性粒细胞，真皮血管周围嗜酸性粒细胞浸润

六、疱疹样皮炎

【概述】

疱疹样皮炎又称Duhring病。病因不清。可能有关因素包括谷胶过敏、遗传、病毒感染、口服避孕药等。临床表现为红斑、风团，表面有密集成群的小丘疹、丘疱疹或小水疱，排列成环状、半环状等，尼氏征阴性，瘙痒剧烈。

【诊断要点】

①真皮乳头层内水肿，表皮下水疱形成，多房性水疱；②水疱内以中性粒细胞为主炎症浸润；③真皮乳头顶部可见中性粒细胞聚集呈小脓肿；④直接免疫荧光检查皮损周围正常皮肤真皮乳头内基底膜带IgA颗粒状沉积、C3沉积，偶见IgM或IgG的沉积。

【鉴别诊断】

类天疱疮、天疱疮、湿疹。

七、线状IgA大疱性皮病

【概述】

线状IgA大疱性皮病是一种和自身免疫有关的大疱性皮肤病。皮损特点为在正常皮肤或红斑上出现水疱，呈环状或弧形排列，多发于躯干及四肢，皮疹可呈多形性，自觉瘙痒。

【诊断要点】

①真皮乳头内水疱；②疱液内中性粒细胞为主的浸润，形成小脓肿，可见少量嗜酸性粒细胞；③直接免疫荧光示基底膜带线状IgA沉积以及C3沉积。

【鉴别诊断】

疱疹样皮炎、类天疱疮、天疱疮。

八、获得性大疱性表皮松解症

【概述】

获得性大疱性表皮松解症是一种自身免疫性疾病。病因不明，有研究发现与体内产生抗Ⅶ型胶原抗体和HLA-DR2阳性有关。多发生在老年人，皮损好发生在手指、足、肘膝关节侧面，容易受外伤的部位。皮损为无炎症反应的皮肤上形成水疱、大疱、糜烂等损害，愈后可留萎缩性瘢痕。

【诊断要点】

①表皮下水疱，②疱液内中性粒细胞及嗜酸性粒细胞浸润；③直接免疫荧光示基底膜带线状IgG沉积。可见C3沉积；④皮肤盐裂试验显示荧光沉积位于真皮侧。

【鉴别诊断】

疱疹样皮炎、类天疱疮、天疱疮。

九、妊娠疱疹

【概述】

妊娠疱疹又名妊娠类天疱疮。病因不清，是一种自身免疫性疾病，患者血清中可检出具有补体结合能力的IgG，识别抗原是180kD的BPAG2，即HG因子。皮损表现为丘疹、丘疱疹和小水疱等，瘙痒，见于中年怀孕妇女的妊娠中期或在分娩后立即发生。

【诊断要点】

①表皮棘细胞内和细胞间水肿，②表皮下水疱形成，③疱液内嗜中性粒细胞或嗜酸性粒细胞浸润。

【鉴别诊断】

类天疱疮、疱疹样皮炎、天疱疮。

十、角层下脓疱病

【概述】

角层下脓疱病病因尚不明确，可能因素有感染、精神创伤、代谢紊乱、内分泌异常等。皮损为针头大小或绿豆大小的脓疱，周围有红晕，向外周环状扩大。好发于腹股沟、腋下、躯干与四肢屈侧。

【诊断要点】

①表皮角层下水疱，②疱液内主要为中性粒细胞浸润。

【鉴别诊断】

类天疱疮、疱疹样皮炎、天疱疮。

十一、副肿瘤天疱疮

【概述】

副肿瘤天疱疮皮肤损害的发生原因可能与内脏肿瘤产生的表皮结合性自身抗体有关。广泛且严重的口腔、外阴黏膜溃疡，自觉疼痛，皮肤损害常累及肢端、掌跖、躯干上部等处，表现为水肿性红斑、水疱、糜烂等多形性损害。

【诊断要点】

①基底层上方棘层松解、形成裂隙或水疱；②可见角化不良细胞；③表皮海绵水肿、淋巴细胞浸润；④基底层液化变性；⑤真皮浅层及血管周围慢性炎性细胞浸润；⑥直接免疫荧光可检测到棘细胞间IgG沉积，以及沿基底膜带IgG沉积和补体沉积。间接免疫荧光以猴食管或大鼠膀胱上皮为底物，可检测出抗棘细胞间抗体。

【鉴别诊断】

天疱疮、类天疱疮、药疹、重症多形红斑。

第六节　血管性皮肤病

一、变应性皮肤血管炎

【概述】

本病是一种由III型变态反应引起的皮肤小血管炎。皮肤损害表现多形性，表现为红斑、丘疹、风团、紫癜、结节、坏死、结痂、溃疡\萎缩性瘢痕与色素沉着。反复成批发生，多种损害同时存在。以可触及性紫癜为其特征。

【诊断要点】

①真皮浅层的毛细血管炎和后小静脉炎；②管壁纤维素样变性，③血管壁及周围有中性粒细胞浸润，④有核碎裂、⑤红细胞外溢。

【鉴别诊断】

过敏性紫癜、血小板减少性紫癜、多形红斑

二、过敏性紫癜

【概述】

本病是小血管炎的一种变型，又名Henoch–Schonlein紫癜，为III型变态反应所致，在免疫复合物中含有IgA抗体。皮肤损害表现为出血性瘀点、瘀斑，5~7天颜色变淡、逐渐消退，反复发生。个别患者可出现关节型、腹型、肾型紫癜。

【诊断要点】

①真皮浅层毛细血管和细小血管血管炎变化；②管壁纤维素样变性，③血管壁及周围有中性粒细胞浸润，④有核碎裂、⑤红细胞外溢。

【鉴别诊断】

①血小板减少性紫癜，②变应性皮肤血管炎。

三、荨麻疹性血管炎

【概述】

荨麻疹性血管炎是一种皮肤小血管炎，好发生于中年女性，起病前经常有发热等症状。皮肤损害主要表现为风团，但是持续时间久，超过24小时，甚至数天不消退。

【诊断要点】

①真皮浅层白细胞碎裂性血管炎；②主要侵犯浅表血管丛；③真皮水肿；④红细胞渗出。

【鉴别诊断】

荨麻疹，系统性红斑狼疮。

四、急性发热性嗜中性皮病

【概述】

本病又称Sweet综合征。是一种全身疾病的皮肤表现，在临床上分为四种类型：经典型、合并肿瘤型、合并炎症疾病型以及合并妊娠型。皮肤损害为水肿性隆起的斑块与结节，颜色鲜红或紫红，边界清楚。皮损很快增大，周边形成假性水疱、脓疱。

【诊断要点】

①表皮通常不受累；②真皮乳头层水肿，有时可出现皮下水疱；③密集嗜中性粒细胞浸润，④可有核碎裂，⑤有数量不等的嗜酸性粒细胞、淋巴细胞和组织细胞。

【鉴别诊断】

变应性血管炎；多形红斑；持久性隆起性红斑；固定型药疹；坏疽性脓皮病。

五、坏疽性脓皮病

【概述】

坏疽性脓皮病是一种发生在皮肤上的Schwartzman反应。皮损特点为正常皮肤或红斑上出现炎症性丘疹、水疱或脓疱，中央溃疡，向周围扩大，境界清楚，堤状隆起、有明显的疼痛症状。

【诊断要点】

①真皮弥漫嗜中性粒细胞浸润；②可见多少不等的淋巴细胞、组织细胞及嗜酸性粒细胞浸润；③可见继发性血管炎；④表皮溃疡。

【鉴别诊断】

Wegener's肉芽肿；变应性肉芽肿；结节性动脉周围炎；皮肤结核。

六、结节性红斑

【概述】

结节性红斑好发生在中青年女性小腿伸侧，为对称性红斑、结节，表面红色，数日后逐渐转暗红色、消退，不发生破溃。自觉疼痛，病情容易反复发生。

【诊断要点】

①皮下脂肪小叶纤维间隔性脂膜炎；②炎性细胞包括淋巴细胞和数量不等的中性粒细胞浸润；③真皮中下部血管周围淋巴细胞、组织细胞浸润。

【鉴别诊断】

硬红斑、丹毒、结节性多动脉炎。

七、白塞病

【概述】

白塞病又称眼口生殖器综合征。病因可能与中性粒细胞功能亢进、遗传、自身免疫等相关。临床主要表现为外生殖器溃疡、皮肤结节性红斑、痤疮、毛囊炎样丘疹脓疱性损害，以及反复发作的口腔溃疡和虹膜炎、视网膜血管炎、骨关节或内脏受累等表现，皮肤针刺同形反应阳性。

【诊断要点】

①早期皮损表现为真皮浅层和深层血管周围和间质较多的嗜中性粒细胞和少量淋巴细胞浸润；②晚期皮损表现为血管周围淋巴细胞浸润；③可见血管壁纤维蛋白样坏死；④可有血栓形成、⑤可有间隔性和小叶性脂膜炎。

【鉴别诊断】

急性女阴溃疡；阿弗他口腔炎；口腔外伤性溃疡；药疹；红斑狼疮和大疱性疾病。

八、色素性紫癜性皮肤病

【概述】

色素性紫癜性皮肤病是一组以紫癜、色素沉着为特点的皮肤病，临床上包括三种疾病：即进行性色素性紫癜样皮肤病、色素性紫癜性苔藓样皮炎、毛细血管扩张性环状紫癜。

【诊断要点】

①真皮浅层血管周围淋巴细胞浸润；②血管内皮细胞增生；③红细胞外溢；④可见含铁血黄素。

【鉴别诊断】

淤积性皮炎；慢性湿疹；过敏性紫癜。

第七节　非感染性肉芽肿病

一、皮肤结节病

【概述】

皮肤结节病又称肉样瘤病，病因不清，可能是一种外因引起、主要由T细胞参与的自身免疫反应。可以侵犯全身各器官，皮疹表现多样，最常表现为半球形小结节。好发生在面部和四肢伸侧。

【诊断要点】

①真皮内大小不等上皮样细胞肉芽肿；②肉芽肿中心偶见纤维素性坏死；③可见多核巨细胞；④肉芽肿淋巴细胞少；⑤网织纤维染色示网织纤维包绕肉芽肿。

【鉴别诊断】

颜面播散性粟粒性狼疮；红斑狼疮；麻风病；寻常狼疮。

二、环状肉芽肿（图17–8）

【概述】

病因不清。可能是一种发生在皮肤的肉芽肿样免疫反应。皮疹为丘疹，排列呈环状、弧状。单发或多发。一般无自觉症状。病程慢性，可以自然消退，不留痕迹。

【诊断要点】

①真皮内可见局灶性胶原纤维变性，②周围呈栅栏状或放射状排列的组织细胞及淋巴细胞等浸润；③受累的胶原纤维肿胀、嗜酸性；④黏液沉积。

【鉴别诊断】

结节病；扁平苔藓；类脂质渐进性坏死。

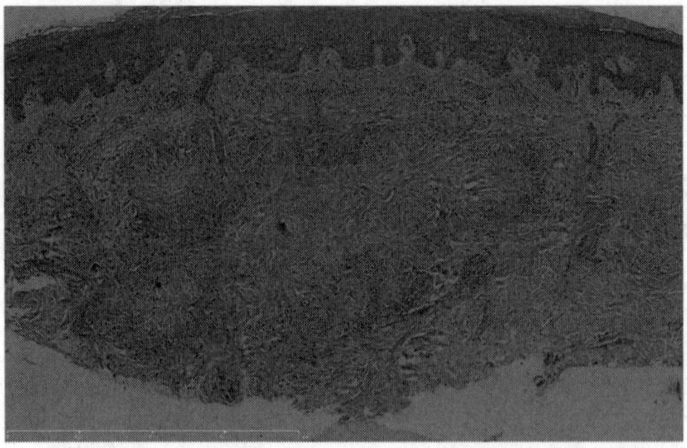

图17-8　环状肉芽肿：真皮内可见局灶性胶原纤维变性，组织细胞及淋巴细胞在其周围呈栅栏状排列，可见黏液沉积

三、类脂质渐进性坏死

【概述】

本病分为伴发糖尿病和不伴糖尿病两型。皮损好发生在小腿前、外侧，呈不规则形扁平斑块，中央萎缩，颜色变暗黄色，边界清楚，边缘常呈棕红或紫色。表面光滑，常见毛细血管扩张。

【诊断要点】

①真皮下层境界不清的渐进性坏死灶、由嗜酸性、肿胀或变性的胶原纤维组成；②组织细胞、淋巴细胞和成纤维细胞呈栅栏状排列；③可见浆细胞；④可有脂质沉积；⑤可见小血管炎。

【鉴别诊断】

局限型硬皮病；环状肉芽肿；糖尿病性皮病；皮肤淀粉样变苔藓；神经性皮炎。

第八节　内分泌、营养和代谢性疾病

一、黏液水肿性苔藓

【概述】

本病病因不清，部分患者与肝功能异常、骨髓瘤等疾病合并发生。皮疹为淡红色或黄色的苔藓样丘疹与结节，表面有蜡样光泽。好发于面、四肢伸侧、手指背、足背及上胸部等处。病程慢性，常持久不退。常伴有瘙痒。分为局限型和泛发型。

【诊断要点】

①表皮棘层可正常、肥厚或萎缩；②真皮大量黏蛋白沉积；③星状成纤维细胞；④可见肥大细胞浸润；④血管周围轻度慢性炎症细胞浸润。

【鉴别诊断】

系统性硬皮病。

二、黑棘皮病

【概述】

病因不明，可能与遗传、内分泌、药物、肿瘤等因素有关。多发生于皮肤皱褶部位，如颈、腋窝、腹股沟、乳头下及脐窝等处，对称性色素沉着及乳头样增生性损害为其特点。

【诊断要点】

①角化过度、②棘层肥厚；③间以棘层萎缩，④乳头瘤样增生，基底层显著色素增加。

【鉴别诊断】

慢性肾上腺皮质功能减退症；融合性网状乳头瘤病。

三、黄瘤病

【概述】

黄瘤病是含脂质的组织细胞和吞噬细胞的局限性聚集于真皮或肌腱等处形成的黄色、橘黄色丘疹、结节或斑块。患者常伴有全身性脂质代谢紊乱和其他系统的异常，临床上包括扁平黄瘤；睑黄瘤；结节性黄色瘤；腱黄瘤；发疹性黄瘤；播散性黄瘤等亚型。

【诊断要点】

①真皮内可见较多胞质中充满脂质微粒的单核或多核泡沫细胞，②也可见Touton巨细胞；③纤维组织增生。

【鉴别诊断】

结节病；寻常狼疮；痒疹；朗格汉斯细胞组织细胞增生症

四、幼年性黄色肉芽肿

【概述】

原因不明的反应性肉芽肿，是最常见的非朗格汉斯细胞增生症。好发于新生儿和半岁内的幼儿，表现为直径1~2cm大小圆或椭圆形境界清楚的黄色丘疹或结节，可自行消退。

【诊断要点】

①真皮中有组织细胞聚集，边界不清，②组织细胞内含有大量嗜酸性至空泡样胞质；③Touton细胞和异物巨细胞；④可见梭形细胞；⑤可见泡沫细胞；⑥散在数

量不等的中性粒细胞、嗜酸性粒细胞、淋巴细胞和浆细胞。

【鉴别诊断】

高脂蛋白血症Ⅱa型黄瘤病；色素性荨麻疹。

五、皮肤卟啉病

【概述】

皮肤卟啉病是血红素生物合成过程中因遗传缺陷或后天原因致其中间产物——卟啉和（或）卟啉前体的产生和排泄增多，并在体内积累而产生的一组以光敏性皮肤损害表现为主的疾病。临床类型包括先天性红细胞生成性卟啉病、红细胞生成性原卟啉病、红细胞生成性粪卟啉病、急性间歇性卟啉病、混合性卟啉病、迟发性皮肤卟啉病、遗传性粪卟啉病、肝性红细胞生成卟啉病等。其中以红细胞生成性原卟啉病和迟发性皮肤卟啉病较多见。

【诊断要点】

①真皮受累血管管壁增厚；②表皮下方水疱形成；③疱液中无或少量单一核细胞浸润；PAS染色表皮内可见毛虫小体。

【鉴别诊断】

多形日光疹。

六、皮肤淀粉样变病

【概述】

淀粉样变性由淀粉样蛋白物质沉积于组织中所引起，可分为：①皮肤淀粉样变性，②系统性淀粉样变性。

【诊断要点】

①真皮乳头内有淀粉样物质沉着；②表皮灶性基底层液化变性；③棘层肥厚，④颗粒层增厚，⑤角化过度；⑥刚果红染色淀粉样物质阳性。

【鉴别诊断】

神经性皮炎、黏液水肿性苔藓、类脂质渐进性坏死。

七、硬肿病

【概述】

本病为一种突然发生以皮下组织出现僵硬为特点的疾病，病因不清，表现为实质性非凹陷性肿胀、发硬，表面光滑，具蜡样光泽，可影响面容、吞咽以及颈和肩、背部活动。

【诊断要点】

①真皮明显增厚，②胶原束肿胀、粗大，③胶原束间有黏液样物质沉积。

【鉴别诊断】

系统性硬皮病。

八、痛风

【概述】

痛风属于嘌呤代谢障碍性疾病，血清尿酸水平升高，尿酸盐以结晶形式沉积于组织。临床表现为趾、踝、膝、腕、肘和手足小关节红肿、疼痛。

【诊断要点】

①真皮及皮下有大小不等境界清楚的无定形物质；②周围肉芽肿反应；③较多多核巨细胞。

【鉴别诊断】

多中心网状细胞增生症；关节型银屑病；表皮下钙化结节；耳轮慢性结节性软骨皮炎；类风湿性结节。

九、坏死松解性游走性红斑

【概述】

坏死松解性游走性红斑是胰高血糖素瘤综合征的特征性皮肤黏膜表现，是一种胰腺A细胞的内分泌肿瘤引起的综合征。皮损为回状、多环状、地图状红斑片，形成薄的结痂，边缘翘起成领状或墙皮状，结痂脱落后留有淡褐色色素沉着，约7~14天自行消退，反复发生。

【诊断要点】

①表皮中上层细胞空泡化或变性坏死；②坏死表皮与正常表皮之间界限清晰；③角化不全；④棘层肥厚；⑤真皮乳头层血管扩张。

【鉴别诊断】

银屑病；肠病性肢端皮炎；烟酸缺乏症；湿疹；角层下脓疱病；落叶型天疱疮。

第九节　色素性皮肤病

一、雀斑

【概述】

雀斑为常染色体显性遗传性疾病，过度日光照射或紫外线照射可诱发本病或使其加剧。皮损为圆形或卵圆形淡褐色或黄褐色斑疹，好发于面部。

【诊断要点】

①表皮基底层尤其表皮突部位色素颗粒增多；②黑素细胞数目并不增加；③表皮结构正常。

【鉴别诊断】

单纯性雀斑样痣；色素痣；着色性干皮病。

二、咖啡斑

【概述】

咖啡斑病因不清，本病为先天性，表现为数毫米至数厘米大小的淡褐色斑，边界清楚，表面平滑。还有6个以上大于1.5cm直径的咖啡斑时，提示有神经纤维瘤病。本病可并发于结节性硬化症和Albright综合征。

【诊断要点】

① 基底层黑素细胞数量正常或轻度增多；②基底层色素增加。

【鉴别诊断】

黄褐斑；黑变病。

三、黄褐斑

【概述】

黄褐斑病因不清，部分患者发病与雌激素和孕激素及日光有关。好发于中青年女性，无自觉症状。表现为形状不规则、边界清楚的淡褐色或淡黑色斑，对称分布于两侧颧部，亦可见于额、眉、颊、鼻、上唇部位。

【诊断要点】

①表皮基底层色素增多；②基底层黑素细胞数量正常或轻度增加；③真皮浅层噬黑素细胞。

【鉴别诊断】

雀斑；黑变病；Addison病；Civatte皮肤异色病。

四、Riehl黑变病

【概述】

Riehl黑病变病因不明，可能与化学性物品有关。临床表现为面、颈及胸背部皮肤形成灰紫至紫褐色斑，网状排列，粉尘样外观。

【诊断要点】

①表皮轻度角化过度；②棘层细胞间水肿；③基底细胞有点状液化变性；④真

皮浅层有大量黑素颗粒；⑤有噬黑素细胞。

【鉴别诊断】

黄褐斑；扁平苔藓；Addison病；焦油黑变病。

五、口周黑子-肠息肉综合征

【概述】

本病又称为Peutz-Jeghers综合征。是一种常染色体显性遗传疾病。特点是口周、唇部及口腔黏膜有褐黑色斑点，胃肠道息肉。

【诊断要点】

①皮肤表皮基底层色素增加；②棘层色素增加。③基底层黑素细胞数目无增多。

【鉴别诊断】

雀斑；雀斑样痣；色素痣。

六、蒙古斑

【概述】

有色人种出生时腰骶部和臀部的圆形、椭圆形或方形浅蓝色、暗蓝或褐色斑。无任何不适症状，几年内可自行消退。

【诊断要点】

①真皮中下部胶原纤维束间有散在的树突状黑素细胞。

【鉴别诊断】

蓝痣；太田痣。

七、太田痣（眼上腭褐青色痣）

【概述】

太田痣是发生于面部三叉神经第一、二支区域及同侧巩膜的灰蓝色斑状损害。

【诊断要点】

①真皮中部胶原纤维束间有散在的树突状黑素细胞。

【鉴别诊断】

黄褐斑；咖啡斑；鲜红斑痣；蓝痣；蒙古斑。

八、伊藤痣（肩峰三角肌褐青色痣）

【概述】

伊藤痣分布于肩及上臂，后锁骨上及臂外侧神经所支配的区域。皮损为褐色、青灰、蓝、黑或紫色斑片。

【诊断要点】

①真皮中部胶原纤维束间有散在的树突状黑素细胞。

【鉴别诊断】

蓝痣；太田痣。

九、色素性毛表皮痣

【概述】

本病亦称Becker痣。大片色素沉着斑，伴有粗且黑的毛发，边界清楚。好发于肩、前胸部位。

【诊断要点】

①表皮棘层肥厚，②钉突不规则延长，③基底层色素增加，④真皮浅层可见噬黑素细胞；⑤平滑肌束增多；⑥皮脂腺增多；⑦结缔组织增厚。

【鉴别诊断】

咖啡斑；鲜红斑痣；蓝痣；蒙古斑。

十、单纯性雀斑样痣

【概述】

皮损为直径1~2mm的褐色及黑褐色斑疹或斑丘疹，可发生于任何部位，散在分布，幼年发病，日晒后不加重。

【诊断要点】

①表皮基底层黑素细胞数目增加，②皮突延长；③真皮乳头体内噬黑素细胞增多。

【鉴别诊断】

色素痣；雀斑。

十一、良性幼年黑素瘤

【概述】

又称Spitz痣。是一种来源于黑素细胞的良性肿瘤，皮损表现为半球形的红色或棕红色丘疹或结节，头颈、四肢好发，通常见于儿童的面部和四肢。

【诊断要点】

①多为混合痣，②界限清楚，侧缘对称；③痣细胞由梭形细胞、上皮样形细胞或两型混合组成；④梭形细胞体积大，胞质丰富，嗜酸性；⑤上皮样形细胞可呈多核及形态怪异，胞质嗜酸性，呈毛玻璃状；⑥细胞有异形性，程度一致。⑦真皮浅层毛细血管扩张；⑧表皮角化过度，棘层肥厚。

【鉴别诊断】

单纯性血管瘤；化脓性肉芽肿。

十二、先天性色痣

【概述】

本病出生时即发生，随婴儿长大，皮损表面可皱褶成疣状黑色斑块、多毛。直径大于10cm的先天性色痣约10%发生恶变。

【诊断要点】

①痣细胞广泛分布于真皮及皮下组织的纤维间隔；②痣细胞围绕于血管、附属器周围或散于胶原束之间；③单个痣细胞侵入真皮深部胶原纤维和皮下脂肪间隔中；④表皮乳头瘤样增生；⑤角化过度；⑥棘层肥厚。

【鉴别诊断】

咖啡斑；色素性毛表皮痣；太田痣；蒙古斑；鲜红斑痣；伊藤痣。

十三、黑素细胞痣

【概述】

本病系色素细胞在由神经嵴到表皮的移行过程中，由于偶然异常，造成黑素细胞的局部集中，即成为色素痣等病损，属发育畸形，又称痣细胞痣。根据痣细胞的分布，将本病分为3型：交界痣、混合痣和皮内痣。

【诊断要点】

①交界痣：表皮下部和真皮交界处有痣细胞巢，巢内有痣细胞及黑素颗粒，多少不等；②混合痣（图17-9）：痣细胞巢除位于表皮下部和真皮交界处外，真皮浅层也有；③皮内痣：表皮正常，乳头层及乳头下层有境界带，网状层内有许多痣细胞巢，浅层痣细胞胞质中有多少不等的黑素颗粒。

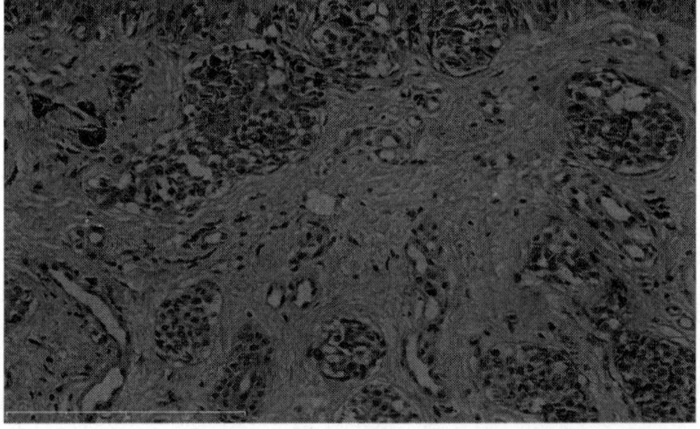

图17-9　混合痣：痣细胞巢位于表皮下部和真皮交界处及真皮内，痣细胞无异形性，部分痣细胞胞质中有色素颗粒

【鉴别诊断】

脂溢性角化病、基底细胞癌、恶性黑素瘤。

十四、蓝痣

【概述】

代表黑素细胞迁移停止。可发生于身体任何部位，呈蓝色及蓝黑色丘疹，直径2~6mm。

【诊断要点】

①黑素细胞位于真皮深层或可延伸之皮下脂肪；②为树枝状及梭形黑素细胞；含有大量黑素颗粒；③黑素细胞与表皮平行；④黑素细胞聚集于皮肤附属器、血管及神经周围；⑤噬色素细胞增多。

【鉴别诊断】

色素痣；咖啡斑。

第十节　遗传性皮肤病

一、毛囊角化病

【概述】

毛囊角化病是一种常染色体显性遗传病，由位于染色体12q23-q24.1上一种编码肌浆网/内质网肌浆蛋白ATP酶（SERCA）的ATP2A2基因突变导致功能缺陷所致。好发于皮脂溢出部位，表现为针尖至豌豆大的毛囊性坚硬丘疹，顶端覆以油腻性痂皮，剥除痂皮，可见漏斗型小凹窝，也可伴有掌跖点状角化和甲损害。

【诊断要点】

①表皮可见乳头瘤样增生，②棘层增厚；③角化过度及毛囊口角栓；④基底层上方棘刺松解，形成裂隙或陷窝；⑤可见角化不良细胞，呈圆体、谷粒样细胞；⑥真皮内少量淋巴细胞、组织细胞浸润。

【鉴别诊断】

寻常型天疱疮，Hailey-Hailey病

二、大疱性表皮松解症

【概述】

本病是一组先天遗传性疾病，以轻微机械性损伤后皮肤、黏膜起大疱为特征。临床有多种亚型。

【诊断要点】

1. 单纯大疱性表皮松解症

①大疱位于表皮与真皮之间，②疱液中缺乏中性粒细胞及嗜酸性粒细胞。

2. 手足大疱性表皮松解症

①大疱位于表皮中部，②马尔匹基层内有细胞溶解，③有角化不良细胞。

3. 显性遗传营养不良性大疱性表皮松解症

大疱位于表皮与真皮之间。

4. 隐性遗传营养不良性大疱性表皮松解症

大疱位于表皮与真皮之间。

5. 局限性营养不良性大疱性表皮松解症

表皮浅表角质形成细胞坏死、结痂。

6. 交界型大疱表皮松解症

大疱位于表皮与真皮间。

【鉴别诊断】

类天疱疮；儿童大疱性皮病；天疱疮。

三、鱼鳞病

【概述】

鱼鳞病是一种常见的遗传性角化障碍性疾病，其共同特点为四肢伸侧或躯干干燥、粗糙、鱼鳞状角化性鳞屑，寒冷干燥季节加重，温暖潮湿季节缓解。严重者皮肤裂口、出血等症状。

【诊断要点】

①表皮萎缩或正常；②角化过度，颗粒层减少或缺失；③毛囊孔及汗孔有角栓，真皮上部少量非特异性炎性细胞浸润。

【鉴别诊断】

诊断根据临床和病理表现很明确，无需鉴别诊断。

第十一节　黏膜疾病

一、阴茎珍珠状丘疹病

【概述】

本病是一种生理发育上的变异，不引起任何功能上的障碍。多见于包皮过长的男性青年，沿阴茎冠状沟呈串珠状排列成一行或数行的白色、肤色或淡红色丘疹，形似小珍珠。

【诊断要点】

①真皮内纤维及血管增生；②数量不等的淋巴细胞浸润；③表皮正常或增厚。

【鉴别诊断】

尖锐湿疣；皮脂腺异位症。

二、女阴假性湿疣

【概述】

本病是一种生理发育上的变异，不引起任何功能上的障碍。多见于青年女性，小阴唇内侧1~2mm直径的正常皮色或淡红色小丘疹，表面光滑，排列密集而不融合。

【诊断要点】

①真皮内纤维及血管增生；②数量不等的淋巴细胞浸润；③表皮正常。

【鉴别诊断】

尖锐湿疣。

三、Fordyce病

【概述】

本病是唇部和口腔黏膜的皮脂腺增生性改变。表现为针头大小、孤立的、稍高起的淡黄色小丘疹。青春期发病，偶有瘙痒。

【诊断要点】

①由一成熟的皮脂腺组成；②皮脂腺小叶包绕皮脂腺导管。

【鉴别诊断】

扁平苔藓、Fox-Fordyce病、粟丘疹。

第十二节　皮肤肿瘤

一、表皮痣

【概述】

本病又称疣状痣。病因系表皮细胞发育过度导致表皮局限性发育异常所致，可能为显性遗传。临床分为局限型、炎症型和泛发型。

【诊断要点】

①表皮呈不同程度的增生，②主要为角化过度，乳头瘤样增生以及棘层肥厚，③可见颗粒层增厚，④有时可见表皮颗粒样变性。⑤基底层色素增多。

【鉴别诊断】

线状苔藓、线状扁平苔藓、带状银屑病。

二、脂溢性角化病

【概述】

本病俗称老年疣。病因不明，可能与常染色体显性遗传或长期日晒有关。主要见于中老年，表现为淡褐色或深褐色丘疹或斑块，表面可呈轻度乳头瘤样增生，常附有油性鳞屑。成年人如突然于躯干出现许多瘙痒性的黑色脂溢性角化，要检查有无内脏肿瘤。

【诊断要点】

①角化过度；②角囊肿；③棘层肥厚；④基底细胞为主的乳头瘤样增生，⑤病变基底部与两侧正常表皮钉突底部位于同一水平面上。

【鉴别诊断】

扁平疣、基底细胞癌、恶性黑色素瘤。

三、先天性血管瘤

【概述】

先天性血管瘤是因先天性血管增生而形成的良性肿瘤。出生即有或出生后不久发生。本病临床上可分为四型：鲜红斑痣、草莓状血管瘤、海绵状血管瘤和混合性血管瘤。

【诊断要点】

①鲜红斑痣：真皮中上部许多散在扩张的毛细血管，无内皮细胞增生。

②草莓状血管瘤：真皮可见增生的毛细血管，内皮细胞增生，在某些明显增生区域内，管腔很小；③海绵状血管瘤：真皮深层及皮下有多数壁薄、大而不规则的血管腔，内衬扁平内皮细胞，基质中有中度炎症细胞浸润。

【鉴别诊断】

血管肉瘤、脂肪瘤。

四、表皮囊肿

【概述】

本病又名角质囊肿，系毛囊漏斗部的囊肿，囊腔的上皮与毛囊漏斗部上皮相似。皮损为半球形隆起的肿物，生长缓慢，正常皮色，质硬，有弹性，可移动，直径0.5cm至数cm，无自觉症状。

【诊断要点】

①真皮内囊肿形成，②囊壁由数层鳞状上皮组成，③囊壁由内向外依次为颗粒层、棘层和基底层所组成，④囊内充满角质，呈环层状排列。⑤如囊肿破裂可引起异物反应。

【鉴别诊断】

多发性脂囊瘤、外毛根鞘囊肿。

五、粟丘疹

【概述】

本病起源于表皮或附属器，为潴留性囊肿。皮损为白色或黄白色针头或粟粒大丘疹，数目不等，散在分布，质坚实，无自觉症状。

【诊断要点】

①真皮内小的表皮囊肿形成；②囊壁由多层扁平上皮细胞组成，③囊腔由排列成同心圆的角质所填充。

【鉴别诊断】

汗管瘤。

六、毛发上皮瘤

【概述】

一般认为本病可能起源于多潜能的基底细胞，是向毛发结构分化的良性肿瘤。临床上分两型：单发型和多发型。

【诊断要点】

①真皮可见基底样细胞肿瘤团块、②可见许多毛乳头样结构；③可见角囊肿；④肿瘤周边绕以结缔组织。

【鉴别诊断】

基底细胞癌、结节性硬化症

七、皮脂腺痣

【概述】

皮脂腺痣为一种发育异常，是一种由表皮、真皮和皮肤附属器所构成的器官样痣，但通常其主要成分为皮脂腺。皮损在儿童期表现为限局性表面无毛的淡黄色斑块，稍见隆起，表面光滑，有蜡样光泽；在青春期皮损增生，呈结节状、花瓣状或疣状；老年患者的皮损多呈疣状，质地坚硬，并可呈棕褐色。可并发附属器肿瘤。

【诊断要点】

①表皮呈乳头瘤样增生；②儿童期皮损内主要有未分化的毛囊结构，仅有少许或无皮脂腺结构；但青春期后可见增生的皮脂腺。③增生的皮脂腺位于真皮内靠近表皮的位置，一般与毛囊无关；④成熟的毛囊减少或消失；⑤下方也可见异位的顶泌汗腺。

【鉴别诊断】

疣状痣、乳头状汗管囊腺瘤。

八、老年性皮脂腺增生

【概述】

本病系老年人皮肤内正常皮脂腺良性增大所致。皮损为单个或数个散在半球形小结节，直径2~3mm，质软，淡黄色或黄色，顶部中央常见一脐状凹陷。多见于50岁以上男性患者的面部，尤其是额部和颊部。

【诊断要点】

①单个或数个极度扩大的正常形态的皮脂腺组成，②中央导管短而粗，导管开口于皮面。③皮脂腺小叶增生并增大，呈葡萄样簇集在中央导管的周围，中央为成熟的皮脂腺细胞，周边只有一层小的基底样生发层细胞。

【鉴别诊断】

皮脂腺痣、皮脂腺腺瘤。

九、多发性脂囊瘤

【概述】

本病系一种错构瘤，为皮脂腺开口处受阻而形成的潴留性囊肿。常有家族史，属常染色体显性遗传。皮损多发为绿豆至黄豆大小，半球形隆起，直径1~2cm，表面皮肤淡黄色或淡蓝色丘疹，橡皮样硬度，可以移动。有时在其顶部中央可见一凹陷小孔，从中可挤出皮脂样物质。

【诊断要点】

①囊肿位于真皮中部；②囊壁由数层复层扁平上皮构成；③囊壁内侧为嗜伊红的角质层；④无颗粒层；⑤并可见皮脂腺小叶附于囊壁或其周边。

【鉴别诊断】

表皮囊肿、皮样囊肿。

十、汗管瘤

【概述】

本病为一种为向小汗腺末端导管分化的一种错构瘤。好发于女性，青春期加重，并且妊娠期、月经前期或使用女性激素时皮损增大肿胀。部分患者有家族史。皮损为小而有光泽的丘疹，好发于眼睑。

【诊断要点】

①真皮浅层可见基底样细胞形成的囊腔样结构；②腔内含无定形物质；③最特征性表现是一端呈导管状，另一端为实体细胞条索，形如逗号或蝌蚪状。

【鉴别诊断】

毛发上皮瘤，扁平疣。

十一、皮肤纤维瘤

【概述】

本病病因尚不明确，一般认为可能是反应性增生性炎症，部分患者有昆虫叮咬史。皮损为稍隆起质地坚实的结节，直径0.5~1.5cm，呈正常皮色、淡红、黄褐色或黑褐色，与皮肤粘连而与深部组织不粘连，可推动。

【诊断要点】

①表皮钉突延长；②基底层色素增加；③真皮成纤维细胞和胶原纤维增生而形成肿瘤团块；④成纤维细胞和胶原纤维相互交织排列成漩涡状或车轮状；⑤无包膜，与周围组织分界不清。

【鉴别诊断】

隆突性皮肤纤维肉瘤、瘢痕疙瘩。

十二、软纤维瘤

【概述】

本病又名皮赘，常见于中老年，以女性多见，与结肠息肉有关。约75%的软纤维瘤患者伴有结肠息肉，而在正常人群中后者的发病率仅为10%。有人认为，软纤维瘤可作为识别腺瘤样结肠息肉的标志。临床上分为单发袋状型与多发丝状型。

【诊断要点】

①单发袋状型示表皮变薄、变平，基底层色素增加；②多发丝状型示表皮角化过度、乳头瘤样增生、棘层轻度至中度肥厚；③主要由疏松结缔组织、成纤维细胞、胶原纤维和扩张的毛细血管组成。

【鉴别诊断】

丝状疣。

十三、瘢痕疙瘩

【概述】

瘢痕疙瘩系由结缔组织过度增生而形成，患者多具瘢痕体质，有的有家族史，本病可继发于外伤、烧伤、烫伤、感染、注射或手术后。

【诊断要点】

①表皮萎缩变薄。②真皮内胶原纤维束致密增生，排列不规则。③伴血管增生。④周围没有包膜。⑤后期胶原纤维可透明变性。

【鉴别诊断】

皮肤纤维瘤、肥厚性瘢痕。

十四、皮角

【概述】

皮角常单发，可在多种皮肤病的基础上发生，如寻常疣、脂溢性角化病、日光性角化病、角化棘皮瘤、汗孔角化病、基底细胞上皮瘤和疣状痣等。皮损为肤色、淡黄色或褐色的锥形角质增生，基底较宽。

【诊断要点】

①表皮呈山峰状隆起，②高度角化过度，③间有角化不全，④基底层上方棘细胞可有异形性。

【鉴别诊断】

寻常疣。

十五、多中心网状组织细胞增生症

【概述】

本病病因未明，皮损为粉红色或紫红色的半球形坚实丘疹或结节，常有多关节炎，可发生致残性关节病变。25%的病例与恶性肿瘤有关，可先于肿瘤发生或肿瘤后发生。

【诊断要点】

①真皮内有大量胞质呈颗粒状毛玻璃样的组织细胞和多核巨细胞浸润，②胞质嗜酸性；③胞质PAS染色强阳性，④浸润细胞CD68阳性。⑤可见散在慢性炎细胞。

【鉴别诊断】

类风湿关节炎、皮肌炎、幼年黄色肉芽肿。

十六、朗格汉斯细胞组织细胞增生症

【概述】

本病既往曾称为组织细胞增生症X，是由骨髓来源的朗格汉斯细胞增生为特征的一组疾病。临床上表现为一个病谱，病理上表现基本相同。经典的分类包括Letterer–Siwe病、Hand–Schüller–Chritian病和骨嗜酸性肉芽肿三型。

【诊断要点】

①由组织细胞、多核巨细胞、嗜酸性细胞、淋巴细胞和浆细胞组成的肉芽肿改变；②组织细胞较大、胞核有沟槽，呈肾形或咖啡豆样，核仁明显，胞浆丰富，嗜酸性。③组织细胞可表现出亲表皮性；④常可见红细胞外溢；⑤可见泡沫细胞和多核巨细胞，⑥免疫组化染色组织细胞S100蛋白阳性，CD1a阳性。

【鉴别诊断】

幼年黄色肉芽肿、播散性黄瘤、多中心网状组织细胞增生症。

十七、皮肤平滑肌瘤

【概述】

本病是由皮肤竖毛肌或血管平滑肌组成的一种良性肿瘤。皮损为褐红色或棕色丘疹或结节，有阵发性疼痛。

【诊断要点】

①肿瘤位于真皮内，可有包膜（血管平滑肌瘤）；②肿瘤细胞不规则聚集或交织成束；③细胞细长，胞质嗜酸性，胞核两端钝圆或呈雪茄样；④肿瘤细胞SMA、钙结合蛋白、肌丝蛋白和h —钙调结合蛋白阳性。

【鉴别诊断】

瘢痕疙瘩、皮肤纤维瘤。

十八、神经鞘瘤

【概述】

本病又称Schwann细胞瘤，普遍认为是一种神经鞘的肿瘤，但究竟是起源于Schwann细胞，还是起源于神经鞘内的成纤维细胞，尚有争论。肿瘤为圆球形或卵圆形结节，直径3~4cm，沿神经走向，移动度小，而向两侧移动度大。一般单发，偶可多发。常有疼痛。

【诊断要点】

①肿瘤有完整的包膜，②主要有两型结构，即致密型和网状型，两型常同时存在，但多以一型为主。③肿瘤由致密的长梭形神经鞘细胞密集错综排列，少数

形成涡纹状，④常呈双行栅状排列，在双核间常见无核透明区，称Verocay小体；⑤网状型系致密型变性的结果，瘤细胞较小，排列疏松，无一定方向，间质有明显水肿，或黏液样基质，并常形成微小囊腔，坏死较常见。⑥肿瘤细胞S-100蛋白，波形蛋白，髓磷脂碱蛋白均阳性。

【鉴别诊断】

皮肤平滑肌瘤、血管球瘤、小汗腺螺旋腺瘤。

十九、毛母质瘤

【概述】

本病又名钙化上皮瘤，系起源于有向毛母质细胞分化的原始上皮胚芽细胞。单发性坚实的皮内或皮下结节，表面正常或淡蓝色。好发于头皮、面、颈及上肢等处。

【诊断要点】

①肿瘤位于真皮深部或皮下组织，②嗜碱性细胞，③影细胞。④常见钙盐沉积。

【鉴别诊断】

毛发上皮瘤、表皮囊肿。

二十、血管球瘤

【概述】

本病是一种血管性错构瘤，起源于正常血管球或其他动静脉吻合处。病因不明，有些多发性的患者有家族史，呈常染色体显性遗传。临床上可分为单发型和多发型。皮损为紫红色小结节，多见于四肢远端，尤以甲下最常见。常有阵发性疼痛。

【诊断要点】

①肿瘤细胞团块位于真皮或皮下组织；②界限清楚的纤维组织包绕；③瘤内有数量不等的狭窄的血管腔；④血管腔有一层扁平细长的内皮细胞；⑤周围绕以多层圆形或立方形的血管球细胞。

【鉴别诊断】

皮肤平滑肌瘤、神经鞘瘤、Kaposi肉瘤。

二十一、恶性血管内皮细胞瘤

【概述】

本病又名血管肉瘤，是起源于内皮细胞或其前身细胞，为血管内皮或淋巴管内皮细胞的一种恶性肿瘤。好发于老年人头面部，皮损为红色或紫红色斑片或结节，触痛，可发生溃疡和出血。

【诊断要点】

①肿瘤位于真皮，境界不清，由大小不等、交织吻合的血管组成；②内皮细胞单层或多层，有异形性，有丝分裂活跃；③增生的血管分割胶原纤维束；④部分肿瘤局部可见实性的未分化的梭形细胞外观；⑤肿瘤细胞CD31，CD34阳性。

【鉴别诊断】

先天性血管瘤、化脓性肉芽肿、Kaposi肉瘤。

二十二、血管周皮细胞瘤

【概述】

本病是一种由血管外皮细胞发生的肿瘤，可发生于任何具有毛细血管的部位。皮损为单发，质硬结节或斑块，好发于四肢。

【诊断要点】

①肿瘤位于真皮及皮下脂肪，境界清楚；②由实性的肿瘤细胞区域和血管腔隙组成；③血管腔隙分支，呈鹿角状；④实性区域肿瘤细胞呈圆形或短梭形，胞浆嗜酸性或双染性；⑤肿瘤细胞在血管周围呈同心圆样排列；⑥肿瘤细胞SMA阳性，少量细胞肌丝蛋白阳性，局部CD34阳性。

【鉴别诊断】

血管球瘤、Kaposi肉瘤、恶性血管内皮细胞瘤。

二十三、淋巴管瘤（lymphangioma）

【概述】

本病是一种淋巴管的良性过度增生。临床分为海绵状型、囊性型、限局型和获得性进行性淋巴管瘤。

【诊断要点】

①肿瘤位于真皮或皮下脂肪，境界不清，由大量扩张的淋巴管组成；②无内皮细胞的异形性；③周围间质不明显；④可有明显炎性细胞浸润。

【鉴别诊断】

先天性血管瘤、疣状痣。

二十四、日光性角化病

【概述】

日光性角化病与日光长期暴晒有关，是一种癌前期损害。本病发生于老年皮肤，曝光部位。淡红色扁平丘疹、红斑、色素斑或角化过度性斑块。表面干燥，角化显著。

【诊断要点】

①表皮角质形成细胞排列紊乱。②基底层上方细胞有异形性。③基底膜带完整。④真皮浅层常有嗜碱性变性。⑤慢性炎症细胞浸润。

【鉴别诊断】

鲍温病、寻常疣、脂溢性角化病。

二十五、鲍温病（图17-10）

【概述】

本病是一种皮肤原位癌，又称表皮内鳞癌，由Bowen于1912年首先描述因而得名。

皮损为单发，渐扩大呈圆形，多环形或不规则形稍隆起暗红色斑片，表面可有鳞屑、边界清楚。病程缓慢。

【诊断要点】

①表皮棘层肥厚，②各层表皮细胞排列紊乱，③许多棘细胞呈高度不典型性，即核的大小、形态和染色深浅不匀，④可见角化不良细胞。⑤基底层细胞完整。

【鉴别诊断】

乳房外湿疹样癌、恶性黑色素瘤、基底细胞癌。

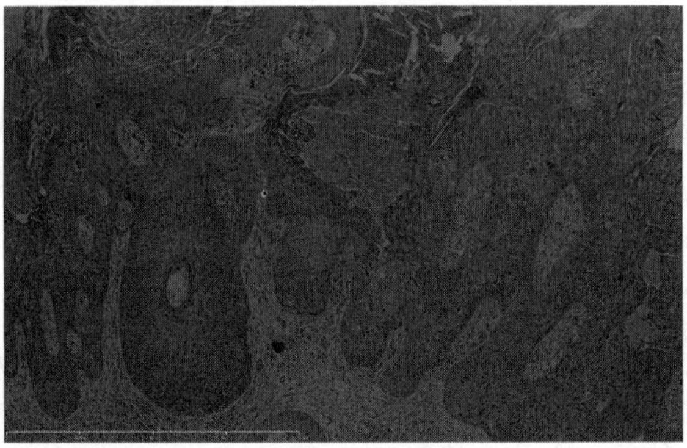

图17-10　鲍温病：表皮棘层肥厚，各层表皮细胞排列紊乱，许多棘细胞呈高度不典型性，即核的大小、形态和染色深浅不匀，可见角化不良细胞，基底层细胞完整

二十六、红斑增生病

【概述】

红斑增生病是发生于龟头部位的鲍温病。发生于龟头或包皮。表现为界限清楚潮湿性稍浸润红斑，天鹅绒样，质地柔软，表面有灰白色鳞屑。

【诊断要点】

①角质形成细胞排列紊乱，②部分细胞异形性，可见有丝分裂，③角化不良细胞。④基底膜完整，⑤真皮上部有淋巴细胞及组织细胞浸润。

【鉴别诊断】

扁平苔藓、银屑病。

二十七、乳房及乳房外Paget病

【概述】

本病又称湿疹样癌。病因不明。发生在乳房即乳房Paget病及发生于乳房外其他部位（外阴、阴囊、阴茎、肛周、腋窝等）即乳房外Paget病。癌细胞起源于乳腺或大汗腺导管上方然后向乳房或表皮发展而致病。

【诊断要点】

①表皮棘层肥厚。②表皮内可见Paget细胞，此细胞大，呈圆形或卵圆形，胞质丰满而淡染，核周较空、无细胞间桥，可见核分裂。③ Paget细胞可从表皮伸入毛囊上皮中。④ Paget细胞PAS及阿新蓝染色阳性。

【鉴别诊断】

湿疹、鲍温病、恶性黑色素瘤。

二十八、基底细胞上皮瘤

【概述】

基底细胞上皮瘤又称基底细胞癌、侵蚀性溃疡等，起源于基底层或毛囊外毛根鞘的多潜能细胞。好发于老年人的曝光部位，特别是颜面部。早期皮疹为珍珠样隆起边缘的圆形丘疹或结节，表面稍有角化或伴有小而浅表的糜烂、结痂或浅溃疡。

【诊断要点】

①肿瘤细胞团块位于真皮内，可与表皮相连；②细胞小，胞质少，细胞境界不清，无细胞间桥；③周边细胞呈栅栏状排列；④肿瘤细胞团块周围结缔组织增生，并可见黏蛋白变性；⑤肿瘤细胞团块与周围结缔组织之间有裂隙。

【鉴别诊断】

角化棘皮瘤、鳞癌、寻常疣及传染性软疣、Bowen病、Paget病、日光角化病、脂溢性角化病，色素性基底细胞癌应与恶性黑素瘤鉴别。

二十九、角化棘皮瘤

【概述】

角化棘皮瘤是一种起源于毛囊皮脂腺的低度恶性肿瘤。表现为坚实的圆顶形结节，表面光滑，中央有充满角质栓的火山口状凹陷，通常在数周内增大至1~2cm，大部分肿瘤在4~6个月后自行消退，好发于面部、上肢，多见于老年人。病理与皮肤鳞状细胞癌相似。

【诊断要点】

①表皮凹陷如火山口样。②其中充以角栓。③底部表皮增生呈条索状向真皮内不规则延伸。④增生表皮内可见角化珠。⑤火山口周围表皮呈唇样突出，鳞状细胞伸向真皮，但未脱落入真皮。⑥有核丝分裂象及鳞状漩涡。⑦真皮内明显炎症反应。

【鉴别诊断】

皮肤鳞状细胞癌、假性上皮瘤样增生。

三十、鳞状细胞癌

【概述】

鳞状细胞癌简称鳞癌，又称表皮样癌，系起源于表皮或附属器角质形成细胞的一种恶性肿瘤。癌细胞倾向于不同程度的角化。皮损常位于老年人的曝光部位皮肤；表现为浸润性硬斑，以后可为斑块、结节、或疣状损害，表面菜花状增生，或中央破溃形成溃疡。

【诊断要点】

①鳞状上皮细胞组成的肿瘤团块侵入真皮。②团块中有多少不等的异形性鳞状细胞，其数目越多，肿瘤的恶性程度越大。③可见角珠。④可见角化不良细胞。⑤肿瘤细胞免疫组化染色AE1/AE3阳性。

【鉴别诊断】

角化棘皮瘤、基底细胞癌。

三十一、脂肪瘤

【概述】

脂肪瘤是最常见的良性肿瘤之一，是由成熟脂肪细胞构成的良性肿瘤。肿瘤可单发或多发，通常质地柔软，可以移动，圆形或分叶状，可对称或任意分布，大小不一，与表皮不粘连，表面皮肤正常，无自觉症状。

【诊断要点】

①真皮中见成熟的脂肪细胞群集成小叶状，②周围有完整的包膜。

【鉴别诊断】

皮肤纤维瘤、表皮样囊肿。

三十二、浅表脂肪瘤样痣

【概述】

浅表脂肪瘤样痣是一种良性软组织肿瘤。皮损表现为群集的柔软的扁平丘疹或结节。

【诊断要点】

①真皮浅层或中层胶原束间可见异位脂肪细胞。②成群成束分布。

【鉴别诊断】

播散性黄色瘤、黄色瘤。

三十三、隆突性皮肤纤维肉瘤

【概述】

隆突性皮肤纤维肉瘤系起源于真皮的一种软组织低度恶性肿瘤，生长缓慢。皮损为局限性隆起斑块，质硬，呈红色或青紫色，缓慢增大，表面皮肤可萎缩变薄，易破溃出血。少数患者可有轻度至中等度触痛。

【诊断要点】

①真皮内肿瘤由较大的梭形细胞组成，向皮下脂肪侵袭；②肿瘤细胞胞质少、淡染、核细长；③肿瘤细胞特征性地排列成席纹状；④可见少量大而异形的核及核丝分裂象；⑤血管丰富；⑥肿瘤无包膜；⑦肿瘤细胞表达CD34。

【鉴别诊断】

皮肤纤维瘤、不典型纤维黄色瘤。

三十四、化脓性肉芽肿

【概述】

化脓性肉芽肿是一种后天性、由新生血管构成的良性肿瘤。表现为带蒂的单发红色结节，柔软，外伤后易出血。

【诊断要点】

①肿瘤从真皮突出形成息肉样；②中心可见较大的血管，周围簇集的毛细血管被纤维组织隔开；③肿瘤上部表皮变薄，常破溃；④肿瘤基底的表皮增生，形成领圈样改变。

【鉴别诊断】

皮肤纤维瘤、特发性出血性肉瘤。

三十五、特发性出血性肉瘤

【概述】

特发性出血性肉瘤又称Kaposi肉瘤，经典型原因不明。艾滋病相关型kaposi肉瘤与人类疱疹病毒8型（HHV8）有关。皮损为多发性暗红色结节或斑块，表面光滑，境界清楚，疼痛。有时四肢伴有水肿。

【诊断要点】

①真皮内血管数量增多，呈裂隙样，②内皮细胞凸向管腔，③血管外红细胞及含铁血黄素。④血管周围梭形细胞增生，成条索状向外不规则扩展，核变长，大小不等，⑤可有异形性及核分裂相。

【鉴别诊断】

化脓性肉芽肿、纤维肉瘤。

三十六、恶性黑色素瘤

【概述】

恶性黑色素瘤简称恶黑，来源于黑素细胞，是高度恶性的肿瘤。常表现为色素不均匀的黑斑、斑片、溃疡、结节、肿瘤等，亚洲人好发于四肢末端，白种人好发于躯干、四肢。

【诊断要点】

①表皮全层可见有单个或成巢的异形性黑色素细胞，②肿瘤细胞沿水平和垂直方向扩展，深达真皮及皮下脂肪组织。③黑色素瘤细胞明显异形性，可见病理性核丝分裂；④以梭形细胞和上皮样细胞为主；⑤抗S-100蛋白、抗HMB-45及Melan A阳性。

【鉴别诊断】

交界痣、Paget病、鳞状细胞癌、Sptiz痣。

三十七、发育不良痣

【概述】

发育不良痣是来源于黑色素细胞的肿瘤，具有家族遗传倾向，皮损表现直径大于6mm，不规则形状，不对称、界限不清、颜色通常为灰色、深棕色和粉红色的混合色，形态学变化多样性的斑疹。好发于躯干、面部和双臂。发育不良痣具有发展为恶性黑素瘤的潜质。

【诊断要点】

①多为复合痣型，少数为交界痣型。②延长的棒状表皮突与单纯性雀斑样痣相类似；交界处痣细胞常在表皮突之间“桥”形融合；③单个黑色素细胞及其细胞巢出现异形。

【鉴别诊断】

黑色素瘤、交界色素痣。

三十八、蕈样肉芽肿

【概述】

蕈样肉芽肿又名为蕈样霉菌病（mycosis fungoides，MF），是起源于记忆性辅助性T细胞的低度恶性皮肤T细胞淋巴瘤。典型的蕈样肉芽肿的病程呈慢性进行性，自红斑期进入斑块期，最终发展至肿瘤期。后期侵犯淋巴结并逐渐发展，侵犯内脏器官。

【诊断要点】

1.红斑期

①表皮内散在单个的单一核细胞，与周围的角质形成细胞之间有一透明晕；②可见小的Pautrier 微脓肿；③紧接表皮下有带状单一核细胞浸润，可见单一核细胞侵入表皮。

2.斑块期

①表皮内散在单一核细胞，周围有晕；②可见Pautrier 微脓肿；③真皮单一核细胞浸润呈带状或斑片状；④细胞核深染、异型性。

3.肿瘤期

①淋巴细胞亲表皮现象不明显；②真皮内有密集核异型、深染、大小不等肿瘤细胞，浸润可深达皮下组织；③浸润可压迫并破坏表皮，形成溃疡；④肿瘤细胞一般表达CD3，CD4，CD45RO。

【鉴别诊断】

淋巴瘤样丘疹病、副银屑病。

三十九、淋巴瘤样丘疹病

【概述】

淋巴瘤样丘疹病是一种低度恶性的$CD30^+$皮肤T细胞淋巴瘤。临床特点是反复成批发生丘疹、结节，数周或数月后自行消退。皮损逐渐增多，病程慢性。

【诊断要点】

①真皮淋巴样单核细胞弥漫浸润；②浸润细胞为大间变细胞（直径15~30μm），胞核多形性、深染，胞质丰富，有丝分裂常见；③常见多核巨细胞；④可有亲表皮性；⑤表皮内有坏死的角质形成细胞；⑥真皮和表皮内有红细胞渗出；⑦肿瘤细胞表达CD4，部分表达CD30。

【鉴别诊断】

蕈样肉芽肿、副银屑病。

第十三节　性传播疾病

一、梅毒

【概述】

梅毒是由苍白密螺旋体所引起的一种慢性传染病，其危害性极大，几乎可侵犯全身各组织器官。梅毒主要通过性接触和血液传播，也可通过胎盘传播引起流产、早产、死产和胎传梅毒。因此根据传播途径的不同分为获得性梅毒和胎传梅毒；病程2年以内称为早期梅毒，2年以上称为晚期梅毒。梅毒的皮疹表现多种多样。

【诊断要点】

1.一期梅毒

①溃疡形成，②真皮内弥漫浆细胞，淋巴细胞、组织细胞、偶见嗜中性粒细胞及嗜酸性粒细胞浸润；③血管扩张、内皮细胞肿胀；④Warthin-Starry等嗜银染色可见梅毒螺旋体。

2.二期梅毒

①表皮角化不全、②棘层肥厚，③真皮血管周围炎症细胞浸润，④浸润细胞有浆细胞、淋巴细胞、组织细胞；⑤血管壁增厚，内皮细胞肿胀。⑥毛囊和汗腺周围常有明显的炎症细胞浸润。⑦约1/3的二期梅毒病例嗜银染色可见螺旋体。

3.三期梅毒

①真皮及皮下脂肪组织可见结核结节；②血管管壁肿胀，内皮细胞增生，可出现闭塞性动脉内膜炎；③上皮样细胞及多核巨细胞周围有淋巴细胞、浆细胞浸润，④可见成纤维细胞。

【鉴别诊断】

玫瑰糠疹、寻常型银屑病、皮肤结核、麻风。

二、尖锐湿疣

【概述】

尖锐湿疣是由人类乳头瘤病毒（HPV6，11）感染所致，常发生在肛周及生殖器等部位，主要通过性接触传染。

【诊断要点】

①表皮呈上皮瘤样增生，②角化过度伴角化不全，③棘层明显肥厚，④棘层上方及颗粒层出现散在或成簇的空泡细胞，⑤真皮浅层毛细血管扩张，血管周围常有较多炎性细胞浸润。

【鉴别诊断】

假性湿疣、阴茎珍珠状丘疹、梅毒、鲍温样丘疹病、生殖器鳞状细胞癌。

第十八章　口腔及唾液腺疾病

口腔和唾液腺疾病种类繁多。其中多种软组织、骨组织、淋巴组织疾病的病理表现与身体它处相应疾病表现类似，本章只涉及以下较常见和重要的疾病。

第一节　口腔黏膜病

一、白斑

【概述】

口腔白斑是口腔黏膜显著的白色斑块，可发生在口腔各部位，以颊、舌最为多见。一般多无明显自觉症状。呈乳白色或灰色，可与黏膜平齐或略微高起。临床上分为均质和非均质性。临床上应在排除可疑诱因之后，经组织病理学检查确诊。白斑属于潜在恶性病变。

【诊断要点】

①上皮增生，粒层明显，主要为棘层增生显著；②上皮表层可有过度正角化或过度不全角化，或两者同时出现为混合角化；③固有层和黏膜下层有不同程度的淋巴细胞、浆细胞浸润；④上皮与结缔组织之间的基底膜清晰；⑤白斑伴有上皮异常增生时，根据上皮异常增生的轻、中、重程度表明其癌变的潜能增加。

【鉴别诊断】

扁平苔藓、慢性盘状红斑狼疮和白色水肿。

二、扁平苔藓

【概述】

口腔黏膜扁平苔藓为与免疫反应相关的口腔黏膜炎症性病变，特点是基底细胞损伤和基底膜的破坏。多见于颊黏膜，呈白色或灰白色条纹或斑块状等表现。好发于中年女性。

【诊断要点】

①上皮多为过度不全角化；②棘层增生或萎缩，增生时上皮钉突不规则伸长呈

锯齿状；③基底细胞液化、变性，基底膜不清晰；④黏膜固有层有密集的淋巴细胞浸润带，与深部结缔组织界限清楚。

【鉴别诊断】

白斑、慢性盘状红斑狼疮。

三、慢性盘状红斑狼疮

【概述】

本病是好发于面部皮肤和口腔黏膜的自身免疫性疾病。在口腔黏膜多发生于唇、颊黏膜，特别是外露部位的下唇或鼻梁两侧的皮肤，呈红斑样病损。

【诊断要点】

①上皮表层可有过度角化或不全角化，有时可见角质栓塞；②棘层萎缩，有时可见上皮钉突增生、伸长；③基底细胞液化、变性，基底膜不清晰，上皮与结缔组织界面有纤维素样物质沉积；④上皮下结缔组织内有较多淋巴细胞浸润，胶原纤维水肿变性；⑤毛细血管扩张，管腔不整，管壁增厚，常可见玻璃样血栓。

【鉴别诊断】

扁平苔藓和白斑。

四、口腔黏膜下纤维化

【概述】

本病是与咀嚼槟榔相关的口腔黏膜疾病。在我国有地域性分布特点。好发于40岁以上的女性，最多见于颊、腭部。可表现为白色病变，发展至一定程度时黏膜下可形成纤维性索条，严重者黏膜呈木板状，运动受限。

【诊断要点】

黏膜固有层及黏膜下层纤维变性，胶原纤维粗大、紊乱，呈玻璃样变性，血管狭窄、管腔闭塞，可有不同程度炎症细胞浸润。组织变化分为四期：①最早期：胶原纤维水肿伴中性粒细胞浸润；②早期：上皮下出现一条胶原纤维玻璃样变性带，并见淋巴细胞浸润；③中期：胶原纤维中等程度水肿，玻璃样变性；④晚期：胶原纤维完全玻璃样变性，炎症细胞主要为淋巴细胞和浆细胞（图18-1）。

【鉴别诊断】

硬皮病、淀粉样变。

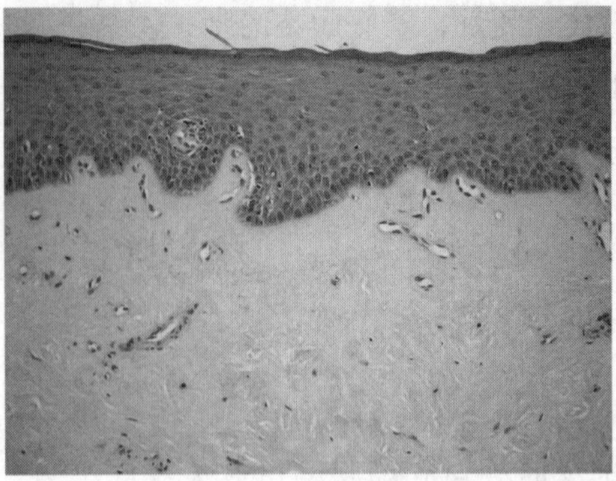

图18-1　口腔黏膜下纤维化　固有层纤维玻璃样变性，血管腔狭窄

五、寻常型天疱疮

【概述】

本病是以桥粒蛋白为抗原的自身免疫性大疱性疾病。累及口腔黏膜的常为寻常型天疱疮。可发生于口腔黏膜各个部位，以软腭、颊、龈最为常见。疱壁透明而薄，疱破后糜烂面扩大，可有周缘扩展现象。口腔黏膜还可见慢性增殖型天疱疮，病程较长。

【诊断要点】

镜下见：①棘上皮细胞松解，上皮内疱形成；②疱底部位可见结缔组织乳头层呈绒毛状突起，其表面为单层的基底细胞；③刮取疱底组织涂片检查，姬姆萨或苏木精伊红染色，可见松解的天疱疮细胞；④直接免疫荧光染色，可见上皮棘细胞层呈网状荧光，松解的棘细胞膜呈环状荧光。

口腔黏膜慢性增殖性天疱疮的诊断要点是黏膜上皮增厚，上皮深部可见棘层松解形成的裂隙，有时见嗜酸性微脓肿形成。

【鉴别诊断】

寻常型天疱疮需与类天疱疮鉴别，慢性增殖型天疱疮需与化脓性皮病累及口腔黏膜鉴别。

六、良性黏膜类天疱疮

【概述】

本病是以上皮下疱形成为特点的自身免疫性疱性疾病。常见于中老年人的龈、腭黏膜，不侵犯口唇。也常见于眼结膜。疱壁较厚，无周缘扩展现象。疱破溃后溃疡面不扩大。

【诊断要点】

①上皮与结缔组织之间分离，形成基底层下疱；②无棘层松解；③胶原纤维水

肿，其间有大量淋巴细胞浸润；④直接免疫荧光染色：可见基底膜区域有免疫球蛋白或补体沉积，形成阳性基底膜荧光带。

【鉴别诊断】

寻常型天疱疮。

七、复发性阿弗它溃疡

【概述】

本病可发生于口腔黏膜各个部位，多发于女性，为圆形或椭圆形的浅层溃疡，一般约7~10日愈合，不留瘢痕，但可复发。若溃疡大而深，累及深部小唾液腺，即为复发性坏死性黏膜腺周围炎；若伴有眼及生殖器的炎症性病变以外，还可伴有全身性（发热、头疼、关节疼等）症状，则为白塞综合征。

【诊断要点】

①早期黏膜上皮水肿，可见白细胞移出；②逐渐上皮溶解、破溃，形成表浅性非特异性溃疡；③溃疡表面为纤维素性渗出及炎性渗出所形成的假膜；④上皮及其下方可见密集的炎症细胞浸润，主要为中性粒细胞及淋巴细胞；⑤固有层胶原纤维水肿、变性、紊乱，毛细血管扩张充血。

复发性坏死性黏膜腺周围炎的病理变化除与复发性口腔溃疡相似外，还包括①病变深在，侵犯上皮下黏膜下层；②腺泡组织被炎症破坏、消失，腺导管扩张，腺导管上皮增生；③结缔组织胶原纤维水肿、变性；④毛细血管扩张、充血。

白塞综合征的病理表现基本上与复发性阿弗它溃疡相似。还见①血管变化明显，管腔内有玻璃样血栓，管周有类纤维蛋白沉积，血管壁可见炎症细胞浸润，内皮细胞肿胀；②胶原纤维肿胀、变性；③结缔组织内有大量淋巴细胞及浆细胞浸润。

【鉴别诊断】

上述三种溃疡性病变间需要鉴别。

八、肉芽肿性唇炎

【概述】

本病是病因不明的慢性反复发作的肉芽肿性疾病，多在青春期后出现唇部肿胀，以上唇肥厚为主要特点。伴面神经麻痹和/或沟纹舌者为梅罗综合征。

【诊断要点】

典型病变见固有层及黏膜下层有由上皮样细胞、淋巴细胞及浆细胞组成的结节样聚集。结节内可见血管，有时还可见多核巨细胞。不典型病变无上皮样细胞和多核巨细胞，仅见血管旁淋巴细胞或浆细胞浸润灶。结缔组织水肿。

九、念珠菌病

【概述】

本病多为白色念珠菌引起的病变。临床通常分为三型：

1.急性假膜性念珠菌病（又称雪口）。

2.慢性增生性念珠菌病（又称白斑型念珠菌病）。

3.慢性萎缩性念珠菌病（又称托牙性口炎），多为白色病损。

【诊断要点】

黏膜病变一般为亚急性或慢性炎症。①上皮表层为增厚的不全角化，角化层水肿，内有中性粒细胞浸润，常形成微小脓肿；②上皮棘层增生，基底膜部分被炎症破坏；③在角化层或上皮层的外1/3处有白色念珠菌的菌丝垂直侵入，PAS染色呈强阳性玫瑰红色；④结缔组织中有大量炎症细胞浸润，毛细血管扩张、充血。

十、梅毒（参见传染病）

【概述】

发生于口腔软组织的病变主要见于唇部及舌尖部，也可发生于龈及硬腭，为白色斑块、硬的结节或浸润块。口腔病变常出现疼痛。三期梅毒可累及颌骨，好发于硬腭中部，可引起硬腭穿孔、亦表现为弥漫性牙髓炎，主要见于下颌骨。X线片呈现硬化性骨炎表征。康瓦血清反应阳性。

【诊断要点】

①口腔黏膜斑的表现为上皮增生，内见大量炎症细胞游出，上皮表面出现微小脓肿；②固有层为非特异性炎症，可见大量浆细胞及淋巴细胞浸润，常见于血管周围；③小血管变化明显，管壁增厚，出现闭塞性血管炎；④化验检查：血清康瓦反应阳性（确诊）。

【鉴别诊断】

梅毒黏膜斑应与慢性增殖性念珠菌病鉴别，实验室检查有帮助。

十一、毛状白斑

【概述】

毛状白斑为艾滋病在口腔黏膜的典型表现。多见于舌侧缘，病损可呈皱褶状或斑块状，如过度增生则呈毛状外观，多为双侧。表现为白色绒毛状、不能被擦掉的病损。

【诊断要点】

①上皮棘层增生，上皮钉突肥厚并伸长；②上皮表层为厚、薄不均的不全角化，呈刺状突起，形成绒毛状；③近上皮表层 1/3的棘细胞层常见凹空细胞和肿大

的气球样细胞（电镜可在细胞内看到EB病毒颗粒），核染色体边集呈串珠状；④合并真菌感染时，上皮表层可见白色念珠菌菌丝。

第二节　口腔黏膜及软组织肿瘤、瘤样病变

一、纤维上皮息肉

【概述】

本病为口腔黏膜发生的外突性肿物。可发生于各年龄组，多见于颊、唇、舌等部位

【诊断要点】

肉眼见：病变大小不一，小者直径数毫米，大者可达数厘米。肿物有蒂或无蒂，颜色粉红，质较韧或实性。有时为分叶状。镜下见：①病变主要由较致密的纤维组织构成；②胶原纤维纵横排列，与正常组织间无明显界限；③一般成纤维细胞较少，但有时较多并可见多核成纤维细胞；④表面被覆的复层鳞状上皮可见过度角化。

【鉴别诊断】

本病需与纤维瘤鉴别。

二、牙龈瘤

【概述】

本病为牙龈局限性慢性炎症性增生，一般存在创伤和菌斑、牙石等慢性刺激因素，而非真性肿瘤。牙龈局部肿大，多见于上前牙区牙间乳头。女性较男性多见，特别是血管性牙龈瘤。

【诊断要点】

肉眼见：常见以下两种表现：①质软、紫红色包块，多见于妊娠期女性（血管性牙龈瘤）。似肉芽组织，易出血。有时为巨细胞牙龈瘤的表现；②粉红色，与正常牙龈颜色相似，质地较硬。镜下见：①见较多炎症细胞浸润并有小血管增生，即化脓性肉芽肿的表现，或者见大量薄壁中小血管，其中见多少不等的炎症细胞浸润。病变表面可见溃疡。此种称为血管性牙龈瘤；②较明显的纤维组织增生伴炎症细胞浸润，可见骨化、钙化及牙骨质小体样结构，称为纤维性牙龈瘤；③灶性多核巨细胞，不同程度的出血，其间为比较成熟的纤维结缔组织。此为外周性巨细胞肉芽肿，也称巨细胞龈瘤。

【鉴别诊断】

①龈纤维瘤病；②药物性龈增生；③龈神经纤维瘤病。

三、嗜酸性淋巴肉芽肿

【概述】

本病为原因不明的淋巴组织增生伴嗜酸性腺病浸润的疾病，也称木村病。多见于年轻人的腮腺、下颌下腺区皮肤及皮下组织。皮肤可有瘙痒、色素沉着。外周血中常见嗜酸性细胞计数增多。

【诊断要点】

皮肤及皮下组织、淋巴结、邻近腺体及肌组织均可受累。主要表现为：①淋巴组织增生，可形成淋巴滤泡，滤泡中心可见嗜酸性物质沉积；②病变中弥散性嗜酸性细胞浸润，可形成嗜酸性细胞性脓肿；③血管增生、内皮细胞肿胀；④病变后期出现纤维化，炎症细胞成分减少。

四、婴儿黑色素神经外胚瘤

【概述】

本病多见于1岁以内婴儿上颌骨前部，下颌骨和颅骨也可发生。肿物无痛性生长，生长较快，可使颌骨肿胀、牙易位。肿物界限不清，呈黑色。

【诊断要点】

肉眼见：肿物无包膜，界不清。切面实性，灰黑色。镜下见：①肿瘤由两种细胞构成，即上皮样细胞和淋巴样细胞，成片或团块状排列。②上皮样细胞体积较大，多边形或立方形。胞质丰富，含黑色素或不含黑色素。多排列成腺样或裂隙样、条索状或片块状。③淋巴样细胞似小淋巴细胞，有的细胞核较大。分布在上皮样细胞的裂隙中或成片排列。④肿瘤周边部可见骨浸润。

【鉴别诊断】

恶性黑色素瘤和淋巴瘤。

五、颗粒细胞瘤

【概述】

全身各部位均可发生颗粒细胞瘤，最常见于舌。唇、龈、软腭、口底、悬雍垂等处也可发生。30~60岁稍多见。生长缓慢，无明显症状。

【诊断要点】

肉眼见：肿瘤通常较小，界限较清楚，但常无明显包膜。镜下见：①由片状排列的较大细胞构成。胞质丰富，含PAS阳性嗜伊红颗粒，颗粒大小不一；②细胞核小而深染。细胞界限清楚；③肿物界限不清，与横纹肌有过渡关系；④表面被覆的鳞状上皮常常呈假上皮瘤样增生；⑤多数病例的肿瘤细胞表达s-100蛋白、CD57。

【鉴别诊断】

先天性龈瘤。

六、疣状黄瘤

【概述】

为发生在口腔黏膜的瘤样病变。本病男性稍多，年龄在2.5~89岁，平均50岁。病变多发生在牙龈，牙槽黏膜。其他部位口腔黏膜也可见。一般为单发，偶有多发。患者一般无自觉症状。

【诊断要点】

肉眼见：病变高起于黏膜或低于正常黏膜面，呈斑块状、颗粒状、疣状或乳头状，颜色从灰白至红色不等。病变一般界限清楚，直径在0.1~2cm之间。镜下见：①病变区上皮呈疣状或乳头状增生，表面有不同程度的过度角化，或上皮向深部结缔组织增生；②上皮表面多呈反复深陷折叠，构成裂隙样间隙，内可有角化物填充。③钉突向结缔组织延长，但无上皮异常增生。钉突之间的结缔组织乳头内见充满胞质丰富的泡沫状细胞。胞体呈圆形或多边形，界清，核小而固缩，位于细胞中央，PAS阳性，此即所谓黄瘤细胞；④深部固有层泡沫细胞较少，有不同程度的炎细胞浸润。⑤黄瘤细胞α1-AT和α1-ACT免疫染色阴性。病变上皮中可见较多朗格罕斯细胞。

七、角化棘皮瘤

【概述】

本病常发生在皮肤，其中面部皮肤如颊、鼻梁较常见。口腔常见唇红部或唇红皮肤交界处，累及口腔其他部位黏膜者非常少见如舌、牙槽黏膜。病变可见于任何年龄，女性多见。开始为小而实性的结节，然后迅速增大，往往在4~8周达到最大，病变可持续数周，然后自行消退，可留下疤痕。

【诊断要点】

肉眼见：直径在0.5~2cm。典型病变是突起的肿物，中央呈火山口样凹陷。镜下见：①上皮明显增生，病变中央为角质团形成的栓，脱落后遗留下凹陷区；②增生的上皮可出现不典型性，可见有上皮团向结缔组织生长与鳞状细胞癌很难区别；③病变与周围上皮分界清楚。深部结缔组织中有密集的炎症细胞浸润。

【鉴别诊断】

鳞状细胞癌鉴别。

八、鳞状细胞癌

【概述】

本病多见于男性，40岁以上好发，50~60岁最多见。发病年龄有年轻化的倾向。舌最多见，然后依次为牙龈、颊、唇、腭、口底等。

【诊断要点】

肉眼见：口腔鳞癌早期多表现为非均质性白斑、红斑，糜烂和溃疡。多数病变为明显的溃疡或菜花状肿物，少数为硬结，切面灰白色，实性，界限不清。肿物较大时可出现坏死、液化。镜下见：①异常增殖的鳞状细胞突破基底膜向结缔组织浸润生长，常形成角化珠及细胞间桥；②大部分口腔鳞癌为高分化，低分化者较少；③未侵犯黏膜下层者可称为微浸润鳞状细胞癌或鳞状细胞癌早期浸润；④根据肿瘤细胞的角化程度，瘤细胞异型性的程度可分为高分化鳞状细胞癌、中分化鳞状细胞癌和低分化鳞状细胞癌。

【组织类型的变异】

1.疣状癌

本病常见于下唇，也见于舌、腭、颊、牙龈。镜下见：①特征为高分化角化上皮外生性生长，形成许多乳头状突起，突起之间为不全角化物所充填；②细胞不典型性轻微，与下层结缔组织交界处有局部破坏性推进缘；③炎症反应明显，可浸润至癌组织中；④组织深部出现鳞状细胞癌成分（分散的浸润性癌细胞团），应按鳞状细胞癌进行分类和处理。

2.基底样鳞状细胞癌

本病大部分见于喉，咽及舌根部。镜下见：①以基底样的小细胞成分为主，有鳞状细胞分化；②基底样细胞胞核深染，胞质少。细胞聚集在一起呈片状，带状或灶状，并与表面上皮相连；③有丝分裂，包括异常分裂及粉刺样坏死性区域常见。

3.棘层松解性鳞状细胞癌

①为含有假性腺样腔隙的鳞状细胞癌；②实际上是鳞状细胞癌癌巢中发生棘层松解和变性，癌细胞脱落所致；③无腺管分化或分泌产物。

4.梭形细胞癌

梭形细胞癌常分布于舌、唇。少见。镜下见：含有梭形细胞成分的鳞状细胞癌。

5.腺鳞癌

腺鳞癌是同时具有腺癌和鳞状细胞癌组织学特征的恶性肿瘤；鳞状细胞癌成分可分为原位或浸润性；腺癌成分形成腺管结构，构成腺管的细胞为基底样、柱状或分泌黏蛋白的细胞。

【鉴别诊断】

高分化口腔鳞状细胞癌应与角化棘皮瘤，假上皮瘤样增生，坏死性唾液腺化生相鉴别；低分化鳞癌应与肉瘤，黑色素瘤，神经内分泌癌等相鉴别。

疣状癌需与疣状增生鉴别；基底样鳞状细胞癌需和成釉细胞瘤及腺样囊性癌相鉴别；腺样鳞状细胞癌应与腺癌相鉴别；梭形细胞癌需与鳞状细胞癌诱发的反应性成纤维细胞性间质增生、恶性黑色素瘤、癌肉瘤及其他肉瘤鉴别；腺鳞癌需与高分化黏液表皮样癌和腺样鳞状细胞癌鉴别。

九、鼻唇囊肿

【概述】

该囊肿的年龄分布较广，多见于30~50岁，女性多见。位于牙槽突上方靠近一侧鼻孔底部的软组织内。肿胀是常见症状，可使鼻唇沟消失，鼻翼抬高及鼻孔变形。

【诊断要点】

①摘除的囊肿壁常呈皱褶状；②囊肿衬里上皮多为无纤毛假复层柱状纤毛上皮，其中可有丰富的黏液细胞；③部分区域可为复层鳞状上皮或单层立方上皮；④病理诊断主要根据囊肿的部位。

十、腮裂囊肿

【概述】

该囊肿最常见在颈侧部，胸锁乳突肌前缘，接近下颌角。有时发生在颌下、腮腺区。以青壮年多见。囊肿表现为颈侧部肿块，大小不等，最大者直径可达10cm。无自觉症状，边界清，柔软可有波动感。可继发感染而形成窦道。

【诊断要点】

肉眼见：囊肿壁较表皮样囊肿者厚。镜下见：①囊肿多为复层鳞状上皮衬里，也可见假复层柱状上皮；②鳞状上皮一般无钉突，上皮厚薄不一。偶见上皮增生活跃甚至有上皮异常增生；③囊壁中见大量成熟淋巴组织，可见淋巴滤泡形成；④腮裂囊肿的囊壁上皮偶见癌变，但极少。

十一、皮样和表皮样囊肿

【概述】

囊肿大小不一，常发生在皮下或黏膜下或发生在口底、舌下区或颈部正中区。患者无自觉症状，破裂时可引起局部炎症反应；囊肿界限清，生长慢，触之韧。位于下颌舌骨肌之上时可使舌抬高，导致语言或呼吸困难。较深部位的口底囊肿可使颏部丰满，呈双下颏样。

【诊断要点】

肉眼见：圆形、椭圆形或不规则形，囊壁薄（皮样囊肿可较厚），囊内为黄白色皮脂样物或豆渣样物。镜下见：①囊肿壁由复层鳞状上皮衬里，角化层朝向囊腔面，粒层明显，一般无钉突或可见短钉突。囊腔内见红染角化物；②囊壁为成熟纤维结缔组织；③有皮肤附属器者为皮样囊肿，反之为表皮样囊肿；④囊肿可破裂，使内容物直接与结缔组织接触，引起炎症及异物巨细胞反应。

十二、甲状舌管囊肿

【概述】

青少年多见。男女之比约为2∶1。囊肿多见于颈部中线处，位于皮下，柔软，表面光滑，界清，可有波动感。一般无症状。少数见于口底和舌根，当囊肿附着于舌骨或舌时，可随吞咽而上下移动。感染时可形成窦道，排出脓性渗出物。

【诊断要点】

肉眼见：完整摘除之囊肿呈圆形，囊壁内面光滑，内含清亮浆液或黏液。镜下见：①发生在舌骨水平以上者，常内衬复层鳞状上皮；位于舌骨水平以下者常为纤毛柱状上皮，同一囊肿内可见不同类型的上皮衬里；②囊壁纤维组织中有时可见甲状腺组织、淋巴样组织、黏液细胞和黏液腺体等；③发生感染时上皮可增生或连续性中断，有时上皮消失；④囊壁纤维组织中有炎性细胞浸润。

十三、畸胎样囊肿

【概述】

罕见。多发生在婴儿及儿童。常发生在舌根部及口底。

【诊断要点】

①囊肿内衬上皮可部分为复层鳞状上皮，部分区域衬覆胃体及胃底黏膜。可见壁细胞、主细胞和胃腺等；②有的囊肿内衬上皮为肠黏膜上皮或阑尾黏膜上皮，可见潘氏细胞、杯状细胞和嗜银细胞等；③囊壁内为成熟纤维组织。

第三节　非肿瘤性唾液腺病

一、IgG4相关性唾液腺炎

【概述】

本病多见于中年人颌下腺。表现为单侧或双侧唾液腺肿大，无自发痛和触痛，咀嚼食物时偶尔出现肿胀及疼痛。有时合并泪腺肿大及其他全身表现。

【诊断要点】

①腺体组织慢性炎症性表现；②早期由于炎症导致腺泡萎缩、导管扩张，周围有淋巴细胞、浆细胞浸润；③随病变进展逐渐发生导管周围纤维化，可发生玻璃样变性；④浸润的细胞中见大量IgG4阳性浆细胞。IgG4阳性细胞与IgG阳性细胞的比值大于40%。

二、淋巴上皮性唾液腺炎

【概述】

本病为舍格伦综合征在唾液腺的表现，多见于中年女性，口干症状有口渴、唾液分泌减少、口腔黏膜干燥、龋齿增多等表现。可伴有类风湿关节炎等全身性疾患。

【诊断要点】

①腺体内可见淋巴细胞及组织细胞增生、浸润，病变多从小叶中心开始；②淋巴细胞浸润于腺泡之间，严重者可见腺泡破坏或消失，小叶轮廓一般仍保留；③小叶内导管上皮增生，形成“上皮岛”；④唇腺病理变化与大唾液腺相似，每50个以上的淋巴细胞为一个浸润灶，一般2个以上浸润灶具有诊断意义。

【鉴别诊断】

慢性唾液腺炎和其他疾病引起的唾液腺淋巴上皮病变。

三、坏死性唾液腺化生

【概述】

本病是一种病因不明且有自愈倾向的唾液腺良性病变，本病多发生于硬、软腭交界处，也可发生于唇、颊及磨牙后腺。其特征为：黏膜表面形成火山口样溃疡，可深达骨面。无溃疡者黏膜表面可呈发红的肿块。病程6~8周，可自愈。唾液腺的手术性创伤后亦可出现该化生。

【诊断要点】

镜下见：①溃疡周围上皮可呈假上皮瘤样增生；②腺泡破坏、消失、黏液溢出，腺小叶坏死，但腺小叶轮廓尚存；③腺导管可见明显的鳞状化生，形成上皮条索或上皮岛，可有较明显的核分裂，但无病理性核分裂。一般无核异形及间变；④腺体内弥散的炎症细胞浸润；⑤涉及腺体的活检术、累及唾液腺其他种类手术的术后均可出现上述类似病变（图18-2）。

【鉴别诊断】

鳞状细胞癌、黏液表皮样癌。

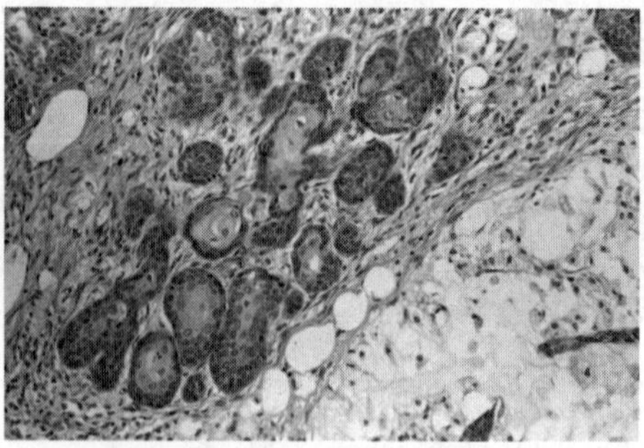

图18-2 化生性唾液腺化生 唾液腺多形性腺瘤术后见肿瘤邻近小唾液腺明显鳞状化生，可见核分裂

四、淋巴上皮囊肿

【概述】

本病又名鳃裂囊肿，属于发育性囊肿。位于颈上部下颌角附近。一般在青春期出现肿块，界限清楚且活动，无明显症状。

【诊断要点】

①囊壁内衬复层鳞状上皮，也可含有假复层柱状上皮；②纤维性囊壁内有大量淋巴样组织并形成淋巴滤泡；③囊肿内为黄绿色或棕色清亮液体，或黏液样、胶样物；④第一鳃裂囊肿的囊壁内缺乏淋巴样组织（多位于下颌角以上和腮腺区）。

五、黏液囊肿及舌下囊肿

【概述】

本病主要多见于唇黏膜，其次为颊、口底、舌部及腭部黏膜。其大小不等，一般约为1cm以下。发生在口底部位的囊肿与舌下腺及颌下腺相关，又称舌下囊肿或蛤蟆肿。

【诊断要点】

①外渗性黏液囊肿：黏液外溢进入结缔组织中，黏液被炎性肉芽组织或纤维结缔组织包围，无上皮衬里。大多为此型；②黏液潴留囊肿：特点为内衬扁平或假复层柱状上皮细胞，常可见唾液腺导管通向囊腔，相互移行。

第四节 唾液腺肿瘤

一、多形性腺瘤

【概述】

本病是由上皮、黏液样、软骨样成分构成的形态上多形性的肿瘤。腮腺、腭腺最多见。任何年龄均可发病，30~60岁多见。肿瘤呈无痛性缓慢生长，结节状或圆形，软硬不一，活动。

【诊断要点】

肉眼见：圆形或结节状，多有完整包膜。剖面实性灰白色，可见部分区域胶胨样，半透明；也可见浅蓝色软骨样区。肿瘤中可见囊性区、出血及钙化。复发病例常见多中心生长。镜下见：①肿瘤由上皮成分，黏液样组织和软骨样组织构成；②上皮成分由腺上皮和肌上皮细胞构成。腺上皮细胞呈立方状，排列成管状，管腔周围为肌上皮细胞；③肌上皮细胞可呈梭形或星状、胞质透明状、浆细胞样或梭形，片状或弥散分布；④上皮成分一般无细胞的异型性，核分裂少见。可发生鳞状化生；⑤黏液样成分及软骨样组织可多可少，多与肌上皮细胞相延续；⑥肿瘤中还可见骨化、钙化、脂肪组织及出血和玻璃样变等。

【鉴别诊断】

①肌上皮瘤。②腺样囊性癌。③恶性多形性腺瘤。④多形性腺瘤癌。⑤基底细胞腺瘤。

二、肌上皮瘤

【概述】

肌上皮瘤是几乎全部由具有肌上皮分化特点的细胞构成的良性唾液腺肿瘤。较少见，主要见于腮腺和腭部。无痛性缓慢生长。

【诊断要点】

肉眼见：圆形或结节状肿物，可有包膜。切面灰白或淡黄色，可见出血。镜下见：①肿瘤性肌上皮细胞可为浆细胞样、梭形细胞、透明细胞，也可为立方形或圆形的上皮样细胞；②浆细胞样肌上皮细胞片块状或散在分布，梭形细胞似平滑肌，束状或漩涡状排列，透明细胞样和立方形肌上皮细胞多排列成片；③肿瘤中常以某种肌上皮细胞成分为主，也可数种细胞混合存在；④肿瘤中可见黏液样区但一般不形成软骨样组织；⑤无腺管样结构或腺管样结构区占肿瘤10%以下；⑥免疫组织化学染色：肿瘤至少表达一种肌上皮标志物如平滑肌肌动蛋白、调宁蛋白、p63等。

【鉴别诊断】

①浆细胞瘤；②平滑肌瘤；③神经纤维瘤。

三、腺淋巴瘤

【概述】

腺淋巴瘤是内层为柱状嗜酸性细胞、外层较小的基底细胞构成的囊性腺样、常常含乳头状结构、间质为不等量的含滤泡的淋巴样组织的肿瘤。常发生于老年患者腮腺，可有多发及双侧腮腺发病。男性多于女性。肿物生长缓慢，较柔软或有囊性感。

【诊断要点】

肉眼见：肿瘤一般较小，直径1~3cm，有薄的包膜。剖面多为暗红色，可见内含黏液、胶胨样物或干酪样物的小囊腔。

镜下见：①肿瘤由上皮成分和淋巴样成分构成；②肿瘤内形成大小不一的囊腔，囊腔表面衬复假复层排列的柱状细胞和立方细胞，其中柱状细胞靠近腔面，排列整齐；立方细胞靠近间质。两种细胞的胞质嗜酸性，可见细小的颗粒；③上皮细胞常形成乳头突入囊腔；④上皮成分可见鳞状化生，黏液细胞及皮脂腺细胞化生；⑤间质为淋巴样组织，可多可少，并可形成淋巴滤泡，其间可见其他炎症细胞。

【鉴别诊断】

①嗜酸细胞腺瘤；②皮脂淋巴腺瘤；③淋巴上皮囊肿。

四、基底细胞腺瘤

【概述】

基底细胞腺瘤是基底样细胞构成的良性肿瘤。多见于老年男性，大、小唾液腺均可发生。肿瘤无痛性缓慢生长，亦可出现疼痛。一般界限清楚，可活动。

【诊断要点】

肉眼见：肿瘤圆形或卵圆形，直径多在2~3cm。一般有完整包膜。剖面实性，灰白或灰黄色，内可有含黏液样物质的囊性区。镜下见：①肿瘤由较单一的基底样细胞构成，大小一致，胞质较少，细胞为圆形或梭形；②肿瘤团外围的细胞核深染，呈栅栏状排列；肿瘤团中央的细胞稍大，核染色较浅；③根据肿瘤细胞的排列特点可分为实性型、小梁型、管状型和膜性型，后者有厚的基底膜样物质围绕肿瘤细胞团块，此型可伴头皮圆柱瘤或毛发上皮瘤并有家族史，罕见情况下可见腺样囊性型（图18-3）；④肿瘤间质为纤维组织，常有S100蛋白强表达；⑤免疫组化染色：肿瘤由腺上皮细胞和肌上皮细胞构成，腺上皮细胞EMA及CK阳性；肌上皮细胞波形蛋白、肌动蛋白、SMA或调宁蛋白阳性。

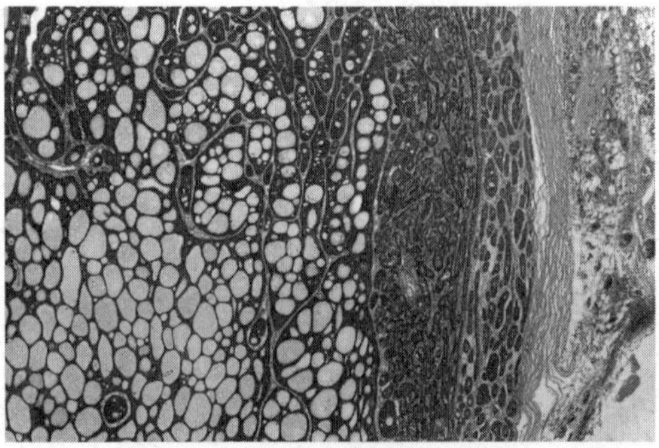

图18-3　基底细胞腺瘤腺样囊性型，肿瘤有明显的筛孔样结构，有完整包膜

【鉴别诊断】

①多形性腺瘤；②管状腺瘤；③基底细胞腺癌；④腺样囊性癌。

五、嗜酸细胞腺瘤

【概述】

嗜酸细胞腺瘤是少见的由胞质内含大的嗜酸性颗粒的细胞构成的肿瘤。多发生于老年人腮腺。可多发或双侧腮腺发病。无痛性缓慢生长。

【诊断要点】

肉眼见：肿物圆形、卵圆形或分叶状，有包膜。剖面浅黄色或暗红色，可见小囊腔。镜下见：①瘤细胞体积较大，呈圆形或多边形，细胞界限清楚。胞质丰富，含嗜伊红颗粒，胞核圆形，可见核仁或双核细胞；②瘤细胞排列成片状、小梁状或管状。部分区域可见透明细胞；③间质为纤维组织并可见散在的淋巴组织。④免疫组化染色：瘤细胞线粒体抗原强阳性。

【鉴别诊断】

①嗜酸性细胞增生症；②腺淋巴瘤；③腺泡细胞癌。

六、管状腺瘤

【概述】

管状腺瘤为罕见的唾液腺良性肿瘤。发病年龄多大于50岁，多发生在上唇。肿瘤生长缓慢，无自觉症状。可有多灶性生长。

【诊断要点】

肉眼见：圆形或卵圆形，界清有包膜。直径多在2cm以内。切面褐色，可见小囊腔。镜下见：①肿瘤细胞呈柱状或立方形，细胞无异型性，胞核卵圆形，染色较深，胞质少；②瘤细胞呈串珠样双层排列，形成索条并相互吻合成小管状结构；③肿瘤间质疏松，无胶原纤维，可见较多的毛细血管和小静脉，具有特殊性。

【鉴别诊断】

需与基底细胞腺瘤鉴别。

七、囊腺瘤

【概述】

囊腺瘤是以内衬上皮的多囊性结构为特点的肿瘤。大小唾液腺均可发生，腮腺及腭部多见，少数发生于磨牙后区。发病年龄分布广，20~50岁多见。

【诊断要点】

肉眼见：圆形或不规则形肿物，界清但无包膜。剖面灰白色或淡黄色，有大小不等的囊腔，较大的囊腔内见乳头状突起，囊腔内含胶胨样物。镜下见：可分为乳头状囊腺瘤和黏液性囊腺瘤：①乳头状囊腺瘤由多个囊性结构构成。囊腔内见有结缔组织轴的乳头状突起，表面细胞为立方形，其间分布黏液细胞。部分区域可见立方形细胞为多层或成团块状。肿瘤无包膜；②黏液性囊腺瘤的囊腔衬里上皮为黏液细胞和杯状细胞，肿瘤亦无包膜，与周围组织界限不清；③囊腺瘤的间质为结缔组织，可见炎症细胞浸润。

【鉴别诊断】

①腺淋巴瘤；②乳头状腺癌。

八、腺样囊性癌

【概述】

本病是以腺上皮、肌上皮细胞双相分化、具有管状、腺样和实性结构的病程缓慢但长期预后不佳的唾液腺恶性肿瘤。大小唾液腺均可发生，腮腺、舌下腺和腭多见，男性多见，多发于30~60岁。肿物生长较缓慢，但常早期出现疼痛、麻木、面瘫等神经症状。肿物小而硬，边界不清。

【诊断要点】

肉眼见：肿瘤呈不规则形，与正常组织无明显界限。剖面灰白色，实性，较硬。镜下见：①肿瘤由腺上皮细胞和肌上皮细胞构成，两种细胞均较小，核深染，无明显异型性，核分裂少见，胞质少。腺上皮细胞排列成管状；肌上皮成分占肿瘤的大部分，常为片状或围绕在管状结构外围，细胞核长呈角状；②按肿瘤排列可分为3种类型：腺样型（肿瘤细胞排列成筛孔状，筛孔内含嗜酸或嗜碱性黏液，也有玻璃样变的间质或基膜样物质）、管状型（管样结构的内层为腺上皮细胞，外层为肌上皮细胞，也可见许多小条索结构）和实性型（大片状肿瘤细胞，中心可出现坏死，核分裂较多），同一肿瘤中可见上述3种结构；③肿瘤细胞常浸润神经纤维；④个别病例可发生高级别转化或与其他类型肿瘤形成杂交瘤。

细胞遗传学改变：约80%的病例出现癌基因MYB或MYBL1与转录因子基因NFIB的融合。

【鉴别诊断】

①基底细胞腺癌；②多形性低度恶性腺癌。

九、黏液表皮样癌

【概述】

本病是由不同比例的黏液细胞、中间细胞、表皮样细胞构成的恶性肿瘤。多见于腮腺、腭腺及磨牙后区。任何年龄均可发生，多见于30~50岁，儿童及青少年女性亦较多见。高分化者生长缓慢，无明显自觉症状；低分化者生长快，可出现疼痛、溃疡及神经受累的情况。

【诊断要点】

肉眼见：高分化者可界限较清，但无完整包膜。切面灰白或粉红，有大小不等的囊腔，内含黏液；低分化者界限不清，侵及周围组织，切面实性成分多。镜下见：①肿瘤由黏液细胞、鳞状细胞和中间型细胞构成。黏液细胞高柱状，胞质透明；鳞状细胞成团分布，角化珠不多见；中间型细胞体积小，胞质少，似鳞状上皮的基底细胞；②黏液细胞和表皮样细胞占10%以上，排列成片，常见乳头突入的囊腔和间质黏液湖。此种为高分化；③低分化者以表皮样细胞和中间型细胞为主，黏液细胞低于10%，排列成片或实性上皮团，常见核分裂，细胞异形性明显；④中分化者介于高分化和低分化者之间，以中间型细胞和鳞状细胞为主，异型性不明显。黏液细胞高于10%。⑤变异型包括硬化性伴嗜酸细胞浸润、嗜酸细胞型、透明细胞型和梭形细胞型；⑥PAS染色、黏液卡红或alcin蓝染色对于鉴别黏液细胞较重要。

细胞遗传学改变：较多见的是t（11；19）（q21；p13）易位和*CRTC1-MAML2*基因融合；较少见的是t（11；15）（q21；q26）易位导致的*CRTC3-MAML2*基因融合，罕见情况下有t（6；22）（p21；ql2）易位和*EWSR1-POU5F1*基因融合。

【鉴别诊断】

低分化者需与鳞状细胞癌鉴别。与含透明细胞的唾液腺肿瘤鉴别，例如，①如腺泡细胞癌，②透明细胞肌上皮癌，③转移性肾透明细胞癌。

十、腺泡细胞癌

【概述】

含有向浆液性腺泡细胞分化、胞质含酶原颗粒细胞的唾液腺上皮性恶性肿瘤。多见于腮腺、唇和颊。女性多见。肿瘤生长缓慢，无症状，少数生长快，伴疼痛。

【诊断要点】

肉眼见：肿瘤界限较清，可有不完整包膜，剖面浅黄白色，质脆软，纤维成分少，可见出血、坏死和囊性变。镜下见：①典型肿瘤细胞圆形或多边形，无明显异型性。胞质有嗜碱性颗粒，胞核较小，深染。此外还可见透明细胞、空泡细胞、闰管样细胞和较大的非特异性腺细胞。肿瘤往往以其中一种细胞为主；②肿瘤细胞排列形成的结构包括实性型、细胞间有较多微小囊性腔隙的微囊型、含乳头的乳头状囊性型和类似于甲状腺滤泡的滤泡型。各种类型可混合存在。细胞团间为纤细的纤维组织；③肿瘤细胞可呈透明细胞样，有的肿瘤间质含较多的淋巴样组织；④部分肿瘤可出现高级别转化，往往为分化低的癌；⑤呈腺泡细胞分化者PAS染色阳性（抗淀粉酶消化），免疫组化Dog-1阳性。

【鉴别诊断】

①黏液表皮样癌（黏液细胞为主时）；②透明肌上皮为主的上皮-肌上皮癌、肌上皮癌、嗜酸性腺瘤；③肾透明细胞癌转移；④甲状腺癌。

十一、分泌癌

【概述】

本病是近年来从腺泡细胞癌中分出来的低级别唾液腺癌。形态上类似于乳腺分泌癌。多见于腮腺。临床上多为缓慢无痛性生长。

【诊断要点】

肉眼见：肿物质韧、界限不清。切面浅褐色，偶见囊性变，内含淡黄色液体。

镜下见：①肿物浸润性生长或有较清楚的界限，多为有纤维分隔的小叶状。偶见神经浸润；②肿瘤细胞形成微囊、管状、滤泡或乳头状囊性结构并有明显腔内分泌表现；③肿瘤细胞有颗粒状、空泡状嗜酸性胞质，细胞核小且一致，胞质无PAS阳性颗粒。④免疫组化：肿瘤细胞S100、mammaglobin、vimentin阳性，而Dog-1阴性。

细胞遗传学改变：大部分病例可检测到*ETV6-NTRK3*基因融合。

【鉴别诊断】

①腺泡细胞癌；②导管内癌。

十二、多形性腺瘤恶变

【概述】

本病由多形性腺瘤恶变而来。多见于腮腺、颌下腺和小唾液腺。40~60岁多见，男性多见，病程较长。常表现为肿物突然生长加快且伴有疼痛、出现溃疡等。

【诊断要点】

肉眼见：不规则肿物，大小不一，无包膜或有不完整包膜。剖面灰白色，质软或呈鱼肉状，可见出血、坏死和囊性变。

镜下见：①肿瘤细胞具有恶性肿瘤的特点，异型性较明显，浸润性生长，可以是各种唾液腺恶性肿瘤的表现，如肌上皮癌、唾液腺导管癌、腺样囊性癌等，同时具有多形性腺瘤的结构特点（图18-4）。②组织学分型：在多形性腺瘤中见明显的恶性肿瘤区，但限于包膜内，无周围组织浸润，称非侵袭性癌；肿瘤组织浸润周围组织小于1.5mm时称微侵袭性癌，浸润范围大于1.5mm时为侵袭性癌；同时具有癌和肉瘤的特征（通常为软骨肉瘤的形态）时称癌肉瘤；良性多形性腺瘤的形态，但发生远处转移者为转移性多形性腺瘤。③提示多形性腺瘤恶变的指征：出现坏死灶、出血、钙化或大片玻璃样变。

【鉴别诊断】

①多形性腺瘤，②各种唾液腺癌。

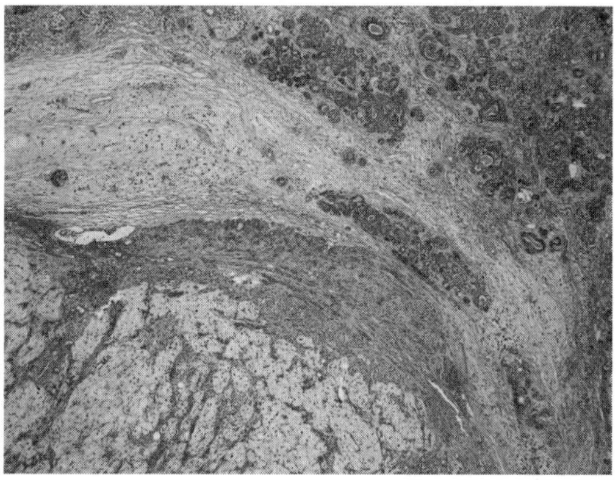

图18-4　多形性腺瘤恶变 恶变成分为上皮肌上皮癌，左下角为多形性腺瘤区

十三、多形性腺癌

【概述】

本病是以细胞学的一致性、形态结构的多样性，浸润性生长、低转移潜能为特征的唾液腺上皮性恶性肿瘤。在我国少见。大多数发生在腭部。女性较多见，患者多在50岁以上。肿瘤生长缓慢。

【诊断要点】

肉眼见：肿物有一定界限，但无完整包膜。镜下见：①肿瘤由腺上皮和肌上皮细胞构成，立方形或梭形。腺上皮细胞构成管样结构；肌上皮细胞散在排列。细胞大小一致，无明显异型性；②肿瘤具有结构上的多形性，可排列成团块、小梁状、小导管状，有乳头的囊状、沿纤维分型分布成“溪流状”和单排细胞形成的“列兵样”等，有时可见筛状排列；③肿瘤易侵犯神经纤维，围绕神经纤维呈靶心样；④间质纤维组织可见玻璃样变、出血等。⑤免疫组化：绝大多数病例肿瘤细胞表达S100蛋白。

【鉴别诊断】

①乳头状囊腺瘤，②腺样囊性癌，③恶性多形性腺瘤。

十四、上皮肌上皮癌

【概述】

本病上皮、肌上皮细胞以不同比例构成，典型者为内层衬复导管上皮细胞，外层为透明肌上皮细胞形成的管状结构的低级别癌。腮腺多发。老年女性多见。多数肿瘤似良性肿瘤的表现；少数肿瘤可有疼痛、与周围组织粘连等表现。

【诊断要点】

肉眼见：肿物圆形或结节状、分叶状，无完整包膜。切面实性，灰白色，可见出血、坏死及囊性变。镜下见：①肿瘤由腺上皮细胞和肌上皮细胞构成。前者立方形或低柱状，胞质嗜酸；后者胞核圆形、卵圆形或梭形，深染，胞质透明；②典型结构为立方形腺上皮细胞构成内层、透明肌上皮细胞构成外层的双层管；③有时肿瘤中肌上皮细胞为主，片状排列，腺上皮细胞构成的管样结构分布于其中，数量较少；④瘤细胞的异型性、核分裂不明显。间质为纤维结缔组织；④可出现嗜酸细胞型、双透明型等亚型以及出现乳头状结构等，还可以发生高级别转化、与其他类型肿瘤构成杂交瘤。⑤免疫组化：管状结构的内层细胞角蛋白阳性；外层细胞s-100、SMA、肌动蛋白阳性。

【鉴别诊断】

①腺泡细胞癌，②恶性肌上皮瘤，③黏液表皮样癌，④皮脂腺癌，⑤转移性透明细胞癌。

十五、肌上皮癌

【概述】

肌上皮癌为几乎全部由呈肌上皮分化的细胞构成的侵袭性生长、具有转移潜能的肿瘤，少见，多见于腮腺，也可发生在小唾液腺。发病年龄一般大于50岁。肿瘤无明显界限，浸润周围组织。术后易复发，可发生转移。

【诊断要点】

①细胞和组织学结构类似肌上皮瘤。瘤细胞椭圆形、呈浆细胞样或梭形，也可以是透明细胞；②肿瘤细胞有较明显的异型性，有时核分裂较多；③同一肿瘤中可有不同类型的细胞，可以以一种细胞为主。③瘤细胞排列成片状、结节状，边缘常呈花边样浸润性生长；④肿瘤中可见黏液样区和鳞状化生，也可见坏死；⑤免疫组化：瘤细胞表达肌上皮标志物。

【鉴别诊断】

①肌上皮瘤，②平滑肌肉瘤，③恶性多形性腺瘤，④恶性神经纤维瘤。

十六、唾液腺导管癌

【概述】

本病是类似于乳腺高级别导管癌的少见的高度恶性的肿瘤，较少见。主要发生在腮腺、颌下腺，小唾液腺也可见到。男性多见。肿瘤生长快，浸润周围组织。患者可出现神经受累症状如疼痛、麻木等。

【诊断要点】

肉眼见：肿瘤结节状，大小不一，界限不清。切面灰白或浅黄色，内可见小囊。镜下见：①肿瘤细胞单一，体积大，立方形或多边形。胞质丰富，嗜酸性，胞核大，染色深，核异型性明显。可见瘤细胞顶浆分泌现象；②瘤细胞可排列成粉刺样、乳头状、筛孔状和实性，浸润性生长；③肿瘤中可出现肉瘤样成分、黏液样癌成分、微乳头成分，也可与其他类型肿瘤形成杂交瘤；④瘤体及瘤周组织中可见导管扩张，上皮增生并可呈乳头状等导管癌的早期病变。

【鉴别诊断】

①乳头状囊腺癌，②嗜酸细胞癌，③黏液表皮样癌（低分化），④腺样囊性癌（实性型）。

十七、嗜酸细胞癌

【概述】

本病是有形态学上恶性的嗜酸细胞的增生、有腺癌的结构特点、具有侵袭性的高级别恶性肿瘤。大小唾液腺皆可发生，以腮腺为主。发病年龄40~80岁。肿瘤生长较快，侵犯周围组织并伴相应症状如疼痛、麻木感等。

【诊断要点】

1.肉眼见

肿瘤大小不一，边界不清，剖面实，红褐色或灰白色。

2.镜下见

①肿瘤细胞体积大，胞质丰富，含嗜酸性颗粒，排列为实性团或偶见腺腔；②无包膜，浸润周围组织如神经、血管等；③组织化学：胞质内嗜酸性颗粒PTAH染色阳性、免疫组化染色线粒体抗原阳性。

【鉴别诊断】

①嗜酸性腺瘤，②唾液腺疾病或肿瘤中发生的嗜酸性变。

第五节　颌骨肿瘤及瘤样病变

一、骨化纤维瘤

【概述】

本病为边界清楚、由富于细胞的纤维组织和表现多样的矿化组织构成的肿瘤。常见于成人或青少年。颌骨肿大，症状不明显。X光片见这些肿瘤界限清楚，其中含有不同数量的阻射物质。

【诊断要点】

1. 肉眼见

肿物界限明显，有时可见包膜。切面实性，灰白或红褐色，含多少不等的钙化物质。

2. 镜下见

①由纤维组织构成，其中含有不同数量的类似骨和/或牙骨质的矿化物；②软组织部分由富于细胞的纤维组织组成；③有些病变中含有圆形或分叶状的强嗜碱性钙化团块，偶尔其中见有埋入的细胞，另一些病变中含有典型化生的骨小梁，与骨纤维异常增殖症难以鉴别。肿瘤中上述两种硬组织可同时存在；④青少年（侵袭性）骨化纤维瘤指主要累及15岁以下青少年的活跃增生性病变。其中有含细胞的类骨质条索，但边缘无成骨细胞排列及典型编织样骨小梁，外围见成骨细胞围绕。纤维组织中可见核分裂。可见小的巨细胞灶。肿物与周围骨质分界清楚。

【鉴别诊断】

骨纤维结构不良。

二、颌骨纤维结构不良（参见骨及软骨疾病）

【概述】

本病为增生的可骨化的纤维组织代替正常骨组织的病变。多见于青少年，颌骨主要为单骨性病变，上颌比下颌多见，可见颌骨膨隆，颜面部不对称，牙移位等。X线表现呈毛玻璃样。

【诊断要点】

①颌骨骨皮质变薄，与骨松质之间无明显界限；②纤维组织代替了正常骨组织；③骨小梁形态不一、粗细不等，多排列呈C形、O形或V形，周围缺乏成骨细胞；④可见纤维组织直接化骨成为骨样组织；⑤分子病理学检查可见GNAS基因突变。

【鉴别诊断】

需与骨化纤维瘤鉴别。

三、家族性巨颌症

【概述】

本病为有家族性分布特点的颌骨纤维性增生性病变。本病仅发生于幼儿，男性约为女性2倍，2~4岁可发现颌骨增大，7岁以前病变进展较快，到青春期发展缓慢或病变停止。病变常为下颌骨对称性肿大，上颌较少受累。X线表现呈多囊性低密度影。

【诊断要点】

①病变处为纤维组织增生代替骨组织；②纤维组织纤细，排列疏松，其间可见大量多核巨细胞，巨细胞大小不一，围绕在血管周围或紧贴血管壁；③可见出血灶及散在炎症细胞浸润（图18-5）。

【鉴别诊断】

需与巨细胞肉芽肿、骨纤维异常增殖症鉴别。

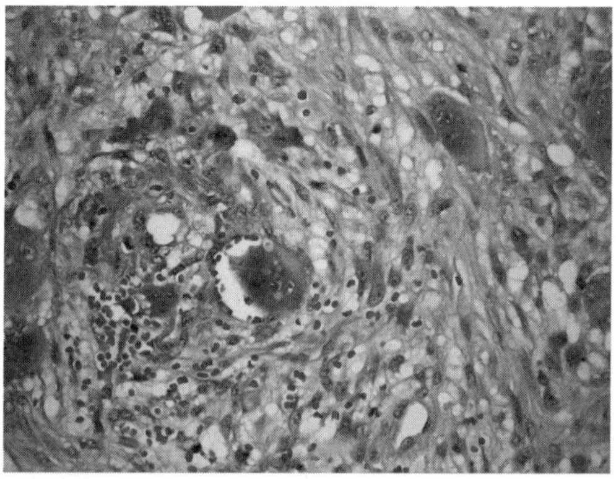

图18-5　巨颌症 骨组织被增生的纤维组织代替，内见多核巨细胞

四、颌骨中心性巨细胞病变

【概述】

本病又名巨细胞修复性肉芽肿，是一种局限性、良性、但有时具侵袭性的骨破坏性病变。好发于青年人，几乎特发于颌骨内。临床可见颌骨膨胀或有疼痛。X线表现为颌骨非特异性透射区。

【诊断要点】

①病变由增生的成纤维细胞及多核巨细胞组成；②多核巨细胞常呈灶性聚集或弥散分布，一般巨细胞较小且核数目也少；③结缔组织内血管丰富，并可见明显出血、含铁血黄素沉积；④病变外可见类骨质及骨小梁。

五、单纯性骨囊肿（参见骨及软骨疾病）

【概述】

又称创伤性骨囊肿，常发生于外伤后引起的骨髓内出血，也有出

血性骨囊肿之称，大多为单发。颌面部主要多发生于下颌的双尖牙及磨牙区，上颌极为少见。可出现颌骨膨大，少数可有轻度疼痛及压痛等。

【诊断要点】

①囊壁由纤维组织构成，无上皮衬里；②纤维组织内毛细血管增生、扩张、充

血，并见血肿及机化现象；③囊壁内可见含铁血黄素、多核巨细胞及慢性炎症。

六、动脉瘤性骨囊肿（参见骨及软骨疾病）

【概述】

本病是一种膨胀性溶骨性病变，主要发生于青少年，病因不明。下颌比上颌多见。主要表现为颌骨肿大及局部自发痛与压痛。约半数患者有外伤史。

【诊断要点】

①病变由大小不等的血腔及血窦组成；②血腔内充满血液或见血栓机化；③间质中可见多核巨细胞，有时可见类骨质及新骨形成。

七、鼻腭管囊肿

【临床表现】

本病主要表现为在上颌腭中线前部出现肿胀、可有疼痛或瘘管形成，可有液体流出。囊肿如位于切牙管下段靠近切牙乳头的软组织内，则称之为腭乳头囊肿。

【诊断要点】

①囊肿由纤维囊壁及上皮衬里组成；②衬里上皮变化较大，可为复层鳞状上皮、纤毛柱状上皮或立方上皮，还可含黏液细胞；③囊壁内可见黏液腺或软骨，可含有较大的血管和神经束。

八、球状上颌囊肿

【概述】

本囊肿较为少见，发生于上颌侧切牙与单尖牙之间，可能为牙源性来源。

【诊断要点】

①囊肿由纤维性囊壁及衬里上皮组成；②衬里上皮可为复层鳞状上皮或纤毛柱状上皮；③囊肿如未波及根尖则其相邻牙之牙髓仍有活力。

九、含牙囊肿及萌出囊肿

【概述】

本病为囊壁附着在未萌出牙牙颈部的牙源性囊肿。下颌第三磨牙、上颌尖牙和第三磨牙，以及下颌第二前磨牙区多见。10~40岁男性多见。X光片为界限清楚的透射区，并与一个未萌出牙牙冠相连。通常透射区包绕牙冠，但有时透射区的大部分或全部位于牙冠之一侧。如囊肿位于正在萌出牙的牙冠表面（软组织内），则称为萌出囊肿。

【诊断要点】

肉眼见：囊壁较薄，剖开可看到囊壁附着在未萌出牙的牙颈部。镜下见：①囊肿壁由2~3层细胞厚的无角化上皮衬里及薄层结缔组织构成，如有炎症，则上皮变厚；②衬里上皮可含有多少不等的产黏液细胞，有时也有纤毛细胞；③与衬里上皮邻近的囊壁结缔组织内，常见有不活跃的牙源性上皮岛存在；④囊液中的蛋白含量较牙源性角化囊性瘤高（多于50g/L）。

【鉴别诊断】

伴炎症时与牙源性角化囊肿，根尖囊肿鉴别。

十、腺牙源性囊肿

【概述】

本病为衬里上皮内含腺样结构的囊肿。罕见。发生于上下颌骨内，病变生长缓慢，可长到相当大，多数病例有复发倾向。

【诊断要点】

①衬里上皮可部分为鳞状，部分区域的复层鳞状上皮具有由嗜酸性立方细胞或柱状细胞构成的表层，这些表层细胞包含有数量不等的纤毛细胞和产黏液细胞；②在上皮增厚处，可有隐窝和囊样裂隙，内衬立方细胞或柱状细胞；③在上皮内的间隙和较大的囊腔内有立方细胞衬里并有黏液蓄积；④上皮细胞可出现灶性增生呈球状的细胞团，称上皮斑。

【鉴别诊断】

颌骨内可有黏液细胞和纤毛上皮衬里的其他囊肿如：①含牙囊肿，②鼻腭管囊肿。

十一、根尖囊肿及残余囊肿

【概述】

根尖囊肿及残余囊肿是与牙根尖区感染相关的炎症性囊肿。常见，少发生在乳牙列。最好发于上颌的前部。20~40岁男性多见。X光片表现为有清楚边缘的透光区并与相应的病源牙牙根有关。根尖囊肿的病原牙拔除后，留在颌骨中的囊肿称残余囊肿。

【诊断要点】

①无角化复层鳞状上皮衬里，有钉突。炎症消失后，上皮变薄，不见钉突，可有或多或少的近上皮处结缔组织透明变；②囊肿的上皮可含有黏液细胞和纤毛细胞。在一些病例中能见到独特的透明小体，并可发生钙化；③纤维囊壁中常有大量的胆固醇结晶沉积，同时伴异物巨细胞反应；④囊壁中有混合性炎症细胞浸润。

【鉴别诊断】

其他伴炎症的囊肿如：①牙源性角化囊肿，②含牙囊肿。

十二、牙源性角化囊肿

【概述】

本病是良性的、单囊或多囊的、发生于骨内的牙源性囊肿。多见于10~30岁男性，下颌较上颌多见。颌骨缓慢膨大，一般无症状。X线表现为单囊或单囊透射阴影。有时可包绕未萌出牙。手术后易复发。

【诊断要点】

肉眼见：单或多囊性肿物，囊壁较薄。囊内含黄白色角化物。

镜下见：①囊壁内衬上皮为薄层复层鳞状上皮，有角化（不全角化为主）。棘层细胞不典型，常有空泡变性；②上皮厚度均匀，一般由5~8层细胞构成，无钉突，易与结缔组织囊壁分离。上皮表面常呈皱褶状；③基底层细胞立方状或柱状，排列整齐。胞核染色深，栅栏样排列。有时见多层基底样细胞；④内衬上皮中分裂相易见；⑤纤维囊壁较薄，发生炎症时，上皮角化常消失，出现钉突；囊壁中可见子囊或蕾状上皮团；⑥囊液中的蛋白含量较低（低于35g/L）。

【鉴别诊断】

①含牙囊肿，②根尖囊肿，③单囊型成釉细胞瘤。

十三、牙源性钙化囊肿

【概述】

年龄分布广，性别分布无差异，上颌多见。X光片上呈现为界限清楚的透射区，其中含有不等量的阻射物。多发生于骨，但也可发生于牙列区的软组织。

【诊断要点】

肉眼见：囊性或实性肿物。实性者无包膜。囊壁或实质内可有钙化物。

镜下见囊肿的特点是：①内衬上皮基底细胞呈柱状，排列整齐，核远离基底膜，②基底细胞浅层细胞排列疏松，似星网状细胞，③上皮内见影细胞和钙化，④基底膜下方可见多少不等的牙硬组织形成。

颌骨内类似的病变如果为实性，肿瘤由类似成釉细胞瘤的结构构成，但肿瘤细胞团中有明显的影细胞分化和牙本质乃至其他牙体组织形成，则称为牙本质生成性影细胞瘤。在牙本质生成性影细胞瘤的基础上，当肿瘤细胞成分具有明显的恶性特征，并具有明显的浸润性生长时称为牙源性影细胞癌。

【鉴别诊断】

①成釉细胞瘤，②其他牙源性囊肿。

第六节　牙源性肿瘤及瘤样病变

一、成釉细胞瘤

【概述】

本病好发于下颌磨牙区和升支部，30~50岁多见。颌骨缓慢肿大，无自觉症状。可使牙松动，拔牙后可沿牙槽窝长出。X线表现为骨的多房性破坏，也可有单房性者。肿瘤常与埋伏牙有一定关系。

【诊断要点】

1.肉眼见

肿瘤大小不一，可使颌骨变薄，压之有乒乓球样感。剖面多为囊、实性。囊内含黄色或褐色液体；实性区为灰白色。

2.镜下见

可分为实性型、单囊型和外周型三种。共同的组织学特征为柱状或立方状分化的类似于成釉器内釉上皮的细胞和星网状细胞构成的肿瘤。两种细胞排列成团块或索条，外层为柱状细胞，内为星网状细胞。

基本型包括①滤泡型：肿瘤细胞排列成团块状，与结缔组织有基底膜相隔。外层细胞高柱状，细胞核远离基底膜。团块内部为星网状细胞，细胞间隙大，有突起相互连接；②丛状型：肿瘤细胞呈细条索状并且互相吻合成网状。外层为柱状、立方或扁平细胞，有时可见核远离基底膜；内层细胞为星网状。

基本型中常发生的组织变异：

①肿瘤细胞团中可发生鳞状化生并有角化珠形成，广泛的鳞状化生者可称为棘皮瘤型成釉细胞瘤；②肿瘤细胞发生颗粒样变性，细胞体积大，核小常偏位，胞质内含嗜酸性颗粒，可称为颗粒细胞型成釉细胞瘤；③肿瘤间质较多而肿瘤实质部分很少，称为促结缔组织增生性成釉细胞瘤；④肿瘤细胞以基底样细胞为主，柱状及星网状细胞分化不明显，可称为基底细胞成釉细胞瘤；⑤肿瘤内出现广泛的角化并伴有乳头状增生时称为角化成釉细胞瘤或乳头状角化成釉细胞瘤。

单囊型成釉细胞瘤：

肿瘤形成囊腔，其生物学特性与一般的成釉细胞瘤不同。可分为以下3种类型：①囊腔上皮衬里部分呈立方状或柱状，基底细胞核浓染，核排列成栅栏状，胞质有空泡变性，上皮下可见带状玻璃样变区。有时基底细胞浅层细胞呈星网状细胞样分化；②囊的衬里与第一种相似，但局部衬里上皮形成结节突入囊腔，结节中有丛状牙源上皮，与丛状成釉细胞瘤形态相似，可称丛状型单囊性成釉细胞瘤；③囊壁纤维组织中有典型的丛状或滤泡性成釉细胞瘤浸润，也称为壁性成釉细胞瘤。多个部位的取材对确定壁性成釉细胞瘤非常必要。

外周型成釉细胞瘤是发生在软组织的成釉细胞瘤，起源于口腔黏膜基底细胞。形态同一般成釉细胞瘤。

【鉴别诊断】

①小细胞性唾液腺肿瘤；②基底细胞癌；③牙源性纤维瘤；④成釉细胞纤维瘤。

二、牙源性钙化上皮瘤

【概述】

本病是肿瘤内出现淀粉样物质并可发生钙化的、有局部侵袭性的肿瘤。常发生在磨牙区，下颌多于上颌，骨外病例（即外周性）好发于前牙区。常与未萌出牙或埋伏牙有关。通常为无痛性缓慢增长的肿块。X线显示为不规则透射区，含不同大小的阻射团块，与周围正常骨有明确界限或界限不清。

【诊断要点】

1. 肉眼见

肿瘤区颌骨膨大，骨皮质变薄，切面实性，可有砂砾感，灰白或灰黄色，有的可见未萌出牙。

2. 镜下见

①鳞状上皮样细胞呈片状或索条状。细胞多边形、边界清楚，常有清晰的细胞间桥。肿瘤细胞中常见多形性，但极少见到有丝分裂。②少数病例以透明细胞为主。③肿瘤细胞内和细胞间有圆形、嗜酸性均质团块即淀粉样物，常发生同心圆状钙化，少数病例中可无钙化。④在骨外型肿瘤中，细胞的多形性轻微，钙化灶也较少。⑤有的病例，部分区域呈牙源性腺样瘤的表现；⑥特殊染色可见硫代吖啶黄素T（thioflavine T）阳性，与淀粉样物质反应相似。

【鉴别诊断】

①鳞状细胞癌；②牙源性透明细胞癌。

三、牙瘤

【概述】

牙瘤为牙发育畸形或异常，非真性肿瘤。主要发生于前磨牙和磨牙区，多见于20岁以下。病变可引起颌骨膨大，无自觉症状。X线显示病变为境界清楚的透光区，其中有结节状阻射物或散在的牙样结构。

【诊断要点】

1. 肉眼见

肿物可有包膜。内含硬组织块或者是多少不等牙样小体。

2. 镜下见

①肿块主要由排列紊乱的牙体组织混合组成者为混合性牙瘤；②肿物由数量不等、形态不一的牙样小体组成者称组合性牙瘤。

四、牙源性腺样瘤

【概述】

本病是牙源性上皮形成包括腺管样结构在内的多种结构的良性肿瘤。多见于女性，好发于10~20岁，上颌发病为下颌的两倍，上颌前部特别尖牙区最为常见。为缓慢生长的无痛性肿物。X线表现所见都与含牙囊肿很相似。

【诊断要点】

1. 肉眼见

肿瘤一般较小，包膜完整。切面实性或囊性，含淡黄色或血性液体，囊壁上可见小结节。

2. 镜下见

①肿瘤中上皮细胞为梭形细胞或立方状细胞，排列成团块、片状或丛状条索。在相对排列的两排柱状上皮细胞间，可见到嗜酸性物质，即所谓的玫瑰花样结构；②有时上皮细胞呈鳞状分化；③柱状细胞围成导管样结构，细胞核远离腔面。此管样结构非真性腺管；④结缔组织成分中包括不等量的嗜酸性玻璃样物质，其中常埋入有上皮条索。可见到钙化并且分布较广泛。

五、成釉细胞纤维瘤

【概述】

本病是由较原始的牙源性外胚间充质和类似牙板和成釉器的上皮条索及巢团构成的肿瘤。发病年龄较小，20岁后很少发生。男性较女性多见，下颌前磨牙及磨牙区多见。可使颌骨缓慢肿大，无明显症状。X线片上表现为界限清楚的囊样射透区，不易与成釉细胞瘤鉴别。

【诊断要点】

1. 肉眼见

肿瘤界限较清楚，实质性。切面灰白，质软脆。

2. 镜下见

①肿瘤细胞呈条索状和岛状，外周为立方状或柱状细胞，中央可有少量星网状

细胞；②上皮细胞间的间叶成分中，细胞密集，圆形或多角形，相似于牙胚中牙乳头的细胞，胶原少；③上皮岛或条索周围可有狭窄的无细胞区，有时可见玻璃样变（图18-6）；④少数病例间质细胞的胞质内会有多少不等的细颗粒（颗粒细胞性成釉细胞纤维瘤）；

【鉴别诊断】

①牙源性纤维瘤，②成釉细胞瘤。

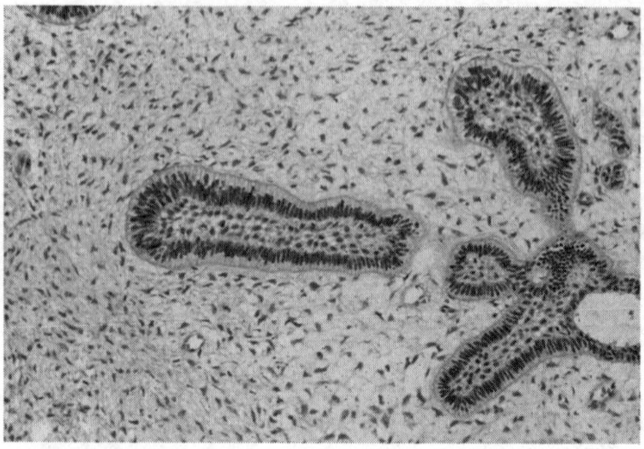

图18-6　成釉细胞纤维瘤 类似于龈乳头的幼稚纤维组织中见上皮成分，由呈极性排列的成釉细胞样（外围）和中央的星网状细胞构成

六、牙源性黏液瘤

【概述】

本病为大量黏液样细胞外基质内包埋着星形或梭形细胞、有时含牙源性上皮条索的肿瘤。青壮年多见，无性别分布差别。下颌较上颌多见。生长缓慢，也有的生长较快。多无自觉症状。X线片上常显示为直的或弧形骨间隔分开的大小不等重叠透射影像（肥皂泡样表现）。这与成釉细胞瘤难以区分。另外也可能表现为边界不清的透射区。

【诊断要点】

1. 肉眼见

包膜不完整的肿瘤，切面实性，胶胨样，质较脆，其中有细小的骨梁。

2. 镜下见

①同一般的黏液瘤。可见大量的黏液样基质，内有梭形、星形细胞。有丝分裂象极为罕见，偶见有非典型性核；②肿瘤中常有牙源性上皮岛或条索，肿瘤内可见细的骨隔；③多数肿瘤中只含有很少量的胶原，但也有些含的多些，且常发生玻璃样变性，呈均质宽带状。依据胶原含量不同，有些肿瘤则可称为黏液纤维瘤。

七、成牙骨质细胞瘤

【概述】

成牙骨质细胞瘤为形成牙骨质样组织并与一颗牙的牙根相连的肿瘤。几乎都发生在前磨牙或磨牙区，下颌多于上颌，10~30岁男性稍多见。肿瘤一般与一个牙的牙根紧密相连，并将其部分包绕。X线片显示肿瘤边界清楚，在阻射区周围环绕一宽度均匀的透射带。

【诊断要点】

1.肉眼见

硬组织肿块，界限较清楚，与牙根相连。

2.镜下见

①受累牙根变短并与牙骨质样组织融合；②在生长较成熟的区域，硬组织中含有少量埋入的细胞及许多强嗜碱性骨沉积线，与派杰病（Paget disease）相似；③周围软组织由血管性疏松纤维组织构成，其中含有大而深染的单核或多核细胞，可见新沉积的较多的片状未矿化组织，在该组织周缘常有排列呈放射状的胶原纤维埋入。

【鉴别诊断】

①成骨细胞瘤，②骨肉瘤。

八、牙源性透明细胞癌

【概述】

由空泡状或透明细胞呈片状、岛状排列的牙源性癌。多见于成年人。发生于颌骨内，缓慢生长，使颌骨膨大，邻近牙根可见吸收。X线呈透射性改变，边界常不清。

【诊断要点】

1.肉眼见

肿物无包膜，切面灰白色，破坏骨组织。

2.镜下见

①大部分细胞胞质透明、或含有细颗粒。核圆形，染色质细颗粒状，可见核仁和核分裂；还可有少部分基底样细胞或鳞状分化的细胞成分；②瘤细胞片状、条索状和岛状排列，部分细胞团的周围细胞可见类似成釉细胞瘤中的核远离基底膜的表现；③肿瘤中无腺样分化；④肿瘤间质为纤维组织，无淀粉样沉淀或钙化。

【鉴别诊断】

①颌骨中心性黏液表皮样癌，②转移性透明细胞癌；③与伴透明细胞的牙源性

钙化上皮瘤鉴别：牙源性透明细胞癌无淀粉样物质和钙化；④伴透明细胞的成釉细胞瘤。

九、成釉细胞癌

【概述】

本病为具有成釉细胞瘤的形态结构和细胞学上恶性特征的牙源性肿瘤。为颌骨原发或来自于成釉细胞瘤恶变。下颌前部是最常见的部位。X线特点常是界限不清或边缘不整齐的透射影。还可出现侵犯骨皮质造成穿孔。并浸润至邻近的解剖结构可能就是原发恶性成釉细胞瘤。

【诊断要点】

①整体上为成釉细胞瘤的组织学特点，而细胞具有恶性特征。可出现具有多形性的高柱状细胞、核分裂相、局部坏死、神经周浸润及核深染；②外周细胞可见细胞核“极性倒置”；③肿瘤细胞可排列成巢或较宽的条索状，还可形成分枝并融合成网状；④局部区域可见小灶的坏死，也可出现更明显的中央粉刺样坏死；⑤与良性的成釉细胞瘤相比，具有较高的增殖活性。

【鉴别诊断】

成釉细胞瘤。

十、成釉细胞纤维肉瘤

【概述】

含有良性上皮性成分和恶性外胚间充质成分的牙源性肿瘤。罕见。

【诊断要点】

肿瘤有与成釉细胞纤维瘤相似的结构，但其中的外胚间充质部分具肉瘤特点。而其中的上皮成分是良性的。

第十九章　细胞学诊断原则

一、报告的方式

1. 妇科细胞病理学诊断报告采用2001年修订的Bethesda报告系统（The Bethesda system 简称TBS）。主要诊断要点是：

标本质量评估

（1）满意标本：同时描述有或无宫颈管/移行区成分。

（2）不满意标本：包括拒收标本，如标本出现泄漏、损坏、碎裂，液体标本干涸等不符合送检要求的标本；75%的鳞状上皮细胞被血液、黏液等覆盖；鳞状细胞数量过少（传统涂片鳞状细胞少于8000，液基细胞涂片鳞状细胞少于5000。

无上皮内病变或恶性病变

生物性病原体，包括：

（1）滴虫：呈梨形、卵圆形或梭形，下方具有明显的鞭毛，背景污秽有明显的炎性反应。

（2）真菌：最常见的是念珠菌，可见大量菌丝和孢子，及炎细胞。

（3）细菌：包括细菌性阴道病，可见线索细胞，显示鳞状上皮细胞覆盖大量细菌使细胞模糊不清。放线菌病，病原体凝聚成团，如棉花团样。

（4）病毒：主要有单纯疱疹病毒，表现为受感染的鳞状细胞核增大、多核、染色质呈毛玻璃样，偶见嗜酸性核内包涵体。少数为巨细胞病毒，表现为受感染的鳞状上皮细胞核大，无多核，可见较大的嗜酸性核内包涵体。

反应性细胞变化，见于：

（1）炎症相关的反应性改变和修复性改变：鳞状上皮核轻度增大，核染色淡，核染色质细颗粒状，核膜光滑，背景可见较多炎细胞。鳞化细胞质突起呈蜘蛛样相连。修复细胞核大，核仁清楚，呈流水样排列。

（2）放疗后改变：有放疗病史，细胞有退变，细胞核轻度增大，可见双核、多核或怪异形核的细胞，核染色质淡染，模糊不清。

（3）宫内节育器反应性改变的细胞：有放置宫内节育器的病史，子宫内膜细胞和宫颈柱状上皮细胞有退变，核大，胞质有空泡状变将核挤向一边，排列呈团。

（4）萎缩性改变：旁基底层细胞成群平铺状排列，核拉长，染色质分布均匀。

（5）滤泡性宫颈炎：多量成熟淋巴细胞成群相聚形成滤泡状结构。

鳞状上皮细胞异常

（1）非典型鳞状上皮细胞（ASC），包括：

临床意义不明确（ASC-US）：诊断要点是鳞状上皮细胞核增大，是中间层鳞状上皮细胞的2.5~3倍，核轻度深染，但染色质分布均匀。

不除外鳞状上皮高度病变（ASC-H）：少量鳞状上皮细胞核增大，是中间层鳞状上皮细胞的1.5~2.5倍，核深染，核浆比增高，单个或成片排列。

（2）低度鳞状上皮病变（LSIL）：鳞状上皮细胞核增大，是中间层鳞状上皮细胞的3倍以上，核深染，但染色质分布均匀，有核周空晕，单个或成片排列。

（3）高度鳞状上皮病变（HSIL）：鳞状上皮细胞核增大，核深染，核染色质增粗或成块，核浆比增高，单个或成片排列。

（4）鳞癌：细胞核大小差异较大，核染色质深染，固缩，可见大核仁，角化型胞质呈橘黄色深染，非角化型胞质呈嗜碱性，背景有肿瘤性素质。

腺上皮细胞异常

（1）非典型腺细胞（AGC）

非典型子宫颈管腺细胞（AEC）：腺细胞呈片状、带状或团状排列，轻度拥挤、重叠，细胞核大有轻度非典型性，核染色质呈颗粒状且分布均匀。

非典型子宫颈管腺细胞，倾向肿瘤（AEC）：同上所述，腺细胞非典型性更明显，细胞团外缘呈羽毛状排列。

非典型子宫内膜细胞（AEM）：腺细胞团状排列拥挤、重叠，呈三维立体状结构，细胞核大有非典型性。

（2）子宫颈管原位腺癌（AIS）：腺细胞呈片状、带状或团状排列，细胞拥挤、重叠，细胞团外缘呈羽毛状排列，可见菊形团腺腔，细胞核大深染，核浆比增高，背景干净缺乏肿瘤素质。

（3）腺癌，包括：

子宫颈管腺癌：具有子宫颈管原位腺癌的形态特征，腺细胞呈松散的片状、带状或团状排列，细胞明显拥挤、重叠，细胞非典型性更明显，核大深染，核浆比明显增高，可见病理性核分裂及肿瘤素质。

子宫内膜腺癌：与子宫颈管腺癌相比较，腺细胞呈三维状排列，周边较光滑，细胞明显拥挤、重叠，细胞非典型性明显，核大深染，核仁清楚，核浆比明显增高，可见病理性核分裂及肿瘤素质。

其他的恶性肿瘤，包括：

（1）少见的女性生殖道原发肿瘤：包括小细胞癌、肉瘤、恶性中胚叶混合瘤。

（2）子宫外恶性肿瘤：常见的有结直肠腺癌、膀胱移行细胞癌、卵巢腺癌、恶性黑色素瘤等。

病例1：患者女，30岁，白带增多半月，进行宫颈细胞学涂片，可见病原体呈梨形、卵圆形或圆形，大小15~30 μm，核偏位、梭形、长轴多与胞体平行、核染色质浅染呈嗜碱性，胞浆灰兰色，可见退变的鞭毛。背景污秽并有较多退变的中性白细胞混杂（图19–1），细胞学诊断：滴虫性阴道炎。

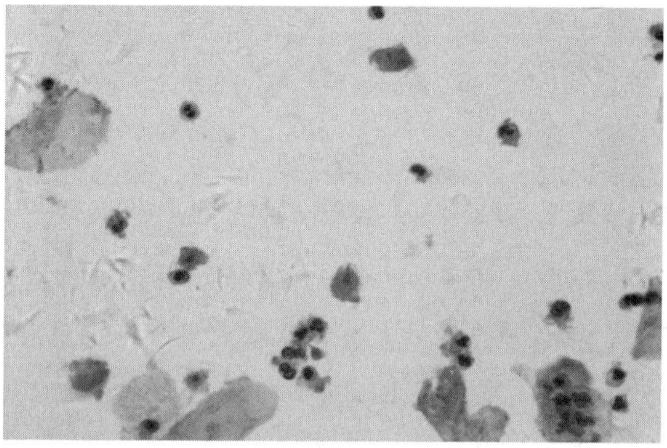

图19–1　滴虫性阴道炎：在污秽的炎性背景中可见滴虫，其呈梨形或卵圆形，具有明显的鞭毛（液基制片ThinPrep，巴氏染色，高倍视野）

病例2：患者女，33岁，白带增多2个月，进行宫颈细胞学涂片，可见真菌芽孢，大小3~7 μm，假菌丝呈嗜伊红到灰褐色。背景中可见多量中性粒细胞，鳞状上皮细胞浆因退变呈半透明状，沿长长的菌丝排列成团或成串（图19–2），细胞学诊断：真菌性阴道炎。

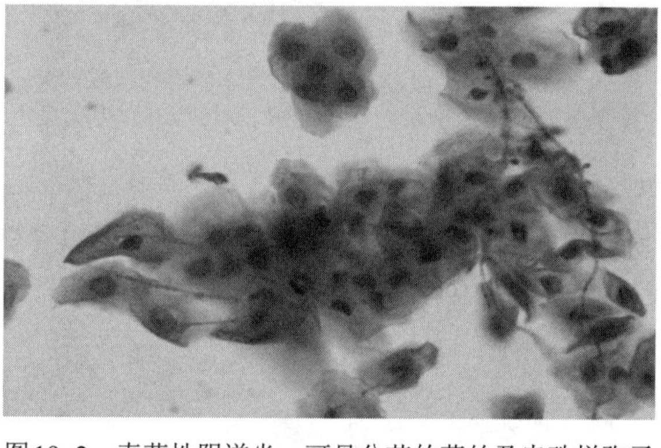

图19–2　真菌性阴道炎：可见分节的菌丝及串珠样孢子（液基制片ThinPrep，巴氏染色，高倍视野）

病例3：患者女，26岁，妇科进行宫颈细胞学检查，显示鳞状上皮细胞核增大约为正常中层细胞核面积2.5倍，核浆比轻度增高，核大小及形状轻度异常，核轮廓光滑、规则，核轻度深染，染色质分布均匀无颗粒状改变；背景可见少量嗜中性粒细胞（图19–3），细胞学诊断：非典型鳞状细胞，意义不明确（ASC–US）。

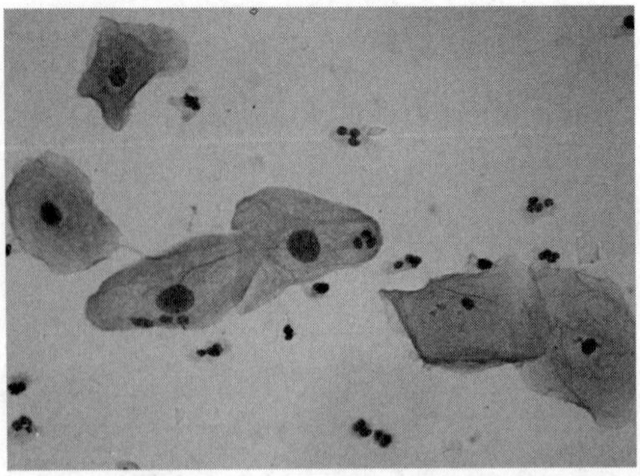

图19-3 非典型鳞状细胞，意义不明确（ASC-US）：显示鳞状上皮细胞核增大，约为正常中层细胞核面积2.5倍，核浆比轻度增高，核大小及形状轻度异常，核轮廓光滑、规则，核轻度深染，染色质分布均匀无颗粒状改变；背景可见少量嗜中性粒细胞（传统涂片，巴氏染色，高倍视野）

病例4：患者女，38岁，同房有血性分泌物2个月，进行宫颈细胞学涂片显示鳞状上皮细胞核增大，染色质呈粗颗粒样，单核或双核，核膜增厚，核周空晕明显（图19-4），细胞学诊断：低度鳞状上皮病变（LSIL）。

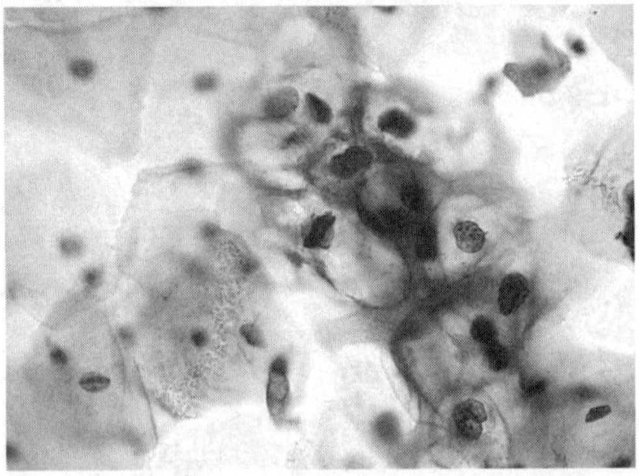

图19-4 低度鳞状上皮病变（LSIL）：视野中央见片状分布的细胞核增大，染色质呈粗颗粒样，单核或双核，核膜增厚，核周空晕明显，（液基制片LCT，巴氏染色，高倍视野）

病例5：患者女，52岁，同房有血性分泌物3个月，妇科检查发现宫颈肥大，有糜烂，进行宫颈细胞学涂片，显示鳞状上皮细胞核增大，核深染，核染色质增粗，核浆比增高，异型细胞成片排列（图19-5），细胞学诊断：高度鳞状上皮内病变（HSIL）。

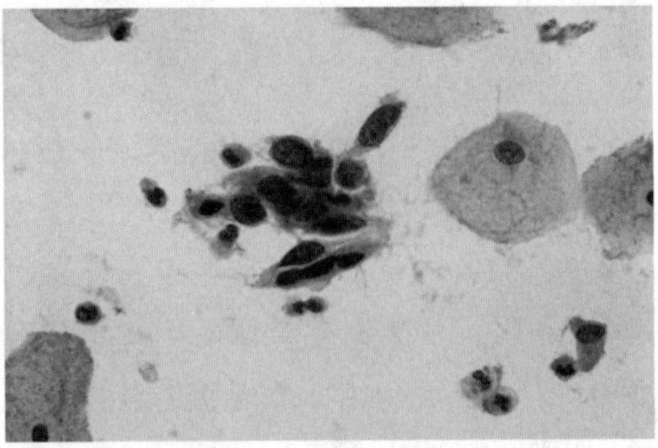

图19-5 高度鳞状上皮内病变（HSIL）：鳞状上皮细胞核增大，核深染，核染色质增粗，核浆比增高，异形细胞成片排列（液基制片ThinPrep，巴氏染色，高倍视野）

病例6：患者女，55岁，妇科检查发现宫颈肥大，有糜烂，进行宫颈细胞学涂片，显示鳞状上皮细胞细胞异型显著，核大小差异明显，核染色质粗颗粒状或固缩深染，角化型胞质呈橘黄色深染，非角化型胞质呈嗜碱性，背景有肿瘤性素质（图19-6），细胞学诊断：鳞癌。

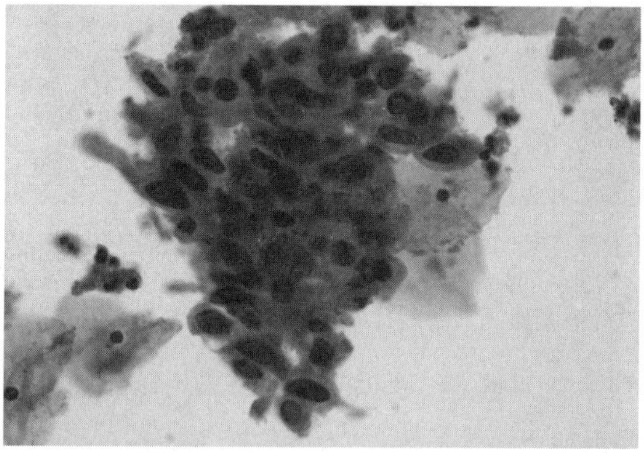

图19-6 鳞癌：细胞异形显著，核大小差异明显，核染色质粗颗粒状或固缩深染，角化型胞质呈橘黄色深染，非角化型胞质呈嗜碱性，背景有肿瘤性素质（液基制片ThinPrep，巴氏染色，高倍视野）

病例7：患者女，37岁，同房有血性分泌物2个月，妇科检查发现宫颈有糜烂，进行宫颈细胞学涂片，显示异型的上皮细胞呈片状排列，细胞拥挤、重叠，细胞团外缘呈羽毛状排列，细胞核大小不一，染色质增粗、深染，核浆比增高，背景干净缺乏肿瘤素质（图19-7），细胞学诊断：原位腺癌。

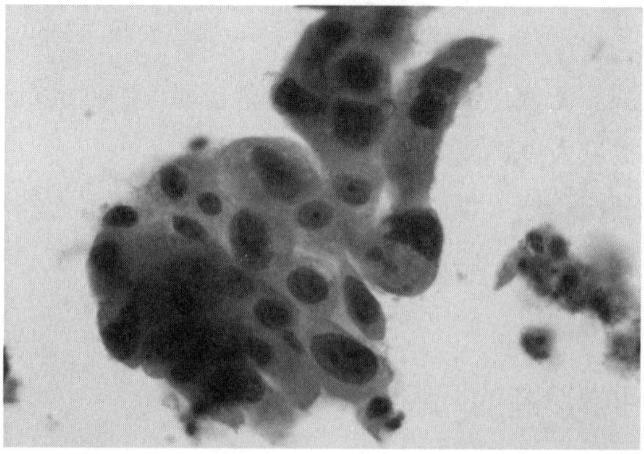

图19-7 宫颈原位腺癌：异形的腺细胞呈片状排列，细胞拥挤、重叠，细胞团外缘呈羽毛状排列，细胞核大小不一，染色质增粗、深染，核浆比增高，背景干净缺乏肿瘤素质（液基制片ThinPrep，巴氏染色，高倍视野）

病例8：患者女，46岁，同房有血性分泌物4个月，妇科检查发现宫颈肥大并有糜烂，进行宫颈细胞学涂片，显示明显异型的上皮细胞呈松散的片状或团状排列，细胞明显拥挤、重叠，细胞非典型性更明显，核大深染，可见明显核仁，核浆比显著增高，背景中可见肿瘤素质（图19-8），细胞学诊断：腺癌。

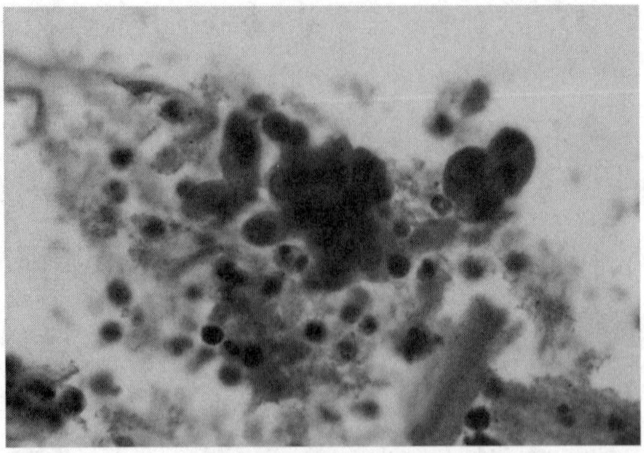

图19-8　宫颈腺癌：异形的腺细胞呈松散的片状或团状排列，细胞明显拥挤、重叠，细胞非典型性更明显，核大深染，可见明显核仁，核浆比显著增高，背景中可见肿瘤素质（液基制片ThinPrep，巴氏染色，高倍视野）

2.非妇科和细针穿刺细胞学诊断报告，通常采用四级分类法，必要时辅以描述性诊断，主要诊断要点如下：

（1）未见恶性肿瘤细胞：一般应进行如下描述，包括：①涂片中所含细胞成分，如炎细胞、鳞状上皮细胞及腺上皮细胞等。②非细胞成分，如坏死、钙化、结晶等。③所含微生物，如真菌等。这些信息对于疾病的诊断具有一定的参考或提示意义。

（2）非典型细胞：细胞形态（尤其细胞核）异常，但不能确定为反应性或肿瘤性增生，不足以诊断，也不能排除恶性肿瘤的可能性，通常应在诊断报告中说明诊断的倾向性，如“倾向于良性反应性改变”“倾向于恶性肿瘤”“不排除恶性肿瘤等”。

（3）可疑恶性肿瘤（癌）细胞：基本上具备了恶性肿瘤的细胞学特点，但不够充分，或该类细胞数量太少，或其他信息不符合。

（4）可见恶性肿瘤（癌）细胞：根据恶性肿瘤细胞的形态特点，可酌情判断其可能的组织学类型，如鳞癌、腺癌、小细胞癌、肉瘤等，甚至分化程度。细胞病理学术语应与组织病理学一致。

二、细胞病理学诊断的局限性

1.假阴性

指在恶性肿瘤患者的相关标本中“未能找到恶性肿瘤细胞”。假阴性率一般为10%左右。细胞病理学的阴性结果不能完全否定临床医师的恶性肿瘤诊断。

2.假阳性

指在非恶性肿瘤的相关标本中“找到恶性肿瘤细胞”。假阳性率通常≤1%。细胞病理学诊断要密切结合临床资料，临床未考虑为恶性肿瘤的患者细胞学诊断要慎重。

三、细胞病理学诊断报告书的基本内容

1.患者的基本情况。

2.细胞病理学诊断，参见上文“细胞病理学诊断报告方式”。

3.必要时可附加相关内容。例如建议进行相关检查、活检、外院会诊、密切随访等。

四、细胞病理学诊断报告书的书写要求

1.细胞病理学诊断报告书的文字表述要简明扼要。

2.细胞病理学诊断报告需在申请单的背面复写，正式报告经细胞病理学医师签名并盖章后交予送检方，细胞病理学检查申请单背面应复写有细胞病理学诊断报告，并经细胞病理学医师签名并盖章后存档。

3.报告中关键性文字例如“癌”、“瘤”、“阳性”、“阴性”等要认真核对。

4.计算机打印的图文细胞病理学报告书提供的图像要准确，具有代表性。

5.不得随意改动临床医师填写的患者基本情况。

6.不得签发虚假细胞病理学诊断报告书。

五、细胞学会诊

1.定期举行科内细胞病理学会诊或读片会。对于有争议和分歧的病例，在充分讨论后，由高级职称的细胞病理学医师予以总结，根据细胞学形态，结合辅助检查结果、临床病史及相关资料，做出最后诊断。

2.由高级职称的细胞病理学医师接受科内、外细胞病理学会诊。

3.推动建立地域性细胞病理学会诊中心，有条件可开展远程细胞病理学会诊。

六、呼吸道细胞学诊断

1.标本种类

主要包括痰液、支气管镜刷片、支气管冲洗液、支气管肺泡灌洗液及经支气管镜或经胸壁肺穿刺细胞学标本。

2.标本的常见细胞成分

包括支气管纤毛柱状上皮细胞、杯状细胞、鳞状上皮细胞、巨噬细胞、中性粒细胞、淋巴细胞、嗜酸性粒细胞。

3.恶性肿瘤，主要类型及诊断要点

（1）鳞癌：癌细胞形态不规则，大小不一，核染色质明显粗大深染，分布不均，胞质丰富、致密可有角化，癌细胞松散或聚集排列，可见坏死背景。主要应和不典型鳞状上皮化生细胞鉴别，不典型鳞状上皮化生细胞核大、深染、核浆比增

高，但常呈较规则的片状排列，核染色质呈细颗粒状，分布均匀。

（2）腺癌：癌细胞异型性明显，核大，核浆比增高，核染色质粗，核膜不规则，核仁明显，排列极性紊乱呈三维立体状结构，可见腺样、团片状或乳头状结构，也可松散排列。主要和支气管上皮细胞增生鉴别，后者核大，核浆比增高，核染色质粗，核仁明显，有时酷似腺癌细胞，但细胞排列规则并可见上皮细胞的纤毛提示良性。

（3）小细胞癌：癌细胞相对较小，核深染呈细颗粒状，核仁不明显，细胞质很少，核浆比高，癌细胞散在、聚集成群或呈线样排列，背景可见坏死。主要和恶性淋巴瘤鉴别，后者为不成熟的异型的淋巴细胞，常可见大而不规则的核仁，排列松散、弥漫。

（4）大细胞癌：癌细胞既无腺样分化也无鳞样分化，细胞核异型明显，可见巨核、多核或梭形核细胞，核染色质粗、分布不规则，核膜厚而不规则，常可见大而不规则的核仁，胞浆一般较丰富，排列呈单个散在或聚集成群，背景常有明显坏死。主要和生殖细胞肿瘤、肉瘤、恶性黑色素瘤鉴别，应密切结合临床。

（5）其他肺肿瘤及转移性肿瘤：包括腺鳞癌：同时具有腺癌细胞和鳞癌细胞的特征。类癌：细胞小，圆或卵圆形，核染色质呈细颗粒状，可见小核仁，胞浆中等量，类似淋巴样细胞或浆细胞，规则排列为片状、巢团状、玫瑰花状、链状或单个散在排列。恶性淋巴瘤：为不成熟的异型淋巴细胞，常可见大而不规则的核仁，排列松散、弥漫。转移性肿瘤：肺是恶性肿瘤常见的转移部位，常见的是来自胃肠道、乳腺及其他的肺外器官的癌，肉瘤及恶性黑色素瘤也常转移到肺。呼吸道细胞学诊断转移性肿瘤较困难，通常根据转移性肿瘤的细胞学基本形态特点，结合影像学及临床病史进行诊断。

病例9：患者女，64岁，吸烟20余年，发现咳嗽带血丝2个月，行痰细胞学检查，发现呈长梭形的细胞，核染色质固缩浓聚，胞质致密红染，单个或成片状排列（图19–9），细胞学诊断：鳞癌。

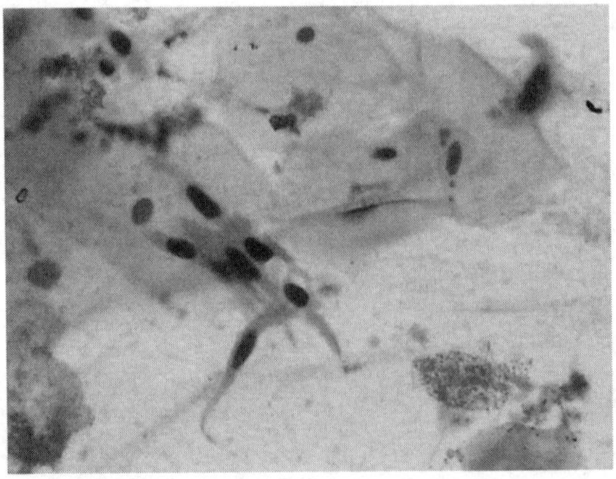

图19–9　痰涂片，鳞癌：癌细胞片状排列，细胞呈长梭形，核染色质固缩浓聚，胞质致密红染（传统涂片，HE染色，高倍视野）

病例10：患者男，76岁，咳嗽，咳痰带血丝2个月，行痰细胞学检查，发现细胞异型性明显，核增大，核浆比增高，核染色质粗，核膜不规则，核仁明显，排列呈三维立体状结构（图19-10），细胞学诊断：腺癌。

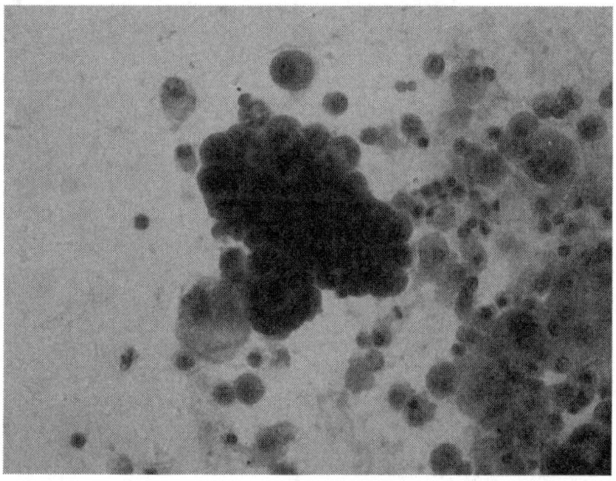

图19-10 痰涂片，腺癌：癌细胞异型性明显，核增大，核浆比增高，核染色质粗，核膜不规则，核仁明显，排列呈三维立体状结构（液基制片ThinPrep，HE染色，高倍视野）

病例11：患者男，79岁，吸烟30余年，咳嗽，咳痰带血丝1个月，行痰细胞学检查，发现相对较小的细胞，核深染呈细颗粒状，核仁不明显，细胞质很少，核浆比高，癌细胞呈小团及线样排列（图19-11），细胞学诊断：小细胞癌。

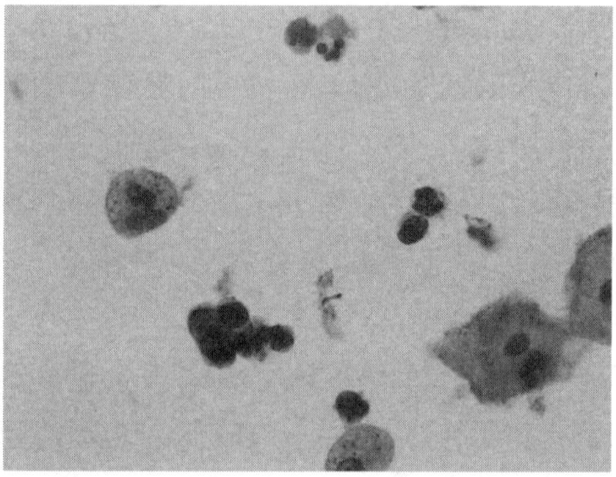

图19-11 痰涂片，小细胞癌：癌细胞相对较小，核深染呈细颗粒状，核仁不明显，细胞质很少，核浆比高，癌细胞呈小团及线样排列（传统涂片，HE染色，高倍视野）

七、浆膜腔积液细胞学诊断

1.标本种类及处理

包括胸腔、腹腔及心包腔积液。一般而言，送检标本不应少于40ml，存放标本的容器清洁干燥，不加固定剂新鲜标本立即送到细胞室，经离心后制片，剩余标本留4℃冷藏备用。

2.标本的常见良性细胞成分

主要包括间皮细胞：细胞核呈圆形或卵圆形可有多核，核膜光滑，染色质分布均匀呈颗粒状，核居中或偏位，胞浆丰富有空泡，常呈单个或松散平铺成片状排列，相邻细胞间有空隙。还可见炎细胞，如中性粒细胞、淋巴细胞、浆细胞、巨噬细胞、红细胞。

3.原发恶性肿瘤，主要是恶性间皮瘤，不常见，诊断要点是瘤细胞具有间皮细胞的基本特征，但异型性明显，细胞核不规则，常见双核及多核细胞，核染色质粗大、分布不均，核仁明显，核浆比增高。瘤细胞丰富，单个散在或成团排列，可见立体球状、乳头状或腺泡状结构，相邻细胞间可见空隙。单纯依靠细胞学形态特征做出恶性间皮瘤的诊断有一定的难度，应结合免疫细胞化学Calretinin，CK5/6，WT-1，D2-40阳性、CEA，MOC31，Ber-EP4阴性，临床及影像学诊断。

4.转移性肿瘤，主要类型及诊断要点是

（1）腺癌：是最常见的转移性癌，基本的形态特征是癌细胞异型性明显，核大，核浆比增高，核染色质粗，核膜不规则，核仁明显，排列极性紊乱呈三维立体状结构，可见腺样、团片状或乳头状结构，也可呈松散排列。根据不同部位原发癌的细胞学形态和免疫细胞化学标记，可提示可能的原发部位。主要和反应性间皮增生进行鉴别，应结合免疫细胞化学增生的间皮细胞Calretinin，CK5/6，WT-1，D2-40阳性、CEA，MOC31，Ber-EP4阴性，反之为腺癌。

（2）小细胞癌：细胞学形态与其他部位的小细胞癌基本相同，主要特点是癌细胞相对较小，核深染呈细颗粒状，核仁不明显，细胞质很少，核浆比高，癌细胞散在、聚集成群或呈线样排列，背景可见坏死。主要和恶性淋巴瘤鉴别，后者为不成熟的异型的淋巴细胞，常可见大而不规则的核仁，排列松散、弥漫。

（3）鳞癌：细胞学形态与其他部位的鳞癌基本相同，主要特点是癌细胞形态不规则，大小不一，核染色质明显粗大深染，分布不均，胞质丰富、致密可有角化，癌细胞松散或聚集排列，可见坏死背景。主要应和不典型鳞状上皮化生细胞鉴别，不典型鳞状上皮化生细胞核大、深染、核浆比增高，但常呈较规则的片状排列，核染色质呈细颗粒状，分布均匀。

（4）非上皮性恶性肿瘤：包括恶性黑色素瘤：瘤细胞异型性明显，核仁明显，胞浆内可见色素，免疫细胞化学HMB45，S100阳性。肉瘤：常有明确的病史，浆膜腔积液中见到多形或梭形的瘤细胞，应考虑为肉瘤。淋巴瘤：常有确切的淋巴瘤病史，浆膜腔积液中见到大量的异型淋巴细胞，结合免疫细胞化学标记可诊断。霍奇金淋巴瘤可见双核的R-S细胞。生殖细胞瘤：瘤细胞核大，核染色质粗大而深染，核仁清楚，胞浆丰富而透明，瘤细胞单个散在或聚集成群排列，背景有多量的淋巴细胞，免疫细胞化学PLAP阳性，CK阴性。

病例12：患者男，59岁，有石棉接触史20余年，发现胸闷气短，胸水1个月，行胸水细胞学检查，发现细胞丰富，单个、散在或成团排列，可见立体球状、乳头状及腺泡状结构，相邻细胞间可见空隙，核分裂相易见（图19-12），细胞学诊断：恶性间皮瘤。

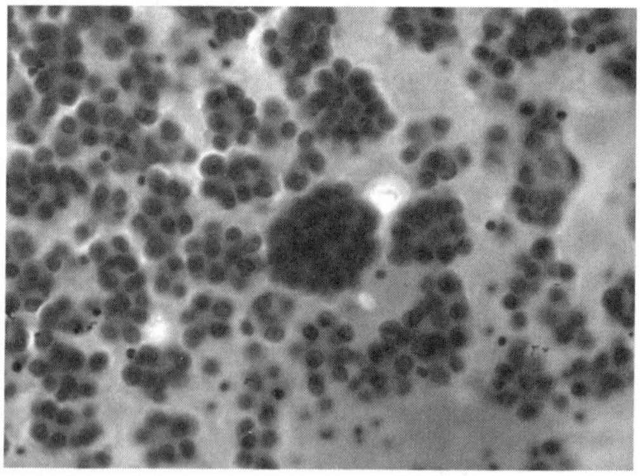

图19-12 胸水涂片，间皮瘤：瘤细胞丰富，单个散在或成团排列，可见立体球状、乳头状及腺泡状结构，相邻细胞间可见空隙，核分裂相易见（Cytospin制片，HE染色，高倍视野）

病例13：患者男，39岁，反复发烧，无力，伴胸闷气短，胸水1月，行胸水细胞学检查，发现细多量不成熟的淋巴样细胞，细胞核不规则，细胞浆少量，呈弥散分布（图19-13），细胞学诊断：非霍奇金恶性淋巴瘤。

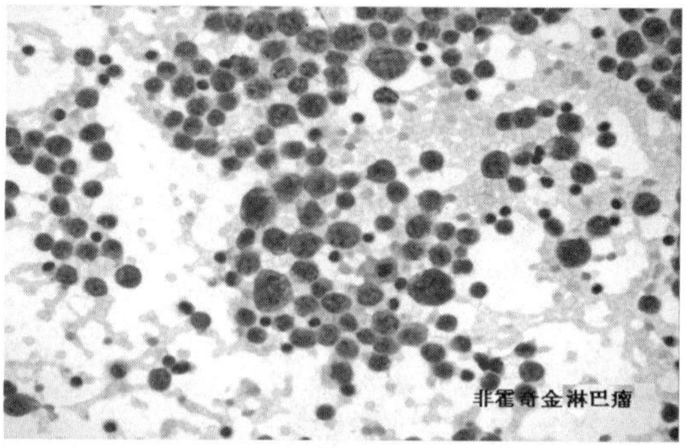

图19-13 胸水涂片，非霍奇金恶性淋巴瘤：显示多量不成熟的淋巴样细胞，细胞核不规则，细胞浆少量，呈弥散分布（液基制片ThinPrep，HE染色，高倍视野）

八、泌尿道细胞学诊断

1.标本种类及常见的良性细胞成分包括

（1）自然排空尿：可见少量尿路上皮细胞、鳞状上皮细胞、少量白细胞、偶尔可见少量来自生殖道的柱状上皮细胞。

（2）导尿留取的尿液：可见较多量的尿路上皮细胞，呈单个、成片或成团排列。可见尿路上皮增生，细胞核大，核浆比高，有小核仁。常可见红细胞。

（3）膀胱冲洗液：可见较多量的尿路上皮细胞，呈单个、成片或成团排列。可见尿路上皮增生，细胞核大，核浆比高，有小核仁，可见单核、双核或多核的尿路上皮细胞。

（4）肾盂或输尿管冲洗液：是刷取或冲洗可疑病变部位的标本，可能造成尿路上皮细胞有较大的变异，诊断时应谨慎。

2.标本的处理

送检的尿液标本应尽快处理，常温一般不超过4小时，4℃冰箱保存24~48小时，若不能在24~48小时内处理标本，可见50%的等量乙醇固定。

3.泌尿道的恶性肿瘤，主要类型和诊断要点是

（1）尿路上皮癌：癌细胞核大、核染色质粗大深染、可见大核仁、核膜不规则、核浆比增高，癌细胞呈单个散在或成片状排列。高级别的尿路上皮癌的癌细胞数量多且异型性明显，诊断的特异性和敏感性几乎可达到100%。低级别的尿路上皮癌细胞学诊断比较困难，需要与反应性增生的尿路上皮细胞相鉴别，应用UroVysion探针荧光原位杂交（Fish）方法检测染色体3，7，17多倍体和9号染色体位点9p21的缺失，对两者鉴别有一定意义。

（2）其他恶性肿瘤：包括鳞癌、腺癌、小细胞癌、还可见肉瘤、恶性黑色素瘤、恶性淋巴瘤等，细胞学形态与其他部位的相应恶性肿瘤基本相同。

病例14：患者男，82岁，血尿2个月，行尿细胞学检查，发现多量核大、核染色质粗大深染、核膜不规则、核浆比增高的细胞，细胞呈单个散在及片状排列（图19-14），细胞学诊断：高级别尿路上皮癌。

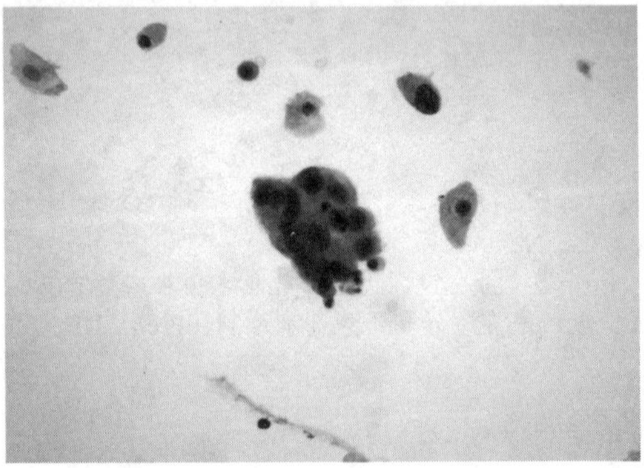

图19-14　尿细胞学涂片，高级别尿路上皮癌：癌细胞核大、核染色质粗大深染、核膜不规则、核浆比增高，癌细胞呈单个散在及片状排列（液基制片ThinPrep，HE染色，高倍视野）

九、脑积液细胞学诊断

1.正常的细胞成分

可见少量淋巴细胞及巨噬细胞，偶尔可见脉络丛细胞、室管膜细胞及神经细胞和神经胶质细胞。

2. 良性病变

包括急性炎性改变：可见大量中性粒细胞，有时可见细菌。慢性炎性改变：可见多量淋巴细胞、巨噬细胞。还可见结核、病毒及真菌感染，隐球菌是最常见的真菌。

3. 恶性肿瘤

包括原发性和转移性肿瘤，最常见的是转移性癌，还可见恶性黑色素瘤、淋巴造血系统肿瘤及中枢神经系统原发肿瘤，细胞学形态与其他部位的相应肿瘤基本相同。

十、细针穿刺细胞学诊断

1. 概述

细针穿刺（fine needle aspiration，FNA）是指用细针取得身体可疑性病灶的细胞或组织而进行诊断的方法，主要用于肿瘤的诊断，也可以用于非肿瘤的诊断，如感染性病变、肉芽肿及代谢障碍性病变，如淀粉性疾病等。FNA应用范围广泛，其中包括可触及的体表肿块，如甲状腺、涎腺、淋巴结、乳腺及皮下组织包快；深部组织肿块，如肺、肝、胰腺、肾、腹膜后等。应注意深部组织的FNA应在影像学等的引导下，由经过培训合格的影像科医生和细胞病理医生合作完成。细针穿刺操作简单，损伤小，一般不需要麻醉；标本处理时间短，可快速进行诊断；诊断具有较高地特异性和敏感性；细针穿刺标本除了可进行细胞学形态观察外，还可制成细胞块切片，可选择应用流式细胞学、免疫细胞化学、电镜及其他特殊检查，如细胞培养、微生物检测等。

2. 报告方式

参见前述非妇科及细针穿刺细胞学诊断报告方式。

3. 诊断原则

（1）合格的样本是正确诊断的前提，不能以不合格的样本进行细胞学诊断。

（2）恶性肿瘤往往有较多的异常细胞，应避免仅凭少数几个非典型细胞做出恶性肿瘤的细胞学诊断。

（3）细针穿刺细胞学诊断应回答的问题包括：穿刺物是良性还是恶性；若是恶性肿瘤细胞，应判断肿瘤的类型及可能的来源，应密切结合临床、影像学及其他的病理质料。

（4）根据细胞学形态、细胞的排列方式及背景进行细胞学诊断，一般可大致分为癌、肉瘤、淋巴瘤、恶性黑色素瘤等。

4.细针穿刺常见的恶性肿瘤类型及细胞学诊断要点

（1）鳞癌：细胞学形态同其他部位的鳞癌基本相同，主要特点是癌细胞形态不规则，大小不一，核染色质明显粗大深染，分布不均，胞质丰富、致密可有角化，癌细胞松散或聚集排列，可见坏死背景。

（2）腺癌：基本的形态特征是癌细胞异型性明显，核大，核浆比增高，核染色质粗，核膜不规则，核仁明显，排列极性紊乱呈三维立体状结构，可见腺样、团片状或乳头状结构，也可呈松散排列。根据不同部位原发癌的细胞学形态和免疫细胞化学标记，可提示可能的原发部位。如胞质内黏蛋白将核推向一侧形成印戒细胞，可能来自胃及乳腺。核内包涵体也是腺癌的特点，在甲状腺乳头状癌的诊断中有重要意义。腺癌中有大量的细胞外黏液，癌细胞漂浮在黏液中，可能是来自肺、卵巢及胃肠的黏液腺癌。沙粒体对于卵巢癌和甲状腺乳头状癌的诊断具有重要意义。

（3）小细胞恶性肿瘤：包括小细胞癌：细胞学形态与其他部位的小细胞癌基本相同，主要特点是癌细胞相对较小，核深染呈细颗粒状，核仁不明显，细胞质很少，核浆比高，癌细胞散在、聚集成群或呈线样排列，背景可见坏死。恶性淋巴瘤：为不成熟的异型的淋巴细胞，常可见大而不规则的核仁，排列松散、弥漫。霍奇金淋巴瘤可见双核的R–S细胞。小儿及年轻人的小细胞恶性肿瘤包括尤文肉瘤、横纹肌肉瘤、神经母细胞瘤等。应根据细胞形态、患者的年龄、性别及临床病史进行诊断。

（4）梭形细胞肿瘤：最常见的是肉瘤：显示肿瘤细胞呈梭形，有明显异型，可见多核或巨核细胞，核染色质粗分布不均匀，核膜不规则，核分裂多见，肿瘤细胞排列弥散。其次还可见肉瘤样癌、恶性黑色素瘤等，应结合临床、影像学及免疫细胞化学诊断。

（5）恶性黑色素瘤：肿瘤细胞丰富，可以显示不同的细胞形态，如上皮样细胞、巨细胞、梭形细胞、透明细胞、小细胞、印戒细胞等，胞质中可找到黑色素颗粒，免疫细胞化学HMB45，S100阳性，角蛋白表达阴性。

病例15：患者女，55岁，发现乳腺结节3个月，行乳腺FNA细胞学检查，发现细胞核增大，核浆比增高，核染色质粗，核膜不规则，核仁明显，排列极性紊乱呈三维立体状结构，可见腺样、团片状及单个分布（图19–15），细胞学诊断：乳腺癌。

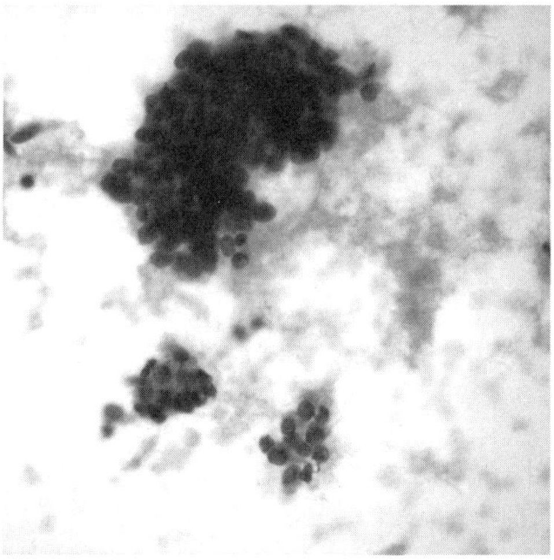

图19-15 乳腺FNA涂片，腺癌：癌细胞核增大，核浆比增高，核染色质粗，核膜不规则，核仁明显，排列极性紊乱呈三维立体状结构，可见腺样、团片状及单个分布的癌细胞（传统涂片，HE染色，高倍视野）

病例16：患者女，22岁，甲状腺结节2月，行甲状腺FNA细胞学检查，发现细胞成片排列，细胞排列拥挤，细胞间间距大小不等，细胞异型不显著，但可见清晰的核沟及核内包涵体（图19-16），细胞学诊断：甲状腺乳头状癌。

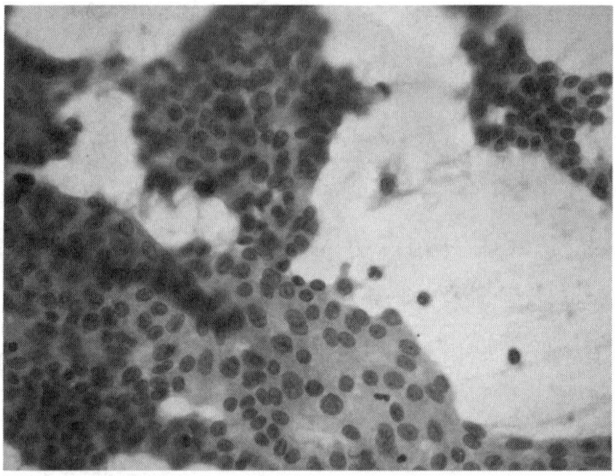

图19-16 甲状腺乳头状癌：细胞成片排列，细胞排列拥挤，细胞间间距大小不等，细胞异形不显著，但可见清晰的核沟及核内包涵体（FNA传统涂片，HE染色，高倍视野）

第二十章　尸检诊断原则

第一节　尸检诊断的一般性原则

1.尸检诊断是病理医生对逝者生前所患疾病的最终诊断。它是在全面综合分析逝者生前的临床资料、尸检肉眼检查、各脏器取材组织学检查及其他检查技术对样本进行检查后得出的。

2.尸检诊断的形成是个过程，它开始于尸检操作前的病历阅读及与医患双方的沟通，体现在解剖术式的选择、尸检的肉眼所见、重点脏器的检查、组织切片的阅读、特殊检材的提取及检验等多个环节，任一环节的疏漏都可能影响尸检诊断的准确性。

3.在逝者生前所患的各种疾病中，需要结合临床过程，分清主要疾病、继发疾病及伴发疾病。对于恶性肿瘤患者，还需要区分原发与转移，并根据肿瘤的部位、大小及继发性改变等进一步评估其对机体的影响。

4.系统的尸体剖验除需要进行最终病理诊断外，还应结合逝者生前所患各种疾病及其他外界因素对机体的影响，对逝者的死亡进行死因分析，分清逝者死亡的直接死因、根本死因、中介死因、死亡诱因，力求得出准确的死因结论。

5.对于新发疾病或接受新的检查和治疗方式的病例尸检除需要进行常规诊断外，还需要更为详细的描述与讨论，以促进对新病种、新的检查技术或治疗方式的认识与理解，促进医学进步。

第二节　猝死病例尸检

猝死亦称急死，是指貌似健康或近日内无死亡危险的人，短时间内突然的、意外的、自然性死亡。

猝死的特点：①从症状发生或恶化到死亡之间的时间短暂，一般在数分钟、数小时之内死亡。对猝死的死亡时间限定各家标准不一，我国目前普遍采用世界卫生组织（WHO）规定的标准，即24小时；②死亡的发生出人意料，这是猝死最显著的特点；③猝死的根本原因是潜在的、能致死的自然疾病，即诊断猝死病例必须首先完全排除机械性损伤、机械性窒息、中毒等暴力原因；④可有诱因，常见诱因有外伤、感染、过劳、过冷、过热、情绪激动等。也有一些诱因不明显，猝死发生在休息或睡眠状态中。

猝死的尸体解剖必须全面和细致，绝大多数猝死通过尸检可以找出死因，猝死死因根据其确定性可分为三类：①肯定性死因：尸检发现致死性器质性病变，其部位、程度足以解释猝死，如心肌梗死继发心脏破裂、心肌梗死、心肌炎或心肌病伴发急性心力衰竭、大量脑出血及肺动脉主干栓塞等；②推测性死因：疾病本身不一定引起猝死，在排除其他致死原因的情况下，结合生前病史或死亡前的症状可推测死因，如小儿间质性肺炎、心肌病、哮喘等；③死因不明：尸检所见和病史均不能说明死因，并经过微生物学检测和毒物分析等手段排除暴力死因之后，做出“死因不明”的诊断。真正的死因不明病例不应是剖验者主观因素造成，而是由于目前医学知识及技术手段还不能发现真正的死亡原因。

可以导致猝死的疾病种类繁多，全身各个内脏系统的多种疾病，绝大多数疾病在本书其他章节均已介绍了其诊断特点，这里仅对在诊断中需要注意的几种常见猝死疾病的尸检所见及诊断要点进行介绍。

一、心血管系统疾病

心血管系统是导致猝死疾病最集中的系统，约占全部猝死病例的60%。

1.冠状动脉粥样硬化性心脏病

冠状动脉粥样硬化性心脏病是引起缺血性心脏病的主要原因，也是最常见的引起患者猝死的原因，冠心病猝死的发生与病变范围（病变动脉的支数和病变节段长短）、冠状动脉狭窄程度、冠状动脉内血栓形成及血管痉挛等因素有关。

【尸检所见】

（1）不同部位、不同程度的一支或多支冠状动脉粥样硬化，不同程度的心肌肥大、小动脉硬化及微血栓形成、间质纤维化等。

（2）部分病例可有明显的心肌梗死，部分冠心病猝死病例还伴有心脏传导系统的病变。

（3）心肌梗死还可伴有以下合并症：心脏破裂、室间隔穿孔、乳头肌破裂或断裂、室壁瘤、附壁血栓形成及心外膜炎等。

【诊断要点】

（1）冠心病猝死病例尸检时除应遵循全面系统解剖的原则、注意检查各个器官组织的病变外，重点应注意心脏及冠状动脉的检查、描述与记录。

（2）尽管心室纤颤是冠心病猝死的主要死亡机制，但相当比例的病患可因急性心肌梗死及其合并症死于急性心功能不全；尸检中检见重度冠心病病变，尤其检见冠状动脉新鲜血栓形成、斑块内显著出血、大面积心肌梗死、梗死后室间隔穿孔、乳头肌断裂、甚或心脏破裂者，可明确诊断冠心病猝死。

（3）存在明确心肌梗死病例还应根据组织学特点大致界定梗死时间，并结合临床过程判断与死亡时间是否吻合。

（4）部分患者冠状动脉和心肌病变的程度不一定很重，组织学上没有明确的心肌梗死，由于目前诊断早期心肌缺血的检测方法尚不成熟，也可采用排除法推测为冠心病猝死。这必须满足以下四点：①首先通过全面系统的尸检、包括必要的理化检验和毒物化验，结合死亡过程排除暴力性死亡；②排除其他可能遗漏的自然疾病引起的猝死；③冠状动脉至少有一支或一处粥样硬化斑块病变达2级以上；④死前症状、体征和死亡经过符合冠心病的临床表现和猝死特点。

2. 冠状动脉栓塞

冠状动脉栓塞的栓子多来源于附壁血栓或粥样硬化溃疡物的脱落。少数病例肿瘤细胞、脂肪滴、羊水中有形成分等也可导致栓塞。

【尸检所见】

（1）存在与栓子形成有关的基础病变。

（2）脑、肾、脾等其他器官有时可见相同性质的栓子。

（3）部分病例有急性心肌梗死改变。

【诊断要点】

（1）尸检中在冠状动脉或其分支内查见栓子时，应确定栓子的类型并寻找栓子的来源。

（2）较小栓子堵塞于小动脉分支时，患者不一定迅速死亡，只是相应部位心肌可发展为心肌梗死或萎缩，继而发展为纤维化。如果栓子内含有细菌，则在栓子停留的部位可能发生脓肿灶。

（3）冠状动脉栓塞的猝死，多为冠状血管反射性痉挛所致的心跳骤停，少数为心肌梗死。

3. 冠状动脉瘤

冠状动脉瘤是由于管壁向外膨出而形成，多见于动脉粥样硬化、动脉炎、梅毒、马凡综合征、夹层动脉瘤或冠状动脉先天性异常等患者，少数见于心脏损伤（包括心脏复苏过程）、选择性冠状动脉造影或心脏外科冠状动脉搭桥术后。

【尸检所见】

（1）冠状动脉瘤可多发或单发，形状呈纺锤型、囊状型或混合型，囊状型多见。

（2）冠状动脉内膜撕裂可见于夹层动脉瘤。

（3）并发血栓形成，或血栓脱落可堵塞远端冠状动脉，出现心肌缺血的改变；动脉瘤破裂可引起急性心包填塞。

【诊断要点】

（1）冠状动脉瘤患者可因急性心力衰竭、心源性休克或心肌梗死，或因动脉瘤破裂致急性心包填塞而猝死。夹层动脉瘤可因血肿大压迫冠状动脉而发生急性心肌缺血导致室颤而死亡。

（2）当冠状动脉瘤既无血栓形成，又未发生破裂时，其猝死机制与心肌缺血有关，此时需排除其他各种可能死因。

4.心肌炎

心肌炎指由各种原因引起的心肌层的局限性或弥漫炎症性疾病。心肌炎按病因可分为：细菌性、病毒性、免疫反应性、寄生虫性、理化因素引起的心肌炎等。心肌炎猝死多见于儿童及青年人，最常见导致猝死的心肌炎类型是病毒性心肌炎。

【尸检所见】

（1）尸检见心腔有轻度至中度扩张，心肌松软，心肌病变以左室和室间隔为显著，严重病例心肌内可见多数散在灰黄色或白色境界不清的小坏死灶或条纹，并可有附壁血栓。

（2）组织学上主要表现为不同程度的心肌细胞变性坏死伴明显的炎细胞浸润，浸润炎细胞随心肌炎病因而异。

【诊断要点】

（1）心肌有明显的非缺血性变性坏死病变；

（2）心肌间质见多灶性或弥漫分布的炎细胞浸润，要注意少数散在炎细胞的浸润不足以诊断致死性心肌炎；

（3）死前症状表现要有心慌、心音低钝、相应的心电图改变等；

（4）通过特殊染色或免疫组化及PCR技术等确定病因，必要时可提取病变组织或血液，以便确定具体病源类型。

5.肥厚型心肌病

肥厚型心肌病是原发性心肌病的一种类型，主要表现左心室或室间隔不匀称肥厚，心肌细胞异常肥大，排列方向紊乱以及收缩期二尖瓣帆向前移动等。本病与家族遗传因素有关，属常染色体显性遗传。患者大多平时无症状，可出乎意料地突然死亡。

【尸检所见】

（1）心脏体积增大、重量增加（500g以上），左心室异常肥厚和左心腔狭窄。肥厚通常为非对称性，室间隔显著增厚，与左心室游离壁厚度之比为1.5~1.8∶1（正常为0.95∶1）。

（2）主动脉瓣下流出道内膜局限性增厚和纤维化。

（3）镜下心肌纤维显著肥大，排列紊乱呈漩涡状或簇状；核大浓染，大小不一，呈畸形或多形性，心肌内冠脉小分支增厚使管腔变小，尤以肥厚的室间隔内的肌形小动脉病变为著；心肌间质常有局灶性纤维化。

【诊断要点】

（1）心脏重量显著增大，室间隔不匀称肥厚，超过左室游离壁是诊断的主要依据。

（2）组织学取材应位于室间隔中部，以便于观察典型改变。

（3）除外风湿性心脏病、冠心病、高血压或先天畸形等所致的心肌改变。

6.扩张性心肌病

扩张性心肌病亦称充血性心肌病，是一种较常见的原发性心肌病。本病病因不明，可能与感染、营养缺乏、妊娠、遗传、自身免疫、代谢障碍等有关。多见于35岁以上，男性多于女性。患者有进行性、反复性、顽固性心力衰竭或心律紊乱，体循环和肺循环有栓塞现象，往往出现症状后一年左右死亡，猝死在本病死亡中所占比例很大。

【尸检所见】

（1）心脏四腔扩张、两侧心室肥大、心脏重量400~1000g。心尖部变薄，乳头肌扁平，肉柱间常有附壁血栓。心肌切面色黄白、质软。心室壁横切面可见小纤维瘢痕，多位于乳头肌及心内膜下心肌部（图20–1A）。

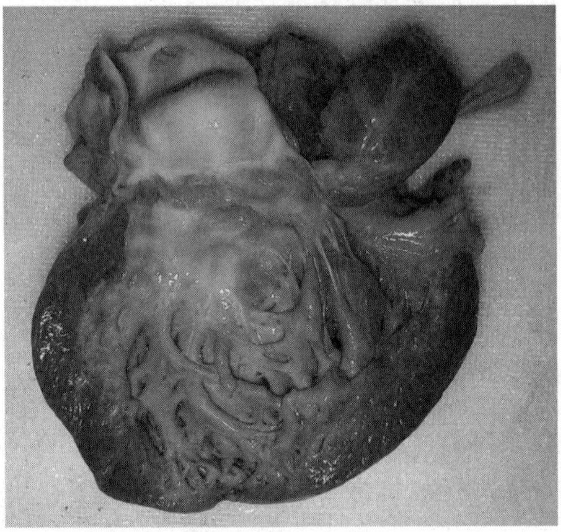

图20–1A 扩张性心肌病 8个月猝死小儿，心脏重59.5g（正常37g），心壁厚，乳头肌明显增粗

（2）光镜下，心肌纤维呈不均匀性肥大。心肌细胞核大、深染、畸形。心肌纤维肥大与萎缩互相间杂，部分心肌呈空泡变性、灶性液化肌溶解、散在性微小坏死灶或瘢痕灶等非特异性退行性改变。心内膜及间质纤维化常见并有多发散在淋巴细胞灶状浸润，有的呈淋巴细胞性间质性心肌炎改变（图20–1B）。

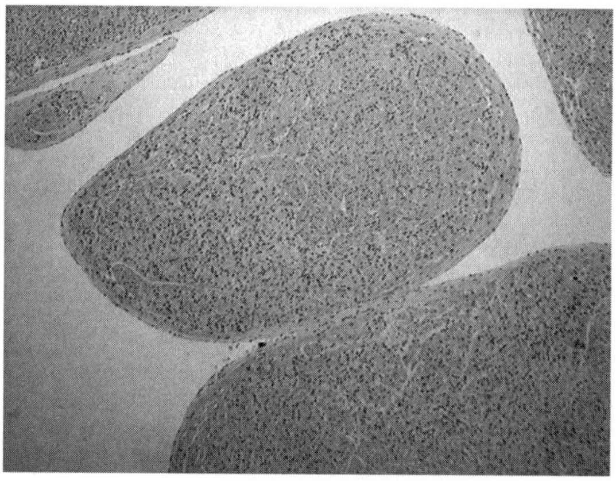

图20-1B 扩张型心肌病组织学 心肌组织学显示乳头肌内粗大心肌纤维灶

（3）部分病例可见附壁血栓，血栓脱落后，可引起心、脑或肺的栓塞改变。

（4）充血性心力衰竭的其他脏器改变。

（5）除外风湿性心脏病、冠心病、高血压或先天畸形等所致的心肌改变。

【诊断要点】

（1）心脏重量增加，突出而典型的病变是四个心腔明显扩张，左右心室肥大。

（2）死前表现和尸检病变符合充血性心力衰竭的特点。

7.限制型心肌病

限制型心肌病以心室充盈受限制为特点。典型病变为心室内膜和内膜下进行性纤维化，分为以下两种类型。

（1）心内膜心肌纤维化症，发病年龄在10~20岁之间。

【尸检所见】

①心内膜及心肌层广泛纤维化并有附壁血栓形成，致使心室壁僵硬和心腔部分被填塞。

②光镜下，可见心内膜纤维化病变分3层，表层为致密的玻璃样的纤维结缔组织；中层为较疏松的纤维组织，其中偶有少量巨噬细胞、淋巴细胞和浆细胞；深层为肉芽组织。在表层表面有附壁血栓，心内膜增厚，约占心肌厚度的1/3~1/2。

（2）心内膜弹力纤维增生症，多见于婴幼儿，也见于成人。

【尸检所见】

①心脏扩大，心尖钝圆，左室心内膜弥漫性增厚、灰白色，可厚达数毫米，整个心腔内壁如白陶瓷样外观，也可累及左心房、主动脉瓣和二尖瓣。

②镜下可见增厚内膜由致密的胶原及弹力纤维构成，弹力纤维呈多层平行排列，有的向心肌内穿插，但心肌纤维化不明显。

8.致心律失常性右室心肌病

致心律失常性右室心肌病又称为右心室发育不良、右心室心肌病，是一种原因不明的以右心室被纤维脂肪组织取代为主要病变的心肌病。该病以20~40岁的青壮年多见，男多于女。常发生猝死，特别是年轻人。临床上主要表现为室性心律失常、心悸、气短、晕厥，晚期可有右心衰竭；但也可无任何症状体征而以猝死为首发表现。本病有明显的家族病史和遗传倾向，属于常染色体显性遗传，其基因缺陷位于第14号染色体q23~q24；也可能与心肌细胞凋亡有关。

【尸检所见】

（1）右心室腔显著扩张，右心室心外膜下脂肪组织明显增多，右心室发育不良三角（漏斗部、右心尖和右心室下壁或膈面处）心室壁明显变薄，可膨出形成室壁瘤。

（2）镜下心肌纤维减少，为大量的脂肪组织或纤维脂肪组织所取代，残存心肌纤维萎缩，偶见变性或坏死，一般呈岛状或不规则条块状与脂肪组织或纤维脂肪组织混存；部分病例心肌间质可有灶性淋巴细胞浸润。

【诊断要点】

（1）典型的尸检所见；

（2）显著心律紊乱的过去病史、家族史及辅助检查阳性发现，则有助于诊断；

（3）应与扩张性心肌病和脂肪心相鉴别。

9.克山病

克山病是一种原因不明以心肌损伤为主的地方性心肌病。

【尸检所见】

（1）心脏不同程度扩大，比正常大2~3倍，重量增加，严重者可超过500g；

（2）心肌变性、坏死及瘢痕修复。

【诊断要点】

（1）有克山病地区生活史；

（2）心脏具有克山病的病变特点；

（3）排除其他心脏病及死因；

10.肺动脉血栓栓塞

肺动脉主干或大分支被血栓栓塞，特别是长的栓子可形成骑跨性栓塞，栓塞左、右肺动脉主干，病人因急性呼吸循环衰竭而猝死。血栓的来源约95%为下肢静脉，其次为髂静脉、盆腔静脉、前列腺静脉、卵巢周围静脉、子宫静脉以及右心，特别是右心房。

【尸检所见】

（1）肺动脉主干或分支血管腔被血栓栓子堵塞；

（2）相应肺组织出血性梗死及弥漫性出血等改变。

【诊断要点】

（1）长期卧床，或在手术后、产后、骨折、妊娠、口服避孕药、严重烧伤以及创伤等患者，猝死应考虑到肺动脉栓塞猝死的可能性；

（2）尸检时应在原位剪开右心、肺动脉及其分支，观察有无血栓栓子。广泛性肺小动脉栓塞也可导致猝死；

（3）检查原发血栓形成部位，主要为下肢深静脉及盆腔静脉；

（4）血栓栓子需要与死后凝血块相鉴别。

二、中枢神经系统疾病猝死

中枢神经系统疾病引起的猝死在成人猝死中占第二位。

1. 自发性蛛网膜下隙出血

自发性蛛网膜下隙出血占全部猝死的2%~5%，约占神经系统疾病所致猝死的25%，是中枢神经系统疾病中引起猝死较常见而重要的原因。最常见的病因是脑血管畸形或脑动脉瘤破裂所致，少数病例可能为高血压病或出血性疾病导致。

【尸检所见】

大脑表面呈紫红色，范围可以是局限的，也可以扩大至全脑表面。破裂的血管处常见凝血块。

【诊断要点】

（1）排除外伤及其他死因；

（2）必须查找引起自发性蛛网膜下腔出血的病灶及原因，此项检查最好在新鲜尚未固定的脑标本上进行，需小心除去该部位的血块和血液、找到破裂口后拍照并取材；

（3）全面系统的尸检有助于与高血压病或出血性疾病导致出血的鉴别。

2. 自发性脑出血

指非外伤性脑实质出血。包括大脑、小脑及脑干出血。脑出血案例中80%发生于大脑，20%发生于脑干及小脑。最常见的病因是高血压病和脑动脉粥样硬化，其次是脑血管畸形和脑动脉瘤破裂。

【尸检所见】

（1）出血部位可形成血肿，周围脑组织水肿。病侧大脑半球体积增大，脑回变宽，脑沟变浅，出血量大时可破入脑室系统或蛛网膜下隙。常伴有脑组织移位和脑疝。

（2）部分呈多发性点灶状出血，镜下见点灶状出血以小血管为中心，血管壁可呈不同程度的变性或坏死。

【诊断要点】

（1）排除外伤性脑出血，头部外伤可以是出血的原因、诱因，也可能是出血后跌倒所致，需结合外伤轻重及出血部位慎重鉴别；

（2）小灶性出血一般不会导致患者死亡，但发生于脑干者，也可致病人死亡；

（3）寻找出血来源并查明出血原因，不同的病因造成的脑出血好发部位不同；

（4）出血及可疑部位和脑组织应多取材做病理切片检查，可以鉴别有无脑血管畸形或脑动脉瘤等病变，全身系统性检查则有助于明确诊断高血压等系统性疾病。

3.脑梗死

指局部脑组织由于血液供应减少和缺乏而发生坏死或软化，又称脑梗塞或脑软化。一般又可分为血栓形成性、栓塞性及动脉痉挛三种。一般说，脑梗死的死亡过程都比较缓慢，少数也可突然发病，导致猝死。

【尸检所见】

脑梗死的原因、梗死范围、出血量及梗死后存活时间等因素决定了不同的尸检所见。

【诊断要点】

（1）梗死灶周围寻找栓子或血栓形成的证据；

（2）梗死相应部位未找到栓子，可寻找栓塞的佐证：①存在着明显的栓子来源疾病，如风湿性心脏病、心肌梗死和细菌性心内膜炎等；②脑动脉存在粥样硬化病变与血栓形成；④其他器官如肾脏、脾脏发生梗死；③脑内有多发性梗死灶并为出血性；⑤在可疑的动脉远端分支中，找到栓子碎片。

（3）多数存在脑梗死患者的猝死原因为颅外因素（心力衰竭、肾功能衰竭、肺栓塞和肺炎），少数可以因大范围或广泛梗死导致脑水肿、脑疝而猝死。

4.脑脓肿

指脑实质内局限性化脓性炎症。病原体侵入脑组织的途径有：①邻近感染灶直接蔓延：如中耳炎，乳突炎，经血道蔓延侵入脑内，引起耳源性脑脓肿；副鼻窦炎引起鼻源性脑脓肿；颅脑损伤引起损伤性脑脓肿；②血源性感染：远隔部位感染，如脓胸、肺脓肿、细菌性心内膜炎等产生菌血症或脓毒血症，细菌经血行播散于脑内而引起；③有时原发病灶不明，称隐源性脑脓肿。

【尸检所见】

（1）局限性化脓性病变，部位及大小随病因及形成时间而异；

（2）可破溃进入蛛网膜下隙或脑室；

（3）可造成脑组织移位形成脑疝。

【诊断要点】

（1）依据脑脓肿形成及其并发症可做出诊断；

（2）尸检时应尽可能查明感染来源，注意分析与外伤及医源性操作的关系；

（3）涂片或培养进行细菌学检查；

（4）注意切片中脓肿壁的结构，判明脓肿形成的大致时间。

5.脑膜炎

是指各种生物致病因子侵犯软脑膜引起的炎症性疾病。各类脑膜炎虽然都可引起猝死，但脑膜炎双球菌引起的流行性脑脊髓膜炎常引起猝死。

【尸检所见】

（1）软脑膜呈炎症改变，蛛网膜下隙有炎症渗出物；

（2）部分病例炎症可波及脑实质，引起脑炎；

（3）少数病例可由于炎症侵犯脑血管，并引起脑梗死、脑软化。

【诊断要点】

（1）典型的病理变化可以确诊；

（2）不同感染所引起炎症渗出的部位与范围可有差异，注意鉴别；

（3）查明感染来源，必要时脓性渗出物涂片或培养进行细菌学检查。

6.颅内肿瘤

颅内能引起猝死的肿瘤多位于小脑和接近延髓处。常见的有胶质瘤、室管膜肿瘤、髓母细胞瘤及脑膜瘤等。

【尸检所见】

颅内占位性病变，具体特点随肿瘤大小、性质及有无继发改变等而异。

【诊断要点】

（1）详细检查脑及脑膜，注意观察肿瘤病理改变外，还应注意有无脑疝、脑组织受压、脑积水及脑水肿等；

（2）转移性肿瘤应确定颅外原发瘤。

7.癫痫

癫痫是大脑兴奋过度的神经元异常放电引起阵发性大脑功能紊乱导致的临床征候群。癫痫发作一般不引起死亡，但有时在某次大发作或癫痫持续状态或发作后也可猝死。

【尸检所见】

（1）原发性癫痫的脑组织无特异性病理改变，海马、大脑及小脑皮层可因反复发作出现慢性缺氧改变。

（2）继发性癫痫患者颅内可见原有的器质性病变。

（3）有时在癫痫发作时可造成舌尖咬伤，以及发作后跌倒所造成外伤等。

【诊断要点】

（1）癫痫本身没有特异性病变，癫痫发作致死需充分排除暴力死，以及其他病理性死亡；

（2）根据病史、典型症状、现场和尸检所见（唇及舌的咬伤及窒息征象）做出本病的诊断。

8.瑞氏综合征

又称脑病合并内脏脂肪变性综合征，多见于婴幼儿。病因未明，可能与病毒感染、某些毒素和药物有关。本病是危及小儿生命的严重疾病，发生率逐渐增加，病死率较高，甚至可发生猝死。临床上以发热、反复呕吐及意识障碍等脑部症状为主，甚至发生猝死。

【尸检所见】

（1）弥漫性脑水肿，常有脑疝形成，毛细血管内皮细胞内有脂肪滴，但无炎性细胞浸润或脱髓鞘改变。

（2）重度肝脂肪变，肝细胞呈泡沫状，脂肪染色见肝细胞内有多数脂肪滴，几乎没有糖原。肝细胞坏死不明显，炎细胞反应轻微。

（3）肾、胰、心肌、脾也常有不同程度脂肪变性。

【诊断要点】

根据典型的尸检肉眼及镜下改变诊断。

三、呼吸系统疾病猝死

呼吸系统疾病引起的猝死在成人猝死中占第三位，而在小儿猝死中占第一位。

1.咽喉部及气管、支气管疾病

多种咽喉部及气管、支气管疾病如（如急性喉阻塞、急性坏死性咽峡炎、白喉、咽后壁脓肿及肿瘤等）均可以导致猝死发生，其致死机制主要为窒息或炎症播散导致败血症。

【诊断要点】

（1）及时尸检，注意观察呼吸道是否通畅，观察炎症或肿瘤是否造成呼吸道的严重阻塞；

（2）是否存在口唇严重青紫、结膜浆膜出血点等窒息征象；

（3）临床病史及尸检是否存在全身感染征象。

2.支气管哮喘

属一种变态反应性疾病。任何年龄均可发病，约1/3病人首次发作在10岁以前。猝死者通常是青壮年的哮喘病人。

【尸检所见】

（1）支气管内有黏液栓阻塞。镜检见支气管管腔内充以黏液、脱落上皮细胞及嗜酸性粒细胞，基底膜增厚，杯状细胞增多，可有嗜酸性粒细胞浸润。

（2）肺浆膜下常见大疱性肺气肿，部分病例可引起气胸。

【诊断要点】

（1）哮喘既往史及支气管哮喘的病理变化是诊断的重要根据；

（2）用药过程中发作的病例，应迅速尸检并提取检材化验，除外用药过量致死；

（3）如疑为大疱性肺气肿破裂引起自发性气胸，尸检开胸前应做气胸试验。

3. 支气管肺炎

又称小叶性肺炎，多为其他疾病的并发症，但也可为原发性。多见于婴幼儿、老人及体弱多病者。肺炎在小儿猝死的原因中占首位。除小儿外，身体抵抗力弱的高龄老人可因患小叶性肺炎而猝死；偶尔也可发生于成人猝死。

【尸检所见】

（1）病灶多位于两肺下叶，病灶呈灰白或暗红色，大小不一，散在分布，严重时可相互融合成片。支气管管腔断面中可见脓性渗出物。

（2）组织学上支气管壁充血、水肿，中性粒细胞浸润。支气管腔及其周围肺泡腔内充满中性粒细胞或脱落肺泡上皮细胞。其余肺泡腔则呈代偿性气肿，但有的可呈肺不张。

【诊断要点】

注意支气管肺炎发生猝死者的年龄特点，在婴幼儿有时即使病情很轻，亦可突然死亡。成人尸检所见的支气管肺炎常为其他疾病或损伤、中毒的继发性病变，病变重者直接致死，病变轻者可能只是临终前合并感染所致，不是真正的死因。

4. 间质性肺炎

主要由肺炎支原体及病毒感染引起，急性间质性肺炎多发生于小儿，并易引起婴儿及小儿猝死。

【尸检所见】

（1）肺泡壁及细支气管壁充血、水肿，单核细胞、淋巴细胞等炎细胞浸润，因而肺泡间隔增厚，可达正常2~4倍。肺泡腔内炎性渗出现象不明显，但可见少量的纤维素及单核细胞渗出。

（2）部分病例还可见肺泡上皮增生及病毒包涵体。

（3）病毒感染严重病例合并细菌感染，出现化脓性支气管肺炎。

【诊断要点】

（1）凭典型的尸检所见及病史可确诊；

（2）必要时取检材进行病原学检查；

（3）新生儿间质性肺炎应与肺膨胀不全相鉴别。

四、消化系统疾病猝死

1. 急性胃肠炎

急性胃肠炎是婴幼儿时期极为常见的疾病，也是婴幼儿常见的猝死原因之一。发病年龄大多在1岁半以下。发病率以夏秋季最高。急性胃肠炎的常见原因有食物中毒和物理性因素以及酗酒、吸烟等。表现为剧烈腹痛、呕吐、腹泻频繁、水样便、发热、失水、休克等，甚至发生猝死。

【尸检所见】

病理变化因病因不同而有差异，一般表现为胃肠道急性炎症反应，严重病例可见急性溃疡形成。

【诊断要点】

典型的临床病史；尸检所见的胃肠道急性炎症反应；注意排除中毒等其他死因。

2. 急性出血性坏死性肠炎

是一种非特异性感染引起的变态反应性疾病。确切的发病机制及病因不清。表现为腹痛、呕吐、腹泻、便血及发热等。多见于小儿，成人也可发病。夏秋季为发病季节，重者可发生休克而猝死。

【尸检所见】

（1）病变常呈节段性分布，以空肠及回肠为主，肠黏膜肿胀，广泛出血坏死，皱襞顶端常被覆污绿色假膜，浆膜面充血、出血并常被覆纤维素性渗出物，镜下常可见血管壁呈纤维素样坏死，也常伴有血栓形成。

（2）病变黏膜和正常黏膜分界清楚；

（3）常继发溃疡形成，溃疡深者可致肠穿孔。

（4）脾及肠系膜淋巴结均肿大，呈急性炎症改变。

【诊断要点】

凭典型的临床过程及尸检所见确诊。

3. 中毒型细菌性痢疾

本病是细菌性痢疾中一种病情严重的类型。多见于2~7岁的小儿，偶尔见于青壮年。猝死病例多因感染中毒性休克或呼吸衰竭而死亡。

【尸检所见】

肠道病变较轻，而全身中毒症状较重，各脏器淤血、水肿明显，尤以脑水肿和肺水肿显著，有肝、肾和肾上腺皮质细胞变性。

【诊断要点】

根据典型的临床过程及尸检所见诊断；尸检时须取粪便进行细菌培养，亦可采取心血、肝、脾和胆囊等组织进行培养。

4.急性出血性坏死型胰腺炎

指各种原因使胰液从胰管及腺泡逸出，引起胰腺组织及血管的自身消化性急性炎症。常见原因为：胰液排出受阻、胆汁回流、暴饮（饮酒）暴食，起病较急，呈急腹症表现，可短时间后即出现休克、急性呼吸窘迫综合征乃至发展为多器官功能衰竭致死。

【尸检所见】

（1）胰腺肿胀，质软，暗红色。胰腺分叶结构模糊，光泽消失。

（2）胰腺、大网膜、肠系膜、结肠脂肪垂等处可见多数散在黄白色斑点状脂肪坏死灶或钙化斑。

（3）腹腔内可见少量富含脂肪、牛肉汁样的渗出液。

（4）镜检见胰腺组织大片坏死，周围可见少量中性粒细胞浸润。间质血管壁可发生坏死、出血。周围脂肪组织有坏死，坏死脂肪细胞红染，轮廓模糊，其上可有钙盐沉着。

【诊断要点】

（1）尸检应尽早进行，避免将胰腺多中心性自溶伴出血误诊为急性出血性坏死型胰腺炎，必要时可提取心血检测胰淀粉酶活性；

（2）胰腺呈典型出血性坏死性炎症改变，坏死周围有明确的中性粒细胞反应，周围可见脂肪组织坏死及钙盐沉积；

（3）注意参考临床过程和发病诱因；

（4）详细检查胆道、胰管及十二指肠壶腹开口处，以查明有无阻塞、畸形、狭窄及肿物压迫等导致急性胰腺炎的原因；

（5）必须与胰腺单纯性出血进行鉴别，后者为胰腺被膜下及间质出血，常见于心血管系统及中枢神经系统疾病猝死及多种暴力与急性中毒死亡，属于急性死亡尸体常见的一般性病理变化。

五、其他疾病猝死

1.羊水栓塞

指羊水进入母体血循环，引起肺栓塞、休克、弥散性血管内凝血（DIC）等一系列症状的综合征。是一种严重的产科并发症，是产妇猝死的最常见原因。

【尸检所见】

各脏器肉眼改变无特异性。

【诊断要点】

（1）产妇在分娩过程中出现休克、大出血等而猝死者，均应考虑羊水栓塞；

（2）诊断依据是在肺血管内找到羊水中有形物质（角化上皮细胞、胎毛、皮脂、黏液，胎粪等），或在心、肾、脑、肝等脏器的毛细血管内找到羊水中的有形物质，或在右心或腔静脉血液中找到羊水有形物质（图20–2）；

（3）尸检时从下腔静脉或右心采血，离心沉淀，取细胞层最上层的絮状物进行涂片检查，可见羊水成分；

（4）注意鉴别死后自溶脱落入管腔的血管内皮细胞。

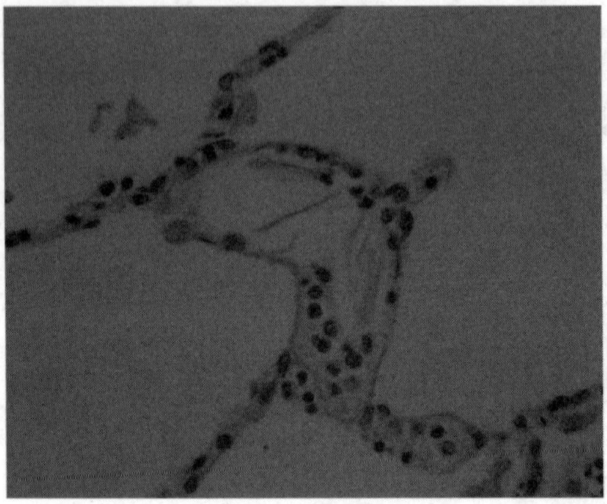

图20–2　羊水栓塞　25岁孕妇，分娩后发生猝死。肺内毛细血管局部明显扩张，内见到明确的角化上皮成分

2.过敏性休克

属速发型超敏反应，过敏原多种多样，包括某些食物（鱼、虾，蟹等），花粉、蜂毒、药物（青霉素等）和抗血清等：临床表现主要是周围循环衰竭症状，患者多死于休克，也可因喉头水肿、肺水肿或支气管痉挛窒息死亡。

【尸检所见】

缺乏特异性所见。

【诊断要点】

（1）有明确的过敏原接触史；

（2）临床上主要表现为突发的周围循环衰竭症状；

（3）临床症状与过敏原接触存在明确的因果关系及时间先后顺序，一般在接触过敏原后半小时内可发生；

（4）尸检可见内脏充血、黏膜及浆膜点灶状出血，喉头、会厌、声门充血、水肿。肝、脾、肾间质、肺泡壁及肠黏膜下有时可见嗜酸性粒细胞浸润；必要时检测血清IgE含量。

3.婴儿猝死综合征

婴儿猝死综合征（SIDS）是指一岁以内的婴儿突然、出人意料之外的自然死亡，无论从病史还是尸体解剖结果，均不能解释其死因。

【诊断要点】

（1）发育良好的健康婴儿。

（2）2~4月龄为发生高峰，1个月以内或10个月以上的婴儿很少见。

（3）多发生于睡眠过程中，尤其是俯卧位睡眠的婴儿。

（4）全面的尸体解剖均不能发现明确的致死原因。符合以上四个特点，方可作为SIDS的鉴定结论。

第三节　胎儿及新生儿尸检

一、胎儿及新生儿尸检的特殊性

1.胎儿及新生儿尸检的特殊性表现在尸检方法、疾病诊断及死因分析等各个环节。

2.胎儿及新生儿尸检诊断必须首先根据临床资料及尸检所见明确是成熟儿还是非成熟儿，非成熟儿还需要进行大致的胎龄估计；其次还需要界定是活产还是死产。

3.不同发育阶段的胎儿及新生儿，其内脏器官有不同的特点，在进行疾病诊断时应充分考虑。

4.胎儿及新生儿的死亡原因需要在全面了解母体孕期及分娩状况的基础上，系统检查胎儿/新生儿、胎盘、脐带后方可分析得出。

二、胎儿及新生儿常见的死亡原因及类型

1.分娩前死亡

其原因有先天性畸形、染色体异常、发育异常等胎儿方面的原因和前置胎盘、母子血型不合，母亲患严重的心脏病、急性传染病、糖尿病、妊娠中毒症或腹部撞击等母体方面的原因。

2.分娩中死亡

在分娩过程中，因脐带绕颈、脐带压迫或胎盘早剥可以引起胎儿宫内窒息，使胎儿过早呼吸，将大量羊水吸入肺内而窒息死亡。分娩时儿头受外力作用，可造成颅内出血或损伤，导致胎儿死亡。

3.分娩后死亡

新生儿娩出后可能因为先天性畸形、早产等原因，缺乏自主生活能力而死亡；或因为在分娩过程中受到损伤，脑中枢神经功能障碍，分娩后也没有恢复而死亡；

或由于母体、或新生儿的各种原因而发生出生后新生儿窒息死亡；或因出生后感染性疾病（常见的有吸入性肺炎、感染性肺炎）、出血溶血性疾病（新生儿出血症、新生儿溶血症）等而死亡。

三、导致新生儿死亡的常见疾病（举例）

1.先天性畸形

先天性畸形与遗传性因素及母亲孕期感染等病况有关，严重的先天畸形可导致胎儿和新生儿死亡。

【诊断要点】

（1）多数先天性畸形凭肉眼即可诊断，应注意外观畸形或内脏畸形标本的肉眼检查并照相记录（图20–3）。

（2）最常见的致死性先天畸形为循环系统畸形，在心脏及心肺大血管的位置及起源确认之前，不要将心肺离断；

（3）部分先天畸形综合征涉及多个系统或器官，注意不要遗漏对相关畸形或病变的检查或确认。

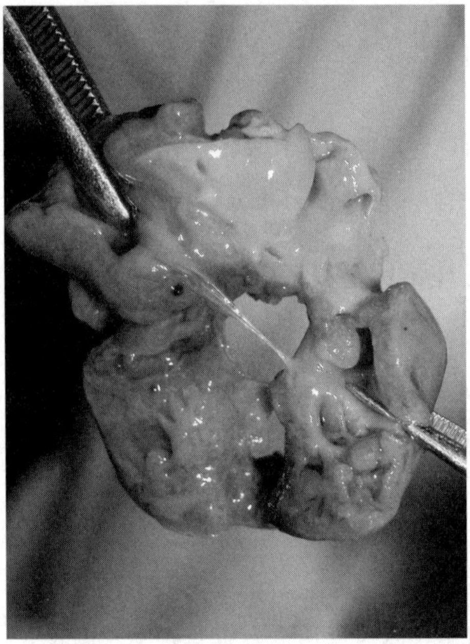

图20–3　先天性畸形　孕31周早产。心脏多发畸形：心房缺损，心室膜部及肌性部巨大缺损

2.胎儿或新生儿窒息

胎儿尚未完全离开母体前在宫内或分娩过程中产生的窒息称为先天性窒息，主要与母体—胎盘—胎儿的血液循环障碍有关。新生儿后天性窒息是指胎儿已娩出，脐带结扎后所发生的缺氧，常见的原因包括中枢神经系统、心血管系统及呼吸系统

的重大畸形或疾病。

【诊断要点】

（1）肺内大量羊水或羊水吸入性肺炎既是胎儿宫内窒息的直接证据，也是导致新生儿窒息死亡的常见原因（图20–4）。

（2）窒息的间接证据包括：结膜、浆膜（脏层胸膜、心外膜）及脑实质的小出血点；大肠排空，仅见少量粪便；缺氧性脑病变（脑水肿、脑组织坏死、颅内出血及神经细胞变性坏死）；新生儿坏死性小肠、结肠炎等。

（3）新生儿肺泡内少量羊水成分及巨噬细胞不应诊断为宫内窒息，更不要误诊为羊水吸入性肺炎。后者可见以中性粒细胞为主的较多炎细胞广泛渗出于肺泡腔及浸润于肺间质。

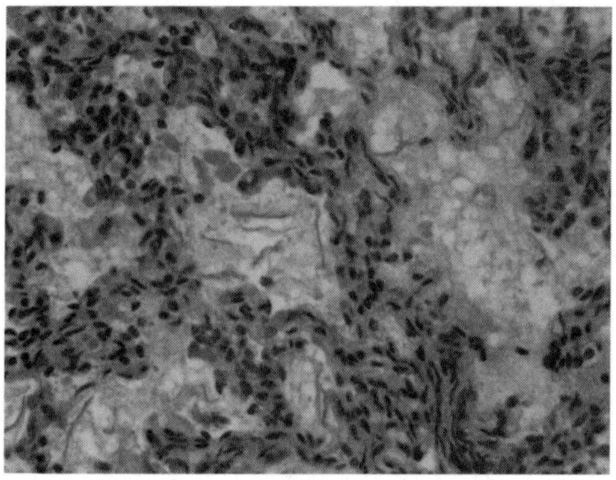

图20–4　羊水吸入　胎儿宫内窘迫引产，产后短时间死亡。肺脏组织学显示肺不张，肺泡腔内充满角化上皮和胎便小体

3.颅内出血

新生儿颅内出血是新生儿期常见的严重疾病，死亡率高。新生儿颅内出血的原因主要为产伤与缺氧。

【诊断要点】

（1）产伤性颅内出血主要见于足月儿，出血为硬脑膜撕裂所引起，严重病例可同时伴有骨折，出血多发生于硬脑膜下。脑膜撕裂多发生在小脑幕前方中央与大脑镰相接处，小脑幕破裂时可破坏直窦或横窦，其出血部位多在小脑顶。大脑镰破裂较少，严重时可破坏下矢状窦或大脑大静脉，其出血部位多在大脑半球之内侧。解剖时需要按照提篮式开颅法打开颅腔并仔细查找脑膜撕裂处。

（2）缺氧性颅内出血主要见于早产儿或低体重儿，出血常表现为脑室周围—脑室内出血，有时也可伴有蛛网膜下隙及脑实质内的漏出性出血。

4.新生儿肺透明膜病

新生儿肺透明膜病又称新生儿呼吸窘迫综合征，多见于早产儿，且胎龄愈小，发病率愈高，发病机制主要与肺泡壁Ⅱ型上皮细胞产生的肺表面活性物质量不足有关。少数足月儿发生的透明膜病可能与其母亲患有妊娠高血压综合征、糖尿病和分娩异常有关。患儿死亡时间一般在生后几小时至几天左右，严重者多在3天内死亡。

【诊断要点】

（1）肺脏重量增加，投水实验阳性。组织学上可见肺透明膜的形成及明显的肺不张。

（2）透明膜一般在生后数小时出现，24小时左右最明显。

（3）透明膜是活产的确切证据，死产儿和生后仅存活数小时的新生儿尸检中从未见透明膜形成。

第四节　多器官功能衰竭死亡病例的尸检

多器官功能障碍（MODS）亦称多系统器官衰竭（MSOF），是指急性疾病过程中并发多个互相依赖的器官发生进行性的急性功能障碍，不加干预无法维持稳定的功能状态。MODS可继发于严重的创伤（含烧伤、大手术、大失血、失液等）、严重的急腹症（如急性出血坏死型胰腺炎、绞窄性肠梗阻等）、严重感染（脓血症、急性化脓性腹膜炎等）、心跳呼吸骤停复苏术后等。如果病人原有慢性疾病，如冠心病、肝硬化、慢性肾炎、糖尿病、恶性肿瘤等情况，则在遭受上述急性损害时更易发生MODS。

【尸检所见】

除原发疾病或创伤的病理变化外，多个器官组织和细胞可有不同程度的损害。

1.肺脏

肺脏是MODS时最易受损的器官，基本的病理变化是弥漫性肺泡损伤，可累及肺脏各叶。肉眼肺脏重量明显增加，因多量黏多糖的产生使表面有明显湿滑感。组织学上早期表现为严重的肺淤血、水肿、出血，微血栓形成，透明膜形成；1周以后逐渐以纤维增生与机化为主。

2.肾脏

典型改变是急性缺血性肾小管坏死，应注意其与自溶的区别。严重病例甚至可以出现肾小球坏死。

3.心脏

多表现为小灶性心肌坏死，病变散在分布，但多为心内膜下坏死，并常见于左室乳头肌。

4.脑

不同程度的脑水肿及神经细胞的缺氧性病变（海马处最明显）。

5. 肝脏

肝细胞变性、肝细胞淤胆，重症可见小叶中心性出血与坏死。

6. 肾上腺

双侧肾上腺出血、坏死（以网状带为著）。

7. 胃肠

应激性溃疡。

【诊断要点】

1. 仔细阅读病历（包括逝者生前所患慢性疾病、器官衰竭指标、影像及实验室检查结果、治疗方式及可能存在的感染等）。

2. 尸检过程中应注意多器官功能衰竭原因的寻找，如感染征象、外伤、医源性因素等。

3. 根据各器官病变的严重程度及临床资料各病变之间的因果关系是MODS病例尸检的重要意义。

4. 怀疑因感染导致多器官衰竭病例，可通过特殊检查（特殊染色与免疫组化）判断病原体，必要时应留取体液及组织进行细菌培养或病毒分离等病原学检查。

第五节　手术相关死亡病例的尸检

手术后（或手术中）死亡病例尸检相当复杂，常涉及医疗纠纷或有关法律问题。对这些病例进行尸检时，应遵循以下原则：

1. 应由有经验的病理医生主持尸检工作。

2. 术前认真研读病历，包括X线检查等各项检查结果以及手术记录。

3. 手术大夫或相关学科专家应到场，以备随时提供手术细节方面的专业帮助。

4. 解剖操作流程应该做适当的调整，检查手术切口及缝合情况后，不要沿原切口切开，而应从旁侧切开对原手术切口内部进行检查。拔出术后引流管之前，需确认其放置位置恰当。对手术后或术中猝死病例还应检查有无气胸、空气栓塞、肺动脉栓塞及心、肺或全身感染等检查其深部有无感染出血等。有瘘管或窦道形成时，应用染料进行标记后检查其分支或起源。肠胃内脏缝合手术要先检查缝口有无漏气、漏液或其他内容物，或化脓出血等。

5. 留有内置物的手术，如支架、固定钢板等，一定要详细记录内装物的位置、性状、大小、长度等。支架是否开放状态？支架内是否有血栓或凝血块。固定的钢板要注意钢板的大小、形状、螺丝情况及与固定物体的关系。需照相取证。

6. 尸检过程尤其是手术部位检查的每个关键环节均要照相取证，详细准确记录及测量肉眼所见。

7.对手术后（或手术中）死亡病例的死因分析不仅需要对患者原有的脏器病变进行诊断，还要界定医疗操作与病变及死亡的关系，有些病例还可能涉及麻醉、及术中用药等问题，在死因分析方面需要谨慎对待。

参考文献

1. Sarosdy MF，Kahn PR，Ziffer MD，et al. Use of a multitarget fluorescence in situ hybridization assay to diagnose bladder cancer in patients with hematuria. J Urol. 2006 Jul；176（1）：44–7.

2. Soda M，Choi YL，Enomoto M，Takada S，et al. Identification of the transforming EML4–ALK fusion gene in non–small–cell lung cancer. Nature. 2007 Aug 2；448（7153）：561–6. Epub 2007 Jul 11.

3. Shaw AT，Yeap BY，Mino–Kenudson M，et al. Clinical features and outcome of patients with non–small–cell lung cancer who harbor EML4–ALK. J Clin Oncol. 2009 Sep 10；27（26）：4247–53. Epub 2009 Aug 10.

4. Fukuoka M，Wu YL，Thongprasert S，et al. Biomarker Analyses and Final Overall Survival Results From a Phase III，Randomized，Open–Label，First–Line Study of Gefitinib Versus Carboplatin/Paclitaxel in Clinically Selected Patients With Advanced Non–Small–Cell Lung Cancer in Asia（IPASS）J Clin Oncol. 2011 Jul 20；29（21）：2866–74. Epub 2011 Jun 13.

5. Hirsch FR，Varella–Garcia M，Bunn PA Jr，et al. Molecular predictors of outcome with gefitinib in a Phase III placebocontrolled study in advanced non–small–cell lung cancer. J Clin Oncol 2006，24：5034–5042.

6. Ellison G，Donald E，McWalter G，Knight L，Fletcher L，Sherwood J，Cantarini M，Orr M，Speake G. A comparison of ARMS and DNA sequencing for mutation analysis in clinical biopsy samples. J Exp Clin Cancer Res. 2010 Oct 6；29：132.

7. Allegra CJ，Jessup JM，Somerfield MR，et al. American Society of Clinical Oncology provisional clinical opinion：testing for KRAS gene mutations in patients with metastatic colorectal carcinoma to predict response to anti–epidermal growth factor receptor monoclonal antibody therapy. J Clin Oncol. 2009 Apr 20；27（12）：2091–6. Epub 2009 Feb 2.

8. Franklin WA，Haney J，Sugita M，Bemis L，Jimeno A，Messersmith WA. KRAS mutation：comparison of testing methods and tissue sampling techniques in colon

cancer. J Mol Diagn. 2010 Jan；12（1）：43–50. Epub 2009 Dec 10.

9. Bang YJ，Van Cutsem E，Feyereislova A，et al. Trastuzumab in combination with chemotherapy versus chemotherapy alone for treatment of HER2-positive advanced gastric or gastro-oesophageal junction cancer（ToGA）：a phase 3，open-label，randomised controlled trial. Lancet. 2010 Aug 28；376（9742）：687–97. Epub 2010 Aug 19.

10. In Odze RD et al edited Surgical Pathology of GI tract，liver，biliary tract，and pancreas. Saunders 2009 pp：1003–1034.

11. In Rosai and Ackerman' s Surgical Pathology. 10th edition，Mosby Elsevier 2011，Edinburgh，London. New York Pp：857–942

12. In Kumar V et al edited Robbins and Cotran Pathologic Basis of Disease. 8th edition Elsevier Saunders 2010，

13. In Bosman FT et al edited WHO Classification of Tumors of the digestive system［M］. IARC Press Lyon 2010，pp：195–262.

14. Louis DN，Ohgaki H，Wiestler OD and Cavenee WK. WHO classification of tumours of the central nervous system［M］. 4th ed.：IARC Press，2007.

15. Burger PC and Scheithauer BW. Tumors of the Central Nervous System（AFIP Atlas of Tumor Pathology）［M］. 1st ed.：American Registry of Pathology，2007.

16. 郭玉璞，徐庆中. 临床神经病理学［M］. 北京：人民军医出版社，2008.

第三篇
技　术

第二十一章　常规病理技术

第一节　病理送检标本的接收与登记

一、送检病理标本收检与核对

1.病理科应设专人负责验收送检病理标本；

2.送检标本和送检单上填写的项目是否符合（常规、冷冻、细胞学检查或其他）；

3.送检标本容器上是否贴有病人的唯一标识的标签，其标签内容应包含但不限于：姓名（或送检单联号）、病案号及部位；同一患者同时取有数种组织、或同一组织由不同部位取出，是否分盛容器且分别注明；是否在病理送检单上注明送检标本的份数及部位。

4.标本是否已固定，固定液的种类和量（固定液的量一般为标本的5~10倍）是否符合要求。

5.送检单是否按要求逐项填写清楚，字迹是否清晰易于辨认。若发现有错误、疑问或有不符项时，应立即查询清楚或做适当处理。合格者即签收。

二、编号登记

病理科对当日收到的标本，按标本的类别进行编号登记。

编序的方式如下：

（1）类别与年度编序：标本类别+年度+流水号。或连续性编序：标本类别+流水号。

①病理常规组织标本编号：年份+流水号

②各种体液、穿刺液、刮片及刷片等检查标本编号以“C”为字首+年度+流水号。

③尸体解剖标本编号以“A”为字首+年度+流水号。

④动物实验标本编号“E”为字首+年度+流水号。

（2）登记：各类标本编号后按项目进行登记录入计算机内，并按类别及顺序放置在规定的地方，以备处理及检查，不得遗失。建立计算机网络的病理科，在调取临床信息时，要认真核对，以免录入错误。

第二节　组织标本处理常规

一、组织的固定

（一）常用的固定液

1.10%中性缓冲福尔马林固定液，用于病理常规组织的固定，也常用于病理大体标本的保存。

2.丙酮固定液，常用于免疫组化的冷冻切片及细胞学涂片的固定。

3.95%乙醇固定，常用于细胞学的固定。

（二）固定方法

1.固定液的量应为组织体积的6~10倍，浸泡大标本的固定液总量应为标本体积的4~5倍。

2.固定时间：组织应在固定3~24小时内（时间最长不得超过48小时）进行取材，然后进入组织脱水程序。固定超过48小时，对免疫组化、分子遗传、分子生物学等控测结果会有一定的影响。

3.取材厚度，一般厚度不超过4mm（3mm更为合适），未能及时进入脱水程序的组织应保存于70%酒精中。

4.固定温度：大多数组织在室温（23℃~25℃）固定；在低温（如4℃）情况下固定时间相应延长。

5.对当日送检的完整脏器或大件新鲜标本由当日值班医师，进行切开固定，使标本充分固定和保持良好的形态，处理方法如下：

①食管、胃、肠管：食管沿纵轴、胃沿大弯、肠管沿系膜附着纵行剪开；若该部位有病变时，应从无病变或病变较轻处剪开，按自然状态平铺在木板上固定。

②脾：循脾长轴切开数片进行固定，每片厚度约为1.5~2cm。

③肺叶：从支气管灌入适量的固定液，放入标本缸中固定。

④子宫：于前壁做“Y”形切开，下达宫颈管口，上达二侧子宫角，放入标本缸中固定。

⑤乳腺：沿乳腺最长径经乳头切开，再分别向两侧每隔1.5~2cm切开数片，放入标本缸中固定。

⑥肾：经血管内注入固定液。沿肾脏凸面的中部作一水平切面，深及肾盂。剪开肾盂和肾盏，将输尿管找出，并沿管壁剪开，放入标本缸中固定。

⑦其他需要切开固定的标本（大件的脂肪组织等）。

二、手工组织脱水方法

（一）组织脱水程序

试剂/浓度时间（h）		
中性缓冲福尔马林	10%	4：00
乙醇	70%	1：00
乙醇	80%	1：00
乙醇	95%	1：00
乙醇	95%	过夜
无水乙醇		1：00
无水乙醇		1：50
二甲苯		0：30
二甲苯		0：40
石蜡	62℃	1：00
石蜡	62℃	1：00
石蜡	62℃	1：00

（二）注意事项

用于组织处理容器易大，以保证组织块体积与液体比例6倍以上。脱水时每个步骤每隔半小时摇动2~3次，合理安排脱水时间，一定要在95%乙醇中过夜。烤箱浸蜡一定要控制温度，最好在白天完成浸蜡，防止蜡液渗入烤箱引起火灾。固定液、脱水剂、透明剂要勤更换。

三、自动组织脱水机处理程序

（一）自动组织脱水机操作方法

1.打开脱水槽，放入样品筐，关闭脱水槽。

2.调整到所需工作程序，使用平时工作程序或节假日工作程序，若需其他工作程序可临时调整。

3.检查起止时间。

4.次日上午，查看组织处理系统液晶荧屏提示，启动抽出脱水槽内的石蜡，打开脱水槽，取出组织置入包埋机蜡缸中，待包埋。

5.关闭脱水槽盖，启动自动清洗程序。

6.检查第一缸蜡缸内的石蜡，若低于标准线，可将后一蜡缸的蜡倒入前一蜡缸内，依此循环，将最后一蜡缸内补足新蜡或定期更换石蜡。

7.定期更换清洗试剂，清洗试剂二甲苯与无水乙醇必须同时更换。

8. 定期更换固定液、脱水液及透明液，或根据需求及时更换。

9. 更换原则：单种试剂（含不同浓度试剂）时应全部更换，同种试剂可更换前一缸，依次将后一缸试剂前移，固定液后的第一缸乙醇浓度必须控制在80%以下，每次更换时要用酒精比重剂进行测试，并记录更换的日期。

（二）脱水机处理组织工作流程

表21-1　小标本日常工作程序时间表

溶液	浓度	时间（h）	温度	P/V循环	混合循环
中性缓冲福尔马林	10%	3：00	35℃	+	+
乙醇	80%	1：00		−	−
乙醇	95%	1：00		−	−
乙醇	95%	1：00		−	+
无水乙醇	100%	1：00		+	−
无水乙醇	100%	1：00		−	−
无水乙醇	100%	1：00		−	+
无水乙醇+二甲苯	各半	0：30		+	+
二甲苯		0：40		−	+
二甲苯		0：40		+	−
石蜡		1：00	58℃	−	−
石蜡		1：00	58℃	+	−
石蜡		1：00	58℃	−	−
石蜡		1：00	58℃	−	+

截止时间：第二天/7：00am

一般为下午取材，截止到下班前（5点半左右）将组织放入脱水机启动即可。

表21-2　大标本日常工作程序时间表

溶液	浓度	时间（h）	温度	P/V循环	混合循环
中性缓冲福尔马林	10%	3：00	35℃	+	−
乙醇	80%	1：30		−	−
乙醇	95%	1：30		−	−
乙醇	95%	2：00		−	+
无水乙醇	100%	1：30		+	−
无水乙醇	100%	1：30		−	−
无水乙醇	100%	2：30		−	+
无水乙醇+二甲苯	各半	0：40		+	+
二甲苯		0：40		−	+
二甲苯		0：40		+	−
石蜡		1：00	58℃	−	−
石蜡		1：00	58℃	+	−
石蜡		1：00	58℃	−	−
石蜡		2：00	58℃	−	+

截止时间：第二天/9：00am

当天大标本送到病理科进行剖开固定，第二天上午取材，下午两点前将组织放入脱水机启动即可！

另有近年来流行的环保套液，也可以用于自动脱水机。

表21-3　大标本日常工作程序时间表（环保套液）

溶液	浓度	时间（h）	温度	P/V循环	混合循环
环保固定液		1：00	35℃	+	-
环保固定液		2：00		-	-
乙醇	80%	0：30		-	-
乙醇	95%	0：30		-	+
脱水剂		0：40		+	-
脱水剂		0：40		-	-
脱水剂		0：50		-	+
脱水剂		1：00		+	+
透明液		1：00		-	+
透明液		1：30		+	-
石蜡		0：30	60℃	-	-
石蜡		0：50	60℃	+	-
石蜡		1：00	60℃	-	-
石蜡		1：00	60℃	-	+

表21-4　双休日小标本工作程序时间表

溶液	浓度	时间（h）	温度	P/V循环	混合循环
中性缓冲福尔马林	10%	3：00	35℃	+	+
乙醇	80%	12：00		-	-
乙醇	95%	12：00		-	-
乙醇	95%	8：00		-	+
无水乙醇	100%	1：00		-	-
无水乙醇	100%	1：00		-	+
无水乙醇	100%	1：00		-	+
无水乙醇+二甲苯	各半	0：30		+	+
二甲苯		0：40		-	+
二甲苯		0：40		+	-
石蜡		1：00	58℃	-	-
石蜡		1：00	58℃	-	-
石蜡		1：00	58℃	-	-
石蜡		1：00	58℃	-	+

截止时间：第四天/7：00am

表21-5　双休日小标本工作程序时间表（环保套液）

溶液	浓度	时间（h）	温度	P/V循环	混合循环
环保固定液		1：00		+	−
环保固定液		1：00		−	−
乙醇	80%	12：00		−	−
乙醇	95%	12：00		−	+
脱水剂		0：30		+	−
脱水剂		0：40		−	−
脱水剂		0：50		−	+
脱水剂		1：00		+	+
透明液		1：00		−	+
透明液		1：30		+	−
石蜡		0：30	60℃	−	−
石蜡		1：00	60℃	+	−
石蜡		1：00	60℃	−	−
石蜡		1：00	60℃	−	+

表21-6　全自动脱水机液体更换记录表

	更换液体							清洗液	
日期	10%中性福尔马林	80%酒精	95%酒精	无水乙醇	二甲苯无水乙醇混合液	二甲苯	石蜡	二甲苯	无水乙醇

第三节　石蜡包埋操作常规

一、石蜡包埋操作流程

1.打开或自动定时启动包埋机和冷冻台；打开工作灯，调节石蜡流量开关，预热包埋盒及镊子。

2.选择合适的包埋盒，先加入少量的蜡，用热镊子夹取组织块，使病灶或指定面向下埋入蜡中，并用镊子轻轻按压，加上该组织的塑料筐格，再加合适的蜡，待蜡稍凝后将其移入冷冻台上使其加速凝固。

3.待全部包埋结束后，将蜡块从包埋盒中取出，修整蜡块边缘多余的石蜡，按序号排列，并与取材单上逐一核对，数据准确后摆放入冷台上或冰箱内待切。

4. 关闭流量开关及包埋工作灯，清理包埋机上剩余残蜡，将脱水篮及包埋盒置于烤箱内烘烤或放在脱水机里一同清洗后，备用。

5. 将包埋盒按大小规格排列放好备用。

6. 检查包埋机溶蜡槽中的石蜡量，并及时添加。

二、包埋注意事项

1. 可按病理标本编号顺序包埋。

2. 包埋时要核对组织块与取材记录单的内容是否一致。

3. 包埋时应随时清洁工作台面，防止污染及交叉污染，注意脱水盒盖子有无组织存留，以防组织遗失。

4. 根据组织的大小选择不同的包埋模具。

5. 根据组织的不同结构层次、特点、标记面，包埋时应加以注意，如食管黏膜或标注立埋的则要垂直包埋。包埋时，选择好模具注入石蜡，用镊子轻轻夹住黏膜放入石蜡中央部位，用手将模具移至小冷台上，待石蜡将组织凝固立住后，抽出镊子，盖上脱水盒，从侧面轻轻加足石蜡移至大冷台上。

6. 皮肤组织包埋时应将组织块45度倾斜放入石蜡中包埋，二块以上组织应并列倾斜包埋。这样可以先切皮肤，后切皮下脂肪，保切出完整的皮肤组织切片。

7. 食管黏膜、胃肠类黏膜视黏膜组织大小、长短、薄厚或90° 垂直包埋或卷曲包埋。

8. 肾、肝、前列腺、乳腺、淋巴结等穿刺标本，包埋时平整的放入石蜡中，轻轻按平，切片时才能切全，用力过重会造成组织破碎，过轻会使组织包埋不平，切片不完整。

9. 对宫颈1~12点锥切标本应按组织的内膜至浆膜面呈90°放入石蜡中包埋，这样切片时可一次性切完整。

10. 内镜下进行的食管早期癌微创手术切除的黏膜标本，要按照一个方向的切面或特殊的标记进行包埋。

11. 包埋注入的石蜡要适中，过多时会造成包埋盒边缘出现多余的蜡，造成夹块不牢，影响切片；过少时会造成组织块与包埋盒分离脱落。

12. 包埋机加入石蜡时应加入已溶解并经沉淀后的石蜡，必要时过滤。

13. 包埋好的蜡块，用刀修整时，一定要将周边蜡修掉，同时要适当保留蜡块中组织周边的白蜡边，以利于连续切片。

第四节　石蜡切片操作常规

石蜡切片操作流程：

1.将切片刀片装于持刀座上，调整（检查）刀刃与蜡块表面呈5度夹角。

2.将蜡块装于切片机的持物器内固定，旋转持物器于适当位置。

3.通过转动粗修轮或自动调节按钮，调整持物器与刀架之间的距离、使蜡块与刀刃近似接触。

4.定好欲取切片的厚度标尺（4~6μm）。

5.右手速度均匀的转动切片机旋转轮。左手轻轻转动微动装置，使样品徐徐向前推进，直至组织平面完全修出平整或所需的部分已切出，微小组织应注意勿修切过多。

6.右手持镊子夹住切片的上端，左手以毛笔衬于切片下面，轻轻将切片平摊于45℃左右温水内，切片即自行展平，或用镊子将少许折皱摊平；用镊子由切片相连的骑缝处分开，取玻片插入切片下，以镊子将蜡片引向玻片之适当位置。

7.裱片于玻片下1/3中间位置，使切片与玻片之间无气泡，裱好后随即在切片写上与蜡块相对应的编号；使用玻片打号机打印玻片时，需核对蜡块与切片的号码是否一致。

8.将切片置烤片机上烤干30分钟以上即可染色。

9.有特殊要求者应按要求切片。

10.切片结束后，将切片机上蜡絮彻底清理。

第五节　石蜡切片苏木精-伊红染色常规

一、手工苏木精-伊红染色流程

1.石蜡切片入二甲苯溶液I脱蜡5~10分钟。

2.二甲苯溶液II脱蜡5~10分钟。

3.二甲苯溶液III脱蜡5~10分钟。

4.无水乙醇液洗5~10分钟。

5.95%乙醇溶液5~10分钟。

6.80%乙醇溶液洗5~10分钟。

7.自来水冲洗。

8.入苏木精染液5~10分钟，水洗。

9.1%盐酸酒精溶液分化数秒钟。

10.流水洗至细胞核呈蓝色。

11.伊红染色液染30秒钟~5分钟。

12.自来水洗数秒钟。

13.80%乙醇溶液脱水1分钟。

14.95%乙醇溶液脱水1~5分钟。

15.无水乙醇溶液I脱水1~5分钟。

16.无水乙醇溶液II脱水1~5分钟。

17.二甲苯溶液I透明5~10分钟。

18.二甲苯溶液II透明5~10分钟。

19.中性树胶封固，粘贴标签。

二、全自动组织切片染色机工作流程

（一）程序编排

1.所设步骤如下：二甲苯脱蜡3个步骤，各5分钟；无水乙醇两个步骤，各30秒钟；95%乙醇、80%乙醇各5秒钟；水洗1分钟；苏木精染液10分钟；水洗30秒钟；1%盐酸酒精分化40秒钟；水洗30秒钟；0.5%氢氧化氨水溶液30秒钟；水洗1分钟；伊红染液40秒钟；水洗30秒钟；80%乙醇5秒钟；95%乙醇5秒钟；无水乙醇两个步骤，各10秒钟；二甲苯3个步骤，各5秒钟。

2.根据不同的全自动组织切片染色机染色缸的数量，编排所需程序。

3.根据染液的不同，或切片的不同设置多种染色程序。

4.程序的编排越精确，染色的效果越好，在编排程序时，要设定染色架在空中停留的时间，并加上振动功能，减少前一缸液体带入下一缸内。

（二）操作程序

1.染色前检查染色缸中的染色液量是否充足，染色缸的位置排列是否正常。

2.确认仪器开关处于关闭位置。

3.打开主电源插座上的电源开关。

4.将仪器开关处于启动位置。

5.显示屏上显示出主菜单，然后在屏幕上调试所需染色程序。

6.机械手移动到每个染色缸的部位进行自检，仪器进入工作状态。

7.确认仪器进水开关开启。

8.将装载切片的染色栏放入染色机，按确认键。

9.自动染色机对每一个染色架染色结束后，停留在退出位置，蜂鸣提示染色程序完成。

10.取出染色架后，按Exit键，可继续装载。

11.染色程序全部结束后，关闭仪器电源和总电源。

12.将染色机内的染色缸盖好，关闭进水开关。

（三）注意事项

1.苏木精染色液每天要过滤后使用。

2.根据工作量，经常添加或更换脱蜡用二甲苯。切片加热干燥后进入二甲苯，促使液体挥发加快，易造成液体的不足或含蜡过高，导致脱蜡不净。（一般为染3000张切片换一缸液体，旧液体前移）

3.保持液体的纯净度。分化液在分化2000张切片左右即可更换，脱水的最后一步无水乙醇的纯净度尤为重要，它的纯净度要保证不带水进入二甲苯进行透明，一旦将水带入到二甲苯，在封片时易出现云雾状，镜下模糊不清无法观察结果。

4.建立档案：详细记录每天的染色数量，达到规定的染片数量时，一般为3000张左右，更换液体。

表21-7　医院病理科自动染色机（HE）染色试剂更换登记表

试剂日期	二甲苯	二甲苯	二甲苯	无水乙醇	无水乙醇	95%乙醇	80%乙醇	苏木精染色液	盐酸酒精	签名

备注：更换试剂后在相应试剂名称栏目内划“√”

第六节　冷冻切片操作常规

一、冷冻切片操作流程

1.接通电源开关，打开箱内照明灯，设定或调整切片温度（根据组织类别设定适宜的切片温度）。

2.将切片刀装入持刀架上固定。

3.将待切样品以OCT包埋在持物托上置于切片机冷冻台冷冻，打开速冻开关。

4.待切片机箱内温度达到设定温度及样品冻硬后，将样品连同持物托一同置于持物架上，固定。

5. 右手转动旋转轮，左手间断按动样品前进开关，使样品徐徐向前推进，直至组织平面完全修出平整。

6. 调整好防卷板至刀刃平行，定好欲取切片的厚度标尺（6~10微米），放下防卷板，速度均匀的转动切片机旋转轮，切片。

7. 打开防卷板，用玻片吸附切片，切片会自然附贴于玻片上，将切片浸入冰冻固定液内固定。

8. 染色完毕后，将持物托上的剩余组织放入10%中性缓冲福尔马林内固定，并在容器上注明病人姓名或病理编号。

9. 将持物托用水洗涤干清、擦干备用。

10. 将冷冻切片机内的碎组织彻底清理干净，用棉花蘸无水乙醇轻轻擦拭防卷板及刀架。

11. 关闭箱内照明灯，将切片机温度调至保持温度（–16℃）。

二、表21–8　冷冻切片部分组织控制温度参数值

切片机温度	组织名称
–10℃至–15℃	淋巴结、肾上腺、脑组织、脾脏、子宫内膜组织
–16℃至–25℃	乳腺、肺、胆囊、子宫、小肠、结肠、肾、肝脏、肌肉、胰腺、前列腺、皮肤、甲状腺组织
–25℃至–35℃	富于脂肪的乳腺、纤维、皮肤、肿瘤等组织

三、冷冻切片染色流程

1. 固定（丙酮、10%中性缓冲福尔马林、95%酒精、AF液、AFA液等可自行选择）1~2分钟。

2. 自来水冲洗。

3. 入苏木精染液2~5分钟。

4. 自来水洗。

5. 1%盐酸酒精溶液分化数秒钟。

6. 自来水洗、兰化。

7. 伊红染色液染30秒钟~2分钟。

8. 自来水洗数秒钟。

9. 80%乙醇溶液脱水1分钟。

10. 95%乙醇溶液脱水1分钟。

11. 无水乙醇溶液I脱水1分钟。

12. 无水乙醇溶液II脱水1分钟。

13. 二甲苯溶液I透明1分钟。

14. 二甲苯溶液II透明1分钟。

15. 中性树胶封固，粘贴标签。

第七节　封　固

一、封固剂的种类

1. 甘油明胶封固剂

2. 加拿大胶封固剂

3. 合成树胶（DPX）封固剂

4. 中性树胶封固剂

5. 新型环保封片胶（不含二甲苯）

二、手工封固的方法

（一）手工封固流程

染色工作完成后，将切片放入二甲苯内，封片时从二甲苯内取出一张切片，用绸布擦去组织周边多余的组织及二甲苯，滴加少许中性树脂胶在组织上方或下方，将玻片稍倾斜，用手将盖片顺玻片斜面轻轻放，即完成封片。

（二）手工封片的注意事项

1. 所用封片胶浓度要适中，树胶呈水滴状即可。封片时以拇指和食指轻轻拿起盖玻片，切勿以指面接触盖玻片产生指印，影响观察。

2. 封片胶过稀时易溢出玻片，当二甲苯挥发后，所封切片就会产生胶不均匀，并出现大片空泡现象。

3. 封片胶太浓不易散开，也容易产生气泡，难以驱除，用力挤压易产生胶外溢现象，影响镜下观察。

4. 封片胶用量多少应根据组织大小、厚薄而定，并选择不同规格盖玻片，这也是手工封片的最大优点可以根据组织的大小适时使用各种规格的盖玻片。

5. 封片时，切片上应保留适量的二甲苯，防止干封，产生气泡。

6. 为防止气泡产生，封片时，树胶不易搅动。

7. 遇有小气泡时可用镊子轻压盖玻片，排出气泡，切勿以指面按压。

8. 封片时应在上风处或在通风橱中进行封片，以减少有害气体对人体的伤害。

9. 封片时若离面部较近，口、鼻呼出的气体，会造成在封片时产生云雾状、模糊不清，影响切片观察。

三、全自动组织封片机操作流程

以leice封片机为例操作步骤如下：

1.开机前，首先检查封固剂胶量，管道连接；盖玻片数量以及将切片接收架放入轨道中。

2.打开电源开关，机器进行自测，显示PRIME，按加压键，机器进行管道压力检测，将封片机滴嘴移至封片位置，屏幕显示READY。

3.将切片按顺序插入专用染色架，移入封片机装切片的抽屉。

4.按START开始键，机器开始自动封片。可单一封片，也可以连续封片。

5.封片结束后，机器报警，关闭报警音，按LIFT键取出载片架。

6.将下一栏染色架待封切片，移入封片机装切片的抽屉，继续下一染色架封片。

7.封片全部完成后，将封片机滴嘴移至待机位置。

8.长按关闭键，显示STANDBY，进行软关机。

9.关闭电源。

注意事项：

1.在工作前检查封固剂接口是否连接好，封固剂黏稠度适中。过稀打开瓶口蒸发溶剂；过稠加入适量二甲苯。

2.盖玻片规格24mm×40mm、24mm×50mm、24mm×60mm三种规格，添加盖玻片要适量，过多易造成误操作。添加盖片时一定要在机器静止的状态下进行。

3.封片机内装切片的抽屉内宜放入适量二甲苯，进行湿封片。

4.仪器工作中出现故障，（如盖玻片不足或重叠等）处理问题后直接按START键继续工作。

5.仪器在运行中出现故障，（如切片位置不对或切片接受架位置不正确等）先按PAUSE键调整后，按START键机器重新检测，重新开始封片。

6.封片机封固剂量的调节：待机状态下，常按声音键进入调节菜单，选择VOL键，按START键增大剂量，按PAUSE键减小剂量。依据封固剂的黏稠度进行调节，通常设置为4。添加或更换中性树胶时，一定要关闭电源，以免产生气泡，影响封片质量。

7.封片机封片剂压力的调节：待机状态下，常按声音键进入调节菜单，选择TYP键，按START键增大压力，按PAUSE键减小压力。通常设置为5。

8.定期清理轨道内的破碎盖玻片。

9.定期用无水酒精擦洗机械臂残留封片剂。

10.仪器应保持清洁、干燥，定期维护保养。

第八节 病理报告的登记及发送常规

1.病理报告的发出：病理诊断报告一旦签发，应及时送登记室（登记处）登记。登记时发现报告有疑问或字迹不清时，应及时通知报告医师更改。登记完后，将送检单存根按编号顺序排列放置在指定的位置存放，以便装订。

2.报告登记后，将报告单按科室及病房登记其编号，于每日下午4：00前由专人分送到相应的科室和病房，并由临床医师或护士签收。

3.冷冻切片病理报告一经发出，通过传真送至手术室。

4.自取病理报告，由病人或病人亲属签字后方可取走。

第九节 病理档案管理常规

一、档案的范围

1.病理科在医疗、科研、教学、人员和科室建设中的相关内容。

2.病理科在医疗活动中所有与病人及医疗行为有关的文字资料和实物资料。

3.病理科在医疗活动中所购置的医疗设备及设备的使用与维护记录。

4.病理科在医疗活动中所购置办公设备。

5.病理科用于实验活动的化学试剂、免疫组化试剂及耗材等的名称、规格及应用记录等。

二、档案的收集

1.档案收集的原则：真实、完整、时效。

2.档案收集的程序：按档案产生的时间分类收集。

3.档案收集的要求：一般为原始件，部分可以是复印件。

4.建立各类档案收集的登记本及各种登记表格。

三、档案的鉴定

档案归档时应对档案的保存价值进行鉴定，对于那些没有保留价值的档案：蜡块、切片、大体标本、文字资料进行鉴定，保证其真实性、正确性。

四、档案的整理

档案归档时应对档案进行整理，各类申请单、报告单按一定的份额或年度装订成册；蜡块要进行封蜡、登记数量后归档；切片应晾干后登记数量、染色种类后归档。各类登记本进行档案编号后方可归档。医疗设备及办公设备应填写开箱检查单、验收单、设备登记卡、档案编号后方可归档。

五、档案的归档

档案整理无误后，按档案的类别进行归档，分别在档案归档登记簿进行登记，并记录归档时间及档案管理人员签名。档案一旦归档即成为永久性档案，不得更改。归档档案确需更改时，应由档案管理权限人员负责更改，并注明更改原因，签字记录。

六、档案的保管

档案归档后应保证档案的安全，档案应保证通风、干燥、防火、防水、防霉、防虫蛀、防污染。定期对档案进行检查，发现问题和安全隐患及时处理和汇报。

七、档案的利用

档案利用的目的：充分发挥档案资料的科研、教学作用。档案的利用原则：保持所利用档案真实、原始处于归档时的状态。不可对原始档案资料进行改动。若在利用档案资料时，对该档案资料有新的补充，应作为补充资料归档，不得对原始档案资料进行改动。

对实物性档案资料的利用，应保持档案资料的完整，避免损坏和丢失。对于蜡块类档案进行再利用时，应避免过度利用而使其失去档案的作用。

已建立档案电子系统的病理科，在查阅或调取文字病理档案时，应保证计算机网络系统的安全，在调取档案资料时不得直接从计算机内拷贝或复制档案资料，应采取刻录的方式获取。

病理科应建立档案借阅、查阅和利用制度，以保证档案利用的安全。

八、档案的销毁

根据《临床技术操作规范》的规定，对于已过档案保存期的档案进行销毁。并销毁清册：登录被销毁档案题名、数量等内容并由当事人签署的文件。

医疗类档案：患者查询病理学检查资料的期限，门诊患者为送检后15年。住院患者为送检后30年。活检大体标本的保存期限自签发病理学诊断报告书之日起保存2~4周。尸检标本自签发病理学诊断报告书之日起保存3个月。涉及医患争议的尸检标本，按照尸检前有关各方签署的协议办理。细胞学病理学检查：查见肿瘤细胞或可疑肿瘤细胞的玻片保存30年。未查见恶性肿瘤细胞的玻片，与诊断报告书发出后保存2周。所有病理学检查的文字资料保存30年。

九、档案管理（资料）人员的职责

1.病理科设档案管理员1~2人。

2.负责病理科医疗文书档案（各类申请单、报告单、各种登记簿等）、病理实物档案（蜡块、切片等）的收集、整理、编目、统计、归档等项工作。

3.按照档案管理标准和工作流程负责病理档案的登记、收集、整理、统计、装订的要求做好档案的归档和入库工作。

4.根据档案管理编目建立和做好档案统计台帐工作。

5.负责病理科档案室（资料室）的日常管理工作。

6.负责档案室各种档案设备的维护和保养工作。

7.负责档案室（资料室）档案的安全工作。

8.负责档案资料的借阅和查阅工作。

9.按照病理科档案的归档要求，对档案进行归档。

10.做好档案室（资料室）及档案资料的安全工作和档案的保护工作。

11.定期对档案室（资料室）进行检查，发现问题及时处理和汇报。

12.督促科室相关人员对应归档的档案资料及时归档。

13.对借阅、利用的档案资料及时归档、入库。

14.做好各种登记簿的年终归档工作。

15.做好档案保密工作。

第十节　病理档案借阅与查阅常规

1.病理档案资料为病理科长期或“永久性”保存资料，是病理科医疗行为的重要医学证据。

2.病理科档案系指：病理外检申请单、报告单存根；病理尸检申请单、报告单存根；移植病理申请单、报告单存根；病理细胞学申请单、报告单存根；TCT检查申请单、报告单存根。病理外检登记本；病理尸检登记本；冷冻切片登记本；

细胞学检查登记本；免疫组化医嘱登记本；特殊染色/重切医嘱登记本等文字资料性档案（含电子信息资料）。病理尸检蜡块、切片；病理外检蜡块、切片；及作为教学、科研用的大体病理标本和尚在保存期限内的尸检、外检的病理大体标本。

3.上述档案资料，病理科工作人员因工作和科研需要均可进行查阅和借阅。

4.查阅：因工作需要，本科室工作人员使用上述档案资料（不含蜡块资料）时长在1个工作日以内，可直接到档案室自行办理查阅手续，用后及时归还原处。

5.借阅：因工作需要，本科工作人员使用上述档案资料2个工作日以上者，须经科主任同意后，到档案室由档案管理人员办理借阅手续，方可借出。但涉及科研课题，尤其是需动用蜡块档案时，使用者须提供课题说明，经科主任同意，方可办理借阅及使用。

6.借阅病理档案的时间最长不得超过1个月，逾期者应到档案室重新办理续借手续。

7.院内工作人员，因工作需要使用病理科档案资料者，仅限于查阅，即办即还，查阅者不许将档案资料在病理科以外的地方进行查阅。

8.院内外人员需要复制复印档案资料，需经病理科主任同意，并对复制复印的档案进行登记。

9.院外相关人员须使用病理科档案资料时（除病理切片另有规定的外）。须经医务处领导批准，办理借阅或查阅手续。但对于不可复制的病理档案资料，根据有关规定一律不外借。

10.借阅或查阅档案资料时，应注意保持档案资料的完整、清洁，严防损坏和丢失。

11.本科工作人员未经许可，不得将病理档案借与其他人员查阅、复制。违者将给予一定处罚。涉及医疗差错或医疗纠纷的档案，移交医院有关部门处理。

12.医院相关人员，因工作需要，利用病理档案资料进行临床医学总结、科学研究时，应根据实际应用的价值，与其签订科研协作意见，方可利用病理档案资料。

13.医疗纠纷或事故发生时，病人的病理切片、病理蜡块、病理诊断报告底单应立即封存。涉及医疗差错、医疗纠纷的病理档案，原则上不予借阅和查阅。

第二十二章　特殊染色技术

随着免疫组织化学及分子生物学等新技术的广泛应用，使病理学进入到了一个崭新的时代。但传统的特殊染色技术目前仍不失为对常规H E染色的有力补充，这些方法以其特异、简单、快捷、价廉等优点在病理诊断和研究中发挥着积极作用，是免疫组化等技术无法替代的。

一、结缔组织染色

结缔组织包含细胞、纤维和基质，其中纤维组织又分为胶原纤维、弹力纤维和网状纤维，这三种纤维在HE染色中经常难以区别，特别是病理情况下出现增生、萎缩及其他相关变性时，必需借助特殊染色加以鉴别。

1. Masson 三色染色法（图22-1）

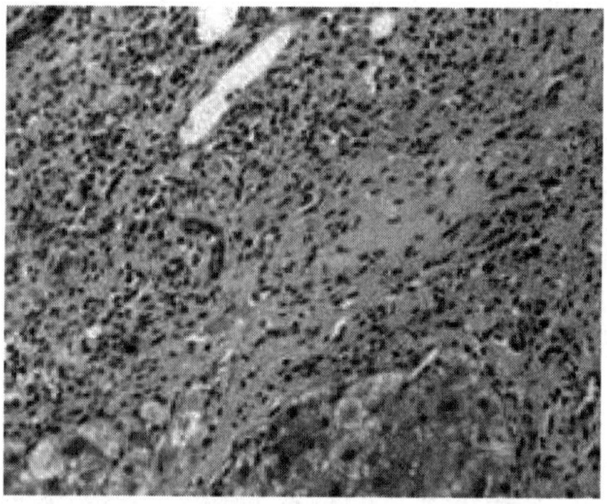

图22-1　肝组织Masson三色染色法

该染色是最为常用的结缔组织染色法，多用于观察病变组织中纤维结缔组织的增生和分布，纤维性肿瘤与肌源性肿瘤的鉴别。在肾穿刺活检中可以判别在肾小球毛细血管网的系膜区和上皮下是否存在嗜复红蛋白的沉积，对于肾脏疾病的病理诊断亦有重要意义。

［注意事项］

（1）zenker液或Bouin液固定效果最佳，与甲醛相比，颜色深而鲜亮。

（2）为防止氧化沉淀，Weigert铁苏木素甲、乙液用前等份混合，而不要预先混合。

（3）磷钼酸处理切片时，应镜下控制染色时间，肌纤维呈红色，胶原纤维呈淡红色为宜。

2. Pollak 三色染色法

它利用多种染料、媒染剂和促染剂同时进行染色，可使结缔组织内多种成分分别着色。

[注意事项]

（1）染色时间应严格控制，时间短则红色加深，时间延长，则绿色或蓝色加深。

（2）用冰醋酸分化，可防止脱色，并使颜色鲜艳。

（3）酸性分化液对细胞核有分化作用，故苏木素适当深染。

二、胶原纤维染色

该染色在显示器官损伤、修复、纤维化程度等方面具有重要作用。判定梭形细胞肿瘤是纤维肉瘤还是平滑肌肉瘤时，可以使用胶原纤维染色。

Van Gieson 苦味酸酸性复红染色法

VG染色是显示胶原纤维的有效方法。可将胶原纤维和肌肉分别染成红色和黄色，用于和肌纤维的鉴别。

[注意事项]

（1）染色中酸性品红和苦味酸的比例一般为1∶9，应用时根据染色的实际效果适当调整，以达到红黄对比清晰。

（2）因酸性品红溶于水，VG染色后应避免水洗，否则颜色减弱。

三、网状纤维染色

对于鉴别来源于上皮组织和间叶组织的恶性肿瘤具有重要价值。来源于间叶组织的恶性肿瘤（肉瘤），其瘤细胞之间往往有较多网状纤维；来源于上皮组织的恶性肿瘤（癌）则网状纤维仅包绕于癌细胞团（癌巢）的周围，而不伸入癌巢内癌细胞之间。

Gordon-Sweet 网状纤维染色法（图22-2）

GS法为浸银染色，是一种常用的网状纤维染色法。

[注意事项]

（1）银染色系化学反应过程，器皿要洁净。

（2）配制氨银液时，滴加氨水的量必须严格控制，它是染色成败的关键。

（3）配好的氨银液，宜用棕色瓶盛装并密封置冰箱内保存。

（4）高锰酸钾氧化及草酸漂白处理时间不能过长，过长会使切片脱落。

（5）切片厚度5~6 μm为佳，过厚容易脱片。

（6）组织固定不宜用含汞盐和四氧化锇的固定液，否则会导致切片内出现非特异性银沉淀。

（7）染色时，银液盛于染色缸中会降低切片上产生沉淀的可能性。

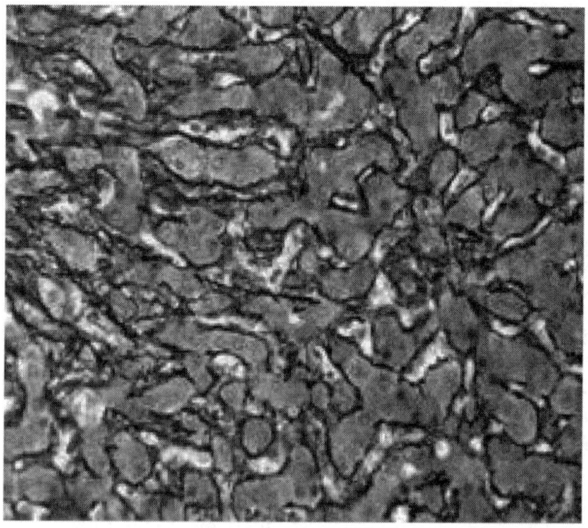

图22-2 肝组织Gordon-Sweet网状纤维染色法

四、弹力纤维染色

弹力纤维染色在皮肤、血管系统、呼吸系统及某些肿瘤性疾病的病理诊断和研究中具有重要意义。病变所致弹力纤维异常增生在HE染色切片上不易识别，需借助特殊染色。

Verhoeff铁苏木素染色法

该法染色速度快，操作简便，染色结果良好。

［注意事项］

（1）染液需新鲜配制，用前将贮存液混合。

（2）分化是染色成败的关键，需镜下观察控制染色时间。

（3）苦味酸有脱色作用，可使弹力纤维颜色变浅，故VG复染时间不宜过长。

五、横纹肌染色

观察横纹肌的基本病理变化，以及对横纹肌肉瘤与许多未分化的间叶性肿瘤的鉴别诊断，需进行横纹肌特殊染色。

Mallory磷钨酸－苏木素染色法（图22-3）

该法是最为常用的心肌和骨骼肌染色方法。由单一染液可同时染出两种不同的主要颜色，即紫蓝色和棕红色。

［注意事项］

（1）Zenker液固定组织，切片染色效果最佳。经甲醛液处理的组织切片，经5%重铬酸钾水溶液处理后，染色效果会得到明显改善。

（2）磷钨酸苏木素应装在小口磨砂瓶内，置冰箱内保存，防止过度氧化。

（3）染色后不要水洗，直接用95%乙醇快速分化，以免脱掉红色部分。

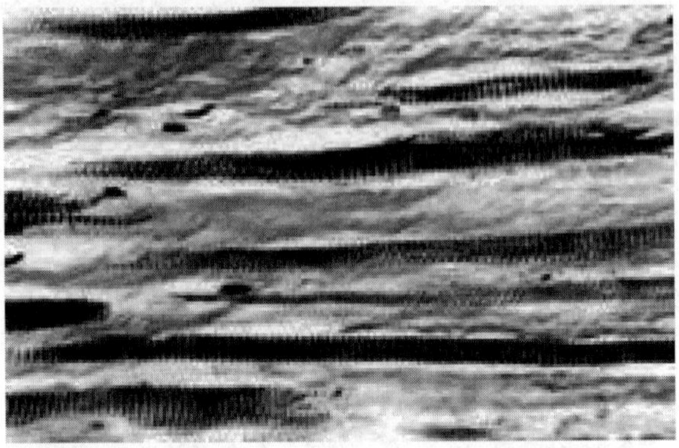

图22-3　横纹肌 Mallory 磷钨酸－苏木素染色法

六、尼氏小体染色

尼氏小体可作为观察神经细胞损害程度的一种灵敏指标。当神经细胞遭受损害时（脑出血、脑炎等），其胞浆中的尼氏小体消失，最后神经细胞坏死。

硫堇染色法（图22-4）

尼氏小体的染色机理还不很清楚，仅知其对一些盐基性染料如硫堇等具有亲和力，可能是尼氏小体内的核酸蛋白和染料的阳性基团易于结合之故。

［注意事项］

（1）组织要新鲜，固定要迅速。

（2）染色后的切片需避光保存，否则容易褪色。

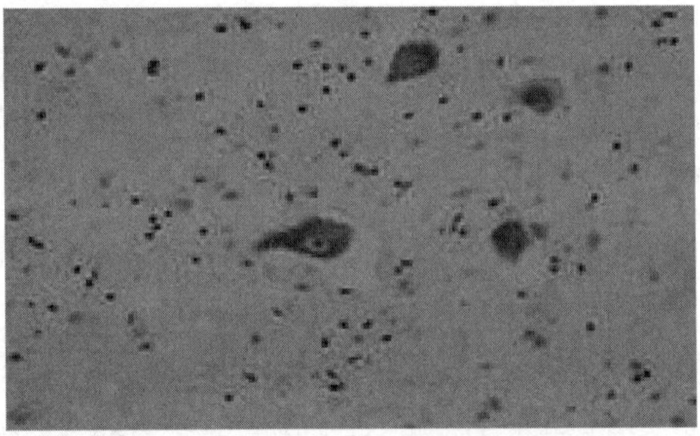

图22-4　脑组织　尼氏小体染色　硫堇染色法

七、神经元和神经纤维染色

一些中毒性外周神经疾病、维生素B_1缺乏症及其他外周神经病变时，可用特殊染色法来观察其损害程度。在某些神经系统肿瘤的病理诊断和鉴别诊断中也常用此法。

Bielschowsky改良法（图22-5）

该法是一种镀银法，是显示神经元和神经纤维的常用方法。

[注意事项]

（1）所用玻璃器皿要洁净。

（2）还原及调色要适当。

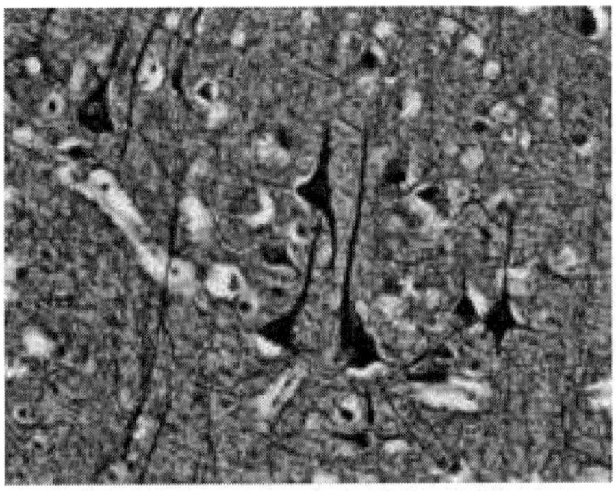

图22-5　脑组织神经元、轴突及神经纤维染色 Bielschowsky改良法

八、神经髓鞘染色

任何因素的神经纤维损伤，均可导致髓鞘的变性、崩解或脱失。普通染色中髓鞘不易着色，在正常或病理情况下均需用特殊染色法来观察髓鞘的损害程度。

1. Luxol fast blue染色法

是一种常用的髓鞘染色方法，染色效果最佳。

[注意事项]

（1）最好采用10%福马林钙液、Zenker液及Bouin液对神经组织进行固定，这样利于保存神经髓鞘磷脂，使磷脂损失显著减少。

（2）切片不宜太厚，否则易出现脱片及浓染等现象，厚度一般在6~8 μm之间为好。

2. Weil法

用铁矾苏木素进行染色，是一种传统的髓鞘染色方法。

[注意事项]

（1）该法分化是关键，需在镜下观察分化程度。

（2）染色时应注意防止染液挥发。

九、神经胶质细胞染色

当神经胶质细胞瘤需与脑膜瘤、室管膜瘤等鉴别时，常用此法。

Cajal星形胶质细胞染色（图22-6）

其染色原理可能是因为神经组织含有脂蛋白对银具有亲和力的缘故。

[注意事项]

（1）组织固定时间不宜过长，否则易导致染色失败。

（2）所用玻璃器皿要洁净。

（3）镀染时要掌握好时间，室温过低，镀染时间过短，星形胶质细胞显色不深；室温过高，镀染过久时会出现颗粒沉淀。

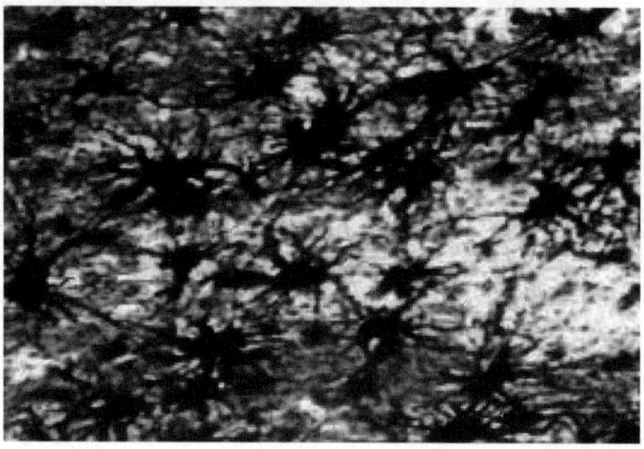

图22-6　脑组织神经胶质星形细胞染色Cajal法

十、脂类物质染色

脂肪染色常用于区别脂肪肉瘤与黏液肉瘤、皮脂腺癌与鳞状细胞癌等。在区分脂肪变性与水泡变性时有重要作用。

油红0染色法

[注意事项]

（1）染色时要加盖，以防试剂挥发色素析出，使切片污染造成假阳性。

（2）封片要及时，切片勿太干燥。若封片时产生气泡，不要挤压盖玻片，以免使脂滴移位而影响诊断。

（3）切片染色后不能长期保存，需尽快观察及照相。

十一、黏液物质

正常时主要存在于消化道、呼吸道及其他部位的黏液腺分泌物中。也广泛存在于结缔组织、软骨的基质内。病理情况下结缔组织、心肌等可出现黏液水肿和黏液变性、黏蛋白增多。某些肿瘤内也可出现大量黏液性物质。

1.高碘酸雪夫反应（简称PAS反应）

PAS反应不仅可以显示多糖、中性黏液物质和某些酸性黏液物质，而且还能显示软骨、垂体、霉菌、基底膜等物质。在病理学上可用于研究多种疾病，是广泛应用的染色方法。

［注意事项］

（1）高碘酸氧化组织切片的温度及作用时间至关重要。若温度高作用时间长，可使某些物质成分发生非特异性反应，结果会出现假阳性。氧化时间一般控制在10min以内，环境温度不超过20℃为宜。室温稍高则氧化时间适当缩短。

（2）碱性复红的质量非常重要，不同厂家、不同批号及保存妥当与否与染色结果有很大关系。理想的雪夫（Schiff）试剂应为无色清亮溶液。

（3）Schiff试剂染色后，用酸性亚硫酸漂洗可以减少背景着色。

（4）亚硫酸钠或钾盐均可使用，但质量一定要纯，要有较浓的刺激性气味，否则会导致染液配制失败。

（5）雪夫试剂放冰箱内保存，染色时提前半小时取出所需要的量恢复到室温使用，溶液出现淡红色时表明试剂失效。

（6）若组织欲用PAS染色，则应避免使用含有戊二醛的固定剂。因为戊二醛有两个醛基，固定后的组织也含有自由醛基，可与Schiff试剂反应，会造成非特异性背景着色。

2.奥辛蓝-pH2.5染色法

该法是显示酸性黏液物质的标准方法。常用于区分黏液肉瘤和脂肪肉瘤，前者阳性，后者阴性。也可用于染新型隐球菌的荚膜。

［注意事项］

（1）奥辛蓝染液含有3%冰醋酸，以使其pH值为2.5，该染液配制后放于冰箱内可保存数月。

（2）奥新蓝的染色特点是染色浓，色调牢固，染色时间延长也不会过染。

3.奥辛蓝过碘酸雪夫法（简称AB-PAS法）（图22-7）

此法是通过使用两种不同黏液物质染色的染料分别显示不同的黏液物质于同一组织切片上，酸性黏液物质呈蓝色，中性黏液物质呈红色，混合物呈紫红色。

［注意事项］

（1）奥辛蓝除与PAS共染外，还可以根据不同组织与病变特点，进行多种复合染色。

（2）为防止胞浆或黏蛋白着色而掩盖奥辛蓝的颜色，苏木素应淡染。

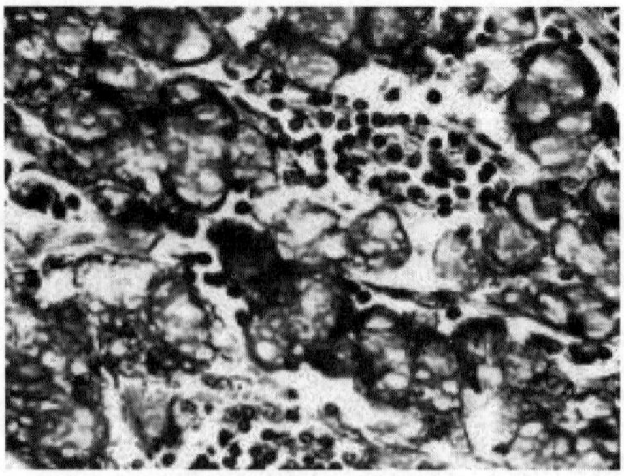

图22-7　酸性黏液呈蓝色，奥辛蓝-pH2.5染色法

4.黏液卡红染色法

该技术可使上皮来源的黏蛋白特异性着色，用于鉴别腺癌，尤其是消化道的腺癌。亦可用于显示新型隐球菌的荚膜。

[注意事项]

（1）黏液卡红染液如产生沉淀，用前应过滤。染液应置于4℃冰箱保存。

（2）染液易挥发、易沉淀，使用立染缸染色效果较好。

（3）乙醇脱水过程具有分色作用，应控制好时间。

（4）配制染液时最好用水浴锅，以减少乙醇的蒸发及液体的溢出。

十二、黑色素染色

黑色素是由黑色素母细胞产生的一种色素颗粒，在常规HE染色中通常不呈黑色，而呈棕黄色或棕黑色，与其他颗粒沉积物相鉴别需进行黑色素的特殊染色。

Masson-Fontana染色法（图22-8）

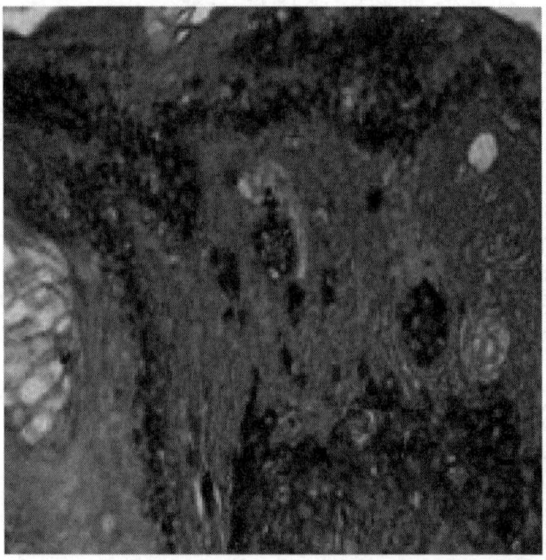

图22-8　皮肤 黑色素染色，Masson-Fontana染色法

采用氨银染液显示黑色素颗粒，是最常用的染色方法，效果较理想。

[注意事项]

（1）避免使用铬酸盐和氯化汞固定液。

（2）镜下控制氨银液的染色时间，以黑色素颗粒呈现黑色为度，如时间过长，则脂褐素、胆色素等亦呈黑色难于辨别。

（3）设立脱黑色素对照切片为佳。

十三、淀粉样物质染色

用于证明在全身性淀粉样变性时在舌、喉、肠道、心、脾、肾以及甲状腺、淋巴结有淀粉样物质沉积外，尚可用于鉴别易与淀粉样变性混淆的血管及胶原纤维等变性。在诸如甲状腺髓样癌、小细胞肺癌、胰岛细胞肿瘤，淀粉染色可以为正确的诊断和鉴别诊断提供有益的帮助。

刚果红染色法

淀粉样物质对刚果红有选择性的亲和力，因此容易着色。

[注意事项]

（1）用碱性酒精分化时要掌握恰当，若分化不足，胶原纤维也可着染；分化过度时，淀粉样物质也可脱色。

（2）最好浸染，如滴染需放入湿盒避免溶液挥发，切片干燥。

（3）未染色的蜡片，存放1年后，与刚果红的结合能力将逐渐减弱。

十四、抗酸杆菌染色（图22-9）

主要用于结核病与类结核病及麻风病的诊断与鉴别诊断。

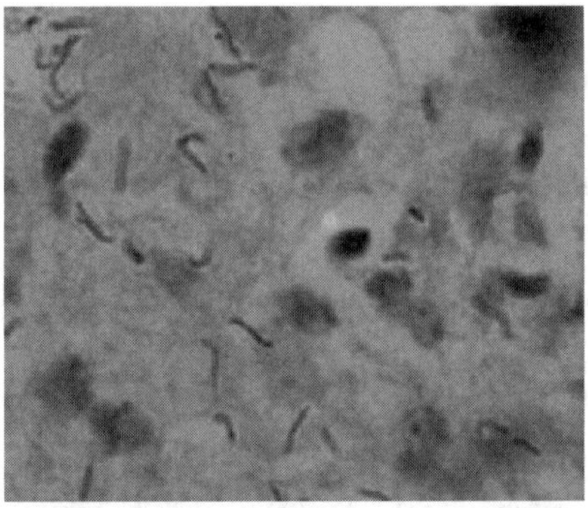

图22-9　抗酸杆菌呈亮红色，Ziehl-Neelsen石炭酸复红染色法

Ziehl-Neelsen石炭酸复红染色法

为世界卫生组织（WHO）所推荐的标准染色方法。

［注意事项］

（1）用汽油松节油（1：1）混合液代替二甲苯脱蜡，利于保存菌体脂质不受破坏，提高抗酸菌的检出率。

（2）用立染缸染色，加热温度均匀，切片无污染。

（3）使用强酸进行脱钙可能会破坏抗酸性，最好使用甲酸脱钙。

十五、真菌染色

真菌又称霉菌。HE染色霉菌一般着色不佳，因此需用特殊染色方法来显示。

Grocott六胺银染色法（图22-10）

［注意事项］

（1）当切片置入六胺银染液60min时菌体才开始淡淡的着色，以后每隔10min用蒸馏水洗后镜下观察是否有菌体出现。

（2）该法使网状纤维和纤维素也能着色，诊断中勿与真菌混淆。

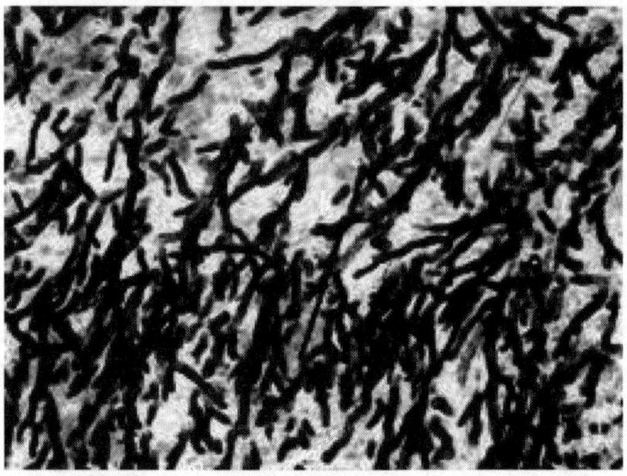

图22-10　真菌的菌丝和孢子呈黑褐色，Grocott六胺银染色法

十六、螺旋体染色

螺旋体的特性介于细菌与原虫之间，普通染色不易观察。

Warthin-Starry（W—S）染色法

W-S法除可显示螺旋体外，还可显示鼻硬结杆菌及胃幽门螺杆菌。研究表明，幽门螺杆菌感染可导致慢性胃炎和消化性溃疡，是胃癌发生的重要致病因素。

［注意事项］

（1）切片及盖玻片要洁净，避免底物着色，影响判断。

（2）工作液应尽快滴加，避免变色。

（3）不同的病种孵育时间不同。（如胃幽门螺杆菌4小时；梅毒螺旋体、鼻硬结杆菌一般要18~24小时）。

第二十三章　免疫组织化学染色

第一节　规范化的组织标本固定

免疫组织化学染色技术已成为临床病理诊断不可或缺的技术手段。良好的固定是保证组化技术质量的首要条件。国内出版的各种指南对固定均做出了详尽的要求。

1.及时固定

组织在离体30~60分钟内立即浸泡至相当于标本体积10倍量的标准固定液（10%中性福尔马林）中。在实际工作中，大多数情况下各类大中型手术标本均未能很好按此操作。

2.使用标准的固定液

不同的固定液作用特点不同，10%中性缓冲福尔马林（10% Neutual buffered formalin NBF）是兼顾保存组织形态和抗原活性通行的被各类共识和指南推荐使用的固定液。

3.充分有效的固定

组织固定不足或固定过度均会干扰免疫活性。组织达到最佳的固定效果不只是固定剂渗透入组织，其还需要与组织蛋白结合产生交联。因此，组织固定包括3个阶段：渗入阶段、结合阶段和交联阶段，其作用时间为3个阶段时间的叠加。依据国内发布的各种临床检测指南或者共识，固定标准条件为组织剖开后置于不少于自身10倍体积的中性缓冲福尔马林固定液中，依据组织大小，固定时间为6~48h。

第二节　组织脱水透明浸蜡的规范化

规范化的组织处理是克服免疫组织化学检测结果在同一实验室或不同实验室之间存在较大差异的有效手段。我们必须严格规范脱水、透明试剂的更换时间，试剂须根据处理组织的数量及使用时间及时进行更换，制定本实验室标准化的组织脱水、透明、浸蜡流程以及标准化的试剂更换程序。具体的方法请参考有关章节。

第三节　免疫组织化学染色的基本技术流程

1.组织切片的染色前处理（见第四节）

2.生物素检测系统-免疫组化染色技术流程

1）切片脱蜡至水

2）PBS 洗3分钟两次

3）抑制内源性过氧化物酶

4）进行必要的抗原修复

5）PBS 洗3分钟两次

6）封闭内源性生物素：使用30%蛋清水溶液或商品化专用封闭试剂处理5~10分钟

7）PBS 洗3分钟两次

8）使用二抗同种属动物血清或专用试剂进行封闭

9）弃封闭试剂直接滴加第一抗体室温1小时或4℃过夜

10）PBS 洗3分钟两次

11）滴加生物素化二抗室温20分钟

12）PBS 洗3分钟两次

13）滴加三抗酶复合物室温20分钟

14）PBS 洗3分钟两次

15）DAB显色，镜下控制

16）水洗终止显色

17）复染细胞核

18）水洗

19）分化水洗、返兰水洗、脱水透明、封片。

3.非生物素检测系统-免疫组化染色技术流程

1）切片脱蜡至水

2）PBS 洗3分钟两次

3）抑制内源性过氧化物酶

4）进行必要的抗原修复

5）PBS 洗3分钟两次

6）滴加第一抗体室温1小时或4^{0}C过夜

7）PBS 洗3分钟两次

8）滴加第二抗体酶复合物室温20分钟

9）PBS 洗3分钟两次

10）DAB显色

11）水洗终止显色

12）复染细胞核

13）分化水洗、返兰水洗、脱水透明、封片。

第四节　免疫组化染色前的组织切片处理

一、用于免疫组织化学染色的载玻片

为了防止切片在高温高压下脱片对用于免疫组织化学染色的载玻片进行防脱片处理十分重要。目前已有商品化了的防脱玻片和阳离子玻片可供选择使用。

1. APES（3 —氨丙基— 3乙氧基硅烷）载玻片

APES是一种常用的载玻片组织黏附剂。操作方法是，载玻片经酸洗—水洗—95%乙醇洗—无水乙醇洗后烘干，在通风橱内将载玻片插入玻片架置入APES —丙酮工作液中（APES 1ml/纯丙酮50ml）处理20秒钟、将玻片移入纯丙酮I和纯丙酮II中各漂洗5~10秒钟、用大功率吹风机吹干后装盒密封备用。

2. 多聚赖氨酸载玻片

载玻片经酸洗—水洗— 95%乙醇洗—无水乙醇洗后烘干，将载玻片浸入0.01%的多聚赖氨酸溶液中（试剂公司销售的多聚赖氨酸一般浓度为0.1%将其用重蒸馏水稀释10倍即可）浸泡5分钟，将载玻片移入60^{0}C烤箱内烘烤1小时或室温干燥后装盒备用。

3. 阳离子载玻片

二、烤片

烤片的目的是使组织切片平展的与载玻片充分粘合防止脱片，不要高温长时间烤片，建议60℃ ~65℃烤片60~120min（需考虑所用石蜡熔点），亦可72℃烤片30~60min。

三、内源性过氧化物酶的封闭

组织内源性过氧化物酶的存在将造成显色物质DAB与其结合造成背景染色和非特异性染色。为了避免或降低组织细胞内源性过氧化物酶对免疫组织化学染色造成的影响，一般使用0.3%~3%的过氧化氢溶液或过氧化氢甲醇溶液处理5~10分钟，抑制组织中的内源性过氧化物酶。

四、抗原修复

1.酶消化

酶消化是通过采用不同种类、不同浓度的蛋白酶处理组织切片，以便暴露组织细胞上抗体结合位点（抗原决定族）的技术方法。常用的消化酶有胰蛋白酶和胃蛋白酶等。目前商品化了的产品可供选择使用。

1）胰蛋白酶

胰蛋白酶使用的浓度在0.05%~0.1%范围内。配制方法：在100毫升pH7.8的无水氯化钙溶液中加入0.1g胰蛋白酶。作用时间为37℃或室温10~30分钟。

2）胃蛋白酶

胃蛋白酶使用的浓度为0.4%。配制方法：在100ml0.1mol/L 盐酸中加入0.4g胃蛋白酶。作用时间一般为37℃或室温10~30分钟。

2.热修复

1）抗原热修复的目的

由于病理组织学常规使用的甲醛固定剂可以造成蛋白质的交联，即在氨基酸分子间形成亚甲基桥从而造成部分或大部分抗原结合位点（抗原决定族）的封闭。通过抗原热修复可以有效地使抗原结合位点重新暴露。

2）抗原热修复的方法

A.水浴法：

具体方法：

- 将水浴设备中的抗原修复液加热至95℃ ~99℃。
- 将脱蜡入水的切片置入抗原修复液中加热处理，加热时间可根据实际情况优化调整。
- 降温至室温。
- PBS洗3分钟进行后续免疫组织化学染色。

B.高压法：

具体方法：

- 将盛有抗原修复液的高压锅加热至沸腾。
- 将脱蜡入水的切片置入抗原修复液中加盖进行热处理。当高压锅气阀喷气后，调整火力维持压力，计时2.0~3.0分钟（加热时间可根据实际情况优化调整）。
- 将高压锅置入冷水降温至室温取出切片。
- PBS洗3分钟进行后续免疫组织化学染色

抗原修复的时间和温度呈反比，温度低修复时间长，温度高修复时间短。组织切片在抗原修复液中加热，控制精确的温度和时间是达到最佳修复的关键，也是获得最佳且稳定的染色结果的关键。在免疫组织化学染色实践中发现使用高压锅方法进行抗原热修复有可能会出现过修复，造成背景染色等现象的发生，建议使用该方法进行抗原修复时要严格控制温度和时间。

C.微波法：使用医用或专业用微波炉，禁止使用家用微波炉。

具体方法：

- 将脱蜡入水后的组织切片置入盛有抗原修复液的容器中。
- 将容器置入微波炉内高档加热至修复液沸腾。
- 微波炉调整档位，维持温度加热10分钟。
- PBS洗3分钟进行后续免疫组织化学染色

D.抗原修复仪：抗原修复仪和商品化的抗原修复液，可使组织在可控的温度和时间内进行修复处理，最大限度地保证了修复的时间和温度的精准。

五、抗原修复液

目前常用的抗原修复液主要有：

1.PH 6.0 柠檬酸抗原修复液；

2.PH 8.0 EDTA抗原修复液；

3.PH 9.0 Tris-EDTA抗原修复液；

针对某种抗体的免疫组化染色，在使用抗原修复液和修复方法的选择上，目前通行的观点是，新抗体在正常应用于检测前，必须摸索和优化其前处理条件。不同的抗体修复条件不同。为避免非特异性着色，有些抗体可以选择比较温和的修复条件。这些信息可以咨询抗体制造商/销售商或者参考已发表的文献。

第五节　第一抗体的类型及特点

一、单克隆抗体

单克隆抗体，可分为鼠源性单抗和兔源性单抗两种，单抗的特点是具有很高的抗原识别特异性，在免疫组化染色中使用单抗还具有非特异性染色背景低的优点。目前兔源性单抗也以其高特异性、与人源性组织高亲和性、稳定和高效的染色特点得到了大家的认可。

二、多克隆抗体

多抗在制备上大多来源于兔和山羊，它的特点是具有较为均衡的信号特异性、敏感性高，但是多抗的不足是染色所产生的非特异性背景信号也会增高。

第六节　抗体的最佳稀释度

抗体购入科室后，应当在最短时间内对到货的抗体进行验证。验证内容包括：抗体效价、阳性组织、阴性组织、染色定位是否准确等。对于同次送货的同批次试剂可以选择其中一支进行验证，而对于非同一时间送货的同批号试剂建议再次验证。经实验室验证合格后方可用于检测。

在免疫组化检测中，取得最佳染色（阳性最强、背景最小、反差效果最好）时所用抗体的最大稀释度，即为抗体效价。以最终的染色强度和背景确定最佳抗体稀释度。

在对浓缩型一抗进行稀释时建议使用专用的抗体稀释液。在对浓缩型一抗进行必要的最佳工作浓度测试时应遵循以下原则：

1. 选择至少两例应该呈阳性表达的组织进行测试；

2. 推荐抗体梯度测试范围从高于推荐稀释度的两倍到低于推荐稀释度的两倍之间；

3. 对进行测试的组织切片采用相同条件进行一抗孵育前的处理；

4. 保持一抗后继试剂的一致性和作用条件的一致性；

第七节　免疫组化检测系统

一、生物素检测系统

生物素检测系统是指采用生物素标记的二抗与第一抗体联接的免疫组织化学染色技术方法。由于采用第一抗体、生物素化第二抗体和抗生物素蛋白/酶复合物（三抗）三个主要生物化学反应完成染色过程，故又俗称为三步法。其技术核心是，利用抗生物素蛋白（卵白素）与第二抗体上标记的生物素分子间的亲和化学反应完成免疫组织化学染色。

以生物素标记第二抗体为核心的生物素检测免疫组织化学染色技术存在着染色过程复杂、技术原理上无法回避组织内源性生物素的干扰等不足。

生物素检测系统免疫组化染色试剂盒的典型代表有ABC检测试剂盒、SP系列检测试剂盒和LSAB系列检测试剂盒。

二、非生物素检测系统

1995年多聚螯合物/酶非生物素检测系统诞生（俗称两步法）。其技术核心是，将多个二抗分子和多个酶分子结合在一个大分子聚合物上，形成一个螯合物结构，与一抗分子结合完成免疫组化染色。非生物素检测系统由于反应体系中不含有生物素分子，从技术上克服了组织内源性生物素造成的非特异性背景染色。

非生物素检测系统免疫组化染色试剂盒的典型代表有En Vision 系列检测试剂盒和Power Vision系列检测试剂盒。目前多家公司生产有分子量不同、空间构象不同的二抗检测系统试剂盒供免疫组化检测使用。不同检测系统功效不同、特点不同。

第八节　免疫组化的显色

免疫组织化学的呈色是依靠酶和底物色原进行化学反应完成的。根据所标记酶的不同选择不同的显色剂，最终产物的颜色也不同。最常使用的DAB（3–3对二氨基联苯）底物显色溶液的配制：将6mg DAB溶解于10ml 0.05M / pH7.6的Tris缓冲液中，然后加入0.1ml 0.3%过氧化氢混合均匀。将配制好的DAB显色溶液滴加到组织切片尚在室温下孵育即可完成显色过程。目前商品化DAB试剂的使用，大大增加了其实用性。常用显色时间为室温5~10min。多次的显色和底物应用会增强放大染色结果。

第九节　免疫组化的复染

免疫组化的复染即细胞核染色。为了达到良好的细胞核染色的目的，细胞核染色的染色液应保持新鲜并定时更换，此外对细胞核染色后的分化和返蓝应给予重视。最佳的复染颜色在于与显色结果有强烈反差，且不干扰较弱的染色结果，因此必须注意复染的深度，以避免弱阳性结果被掩盖。

第十节　自动化的免疫组织化学检测

免疫组织化学检测的自动化是未来发展的必然趋势，目前有半自动和全自动的免疫组化染色机可供选择。一台保养良好和校准精确的自动染色机方可等同于或优于手工染色，并最大限度地避免了人为因素的干扰，保证了染色结果的稳定和可重复性，促进了室内质控的有效进行。

第二十四章　分子病理技术

第一节　膀胱癌染色体异常检测

方法： 荧光原位杂交（FISH）

探针： UroVysion

意义：

1. 辅助诊断（血尿病人）

2. 复发监测

标本： 尿（>33ml，及时以等量70%酒精固定）或细胞学制片（白片3~4张）

项目简介：

据统计，我国每年新发膀胱癌约8万人，而且在男性中其发生率呈上升趋势。90%为膀胱移行细胞癌（TCC），其中75%是浅表型，而这之中的50%~80%会有一次或多次复发，15%~25%将进展为肌肉浸润型。

已证实膀胱癌有几种高频的遗传学改变，包括染色体9号部分丢失（携带肿瘤抑制基因p16），以及染色体3、7和17号数目异常。

FISH可检测传统诊断方法可能被忽视的高级别肿瘤pT1和pTis，这类肿瘤具有进展为肌肉浸润癌的高风险；FISH可作为尿细胞学的辅助检查，以提高对TCC检测的敏感性；而且FISH检测结果不受BCG免疫治疗影响。

UroVysion探针包括：

1. 3号染色体着丝粒（红）；

2. 7号染色体着丝粒（绿）；

3. 17号染色体着丝粒（蓝）；

4. 含有p16基因的染色体9p21位点（黄）。

阳性诊断标准：

计数至少25个异形细胞，≥4个细胞的每个核内有2个以上染色体数（3、7、17），或≥12个细胞无9p21信号。

若未见上述异常，则继续计数，直至达到上述任何一项标准，或全部细胞均被分析。

结果判读参考标准[1]

Sarosdy MF，Kahn PR，Ziffer MD，et al.Use of a multitarget fluorescence in situ hybridization assay to diagnose bladder cancer in patients with hematuria.J Urol.2006 Jul; 176（1）: 44–7.

其他：如果可分析的移行细胞少于25个，可能导致假阴性结果。

第二节　肺癌ALK基因融合检测

方法：

荧光原位杂交（FISH）。

试剂：

Vysis ALK Break ApartFISH Probe Kit。

意义：

筛选对ALK TKIs药物治疗敏感的非小细胞肺癌患者。

适应证：

局部晚期或转移性非小细胞肺癌（NSCLC）。

标本：

石蜡标本（含有癌的蜡块或未染色的具有足够癌细胞的切片3~4张）

项目简介：

相关研究显示，部分NSCLC源于驱动基因ALK（Anaplastic Lymphoma Kinase，间变性淋巴瘤激酶）的异常活化，其机制约80%以上为EML4与ALK基因融合，另外20%为其他融合基因，如TFG–ALK、KIF5B–ALK等。

2007年，Soda首次报道了在NSCLC术后标本中检测到EML4–ALK基因融合。ALK阳性与EGFR TKIs敏感的人群具有类似的特征，如腺癌、不吸烟/轻度吸烟，女性，但其高发人群相对年轻。

在未经筛选的NSCLC人群中，ALK阳性率大约为5%~7%，而EGFR突变阴性的不吸烟或少吸烟的肺腺癌患者中，ALK阳性率约为33%。

ALK与EGFR和KRAS突变的发生经常是互斥的，但并非绝对的。

临床研究结果显示，ALK阳性的肺癌病人，对ALK靶向药物（如克唑替尼、阿来替尼等）具有良好的反应性；晚期非小细胞肺癌临床诊疗指南中，已明确推荐进行ALK检测，并建议使用荧光原位杂交（FISH）、免疫组化（IHC）或实时定量PCR或基于测序的方法。

荧光原位杂交（Fluorescence in situ hybridization，FISH）探针设计为位于2p23的含有ALK基因（橙色）及其相邻片段（绿色）的DNA双色探针，可在石蜡切片（手术、活检或细胞学标本）上直观地检出ALK基因重排。

阳性诊断标准：

计数至少50个癌细胞，如果结果不能确定，则需由另一分析者再计数50个癌细胞。15%以上癌细胞为阳性者，结果为ALK（+）。

阳性细胞标准：在可同时观察到红绿信号的癌细胞中，可见红绿信号分离（超过两个信号点直径），或见到单独的红色信号。

结果判读参考标准[2, 3]

Soda M，Choi YL，Enomoto M，Takada S，et al.Identification of the transforming EML4-ALK fusion gene in non-small-cell lung cancer.Nature.2007 Aug 2；448(7153)：561-6.Epub 2007 Jul 11.

Shaw AT，Yeap BY，Mino-Kenudson M，et al.Clinicalfeatures and outcome of patients with non-small-cell lung cancerwho harbor EML4-ALK.J Clin Oncol. 2009 Sep 10；27（26）：4247-53.doi：10.1200/JCO.2009.22.6993.Epub 2009 Aug 10.

张续超、陆舜、张力等。中国间变性淋巴瘤激酶（ALK）阳性非小细胞肺癌诊断专家共识（2013版）。中华病理学杂志，2013，42（06）：402-406.DOI：10.3760/cma.j.issn.0529-5807.2013.06.012

基因重排结果示例

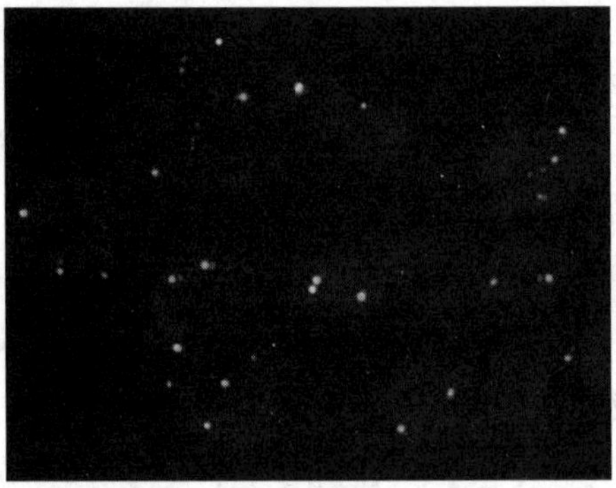

图24-1 肺腺癌：ALK（+）

第三节 肺癌EGFR基因突变检测

方法：

实时定量PCR（ARMS系统）

试剂：

EGFR RGQ PCR kit或cobas EGFR Mutation Test v2等

意义：

筛选对EGFR TKIs药物治疗敏感的非小细胞肺癌患者。

适应证：

局部晚期或转移性非小细胞肺癌（NSCLC）。

标本：

石蜡标本（含有癌的蜡块或未染色的切片5~10张）

项目简介：

相关研究显示，EGFR基因突变后，其结构变化可致其信号传导通路活性异常增强，使细胞表现出一系列的恶性表型。吉非替尼（易瑞沙）和厄洛替尼（特罗凯）等为代表的EGFR酪氨酸激酶抑制剂（TKIs）可特异性地阻断EGFR活化，从而遏制肿瘤的恶性增殖。

IPASS临床研究结果显示，在一线治疗中，有EGFR基因突变的患者接受吉非替尼治疗的中位PFS比接受紫杉醇/卡铂化疗的患者的中位PFS显著延长。

另有相关临床试验结果显示，非小细胞肺癌EGFR突变患者的一线治疗中，采用厄洛替尼治疗的疗效（疾病缓解率和PFS）明显优于卡铂联合吉西他滨的治疗。

肺癌中，与EGFR TKIs疗效相关的EGFR基因突变主要涉及18、19、20和21四种外显子，其中包括敏感突变和耐药突变。

多项对比研究显示，与传统的DNA测序方法相比，ARMS技术具有较高的敏感性（可检测到1%的突变），尤其适用于一代测序法检出率较低的石蜡标本。

结果判读参考标准[4, 5, 6]

Fukuoka M，Wu YL，Thongprasert S，et al.Biomarker Analyses and Final Overall Survival Results From a Phase III，Randomized，Open-Label，First-Line Study of Gefitinib Versus Carboplatin/Paclitaxel in Clinically Selected Patients With Advanced Non-Small-Cell Lung Cancer in Asia（IPASS）J Clin Oncol.2011 Jul 20；29（21）：2866-74.Epub 2011 Jun 13.

Hirsch FR，Varella-Garcia M，Bunn PA Jr，et al.Molecular predictors of outcome with gefitinib in a Phase III placebocontrolled study in advanced non-small-cell lung cancer.J Clin Oncol 2006，24：5034-5042.

Ellison G，Donald E，McWalter G，Knight L，Fletcher L，Sherwood J，Cantarini M，Orr M，Speake G.A comparison of ARMS and DNA sequencing for mutation analysis in clinical biopsy samples.J Exp Clin Cancer Res.2010 Oct 6；29：132.

《中国非小细胞肺癌患者表皮生长因子受体基因突变检测专家组》。中国非小细胞肺癌患者表皮生长因子受体基因突变检测专家共识（2016版）。中华病理学杂志，2016，45（4）：217-220.DOI：10.3760/cma.j.issn.0529-5807.2016.04.001

其他：

1.标本以10%中性福尔马林固定6~48小时；

2. 使用常规载玻片，切片厚度~4 μm；

3. 可针对手术标本、穿刺或支气管镜等活检标本标本，以及细胞学进行突变检测；

EGFR基因突变结果示例

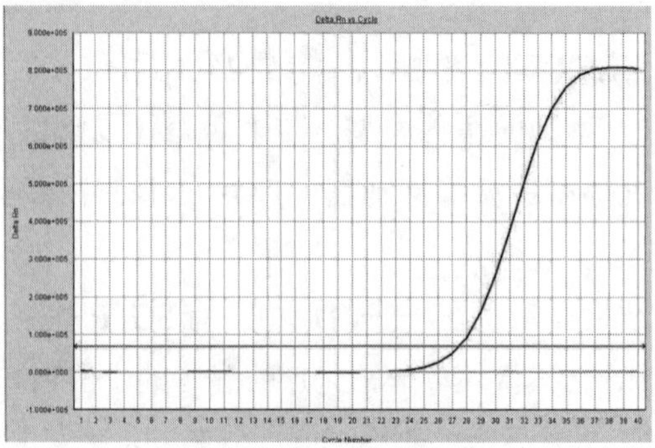

图24-2　EGFR基因野生型

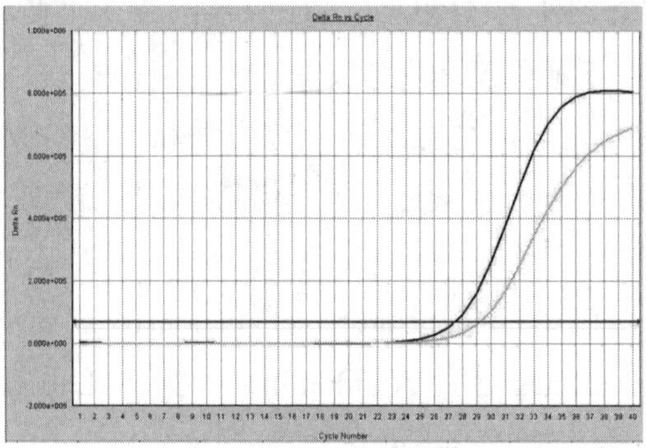

图24-3　EGFR基因突变型

第四节　结直肠癌RAS基因突变检测

方法：

实时定量PCR（ARMS系统）。

试剂：

人类KRAS/NRAS基因突变联合检测试剂盒。

意义：

筛选对EGFR单抗类药物（如西妥昔单抗或帕尼单抗）治疗敏感的晚期结直肠癌患者。

适应证：

转移性结直肠癌（mCRC）；

标本：

石蜡标本（含有癌的蜡块或未染色的切片5~10张）

项目简介：

相关研究显示，表皮生长因子通路下游分子RAS基因突变后，可持续地活化其信号传导通路，引起其上游分子抑制药物（如EGFR单抗）耐药。

针对帕尼单抗（panitumumab）的相关临床试验结果显示，在化疗耐药的mCRC中，野生型KRAS者，帕尼单抗联合BSC的疗效（无进展生存期）明显优于单用BSC的疗效，野生型KRAS者总生存期也长于突变型KRAS者。

针对西妥昔单抗（Cetuximab）的相关临床试验结果显示，在RAS野生型（包括KRAS和NRAS）的mCRC患者中，一线化疗联合西妥昔单抗的治疗能够显著提高客观缓解率并延长患者的无进展生存期（PFS）和中位总生存期（OS）。

结直肠癌中，与EGFR单抗类药物疗效相关的RAS基因突变主要涉及2、3和4号外显子的12、13、59、61、117和146密码子。

多项对比研究显示，与传统的DNA测序方法相比，ARMS技术具有较高的敏感性（可检测到1%的突变），尤其适用于一代测序法检出率较低的石蜡标本。

结果判读参考标准[7, 8]

Allegra CJ，Jessup JM，Somerfield MR，et al.American Society of Clinical Oncology provisional clinical opinion：testing for KRAS gene mutations in patients with metastatic colorectal carcinoma to predict response to anti-epidermal growth factor receptor monoclonal antibody therapy.J Clin Oncol.2009 Apr 20；27（12）：2091-6. Epub 2009 Feb 2.

Franklin WA，Haney J，Sugita M，Bemis L，Jimeno A，Messersmith WA.KRAS mutation：comparison of testing methods and tissue sampling techniques in colon cancer. J Mol Diagn.2010 Jan；12（1）：43-50.Epub 2009 Dec 10.

《结直肠癌分子生物标志物检测专家共识》编写组。结直肠癌分子生物标志物检测专家共识。中华病理学杂志，2018，47（4）：237-240.DOI：10.3760/cma. j.issn.0529-5807.2018.04.002

其他：

1. 标本以10%中性福尔马林固定6~48小时为佳；

2. 使用常规载玻片，切片厚度约为4 μm；

3. 可针对手术标本和结肠镜活检标本进行突变检测；

第五节　乳腺癌HER2基因状态检测

方法：

荧光原位杂交（FISH）

探针：

PathVysion

意义：

1. 评价乳腺癌预后；

2. 筛选对HER2靶向药物（赫塞汀）治疗敏感的浸润性乳腺癌患者；

3. 筛选对其他相关治疗方案的受益患者。

适应证：

1. 浸润性乳腺癌；

2.HER2免疫组化结果为：IHC 2+

标本：

石蜡标本（含有浸润癌的蜡块或未染色的切片4~5张）

项目简介：

HER2（ERBB2或c-erb-b2）是一种原癌基因，定位于染色体17q11.2-12，编码一个分子量为185kD的跨膜糖蛋白。HER2扩增是永久的遗传学改变，引起持续的HER2受体（HER2蛋白）表达。HER2基因扩增见于大约20%~30%的乳腺癌浸润性导管癌。

相关研究显示，HER2基因扩增或HER2蛋白过表达，与淋巴结阳性或阴性乳腺浸润性导管癌的无病生存期和总生存期短有关。

HER2基因扩增或HER2蛋白过表达者，对CAF治疗方案（环磷酰胺/阿霉素/5-氟脲嘧啶）具有较好的反应性。

HER2基因扩增的浸润性乳腺癌是HER2靶向药物曲妥珠单抗（trastuzumab）（赫赛汀Herceptin）的受益者。

荧光原位杂交（Fluorescence in situ hybridization，FISH）探针为含有17号染色体着丝粒（绿色）和HER2基因（橙红色）双标记的混合DNA探针，可在石蜡切片（手术或活检标本）上检测出HER2基因状态，且优于其他相关的分子检测方法。

阳性诊断标准：

简言之：于至少2个浸润癌区域计数至少20个癌细胞，红绿信号总数的比值>2.0或平均HER2基因拷贝数≥6.0为阳性，具体判读标准详见乳腺癌HER2检测指南。

结果判读参考标准：

Wolff AC，Hammond MEH，Allison KH，et al.Human Epidermal Growth Factor Receptor 2 Testing in Breast Cancer：American Society of Clinical Oncology/College of American Pathologists Clinical Practice Guideline Focused Update.J Clin Oncol. 2018 Jul 10；36（20）：2105–2122.doi：10.1200/JCO.2018.77.8738.Epub 2018 May 30.

《乳腺癌HER2检测指南》编写组。乳腺癌HER2检测指南（2019）版。中华病理学杂志，2019，48（3）：169–175.DOI：10.3760/cma.j.issn.0529–5807.2019.03.001

其他

1.标本以10%中性福尔马林固定6~48小时为佳；

2.最宜使用正电荷（positive charge）载玻片，常规胶片次之，切片厚度约为4 μm；

FISH结果示例

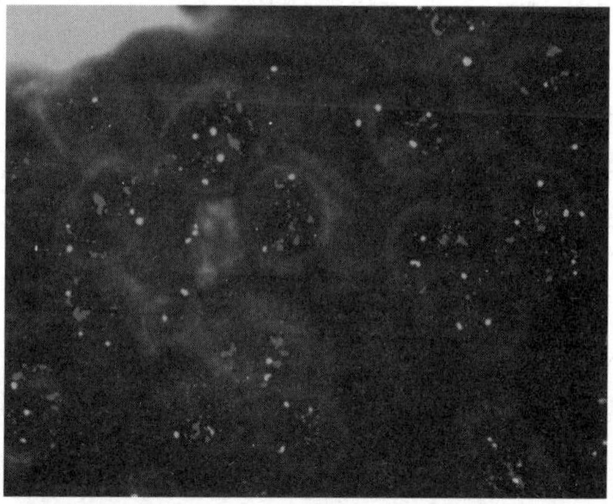

图24–4　乳腺浸润型导管癌：HER2（–）

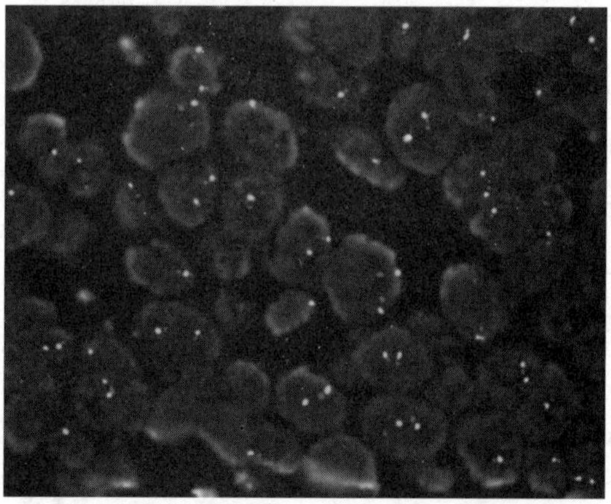

图24–5　乳腺浸润型导管癌：HER2（+）

第六节　胃癌HER2基因状态检测

方法

荧光原位杂交（FISH）。

探针

PathVysion 。

意义

筛选HER2靶向药物（赫塞汀）治疗敏感的晚期胃癌患者。

适应证

1.晚期胃癌患者。

2.HER2免疫组化结果为IHC 2+。

标本

石蜡标本（含有癌的蜡块或未染色的切片4~5张）。

项目简介

HER2（ERBB2或c-erb-b2）是一种原癌基因，定位于染色体17q11.2-12，编码一个分子量为185kD的跨膜糖蛋白。HER2扩增是永久的遗传学改变，引起持续的HER2受体（HER2蛋白）表达。部分胃癌或胃食道交界癌中可见HER2基因扩增。

TOGA研究显示，曲妥珠单抗可以延长手术不能切除的HER2阳性胃癌患者的生存期（ITT），而具有IHC 2+/FISH+ 或 IHC 3+的胃癌患者可获得更大的益处。

荧光原位杂交（Fluorescence in situ hybridization，FISH）探针为含有17号染色体着丝粒（绿色）和HER2基因（橙红色）双标记的混合DNA探针，可在石蜡切片（手术或活检标本）上检测出HER2基因状态，且优于其他相关的分子检测方法。

阳性诊断标准

简言之：于至少2个浸润癌区域计数至少20个癌细胞，红绿信号总数的比值>2.0为阳性，具体判读标准详见胃癌HER2检测指南。

结果判读参考标准[9]

Bang YJ，Van Cutsem E，Feyereislova A，et al.Trastuzumab in combination with chemotherapy versus chemotherapy alone for treatment of HER2-positive advanced gastric or gastro-oesophageal junction cancer（ToGA）：a phase 3，open-label，randomised controlled trial.Lancet.2010 Aug 28；376（9742）：687-97.Epub 2010 Aug 19.

《胃癌HER2检测指南》编写组。胃癌HER2检测指南（2016版）。中华病理学杂志，2016，45（8）：528-532.DOI：10.3760/cma.j.issn.0529-5807.2016.08.007

其他

1.标本以10%中性福尔马林固定6~48小时为佳；

2.最宜使用正电荷（positive charge）载玻片，常规胶片次之，切片厚度约为4 μm；

3.与乳腺癌相比，胃癌的HER2异质性较高。

FISH结果示例

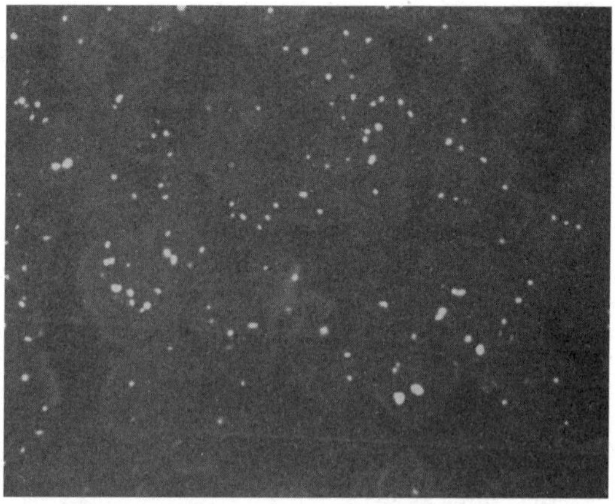

图24-6 FISH：HER2（-）

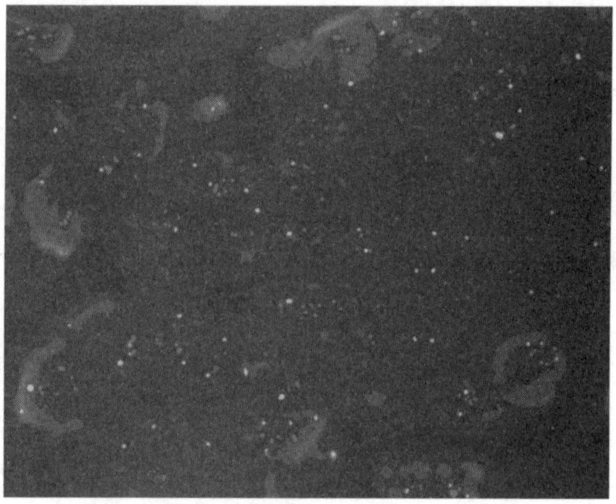

图24-7 FISH：HER2（+）

第二十五章　细胞学技术规范

细胞学是病理学的重要组成部分，具有经济实用、简便可靠的特点，不但在疾病的诊治过程中起着重要的、不可或缺的作用，而且在肿瘤的早期发现和防治中也具有重要的意义。细胞病理学是指对取自人体的各种体液、分泌物及细针穿刺标本等，结合病人的临床资料，做出疾病的细胞病理学诊断，以指导临床治疗、判定预后的过程。细胞病理学工作必须安全、准确、及时、有效地进行，从标本接收到细胞病理学报告发出的整个过程均应实行严格的质量控制，包括各级人员职责，工作程序，仪器与设备的使用、维护和校准，试剂的管理，标本的管理与处理，细胞病理学技术与方法，标准操作规程和记录，细胞病理学结果分析，细胞病理学报告的签发，档案管理，安全与卫生，职业暴露的预防与控制。质量管理控制体系应符合国家法律、法规、标准和规范的要求。

一、细胞学申请单和标本的验收

1.细胞病理学室应有专人负责细胞病理学标本及申请单的验收，并严格执行标本验收签名责任制。

验收工作包括以下内容：

（1）认真核对每例送检标本和申请单，确保标本和申请单一致。发现疑问应及时同送检科室联系并在申请单上注明情况。

（2）认真检查送检标本及内容物是否完整，盛具是否洁净干燥，识别的标签是否牢附于容器上。

（3）申请单是否注明送检标本的目的和要求（包括特殊检查要求如免疫细胞化学染色、分子病理学检测等）。

（4）仔细查阅申请单上各项是否按要求填写清楚：包括患者的基本情况、送检单位、送检日期、送检标本类别、患者的临床资料、化验室及影像学检查结果、既往细胞病理学检查情况和临床诊断等。

（5）申请单上要详细记录患者或家属的明确联系方式，以便必要时与患者或家属联络，亦有助于随访。

2.用于细胞病理学检查的标本必须新鲜，力求有足够数量，临床送检标本取材后应尽快送达细胞病理学室。

3. 申请单中由临床医师填写的各项内容不得擅自进行改动。

4. 下列情况者标本不予接收：

（1）申请单与相关标本未同时送达细胞病理学室。

（2）申请单中填写的内容与送检标本不符。

（3）标本上无患者姓名、科室等标志。

（4）申请单上填写的内容字迹潦草难以辨认。

（5）申请单中漏填重要项目。

（6）没有按照规范的方法进行采集、运送或保存的标本。

（7）标本出现泄漏、损坏、碎裂，液体标本干涸等不符合送检要求的标本。

5. 细胞病理学室对不能接收的标本及申请单一律当即退还送检人，不予存放。

二、申请单和标本的编号、登记

1. 验收标本的人员应在已验收的申请单上注明收到标本的日期，及时准确进行细胞病理学编号，并逐项录入登记簿或计算机。

2. 细胞病理学标本、申请单、涂片、标本登记簿或计算机内的编号必须完全一致。

三、细胞病理学基本技术操作

1. 取材和制片

标本一定要新鲜，收到标本后应立即涂片、固定和染色。不能立即制片时，应将标本置于低温或加入适量95%酒精，短时间保存。目前采用的制片方法：①传统涂片法：将标本直接涂于载玻片上，涂片面积宜占玻片的1/2或2/3。②液基细胞学：目前主要有离心沉降式和过滤膜式液基细胞学制片技术，该项技术是将标本放入特定液体，在相关仪器上制片，可去除黏液、血液、炎细胞，使背景清晰，易于观察。

2. 涂片的染色

在宫颈细胞病理学检查中首选染色方法是巴氏染色，非宫颈细胞病理学及穿刺细胞学涂片多选用苏木素–伊红染色（HE染色）或巴氏染色，酌情加做一些特殊染色（如抗酸染色等）和免疫细胞化学染色。

3. 细胞学印片

细胞印片除了可与术中冰冻切片或快速石蜡切片等并用、互补外，也可应用于无冰冻切片机的基层医院。印片的主要步骤：①以锐刀切开新鲜组织（碎小的组织根据情况可不必切开）。②用清洁载玻片轻压于组织剖面处，垂直适当用力蘸取细胞，避免平行拖拉。③印片应及时固定。

4.细胞蜡块

应用该技术将细胞学标本制作成细胞蜡块，可更好地观察细胞形态和排列结构，并可辅助应用免疫细胞化学或特殊染色，大大提高了细胞病理学诊断的敏感性和特异性。所有的细胞学标本均可制作细胞块，以浆膜腔积液最常使用。制作细胞蜡块的方法多种，基本的过程包括细胞学沉渣的应用95%乙醇固定沉淀10min，将沉淀从离心管中移出，置于滤纸包裹后放入包埋盒中。后续福尔马林固定、脱水、透明及浸蜡过程同组织学标本，石蜡包埋，切片，进行常规及免疫组化染色等。

5.细胞学新技术

细胞病理学的制片技术除了传统的手工涂片、液基细胞学制片、细胞学印片等技术外。还可应用以下技术：

（1）杂交捕获技术。

（2）核酸原位杂交技术。

（3）多聚酶链反应（PCR）技术。

（4）即时荧光定量PCR技术。

（5）流式细胞术。

（6）细胞学自动阅片系统。

（7）全自动细胞DNA定量分析系统等。

四、细针吸取细胞学技术操作

1.适应证

针吸细胞学的适应证广泛，任何部位的肿物均可采用，尤其适应于因各种原因难以手术切除或活检的病例，包括体表可触及的病灶及在影像学等的引导下，对颅脑、胸腔、腹腔、盆腔等各深部脏器病变的穿刺。

2.禁忌证

（1）有严重出血倾向或严重出血性疾病的患者（如血友病、血小板极度减少）及长期应用抗凝血药物的患者。

（2）可疑为动静脉畸形、颈动脉体瘤、嗜铬细胞瘤等患者。

（3）肝包囊虫病的患者，穿刺可以引起严重的过敏反应，甚至休克致死，应属于禁忌证。

（4）重度肺功能不全，例如肺气肿、肺动脉高压性心脏病、严重低氧血症者，以及剧烈咳嗽难以控制的患者。

（5）不能配合、过分敏感及顾虑深重的患者慎用。

3. 穿刺前的准备

（1）签署知情同意书：阅读和在知情同意书上签字是病人在穿刺检查前必须履行的重要手续。在履行此项手续时，细胞病理医师或临床医师可以通过知情同意书向病人解释细针穿刺的操作过程、所达到的目的及诊断的准确度，可以对病人提出的问题进行恰当的解答；病人也可以了解穿刺操作过程中可能发生的意外，配合医师防止穿刺操作过程中的意外发生。

（2）了解并记录患者的家庭住址、电话号码等联系方式，便于随访。

（3）稳定患者情绪，解除恐惧心理和顾虑，了解有无呼吸、循环、神经、造血系统等有关严重病患。

（4）了解病变大小、深度、表面是否光滑或粗糙。扪及肿块质地状况，如柔软性，硬度，有无弹性等质感。肿块能否被压缩，有无波动感及体位移动试验状况，是否多个肿块融合，肿块活动度与固定状况，与周围组织位置关系等。

4. 细针穿刺操作程序

（1）选择合适的体位及穿刺点：坐位适用于头颈部、肩部、躯干等体表肿块。卧位适用于躯干体表或深部器官、四肢病变与重症病人等。胸膝卧位适用于会阴部、直肠内与前列腺病变。穿刺点尽量避开疼痛敏感区域、大血管、神经及易损伤的组织器官。同时有原发灶与转移灶的病变应首选转移灶实施穿刺。

（2）肿物的固定：用左手拇指与食指（中指）捏起肿物，右手持针刺入肿块。或用左手拇指或食指压住肿物，使其固定于皮下或被推向一边而不滑动，针头在指尖上方刺入肿块。也可用拇指与食指捏压，或用食指与中指行夹压固定肿块，手指尽可能靠近肿物，使皮肤绷紧，肿物突起，利于针刺。

（3）消毒：局部皮肤常规消毒，可分别选用3%碘酒与75%酒精。

（4）进针与标本采集：固定肿块，绷紧皮肤，手持穿刺器迅速刺入病变内，拉针栓产生并保持负压，朝不同方向提插针数次，同时注意针头柄部吸取物的出现。然后拔出穿刺针，压迫局部针刺点数分钟，直至无渗血，然后覆盖创可贴或其他消毒敷料。

（5）标本的移出及涂片：拔针后，迅速将吸取物喷射至平放的载玻片上。涂片时标本应涂抹于载玻片的一端，一般不超过2/3，避免在标本原位置上来回涂抹，以免致细胞变形或破碎。涂片厚薄应均匀，涂片太薄时细胞太少，太厚则细胞重叠，均会影响镜观察。标本涂片后，立即固定，常规进行HE染色或巴氏染色。

5. 常见合并症及处理

（1）出血及血肿：表现为针眼处出血或青紫变硬。应继续用棉签压迫穿刺点5~10分钟。

（2）虚脱：表现为头晕、恶心、呕吐、甲床和口唇苍白、意识恍惚、血压下降、脉搏细速，虚汗，甚至晕厥，此时应予以安抚，并使患者取仰卧头低位，双腿垫高。病人通常休息10~20min即可缓解和恢复。如经以上处理不缓解者，应即采取相应的急救措施。

（3）气胸：表现为轻微气促，1~2小时自行缓解，严重时应予以相应治疗。

（4）误入气管：表现为咳嗽及痰中带血。嘱咐病人咳嗽将血痰排净。

（5）感染：极为少见，对此操作者应严格执行无菌操作积极预防。一旦出现应积极采取抗感染治疗措施。

（6）对严重的合并症的应对措施：如发生大出血、休克、呼吸系统、心血管及脑血管意外时，应积极采取抢救措施，同时与急诊科联系，迅速进行临床救治。

6.操作记录

细针穿刺操作应记录在就诊手册或病历中。内容应当简明扼要，内容如下：

（1）穿刺的具体时间。

（2）穿刺体位及穿刺部位。

（3）穿刺部位的肉眼特点描述，如肿块的大小、形状、质地、与周围境界、皮肤改变和有无红肿热痛等。

（4）局部消毒及使用器械，包括穿刺针。

（5）穿刺经过：包括进针深度、提插针次数、穿刺针感、获取标本特点。

（6）穿刺小结：通常应记录穿刺过程是否顺利；有无意外发生，如出现意外，应记录处理方式及效果。

五、细胞病理学室的基本设施及安全管理

1.细胞病理学室建筑与设施应符合《实验室生物安全通用要求》、《微生物和生物医学病理科生物安全通用准则》和《医疗技术规范——病理学分册》中的规定。

2.应包括细胞病理诊断室、细胞学标本处理室、细胞学涂片技术室和细针穿刺室，有条件的医疗机构可设立免疫细胞化学室和分子细胞病理室等。

3.应保持工作场所的卫生和整洁，有保证通风、环境温度和湿度的设施，持续的第三方监控并记录环境条件，如苯、甲醛浓度，必须定期检测，符合国家有关职业病防护的规定。有安全防护与急救设施及相关工作安全标识。

4.生活区应配备适宜的生活设施，包括卫生、休息、更衣等场所和设施。休息区与工作区应相对独立。

5.对于易燃、易爆、剧毒和有腐蚀性的危险品，应有安全可靠的存放场所。

6.各种标本、污水和污液属法定的医疗废物，其处理设施须符合国家的有关规定。

7.仪器、设备的配置应能满足细胞病理学工作的需要，使用的仪器、设备应符

合国家相关标准，仪器、设备的生产商和供应商应具有国家法律、法规所规定的相应资质。并应能够从市场上得到充足的仪器、设备所需耗材。

8. 建立和实施细胞病理试剂与实验材料管理程序，包括试剂与材料的生产商和供应商资质评估，试剂与材料的评估、选购、确认、保存、使用、监控以及库存管理。试剂与材料的生产商和供应商应具有国家法律、法规所规定的相应资质。选用的试剂与材料应符合国家相关标准，有充分的外部供给和质量保证服务，并对外部服务质量进行定期评审。建立试剂的确认程序，包括实施确认的人员、方法、质量控制方法、接收标准。每批试剂投入使用前应进行确认。建立试剂的库存管理程序，包括试剂的储存条件和库存量的监控。试剂应在有效期内使用。

9. 应遵守《病原微生物实验室生物安全管理条例》《实验室生物安全通用要求》和《微生物和生物医学实验室生物安全通用准则》中的规定。建立和实施细胞病理学工作中安全与卫生管理程序，覆盖从标本接收到报告发出整个过程。

10. 建立和使用细胞病理学的计算机信息管理系统，对从标本接收到报告发出整个过程实行计算机程序管理。必须采取措施保证数据安全，严禁非授权人员进入计算机管理系统，非法查询、录入和更改数据或程序。计算机管理软件供应商应具备国家规定的资质，并负责安装、使用、维护方面的培训，提供计算机管理系统的操作和维护说明书。

六、细胞病理学诊断报告的发送

1. 细胞病理学室自接受送检标本至签发细胞病理学诊断报告书的时间一般为3个工作日。

2. 因某种原因（特染、免疫细胞化学染色、疑难病例会诊等）不能按期签发的报告，应以书面形式（迟发报告单）告知临床医师或患者。

3. 细胞病理学室应有专人发送细胞病理学诊断报告书。住院患者的报告书发送至相关临床科室，门诊和外院患者的报告由各医院自行制定。

4. 细胞病理学诊断报告书的经收人员必须履行签收手续。

5. 已发出的细胞病理学诊断报告书被遗失，一般不予补发；必要时经病理科主任同意方可补发。

七、细胞学资料管理

1. 细胞病理学检查的文字资料、非文字资料以及其他相关资料均为有价值的医学资料，均应按照规定妥为保存。

2. 细胞病理学必须设立档案资料室，制定档案资料管理制度（包括资料的归档、借用和归还手续等），由专人管理。并应积极实行资料的计算机管理化。

3. 文字资料装订成册保存至少15年。

4. 找到恶性细胞或可疑恶性细胞的涂片应保存至少15年，阴性涂片保存至诊断报告书发出后1年。

5. 标本原则上在细胞病理学报告发出后处理（特殊情况除外）。

6. 标本应按照医疗垃圾处理。

7. 同一病例同一次检查有多张阳性涂片或可疑阳性时，允许借用其中一张。

8. 一个病例仅有一张阳性或可疑阳性涂片者原则上不予外借。

9. 借用涂片的人员要填写借片申请单、签名并按相应的借片规定办理。

10. 借用的涂片必须妥善保存，在规定的时间内归还，涂片若有破损、丢失应按规定支付赔偿金，并承担相应的责任。

第二十六章　手术中快速病理诊断原则

一、概述

1. 手术中快速病理诊断是临床医师在实施手术过程中，在涉及手术方案选择、肿瘤切缘等问题时，请求病理医师进行的快速急会诊，需要临床医师与病理医师间的密切合作。

2. 手术中快速病理诊断要求病理医师在很短时间内，根据对切除标本的巨检和组织块快速冷冻切片（或快速石蜡切片）的观察，向手术医师提供的参考性病理诊断意见。与常规石蜡切片的病理诊断相比，快速病理诊断会诊具有更多的局限性和误诊的可能性，与最终石蜡切片诊断相比，良恶性病变符合率在90%~95%左右。有的病例难以快速诊断，需要等待常规石蜡切片进一步明确诊断。

3. 有关临床医师应于手术前向患者和/或患者授权人说明术中快速诊断的意义和局限性等，取得患者和/或患方的知情和理解。患者和/或患者授权人应在由医院制定的《手术患方知情同意书》或单独的《手术中快速病理诊断患方知情同意书》上签署意见和签名。

4. 主持手术的临床医师应在手术前一天向病理科递交术中快速病理诊断申请单，填写患者的病史，重要的影像学、实验室检查结果和提请病理医师特别关注的问题等。尽可能不在手术进行过程中临时申请快速病理诊断。

5. 手术中快速病理诊断应由经过该项工作训练的主治医师以上的病理医师主诊。尚不具备相应条件的病理科不应勉强开展手术中快速病理诊断。

6. 负责快速病理诊断的主检病理医师应了解患者的①临床情况；②手术所见；③既往有关的病理学检查情况。

二、适用范围

1. 需要确定病变性质（如肿瘤或非肿瘤/良性肿瘤或恶性肿瘤等），以决定手术方案的标本；

2. 了解恶性肿瘤的扩散情况，包括肿瘤是否浸润相邻组织、有无区域淋巴结转移等；

3. 确定肿瘤部位的手术切缘有无肿瘤组织残留；
4. 确认切除的组织，例如甲状旁腺、输卵管、输精管及异位组织等。

三、慎用范围

涉及截肢和其他会严重致残的根治性手术切除的标本。需要此类手术治疗的患者，其病变性质宜于手术前通过常规活检确定。

四、不宜应用范围

1. 疑为恶性淋巴瘤者；
2. 过小的标本（检材长径≤0.2cm者）。
3. 术前宜于进行常规活检者，如体表、人体自然腔道内窥镜可取活检者；
4. 脂肪组织、骨组织和钙化组织；
5. 需要依据核分裂计数判断良、恶性的软组织肿瘤；
6. 主要根据肿瘤生物学行为特征而不能依据组织形态判断良、恶性的肿瘤；
7. 已知具有传染性的标本（例如结核病、病毒性肝炎、艾滋病等）。

五、申请单和标本的验收、编号和登记

手术中快速病理学检查申请单和标本的验收、编号和登记参照活检组织相关规定，要求一份（批次）标本、一张申请单、一个病理号，一一对应。

六、标本的巨检、取材和记录

1. 病理科验收快速病理诊断申请单和标本后，应参照病理肉眼检查和取材的有关规定，立即进行标本的巨检、取材和记录；
2. 主持快速病理诊断的病理医师应亲自参与标本的巨检和取材（或指导取材）；
3. 通常选取具有代表性的病变组织1~2块，需要时，增加取材块数。

七、组织切片的制备

1. 冷冻切片

1）完成冷冻切片HE染色制备的时间通常应为15分钟；

2）恒冷箱切片机制片：至少应于切片前1小时开机预冷，冷室温度一般为-15~-20℃。常规开展冷冻切片快速病理学诊断的病理科，恒冷箱切片机宜处于24小时待机状态；原则上至少应有两台冰冻切片机同时待机；

2. 快速石蜡切片

完成快速石蜡－HE染色切片的时间通常为30分钟；

3. 制备好的冷冻/快速石蜡–HE染色切片，加贴标有本病理科病理号的标签后，立即交由主检病理医师进行诊断。

八、手术中快速病理会诊意见及其签发

1. 有条件的病理科宜由两位中/高级职称的病理医师共同签署快速病理诊断意见。对于病变疑难、手术切除范围广泛和会严重致残的手术中快速病理诊断，应由两位高级职称的病理医师共同签署会诊意见。主检病理医师签名的字迹应容易辨认；

2. 冰冻切片快速病理诊断意见一般在收到送检标本后30分钟内发出，快速石蜡病理诊断意见一般在40分钟内发出；同一时间段内相继收到的多例患者标本或是同一例患者的多次切片标本，其发出报告的时间应在45分钟以内。对于疑难病变，可酌情发出延时报告；

3. 对于难以即时快速诊断的病变（例如病变不典型、交界性肿瘤病变或送检组织不足以明确诊断等），主检病理医师应向手术医师说明情况，恰如其分地签发病理诊断意见或告知需要等待常规石蜡切片进一步明确病理诊断；医院需提供条件保证病理大夫与手术大夫相互容易找到并有效交流；

4. 主检病理医师签署的快速病理诊断意见，必须以文字形式报告（具体发出方式由各医院自行决定）。快速病理诊断意见报告书发出前应认真核对无误。

九、冷冻切片后剩余组织的处理

1. 冷冻切片后剩余的冷冻组织（简称“冰对”）和冷冻切片取材后剩余、未曾冷冻的组织（简称“冰剩”），均应保存，用以制备常规石蜡切片，以便与冷冻切片进行对照观察；“冰对”应全部包埋，“冰剩”则酌情取材；快速石蜡剩余组织参照相同原则处理；

2. “冰对”/“冰剩”组织的石蜡切片需与同一病例手术后送检的切除标本病理切片共同阅片，以做出综合性诊断，原则上仍由主持术中快速诊断的大夫主诊；

3. 当冷冻切片病理诊断意见与其“冰对”组织的常规石蜡HE切片的病理诊断不一致时，该例的病理诊断一般应以石蜡HE片诊断为准。但如果“冰对”中病变已消失，冷冻切片中的病变也可作为最终诊断的依据。

十、档案管理

手术中快速活体组织病理学检查的资料必须妥善管理，有关规定参见常规病理切片、蜡块等的档案管理。

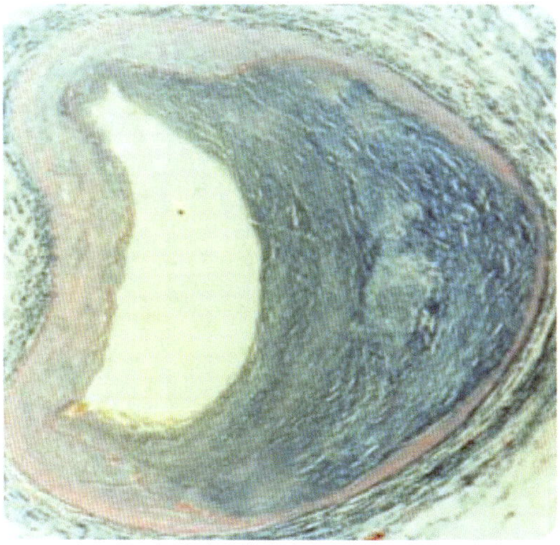

图4–1　冠状动脉粥样硬化斑块—稳定斑块

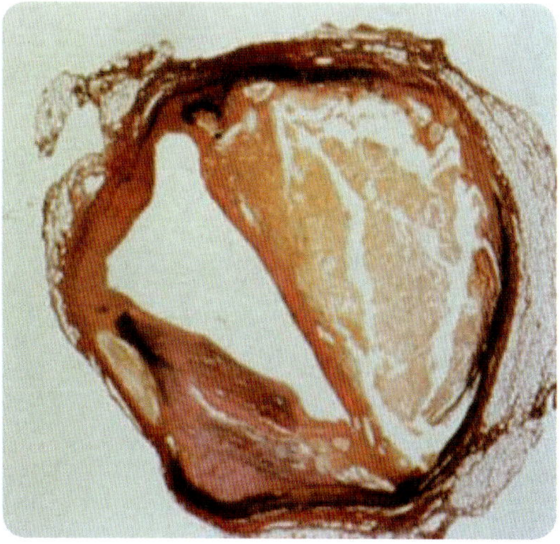

图4–2　冠状动脉粥样硬化斑块—不稳定斑块

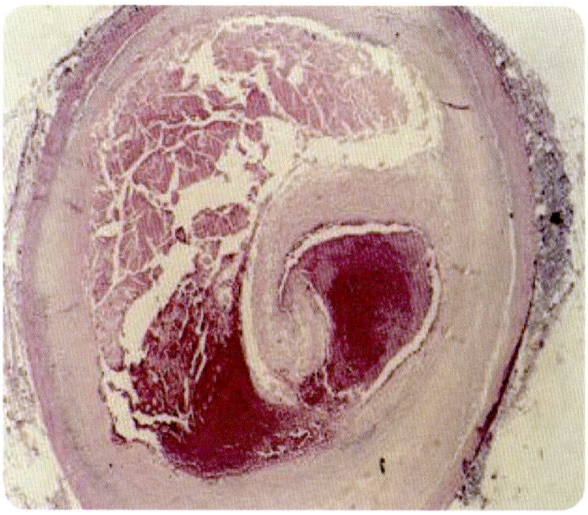

图4–3　冠状动脉粥样硬化斑块破裂继发血栓形成

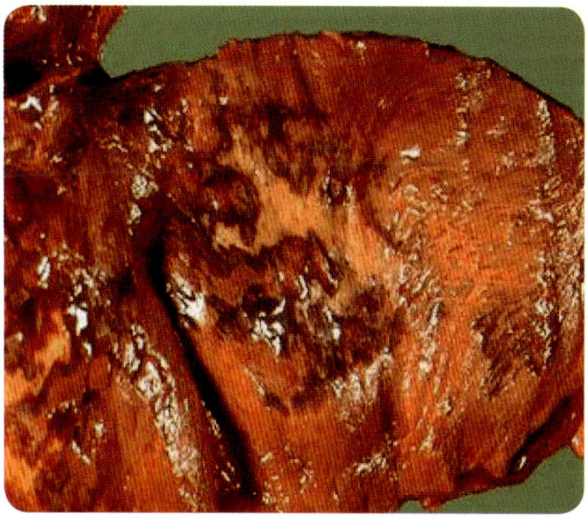

图4–4　急性心肌梗死大体标本

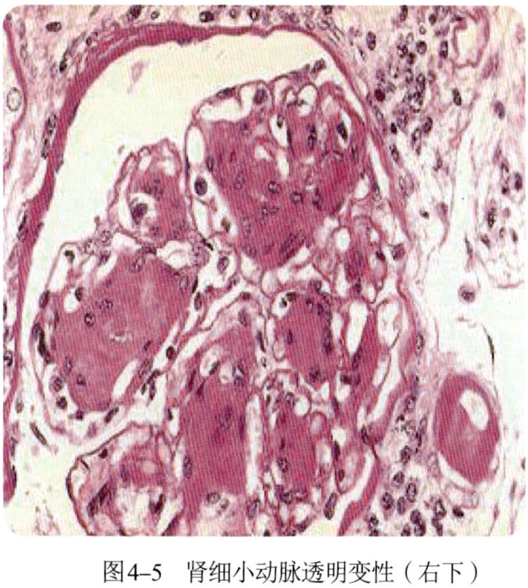

图4–5　肾细小动脉透明变性（右下）

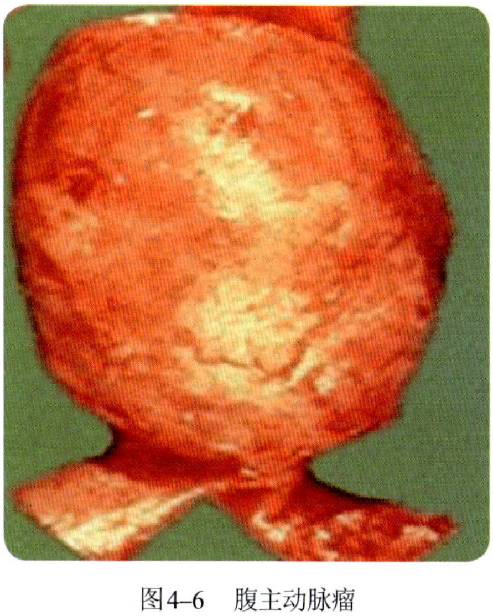

图4–6　腹主动脉瘤

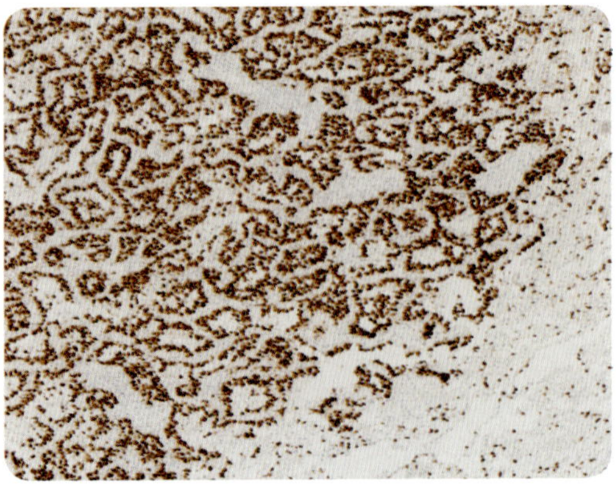

图5-1　肺腺癌。免疫组化TTF-1染色

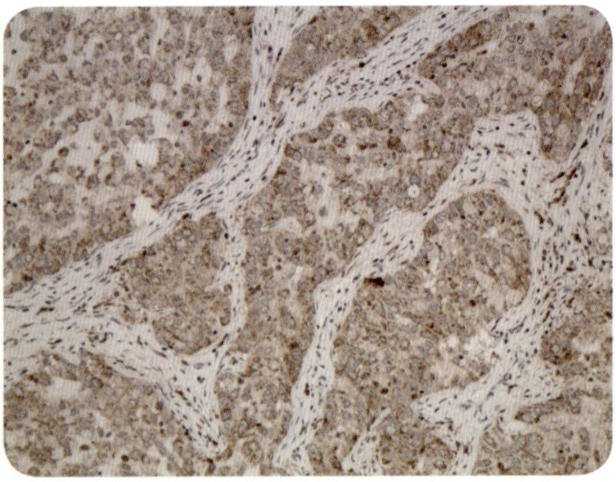

图5-2　肺实性腺癌 Napsin A 免疫组化染色

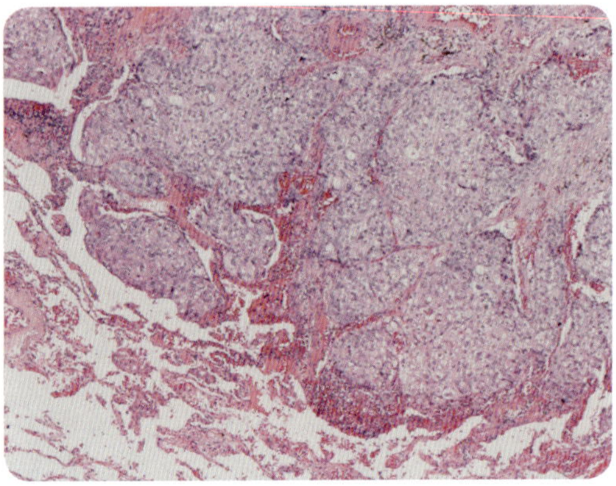

图5-3　肺鳞癌

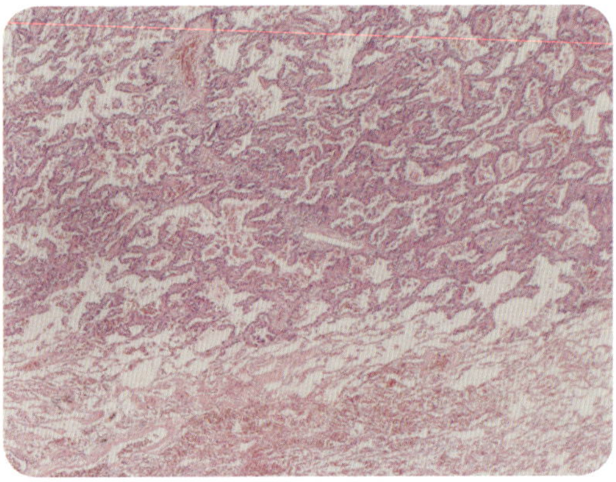

图5-4　肺腺癌

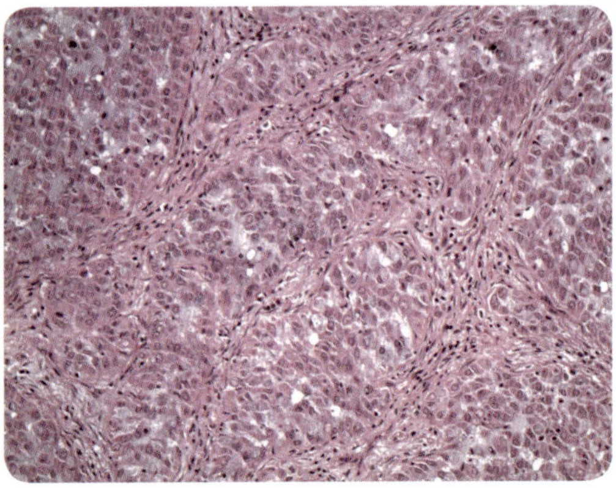

图5-5　肺实性腺癌

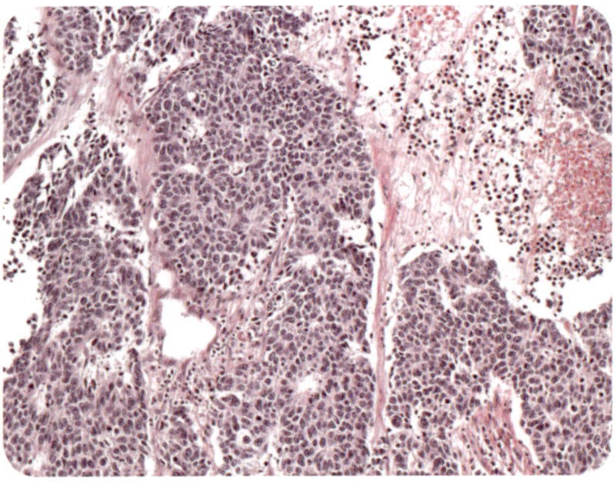

图5-6　肺小细胞癌。HE染色

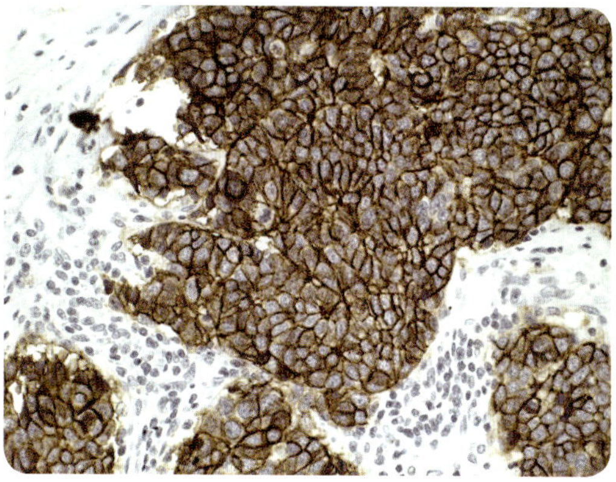

图5-7　肺小细胞癌
CD56免疫组化染色，示细胞质膜着色

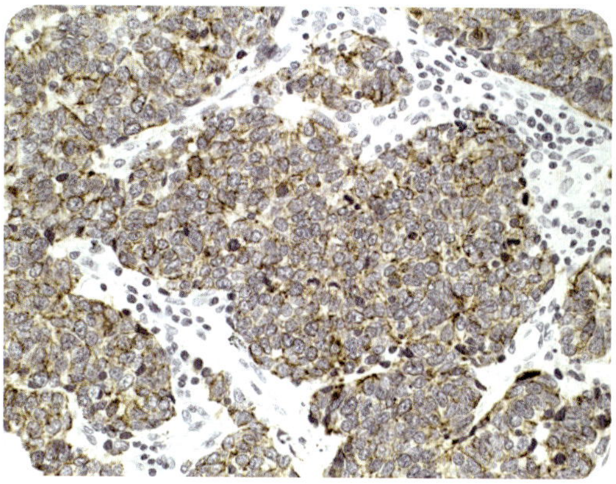

图5-8　肺小细胞癌
AE1/AE3免疫组化染色，示细胞质内点样染色特点

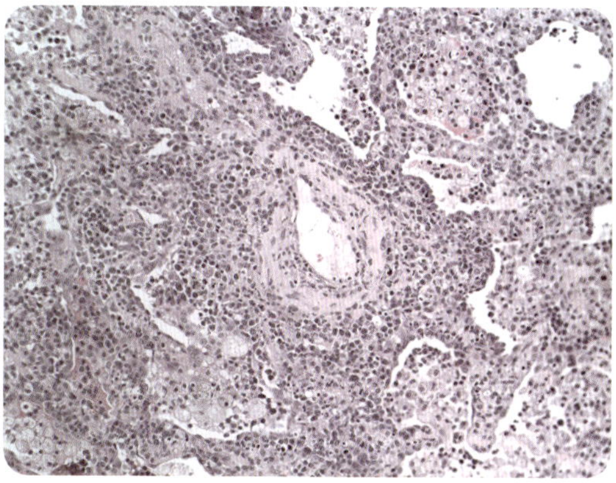

图5-9　肺T/NK细胞恶性淋巴瘤
HE染色；右图为CD3免疫组化染色。本例CD56免疫组化染色也阳性

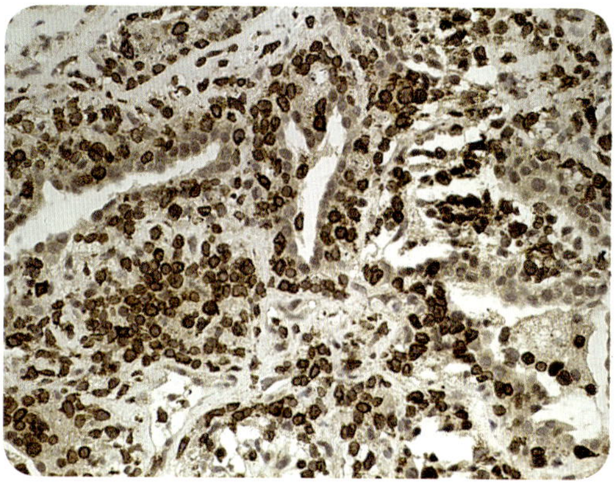

图5-10　肺T/NK细胞恶性淋巴瘤
免疫组化染色CD3阳性。本例CD56免疫组化染色也阳性

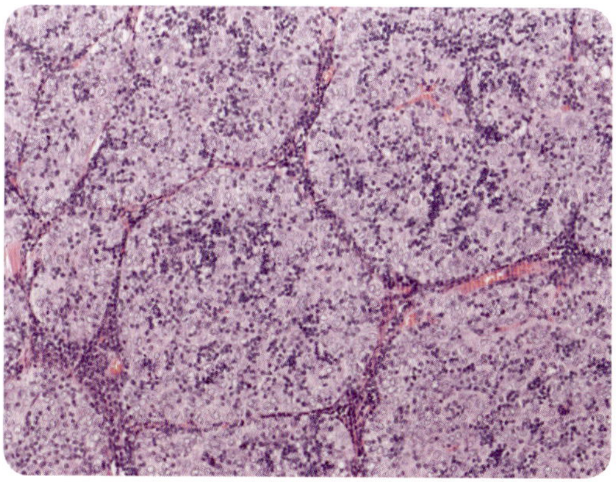

图5-11　胸腺瘤B3型

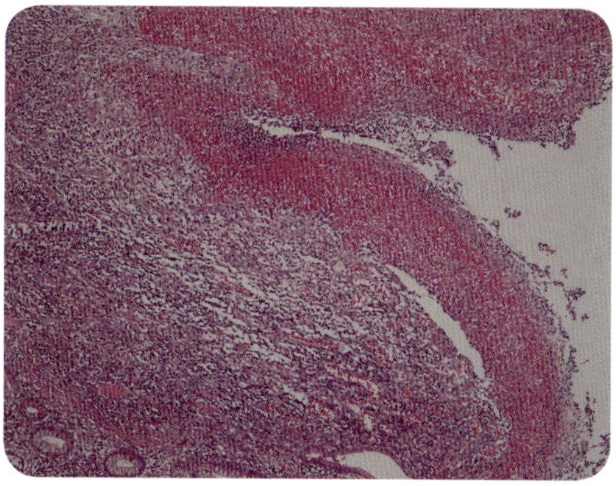

图6-1　小肠Crohn病
狭长的刀削状（裂隙状）溃疡，溃疡内壁为炎性渗出物、坏死物和肉芽组织

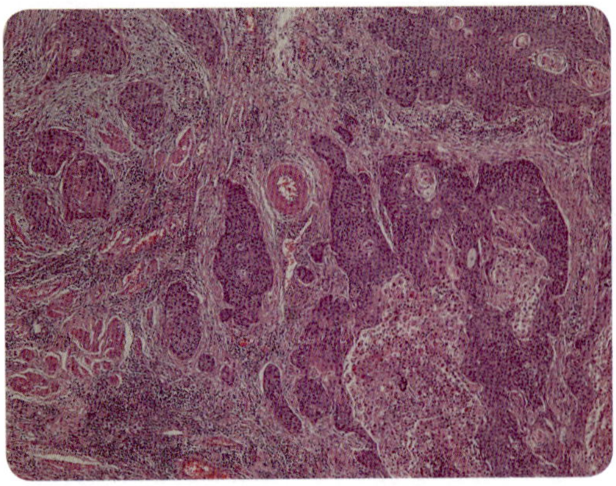

图6–2　食管中分化鳞癌

肿瘤侵及肌层，呈片块状，被纤维组织分隔；细胞分化中等，少量角化，细胞呈圆形或多角形，大小较一致，核深染、居中

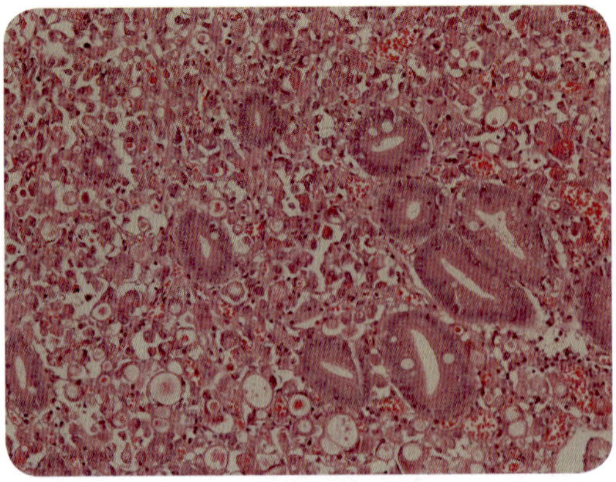

图6–3　胃印戒细胞癌

肿瘤组织弥漫浸润黏膜固有层；癌细胞黏液胞浆把核推至一侧，呈印戒状

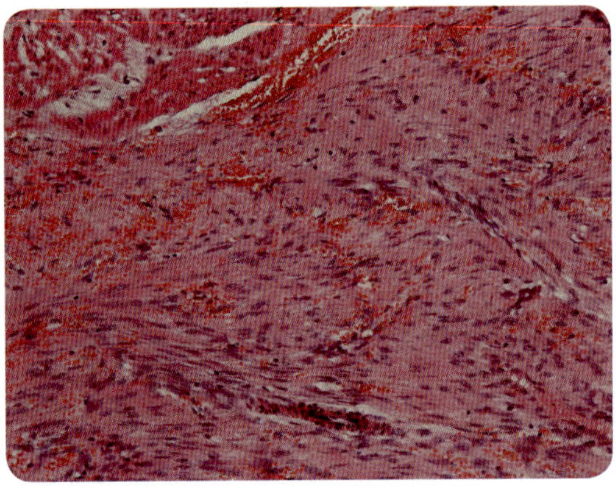

图6–4　胃壁肌间胃肠间质瘤

梭形肿瘤细胞呈不规则束状排列，无明显异型性，类似于平滑肌瘤或神经鞘瘤；肿瘤与周围肌壁组织界限清楚

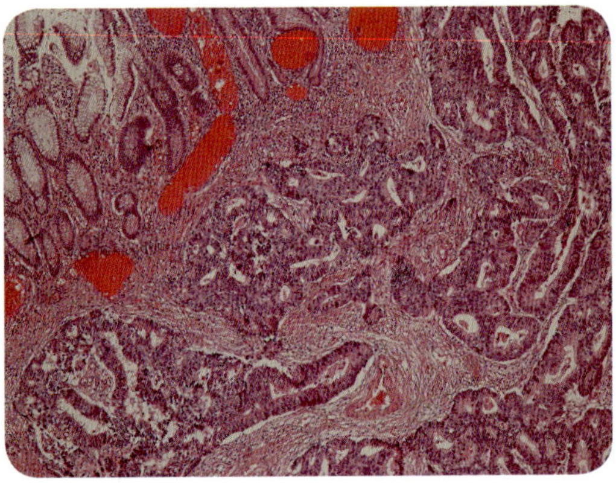

图6–5　结肠中分化腺癌

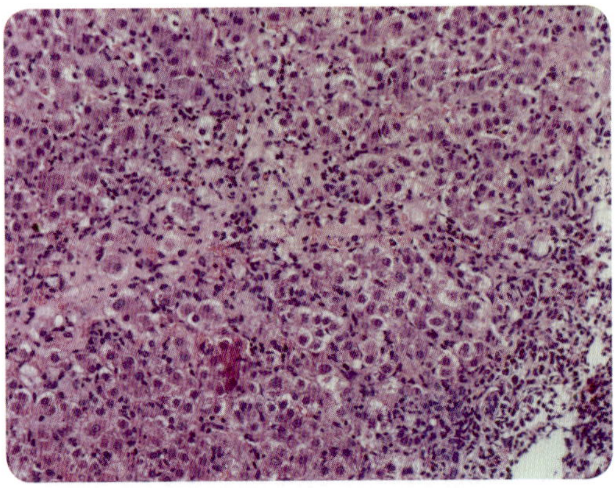

图7–1　自身免疫性肝炎

肝小叶周边的界板周围有较多淋巴细胞浸润和界板肝细胞的变性和坏死，可见肝细胞的变性、嗜酸性小体形成和不同程度的淋巴细胞和浆细胞浸润。小叶内病变区可见明显浆细胞浸润

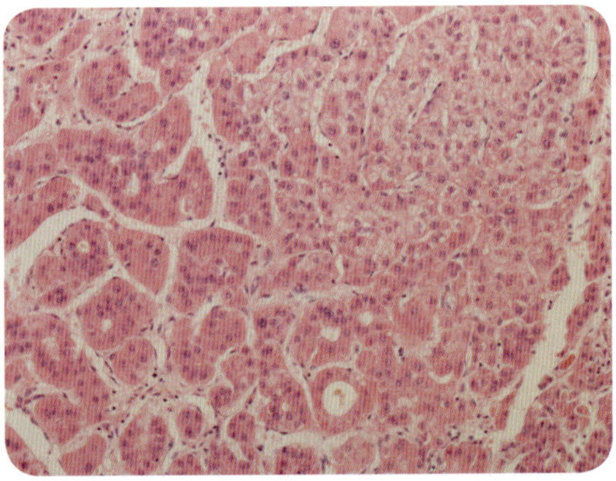

图7–2　高分化肝细胞性肝癌　HE染色

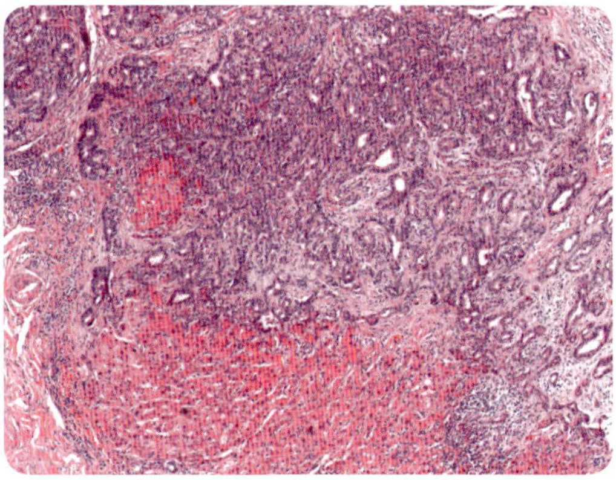

图7-3　胆管细胞癌

部分肿瘤细胞形成大小不等、形状不一、排列不规则的腺样结构，部分呈实性条索状，侵入肝实质内

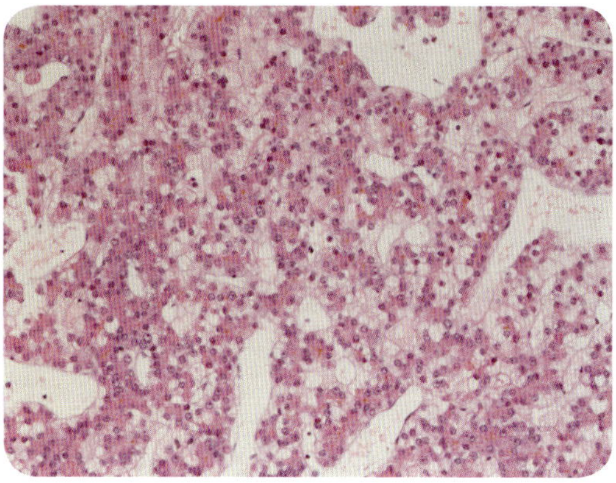

图7-4　肝母细胞瘤，胎儿型。HE染色

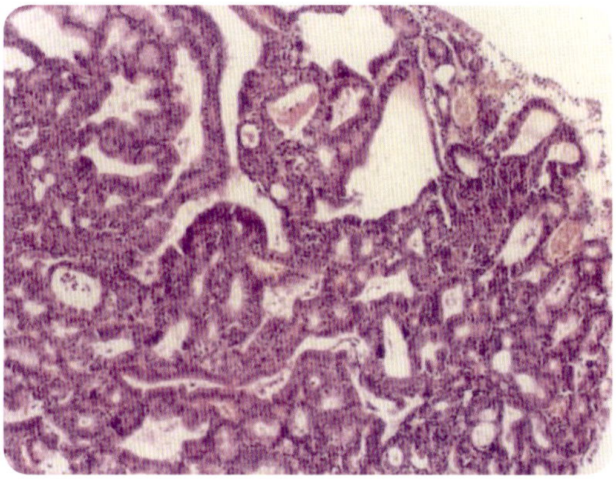

图7-5　胆囊管状腺瘤

管状腺瘤与结肠的腺管状腺瘤相似，由类似幽门腺的腺体构成

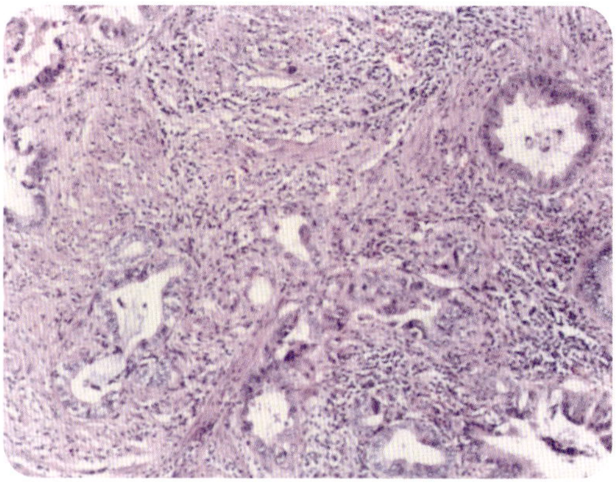

图7-6　胆囊腺癌

肿瘤由中–低度分化的腺管状结构构成

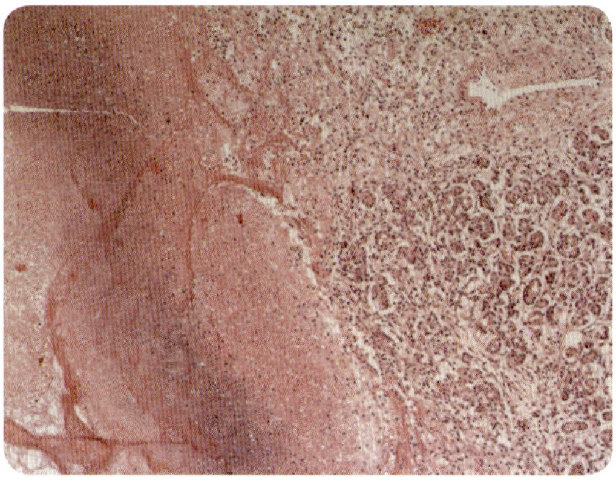

图7-7　急性胰腺炎

胰腺组织中有大片出血坏死，中间为脂肪坏死区，周围有炎细胞浸润，可见钙盐沉积

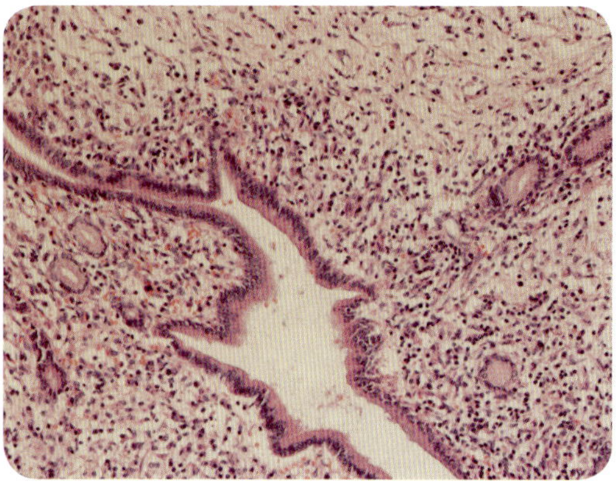

图7-8　自身免疫性胰腺炎　HE染色

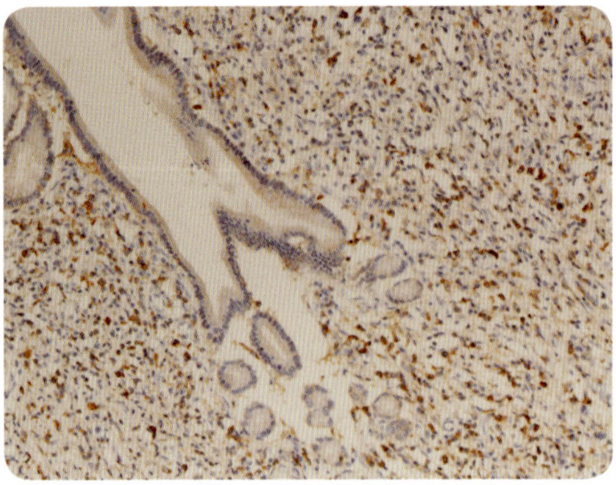

图7-9　自身免疫性胰腺炎
IgG4免疫组化染色示较多IgG4阳性细胞

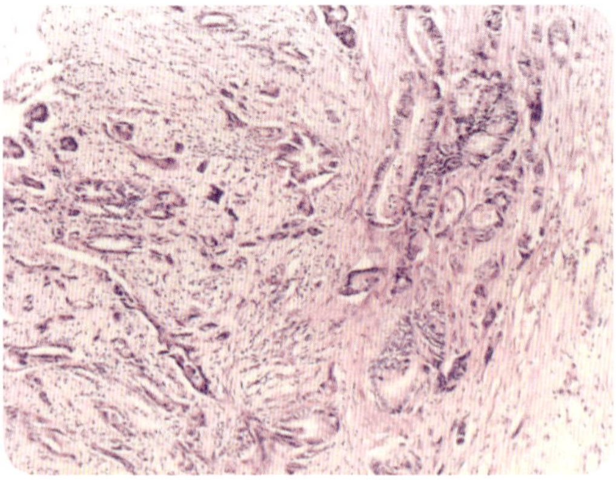

图7-10　胰腺中分化导管腺癌
肿瘤部分由分化好的导管样结构构成，部分由分化较差的肿瘤性腺体构成

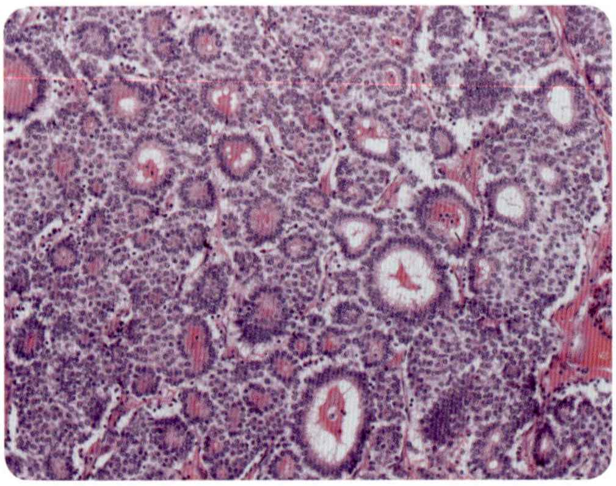

图7-11　胰腺腺泡细胞癌
瘤细胞密集，呈巢状或片状排列，部分为腺泡或小腺腔结构，间质反应轻微。瘤细胞胞浆中等丰富，尖端胞浆为嗜酸性颗粒状，核圆形或卵圆形，位于基底部，异型性不大

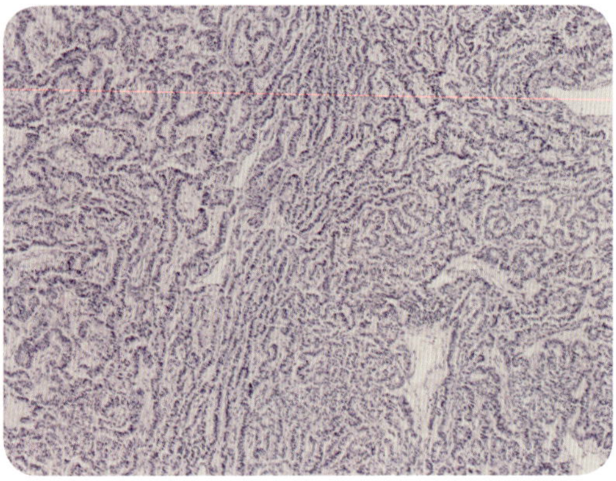

图7-12　胰腺神经内分泌肿瘤
肿瘤细胞比较一致，排列成条索状

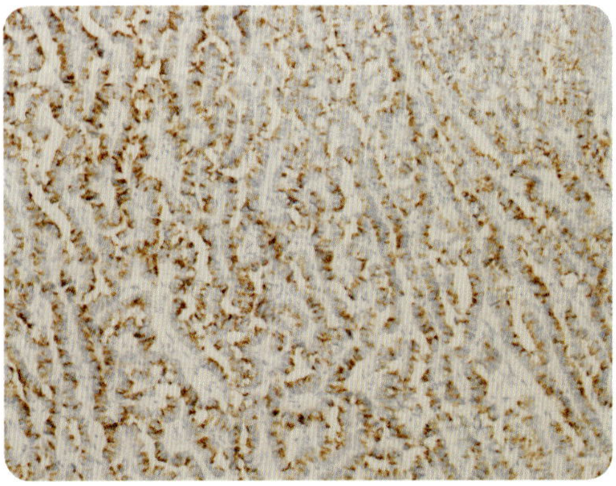

图7-13　胰腺神经内分泌肿瘤
免疫组化CgA阳性

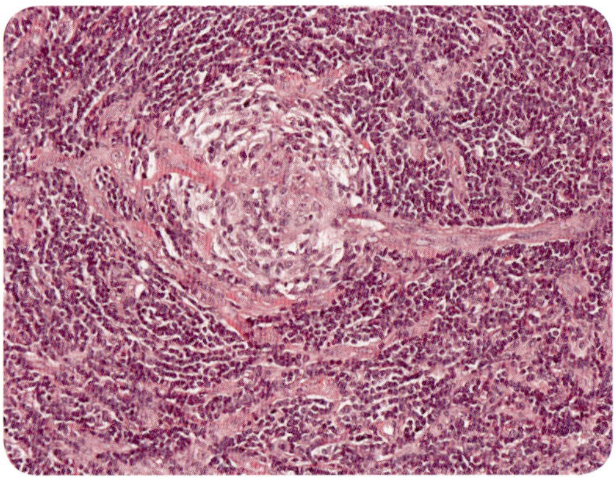

图8-1　Castleman病
退化的生发中心，周围淋巴细胞呈“靶心状”排列；血管长入生发中心，形成“棒棒糖”样改变

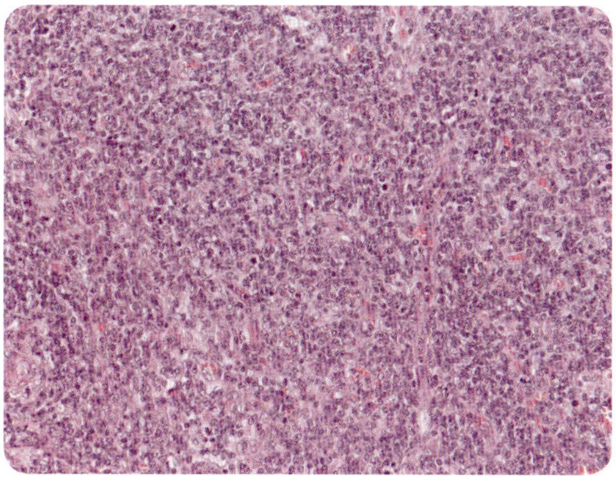

图8-2　小B细胞性淋巴瘤-慢性淋巴细胞白血病
高倍镜为较一致的小淋巴细胞，间杂少许较大的淋巴样细胞

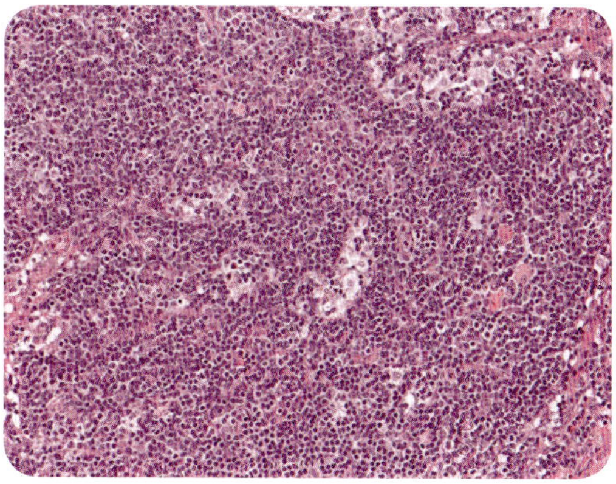

图8-3　淋巴浆细胞性淋巴瘤
较一致的小淋巴细胞，部分淋巴细胞明显浆样分化；淋巴窦可扩张

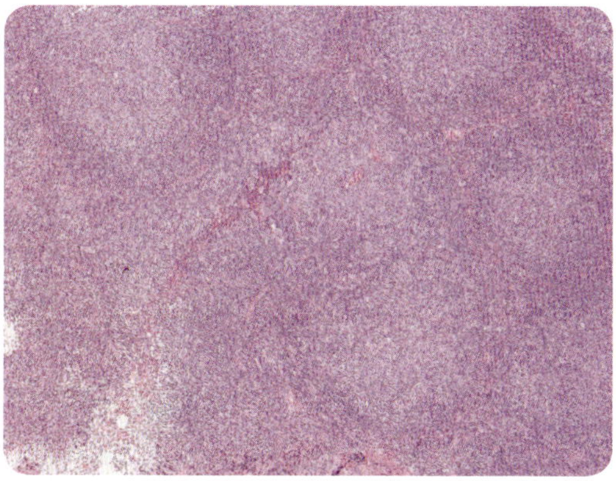

图8-4　滤泡性淋巴瘤
较密集的滤泡，"背靠背"排列；滤泡套区消失，没有极向性，滤泡中心巨噬细胞消失

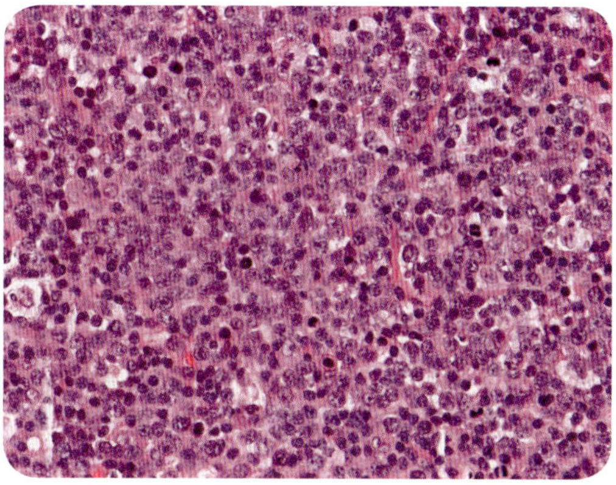

图8-5　弥漫大B细胞淋巴瘤
瘤细胞体积较大，染色质块状，形态类似中心母细胞，有明显核仁，核分裂多见

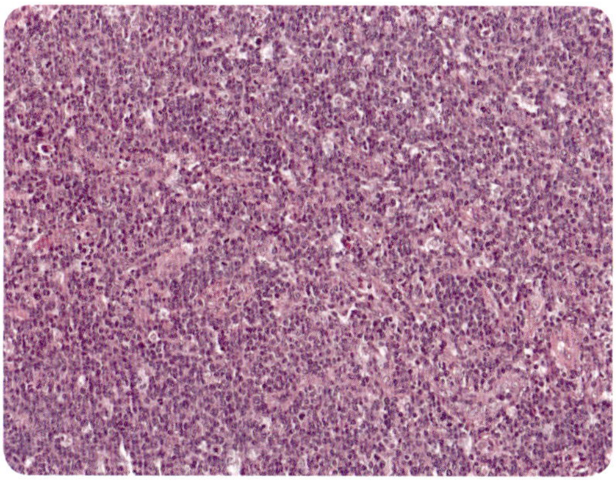

图8-6　外周T细胞淋巴瘤
瘤细胞中等大小，核形态不规则，染色深

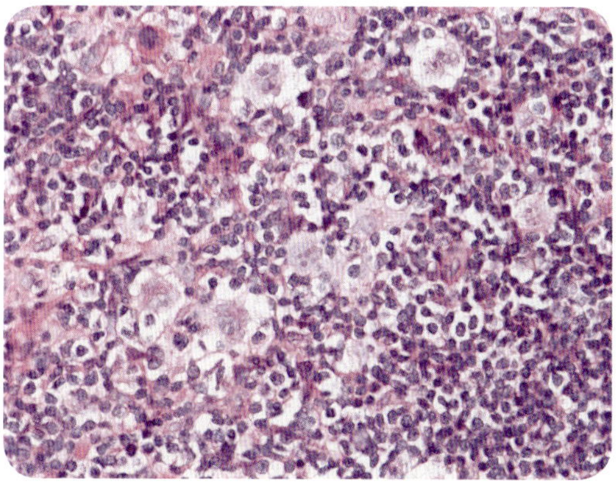

图8-7　霍奇金淋巴瘤混合细胞型
形态各异的霍奇金细胞，体积大，核不规则，核仁明显，有单核、双核及多核

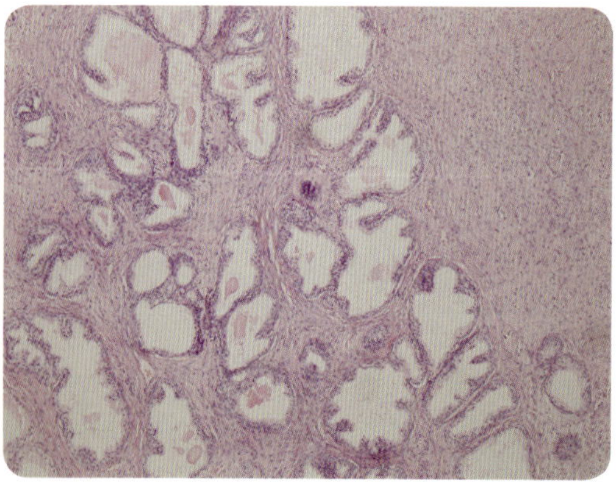

图9-13 腺性膀胱炎

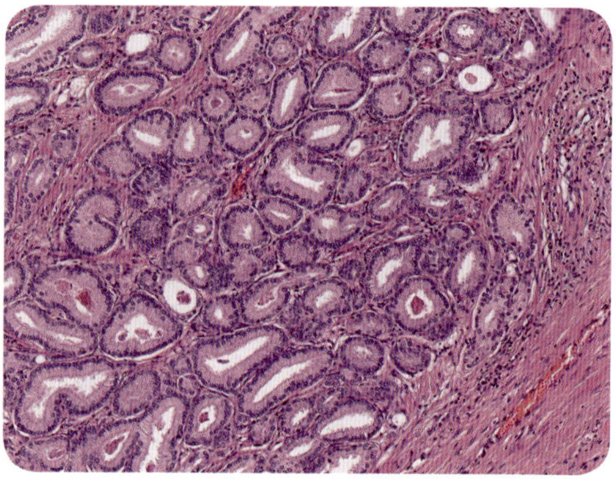

图9-14 前列腺腺泡腺癌，Gleason 3级

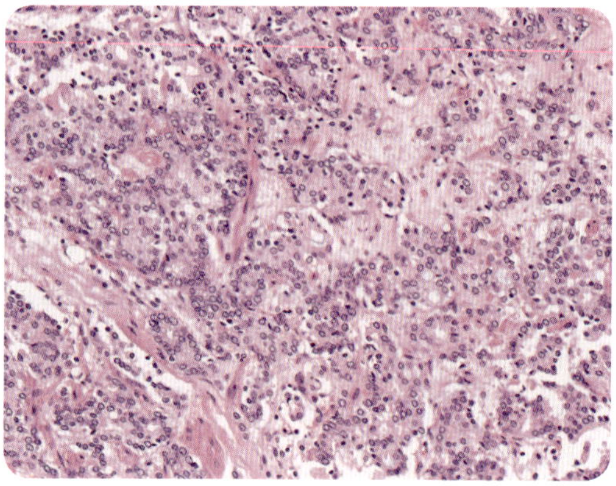

图9-15 前列腺腺泡腺癌，Gleason 4级

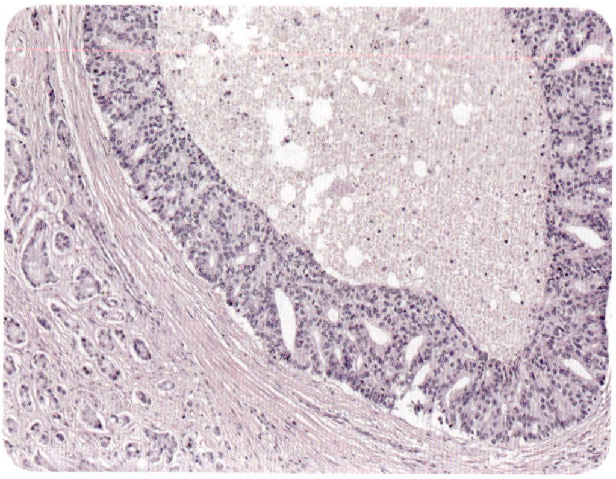

图9-16 前列腺腺泡腺癌，Gleason 5级

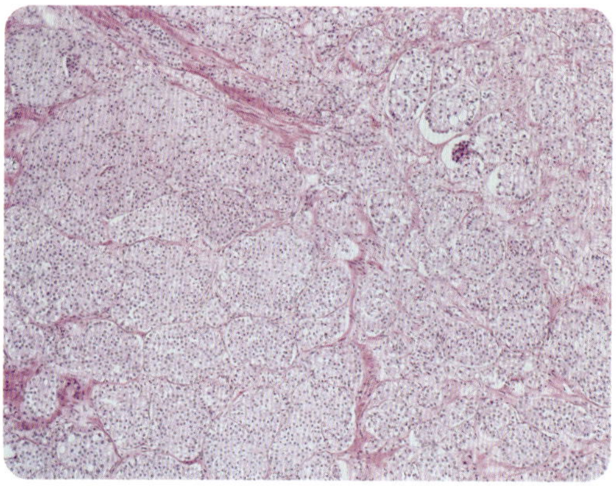

图9-17 前列腺癌 GP5

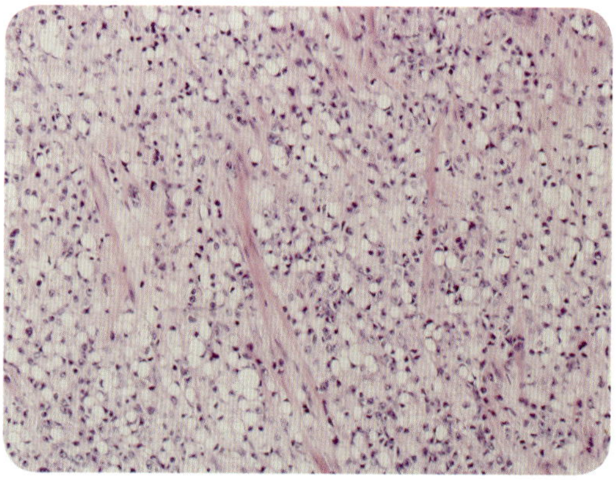

图9-18 前列腺印戒细胞型腺泡腺癌

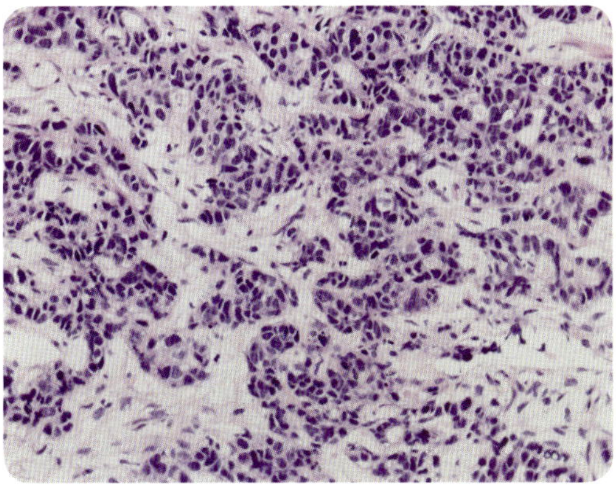

图9-19　前列腺基底细胞癌

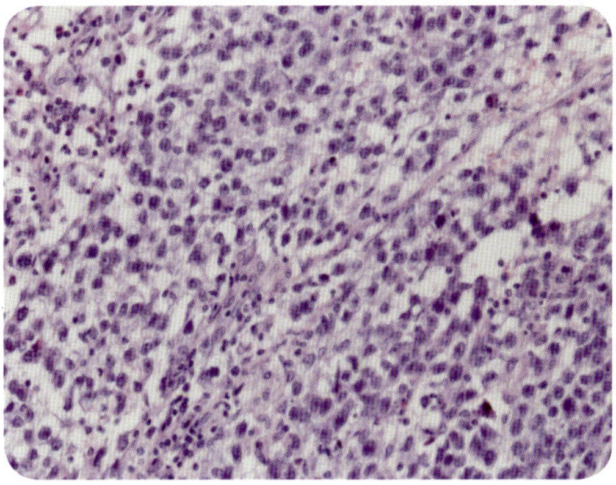

图9-20　睾丸精原细胞瘤

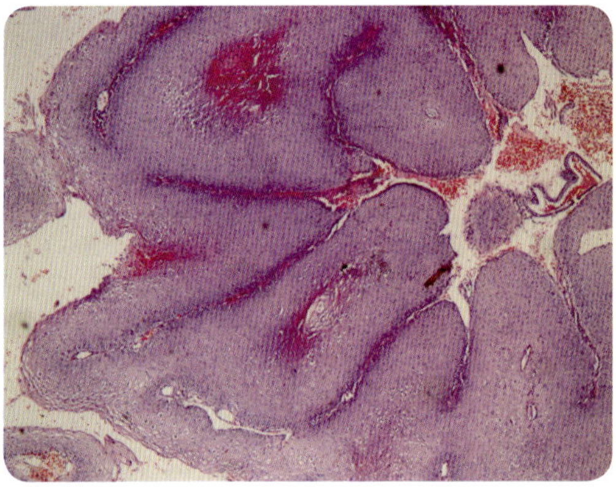

图10-1　阴道尖锐湿疣
显示鳞状上皮乳头状增生，增生的鳞状上皮中可见挖空细胞

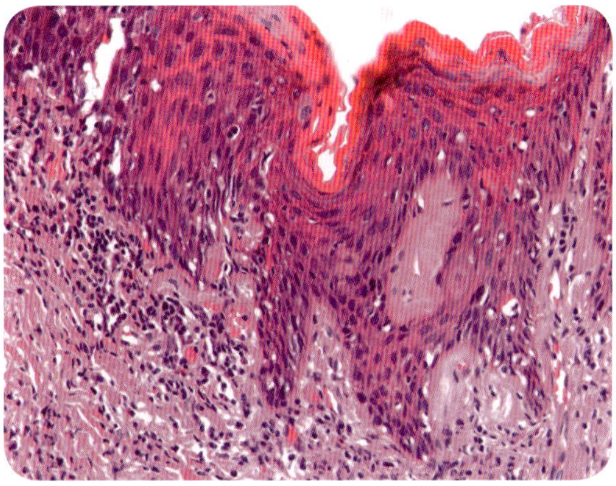

图10-2　外阴分化型VIN（A图）
A：HE染色显示鳞状上皮增生伴有角化亢进及角化不全，上皮脚不规则下延，增生上皮中可见核增大异型细胞

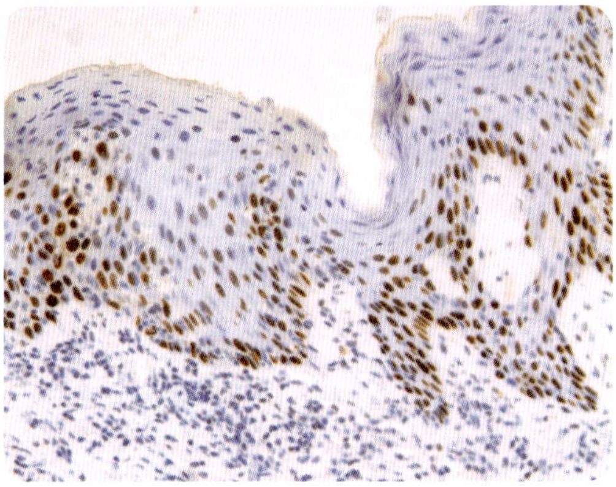

图10-2　外阴分化型VIN（B图）
B：免疫组化染色显示上皮中部分细胞p53阳性

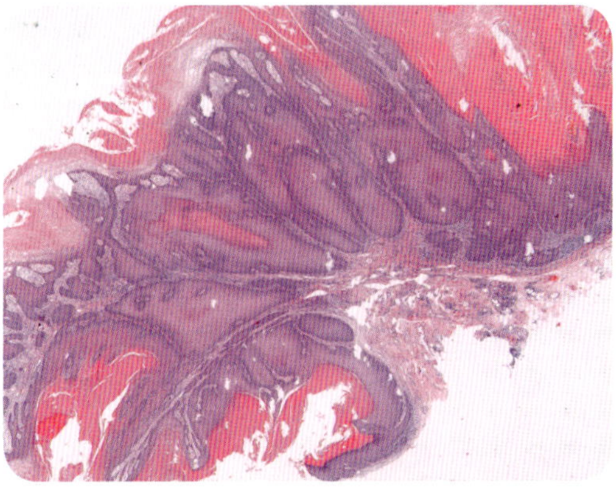

图10-3　外阴高分化鳞状细胞癌（疣状癌）
肿瘤呈乳头状生长，伴有角化亢进及角栓形成，鳞状上皮不规则增生，向间质推挤性生长

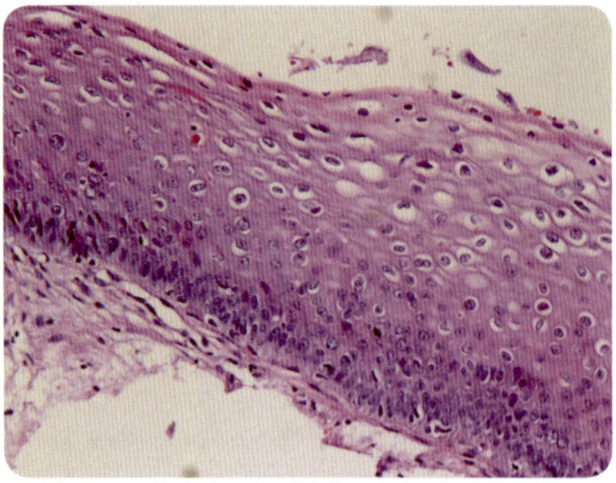

图10–4　宫颈LSIL/CIN1

上皮的上2/3层为分化成熟的上皮成分，但细胞核增大，核不规则，可见挖空细胞，基底及副基底样细胞增生，细胞核轻度异型，核分裂相位于副基底层

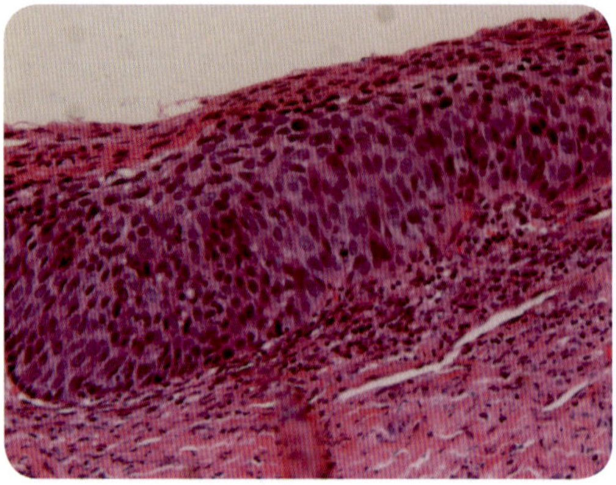

图10–5　宫颈HSIL（A图）

A图：异型增生的细胞几乎累及黏膜上皮的全层

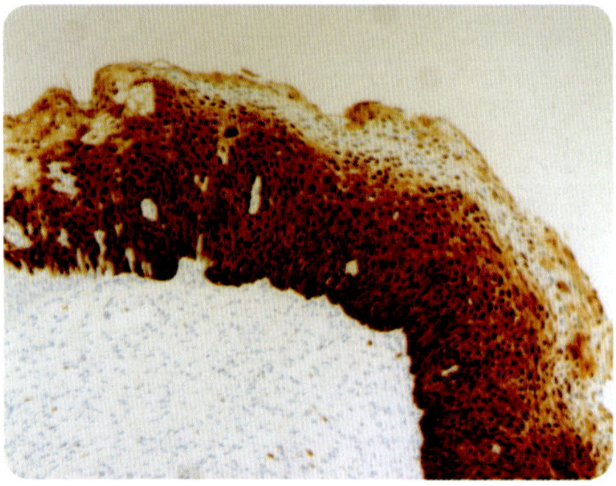

图10–5　宫颈HSIL（B图）

B图：免疫组化染色片病变上皮的2/3层以上层面呈现p16连续成片的深棕色染色

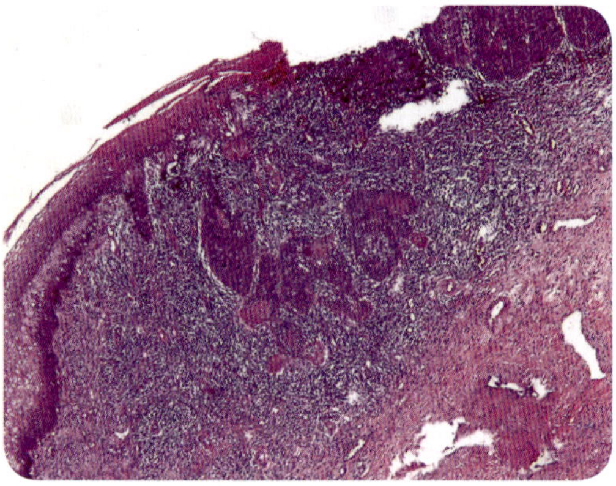

图10–6　宫颈微小浸润性鳞状细胞癌

黏膜上皮下间质中可见浸润性癌巢（箭头）

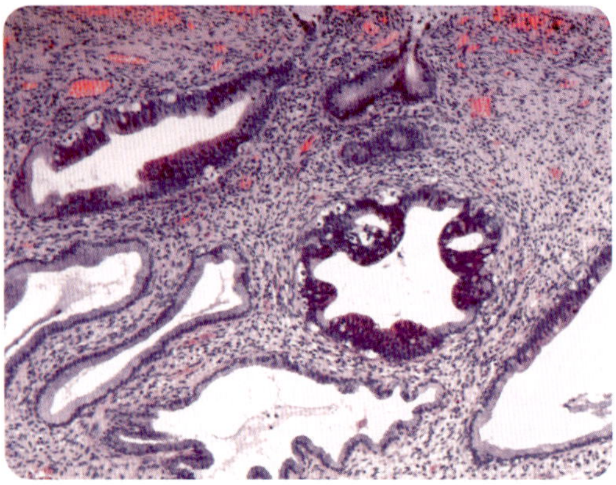

图10–7　子宫颈原位腺癌（AIS）（A图）

A图：子宫颈部分黏膜腺体，腺上皮细胞核排列拥挤，胞浆黏液消失，可见核分裂及细胞凋亡

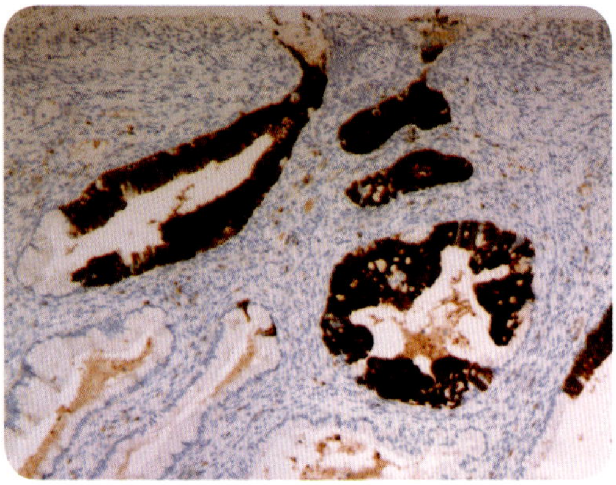

图10–7　子宫颈原位腺癌（AIS）（B图）

B图：免疫组化染色显示病变腺体p16强阳性

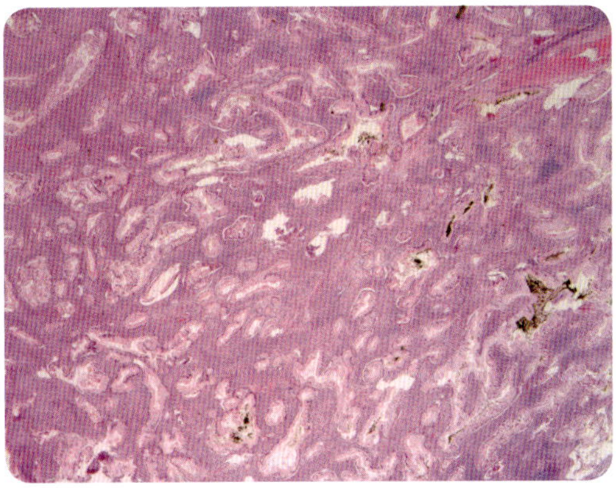

图10-8 宫颈胃型黏液腺癌

可见排列紊乱的腺体浸润，腺上皮细胞高柱状，富于黏液

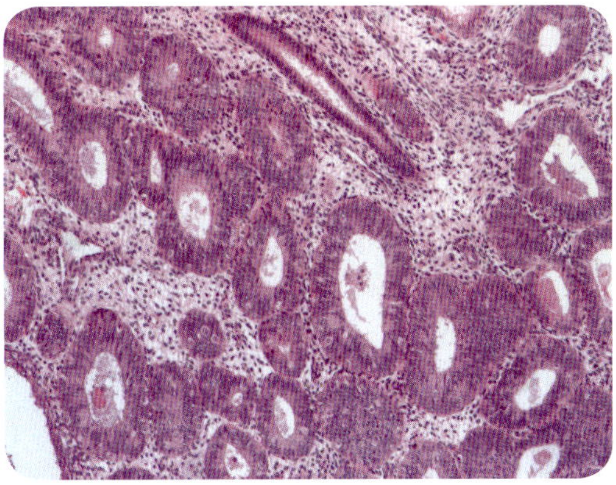

图10-9 子宫内膜非典型增生/EIN

腺体排列密集，与上方周围残留腺体比较，增生腺体上皮细胞出现一定异型

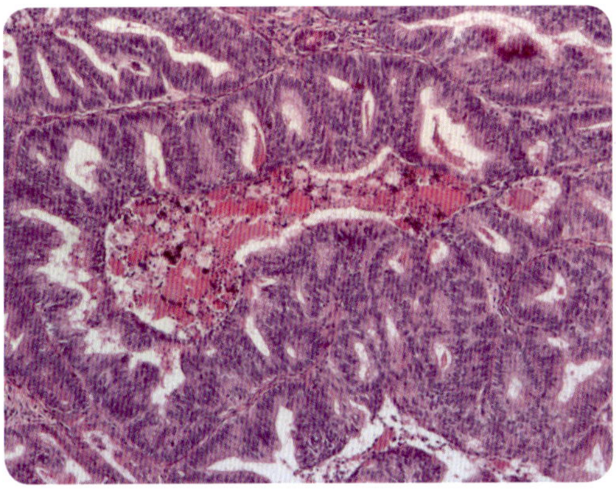

图10-10 高分化子宫内膜样癌

腺体融合呈筛状；腺腔中心可见坏死，细胞极向紊乱，细胞有异型

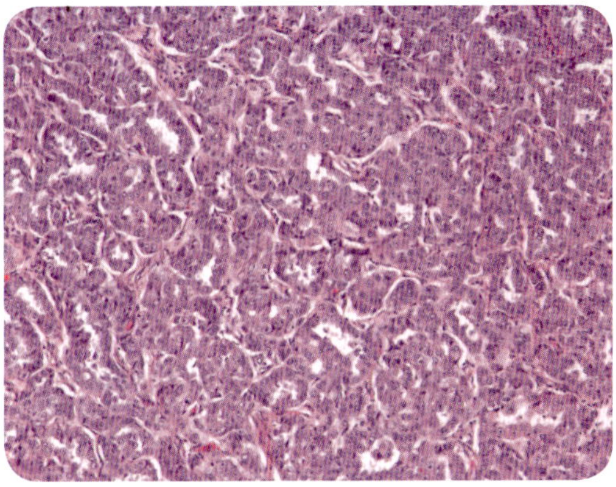

图10-11 子宫内膜浆液性癌

肿瘤排列成腺管样，细胞胞浆丰富，细胞核仁明显

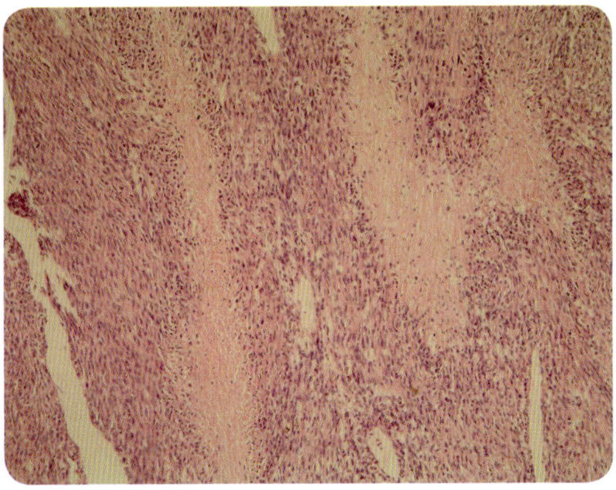

图10-12 子宫平滑肌肉瘤

肿瘤细胞梭形，有明显异型，核分裂相易见，并可见地图样肿瘤细胞坏死

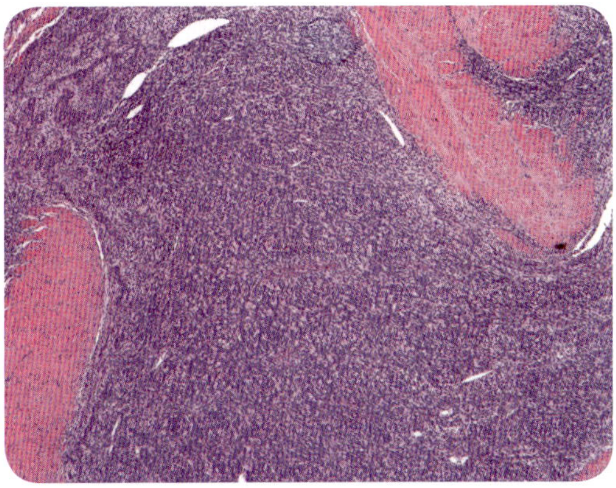

图10-13 低级别子宫内膜间质肉瘤

肿瘤由类似于增生期子宫内膜间质的短梭形细胞构成，部分呈漩涡状排列，可见特征性的小血管成分，肿瘤舌状浸润肌壁

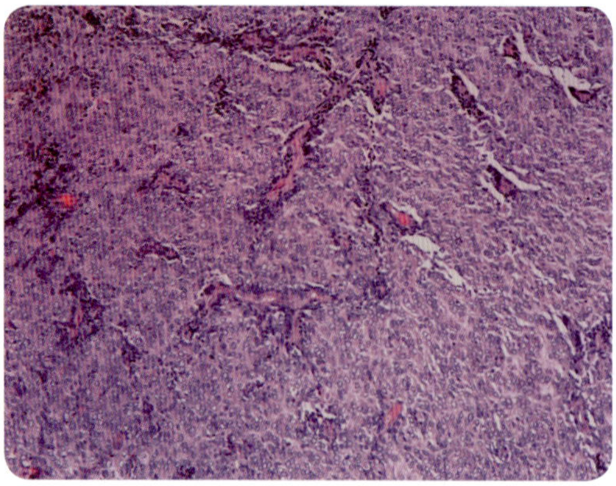

图10-14　高级别子宫内膜间质肉瘤（A图）
A：肿瘤细胞圆形，融合成片，浸润肌层

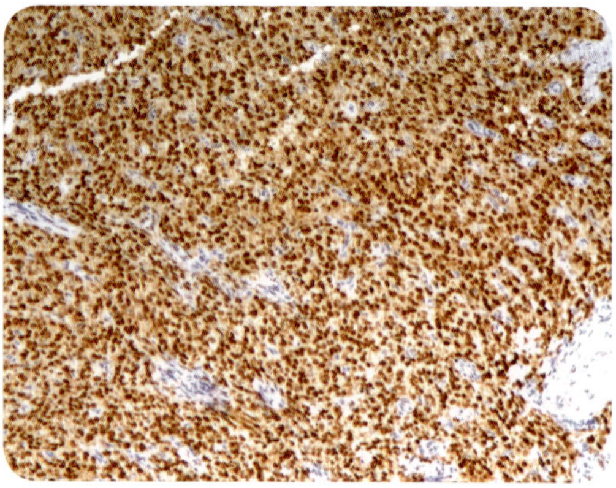

图10-14　高级别子宫内膜间质肉瘤（B图）
B：免疫组化染色CyclinD1弥漫阳性

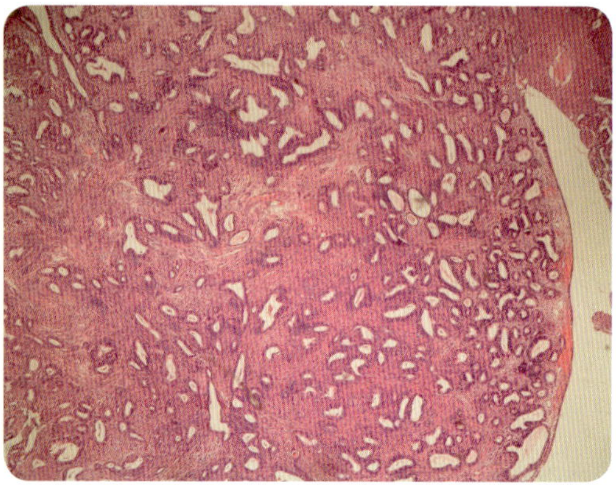

图10-15　子宫非典型息肉状腺肌瘤
可见增生的腺体成分及平滑肌成分，腺体排列紊乱，局灶腺上皮伴有非典型性

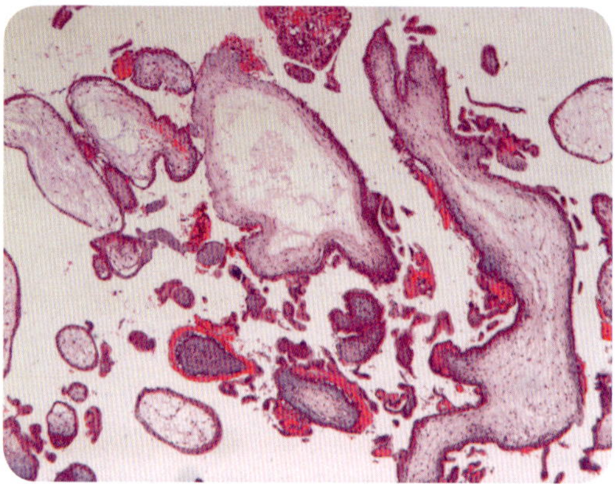

图10-16　水泡状胎块（葡萄胎）（A图）
A：部分性葡萄胎，可见水肿增大的绒毛与相对正常的小绒毛混合存在，滋养细胞轻度增生

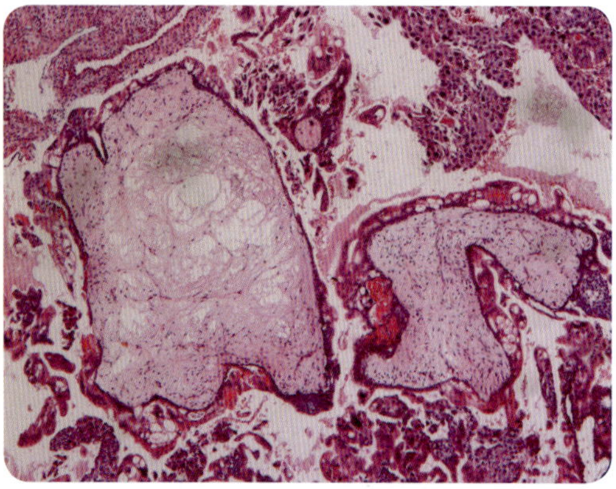

图10-16　水泡状胎块（葡萄胎）（B图）
B：完全性葡萄胎，绒毛水肿明显，中央水池形成，周围滋养细胞增生活跃

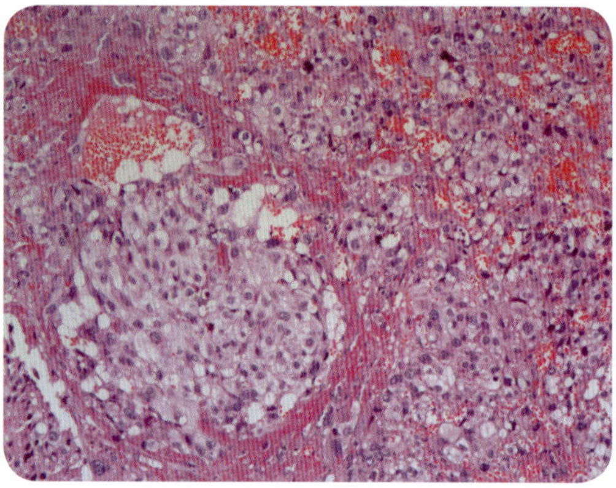

图10-17　胎盘部位滋养细胞肿瘤（A图）
A图：肿瘤细胞梭形及多形，细胞核深染有异型

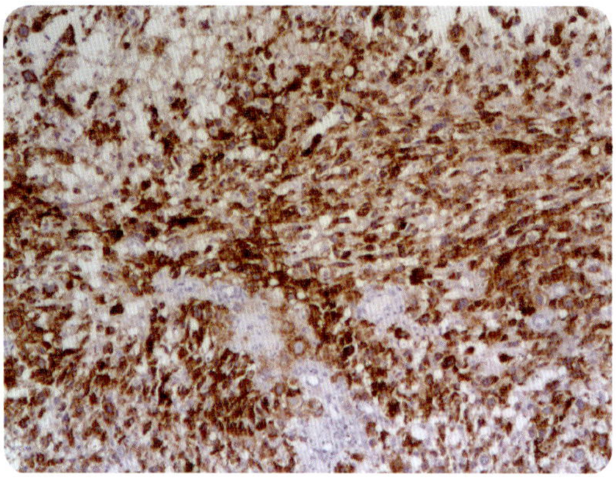

图10–17　胎盘部位滋养细胞肿瘤（B图）
B图：免疫组化染色，肿瘤细胞hPL阳性

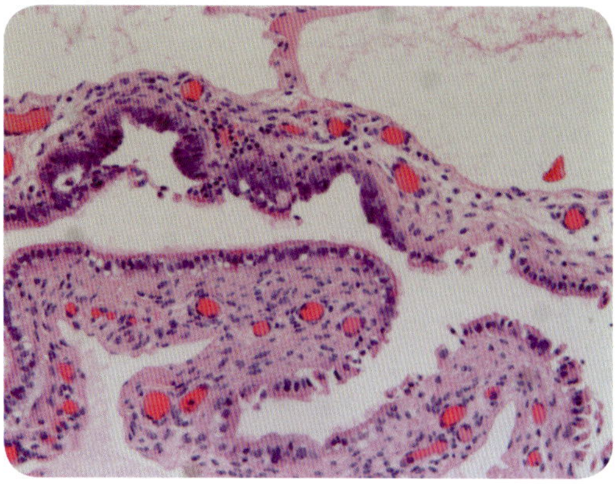

图10 –18　浆液性输卵管上皮内癌（A图）
A图：输卵管表面黏膜上皮被恶性细胞所替代

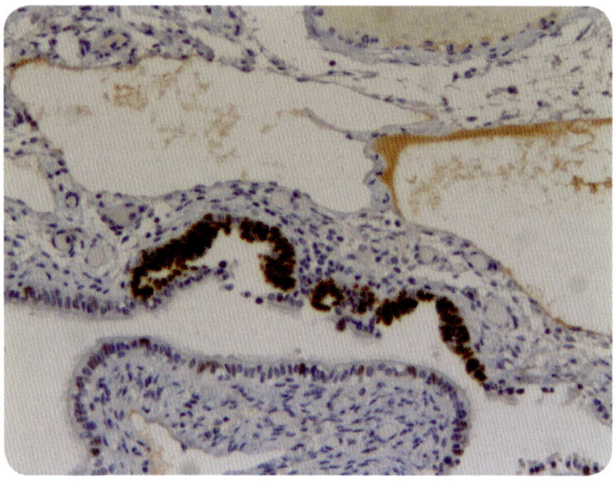

图10 –18　浆液性输卵管上皮内癌（B图）
B图：免疫组化染色，这些细胞呈现p53阳性表达

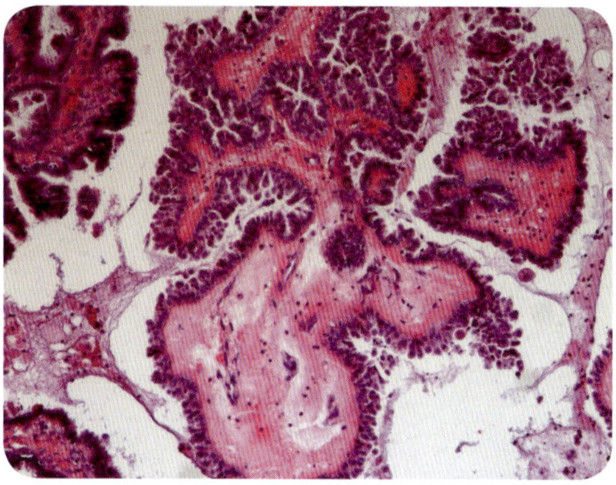

图10–19　卵巢交界性浆液性肿（普通型）
肿瘤中可见逐级分支的乳头成分，表面被覆成簇的上皮成分，细胞轻–中度异型

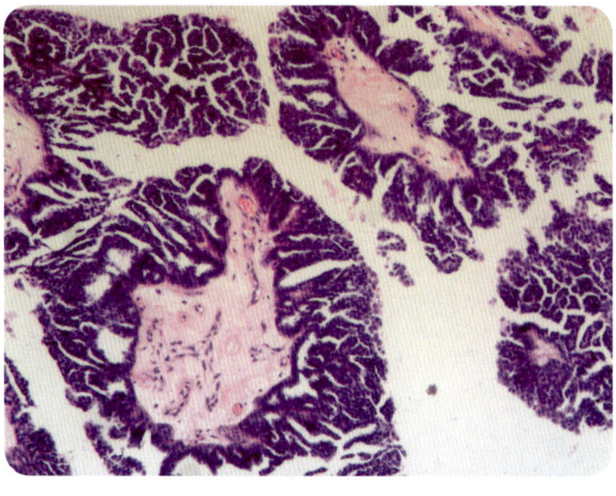

图10–20　卵巢浆液性交界性肿瘤（微乳头型）/非浸润性低级别浆液性癌
粗大乳头表面出现细长密集的微乳头，微乳头的纤维血管轴心非常纤细

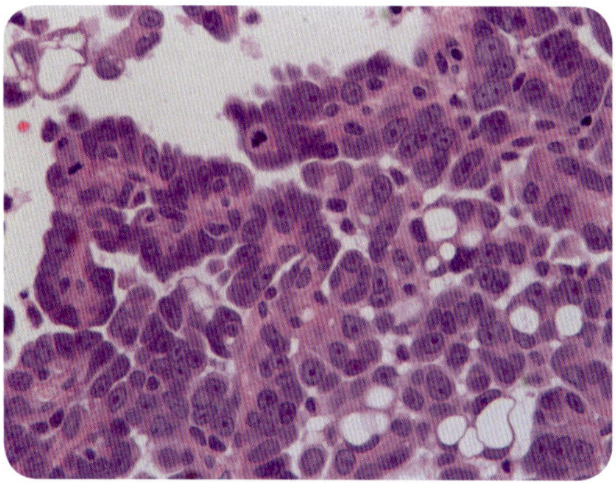

图10–21　卵巢高级别浆液性癌
肿瘤呈现乳头状及巢片状结构，细胞异型明显，核仁清楚，核分裂相易见

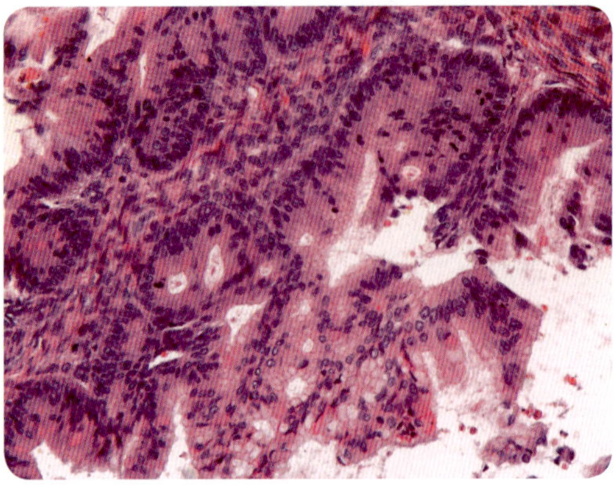

图10-22　卵巢黏液性癌
肿瘤由大小不等、相互融合的腺体组成，细胞排列紊乱，核深染有异型，可见核分裂相，胞浆高柱状，可见杯状细胞

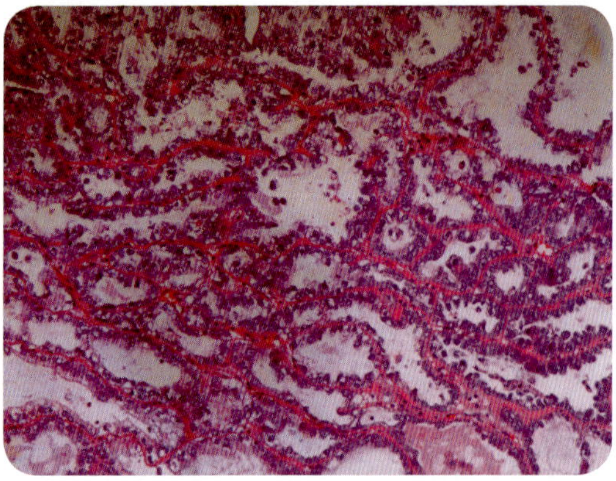

图10-23　卵巢透明细胞癌
肿瘤以腺管结构为主，肿瘤细胞胞浆透亮，细胞核增大有异型，部分突入腔内

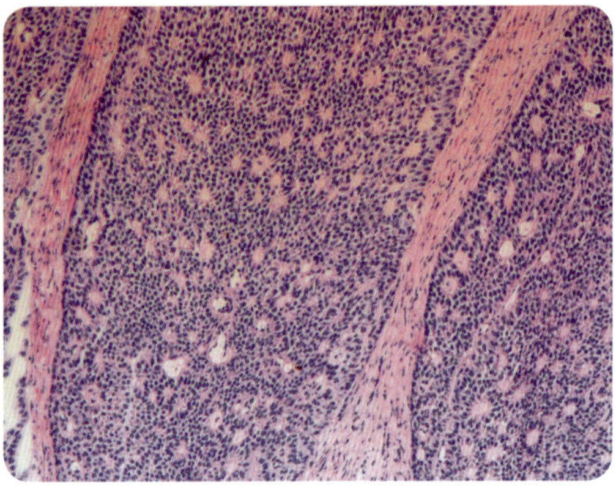

图10-24　卵巢成人型粒层细胞瘤
肿瘤细胞卵圆形，排列形成Call-Exner小体

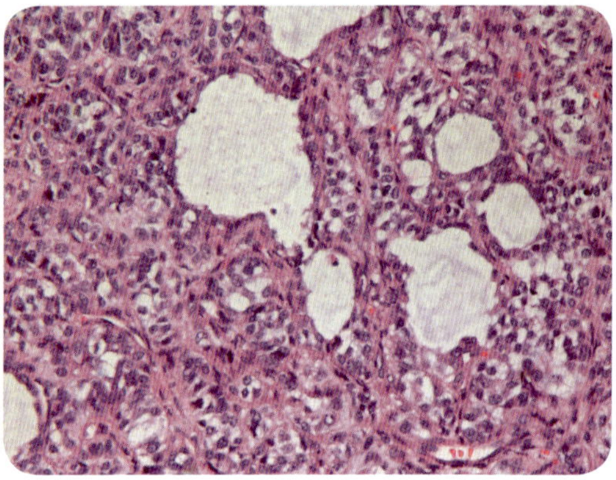

图10-25　卵巢幼年型粒层细胞瘤
肿瘤细胞具有略透亮的胞浆，其间可见大小不等的滤泡，腔内可见略嗜碱性液体

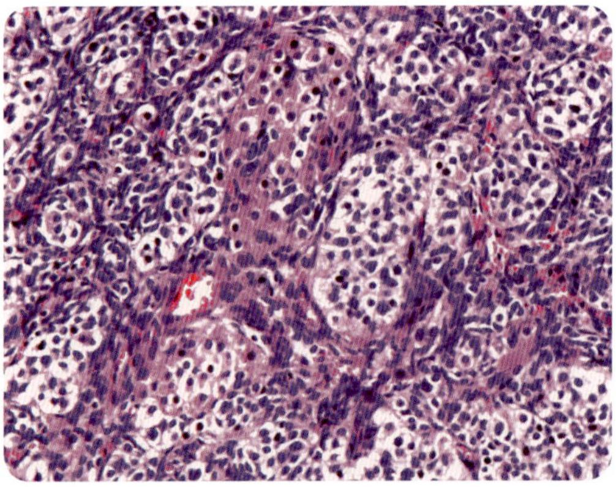

图10-26　支持-莱迪细胞瘤（Sertoli-Leydig细胞瘤）中分化，肿瘤主要由排列成实性管状的支持细胞组成，其间可见胞浆嗜酸性的莱迪细胞成分

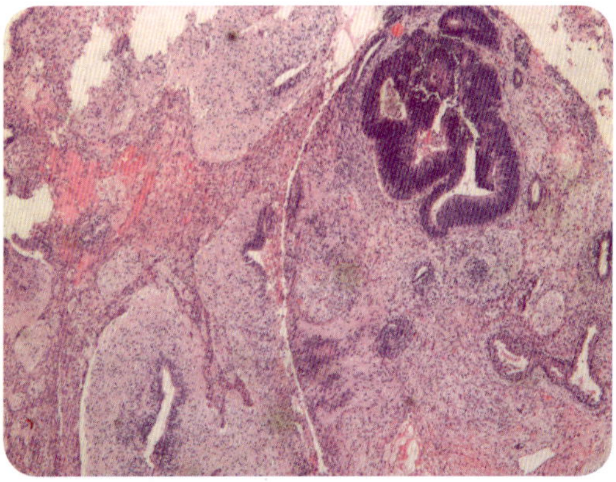

图10-27　卵巢未成熟畸胎瘤
肿瘤组织中可见脑组织，右上可见幼稚神经上皮组成的原始神经管成分

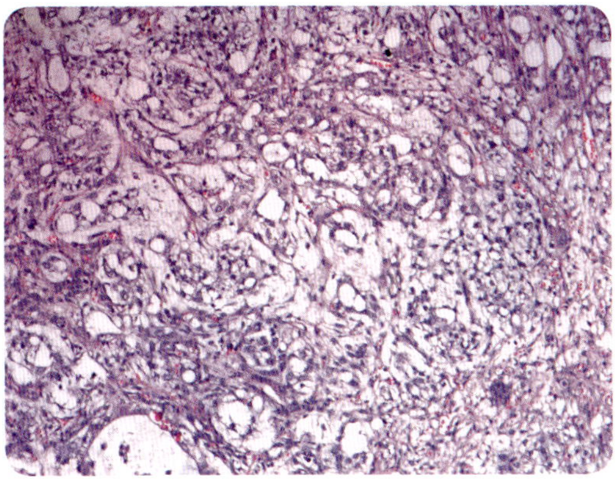

图10-28　卵巢卵黄囊瘤

肿瘤疏松网状，其间可见微囊及S-D小体

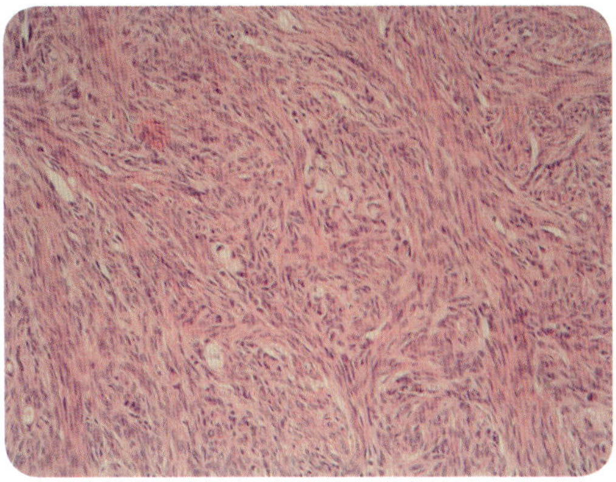

图10-29　卵巢Krukenberg瘤（A图）

A图：卵巢纤维性间质中可见散在及索条状浸润的异型细胞，部分细胞胞浆富于黏液，呈现印戒样细胞表现

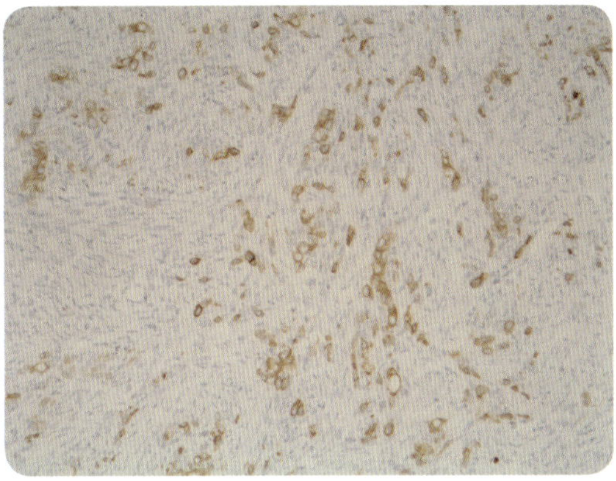

图10-29　卵巢Krukenberg瘤（B图）

B图：免疫组化染色显示肿瘤细胞CK阳性

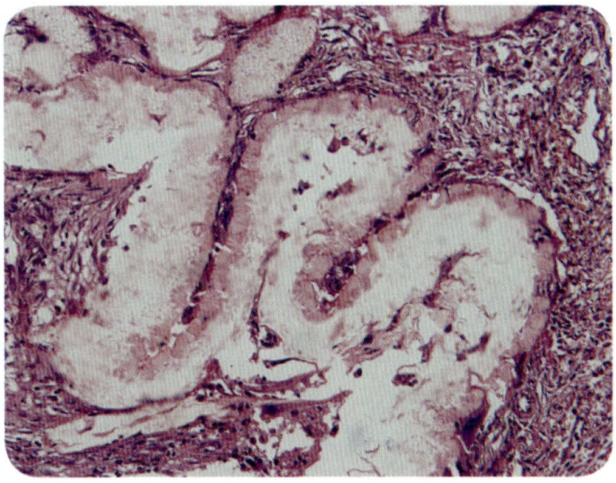

图11-1　膜状脂肪坏死

脂肪坏死囊腔被覆伊红色膜状物，周围有炎细胞

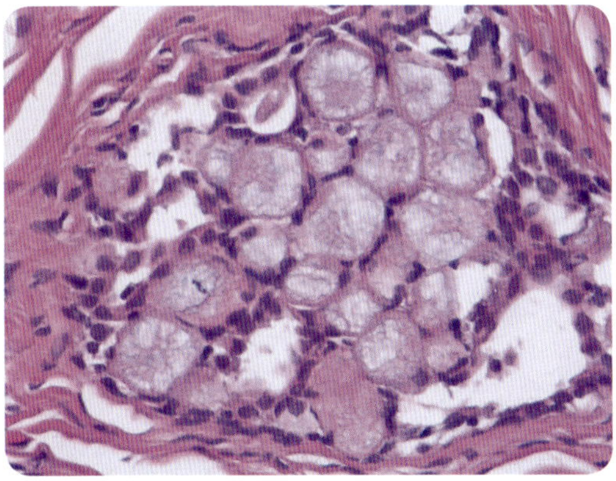

图11-2　胶原小体病

导管增生，筛孔内有界限清楚的球形小体，小体呈淡篮-伊红色，同心圆、分层状或放射状排列

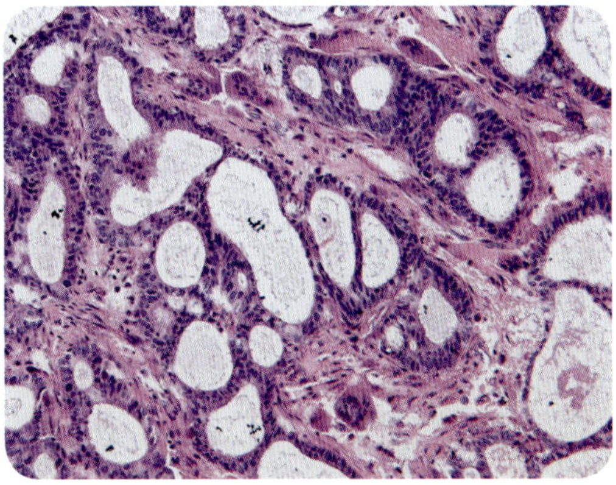

图11-3　浸润性筛状癌

细胞岛不规则，筛孔圆-卵圆形，腔内有黏液样分泌物，间质内有反应性破骨细胞样巨细胞

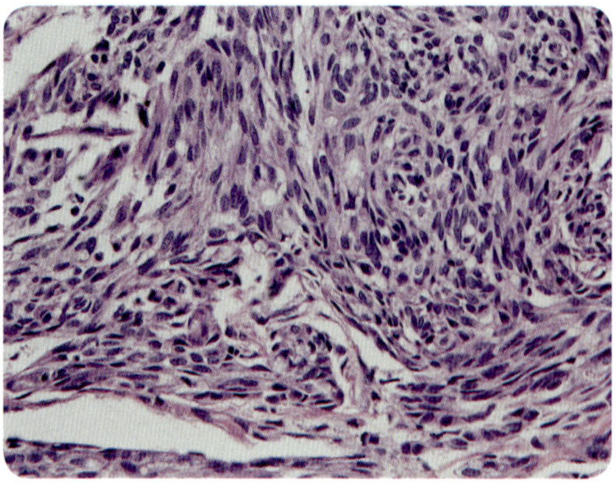

图11-4　神经内分泌癌
瘤细胞呈梭形，比较温和，有的胞质内可见小空泡，核染色质细，核仁不明显

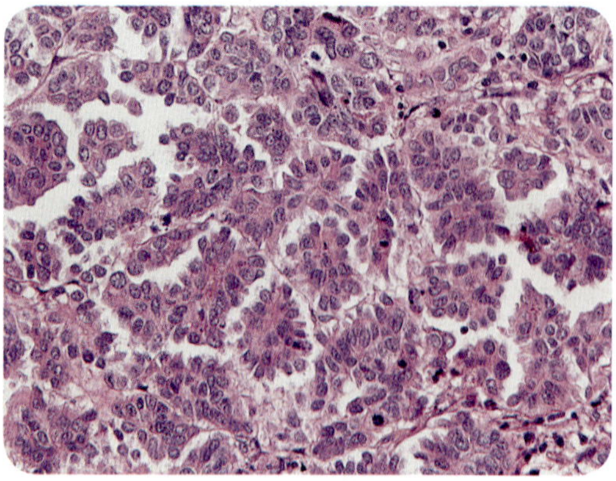

图11-5　浸润性微乳头状癌
有的微乳头状细胞团中央可见小的管腔，癌细胞核较大，圆形-卵圆形，核膜粗糙，有的可有核仁，间隙面胞质有胞突，呈绒毛锯齿状

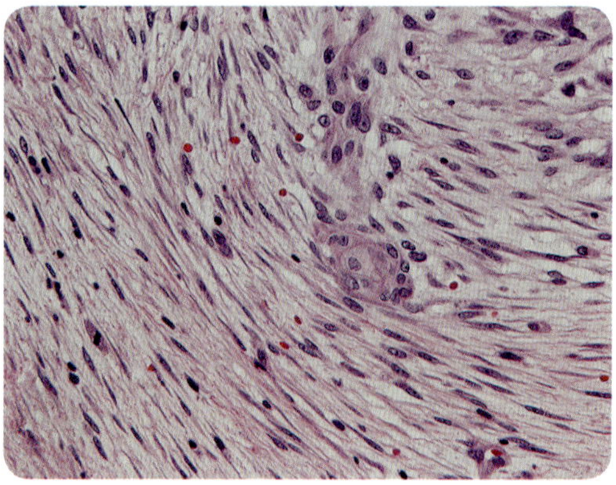

图11-6　低级别梭形细胞癌
类似反应性增生的纤维组织，梭形细胞温和，有的显轻度异型性，可见核分裂。

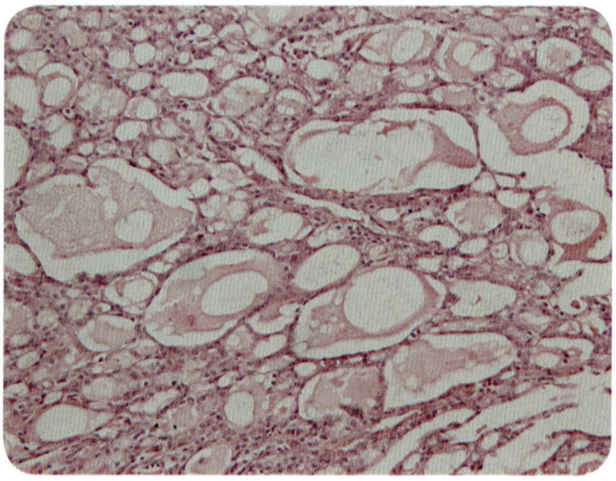

图11-7　分泌性癌（微囊型）
微囊内充满甲状腺胶质样分泌物

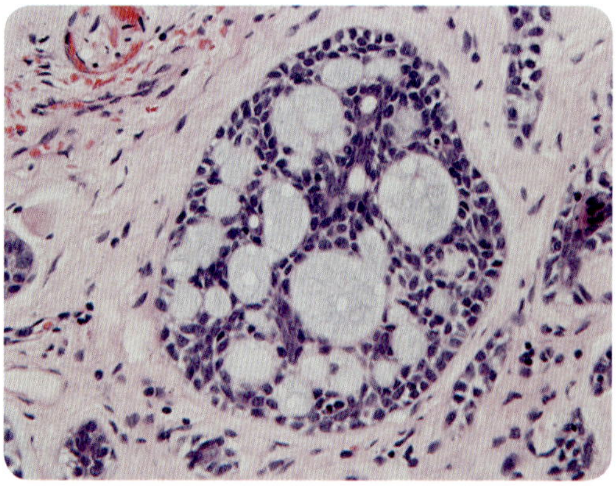

图11-8　腺样囊性癌
筛孔周围的细胞温和，界限不清，核深染（肌上皮）

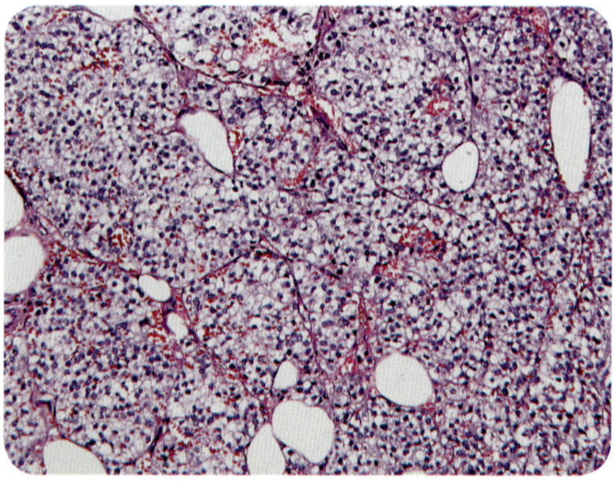

图11-9　富于糖原的透明细胞癌
癌细胞胞质空淡-透明，核有一定多形性和异型性

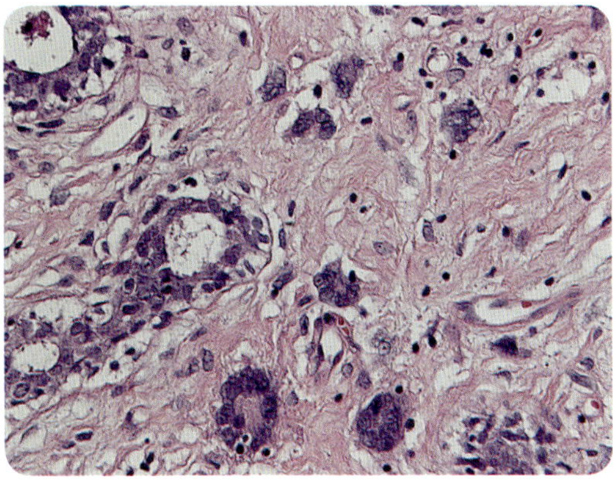

图11-10　间质巨细胞

纤维腺瘤，间质巨细胞呈单核或多核，核重叠结构不清，胞质多少不等界限不清，有的排列呈腺-花环状

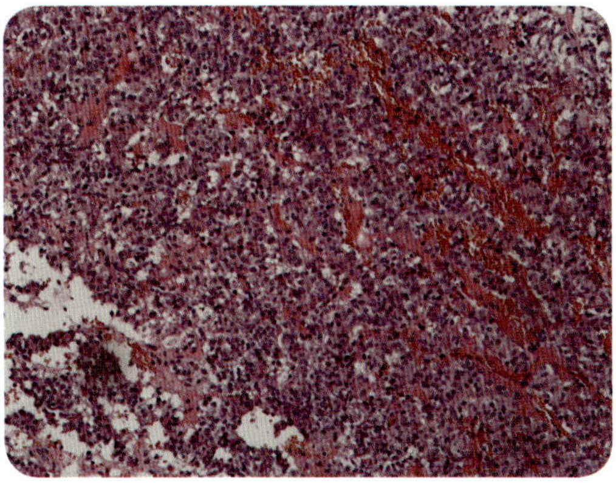

图12-1　垂体腺瘤

肿瘤细胞排列成片，部分巢状，血管丰富。肿瘤细胞胞浆嗜酸或淡染

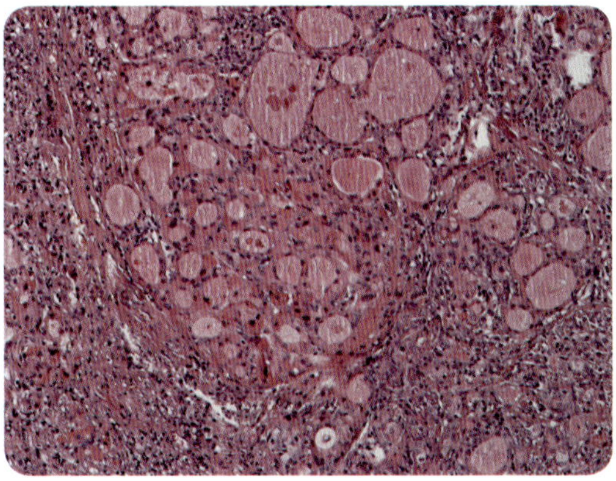

图12-2　桥本氏甲状腺炎

甲状腺滤泡上皮增生，明显嗜酸性变，间质中淋巴细胞浸润及纤维化

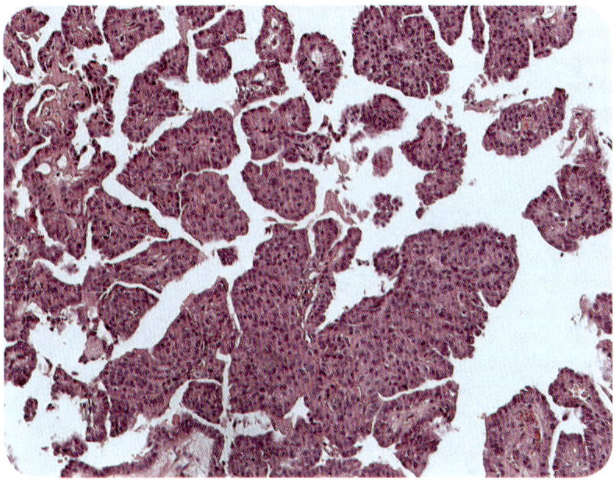

图12-3　甲状腺乳头状癌

肿瘤乳头状，含纤维血管轴心，核增大、不规则、毛玻璃样，胞浆嗜酸性，可见核沟

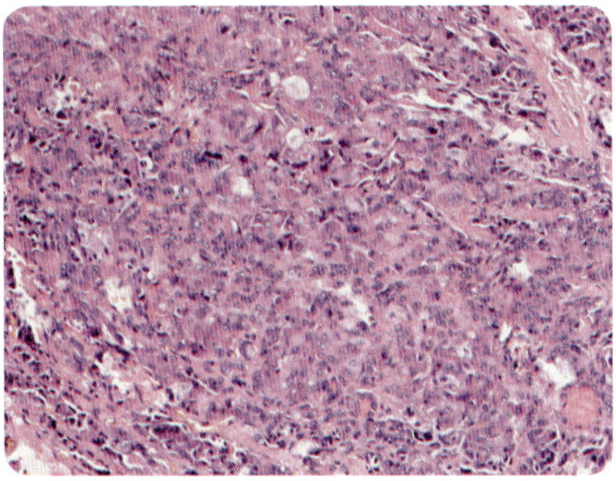

图12-4　甲状腺髓样癌　HE染色

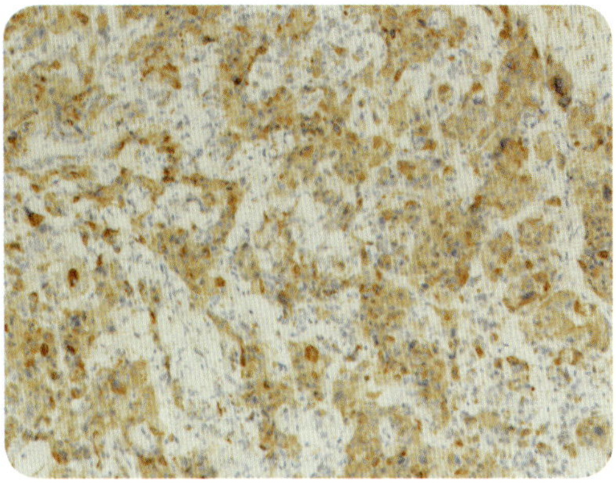

图12-5　甲状腺髓样癌

免疫组化降钙素阳性

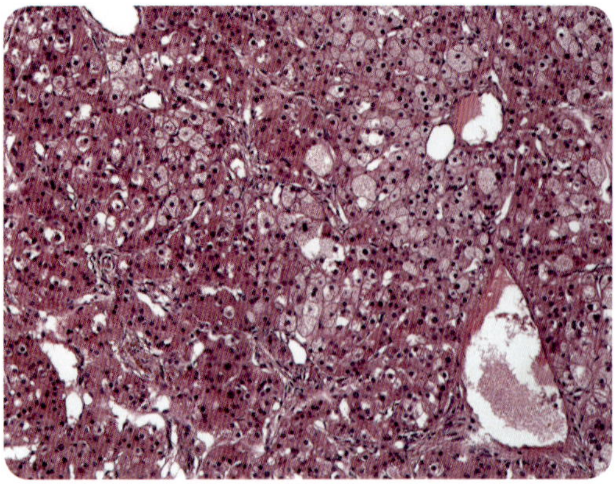

图12-6　肾上腺皮质腺瘤
肿瘤细胞成片排列，细胞体积较大，胞浆淡染或嗜酸性

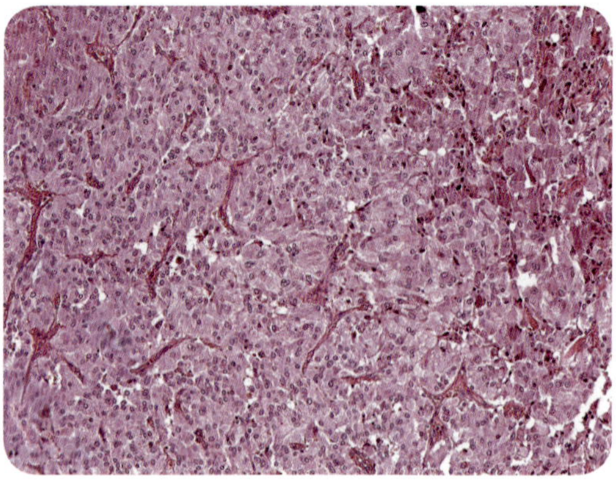

图12-7　嗜铬细胞瘤
呈明显巢状、小梁状结构，胞浆嗜碱性

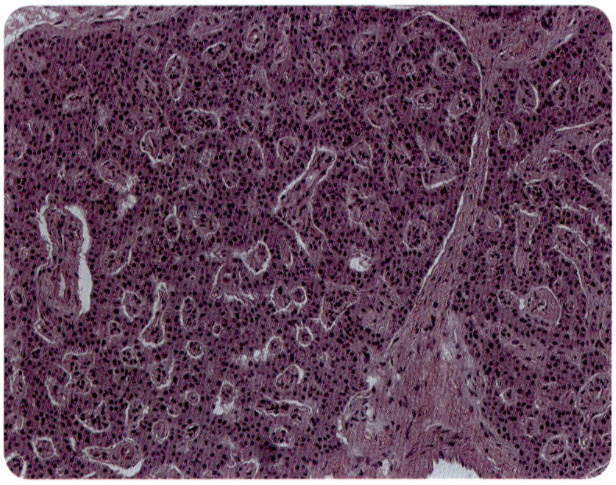

图12-8　胰腺神经内分泌肿瘤
肿瘤细胞成片或巢状排列，有粗大的纤维分割，肿瘤细胞大小一致，血窦丰富

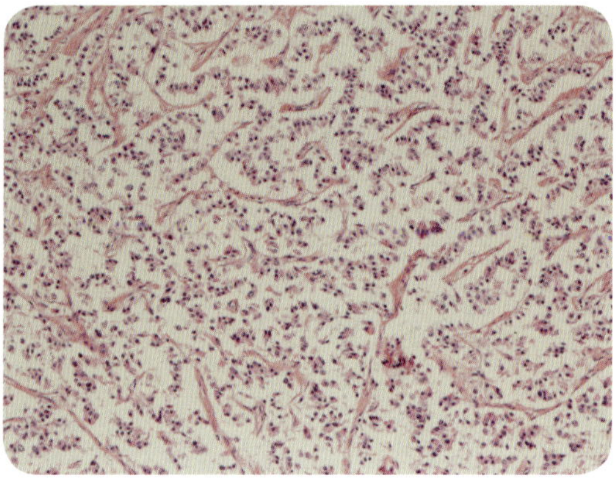

图12-9　胰高血糖素瘤
瘤细胞呈条带状排列。HE染色

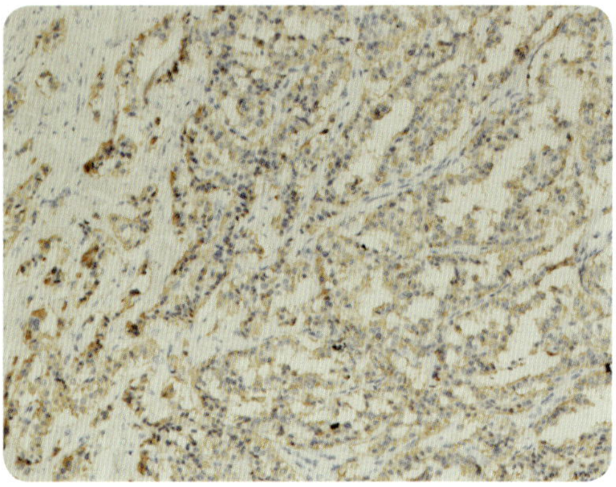

图12-10　胰高血糖素瘤
免疫组化胰高血糖素阳性

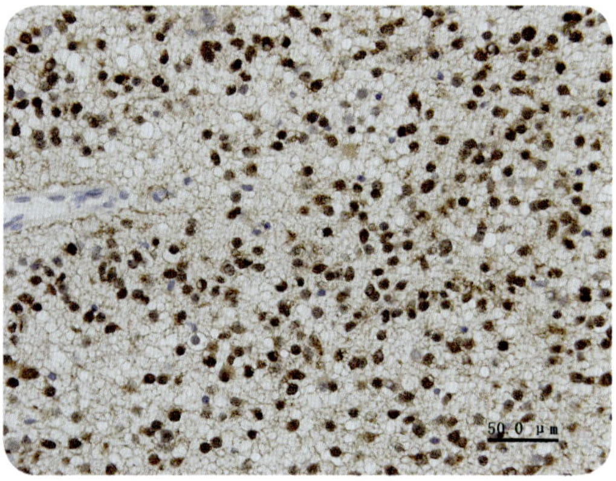

图13-1　弥漫性星形细胞瘤
IDH1R132H免疫组化染色，肿瘤中心区域

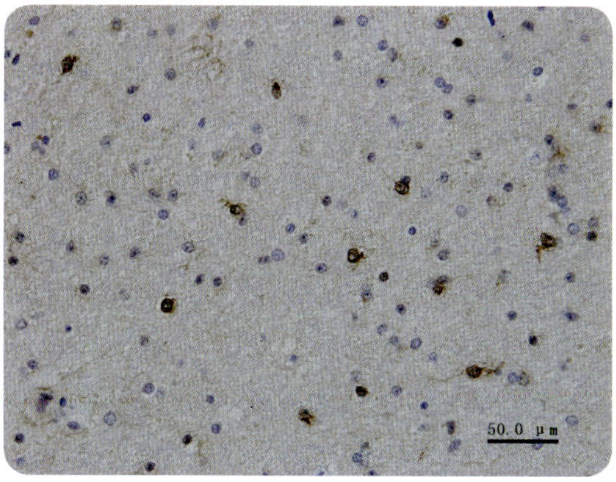

图13–2　弥漫性星形细胞瘤

IDH1R132H免疫组化染色，肿瘤边缘区域仅散在的个别肿瘤细胞阳性表达

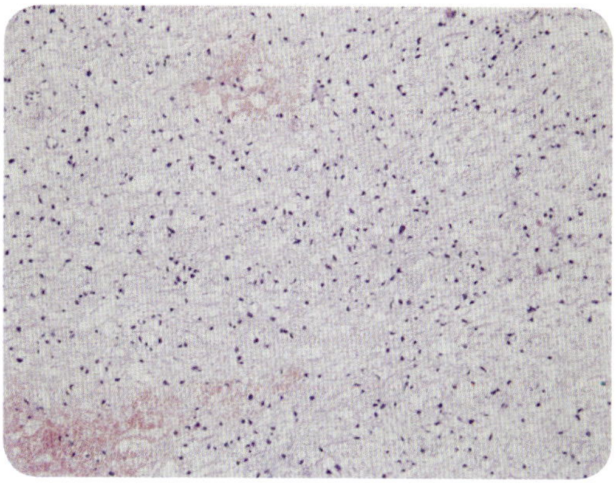

图13–3　弥漫性中线胶质瘤

本病的形态可以表现为WHO Ⅱ级的星形细胞瘤

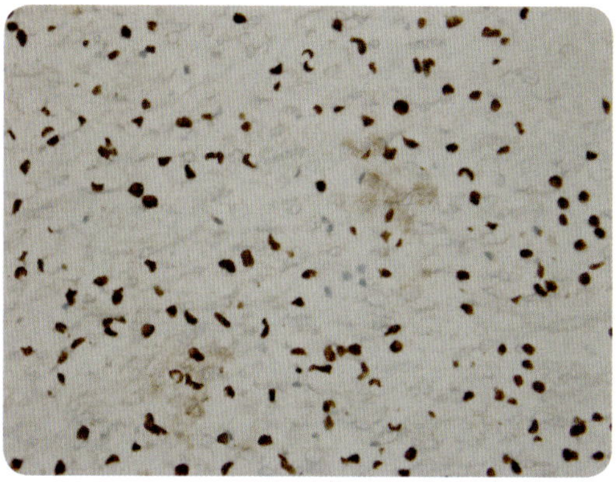

图13–4　H3K27M抗体在H3.3K27M/H3.1K27M突变型弥漫性中线胶质瘤中表现为肿瘤细胞核弥漫强阳性

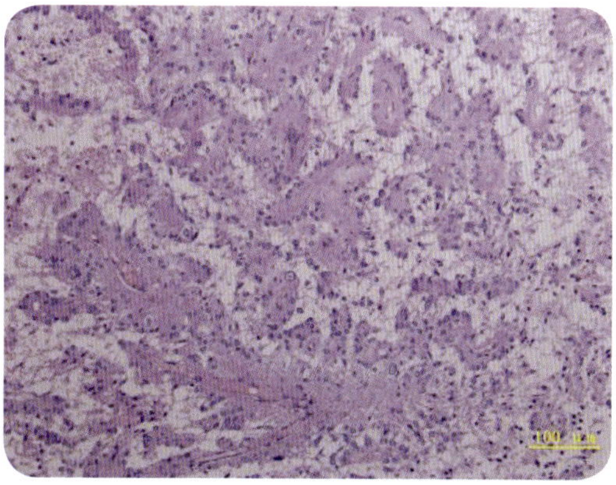

图13–5　乳头状胶质神经元肿瘤

特征性的乳头结构，中心为玻璃样变的血管

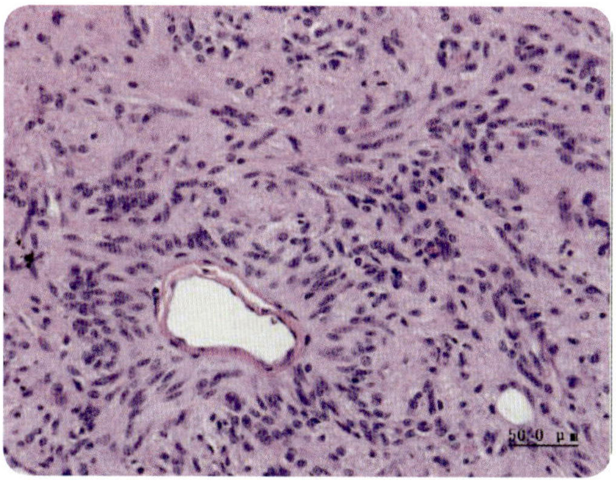

图13–6　血管中心性胶质瘤

均匀一致的肿瘤细胞聚集在血管周围类似假菊形团

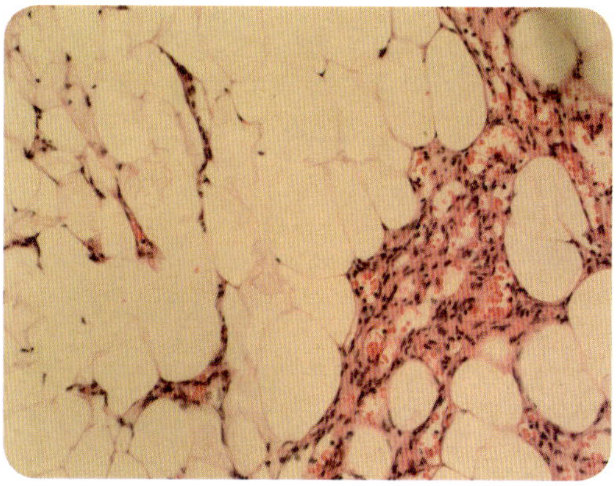

图14–1　血管脂肪瘤

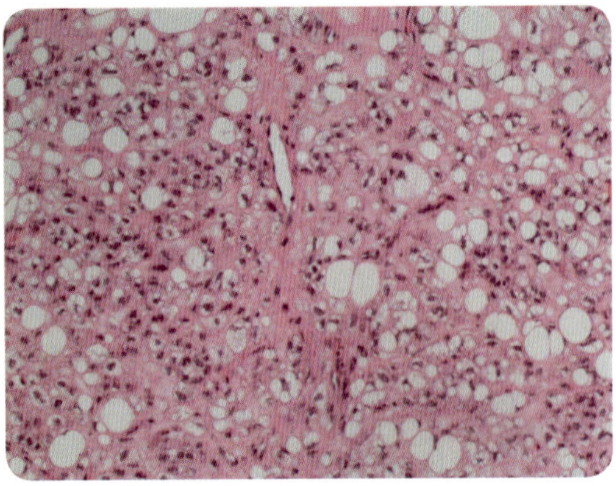
图14-2　软骨脂肪瘤

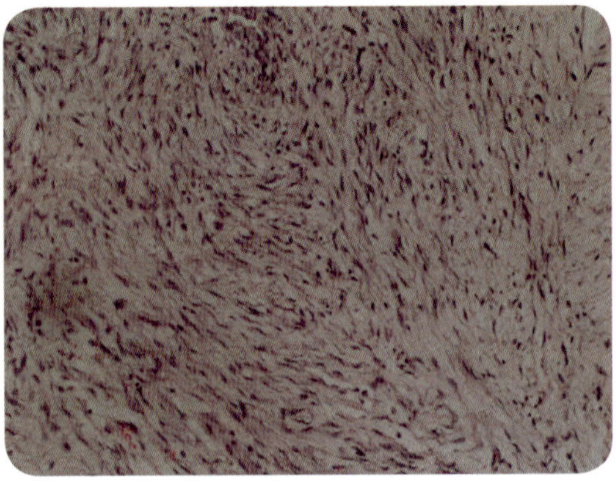
图14-3　结节性筋膜炎

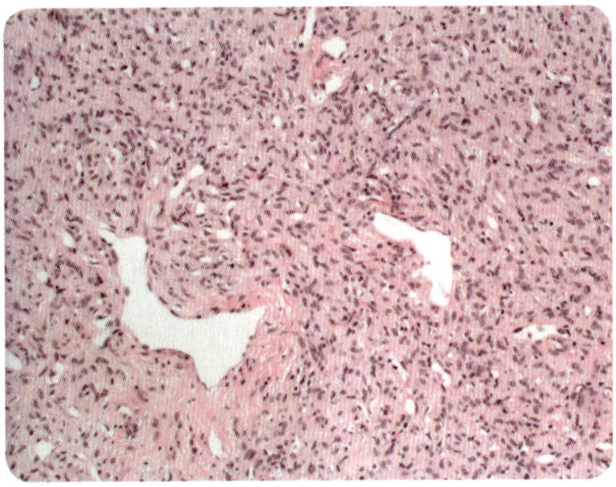
图14-4　孤立性纤维性肿瘤

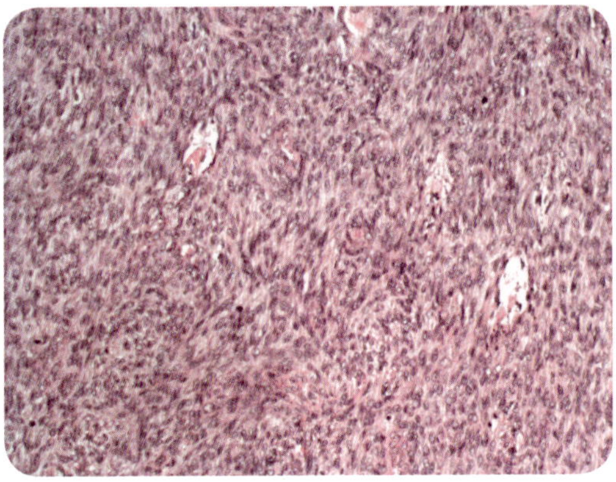
图14-5　纤维肉瘤

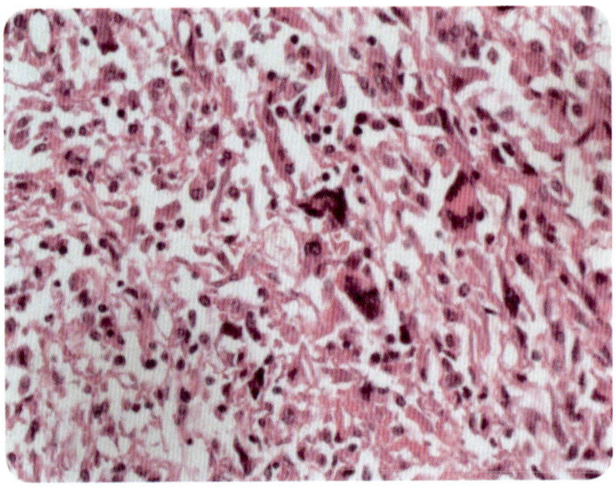
图14-6　未分化多形性肉瘤

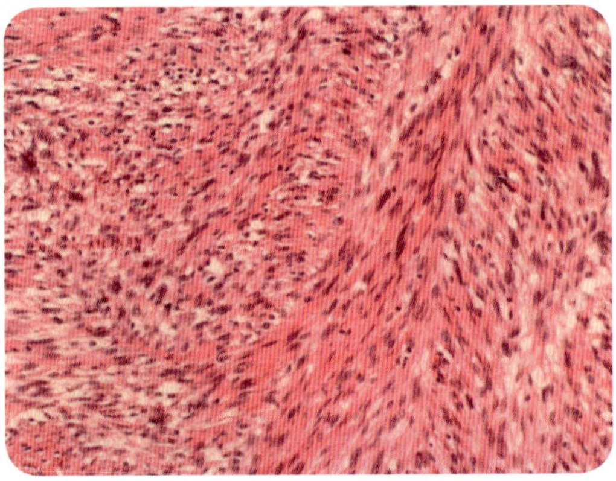
图14-7　平滑肌肉瘤

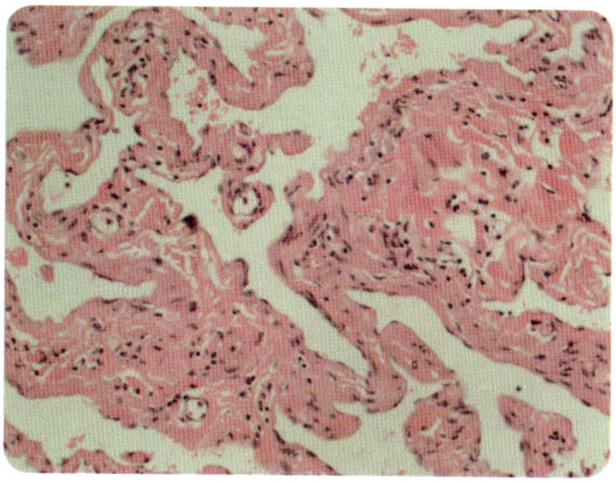

图14-8　淋巴管瘤

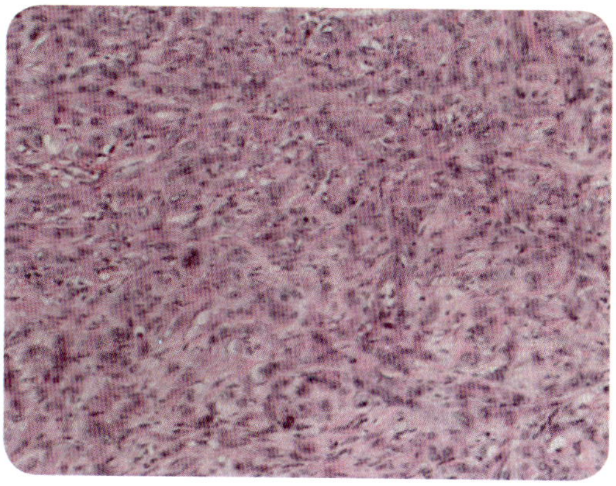

图14-9　上皮样血管内皮细胞瘤

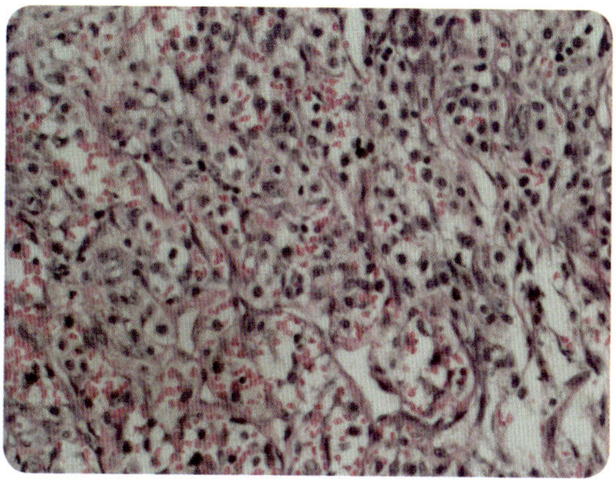

图14-10　血管周上皮样细胞肿瘤

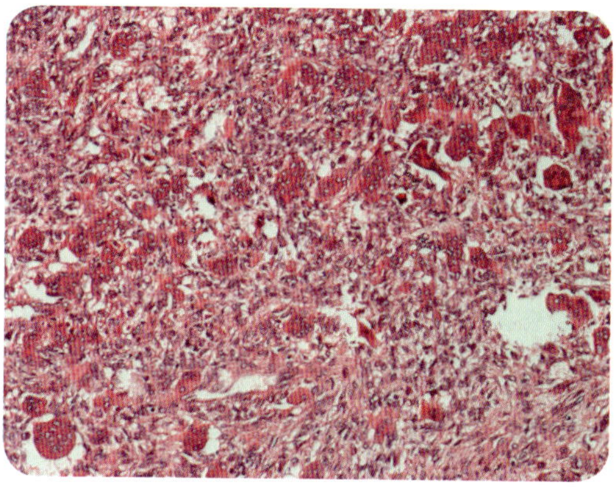

图15-1　骨巨细胞瘤

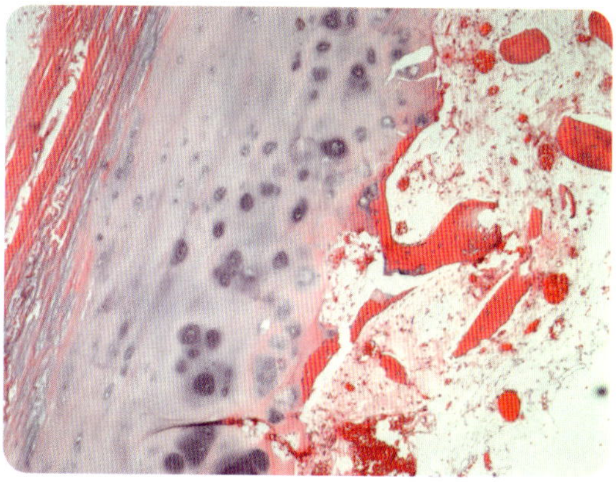

图15-2　多发骨软骨瘤

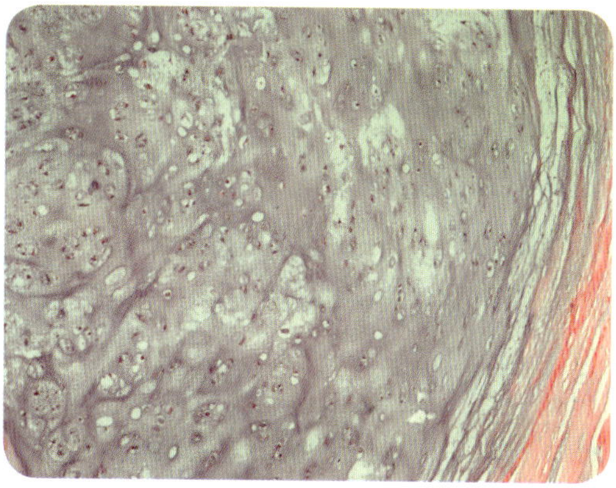

图15-3　软骨肉瘤

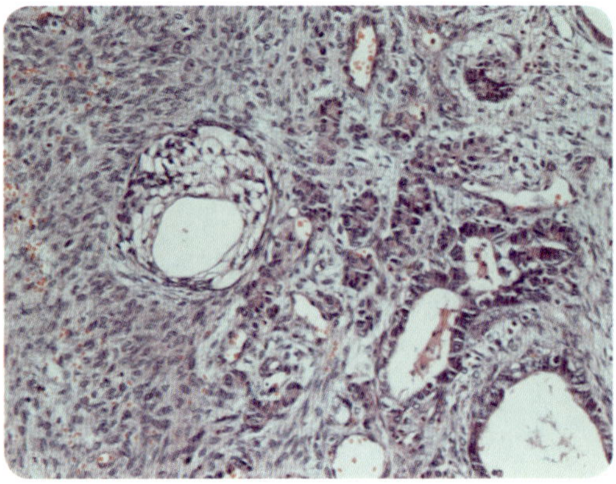

图16–8　畸胎癌肉瘤

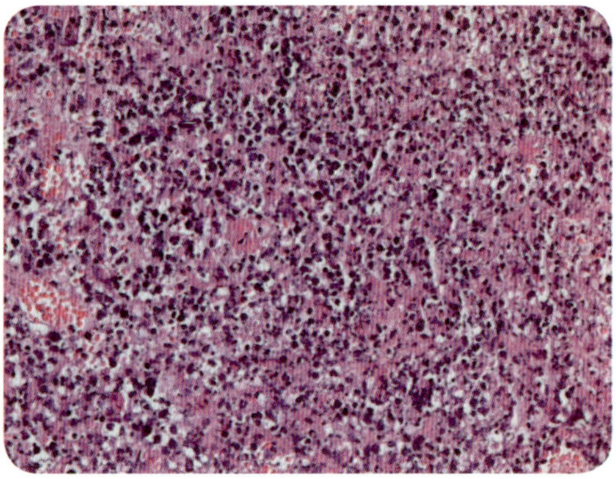

图16–9　鼻NK/T细胞淋巴瘤

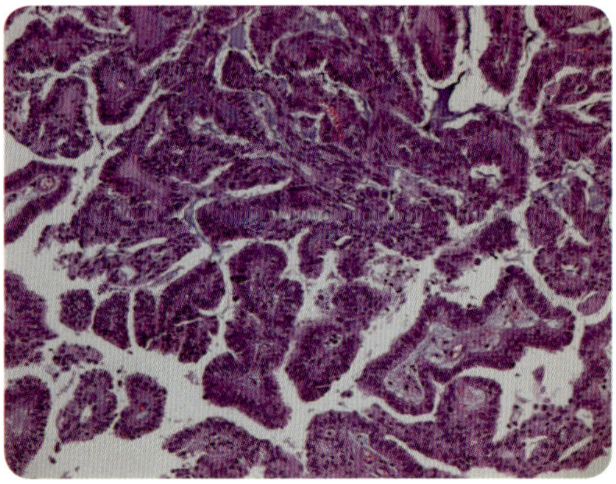

图16–10　鼻咽乳头状腺癌

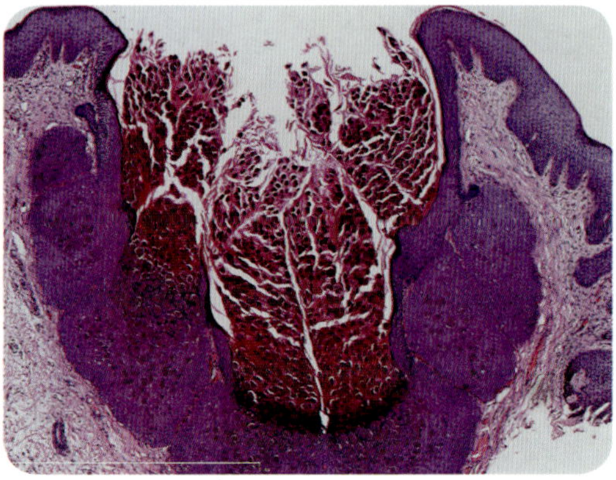

图17–1　传染性软疣

本病的表皮内生性生长的结节，中央呈脐凹状，角质形成细胞胞质中巨大包涵体

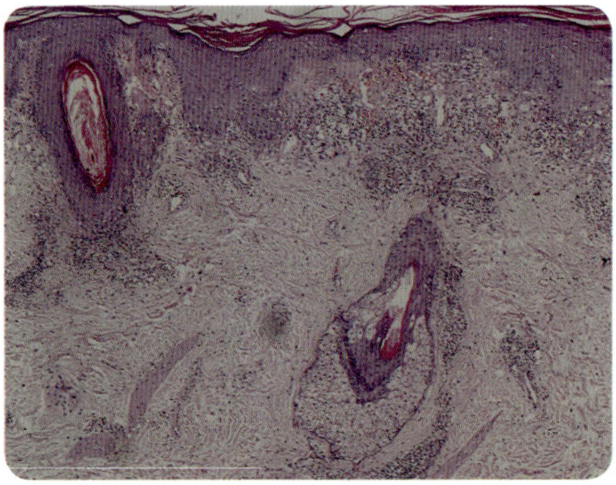

图17–2　盘状红斑狼疮

表皮角化过度，毛囊角栓，基底细胞液化变性，真皮血管及附属器周围淋巴细胞呈块状浸润

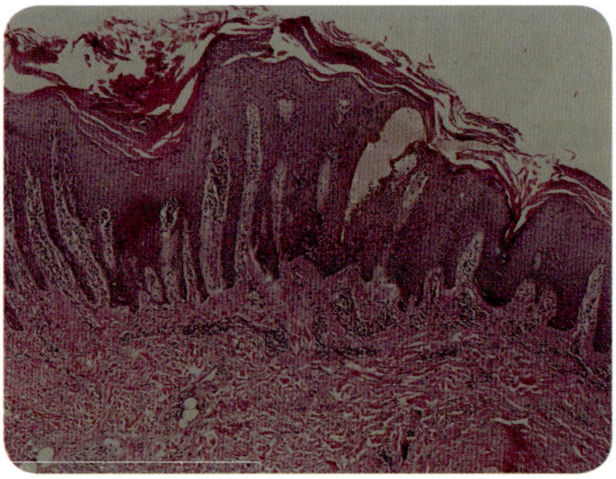

图17–3　寻常型银屑病

表皮角化不全，棘层肥厚，钉突延长，真皮乳头上方表皮变薄，乳头层下血管周围可见轻度淋巴细胞浸润

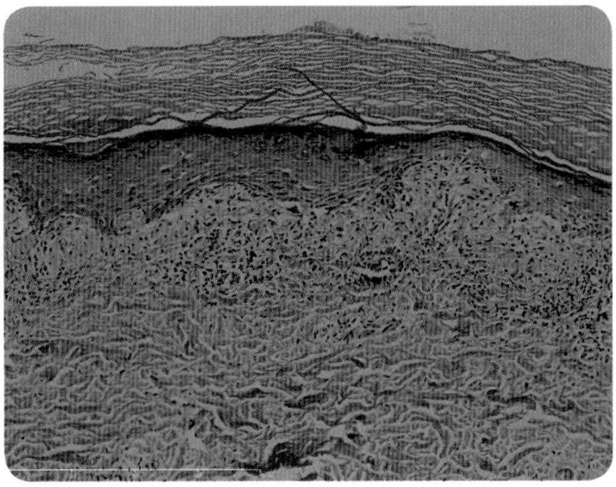

图17–4　扁平苔藓

表皮角化过度；颗粒层楔形增厚，基底细胞液化、变性，真皮浅层淋巴细胞呈带状浸润，可见色素颗粒

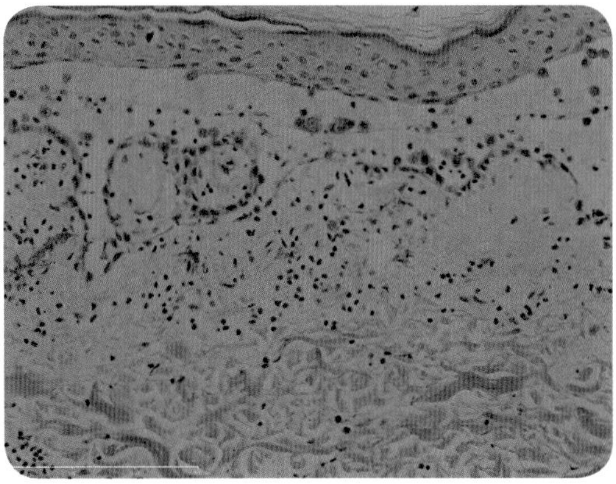

图17–5　寻常型天疱疮

表皮基底层上方大疱形成，疱液中可见棘层松解细胞，真皮乳头突入疱腔内

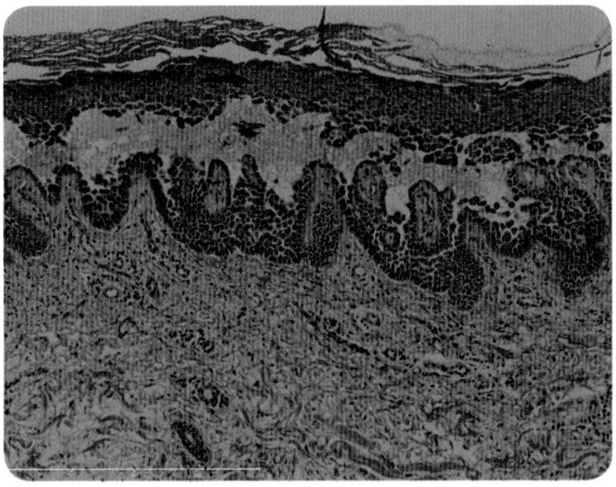

图17–6　家族性良性慢性天疱疮

基底层上形成水疱，表皮内棘层细胞松解，呈“倒塌砖墙“样，可见角化不良细胞

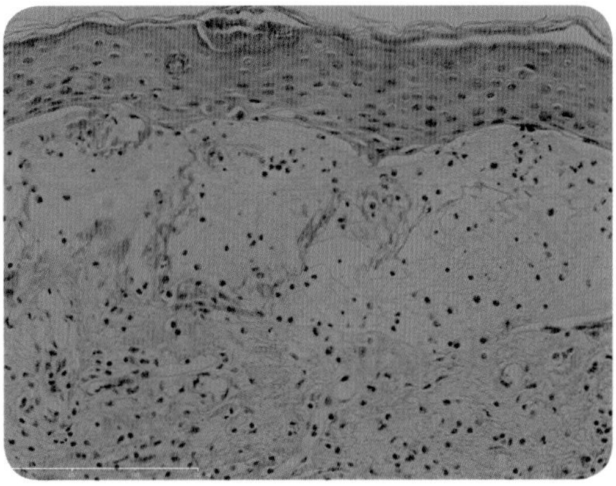

图17–7　类天疱疮

表皮基底层下方大疱形成，疱液中纤维蛋白网，嗜酸性粒细胞及嗜中性粒细胞，真皮血管周围嗜酸性粒细胞浸润

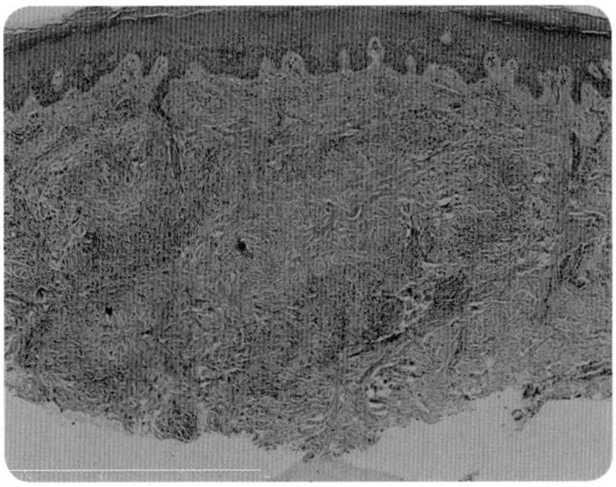

图17–8　环状肉芽肿

真皮内可见局灶性胶原纤维变性，组织细胞及淋巴细胞在其周围呈栅栏状排列，可见黏液沉积。

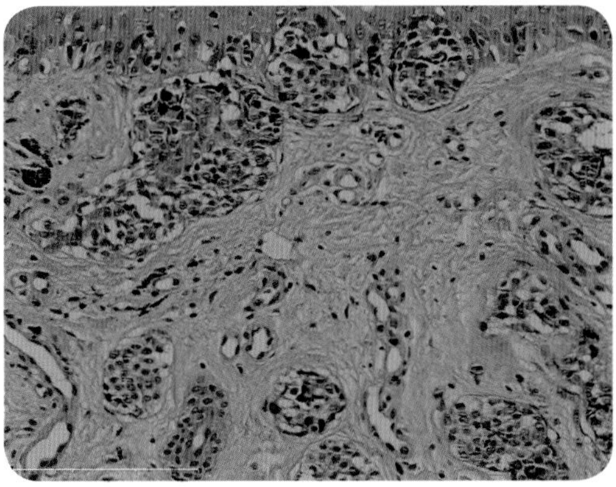

图17–9　混合痣

痣细胞巢位于表皮下部和真皮交界处及真皮内，痣细胞无异形性，部分痣细胞胞质中有色素颗粒。

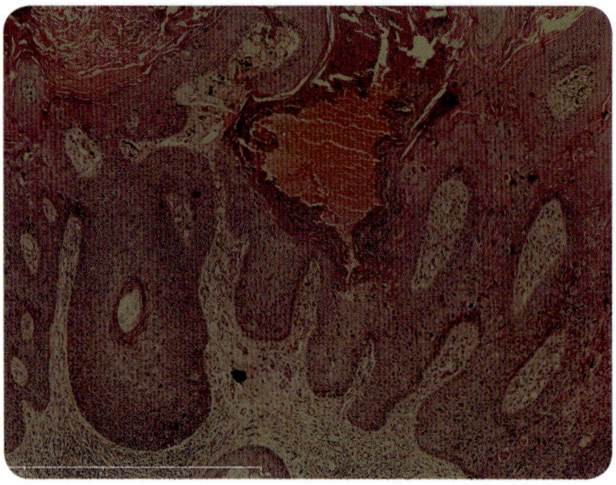

图17-10　鲍温病

表皮棘层肥厚，各层表皮细胞排列紊乱，许多棘细胞呈高度不典型性，即核的大小、形态和染色深浅不匀，可见角化不良细胞，基底层细胞完整

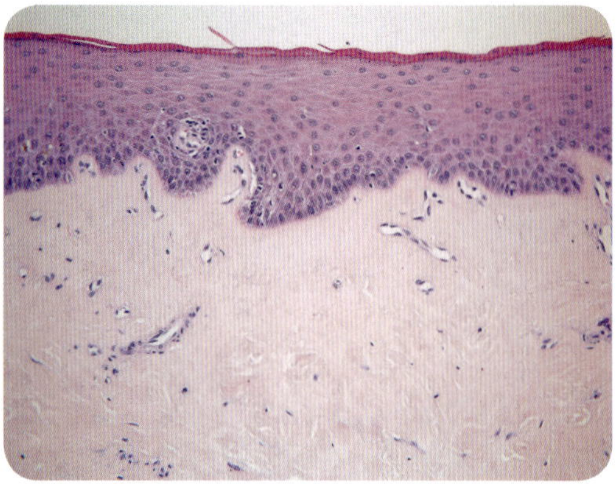

图18-1　口腔黏膜下纤维化

固有层纤维玻璃样变性，血管腔狭窄。

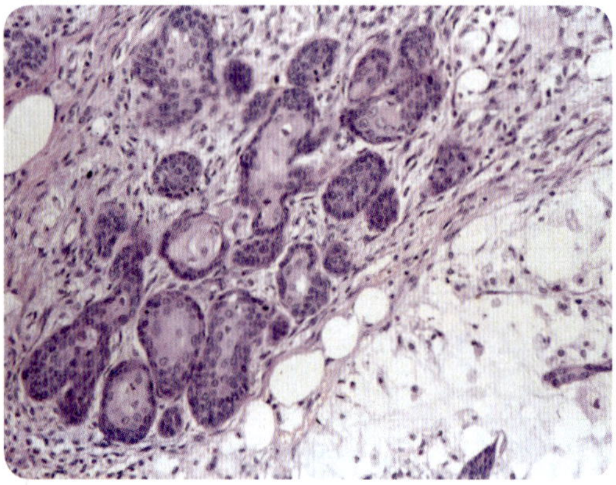

图18-2　化生性唾液腺化生

唾液腺多形性腺瘤术后见肿瘤邻近小唾液腺明显鳞状化生，可见核分裂

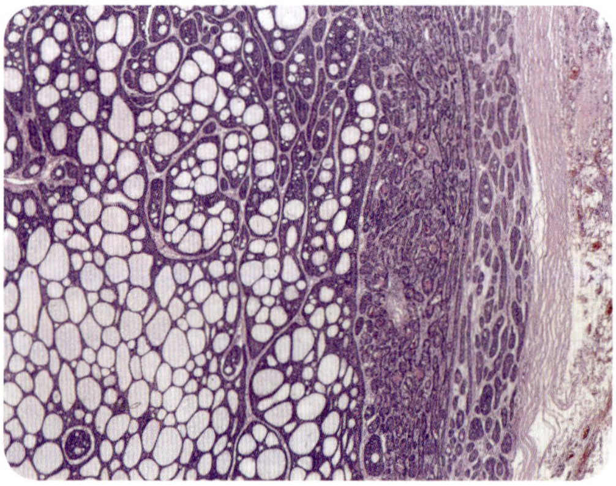

图18-3　基底细胞腺瘤腺样囊性型

肿瘤有明显的筛孔样结构，有完整包膜

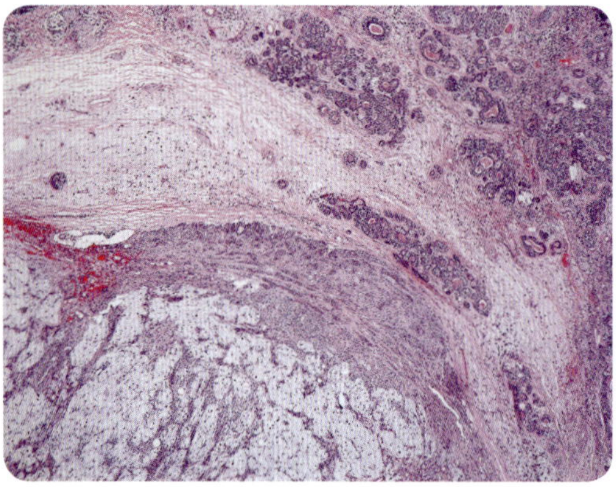

图18-4　多形性腺瘤恶变

恶变成分为上皮肌上皮癌，左下角为多形性腺瘤区

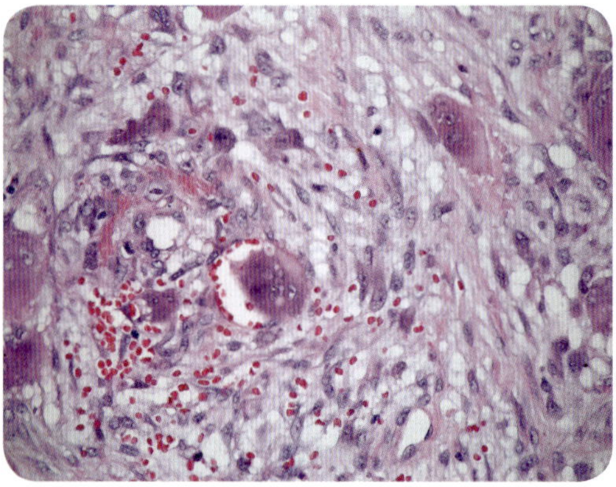

图18-5　巨颌症

骨组织被增生的纤维组织代替，内见多核巨细胞。

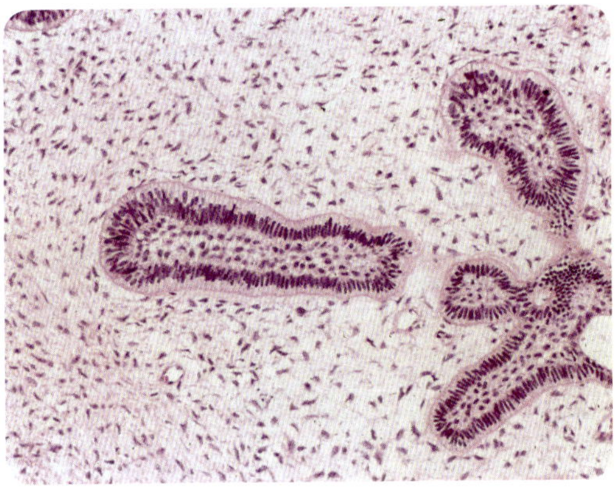

图18-6　成釉细胞纤维瘤
类似于龈乳头的幼稚纤维组织中见上皮成分，由呈极性排列的成釉细胞样（外围）和中央的星网状细胞构成

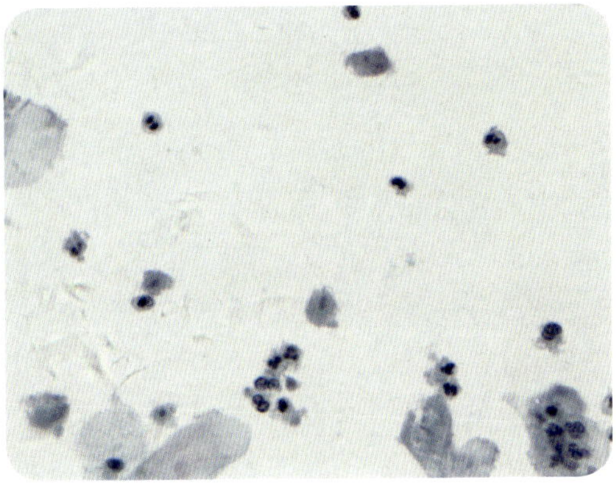

图19-1　滴虫性阴道炎
在污秽的炎性背景中可见滴虫，其呈梨形或卵圆形，具有明显的鞭毛（液基制片ThinPrep，巴氏染色，高倍视野）。

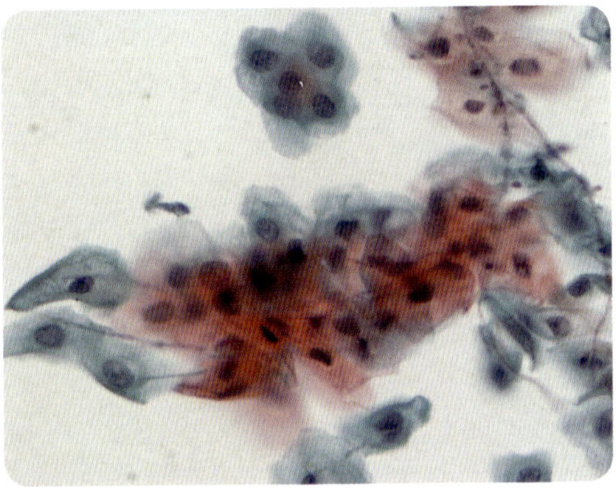

图19-2　真菌性阴道炎
可见分节的菌丝及串珠样孢子（液基制片ThinPrep，巴氏染色，高倍视野）

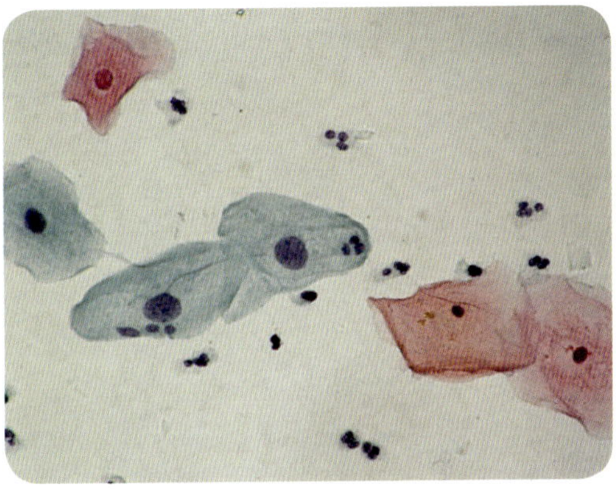

图19-3　非典型鳞状细胞
意义不明确（ASC-US）：显示鳞状上皮细胞核增大，约为正常中层细胞核面积2.5倍，核浆比轻度增高，核大小及形状轻度异常，核轮廓光滑、规则，核轻度深染，染色质分布均匀无颗粒状改变；背景可见少量嗜中性粒细胞（传统涂片，巴氏染色，高倍视野）

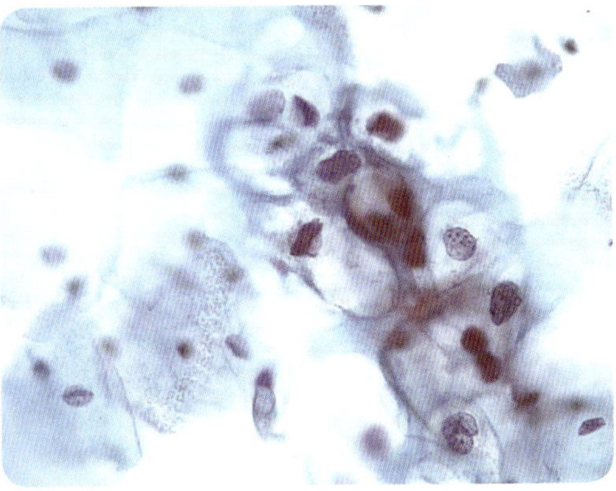

图19-4　低度鳞状上皮病变（LSIL）
视野中央见片状分布的细胞核增大，染色质呈粗颗粒样，单核或双核，核膜增厚，核周空晕明显，（液基制片LCT，巴氏染色，高倍视野）

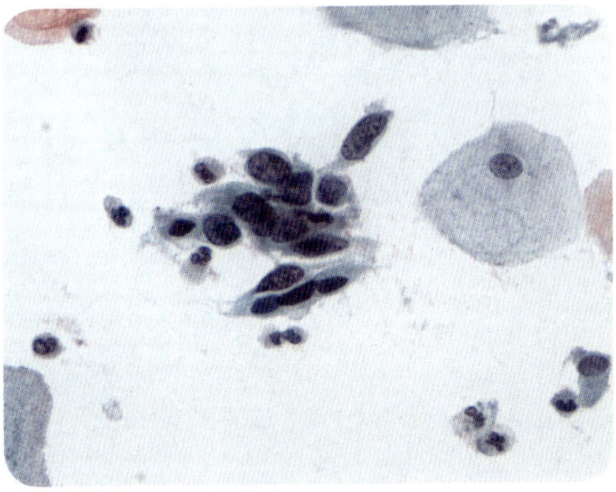

图19-5　高度鳞状上皮内病变（HSIL）
鳞状上皮细胞核增大，核深染，核染色质增粗，核浆比增高，异形细胞成片排列（液基制片ThinPrep，巴氏染色，高倍视野）

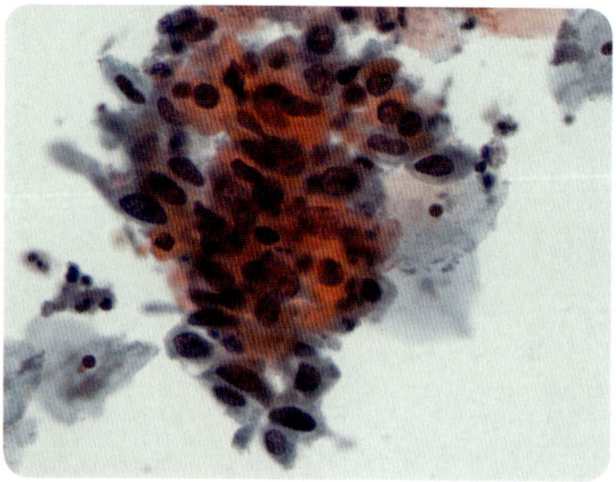

图19-6　鳞癌
细胞异形显著，核大小差异明显，核染色质粗颗粒状或固缩深染，角化型胞质呈橘黄色深染，非角化型呈胞质呈嗜碱性，背景有肿瘤性素质（液基制片ThinPrep，巴氏染色，高倍视野）

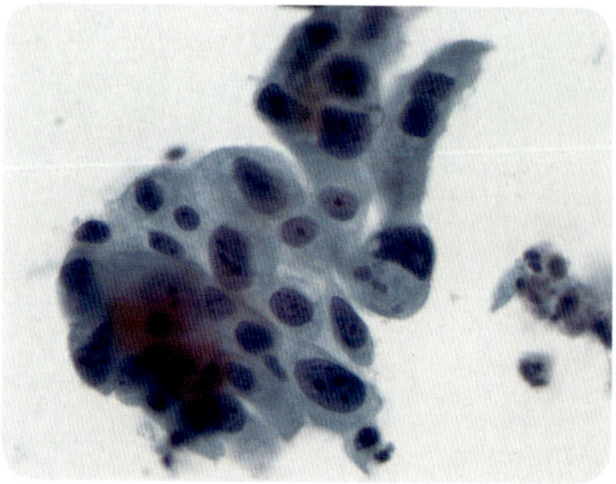

图19-7　宫颈原位腺癌
异形的腺细胞呈片状排列，细胞拥挤、重叠，细胞团外缘呈羽毛状排列，细胞核大小不一，染色质增粗、深染，核浆比增高，背景干净缺乏肿瘤素质（液基制片ThinPrep，巴氏染色，高倍视野）

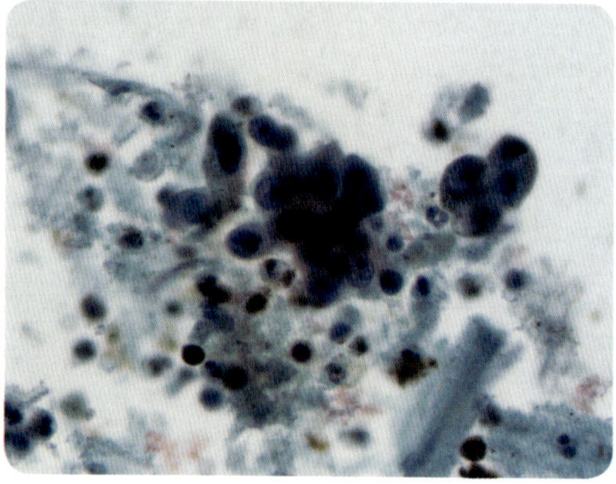

图19-8　宫颈腺癌
异形的腺细胞呈松散的片状或团状排列，细胞明显拥挤、重叠，细胞非典型性更明显，核大深染，可见明显核仁，核浆比显著增高，背景中可见肿瘤素质（液基制片ThinPrep，巴氏染色，高倍视野）

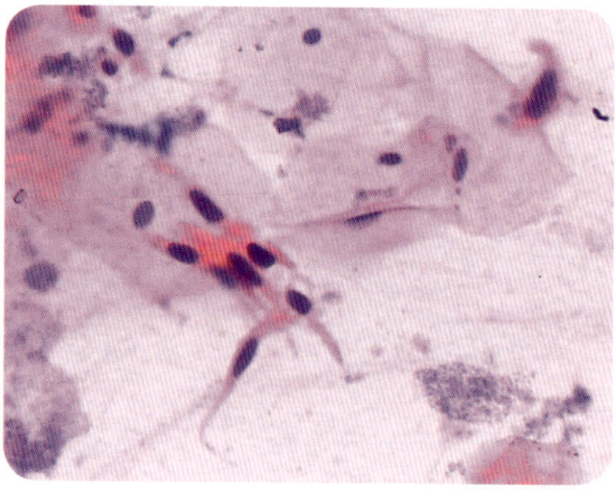

图19-9　痰涂片，鳞癌
癌细胞片状排列，细胞呈长梭形，核染色质固缩浓聚，胞质致密红染。（传统涂片，HE染色，高倍视野）

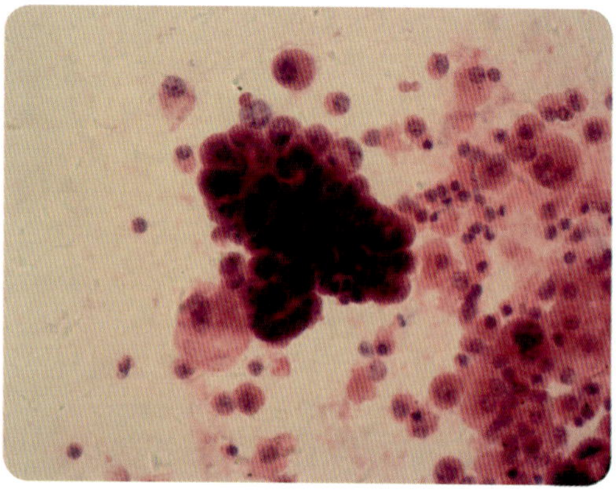

图19-10　痰涂片，腺癌
癌细胞异型性明显，核增大，核浆比增高，核染色质粗，核膜不规则，核仁明显，排列呈三维立体状结构（液基制片ThinPrep，HE染色，高倍视野）

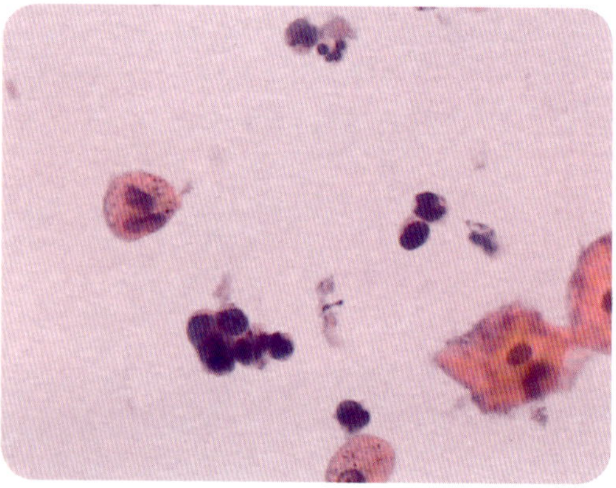

图19-11　痰涂片，小细胞癌
癌细胞相对较小，核深染呈细颗粒状，核仁不明显，细胞质很少，核浆比高，癌细胞呈小团及线样排列（传统涂片，HE染色，高倍视野）

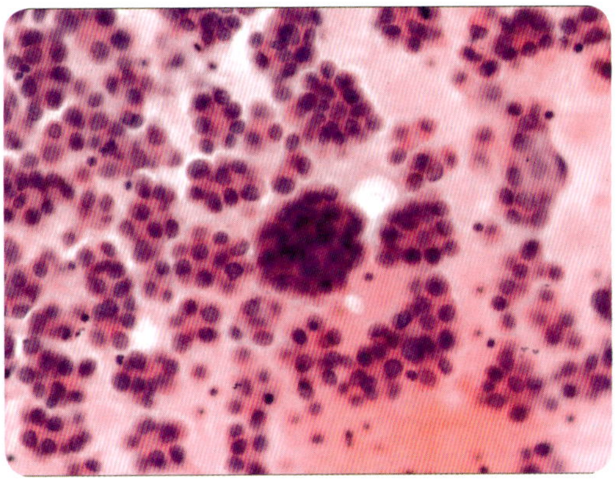

图19-12　胸水涂片，间皮瘤
瘤细胞丰富，单个散在或成团排列，可见立体球状、乳头状及腺泡状结构，相邻细胞间可见空隙，核分裂相易见（Cytospin制片，HE染色，高倍视野）

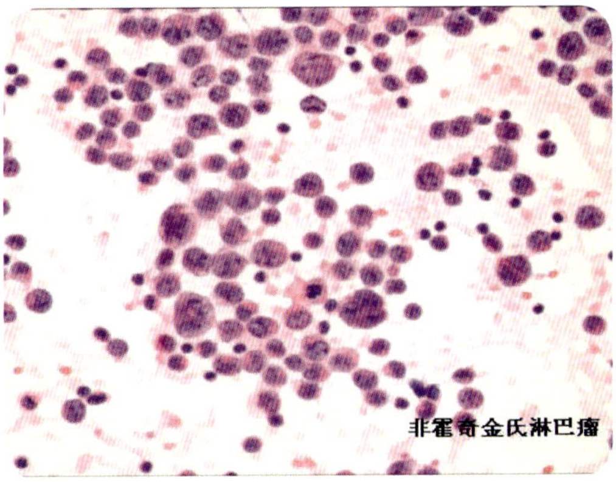

图19-13　胸水涂片，非霍奇金恶性淋巴瘤
显示多量不成熟的淋巴样细胞，细胞核不规则，细胞浆少量，呈弥散分布（液基制片ThinPrep，HE染色，高倍视野）

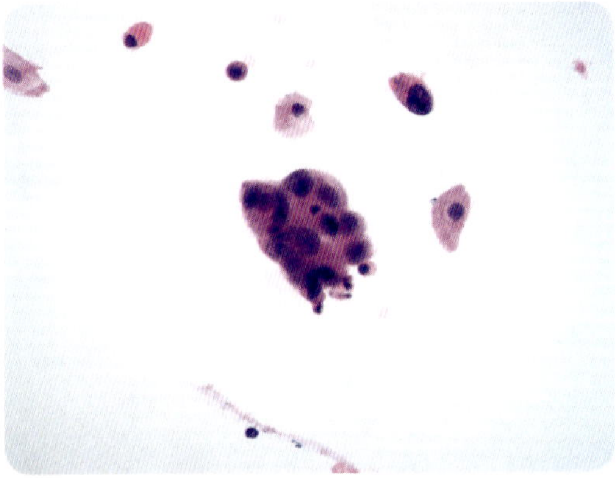

图19-14　尿细胞学涂片，高级别尿路上皮癌
癌细胞核大、核染色质粗大深染、核膜不规则、核浆比增高，癌细胞呈单个散在及片状排列（液基制片ThinPrep，HE染色，高倍视野）

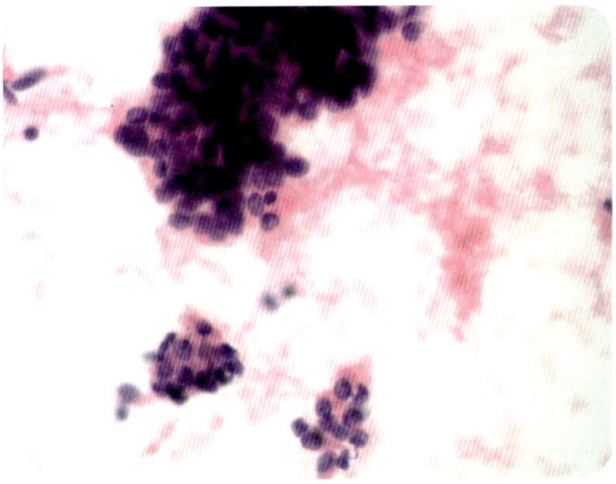

图19-15　乳腺FNA涂片，腺癌
癌细胞核增大，核浆比增高，核染色质粗，核膜不规则，核仁明显，排列极性紊乱呈三维立体状结构，可见腺样、团片状及单个分布的癌细胞（传统涂片，HE染色，高倍视野）

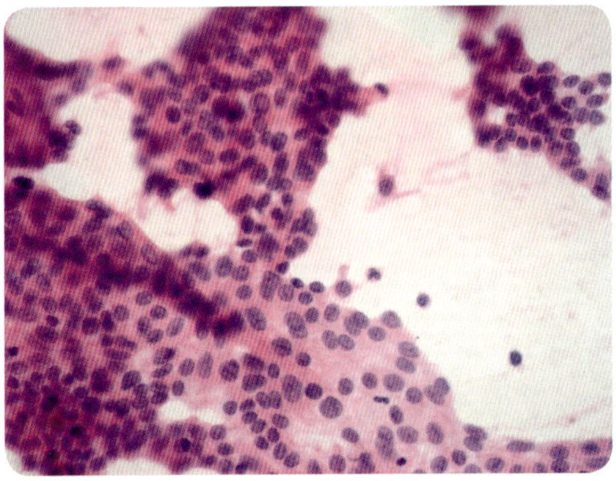

图19-16　甲状腺乳头状癌
细胞成片排列，细胞排列拥挤，细胞间间距大小不等，细胞异形不显著，但可见清晰的核沟及核内包涵体（FNA传统涂片，HE染色，高倍视野）

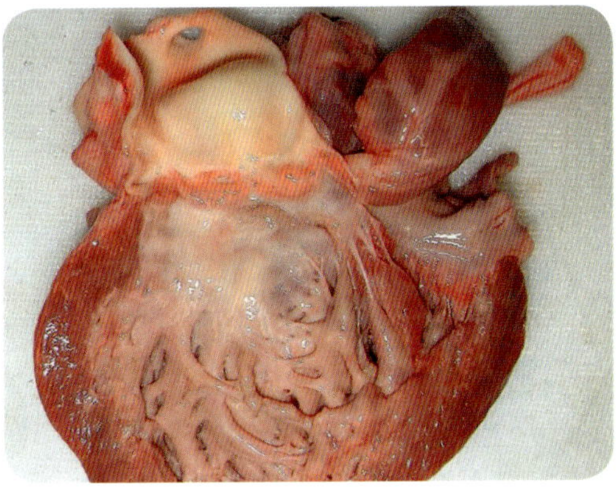

图20-1A　扩张性心肌病8个月猝死小儿，心脏重59.5g（正常37g），心壁厚，乳头肌明显增粗

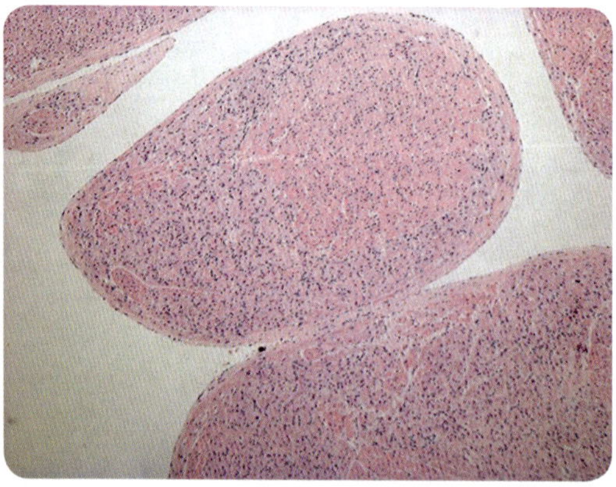

图20-1B　扩张性心肌病组织学
心肌组织学显示乳头肌内粗大心肌纤维灶

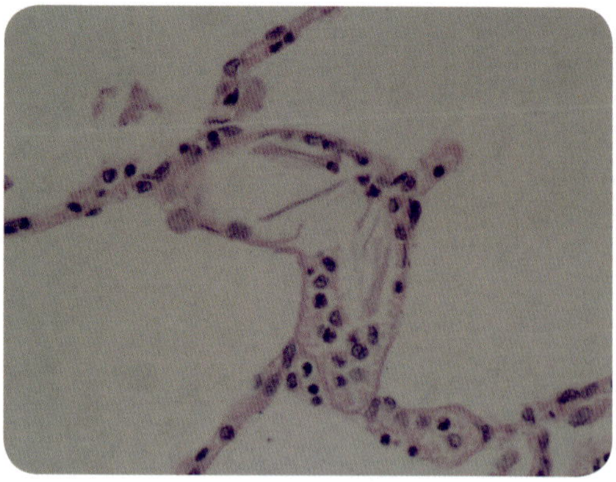

图20-2　羊水栓塞
25岁孕妇，分娩后发生猝死。肺内毛细血管局部明显扩张，内见到明确的角化上皮成分

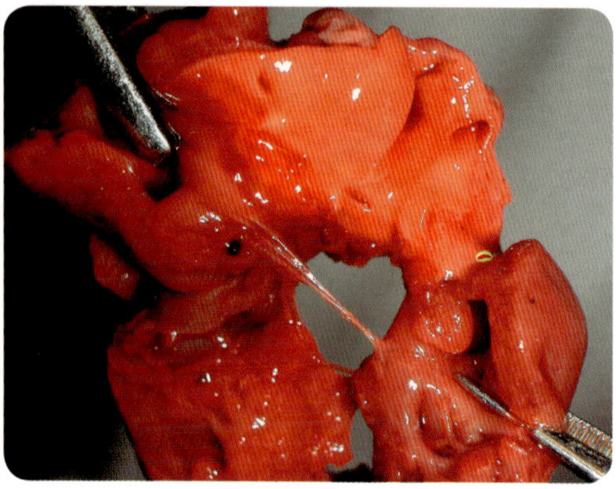

图20-3　先天性畸形
孕31周早产。心脏多发畸形：心房缺损，心室膜部及肌性部巨大缺损。

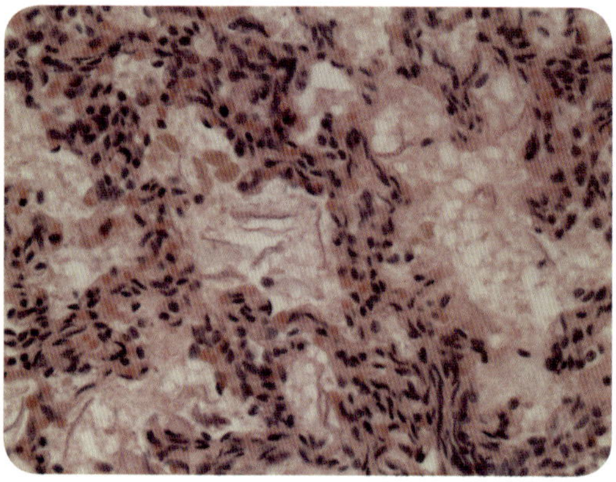

图20-4　羊水吸入
胎儿宫内窘迫引产，产后短时间死亡。肺脏组织学显示肺不张，肺泡腔内充满角化上皮和胎便小体

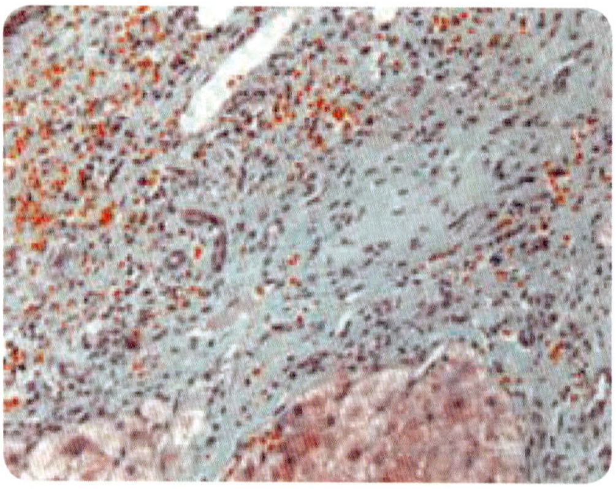

图22-1　肝组织Masson三色染色法

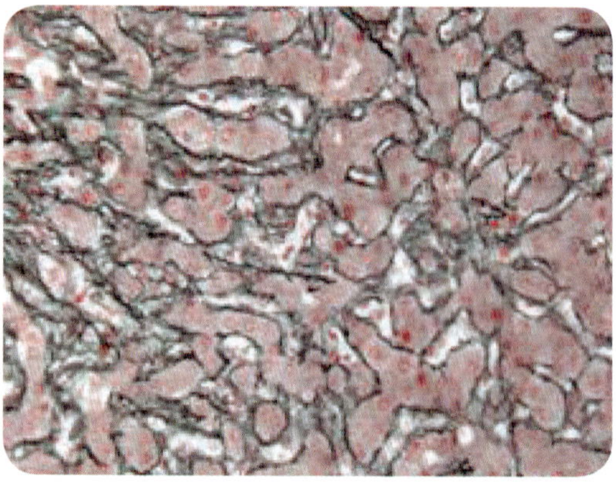

图22-2　肝组织Gordon-Sweet网状纤维染色法

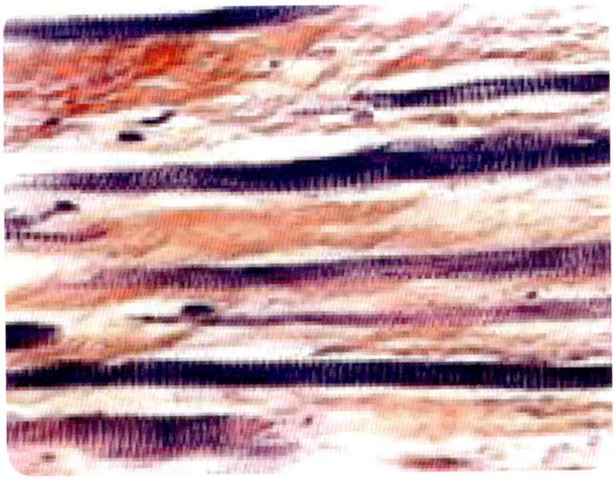

图22-3　横纹肌 Mallory 磷钨酸-苏木素染色法

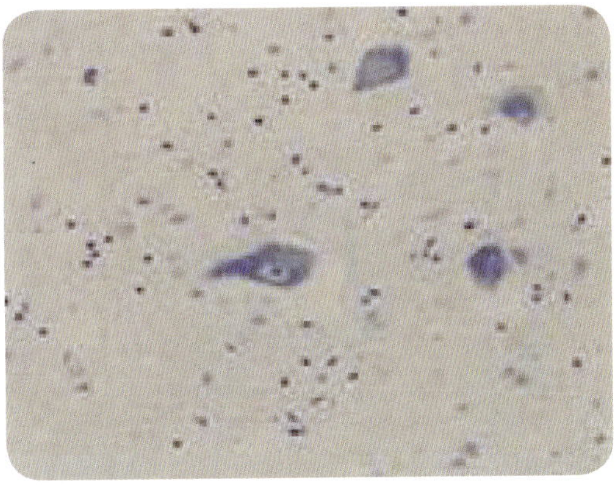

图22-4　脑组织　尼氏小体染色　硫堇染色法

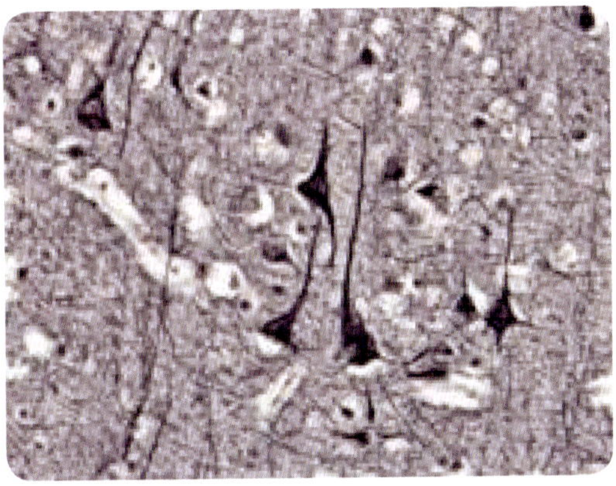

图22-5　脑组织 神经元、轴突及神经纤维染色 Bielschowsky 改良法

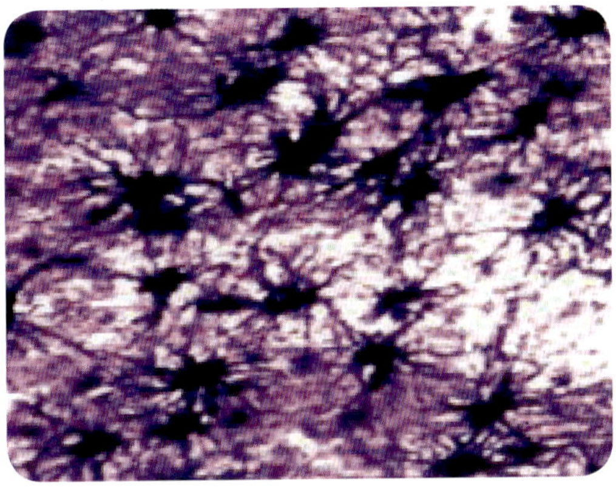

图22-6　脑组织 神经胶质星形细胞染色 Cajal 法

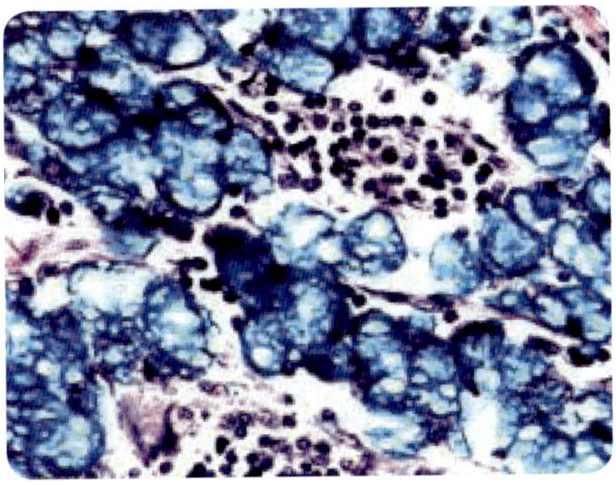

图22-7　酸性黏液呈蓝色，奥辛蓝-pH2.5 染色法

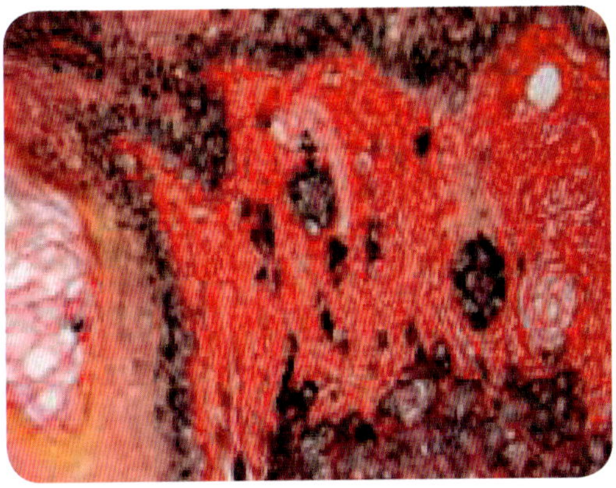

图22-8　皮肤 黑色素染色，Masson-Fontana 染色法

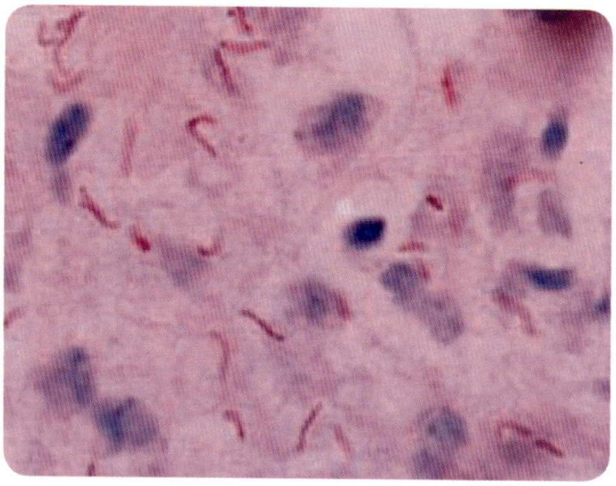

图22-9　抗酸杆菌呈亮红色，Ziehl-Neelsen氏石炭酸复红染色法

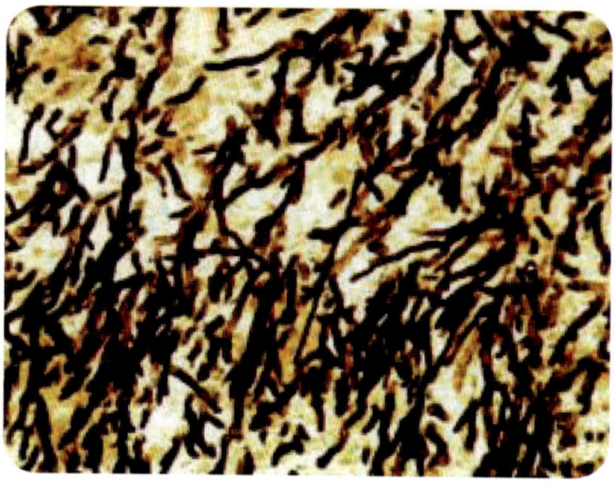

图22-10　真菌的菌丝和孢子呈黑褐色，Grocott六胺银染色法

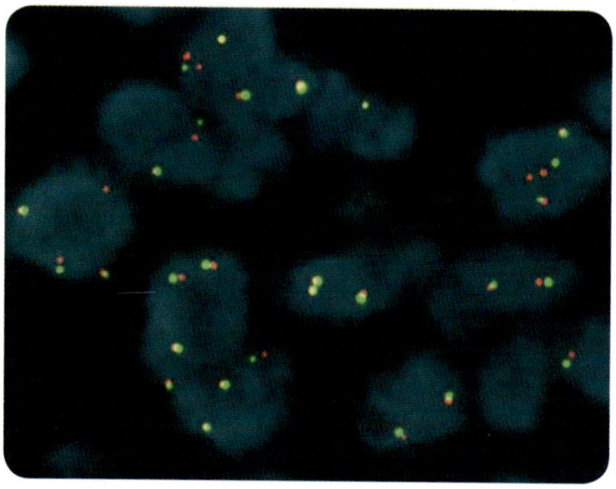

图24-1　肺腺癌：ALK（+）

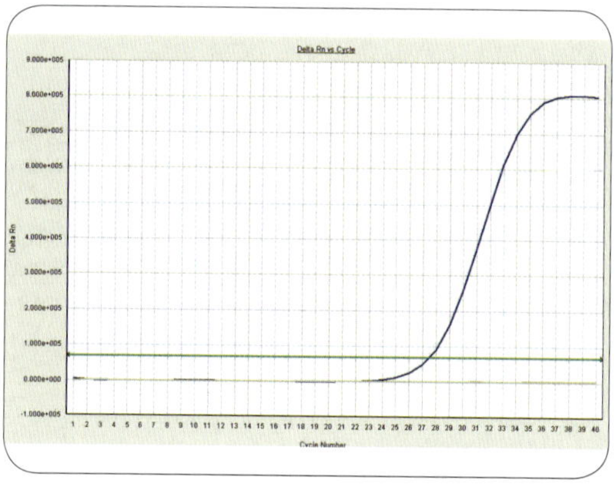

图24-2　EGFR基因野生型

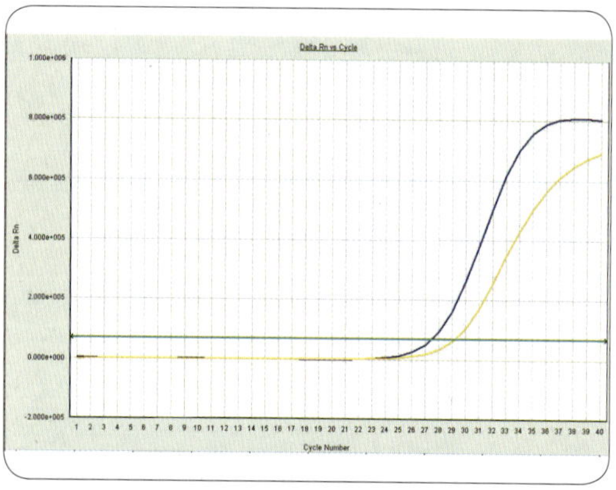

图24-3　EGFR基因突变型

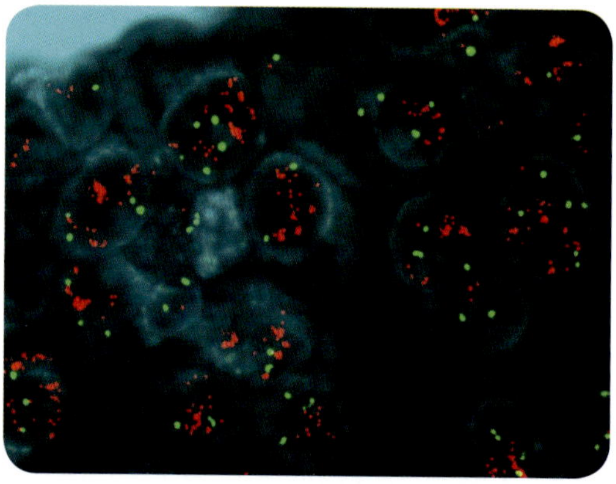

图24-4　乳腺浸润型导管癌：HER2（-）

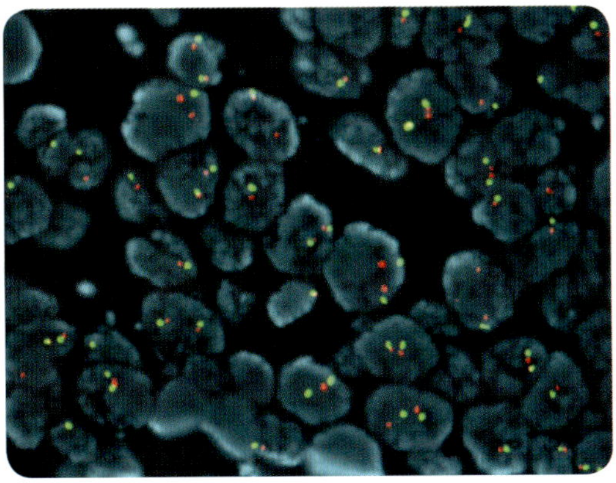

图24-5　乳腺浸润型导管癌：HER2（+）

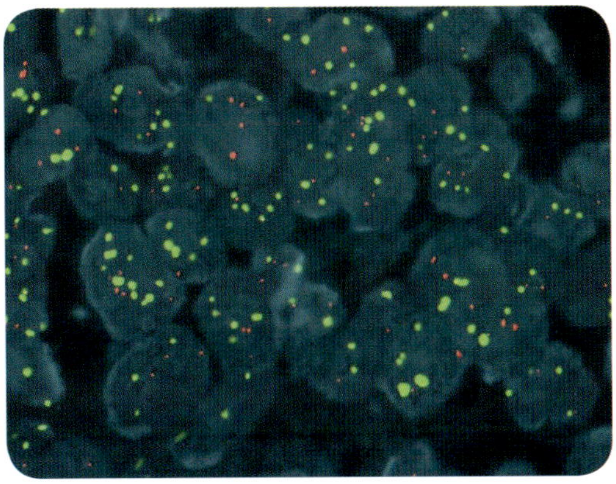

图24-6　FISH：HER2（-）

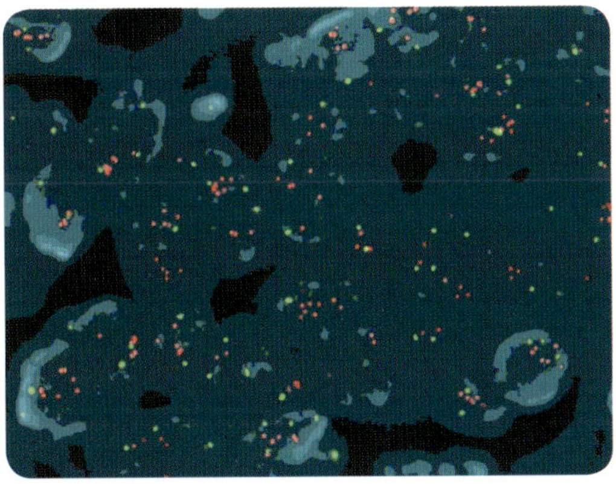

图24-7　FISH：HER2（+）